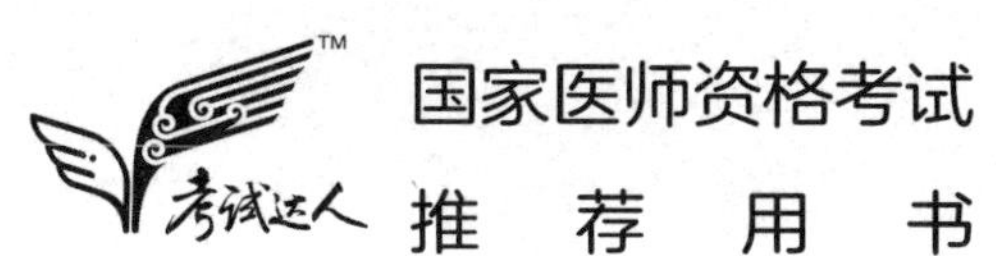

国家医师资格考试
推 荐 用 书

2021

中医执业医师资格考试医学综合试题金典

中医师资格考试命题研究组 编写

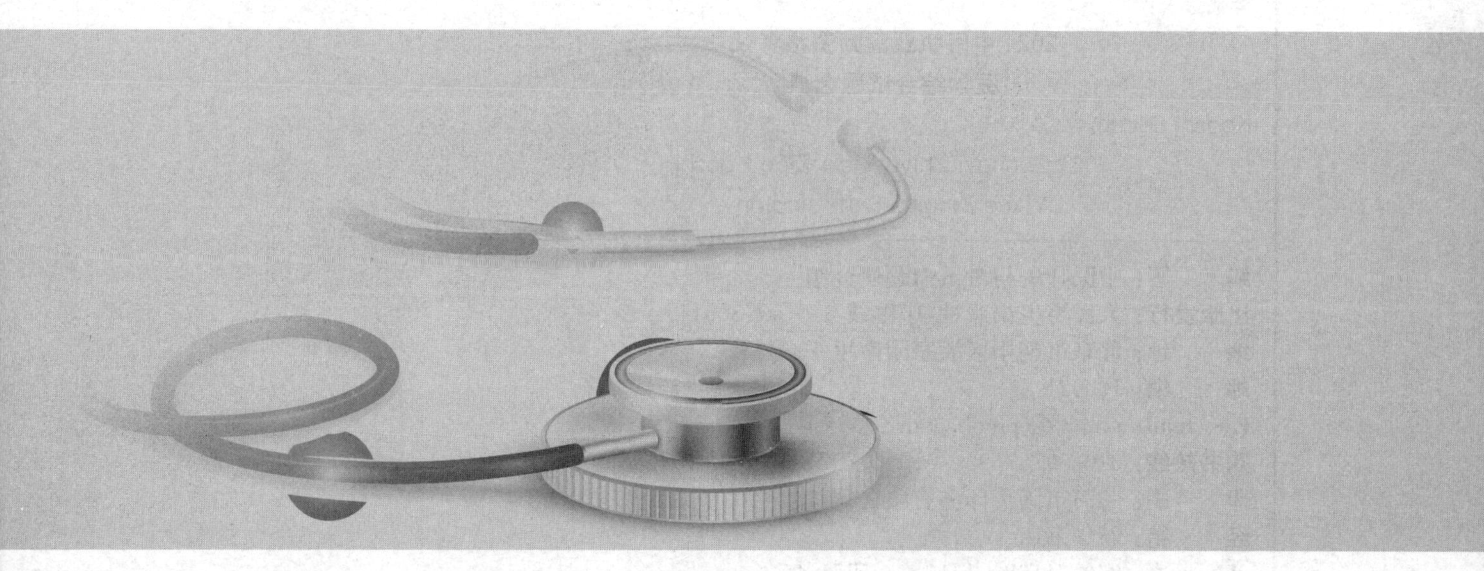

人民卫生出版社
·北 京·

图书在版编目（CIP）数据

2021中医执业医师资格考试医学综合试题金典 / 中医师资格考试命题研究组编写．—北京：人民卫生出版社，2021.1

（考试达人）

ISBN 978-7-117-31096-3

Ⅰ．①2… Ⅱ．①中… Ⅲ．①中医师—资格考试—习题集 Ⅳ．①R2-44

中国版本图书馆CIP数据核字（2020）第268323号

人卫智网	www.ipmph.com	医学教育、学术、考试、健康，购书智慧智能综合服务平台
人卫官网	www.pmph.com	人卫官方资讯发布平台

考试达人：

2021中医执业医师资格考试
医学综合试题金典

Kaoshi Daren:

2021 Zhongyi Zhiye Yishi Zige Kaoshi
Yixue Zonghe Shiti Jindian

编　　写：中医师资格考试命题研究组
出版发行：人民卫生出版社（中继线 010-59780011）
地　　址：北京市朝阳区潘家园南里19号
邮　　编：100021
E - mail：pmph @ pmph.com
购书热线：010-59787592　010-59787584　010-65264830
印　　刷：三河市国英印务有限公司
经　　销：新华书店
开　　本：850×1168　1/16　**印张**：35
字　　数：1185千字
版　　次：2021年1月第1版
印　　次：2021年2月第1次印刷
标准书号：ISBN 978-7-117-31096-3
定　　价：128.00元
打击盗版举报电话：010-59787491　E-mail：WQ @ pmph.com
质量问题联系电话：010-59787234　E-mail：zhiliang @ pmph.com

出版说明

医师资格考试是行业准入标准。2020 年，国家中医药管理局中医师资格认证中心启用新的中医、中西医结合医师资格考试大纲，包括实践技能考试大纲及医学综合考试大纲，同时出版了相应的指导用书作为命题的依据。为指导参加 2021 年中医类国家医师资格考试的考生做好考前复习，人民卫生出版社组织相关专家依据最新考试大纲和指导用书，出版了中医类国家医师资格考试推荐用书“考试达人”丛书，具体品种包括：

《2021 中医执业医师资格考试 实践技能考点精析》

《2021 中医执业医师资格考试 医学综合试题金典》

《2021 中医执业医师资格考试 医学综合冲刺模考》

《2021 中医执业助理医师资格考试 实践技能考点精析》

《2021 中医执业助理医师资格考试 医学综合试题金典》

《2021 中医执业助理医师资格考试 医学综合冲刺模考》

《2021 中西医结合执业医师资格考试 实践技能考点精析》

《2021 中西医结合执业医师资格考试 医学综合试题金典》

《2021 中西医结合执业医师资格考试 医学综合冲刺模考》

《2021 中西医结合执业助理医师资格考试 实践技能考点精析》

《2021 中西医结合执业助理医师资格考试 医学综合试题金典》

《2021 中西医结合执业助理医师资格考试 医学综合冲刺模考》

本套丛书具有以下特色：

1. **名师辅导，轻松应考** 参与编写工作的专家长期参与中医类国家医师资格考试命题研究和考前辅导工作，具有较高的专业水平和丰富的培训经验，并且熟悉考试大纲的要求与考试动向，编写的内容紧扣考试大纲，具有较强的指导性和实用性，能够帮助考生在有限的时间内掌握全部考点，顺利通过考试。

2. **精析考点，复习高效** 考点精析严格按照考试大纲进行知识点的归纳与分析，在分析大量习题和参考题的基础上，总结出高频考点内容，作为复习重点供考生参考。

3. **强化训练，点拨技巧** 参与编写习题类备考用书的专家根据新版考试大纲和指导用书编制了新题，并在分析大量考题的基础上，编入历年考试中经常出现的试题和考生容易出错的试题。全部习题按照真题要求设置真题题型，并通过解析模块分析所考核的知识点。大量优质的习题将为考生高效复习提供有力的支持。

4. **全真模拟，提高成效** 高质量的模拟试卷十分有利于考生备考冲刺和复习自测。专家们精心准备的冲刺模考试卷是按照实际考试科目、题量设计、题型分配等原则组卷。这些习题既突出了各学科的重点内容，又兼顾到考试大纲知识点的全面覆盖，旨在帮助考生熟悉考试题型，了解考试题量，合理分配答题时间，可使考生在较短的时间内熟悉命题规律和要点。

本丛书是参加 2021 年中医类国家医师资格考试人员的必备用书，也是中医及中西医结合专业各层次学生学习和应试的首选参考书，并可供中医及中西医结合专业医务人员及其他从事中医药学工作的人员参考使用。

敬请广大读者提出宝贵意见（反馈意见联系方式：lin@pmph.com），以便今后不断完善。

人民卫生出版社

2020 年 8 月

编写说明

国家医师资格考试是专业资格的认定考试，其中的中医师资格考试是获得中医师从业资格所必须通过的考核。为了指导参加 2021 年全国中医师资格考试的考生做好考前复习，我们组织了相关专家，根据本专业各科知识的重点、难点以及所需要掌握的不同层次的知识点，编写了本书。

本书依据最新考试大纲和指导用书进行编写，包括中医基础理论、中医诊断学、中药学、方剂学、中医经典、中医内科学、中医外科学、中医妇科学、中医儿科学、针灸学、诊断学基础、内科学、传染病学、医学伦理学、卫生法规共 15 门学科。每一学科下分若干单元，各单元下一般列有“习题”“参考答案”“重点解析”(少数单元没有“重点解析”)。在“习题”项中，除了根据新考试大纲和指导用书要求的知识点范围编写习题之外，还加入历年的考题，希望能帮助考生熟悉考点，提示命题规律，提高复习效率。

本书是参加 2021 年国家中医师资格考试人员的必备用书，也是中医专业各层次学生学习和应试的首选参考书，并可供中医专业医务人员及其他从事中医药学工作的人员参考使用。

中医师资格考试命题研究组
2020 年 8 月

目　录

中医基础理论

第一单元　中医学理论体系

一、习　　题

A1 型题

1. 中医学理论体系的基本特点指的是
   A. 中医学以藏象学说为理论核心
   B. 以阴阳五行学说为其理论框架
   C. 整体观念与辨证论治
   D. 生理学与病理学不能截然分开
   E. 望、闻、问、切为诊病方法

2. 人体是一个有机整体，其中心是
   A. 经络　B. 六腑　C. 奇恒之腑
   D. 形体官窍　E. 五脏

3. 中医学整体观念的内涵指的是
   A. 人体是由经络沟通联系的有机整体
   B. 人与自然界是一个整体
   C. 时令、晨昏与人体阴阳相应为一个整体
   D. 人是由五脏六腑表里相关构成的有机整体
   E. 人体是一个有机整体，人与自然相统一

4. 中医学"证"的概念内涵是
   A. 疾病过程的症状
   B. 疾病总过程的病理概括
   C. 疾病过程中的症状和体征
   D. 疾病过程中的体征
   E. 疾病某一阶段的病理概括

5. 下列选项中，关于中医学"辨证"内涵表述正确的是
   A. 通过四诊收集症状、体征等资料
   B. 分析疾病的原因、性质、部位
   C. 分析邪正之间的关系
   D. 概括、判断为某种性质的证
   E. 辨别患者的体质状况

6. 下列选项中，属于病的是
   A. 肝阳上亢　B. 疟疾
   C. 心脾两虚　D. 湿热下注
   E. 恶寒

7. 下列选项中，属于症的是
   A. 肺痈　B. 消渴
   C. 肝阳上亢　D. 自汗
   E. 心血亏虚

8. 下列选项中，属于证的是
   A. 麻疹　B. 水痘
   C. 风寒表实　D. 头痛
   E. 恶寒

9. 中医学所谓"同病异治"的实质是
   A. 证同治异　B. 证异治异
   C. 病同治异　D. 证异治同
   E. 病同治同

10. 当多种疾病表现为气虚时，都可以采取补气的治疗方法，所遵循的原则是
    A. 辨证论治　B. 同病异治
    C. 辨症而治　D. 异病同治
    E. 辨病而治

11. 中医临床治疗感冒有辛温解表和辛凉解表的不同，其理论依据是
    A. 同病异治　B. 异病同治

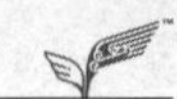

C. 辨病论治　　D. 同病同治
E. 异病异治

12. 针对中气下陷所致的久痢、脱肛及子宫下垂，均可采用升提中气法治疗，此属于
A. 因人制宜　　B. 同病异治
C. 异病同治　　D. 审因论治
E. 虚则补之

B1 型题

A. 疾病
B. 证候
C. 症状
D. 体征
E. 体态

1. 概括病变全过程的是
2. 为疾病某一阶段病理概括的是

A. 病
B. 证
C. 症
D. 病性
E. 病势

3. "同病异治"中，不同的是
4. "异病同治"中，相同的是

A. 不同的疾病出现在同一个人身上
B. 不同的疾病发病的时间相同
C. 不同的疾病发病的地区相同
D. 不同的疾病可以出现相同的证候
E. 不同的疾病感受的病邪相同

5. 有时针对遗尿和崩漏采用相同的治法，其理论依据是
6. 依据中医学辨证论治的原则，叙述准确的是

二、参考答案

A1 型题

1. C　2. E　3. E　4. E　5. D
6. B　7. D　8. C　9. B　10. D
11. A　12. C

B1 型题

1. A　2. B　3. B　4. B　5. D
6. D

三、重点解析

A1 型题

5. D　辨证就是通过望、闻、问、切四诊收集患者的症状、体征及持续时间，分析疾病的原因、疾病的性质、病位及邪正关系，最后概括、判断为某种证，这样一个过程就是辨证。

7. D　"证"是机体在疾病发展过程中某一阶段的病理概括，"病"一般指疾病总过程的病理概括。"症"是疾病的具体表现。

9. B　所谓"同病异治"的实质就是指同一种疾病由于发病的时间、地区以及患者机体的反应性不同，或处于不同的发展阶段，所以表现的证不同，因而治法就各异。

B1 型题

1. A　2. B　"证候"是机体在疾病发展过程中某一阶段的病理概括，"疾病"一般指疾病总过程的病理概括。

第二单元　精气学说

一、习　题

A1 型题

1. 构成宇宙本原的是
A. 天气　　B. 地气　　C. 阳气
D. 阴气　　E. 精气

2. 天地万物相互联系的中介是
A. 天气　　B. 地气　　C. 精气
D. 阴阳　　E. 阳气

B1 型题

A. 阴阳说
B. 水地说
C. 五行说
D. 元气说
E. 云气说

1. 气的概念源自
2. 精气概念源自

二、参考答案

A1 型题

1. E　　2. C

B1 型题

1. E　　2. B

三、重点解析

B1 型题

1. E　2. B　精气学说的形成和沿革，经历了气与“云气说”、精气与“水地说”的不同演变，最后发展成为中医学的本原论和中介论。

第三单元　阴阳学说

一、习　　题

A1 型题

1. 下列关于阴阳的概念，最确切的是
   A. 阴阳是中国古代的两点论
   B. 阴阳是各种事物的矛盾统一体
   C. 阴阳是各种事物相互对立的矛盾运动
   D. 阴阳是相互关联的事物对立双方属性的概括
   E. 阴阳代表相互关联的各种事物的矛盾运动

2. 《内经》所说“阴阳之征兆”指的是
   A. 寒与热　B. 水与火　C. 上与下
   D. 内与外　E. 动与静

3. 下列选项中，属于阳的事物或现象是
   A. 下降　B. 静止　C. 涩脉
   D. 洪脉　E. 面色晦暗

4. 以昼夜分阴阳，属于“阳中之阴”的时间是
   A. 前半夜　B. 下午　C. 上午
   D. 中午　E. 后半夜

5. 以昼夜分阴阳，前半夜的阴阳属性是
   A. 阴中之阳　B. 阳中之阴
   C. 阳中之阳　D. 阴中之阴
   E. 阴中之至阴

6. 依据四时阴阳的消长变化，从冬至到立春为
   A. 阴消阳长　B. 重阴必阳
   C. 阴长阳消　D. 重阳必阴
   E. 由阳转阴

7. “阴阳离决，精气乃绝”所反映的阴阳关系是
   A. 对立制约　B. 互根互用
   C. 相互交感　D. 消长平衡
   E. 相互转化

8. “动极者镇之以静，阴亢者胜之以阳”，说明阴阳之间的关系是
   A. 交感互藏　B. 互根互用
   C. 消长平衡　D. 相互转化
   E. 对立制约

9. “阴平阳秘，精神乃治”，所体现的阴阳关系是
   A. 相互格拒　B. 交感互藏
   C. 互根互用　D. 消长平衡
   E. 相互转化

10. 所谓“阴中求阳”，指的是
    A. 壮水之法，以制约阳亢
    B. 扶阳益火之法，以制约阴盛
    C. 在补阴剂中适当佐用补阳药
    D. 在补阳剂中适当佐用补阴药
    E. 养阴助阳，平调双补

11. 导致阴阳俱损的理论根据是
    A. 阴阳的相互转化
    B. 阴阳的互根互用
    C. 阴阳的相互消长
    D. 阴阳的对立制约
    E. 阴阳的动态平衡

12. “重阴必阳，重阳必阴”的理论依据是
    A. 阴阳的相互对立
    B. 阴阳的互根互用
    C. 阴阳的消长运动
    D. 阴阳的协调平衡
    E. 阴阳的相互转化

13. “阴胜则阳病”是阴阳关系失调的表现，其病理基础是
    A. 阴阳对立制约关系失调
    B. 阴阳相互依存关系失调
    C. 阴阳相互促进关系失调

D. 阴阳相互转化关系失调
E. 阴阳相互为用关系失调

14. “无阳则阴无以生”所说明的阴阳关系是
A. 阴阳交感 B. 阴阳互根
C. 阴阳对立 D. 阴阳消长
E. 阴阳转化

15. “阴损及阳”所说明的阴阳关系是
A. 阴阳交感 B. 阴阳互用
C. 阴阳对立 D. 阴阳消长
E. 阴阳转化

16. “阴阳离决，精气乃绝”是指
A. 阴阳平衡关系的破坏
B. 阴阳对立关系的破坏
C. 阴阳互根关系的破坏
D. 阴阳消长关系的破坏
E. 阴阳转化关系的破坏

17. 阴阳的相互转化是
A. 绝对的 B. 有条件的
C. 必然的 D. 偶然的
E. 量变

18. 下列选项可用阴阳对立制约解释的是
A. 寒极生热 B. 阴损及阳
C. 阳盛伤阴 D. 重阴必阳
E. 阴中求阳

19. 脾的阴阳属性是
A. 阴中之阳 B. 阴中之阴
C. 阴中之至阴 D. 阳中之阴
E. 阳中之阳

20. 五脏分阴阳，肺的阴阳属性是
A. 阳中之阳 B. 阳中之阴
C. 阴中之阳 D. 阴中之阴
E. 阴中之至阴

21. 五脏分阴阳，肾的阴阳属性是
A. 阳中之阳 B. 阳中之阴
C. 阴中之阳 D. 阴中之阴
E. 阴中之至阴

22. 导致实热证的阴阳失调是
A. 阳偏盛 B. 阳偏衰
C. 阴偏盛 D. 阴偏衰
E. 阴胜则阳病

23. “阴中求阳”的治法适用于
A. 阴虚 B. 阳虚 C. 阴盛
D. 阳盛 E. 阴阳两虚

24. “阳中求阴”的理论依据是
A. 阴阳交感 B. 阴阳对立制约
C. 阴阳转化 D. 阴阳互根互用
E. 阴阳消长

25. “益火之源，以消阴翳”所指的是
A. 补阴扶阳 B. 阳病治阴
C. 阴中求阳 D. 阳中求阴
E. 阴病治阳

26. “阴病治阳”的病理基础是
A. 阴偏盛 B. 阳偏盛
C. 阴偏衰 D. 阳偏衰
E. 阴阳两虚

27. 引起虚热证的病理基础是
A. 阳偏盛 B. 阳偏衰
C. 阴偏盛 D. 阴偏衰
E. 阴胜则阳病

28. “壮水之主，以制阳光”的治法，最适宜治疗的证候是
A. 阴盛则寒之证 B. 阴虚则热之证
C. 阴盛伤阳之证 D. 阴损及阳之证
E. 阳损及阴之证

29. 脉象分阴阳，属于阴的脉象是
A. 浮 B. 大 C. 迟
D. 滑 E. 洪

30. 下列选项属于阴证的是
A. 虚证 B. 表证 C. 热证
D. 实证 E. 表热证

31. 补阴时适当配伍补阳药的方法指的是
A. 阴中求阳 B. 阳中求阴
C. 阴病治阳 D. 阳病治阴
E. 阴阳双补

32. 依据阴阳学说治疗疾病的主要原则是
A. 损其有余 B. 补其不足
C. 寒者热之 D. 热者寒之
E. 调整阴阳

B1 型题

A. 上午
B. 下午
C. 日晡所
D. 前半夜
E. 后半夜

1. 属于阳中之阳的时间是
2. 属于阴中之阴的时间是

A. 阳病治阳
B. 阴中求阳
C. 热极生寒
D. 寒者热之
E. 热者寒之
3. 可以用阴阳互根说明的是
4. 可以用阴阳转化说明的是

A. 心
B. 肺
C. 脾
D. 肝
E. 肾
5. 被称为“阳中之阳”的脏是
6. 被称为“阴中之阳”的脏是

A. 实热证
B. 虚热证
C. 实寒证
D. 虚寒证
E. 寒热错杂证
7. 阴亢盛所致的证候是
8. 阴偏衰所致的证候是

A. 天地
B. 男女
C. 左右
D. 水火
E. 上下
9.《内经》所谓“阴阳之征兆”指的是
10.《内经》所谓“阴阳之道路”指的是

A. 阳中求阴
B. 阳病治阴
C. 阴阳双补
D. 阴病治阳
E. 阴病治阴
11. 根据阴阳互根确定的治法是
12. 适用于阳偏衰的治法是

A. 阴虚
B. 阳虚
C. 阴盛
D. 阳盛
E. 阴阳两虚
13. “阳中求阴”治疗方法适用的病证是
14. “阳病治阴”的病理基础是

A. 阳亢盛
B. 阳偏衰
C. 阴亢盛
D. 阴偏衰
E. 阴阳两虚
15. “寒者热之”适用的病证是
16. “热者寒之”适用的病证是

A. 阴阳对立
B. 阴阳互根
C. 阴阳消长
D. 阴阳转化
E. 阴阳平衡
17. “孤阴不生，独阳不长”的理论根据是
18. “寒极生热，热极生寒”的理论根据是

二、参考答案

A1 型题

1. D	2. B	3. D	4. B	5. D
6. A	7. B	8. E	9. D	10. D
11. B	12. E	13. A	14. B	15. B
16. C	17. B	18. C	19. C	20. B
21. D	22. A	23. B	24. D	25. E
26. D	27. D	28. B	29. C	30. A
31. B	32. E			

B1 型题

1. A	2. D	3. B	4. C	5. A
6. D	7. C	8. B	9. D	10. C
11. A	12. D	13. A	14. A	15. C
16. A	17. B	18. D		

三、重点解析

A1 型题

5. D　事物的阴阳属性是相对的，即阴阳之中复有阴阳，阴阳具有无限可分性。昼夜来分阴阳，昼为阳，夜为阴。而白天的上午和下午相对而言，则上午为阳中之阳，下午为阳中之阴；夜晚的前半夜与后半夜相对而言，则前半夜为阴中之阴，后半夜为阴中之阳。

6. A　所谓阴阳消长是指对立、互根的阴阳双方不是一成不变的，而是处于不断地增长和消减的变化之中。阴阳双方在彼此消长的运动过程中保持着动态平衡。在阴阳双方彼此对立制约的过程中，阴与阳之间可出现某一方增长而另一方消减，或某一方消减而另一方增长的互为消长的变化。前者称为阳长阴消或阴长阳消，后者称为阳消阴长或阴消阳长。如以四时气候变化而言，从冬至到立春，气候从寒冷逐渐

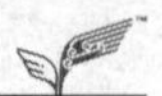

转暖变热，这是“阳长阴消”的过程；由夏至秋及冬，气候由炎热逐渐转凉变寒，这是“阴长阳消”的过程。

13. A “阴胜则阳病”的本意为阴寒之气过盛即可损伤阳气，其反映的阴阳关系是阴阳的对立和制约。

15. B 在疾病的发生、发展过程中，机体阴精阳气任何一方虚损到一定的程度，亦常导致对方之不足，即所谓“阳损及阴”或“阴损及阳”，最后导致“阴阳两虚”，这正是阴阳互用的表现。

B1 型题

1. A 2. D 事物的阴阳属性是相对的，即阴阳之中复有阴阳。昼为阳，夜为阴。而白天的上午和下午相对而言，则上午为阳中之阳，下午为阳中之阴；夜晚的前半夜与后半夜相对而言，则前半夜为阴中之阴，后半夜为阴中之阳。

5. A 6. D 脏腑可用阴阳划分，《素问·金匮真言论》说：“背为阳，阳中之阳，心也；背为阳，阳中之阴，肺也。腹为阴，阴中之阴，肾也；腹为阴，阴中之阳，肝也；腹为阴，阴中之至阴，脾也。”

第四单元 五行学说

一、习 题

A1 型题

1. 五行中具有“从革”特性的是
A. 木 B. 火 C. 土
D. 金 E. 水

2. 五行中“木”的特性是
A. 炎上 B. 润下 C. 稼穑
D. 曲直 E. 从革

3. 下列选项中，<u>不属于</u>五行之水的是
A. 五色之黑 B. 六腑之膀胱 C. 五脏之肾
D. 五体之筋 E. 五味之咸

4. 五音中属于五行之“火”的是
A. 宫音 B. 角音 C. 商音
D. 徵音 E. 羽音

5. 四时季节属于五行之“土”的季节是
A. 春 B. 夏 C. 长夏
D. 秋 E. 冬

6. 按五行属性分类，五化中属“土”的是
A. 生 B. 长 C. 化
D. 收 E. 藏

7. 依据五行学说，下列事物中具有“木”的“母”行属性的是
A. 肾 B. 心 C. 脾
D. 肺 E. 肝

8. 依据五行学说，下列事物中具有“水”的“子”行属性的是
A. 西方 B. 东方 C. 中央
D. 南方 E. 北方

9. 依据五行学说，下列事物中具有火的“所不胜”之行属性的是
A. 肝 B. 心 C. 肺
D. 肾 E. 脾

10. 依据五行学说，下列事物中具有“金”的“所胜”之行属性的是
A. 汗 B. 唾 C. 涎
D. 泪 E. 涕

11. 下列关于五行生克规律的叙述，**<u>错误</u>**的是
A. 木为水之子 B. 火为土之母
C. 水为火之所不胜 D. 金为木之所胜
E. 木为土之所不胜

12. 五行调节事物整体动态平衡的机制是
A. 生我 B. 我生 C. 克我
D. 我克 E. 制化

13. 按五行传变规律，肝病及心指的是
A. 子病犯母 B. 母病及子 C. 相乘传变
D. 相侮传变 E. 制化传变

14. 下列选项中，属于五行相侮基本概念的是
A. 某行之气亢盛传及母脏
B. 某行之气亢盛传及子脏
C. 某行之气虚衰传及“所胜”
D. 某行之气亢盛侵及“所不胜”
E. 某行之气亢盛传及“所胜”

15. 下列有关脏病传变的选项中，属于“五行相乘”传变的是
A. 心病及脾 B. 心病及肾
C. 心病及肺 D. 心病及肝
E. 肝病及心

16. “亢则害，承乃制”所述的五行之间的关系是
A. 相生关系 B. 相克关系 C. 制化关系
D. 相乘关系 E. 相侮关系

17. 下列选项中，依据五行相克规律确定的治法是
A. 培土生金 B. 益火补土 C. 泻南补北
D. 滋水涵木 E. 金水相生

18. 下列有关情志相胜关系的选项中，其**错误**的是
A. 惊胜怒 B. 恐胜喜 C. 怒胜思
D. 喜胜忧 E. 思胜恐

19. 依据五行学说对诊断的指导，其面见青色，脉见弦象，所在的病位是
A. 肝 B. 心 C. 脾
D. 肺 E. 肾

20. 根据情志相胜法，可制约大怒的情志是
A. 喜 B. 思 C. 悲
D. 恐 E. 惊

21. “见肝之病，知肝传脾”的病机传变是
A. 木克土 B. 木乘土 C. 土侮木
D. 母病及子 E. 子病犯母

22. 下列选项中，属于“母病及子”的是
A. 肺病及肾 B. 肝病及肾 C. 肺病及心
D. 心病及肝 E. 脾病及肾

23. 根据五行生克规律，治疗肝肾阴亏，肝阳上亢之证，应选用的治法是
A. 滋水涵木法 B. 益火补土法 C. 培土制水法
D. 泻南补北法 E. 金水相生法

24. 按五行生克乘侮规律，“木火刑金”指的是
A. 五行相生 B. 五行相克 C. 五行相乘
D. 五行相侮 E. 五行制化

25. 按五行生克乘侮规律，脾虚患者面见青色，其病理基础是
A. 木胜土 B. 木乘土 C. 土侮木
D. 土生金 E. 土克水

26. 下列选项中，根据五行相克规律确定的治法是
A. 益火补土法 B. 培土生金法 C. 佐金平木法
D. 金水相生法 E. 滋水涵木法

27. 依据五行学说“培土生金法”的理论基础是
A. 五行相生 B. 五行相克 C. 五行制化
D. 五行相乘 E. 五行相侮

28. 按照五行生克乘侮规律，“脾病传肾”的发生机理是
A. 相克 B. 相侮 C. 相乘
D. 母病及子 E. 子病犯母

29. 五行相克的关系中，恐“所胜”的情志是
A. 怒 B. 喜 C. 思
D. 悲 E. 惊

B1 型题

A. 曲直
B. 润下
C. 从革
D. 稼穑
E. 炎上

1. “金”的特性是
2. “火”的特性是

A. 酸
B. 咸
C. 甘
D. 辛
E. 苦

3. 依据五行学说，五味中属于“火”之味的是
4. 依据五行学说，五味中属于“木”之味的是

A. 冬
B. 夏
C. 长夏
D. 秋
E. 春

5. 依据五行学说，具有“木”之属性的季节是
6. 依据五行学说，具有“金”之属性的季节是

A. 风
B. 湿
C. 暑
D. 燥
E. 寒

7. 依据五行学说，自然之五气属于“水”的是
8. 依据五行学说，自然之五气属于“土”的是

A. 五行相生
B. 五行相克
C. 五行相乘
D. 五行相侮
E. 五行制化

9. 依据五行生克规律“反克”指的是
10. 依据五行生克规律“生中有克，克中有生”指的是

A. 目
B. 舌
C. 口
D. 鼻
E. 耳

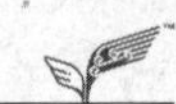

11. 依据五行学说，人体五官中具有“水”之属性的是
12. 依据五行学说，人体五官中具有“土”之属性的是

A. 泻南补北
B. 扶土抑木
C. 滋水涵木
D. 培土生金
E. 佐金平木

13. 针对心肾不交的常用治法是
14. 针对肝阳上亢的常用治法是

A. 益火补土法
B. 金水相生法
C. 抑木扶土法
D. 培土制水法
E. 泻火补水法

15. 肾阳虚不能温脾，以致脾阳不振，其治疗宜采用的方法是
16. 肾阴不足，心火偏亢，以致心肾不交，其治疗宜采用的方法是

A. 肝病及心
B. 肝病及肾
C. 肝病及肺
D. 肝病及脾
E. 脾病及心

17. 依据五行学说属于五行相乘传变的是
18. 依据五行学说属于五行相侮传变的是

A. 母病及子
B. 子病及母
C. 相乘传变
D. 相侮传变
E. 母子同病

19. 依据五行学说，脾病及肾所体现的关系是
20. 依据五行学说，土壅木郁所体现的关系是

二、参考答案

A1 型题

1.D	2.D	3.D	4.D	5.C
6.C	7.A	8.B	9.D	10.D
11.D	12.E	13.B	14.D	15.C
16.C	17.C	18.A	19.A	20.C
21.B	22.A	23.A	24.D	25.B
26.C	27.A	28.C	29.B	

B1 型题

1.C	2.E	3.E	4.A	5.E
6.D	7.E	8.B	9.D	10.E
11.E	12.C	13.A	14.C	15.A
16.E	17.D	18.C	19.C	20.D

三、重点解析

A1 型题

3.D 事物属性五行归类中，五行之水在形体为骨。

9.D 水克火，水为火之“所不胜”。

13.B “母病及子”是指五行中的某一行异常，累及其子行，导致母子两行都异常。肝属木为母，心属火为子。

14.D 五行中的相侮是指由于五行中的某“一行”过于强盛，对原来“克我”的“一行”进行反克，而引起的一系列反应。

17.C “泻南补北法”是泻心火补肾水以治疗心肾不交病证的治法，因心主火，火属南方，肾主水，水属北方，故名。火和水为相克关系。

29.B 恐在五行属水，喜在五行属火，水能克火，火为水之“所胜”。

B1 型题

9.D 10.E 反向的克制称为相侮，又称“反侮”。“生中有克，克中有生”即为五行的制化。

第五单元 藏象学说

一、习 题

A1 型题

1. 中医学认为五脏的主要生理特点是
   A. 藏精气而不泻，满而不能实
   B. 传化物而不藏，满而不能实
   C. 传化物而不藏，实而不能满
   D. 藏精气而不泻，虚实而交替
   E. 藏精气而不泻，实而不能满

2. 藏象学说认为，人体自身整体性的中心是
   A. 经络 B. 血脉
   C. 神志 D. 气血
   E. 五脏

3. 中医学认为，与人的精神、意识、思维活动关系最密切的脏是
   A. 肝　B. 心　C. 脾
   D. 肺　E. 肾

4. 六腑共同的生理功能特点是
   A. 运化水谷和水液　B. 传化物而不藏
   C. 传导糟粕　D. 传化水液
   E. 输送津液

5. 下列选项中，既属于六腑又属于奇恒之腑的是
   A. 胃　B. 脉　C. 胆
   D. 膀胱　E. 三焦

B1 型题

A. 经络之气通达
B. 五脏功能充盛
C. 气血阴阳运行条达
D. 脏腑之气冲和畅达
E. 精神情志活动调畅

1. 脏腑之阴气与阳气协调共济的结果是
2. 脏腑机能稳定、有序、协调的基础是

A. 肝与脾
B. 肝与胆
C. 脾与胃
D. 胆与胃
E. 肾与膀胱

3. 选项中具有“满而不能实”功能的是
4. 选项中具有“实而不能满”功能的是

二、参考答案

A1 型题

1. A　2. E　3. B　4. B　5. C

B1 型题

1. D　2. D　3. A　4. D

三、重点解析

A1 型题

1. A　五脏的共同生理特点是化生和贮藏精气，因此，只能藏精气，而不受水谷充实。

B1 型题

1. D　2. D　脏腑之阴气与阳气协调共济的结果是脏腑机能稳定、有序、协调的基础，所以两题的答案是脏腑之气冲和畅达。

第六单元　五　脏

一、习　题

A1 型题

1. 五脏的主要生理特点是
   A. 藏精气而不泻，满而不能实
   B. 藏精气而不泻，实而不能满
   C. 传化物而不藏，实而不能满
   D. 藏精气而不泻，虚实而交替
   E. 传化物而不藏，满而不能实

2. 五脏共同的生理功能是
   A. 贮藏气血　B. 贮藏津液　C. 贮藏水谷
   D. 贮藏精气　E. 贮藏血液

3. 区分五脏、六腑和奇恒之腑的最主要依据是
   A. 解剖形态　B. 分布部位
   C. 功能特点　D. 阴阳属性
   E. 五行归类

4. 脏腑组织中，具有“泻而不藏”特点的是
   A. 五脏　B. 六腑　C. 五官
   D. 五体　E. 奇恒之腑

5. 下列选项中，属于“生之本”的是
   A. 肝　B. 肺　C. 心
   D. 脾　E. 肾

6. 下列选项中，与人的精神、意识、思维活动关系最密切的脏是
   A. 肺　B. 肝　C. 脾
   D. 心　E. 肾

7. 心被称之为“五脏六腑之大主”的理论依据是
   A. 心主血　B. 心主神志
   C. 心主思维　D. 心总统魂魄
   E. 心总统意志

8. 下列选项中，所谓“君主之官”指的是
   A. 肺　B. 肝　C. 心

D. 脾 E. 肾

9. 下列各项，在心主血脉中起关键作用的是
A. 心血充盈 B. 心气充沛
C. 心神安宁 D. 心搏如常
E. 脉道通利

10. 下列选项中，与血液运行关系最密切的功能是
A. 肺朝百脉 B. 心主血脉
C. 肝主藏血 D. 脾主统血
E. 肾主纳气

11. 心主神志最主要的物质基础是
A. 津液 B. 精液 C. 血液
D. 宗气 E. 营气

12. 下列选项中，所谓"华盖"所指的脏是
A. 肝 B. 脾 C. 肺
D. 心 E. 肾

13. 肺主气的功能主要取决于
A. 肺司呼吸的功能
B. 宗气的生成
C. 全身气机的调节
D. 肺朝百脉的功能
E. 肺主治节的功能

14. 下列选项中，属于"气之本"的是
A. 肝 B. 心 C. 脾
D. 肺 E. 肾

15. 五脏中，称肺为"娇脏"的主要原因是
A. 肺外合皮毛
B. 肺开窍于鼻
C. 肺不耐寒热
D. 肺为水之上源
E. 肺主宣发肃降

16. 下列选项中，与肺主一身之气最直接相关的是
A. 吸入清气 B. 呼出浊气
C. 宣发卫气 D. 助心行血
E. 生成宗气

17. 肺主通调水道的功能主要依赖于
A. 肺主一身之气的功能
B. 肺司呼吸的功能
C. 肺输精于皮毛的功能
D. 肺朝百脉的功能
E. 肺主宣发和肃降的功能

18. 下列选项中，具有"朝百脉"功能的脏是
A. 肝 B. 脾 C. 肺
D. 心 E. 肾

19. 水谷精微在体内的布散主要依赖的是
A. 胃主腐熟 B. 脾主运化
C. 小肠主受盛 D. 大肠主传导
E. 肾阳主温煦

20. 被称为"后天之本"的脏是
A. 肝 B. 心 C. 脾
D. 肺 E. 肾

21. 脾为气血生化之源的理论基础是
A. 气能生血
B. 人以水谷为本
C. 脾主升清
D. 脾能运化水谷精微
E. 脾为后天之本

22. 临床上，脾不统血可以导致出血，其出血特点是
A. 血色紫暗 B. 血色鲜红
C. 血色淡红 D. 血液黏稠
E. 夹有血块

23. 中医学认为，饮食物的消化、吸收和精微物质在体内的布散主要依赖的是
A. 小肠受盛化物 B. 胃主受纳
C. 脾主运化 D. 大肠主传导
E. 肾阳主温煦

24. "脾主统血"的含义是
A. 控制血液的生成
B. 控制血液的流速
C. 调节外周血容量
D. 控制内脏血容量
E. 控制血液在脉内运行

25. 具有维持内脏位置相对稳定作用的脏是
A. 肝 B. 心 C. 脾
D. 肺 E. 肾

26. 肝的疏泄作用对机体最主要的影响是
A. 调畅情志 B. 调节血量
C. 调畅气机 D. 排泄胆汁
E. 促进消化

27. 肝藏血的内涵是
A. 贮藏血液和化生血液
B. 调节血量和固摄血液
C. 统摄和疏泄血液
D. 贮藏血液和调节血量
E. 化生血液与统摄血液

28. 下列选项中，与情志抑郁关系最密切的是
A. 心神失常 B. 肝气郁结

C. 肺气壅滞　　D. 肾精不足
E. 脾失健运

29. 下列选项中，所谓“将军之官”指的是
A. 肺　　B. 肝　　C. 肾
D. 脾　　E. 心

30. 肝主疏泄生理功能的发挥，起根本作用的是
A. 调畅气机　　B. 调节血量
C. 调畅情志　　D. 排泄胆汁
E. 促进消化

31. 具有主升主动、刚强躁急生理特性的脏是
A. 心　　B. 肝　　C. 肾
D. 脾　　E. 肺

32. 化生“天癸”的主要物质是
A. 肝血　　B. 心阳　　C. 脾气
D. 肺阴　　E. 肾中精气

33. 肾为“气之根”的含义指的是
A. 肾为五脏阳气的根本
B. 肾主水液的蒸腾气化作用
C. 肾主膀胱的气化开合作用
D. 肾摄纳肺吸入清气的作用
E. 肾为一身气化功能的根本

34. 下列选项中，被称为“封藏之本”的脏是
A. 心　　B. 肺　　C. 脾
D. 肝　　E. 肾

35. 下列选项中，被称为“一身阳气之本”的是
A. 心阳　　B. 脾阳　　C. 肝阳
D. 肾阳　　E. 胃阳

36. 下列选项中，对机体具有凉润、宁静、抑制和凝结作用的是
A. 肾阴　　B. 肾阳　　C. 肾精
D. 肾气　　E. 肾水

37. 人体“狭义之精”指的是
A. 水谷之精　　B. 五脏之精
C. 六腑之精　　D. 呼吸之精
E. 生殖之精

38. 肾中精气的主要生理功能是
A. 促进机体的生长发育
B. 促进生殖机能的成熟
C. 主生长发育和生殖
D. 化生血液的物质基础
E. 人体生命活动的根本

39. 下列选项中，被称为“胃之关”的是
A. 贲门　　B. 幽门　　C. 阑门
D. 大肠　　E. 肾

40. 出现五更泄泻病证的病理基础是
A. 肺肾阴虚　　B. 脾胃气虚
C. 肝脾两虚　　D. 脾肾阳虚
E. 心肾阳虚

41. 下列选项中，被称为“精血同源”的两脏是
A. 心、肾　　B. 脾、肾
C. 肺、肾　　D. 肝、肾
E. 心、肝

42. 人体“气机升降之枢纽”指的是
A. 肺、肾　　B. 肝、肺
C. 心、肾　　D. 脾、胃
E. 脾、肺

43. 共同维持饮食物消化的两脏是
A. 肝与肺　　B. 心与肾
C. 肾与肝　　D. 肝与脾
E. 肺与心

44. 具有“水火既济”关系的两脏是
A. 心与肾　　B. 心与肝
C. 心与脾　　D. 肺与肾
E. 脾与肾

45. 共同调节男女精血排泄的两脏是
A. 脾、肾　　B. 心、肾
C. 肝、肾　　D. 肺、肾
E. 肝、脾

46. 下列各脏中，其生理特性以升为主的是
A. 肾与脾　　B. 肺与肝
C. 肝与肾　　D. 心与肾
E. 肝与脾

47. 肝藏血与脾统血的共同生理功能是
A. 贮藏血液　　B. 调节血量
C. 统摄血液　　D. 防止出血
E. 化生血液

48. 下列关于五脏与五液的关系中，其阐述**错误**的是
A. 心在液为血　　B. 肺在液为涕
C. 脾在液为涎　　D. 肝在液为泪
E. 肾在液为唾

49. 被称为“筋之余”的组织是
A. 齿　　B. 骨　　C. 皮
D. 发　　E. 爪

50. 与鼻、喉关系密切的脏是
A. 肝　　B. 心　　C. 脾
D. 肺　　E. 肾

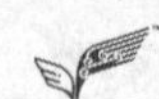

51. 与毛发荣枯关系最密切的物质是
A. 精与气 B. 精与血 C. 精与津
D. 气与津 E. 津与液

52. 与长夏之气相通应的脏腑是
A. 肝 B. 心 C. 肾
D. 脾 E. 肺

53. 对全身水液代谢最重要的作用是
A. 脾之运化水液
B. 肾之蒸腾气化
C. 小肠泌别清浊
D. 肺之通调水道
E. 肝之疏泄条达

54. 肾为气之根的含义是
A. 肾为五脏阳气的根本
B. 肾主水液的蒸腾气化作用
C. 肾主膀胱的气化开合作用
D. 肾摄纳肺吸入清气的作用
E. 肾为一身气化功能的根本

55. 五脏中“以升为健”的是
A. 心 B. 肝 C. 脾
D. 肺 E. 肾

56. 五脏中具有“体阴而用阳”生理特性的是
A. 肝 B. 心 C. 脾
D. 肺 E. 肾

B1 型题

A. 肾
B. 肺
C. 脾
D. 肝
E. 心

1. 五脏中被称为“气之主”的是
2. 五脏中被称为“气之根”的是

A. 心
B. 肺
C. 脾
D. 肝
E. 肾

3. 五脏中被称为“先天之本”的是
4. 五脏中被称为“罢极之本”的是

A. 心
B. 肺
C. 脾
D. 肝
E. 肾

5. 被称为“生痰之源”的脏是
6. 被称为“贮痰之器”的脏是

A. 心
B. 肺
C. 脾
D. 肝
E. 肾

7. 五脏中具有“主治节”功能的脏是
8. 五脏中具有“主行水”功能的脏是

A. 心
B. 肺
C. 脾
D. 肝
E. 肾

9. 五脏中与人体的生长与发育关系最密切的脏是
10. 五脏中与尿液的生成与排泄关系最密切的脏是

A. 脾
B. 肺
C. 肾
D. 肝
E. 心

11. 所谓“水脏”指的是
12. 所谓“刚脏”指的是

A. 仓廪之官，五味出焉
B. 中正之官，决断出焉
C. 受盛之官，化物出焉
D. 相傅之官，治节出焉
E. 作强之官，伎巧出焉

13. 小肠的主要功能是
14. 属于肾的功能是

A. 心与脾
B. 心与肾
C. 肾与肝
D. 肝与肺
E. 心与肺

15. 主要体现在气血协同关系的两脏是
16. 主要表现为气机升降关系的两脏是

A. 心与脾
B. 心与肾
C. 心与肺
D. 心与肝
E. 肝与肺

17. 最常出现血虚病变的两脏是
18. 最常出现精神异常的两脏是

A. 心、肺
B. 心、肝
C. 肺、脾
D. 肺、肝
E. 肺、肾

19. 与呼吸运动关系最密切的两脏是
20. 与气的生成关系最密切的两脏是

A. 心、脾
B. 肝、肺
C. 脾、肾
D. 心、肾
E. 肝、肾

21. 脏腑关系中,“乙癸同源”中的“乙癸”所指的脏是
22. 脏腑关系中,“水火既济”中的“水火”所指的脏是

A. 齿
B. 筋
C. 皮
D. 发
E. 爪

23. 被称为“血之余”的组织是
24. 被称为“骨之余”的组织是

A. 涕
B. 泪
C. 唾
D. 汗
E. 涎

25. 五脏主五液,脾所主的液是
26. 五脏主五液,心所主的液是

二、参考答案

A1 型题

1. A	2. D	3. C	4. B	5. C
6. D	7. B	8. C	9. B	10. B
11. C	12. C	13. A	14. D	15. C
16. E	17. E	18. C	19. B	20. C
21. D	22. C	23. C	24. E	25. C
26. C	27. D	28. B	29. B	30. A
31. B	32. E	33. D	34. E	35. D
36. A	37. E	38. C	39. E	40. D
41. D	42. D	43. D	44. A	45. C
46. E	47. D	48. A	49. E	50. D
51. B	52. D	53. B	54. D	55. C
56. A				

B1 型题

1. B	2. A	3. E	4. D	5. C
6. B	7. B	8. B	9. E	10. E
11. C	12. D	13. C	14. E	15. E
16. D	17. D	18. D	19. E	20. C
21. E	22. D	23. D	24. A	25. E
26. D				

三、重点解析

A1 型题

1. A　五脏的共同生理特点是化生和贮藏精气,因此,只能藏精气,而不受水谷充实。

7. B　由于心主神志,从而统率全身脏腑、经络、形体、官窍的生理活动,故称心为“五脏六腑之大主”。

9. B　血液的正常运行虽然与心、肺、肝、脾的功能均有关系,但主要依赖于心气的推动,心气充沛,则心脏搏动有力,血液才能正常地输布全身,发挥其濡养作用。

13. A　肺主气包括主呼吸之气和主一身之气两个方面。肺主呼吸之气,是指肺通过呼吸作用,吸清呼浊,吐故纳新,以维持人体的生命活动;肺主一身之气,是指肺通过吸入清气影响宗气的生成,进而主司一身之气并调节人体气机。所以,肺主气的功能主要取决于肺司呼吸。

15. C　肺为清虚之脏,清轻肃静,不耐邪气之侵,寒邪、热邪、燥邪皆易伤肺。

17. E　肺主一身之气,宣发和肃降是肺气的基本运动形式,“通调水道”又称为“肺主行水”,是指通过肺气的宣发肃降作用,可推动和调节全身水液的输布和排泄。所以肺“通调水道”主要依赖于肺主宣发和肃降的作用。

20. C　脾主运化,脾运化功能正常,则饮食物中营养物质的得以充分吸收,气血生化有源。所以说脾为“后天之本”。

26. C　肝主疏泄,体现在诸多方面,但从根本上说,是疏通、畅达全身气机,进而促进精血津液的运行输布、脾胃之气的升降、胆汁的分泌排泄以及情志的舒畅等作用。

30. A　肝主疏泄,体现在诸多方面,但从根本上说,是疏通、畅达全身气机,进而促进精血津液的运行输布、脾胃之气的升降、胆汁的分泌排泄以及情志的舒畅等作用。

39. E　《素问·水热穴论》曰:“肾者,胃之关也”,强调胃之关指肾,而与胃无直接关系。肾司二便,为消化道之下关,故言。

40. D　五更泄泻多与脾肾阳虚有关,脾主运化,肾司二便,命火不足,不能温养脾胃,故见五更泄泻、畏寒腹痛、腰膝酸冷等典型症状。

44. A　心属火,肾属水,心火必须下降于肾,肾水必须上行于心,才能维持心肾之间生理功能协调平衡。

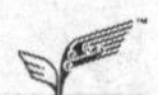

46.E 五脏中肝属木，主升发，脾居中焦，其气以升为健。所以，肝与脾的生理特性以升为主。

51.B 肾藏精，其华在发；发的生长靠血的滋养，所谓发为血之余，故毛发的色泽、荣枯依赖于肾精的滋养和血液的濡润。

54.D 本题是对肾的生理功能掌握程度的考查。肾为气之根，强调的是肾的纳气功能，肺呼吸入体内的自然之清气，经过肾的摄纳作用，才能保持呼吸的深沉和平稳，到达下元丹田，充实真元之气；肾在下焦，真元之气藏在肾中，所以说肾为气之根。

56.A 肝藏血，血属阴，肝脏必须依赖阴血的滋养才能发挥其正常的生理功能。同时，肝主疏泄，其气主升、主动，按阴阳属性言，则属于阳。"体阴而用阳"是对肝脏体与用，亦即其生理功能的高度概括。

B1型题

1.B 2.A 肺主呼吸，为气之主；肾主纳气，肾为气之根。两脏协调配合，呼吸运动才能正常。若肺气久虚或之宣降失职，或肾之精气不足，摄纳无权，均可导致呼吸异常。

3.E 4.D 《素问·六节藏象论》曰："肾者主蛰，封藏之本"；又说："肝者，罢极之本"。禀受于父母的先天之精藏之于肾，肾主生长、生殖和发育，故为先天之本；肝藏血，肝血充足则筋力强健，运动灵活，能耐受疲劳，故称肝为"罢极之本"。

5.C 6.B 脾主运化水湿，肺主宣发肃降、通调水道。两脏既分工又合作，在维持水液代谢平衡方面发挥着重要作用。脾肺在生理上密切配合，在病理上也相互影响。若脾虚水湿不运，聚而为饮，凝而为痰，痰饮阻肺，可使肺气不畅，出现胸闷、咳嗽、吐痰稀白量多，故有"脾为生痰之源，肺为贮痰之器"之说。

17.D 18.D 心主血，肝藏血。心之行血功能正常，则肝有所藏；若肝藏血充足，则心有所主。由于心和肝在血液方面密切相关，故在临床上"心肝血虚"常同时出现，可见心悸、失眠、头晕、肢体麻木，月经量少，甚至闭经等。而在精神情志活动方面：心藏神而主神明，肝主疏泄而调节情志，所以，若心肝发生病变，往往可见到精神情志活动的异常。

第七单元 六 腑

一、习 题

A1型题

1. 构成胆汁的物质基础是
   A. 肾之精气　B. 肺之精气
   C. 脾之阳气　D. 肝之精气
   E. 心之血气

2. 既属"六腑"，又属"奇恒之腑"的是
   A. 脉　B. 脑　C. 髓
   D. 胆　E. 女子胞

3. 被称为"中精之府"的是
   A. 脑　B. 髓　C. 骨
   D. 脉　E. 胆

4. 脏腑组织中，"太仓"指的是
   A. 胃　B. 脾　C. 胆
   D. 三焦　E. 膀胱

5. 下列选项中，具有"泌别清浊"功能的是
   A. 膀胱　B. 大肠　C. 小肠
   D. 脾　E. 肾

6. 中医临床上"利小便之所以实大便"的理论依据是
   A. 小肠泌别清浊　B. 大肠传导糟粕
   C. 膀胱排泄尿液　D. 肾主气化水液
   E. 三焦通行水液

7. 下列选项中，属于大肠主要功能特点的是
   A. 受盛之官　B. 传导之官
   C. 决渎之官　D. 州都之官
   E. 相傅之官

8. 藏象学说中，所谓"州都之官"指的是
   A. 三焦　B. 膀胱　C. 小肠
   D. 大肠　E. 脾

9. 具有"通行诸气"功能的腑是
   A. 胆　B. 小肠　C. 三焦
   D. 膀胱　E. 大肠

10. 在六腑中，被称为"孤腑"的是
    A. 胆　B. 胃　C. 三焦
    D. 膀胱　E. 小肠

11. 藏象学说中，所谓"决渎之官"指的是
    A. 胆　B. 肺　C. 肾
    D. 膀胱　E. 三焦

12. 所谓“中焦如沤”指的是
    A. 胃的受纳功能
    B. 脾的散精功能
    C. 小肠的泌别清浊功能
    D. 脾胃等脏腑消化水饮食物的生理过程
    E. 心肺输布气血的作用
13. 下列选项中，属于上焦生理功能特点的是
    A. 宣发宗气　　B. 宣发卫气
    C. 宣发精气　　D. 宣发原气
    E. 宣发津液
14. 津液输布的主要通道是
    A. 血府　　B. 经络　　C. 腠理
    D. 三焦　　E. 分肉
15. 在脏腑关系中，“燥湿相济”所指的是
    A. 肾与膀胱的关系
    B. 脾与胃的关系
    C. 肝与胆的关系
    D. 心与小肠的关系
    E. 肺与大肠的关系
16. 在脾胃的关系中，最根本的是
    A. 脾燥胃湿，燥湿相济
    B. 太阴湿土得阳始运，阳明燥土得阴自安
    C. 胃主纳谷，脾主磨谷
    D. 脾主升清，胃主降浊
    E. 胃为水谷之海，脾为胃行其津液

B1 型题

A. 胆
B. 胃
C. 大肠
D. 小肠
E. 三焦

1. 六腑中，主受纳的是
2. 六腑中，主受盛的是

A. 胆
B. 小肠
C. 大肠
D. 膀胱
E. 三焦

3. 六腑中，主津的是
4. 六腑中，主液的是

A. 唇
B. 齿
C. 会厌
D. 下极
E. 大肠小肠相会处

5. 七冲门中，吸门所指的部位是
6. 七冲门中，阑门所指的部位是

A. 脾
B. 胃
C. 心
D. 肝
E. 肾

7. 具有“喜润恶燥”特性的脏腑是
8. 具有“喜燥恶湿”特性的脏腑是

二、参考答案

A1 型题

1. D　2. D　3. E　4. A　5. C
6. A　7. B　8. B　9. C　10. C
11. E　12. D　13. B　14. D　15. B
16. D

B1 型题

1. B　2. D　3. C　4. B　5. C
6. E　7. B　8. A

三、重点解析

A1 型题

2. D　六腑总的功能特点是受盛和传化水谷。胆贮存并排泄胆汁，参与饮食物的消化吸收，故胆属于六腑之一。而胆中所藏的胆汁被称为“精汁”，符合奇恒之腑“藏精气”的特点，故又属于奇恒之腑。

6. A　小肠的泌别清浊功能包括将消化后的饮食水谷分为清、浊两部分，并吸收水谷精微和水液，把食物残渣向大肠输送。若小肠泌别清浊的功能失常，清浊不分，就会导致水谷混杂而出现小便短少、大便溏泄等症。故临床上治疗泄泻采用“利小便所以实大便”的方法，实际上是恢复小肠泌别清浊的功能，使水液和糟粕各走其道而二便正常。

10. C　三焦是分布于胸腹腔的一个大腑，在人体脏腑中，唯它最大，故有“孤腑”之称。

12. D　“中焦如沤”源于《灵枢・营卫生会》“上焦如雾，中焦如沤，下焦如渎”之论。中焦是指膈以下、脐以上的上腹部，包括脾胃和肝胆等脏腑。中焦具有消化、吸收并输布水谷精微和化生血液的功能。将中焦的生理特点概括为“如沤”，生动地表述了脾胃肝胆等脏腑消化水饮食物的生理过程。

15. B　脾喜燥恶湿，胃喜润恶燥，二者生理特性相反，生理功能却相辅相成。

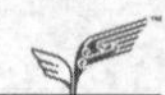

B1型题

3.C 4.B 小肠主泌别清浊，在吸收水谷精微的同时，也吸收大量水液，此水液富有营养，性质黏稠，故称小肠主液；大肠主传导糟粕，接受小肠经泌别精浊后所剩下的食物残渣，同时再吸收其中大部分水液，形成粪便，大肠吸收的水分，性质清稀又无营养，故称大肠主津。

5.C 6.E “七冲门”一词，首见于《难经》，是指消化系中七个重要的关口。如《难经·四十四难》说：“唇为飞门，齿为户门，会厌为吸门，胃为贲门，太仓下口为幽门，大肠小肠会为阑门，下极为魄门，故曰七冲门也。”

第八单元 奇恒之腑

一、习题

A1型题

1. “元神之府”指的是

A. 心 B. 脑 C. 头
D. 目 E. 胆

2. 与脑的关系最密切的脏腑是

A. 心、肺、肝 B. 心、肝、肾 C. 肝、肺、肾
D. 心、肝、脾 E. 心、脾、肺

3. 中医学认为，与女子胞关系最密切的脏腑是

A. 肾、肝、心、脾 B. 脑、肝、心、脾
C. 肺、肝、心、脾 D. 脾、肺、肝、肾
E. 心、肺、肝、肾

B1型题

A. 脑
B. 髓
C. 骨
D. 脉
E. 女子胞

1. “髓海”指的是
2. “血府”指的是

二、参考答案

A1型题

1.B 2.B 3.A

B1型题

1.A 2.D

三、重点解析

A1型题

2.B 中医学把脑的生理功能分属于五脏，但其中尤其与心、肝、肾三脏的关系最为密切。因为心主神志、肝主疏泄而调畅情志、肾藏精而生髓充脑。

3.A 女子胞与五脏均有关联，但其中肾藏精主生殖，与天癸产生有关；心主血、肝藏血、脾统血，女子以血为用，故与肾、肝、心、脾四脏关系最为密切。

B1型题

1.A 2.D 肾藏精，精生髓，髓充脑，故脑为髓海。血府，即血液汇集之处。脉为血液汇集和运行的之处，故有“血府”之称。

第九单元 精、气、血、津液、神

一、习题

A1型题

1. 与气的生成关系最密切的脏腑是

A. 心、脾、肾 B. 肺、肝、肾
C. 肺、脾、肾 D. 肝、脾、肾
E. 心、肝、肾

2. “元气”运行的通道是

A. 经脉 B. 脏腑 C. 腠理
D. 三焦 E. 血脉

3. 人体最根本、最重要的气是
A. 卫气 B. 宗气 C. 营气
D. 元气 E. 中气

4. 推动人体生长发育及脏腑功能活动的气是
A. 元气 B. 宗气 C. 营气
D. 卫气 E. 中气

5. 清气与谷气结合生成的气是
A. 元气 B. 宗气 C. 营气
D. 卫气 E. 中气

6. 防止精、血、津液等物质流失，主要依赖的气的功能是
A. 推动作用 B. 温煦作用
C. 防御作用 D. 固摄作用
E. 气化作用

7. 临床出现自汗、多尿的原因是
A. 气的推动与调控作用减退
B. 气的温煦与凉润作用减退
C. 气的防御作用减退
D. 气的固摄作用减退
E. 气的中介作用减退

8. 气机升降之枢纽是
A. 肝、脾 B. 肝、肾
C. 肺、肾 D. 心、肾
E. 脾、胃

9. 体内精气血津液各自的代谢及相互转化是
A. 气机 B. 气化 C. 气升
D. 气降 E. 气立

10. 具有推动呼吸和血行功能的气是
A. 心气 B. 肺气 C. 营气
D. 卫气 E. 宗气

11. “走息道以行呼吸，贯心脉以行气血”的气是
A. 胃气 B. 元气 C. 营气
D. 卫气 E. 宗气

12. 与视、听、言、动有关的气是
A. 宗气 B. 元气 C. 营气
D. 卫气 E. 胃气

13. 具有“慓疾滑利”特点的气是
A. 卫气 B. 营气 C. 元气
D. 宗气 E. 清气

14. 具有“温分肉，充皮肤，肥腠理，司开阖”功能的气是
A. 营气 B. 卫气 C. 宗气
D. 元气 E. 正气

15. 具有防御外邪入侵作用的气是
A. 元气 B. 宗气 C. 卫气
D. 营气 E. 中气

16. 与血的化生关系最密切的脏腑是
A. 脾胃、肾 B. 脾胃、肝
C. 脾胃、肺 D. 脾胃、心
E. 肺胃、肾

17. 与血液生成关系最密切的脏是
A. 心 B. 肺 C. 脾
D. 肝 E. 肾

18. 与血的运行关系最密切的脏是
A. 心、脾、肝、肾 B. 心、脾、肝、肺
C. 心、肝、肺、肾 D. 脾、肺、肾、肝
E. 心、脾、肺、肾

19. 所谓“血府”指的是
A. 脾 B. 心 C. 肝
D. 脉 E. 冲脉

20. 与津液的输布关系最密切的是
A. 肝、脾、肾、三焦
B. 脾、肺、肾、三焦
C. 心、肝、脾、三焦
D. 脾、肺、心、三焦
E. 心、肝、肾、三焦

21. 对水液代谢起主宰作用的是
A. 小肠的泌别清浊
B. 肺气之通调水道
C. 脾气之运化水液
D. 肾阳之蒸腾气化
E. 肝气之疏泄条达

22. 治疗血虚病证时常配用益气药，其理论依据是
A. 气能行血 B. 气能生血
C. 气能摄血 D. 血能载气
E. 血为气母

23. 治疗血行瘀滞，多配用补气、行气药，是由于
A. 气能生血 B. 气能行血
C. 气能摄血 D. 血能生气
E. 血能载气

24. “吐下之余，定无完气”的生理基础是
A. 气能生津 B. 气能行津
C. 气能摄津 D. 津能载气
E. 津气同源

25. “夺血者无汗”的理论基础是
A. 气为血帅 B. 血为气母

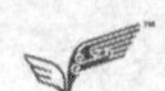

C. 汗为心液　　D. 津血同源
E. 气能行津

26. 人体最根本、最重要的气是
A. 卫气　　B. 宗气　　C. 营气
D. 元气　　E. 中气

27. 体内精气血津液各自的代谢及相互转化指的是
A. 气机　　B. 气化　　C. 气升
D. 气降　　E. 气立

B1 型题

A. 气的推动作用
B. 气的温煦作用
C. 气的固摄作用
D. 气的防御作用
E. 气的气化作用

1. 在气的功能作用中，能防止人体内液态物质无故流失的是
2. 在气的功能作用中，人体的正常生长发育过程所依赖的是

A. 气的功能
B. 气的运动
C. 气的生化
D. 气的升降
E. 气的运动而产生的变化

3. 所谓"气机"指的是
4. 所谓"气化"指的是

A. 元气
B. 宗气
C. 营气
D. 卫气
E. 中气

5. 行于脉中的气是
6. 行于脉外的气是

A. 液
B. 气
C. 血
D. 津
E. 精

7. 气血津液理论认为，灌注于骨节、脏腑、脑髓的是
8. 气血津液理论认为，布散于皮肤、肌肉和孔窍的是

A. 润泽肌肤
B. 营养周身
C. 温煦内脏
D. 补益脑髓
E. 充养经络

9. 人体"液"的主要作用是
10. 人体"营血"的主要作用是

A. 气能生津
B. 气能行津
C. 气能摄血
D. 血能载气
E. 津血同源

11. "衄家不可发汗"的机理是
12. "亡血家不可发汗"的机理是

二、参考答案

A1 型题

1. C	2. D	3. D	4. A	5. B
6. D	7. D	8. E	9. B	10. E
11. E	12. A	13. A	14. B	15. C
16. A	17. C	18. B	19. D	20. B
21. D	22. B	23. B	24. D	25. D
26. D	27. B			

B1 型题

1. C	2. A	3. B	4. E	5. C
6. D	7. A	8. D	9. D	10. B
11. E	12. E			

三、重点解析

A1 型题

1. C　本题是对气与脏腑相关理论掌握程度的考查。肺主气，脾胃为气血生化之源，肾藏有元阴元阳之气。

5. B　气化就是体内物质新陈代谢的过程，体内精气血津液各自的代谢及其相互转化，是气化的基本形式。

7. D　元气发于肾，以三焦为通路，循行于全身脏腑、肌腠，无处不到，发挥其生理功能，所以说元气是人体最根本、最重要的气。

12. A　宗气，分布在胸中，贯心脉，出喉咙，司呼吸，能助心行血，与人体视觉、听觉、语言与运动有关。《读医随笔・气血精神论》说："宗气者，动气也。凡呼吸、语言、声音，以及肢体运动，筋力强弱者，宗气之功用也。"据此认为，人体的视、听、言、动都与宗气盛衰有关。宗气也被称为动气。

14. B　卫气具有温煦全身的作用，内而脏腑，外而肌肉皮毛都得到卫气的温养；又能调节控制腠理的开阖，促使汗液有节制地排泄。故曰卫气能"温分肉，充皮肤，肥腠理，司开阖"。

16. A　化生血液的基本物质是水谷精微和肾精，肾精又包括先天之精和后天之精，均藏之于肾，水谷精微来自脾。

18. B　本题是对血液运行与脏腑相关理论掌握程度的考查。血液的运行需要气的推动和约束，五脏中心主行血，脾主统摄血液在脉道中运行，肝主藏血调节血量，肺主气助心行血。

24. D　由于津能载气，当大汗、大吐、大泻等津液大量丢失时，气亦随之大量外脱，故曰："吐下之余，定无完气。"

25. D　血液和津液二者之间可以相互资生，相互转化。在失血时，脉中血少，不能化为津液，反而需要脉外津液进入脉中，因而导致津液不足的病变，所以说"夺血者无汗"。

B1 型题

9. D　10. B　液与津相对而言，质地较浓稠，流动性较小，灌注于骨节、脏腑、脑、髓等，主要起濡养作用；而营血即血液主要具有濡养和化神两个方面的功能。

11. E　12. E　衄家和亡血家均是指失血的患者，由于"津血同源"，失血时津液要从脉外进入脉中补充血液，导致津液不足，因而不可用发汗的方法治疗。

第十单元　经　　络

一、习　　题

A1 型题

1. 下列选项中，属经脉的是
A. 经筋　B. 皮部　C. 络脉
D. 经别　E. 别络

2. 手三阳经的走向是
A. 从手走头　B. 从头走足　C. 从头走手
D. 从足走头　E. 从足走腹

3. 手足三阴经交接的部位是
A. 手部　B. 足部
C. 头部　D. 腹腔内脏
E. 胸腔内脏

4. 手厥阴心包经在四肢的分布部位是
A. 上肢内侧前缘　B. 上肢外侧前缘
C. 上肢内侧后缘　D. 上肢外侧中线
E. 上肢内侧中线

5. 在头面部，手太阳经主要分布的部位是
A. 头项　B. 头后　C. 额部
D. 侧头部　E. 面颊部

6. 下列选项中，分布于头侧的经脉是
A. 太阳经　B. 阳明经
C. 少阳经　D. 厥阴经
E. 太阴经

7. 按十二经脉分布规律，足太阳经循行在头项部的部位是
A. 面额部　B. 头后部
C. 头侧部　D. 前额部
E. 颜面部

8. 足阳明胃经在肢体的循行部位是
A. 下肢外侧中线　B. 下肢内侧中线
C. 下肢内侧后线　D. 下肢外侧前线
E. 下肢内侧前线

9. 足厥阴肝经与足太阴脾经循行交叉，其变换交叉的位置是
A. 外踝上 8 寸处　B. 内踝上 2 寸处
C. 内踝上 3 寸处　D. 内踝上 5 寸处
E. 内踝上 8 寸处

10. 根据十二经脉气血流注次序，足厥阴肝经上接的经脉是
A. 手少阴心经　B. 足太阴脾经
C. 足少阳胆经　D. 手太阴肺经
E. 足阳明胃经

11. 按十二经脉的流注次序，小肠经流注的方向是
A. 膀胱经　B. 胆经
C. 三焦经　D. 心经
E. 胃经

12. 同起于胞中的奇经是
A. 任脉、督脉、跷脉
B. 任脉、督脉、维脉
C. 冲脉、任脉、督脉
D. 任脉、督脉、带脉
E. 任脉、冲脉、带脉

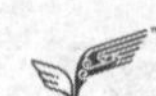

13. 奇经八脉中既称为“血海”，又称之为“经脉之海”的是
A. 冲脉 B. 任脉 C. 督脉
D. 带脉 E. 阳维脉

14. 下列选项中，属于奇经功能之一的是
A. 加强十二经脉中相为表里的两条经脉在体内的联系
B. 加强十二经脉中相为表里的两条经脉在肢体的联系
C. 进一步密切了十二经脉之间的联系
D. 能约束纵行诸经
E. 能维络各条阴经和阳经

15. 所谓“十二经脉之海”指的是
A. 阳跷脉 B. 阳维脉 C. 任脉
D. 冲脉 E. 督脉

16. 在奇经八脉中，其循行多次与手、足三阳经及阳维脉交会的是
A. 冲脉 B. 任脉 C. 督脉
D. 阴维脉 E. 阳跷脉

17. 下列选项中，循行具有“离、合、出、入”特点的是
A. 十五别络 B. 奇经八脉 C. 十二经别
D. 十二经筋 E. 十二皮部

18. 十二经脉的别络分出的部位是
A. 胸背部 B. 头面部
C. 肘膝关节以下 D. 肘膝关节以上
E. 四肢末端

19. 下列选项中，具有渗灌气血以濡养全身功能的是
A. 正经 B. 经筋 C. 皮部
D. 别络 E. 浮络

20. 十二经筋多结聚的部位是
A. 胸腹部位 B. 肌肤体表
C. 四肢末端 D. 关节和骨骼附近
E. 头面及项部

21. 十二经脉的功能活动反映于体表的部位是
A. 孙络 B. 经筋 C. 皮部
D. 别络 E. 浮络

22. 能加强经络系统中十二经脉与头面联系的是
A. 正经 B. 经筋 C. 皮部
D. 别络 E. 经别

23. 下列各项，不属“十五别络”的是
A. 任脉的别络 B. 督脉的别络
C. 十二正经别络 D. 脾之大络
E. 胃之大络

24. 下列各项，错误的一项是
A. 手太阳与手太阴为表里
B. 手少阳与手厥阴为表里
C. 足阳明与足太阴为表里
D. 足太阳与足少阴为表里
E. 足少阳与足厥阴为表里

25. 十二经脉中，“布胁肋”的是
A. 足少阳胆经
B. 手少阴心经
C. 手太阴肺经
D. 足太阴脾经
E. 足厥阴肝经

26. 上行与督脉会于头顶部的经脉是
A. 足厥阴经 B. 足阳明经
C. 足少阴经 D. 足太阳经
E. 足太阴经

27. 手三阳经在躯干部的分布是
A. 胸部 B. 腹部
C. 背部 D. 肩胛部
E. 体侧部

28. 十二经脉中循行于腹部的经脉，自内向外的顺序是
A. 足少阴、足阳明、足太阴、足厥阴
B. 足少阴、足阳明、足厥阴、足太阴
C. 足太阴、足阳明、足少阴、足厥阴
D. 足阳明、足少阴、足太阴、足厥阴
E. 足阳明、足太阴、足厥阴、足少阴

B1 型题

A. 胸腹部
B. 腋下部
C. 腰背部
D. 肩胛部
E. 胁肋部

1. 在躯干部，手三阳经分布的部位是
2. 在躯干部，手三阴经分布的部位是

A. 下肢外侧后缘
B. 上肢内侧中线
C. 下肢外侧前缘
D. 上肢外侧中线
E. 上肢内侧后缘

3. 患者疼痛沿三焦经放散，其病变部位是
4. 患者病发心绞痛，沿手少阴经放散，其病变部位是

A. 冲脉
B. 任脉

C. 督脉
D. 带脉
E. 阳维脉
5. 被称为“阴脉之海”的是
6. 被称为“阳脉之海”的是

A. 督脉
B. 任脉
C. 冲脉
D. 带脉
E. 阴维脉
7. 与女子妊娠密切相关的经脉是
8. 与女子带下有关的经脉是

A. 任脉
B. 督脉
C. 冲脉
D. 带脉
E. 阴维脉
9. 具有主胞胎功能的经脉是
10. 被称为“血海”的经脉是

A. 全头痛
B. 颠顶痛
C. 面额痛
D. 面颊与后头痛
E. 偏头痛
11. 太阳经病证可见头痛，其特点是
12. 厥阴经病证可见头痛，其特点是

A. 食指端
B. 鼻翼旁
C. 无名指末端
D. 胸中
E. 中焦
13. 手太阴经的起始部位是
14. 手厥阴经的起始部位是

A. 冲脉
B. 任脉
C. 督脉
D. 带脉
E. 阴阳维脉
15. 称为“十二经脉之海”的是
16. 约束纵行诸经的是

A. 手太阳经
B. 手阳明经
C. 足太阳经
D. 足阳明经
E. 足少阳经
17. 十二正经中，起于目外眦的经脉是
18. 十二正经中，起于目内眦的经脉是

二、参考答案

A1 型题

1. D	2. A	3. E	4. E	5. E
6. C	7. B	8. D	9. E	10. C
11. A	12. C	13. A	14. C	15. D
16. C	17. C	18. C	19. D	20. D
21. C	22. E	23. E	24. A	25. E
26. A	27. D	28. A		

B1 型题

1. D	2. B	3. D	4. E	5. B
6. C	7. B	8. D	9. A	10. C
11. D	12. B	13. E	14. D	15. A
16. D	17. E	18. C		

三、重点解析

A1 型题

2. A　十二经脉的走向主要依据于《黄帝内经》，《灵枢·逆顺肥瘦》说：“手之三阴，从脏走手；手之三阳，从手走头；足之三阳，从头走足；足之三阴，从足走腹。”

7. B　“头为诸阳之会”，诸阳经在头面部的分布特点是：阳明经主要行于面部、额部；少阳经主要行于侧头部；手太阳经主要行于面颊部，足太阳经行于头顶和头后部。

8. D　本题是对经脉循行规律掌握程度的考查。一般来说，阳经循行于肢体的外侧，阴经循行于肢体的内侧。

9. E　在小腿下半部和足背部，足厥阴肝经在前缘，足太阴脾经在中线，两经在内踝尖上八寸处交叉后，足太阴脾经在前缘，足厥阴肝经在中线。

13. A　冲脉起于胞中，有促进生殖之功能，并同妇女的月经有着密切的联系，故称其为“血海”；冲脉循行上至头、下至足，贯穿全身，调节十二经气血，故又称其为“经脉之海”。

18. C　别络和经别都有加强表里两经联系的作用，但有一定的区别。别络从四肢肘膝关节以下分出，大多分布于体表；经别多从四肢肘膝关节以上分出，循行多深入体腔深部。

19. D　别络，是络脉的主体，孙络与浮络从络脉分出，循行于经脉中的气血，通过别络的渗灌作用，注入孙络与浮络，并扩散到周身。

22. E　一般来说，手足阴经的循行不能直接到达头面部，手足阳经的循行能到达头面部，阴经是通过阴经的

 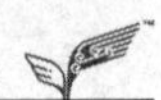

经别把经脉之气注入阳经的经别，然后通过阳经到达头面部。

B1 型题

1. D 2. B 十二经脉在躯干部的分布规律是：手三阴经均从腋下出走；手三阳经行于肩胛部；足三阳经为阳明经在腹部，太阳经在背部，少阳经在身侧部。循行于腹面自中间向两侧分布的次序依次是足少阴、足阳明、足太阴、足厥阴。

3. D 4. E 十二经脉在四肢部位的分布，阴经行于内侧面，阳经行于外侧面。上肢内侧为太阴在前，厥阴在中，少阴在后；上肢外侧为阳明在前，少阳在中，太阳在后。患者疼痛沿三焦经放散，其病变部位在上肢外侧中线。患者病发心绞痛，沿手少阴经放散，其病变部位在上肢内侧后缘。

第十一单元 体质

一、习题

A1 型题

1. 一般来说，理想的体质是
   A. 偏阳质 B. 偏阴质 C. 强壮质
   D. 肥胖质 E. 阴阳平和质
2. 所谓体质，指的是
   A. 身体素质 B. 心理素质 C. 身心特性
   D. 遗传特质 E. 形态结构
3. 使病邪发生“从化”最为密切的因素是
   A. 病变部位 B. 体质差异 C. 治疗不当
   D. 病邪性质 E. 邪正盛衰
4. 体质强弱的前提条件是
   A. 年龄因素 B. 先天禀赋 C. 性别差异
   D. 地理因素 E. 饮食因素

B1 型题

A. 寒化
B. 实化
C. 热化
D. 湿化
E. 燥化

1. 素体阴虚阳亢者，受邪后多发生的从化形式是
2. 气虚湿盛体质者，受邪后多发生的从化形式是

A. 抑制、多静
B. 易发生湿滞
C. 热化、燥化
D. 亢奋、多动
E. 易发生眩晕

3. 偏阴质体质类型的特点是
4. 偏阳质体质类型的特点是

二、参考答案

A1 型题

1. E 2. C 3. B 4. B

B1 型题

1. C 2. D 3. A 4. D

第十二单元 病因

一、习题

A1 型题

1. 病因中的“六淫”所指的是
   A. 风、寒、暑、湿、燥、火
   B. 六种正常的气候变化
   C. 六种病理变化现象
   D. 六种不同的气候变化
   E. 六种外感病邪的统称
2. 六淫邪气中，既能直接伤人，又是其他外邪伤人之先导的是
   A. 疠气 B. 风邪 C. 火邪

D. 寒邪　　E. 湿邪

3. 下列选项中，属于寒邪的性质和致病特点的是
A. 其性凝滞　　B. 耗气伤津
C. 善行而数变　　D. 为百病之长
E. 易袭人体之阴位

4. 下列选项中，**不属于**湿邪的性质和致病特点的是
A. 湿性重浊
B. 湿性凝滞
C. 湿为阴邪，阻遏气机
D. 湿性黏滞
E. 湿性趋下，易袭阴位

5. 暑邪伤人，可见到气短、乏力等症状，其原因是
A. 暑为阳邪，其性炎热，热盛伤胃
B. 暑邪伤人，损伤脾胃，纳食减少
C. 暑多夹湿，阻遏气机
D. 暑性升散，伤津耗气
E. 暑多夹湿，湿盛伤脾

6. 湿邪致病，导致病程长、缠绵难愈的原因是
A. 湿为阴邪，阻遏气机
B. 湿邪伤阳
C. 湿性黏滞
D. 湿性重浊
E. 湿性趋下

7. 下列选项中，易伤津耗气的邪气是
A. 风　　B. 寒　　C. 暑
D. 湿　　E. 燥

8. 容易人血分，可会聚于局部，腐蚀血肉，发为痈肿疮疡的邪气是
A. 风　　B. 湿　　C. 寒
D. 火　　E. 燥

9. 下列各项，属火邪、燥邪、暑邪共同致病特点的是
A. 耗气　　B. 上炎　　C. 伤津
D. 动血　　E. 生风

10. 七情致病最易损伤的脏腑是
A. 心、肺、肝　　B. 肝、脾、肾
C. 心、肝、脾　　D. 肺、脾、肾
E. 心、脾、肾

11. 下列选项中，最易引起气血凝滞的邪气是
A. 风　　B. 寒　　C. 湿
D. 燥　　E. 火

12. 下列选项中，具有明显季节性的邪气是
A. 风邪　　B. 寒邪　　C. 暑邪
D. 湿邪　　E. 火邪

13. 下列选项中，最易伤肺的邪气是
A. 湿邪　　B. 风邪　　C. 燥邪
D. 暑邪　　E. 寒邪

14. 七情内伤，容易导致脾气郁结的情志因素是
A. 喜　　B. 怒　　C. 思
D. 悲　　E. 恐

15. 大怒、暴怒可以导致的是
A. 气结　　B. 气下　　C. 气上
D. 气滞　　E. 气散

16. 七情刺激，易导致心气涣散的是
A. 喜　　B. 怒　　C. 悲
D. 恐　　E. 惊

17. 六淫邪气中，最易生风动血的邪气是
A. 风邪　　B. 燥邪　　C. 火邪
D. 暑邪　　E. 寒邪

18. 下列选项中，既属病因，又属病理产物的是
A. 寒邪　　B. 暑邪　　C. 燥邪
D. 瘀血　　E. 七情

19. 六淫邪气中，具有“收引”性质的邪气是
A. 寒邪　　B. 暑邪　　C. 燥邪
D. 火邪　　E. 湿邪

20. 下列选项中，**不属于**火邪致病特点的是
A. 易于动血　　B. 耗伤阴津
C. 易于生风　　D. 其性上炎
E. 善行数变

21. 下列选项中，能导致二便失禁的病因是
A. 过度恐怖，恐则气下
B. 过度喜笑，喜则气缓
C. 过度愤怒，怒则气上
D. 过度悲哀，悲则气消
E. 过度思虑，思则气结

22. 七情致病最先伤及的脏是
A. 心　　B. 肺　　C. 肝
D. 脾　　E. 肾

23.《素问·五脏生成》说“多食辛”可导致的病症是
A. 肉胝胎而唇揭
B. 皮槁而毛拔
C. 筋急而爪枯
D. 脉凝泣而变色
E. 骨痛而发落

24. 瘀血病证所出现的疼痛，其特点是
A. 游走性疼痛　B. 胀痛　　C. 绞痛
D. 酸痛　　E. 刺痛

25. 下列选项中，与瘀血的形成**无关**的是
A. 气滞 B. 血寒
C. 饮食偏嗜 D. 气虚
E. 血热

26. 劳力过度所导致的病变是
A. 气耗 B. 气闭 C. 气滞
D. 气陷 E. 气逆

27. 劳神过度最易伤及的脏腑是
A. 心、肺 B. 心、脾
C. 心、肾 D. 心、肝
E. 心、胃

28. 下列关于劳逸损伤与疾病发生关系的叙述，**错误**的是
A. 久视伤血 B. 久坐伤肉
C. 久立伤骨 D. 久思伤心
E. 久行伤筋

29. 痰浊停滞可导致眩晕，常见的痰瘀部位是
A. 心 B. 肺 C. 头
D. 咽 E. 胃

30. 疠气的性质和致病特点是
A. 易伤阳气 B. 主收引
C. 多易伤肺 D. 易生风动血
E. 易于引起流行

31. 感受湿邪后，容易导致病程长、缠绵难愈的原因是
A. 阻遏气机 B. 湿邪伤阳
C. 湿性黏滞 D. 湿性重浊
E. 湿性趋下

32. 易导致干咳少痰，或痰黏难咯，甚或喘息胸痛等症的邪气是
A. 风邪 B. 寒邪 C. 暑邪
D. 湿邪 E. 燥邪

33. 下列各项，最易伤肺的邪气是
A. 湿邪 B. 风邪 C. 燥邪
D. 暑邪 E. 寒邪

34. 疠气致病最重要的特点是
A. 病情重，预后差 B. 高热持续不退
C. 易伤津耗气 D. 扰动心神
E. 传染性强

35. 下列各项，影响疫疠的发生与流行的因素**不确切**的是
A. 气候的反常变化 B. 社会因素
C. 预防隔离工作 D. 精神状态
E. 环境条件

36. 七情内伤易致脾气郁结的情志因素是
A. 喜 B. 怒 C. 思
D. 悲 E. 恐

37. 下列选项，关于饮食偏嗜，提法**不正确**的是
A. 味过于苦，脾气不濡，胃气乃厚
B. 味过于酸，肝气以津，脾气乃绝
C. 多食咸，则脉凝泣而变色
D. 多食苦，则骨痛而发落
E. 多食辛，则脉急而爪枯

38. 导致“神惮散而不藏”的因素是
A. 喜乐过度
B. 过度恼怒
C. 思虑过度
D. 过度惊恐
E. 过度悲伤

B1 型题

A. 易伤阳气，使气机升降失常
B. 使气机收敛，故无汗
C. 多易伤肺
D. 易生风动血
E. 易于引起流行

1. 火邪的性质和致病特点是
2. 燥邪的性质和致病特点是

A. 风邪
B. 寒邪
C. 暑邪
D. 湿邪
E. 燥邪

3. 容易侵犯人体上部的病邪是
4. 容易侵犯人体下部的病邪是

A. 怒则气上
B. 悲则气消
C. 喜则气缓
D. 思则气结
E. 恐则气下

5. 患者因受精神刺激突发二便失禁，骨痿，遗精。其病机是
6. 患者因受精神刺激而气逆喘息，面红目赤，呕血，昏厥猝倒。其病机是

A. 开泄
B. 收引
C. 上炎
D. 黏滞
E. 干涩

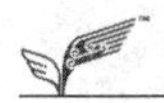

7. 上述各项，属于风邪特性的是
8. 上述各项，属于寒邪特性的是

A. 寒邪
B. 风邪
C. 燥邪
D. 湿邪
E. 火邪

9. 导致关节肌肉游走性疼痛的病邪是
10. 导致关节酸重疼痛的病邪是

A. 汗出恶风
B. 下利清谷，小便清长
C. 皮肤干涩
D. 狂躁妄动
E. 大便黏滞，小便混浊

11. 燥邪致病可见的症状是
12. 湿邪致病可见的症状是

A. 风邪
B. 寒邪
C. 暑邪
D. 火邪
E. 燥邪

13. 易耗气伤津，又多夹湿的邪气是
14. 易伤津耗气，又易生风动血的邪气是

A. 易阻遏气机
B. 凝滞主痛
C. 为阴邪，易伤阳气
D. 易袭阳位
E. 最易伤肺

15. 风邪的性质和致病特点是
16. 寒邪的性质和致病特点是

A. 怒则气上
B. 悲则气消
C. 喜则气缓
D. 思则气结
E. 恐则气下

17. 患者因受精神刺激突发小便失禁，遗精滑泄。其可能的病机是
18. 患者因受精神刺激而食欲不振，脘腹胀满，大便溏泄。其可能的病机是

A. 咳喘咯痰
B. 恶心呕吐
C. 咽中梗阻，如有异物
D. 肠鸣沥沥有声
E. 咳喘倚息、不能平卧

19. 饮停胃肠可见的症状是
20. 饮停胸膈可见的症状是

二、参考答案

A1 型题

1. E	2. B	3. A	4. B	5. D
6. C	7. C	8. D	9. C	10. C
11. B	12. C	13. C	14. C	15. C
16. A	17. C	18. D	19. A	20. E
21. A	22. A	23. B	24. E	25. C
26. A	27. B	28. D	29. C	30. E
31. C	32. E	33. C	34. E	35. D
36. C	37. D	38. A		

B1 型题

1. D	2. C	3. A	4. D	5. E
6. A	7. A	8. B	9. B	10. D
11. C	12. E	13. C	14. D	15. D
16. B	17. E	18. D	19. D	20. E

三、重点解析

A1 型题

1. E　六淫，是风、寒、暑、湿、燥、火（热）六种外感病邪的统称。而风、寒、暑、湿、燥、火（热）可以指六种自然界的正常气候。

5. D　暑性发散，伤津耗气，暑邪伤人使腠理开泄，汗出过多而伤津，气随津泄而致气虚，故暑邪致病可见气短乏力、口渴喜饮、尿赤短少等症。

8. D　火邪入于血分，可聚于局部，腐蚀血肉，发为痈肿疮疡。《灵枢·痈疽》说："大热不止，热胜则肉腐，肉腐则为脓……故命曰痈。"由火毒壅聚所致之痈疡，其临床表现以疮疡局部红肿热痛为特征。

10. C　七情损伤五脏有一定的选择性，即某种情志活动太过，可以损伤与之相对应的内脏。但情志所伤的病证，以心、肝、脾三脏和气血失调为多见。

14. C　喜为心志，怒为肝志，思为脾志，悲为肺志，恐为肾志。一般认为，忧属肺，惊属心、肾。所以脾气郁结应选思。

15. C　情志致病，《素问·举痛论》说："百病生于气也，怒则气上，喜则气缓，悲则气消，恐则气下……惊则气乱……思则气结。"

16. A　喜则气缓是指过度喜乐伤心，导致心气涣散不收，重者心气暴脱或神不守舍的病机变化。临床可见精神不能集中，甚则神志失常、狂乱，或见心气暴脱而致大汗淋漓、气息微弱、脉微欲绝等症，如《淮南子·精神训》说："大喜坠阳"。

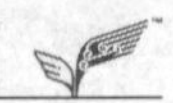

18. D 瘀血是疾病过程中所形成的病理变化及病理性产物，又为继发病因。

23. B 《素问·至真要大论》说："夫五味入胃，各归所喜，故酸先入肝，苦先入心，甘先入脾，辛先入肺，咸先入肾。"如果长期嗜好某种性味的食物，就会导致该脏的脏气偏盛，功能活动失调而发生多种病变。《素问·五脏生成》说："多食咸，则脉凝泣而变色；多食苦，则皮槁而毛拔；多食辛，则筋急而爪枯；多食酸，则肉胝䐢而唇揭；多食甘，则骨痛而发落。"

25. C 血液的正常运行，主要与心、肺、肝、脾等脏的功能，气的推动与固摄作用，脉道的通利，以及寒热等内外环境因素密切相关。凡能影响血液正常运行，引起血液运行不畅，或致血离经脉而瘀积的内外因素，均可导致瘀血的形成——气滞致瘀，血寒致瘀，血出致瘀，因虚致瘀，血热致瘀。

28. D 《素问·宣明五气》说："久视伤血，久卧伤气，久坐伤肉，久立伤骨，久行伤筋。"所以，劳逸损伤与疾病发生关系的叙述，错误的是"久思伤心"。

30. E 本题是对中医病因学中，外感病邪的形成、性质与致病特点的掌握与理解程度的考查。疠气是不同于"六淫"的外感病邪，它具有传染性。

B1 型题

3. A 4. D 风为阳邪，其性开泄，易袭阳位：风为阳邪，具有轻扬上浮、易袭阳位的性质，所以其侵袭人体，常伤及人体上部（如头面、咽喉等），见头痛、咽痒、面目浮肿等症状。湿性趋下，易袭阴位：湿类于水，水性就下，故湿邪亦有趋下的性质。其致病特点是症状多见于下半身，如下肢水肿、小便淋浊、泄痢、妇女带下等，多由湿邪下注所致。

5. E 6. A 恐则气下是指过度恐惧伤肾，致使肾气失固，气陷于下的病机变化，临床可见二便失禁，甚则遗精等症。怒则气上是指过怒导致肝气疏泄太过，气机上逆，甚则血随气逆，并走于上的病机变化。《素问·生气通天论》说："大怒则形气绝，而血菀于上，使人薄厥。"《素问·举痛论》说："怒则气逆，甚则呕血及飧泄。"

11. C 12. E 本组题是对六淫中燥邪与湿邪致病特点的掌握与理解程度的考查。燥性收敛而干涩；湿性黏滞而重浊。

13. C 14. D 火热之邪侵袭人体，燔灼肝阴，使筋脉失养，肝风内动，症见高热、四肢抽搐、颈项强直、角弓反张、两目上视、牙关紧闭等，称为"热极生风"。正如《素问·至真要大论》所说"诸热瞀瘛，皆属于火。"火热之邪侵入血分，使血行加速，甚至迫血妄行，而致各种出血，可见吐血、衄血、便血、尿血和皮肤斑疹等症。

15. D 16. B 人体气血的运行，具有得温则行、遇寒则凝的特点。寒邪侵犯人体，阻碍气血的运行，使之运行缓慢，甚至凝结不通，不通则痛，故寒邪伤人多见疼痛症状，如头痛、关节痛、腹痛等。正如《素问·痹论》所说"痛者，寒气多也，有寒故痛也"。

第十三单元 发 病

一、习 题

A1 型题

1. 所谓"邪之所凑，其气必虚"，主要指的是
   A. 邪气是发病的重要条件
   B. 邪气伤人，必伤人体的正气
   C. 正气不足，邪气易于侵犯人体
   D. 正气不足，邪气亢盛
   E. 正气虚弱，邪气不足

2. 下列选项中，决定疾病发生的因素是
   A. 饮食情志
   B. 居住环境
   C. 正邪斗争的胜负
   D. 六淫性质
   E. 体质强弱

3. 所谓"正气存内，邪不可干"，指的是
   A. 邪气是发病的重要条件
   B. 邪气伤人，正气必然受损
   C. 正气充足，与邪相争，祛邪外出
   D. 正气旺盛，邪气难以入侵
   E. 正气虚弱，邪气不足

4. 下列关于邪正斗争决定疾病转归的说法中，<u>错误</u>的是
   A. 邪盛正衰则病进
   B. 正盛邪衰则病退
   C. 正虚邪衰则病危
   D. 邪盛而正未衰则病为实证
   E. 正衰邪盛，阴阳离决则死亡

5. 疾病的发生、发展与转归主要取决于
A. 邪正的盛衰 B. 合理的饮食
C. 禀赋的强弱 D. 邪气的性质
E. 感邪的轻重

6. 导致人体发病的重要条件是
A. 正气不足 B. 邪盛而正未衰
C. 邪气侵害 D. 正气与邪气的斗争
E. 正衰邪盛

7. 人体疾病发生的内在原因是
A. 正气与邪气的斗争 B. 邪盛而正未衰
C. 邪气亢盛 D. 正气不足
E. 正衰邪盛

8. 小儿常易感受外邪或因饮食所伤而发病的因素是
A. 地域因素 B. 气候因素
C. 体质因素 D. 生活、工作环境
E. 精神状态

9. 新感外邪较盛容易出现的发病形式是
A. 并病 B. 继发 C. 顿发
D. 复发 E. 徐发

10. “冬伤于寒,春必病温”的发病形式指的是
A. 徐发 B. 继发 C. 合病
D. 复发 E. 伏而后发

11. 感邪后缓慢发病,这种发病形式被称为
A. 复发 B. 继发 C. 合病
D. 并病 E. 徐发

12. 下列各项,<u>不能</u>成为疾病复发诱因的是
A. 重感致复 B. 食复 C. 过劳
D. 药物 E. 情志致复

13. 某些远离海洋的山区,人群中易患地方性甲状腺肿的发病因素是
A. 地域因素
B. 气候因素
C. 先天禀赋,体质较弱
D. 工作环境
E. 精神状态

14. 下列各项,<u>不属于</u>疾病传变的是
A. 由寒转热 B. 里病出表
C. 由热化寒 D. 由虚转实
E. 寒热错杂

15. 临床上,老年人患病多见虚证,其主要原因是
A. 地域因素 B. 气候因素
C. 生活环境 D. 体质因素
E. 精神状态

B1 型题

A. 地域因素
B. 气候因素
C. 体质因素
D. 生活、工作环境
E. 精神状态

1. 冬令严寒,易发寒病,其发病因素是
2. 发生“水土不服”,其发病因素是

A. 合病
B. 继发
C. 并病
D. 复发
E. 徐发

3. 两经或两个部位以上同时受邪所出现的病证,其发病类型是
4. 感邪后某一部位的证候未了,又出现另一部位的病证,其发病类型是

二、参考答案

A1 型题

1. C	2. C	3. D	4. C	5. A
6. C	7. D	8. C	9. C	10. E
11. E	12. D	13. A	14. E	15. D

B1 型题

1. B	2. A	3. A	4. C

三、重点解析

A1 型题

1. C 《素问·评热病论》谓:“邪之所凑,其气必虚”,是说只有在人体正气相对虚弱、抗邪无力的情况下,邪气方能乘虚而入,导致疾病的发生。

2. C 正邪相搏的胜负,决定着发病或不发病。

9. C 感邪即发,又称为卒发、顿发。指感邪后立即发病。感邪即发多见于新感外邪较盛、情志剧变、毒物所伤、外伤等情况。

11. E 《素问·生气通天论》说:“冬伤于寒,春必病温”,属于伏而后发。伏而后发是指感受邪气后,病邪在其体内潜伏一段时间,或在诱因的作用下,过时而发。

B1 型题

3. A 4. C 合病,是指两经或两个部位以上同时受邪所出现的病证。并病是指感邪后某一部位的证候未了,又出现另一部位的病证。

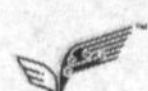

第十四单元 病 机

一、习 题

A1 型题

1. 阴偏盛所出现的病理证候是
   A. 虚寒 B. 实寒 C. 实热
   D. 虚热 E. 寒热错杂

2. 阳偏衰所出现的病理证候是
   A. 实寒 B. 虚寒 C. 虚热
   D. 实热 E. 寒热错杂

3. 下列选项中，<u>不属于</u>虚证临床表现的是
   A. 二便失禁 B. 自汗盗汗
   C. 面容憔悴 D. 疼痛隐隐
   E. 小便淋漓

4. 下列选项中，以阳盛格阴为病理基础的临床证候是
   A. 真实假虚证 B. 真寒假热证
   C. 真热假寒证 D. 虚寒证
   E. 虚热证

5. 导致慢性病迁延不愈的病机是
   A. 正虚邪恋 B. 邪正相持
   C. 邪去正虚 D. 正胜邪退
   E. 邪胜正衰

6. "大实有羸状"所指的病证最准确的是
   A. 实证 B. 虚证
   C. 虚实夹杂证 D. 真虚假实证
   E. 真实假虚证

7. 下列选项中，决定中医临床病证虚实变化的是
   A. 气血的盛衰变化
   B. 气机升降出入的失常
   C. 阴精与阳气的偏盛偏衰
   D. 正气与邪气的盛衰变化
   E. 脏腑功能活动的盛衰变化

8. 阴盛则阳病的病机指的是
   A. 阳气虚损，热量不足，功能减退
   B. 阴损及阳，机体阳气虚损
   C. 阴邪侵袭，伤及阳气
   D. 阳气不足，气化失司
   E. 脏腑阴阳失去平衡

9. "至虚有盛候"的病理基础，主要是
   A. 邪气亢盛，正气衰败
   B. 脏腑气血极虚，外现实的假象
   C. 邪气太盛，气血内闭，不能外达
   D. 邪气太盛，煎熬津液，阴精大伤
   E. 疾病初期，正邪交争过于激烈

10. 临床表现冷汗淋漓，蜷卧神疲，脉微欲绝等症的病机是
    A. 阴虚 B. 阳虚 C. 亡阳
    D. 亡阴 E. 阴盛

11. 真寒假热证的病机是
    A. 阴盛格阳 B. 阳盛格阴
    C. 阳虚则寒 D. 阴盛则寒
    E. 阴损及阳

12. 产生阴阳互损的生理基础是
    A. 阴阳对立制约
    B. 阴阳互根互用
    C. 阴阳消长平衡
    D. 阴阳相互转化
    E. 阴阳交感互藏

13. 患者先有畏寒肢冷，夜尿清长，继而烦躁升火，甚则瘛疭等。该病证的病机是
    A. 阴盛格阳 B. 阳盛格阴
    C. 阳损及阴 D. 阴损及阳
    E. 阴阳亡失

14. 《素问》所说的"精气夺则虚"，指的是
    A. 体质虚弱 B. 气血虚弱
    C. 正气不足 D. 邪留伤正
    E. 精气虚衰

15. 阴或阳任何一方虚损的前提下，病变发展影响到相对的一方，其病理变化是
    A. 阴阳偏盛 B. 阴阳偏衰
    C. 阴阳互损 D. 阴阳格拒
    E. 阴阳亡失

16. 与内风证的形成关系最密切的脏是
    A. 脾 B. 心
    C. 肝 D. 肺
    E. 肾

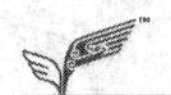

17. 寒从中生多涉及的脏腑是
A. 肝、肾 B. 肺、脾
C. 脾、肾 D. 脾、肝
E. 心、脾

18. 下列阳虚证中，病情最重的是
A. 肾阳虚
B. 心阳虚
C. 胃阳虚
D. 脾阳虚
E. 肺阳虚

19. 所谓“寒从中生”指的是
A. 外感寒邪，影响脏腑功能
B. 寒邪直中脏腑
C. 阳气虚、温煦功能减退
D. 恣食生冷，内脏受寒
E. 寒邪从肌表而入，渐侵脏腑

20. 下列选项中，<u>不属于</u>“内生五邪”的是
A. 风气内动 B. 寒邪直中
C. 湿浊内生 D. 津伤化燥
E. 火热内生

21. 最容易产生内燥病变的脏腑是
A. 肺、胃、三焦
B. 胃、肾、三焦
C. 肝、胃、大肠
D. 肺、胃、大肠
E. 肺、脾、肾

22. 下列关于津枯血燥形成原因的叙述，<u>错误</u>的是
A. 高热伤津
B. 烧伤耗津
C. 失血脱液
D. 痰瘀阻津
E. 阴虚劳热

23. 下列选项中，属于产生气闭原因的是
A. 正不敌邪
B. 久病消耗
C. 大出血
D. 情志刺激
E. 大汗出

24. 下列选项中，属于血运失常病机的是
A. 血虚 B. 血瘀 C. 血寒
D. 血热 E. 血燥

25. 真寒假热证的病机是
A. 阴盛格阳
B. 阳盛格阴
C. 阳虚则寒
D. 阴盛则寒
E. 阴损及阳

26. 下列选项中，<u>不属于</u>气机失常的病机是
A. 气虚 B. 气滞 C. 气闭
D. 气陷 E. 气脱

27. 下列选项中，<u>不属于</u>疾病基本病机的是
A. 邪正盛衰
B. 气血失常
C. 外感六淫
D. 阴阳失调
E. 津液代谢失常

28. 正不敌邪或正气持续衰弱以致气不能内守，可导致的病理表现是
A. 气陷 B. 气脱 C. 气郁
D. 气结 E. 气闭

29. 与内湿证的形成关系最密切的脏腑是
A. 肝 B. 心 C. 脾
D. 肺 E. 肾

30. 机体血虚最多涉及的脏腑是
A. 心、肾 B. 肺、脾 C. 脾、肾
D. 心、肝 E. 心、脾

31. 阴阳互损最终形成的病理状态是
A. 阴盛格阳
B. 阳盛格阴
C. 阴阳两虚
D. 阴阳亡失
E. 阴阳转化

32. 由于实邪结聚，阻滞经络，气血不能外达，其病机是
A. 由实转虚
B. 虚实夹杂
C. 真虚假实
D. 真实假虚
E. 因虚致实

33. 下列选项中，为全身阳气之根本的是
A. 肝阳 B. 脾阳 C. 心阳
D. 肾阳 E. 肺阳

34. 导致津停气阻的病理基础是
A. 气虚无力行津，导致津液停滞
B. 津液大量亡失，气无所依而亡失
C. 气机不畅，津液过多停留于体内
D. 水湿痰饮停留，导致气机阻滞
E. 津液匮乏枯竭，气失其依附而外泄

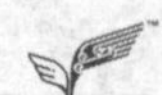

35. 下列选项中，不属于“内风”的是
A. 肝阳化风
B. 阴虚风动
C. 风邪袭表
D. 血燥生风
E. 血虚生风

36. 形成“实”的病机变化最根本的是
A. 邪气亢盛
B. 脏腑功能亢盛
C. 气血瘀滞明显
D. 水液贮积过盛
E. 痰浊壅滞过盛

37. 患者高热，心烦，胸腹扪之灼手，四肢厥冷，舌红苔黄，脉沉伏。其病机是
A. 阳虚阴盛
B. 阳盛伤阴
C. 阴盛伤阳
D. 阳盛格阴
E. 由阳转阴

38. “内风”产生的机理是
A. 体内气机之逆乱
B. 体内阳气之变动
C. 体内阴血之不足
D. 体内筋脉之失养
E. 周身络脉之失濡

B1 型题

A. 元气耗损，脏腑功能减退，抗病力下降
B. 气机不畅，流通受阻，脏腑经络功能障碍
C. 气机升降失常，脏腑之气上冲
D. 气虚升举无力，脏腑位置下移
E. 气的出入异常，或为闭阻，或为外散

1. 上述各项，属气滞病机表述正确的是
2. 上述各项，属气闭、气脱病机表述正确的是

A. 咳逆上气
B. 恶心呕吐
C. 头晕目眩、耳鸣
D. 胃脘疼痛
E. 脘腹有重坠感

3. 肺气上逆，可引起的症状是
4. 胃气上逆，可引起的症状是

A. 实热证
B. 虚寒证
C. 实寒证
D. 虚热证
E. 阴阳两虚证

5. 阳气偏盛反映于临床上的证候是
6. 阳气偏衰反映于临床上的证候是

A. 眩晕欲仆，肢麻震颤
B. 高热，抽搐
C. 筋挛肉瞤，手足蠕动
D. 肢体麻木，筋肉跳动
E. 皮肤干燥，肌肤甲错

7. 肝阳化风的临床症状是
8. 血虚生风的临床症状是

A. 眩晕欲仆，肢麻震颤
B. 高热，抽搐
C. 筋挛肉瞤，手足蠕动
D. 肢体麻木，筋肉跳动
E. 皮肤干燥，肌肤甲错

9. 阴虚生风的临床症状是
10. 热极生风的临床症状是

A. 正胜邪退
B. 邪去正虚
C. 邪盛正虚
D. 邪正相持
E. 正虚邪恋

11. 重病后的恢复期多属于
12. 病后转为迁延性或慢性病证的称为

A. 少气懒言，倦怠乏力，头目眩晕
B. 二便失禁，骨瘦痿厥，遗精
C. 头痛眩晕，昏厥，呕血
D. 少气懒言，大便溏泄，腹部坠胀感，脱肛
E. 纳呆，脘腹胀满，大便涩滞不畅

13. 气陷证临床可见的症状是
14. 气逆证临床可见的症状是

A. 阴盛则寒
B. 阴损及阳
C. 阳虚则寒
D. 阴盛格阳
E. 阳盛格阴

15. 真热假寒证的病机是
16. 真寒假热证的病机是

A. 实热证
B. 虚寒证
C. 实寒证
D. 虚热证
E. 阴阳两虚证

17. 阴气偏胜反映于临床上的证候是
18. 阴阳互损反映于临床上的证候是

二、参考答案

A1 型题

1. B	2. B	3. E	4. C	5. A
6. E	7. D	8. C	9. B	10. C
11. A	12. B	13. C	14. C	15. C
16. C	17. C	18. A	19. C	20. B
21. D	22. D	23. D	24. B	25. A
26. A	27. C	28. B	29. C	30. D
31. C	32. D	33. D	34. D	35. C
36. A	37. D	38. D		

B1 型题

1. B	2. E	3. A	4. B	5. A
6. B	7. A	8. D	9. C	10. B
11. B	12. E	13. D	14. C	15. E
16. D	17. C	18. E		

三、重点解析

A1 型题

3. E　虚证，多见于素体虚弱，精气不充；或外感病的后期，以及各种慢性病证日久，耗伤人体的精血津液，正气化生无源；或因暴病吐利、大汗、亡血等使正气随津血而脱失，以致正气虚弱，或阴阳偏衰。临床上，虚证常见神疲体倦、面色无华、气短、自汗、盗汗，或五心烦热，或畏寒肢冷，脉虚无力等表现。所以，二便不通不是虚证的临床表现。

5. A　正虚邪恋指正气大虚，余邪未尽，或由于正气难复，无力祛邪，致使疾病处于缠绵难愈状态的病理过程。多见于疾病后期，亦常为疾病由急性转为慢性，或慢性病久治不愈，正气已虚，病邪留恋所致。

9. B　“至虚有盛候”即真虚假实，指“虚”为病机的本质，而“实”乃是病证假象的病理状态。即所说“至虚之病，反见盛势”。多由正气虚弱，脏腑经络之气不足，推动、激发功能减退，气血运行无力所致。

10. C　亡阳指机体阳气发生突然性脱失，而致全身属阳的功能突然严重衰竭的病理状态。阳气暴脱亡失，则温煦、推动、兴奋、卫外功能衰竭尤为突出，故可见大汗淋漓、肌肤手足逆冷、面色苍白、蜷卧神疲、脉微欲绝等症。

13. C　阳损及阴指由于阳气虚损，无阳则阴无以生，累及阴液生化不足，从而在阳虚的基础上又导致了阴虚，形成了以阳虚为主的阴阳两虚病理状态。临床常见表现：先有畏寒肢冷，夜尿清长，面色白，继而出现消瘦，烦躁升火，甚则瘛疭等肾阴亏虚见症，即说明已发展成阳损及阴的阴阳两虚病证。

14. C　《素问》所说“邪气盛则实，精气夺则虚”，是就正气和邪气这两种力量（虚实）而言。

19. C　寒从中生指机体阳气虚衰，温煦气化功能减退，虚寒内生，或阴寒之邪弥漫积滞的病理状态。

21. D　内燥病变可发生于各脏腑组织，以肺、胃、大肠为多见，可见津液枯涸及阴虚内热病证。如以肺燥为主，则应兼见干咳无痰，甚则咯血；以胃燥为主，则胃阴虚亏，可伴见舌光红无苔；如若肠燥，则应兼见便秘等症。

22. D　津枯血燥，主要指津液匮乏枯竭，导致血燥虚热内生或血燥生风的病理状态。津液是血液的重要组成部分，津血又同源于后天的水谷精微，若因高热伤津，或烧伤引起津液损耗，或阴虚劳热，津液暗耗，均会导致津枯血燥，见心烦、鼻咽干燥、肌肉消瘦，皮肤干燥，或肌肤甲错、皮肤瘙痒，或皮屑过多、舌红少津等临床表现。所以，津枯血燥形成原因的叙述，错误的是痰瘀阻津。

23. D　气闭指气机闭阻，外出严重障碍，以致清窍闭塞，出现昏厥等的病理状态。多由情志刺激，或外邪、痰浊等闭塞气道，使气不得外出，以致清窍被蒙所致。

26. A　气机失调（失常）是指气的升降出入失常而引起的气滞、气逆、气陷、气闭和气脱等病理变化。

27. C　尽管疾病的种类繁多，临床征象错综复杂，但总体来说，都离不开邪正盛衰、阴阳失调、气血失常、津液代谢失常等病机变化的一般规律。外感六淫不在其中。

30. D　血虚时，常见面色不华，唇、舌、爪甲色淡无华，眩晕眼黑，心悸怔忡，神疲乏力，多为心的表现；手足麻木，关节屈伸不利，或两目干涩，视物昏花等症，多为肝的表现。

34. D　中医学认为，气与津液有着密切的关系，发生病变时，常相互影响。例如，津液停滞不行，阻滞气的运动而导致气机不利，称作“津停气阻”。

B1 型题

1. B　2. E　气滞，即气机郁滞不畅，气的流行受阻，从而导致某些脏腑、经络功能障碍。气闭或气脱都是以气的出入异常为主的病理状态。气闭以气的外出受阻，而闭郁于内为特点。气脱则以气不内守而外散为特征。

11. B　12. E　邪去正虚，多见于重病的恢复期，疾病的最终转归，一般仍然是趋向好转、痊愈。正气大虚，余邪未尽，或邪气深伏伤正，正气无力祛尽病邪，致使疾病处于缠绵难愈的病理过程，称为正虚邪恋。正虚邪恋，可视为邪正相持的一种特殊病机，一般多见于疾病后期，且是多种疾病由急性转为慢性，或慢性病久治不愈，或遗留某些后遗症的主要原因之一。

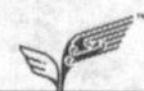

第十五单元 防治原则

一、习 题

A1型题

1. 下列选项中，不属于未病先防内容的是
   A. 调摄精神 B. 加强锻炼
   C. 早期诊治 D. 起居有节
   E. 药物预防

2. “热者寒之”所属的治法是
   A. 反佐法 B. 正治法
   C. 反治法 D. 从治法
   E. 扶正法

3. 症见瘀血崩漏，宜采用的治法是
   A. 通因通用 B. 塞因塞用
   C. 缓则治其本 D. 补泻并用
   E. 先祛邪，后扶正

4. 下列选项中，属于“从治”法的是
   A. 寒者热之 B. 实者泻之
   C. 热者寒之 D. 虚者补之
   E. 热因热用

5. 扶正祛邪的基本原则是
   A. 先扶正，后祛邪
   B. 先祛邪，后扶正
   C. 扶正不留邪，祛邪不伤正
   D. 扶正与祛邪并用
   E. 以扶正为主，兼以祛邪

6. “阴病治阳”所适用的证候是
   A. 阳偏盛证 B. 阴偏盛证
   C. 阳偏衰证 D. 阴偏衰证
   E. 阴阳两虚证

7. 治疗阴虚证时，以补阴药为主，适当配以补阳药的治法是
   A. 阴中求阳 B. 阳中求阴
   C. 阴病治阳 D. 阳病治阴
   E. 平补阴阳

8. 下列选项中，不属于在“扶正”治则指导下确定的治法是
   A. 发汗 B. 滋阴 C. 养血
   D. 益气 E. 扶阳

9. 针对阴虚证的治疗方法是
   A. 以热治热
   B. 阴中求阳
   C. 益火之源，以消阴翳
   D. 壮水之主，以制阳光
   E. 阴病治阳

10. 气虚患者，复感外邪，应采用的治疗原则是
    A. 治其标 B. 治其本
    C. 标本兼治 D. 先治标后治本
    E. 先治本后治标

11. “用热远热，用寒远寒”所属的治疗用药原则是
    A. 因人制宜 B. 因地制宜
    C. 因时制宜 D. 因热治热
    E. 以寒治寒

12. 因脾虚运化无力而导致的脘腹胀满，治疗应选用的治法是
    A. 通因通用 B. 寒因寒用
    C. 热因热用 D. 塞因塞用
    E. 实者泄之

13. 下列选项中，不适宜使用“塞因塞用”的是
    A. 脾虚腹胀 B. 气虚便秘
    C. 肾虚小便不利 D. 血枯经闭
    E. 气郁胀满

14. 下列各证，适宜用“热因热用”法治疗的是
    A. 实热证 B. 虚热证
    C. 真热假寒证 D. 真寒假热证
    E. 寒热错杂证

15. 下列选项中，属“逆治”法的是
    A. 热因热用 B. 寒者热之
    C. 阳病治阴 D. 用热远热
    E. 以通治通

16. “虚则补之，实则泻之”所属的治法是
    A. 逆治法 B. 从治法
    C. 治标法 D. 反治法
    E. 三因制宜

17. “益火之源，以消阴翳”指的是
    A. 寒者热之
    B. 辛温发散，以散阴寒

C. 补阳之法，消退阴寒
D. 阴得阳生而源泉不竭
E. 阳得阴助而生化无穷

18. 下列选项中，属治法的是
A. 未病先防　　B. 治病求本
C. 滋阴养血　　D. 扶正祛邪
E. 调整阴阳

19. “用热远热”的含义是
A. 阳盛之人慎用温热药物
B. 原有内热，复感外寒之人，慎用温热药物
C. 阴虚之人，慎用温热药物
D. 南方炎热，慎用温热药物
E. 夏季炎热，慎用温热药物

20. 所谓“阴中求阳”，指的是
A. 阴阳双补
B. 壮水之法，以制约阳亢
C. 在补阴剂中适当佐用补阳药
D. 在补阳剂中适当佐用补阴药
E. 扶阳益火之法，以制约阴盛

21. 某些正气太虚弱的虫积患者，最宜采用的治疗原则是
A. 单独扶正
B. 单独祛邪
C. 扶正与祛邪兼用
D. 先扶正后祛邪
E. 先祛邪后扶正

22. “亡血家不可发汗”，体现的治则是
A. 未病先防
B. 既病防变
C. 扶正为主
D. 因人制宜
E. 因时制宜

23. 阳气不足之人，慎用寒凉药物，所属的治则是
A. 因时制宜
B. 因人制宜
C. 因地制宜
D. 治病求本
E. 扶正祛邪

24. 下列各项病证，适宜用“寒因寒用”法治疗的是
A. 真寒假热证
B. 表热里寒证
C. 真热假寒证
D. 寒热错杂证
E. 表寒里热证

25. “正治”的定义是
A. 调整阴阳的治疗法则
B. 扶助正气的治疗方法
C. 依据临床症状的治疗法则
D. 顺从疾病某些假象而治的治疗方法
E. 逆着疾病临床表现而治的治疗方法

26. 湿热痢疾初期，出现腹痛、便脓血、里急后重应采用的治则治法是
A. 塞因塞用　　B. 通因通用
C. 寒者热之　　D. 热者寒之
E. 标本兼治

B1 型题

A. 急则治其标
B. 缓则治其本
C. 标本同治
D. 先扶正后祛邪
E. 先祛邪后扶正

1. 肺痨咳嗽患者，宜选用的治则是
2. 鼓胀腹水患者，宜选用的治则是

A. 热因热用
B. 寒因寒用
C. 通因通用
D. 塞因塞用
E. 寒者热之

3. 适用于“热结旁流”病症的治则是
4. 适用于“真寒假热”证候的治则是

A. 急则治标
B. 缓则治本
C. 逆治
D. 从治
E. 扶正

5. 寒病见寒象，应采用的治则治法是
6. 寒病见热象，应采用的治则治法是

A. 因人制宜
B. 因时制宜
C. 因地制宜
D. 治病求本
E. 祛除邪气

7. 暑天治病要注意解暑化湿，其所依据的治疗原则是
8. 阳虚之体慎用寒凉伤阳之药，其所依据的治疗原则是

A. 扶正
B. 祛邪
C. 扶正祛邪

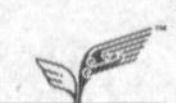

D. 先扶正后祛邪
E. 先祛邪后扶正

9. 邪实为主而正气未衰者，应采用的治则治法是
10. 正虚邪实而正虚为主者，应采用的治则治法是

A. 塞因塞用
B. 通因通用
C. 寒者热之
D. 热者寒之
E. 标本兼治

11. 妇女因久病血虚而致月经闭止，应采用的治则治法是
12. 膀胱湿热所致的尿频、尿急、尿痛，应采用的治则治法是

A. 治标
B. 正治
C. 反治
D. 补其偏衰
E. 因人制宜

13. "以热治寒"所属的治则是
14. "热因热用"所属的治则是

A. 未病先防
B. 既病防变
C. 调理阴阳
D. 扶正祛邪
E. 治病求本

15. 调摄精神以提高正气抗邪能力的防病原则是
16. 先安未受邪之地的防病原则是

A. 因人制宜
B. 因时制宜
C. 因地制宜
D. 审因论治
E. 标本兼治

17. 结合患者年龄、性别、体质、生活习惯等确定的治则治法是
18. 结合不同季节气候特点确定的治则治法是

二、参考答案

A1 型题

1. C	2. B	3. A	4. E	5. C
6. C	7. B	8. A	9. D	10. C
11. C	12. D	13. E	14. D	15. B
16. A	17. C	18. C	19. E	20. D
21. D	22. D	23. B	24. C	25. E
26. B				

B1 型题

1. B	2. A	3. C	4. A	5. C
6. D	7. B	8. A	9. B	10. D
11. A	12. B	13. B	14. C	15. A
16. B	17. A	18. B		

三、重点解析

A1 型题

1. C　未病先防的内容包括调摄精神、加强锻炼、生活起居应有规律、药物预防及人工免疫。

4. E　反治法，是顺从疾病假象而治的一种治疗法则，又称"从治"，是指采用方药的性质顺从疾病的假象，与疾病的假象相一致而言，究其实质，还是在治病求本法则指导下，针对疾病本质而进行治疗的方法，故其实质上仍是"治病求本"。

5. C　扶正祛邪属中医治则之一。扶正多用补法，祛邪多用攻法，扶正常有留邪之弊，攻邪常有伤正之虞，故使用扶正祛邪法的基本原则是扶正不留邪，祛邪而不伤正。

9. D　阴阳偏衰，即阴液或阳气的一方虚损不足的病证，如阴虚、阳虚或阴阳两虚等，应采用"补其不足"的方法治之。如阴虚不能制阳，常表现为阴虚阳亢的虚热证，应滋阴以制阳，《内经》称这种治法为"阳病治阴"，唐代的王冰则称之为"壮水之主，以制阳光"。

11. C　治疗疾病，应根据不同季节气候特点来选择处方用药，即因时制宜。春夏季节，阳气偏盛，腠理开泄，故施用辛温发散药物应避开炎热之季；秋冬季节，气候寒凉，此时应慎用寒凉药物，以防伤阳。

17. C　阳虚不能制阴而造成阴盛者属虚寒证，不宜用辛温发散药物散寒，而应用益火补阳之法消退阴寒之象。

B1 型题

1. B　2. A　肺痨咳嗽，其多本于肺肾阴虚，故治疗不应用一般的止咳方法治其标，而应滋养肺肾之阴，以治其本，属于缓则治其本。鼓胀腹水患者当腹水大量增加、腹部胀满、大小便不利，应先治疗标病的腹水。待腹水减轻、病情稳定后，再调理肝脾，治本病。

3. C　4. A　通因通用即以通治通，是指用通利的药物来治疗具有通泻症状的实证，适用于因实邪内阻出现通泻症状的真实假虚证。热结旁流的治则是通因通用。热因热用即以热治热，是指用热性药物来治疗具有假热征象的病证，真寒假热的治则是热因热用。

第十六单元 养生与寿夭

一、习 题

A1 型题

1. 中医学认为衰老的根本原因是
   A. 血脉不调 B. 中气不足 C. 肾精亏虚
   D. 心脉不通 E. 肺气不足

2. 决定寿夭的基本因素是
   A. 脏腑功能旺盛 B. 经脉循行协调
   C. 气血功能旺盛 D. 脏腑功能协调
   E. 形神功能协调

3. 依据《内经》原文,女子"五七"的生理特点是
   A. 皮肤枯槁,脾气虚 B. 腠理始疏,而好坐
   C. 五脏大定,而好步 D. 肌肉坚固,而好步
   E. 阳明脉衰,面始焦

4. 依据《内经》原文,男子"八八"的生理特点是
   A. 齿发去 B. 苦忧悲
   C. 故好坐 D. 言善误
   E. 故好卧

5. 下列选项中,属于中医学养生基本原则的是
   A. 不宜过劳 B. 和于术数
   C. 形神兼养 D. 保养宗气
   E. 食饮有节

6. 依据《灵枢·天年》篇以十岁为 阶段,其认为年四十的生理特点是
   A. 筋骨隆盛,肌肉满壮 B. 发颇斑白,平盛不摇
   C. 肝气始衰,目始不明 D. 肌肉坚固,血脉盛满
   E. 肾气平均,筋骨劲强

B1 型题

A. 形神兼养,因人而异
B. 和于术数,保养肾精
C. 调和气血,因人制宜
D. 虚邪贼风,避之有时
E. 调理饮食,通调脉络

1. 属于养生原则的是
2. 属于养生方法的是

A. 父精母血的充盛
B. 肾精肾气的充盈
C. 五脏之气的坚固
D. 血脉之气的和调
E. 精神气血的旺盛

3.《内经》认为构成生命活动的根本是
4.《内经》认为维持生命活动的根本是

A. 肺气虚弱
B. 肝气始衰
C. 脾气虚弱
D. 脏腑平定
E. 心气始衰

5.《灵枢·天年》以十岁为纪描述人体生命活动进程,五十岁的特点是
6.《灵枢·天年》以十岁为纪描述人体生命活动进程,六十岁的特点是

二、参考答案

A1 型题

1. C 2. D 3. E 4. A 5. C
6. B

B1 型题

1. A 2. D 3. C 4. C 5. B
6. E

三、重点解析

A1 型题

2. D 决定寿夭的基本因素是脏腑功能协调。脏腑功能旺盛与脏腑功能协调两者有区别。

3. E 中医学对于男女不同性别在不同年龄段的生理特点主要依据《素问·上古天真论》,女子以七岁为一个年龄段,男子以八岁为一个年龄段。依据原文女子"五七"的生理特点,阳明脉衰,面始焦,男子"八八"的生理特点是齿发去。本题考《内经》原文中有关养生的思想,了解各不同年龄段的生理特点,有利于养生方法的运用。

B1 型题

1. A 2. D 养生方法相对养生原则更为具体。养生的原则有顺应自然、形神兼养、调养脾胃、因人而异四个方面;虚邪贼风,避之有时属于养生方法中的避其邪气。

中医诊断学

第一单元　绪　　论

一、习　　题

A1 型题

1. 中医诊断的基本原则是
   A. 整体审察，四诊合参，病证结合
   B. 辨证求因，审因论治，脉症合参
   C. 司外揣内，见微知著，以常衡变
   D. 证候转化，病证结合，辨证求因
   E. 证候真假，证候错杂，诊法合参

2. 下列各项中，属于中医诊断基本原理的是
   A. 审症求因　B. 司外揣内　C. 四诊合参
   D. 治病求本　E. 脏腑经络

3. 从局部的微小变化测知整体情况，称为
   A. 司外揣内　B. 见微知著　C. 以常衡变
   D. 整体审察　E. 病证结合

4. 下列各项中，属于中医诊断基本原理的是
   A. 司外揣内　B. 整体审察　C. 诊法合参
   D. 病证结合　E. 望闻问切

B1 型题

A. 观察外表的病理表现，以推测内脏的变化
B. 从局部的微小变化测知整体情况
C. 全面收集临床资料，综合分析，判断病情
D. 以健康状况为标准，发现太过或不及的异常变化
E. 运用特殊诊法诊断出病证

1. “司外揣内”主要是指
2. “以常衡变”主要是指

二、参考答案

A1 型题

1. A　2. B　3. B　4. A

B1 型题

1. A　2. D

第二单元　望　　诊

一、习　　题

A1 型题

1. 假神的临床意义是
   A. 气血不足，精神亏损
   B. 机体阴阳严重失调
   C. 脏腑虚衰，功能低下
   D. 精气衰竭，虚阳外越
   E. 阴盛于内，格阳于外

2. 下列各项中，不能提示病情严重，预后不良的是
   A. 目暗睛迷　B. 舌苔骤剥　C. 脉微欲绝
   D. 抽搐吐沫　E. 昏迷烦躁

3. 寒湿郁滞的面色是
A. 黄而鲜明　B. 黄如烟熏
C. 面黄而垢　D. 淡黄消瘦
E. 淡黄浮肿

4. 湿热熏蒸的面色是
A. 黄而鲜明　B. 黄如烟熏
C. 苍黄　D. 淡黄消瘦
E. 淡黄浮肿

5. 久病重病者面色苍白，时而泛红如妆，其证型是
A. 实热内炽　B. 阴虚火旺
C. 肝胆湿热　D. 真寒假热
E. 真热假寒

6. 肾虚水饮，气血受困的面色特点是
A. 面色白　B. 面色黧黑
C. 眼眶周围色黑　D. 面色紫黑
E. 黄如烟熏

7. 下列各项中，<u>不属于</u>面色青所主之病的是
A. 寒证　B. 惊风
C. 心阳虚衰　D. 湿热
E. 血瘀

8. 提示病情危重的异常姿态是
A. 颤动　B. 抽搐　C. 撮空
D. 痿废　E. 麻痹

9. 下列<u>不是</u>精亏神衰的失神表现的是
A. 两目晦暗　B. 呼吸气微
C. 肌肉瘦削　D. 神昏谵语
E. 手撒尿遗

10. 下列各项中，<u>不属</u>邪盛神伤而失神的临床表现是
A. 壮热神昏
B. 肉削著骨，动作艰难
C. 神昏谵语，躁扰不宁
D. 呼吸气粗，喉中痰鸣
E. 猝然昏倒，双手握固，牙关紧闭

11. 湿痰的特征是
A. 痰中带血，色鲜红　B. 白而清稀
C. 咯吐脓血腥臭痰　D. 白滑而量多
E. 少而黏稠

12. 疹的主要特点是
A. 色深红或青紫　B. 平铺于皮肤
C. 抚之碍手　D. 压之不退色
E. 点大成片

13. 下列各项，<u>不属于</u>失神表现的是
A. 目无精采　B. 形羸色败
C. 呼吸微弱　D. 神志昏迷
E. 少气懒言

14. 痫病的临床表现是
A. 精神痴呆，喃喃自语，哭笑无常
B. 突然昏倒，四肢抽搐，醒后如常
C. 疯狂怒骂，打人毁物，不避亲疏
D. 精神不振，健忘嗜睡
E. 烦躁不安，神昏谵语

15. 患者表情淡漠，神志痴呆，喃喃自语，哭笑无常，悲观失望，其病机是
A. 气郁化火，痰火扰心
B. 阳明热盛，扰乱神明
C. 肝风夹痰，蒙蔽清窍
D. 痰气郁结，蒙蔽心神
E. 温病邪热入于心包

16. 鉴别假神与病情好转的最主要依据是
A. 突然神志清醒，目光转亮
B. 言语不休，语声清亮
C. 欲进饮食，想见亲人
D. 面色无华，两颧泛红如妆
E. 局部症状好转与整体病情恶化不相符合

17. 下列各项，<u>不属于</u>假神临床表现的是
A. 本已失神，突然精神转佳，神志清楚
B. 目无光采，突然目光转亮
C. 久病面色无华，突然两颧泛红如妆
D. 久病形羸，呼吸微弱，或喘促无力
E. 久病懒言少语，却突然言语不休，想见亲人

18. 午后颧红的临床意义是
A. 阳明实热　B. 阴虚内热
C. 外感风热　D. 气虚发热
E. 真寒假热

19. 望诊善色是指
A. 五色光明润泽者　B. 晦暗枯槁
C. 鲜明暴露　D. 五色晦暗枯槁
E. 因季节变化，面色有相应变化

20. 气轮对应目的部位是
A. 瞳仁　B. 黑睛
C. 白睛　D. 目内眦
E. 胞睑

21. 头发成斑片状脱落的临床意义是
A. 湿热　B. 气血两虚
C. 久病体弱　D. 血虚受风
E. 血热

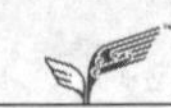

22. 肉轮对应目的部位是
A. 瞳仁 B. 黑睛 C. 白睛
D. 目内眦 E. 胞睑

23. 唇边生疮红肿疼痛的临床意义是
A. 燥热津伤 B. 阴虚火旺
C. 心脾积热 D. 胃火亢盛
E. 肺热炽盛

24. 下列各项，不是痈临床特点的是
A. 焮热疼痛
B. 患部红肿高大，根盘紧束
C. 易于成脓
D. 已脓易溃，脓液黏稠，疮口易敛
E. 不热少痛

25. 手足蠕动、动作迟缓无力的临床意义是
A. 热极生风 B. 肝气郁结
C. 阴血亏虚 D. 肝阳化风
E. 寒凝筋脉

26. 风轮所属脏腑是
A. 心 B. 肺
C. 脾 D. 肝
E. 肾

27. 脾气虚弱的面色是
A. 面色萎黄 B. 面黄晦暗
C. 面目一身俱黄 D. 面色淡黄虚浮
E. 面色青黄

28. 体胖食少，神疲乏力的临床意义是
A. 形气有余 B. 形盛气虚
C. 中焦有火 D. 中气虚弱
E. 脏气衰竭

29. 卧时向外，躁动不安，属
A. 阳证 B. 阴证
C. 寒证 D. 虚证
E. 虚寒证

30. 但卧不能坐，坐则晕眩，属
A. 水饮停于胸腹 B. 夺气失血
C. 肺虚少气 D. 肺实气逆
E. 水气凌心

31. 不属于小儿惊风的临床表现的是
A. 四肢抽搐 B. 猝然昏倒
C. 角弓反张 D. 颈项强直
E. 两目上视

32. 小儿发结如穗，枯黄稀疏，属于
A. 先天不足 B. 后天失养，脾胃虚损
C. 血热 D. 肾精亏损
E. 血虚

33. 全目赤肿的临床意义是
A. 脾胃湿热 B. 肝经风热
C. 心脾积热 D. 肺热壅盛
E. 肾经虚火

34. 久病重病之人，眼窝深陷，形瘦如柴，其临床意义是
A. 吐泻伤津 B. 气血两虚
C. 脏腑精气竭绝 D. 邪热炽盛
E. 肝肾阴虚

35. 小儿昏睡露睛的临床意义是
A. 肺经郁热 B. 肝胆火炽
C. 肾精不足 D. 心阴亏损
E. 脾气虚弱

36. 新生儿脐风，上下口唇紧聚，称为
A. 口噤 B. 口撮 C. 口㖞
D. 口振 E. 口动

37. 疟疾发作时，可见
A. 口噤 B. 口撮 C. 口㖞
D. 口振 E. 口动

38. 川乌中毒可见
A. 瞳孔缩小 B. 瞳孔散大
C. 目睛凝视 D. 昏睡露睛
E. 胞睑下垂

39. 煤气中毒唇色可见
A. 色深红 B. 色赤肿而干
C. 樱桃红色 D. 色鲜红
E. 色青黑

40. 患者双侧瞳孔散大属于
A. 氯丙嗪中毒 B. 颅脑损伤
C. 毒蕈中毒 D. 吗啡中毒
E. 有机磷中毒

41. 下列各项，关于小儿指纹诊查的叙述，错误的是
A. 家长抱小儿面向光亮
B. 医生从小儿食指指尖向指根部推擦
C. 医生从小儿食指指根部向指尖推擦
D. 医生推擦力度要轻柔适中
E. 医生用左手拇指和食指固定小儿食指，以右手拇指推擦

42. 疮疡漫肿无头，皮色不变，不热少痛者，是
A. 痈 B. 疽 C. 疔
D. 疖 E. 瘾疹

43. 小儿指纹浮露主
A. 惊风 B. 外感表证
C. 内伤里证 D. 脾虚证
E. 疳积

44. 小儿指纹紫红属
A. 外感表证 B. 里热证
C. 痛证 D. 血络闭郁
E. 惊风

45. 小儿指纹达于气关表明
A. 邪气入络 B. 邪气入经
C. 邪入脏腑 D. 病情凶险
E. 外感初起

46. 患者表现为得神则提示
A. 痰迷心窍，或痰火扰心，精神失常
B. 精气衰竭，阴不敛阳，虚阳外越
C. 精气大伤，机能衰减，或邪气亢盛，功能障碍
D. 精气不足，机能减退
E. 精气充足，体健神旺

47. 神气不足的表现是
A. 形体羸瘦 B. 面色无华
C. 两目晦暗 D. 精神不振
E. 动作艰难

48. 患者表现为假神，主要是由于
A. 气血不足，精神亏损
B. 机体阴阳严重失调
C. 脏腑虚衰，功能低下
D. 精气衰竭，虚阳外越
E. 阴盛于内，格阳于外

49. 痫病的病机是
A. 气郁化火，痰火扰心
B. 阳明热盛，扰乱神明
C. 肝风夹痰，蒙蔽清窍
D. 痰气郁结，蒙蔽心神
E. 温病邪热入于心包

50. 患者面色淡白无华，唇舌色淡多属
A. 气虚 B. 血虚 C. 阳虚
D. 阳虚水泛 E. 阳气暴脱

51. 阳气暴脱的患者多表现出
A. 面色淡白无华 B. 面色萎黄
C. 面色淡青 D. 面色苍白
E. 面色青黑

52. 一般面色白<u>不见于</u>
A. 气虚证 B. 血虚证
C. 阴虚证 D. 阳虚证
E. 亡阳证

53. <u>不会</u>出现面黄的是
A. 脾胃气虚 B. 脾虚湿蕴
C. 阳黄 D. 阴黄
E. 肾虚

54. 满面通红的临床意义是
A. 实热证 B. 阴虚证
C. 肝胆湿热 D. 戴阳证
E. 亡阴证

55. 阴虚证的面色可见
A. 满面通红 B. 两颧潮红
C. 面红如妆 D. 面青颊赤
E. 面色晦暗

56. 面色苍白时而泛红如妆可见于
A. 实热证 B. 阴虚证
C. 肝胆湿热 D. 戴阳证
E. 亡阳证

57. 下列<u>不属于</u>面赤临床意义的是
A. 实热证 B. 阴虚证
C. 戴阳证 D. 肝火上炎
E. 肾精久耗

58. 下列<u>不属于</u>面青临床意义的是
A. 痛症 B. 寒证 C. 血瘀
D. 痰饮 E. 惊风

59. 小儿惊风可见
A. 面色淡青或青黑 B. 面色与口唇青紫
C. 面色青黄 D. 眉间、鼻柱、唇间发青
E. 面红如妆

60. 面色黄而无华，两目不黄属于
A. 阴黄 B. 阳黄 C. 萎黄
D. 淡黄 E. 焦黄

61. 下列<u>不属于</u>面黑临床意义的是
A. 痰湿 B. 水饮 C. 肾虚
D. 寒证 E. 血瘀

62. 肾精久耗，阴虚火旺患者的面色可见
A. 面黑暗淡
B. 面黑干焦
C. 眼眶周围发黑
D. 面色青黑
E. 面色黧黑，肌肤甲错

63. 面色黧黑，肌肤甲错可见于
A. 肾精久耗 B. 肾阳亏虚

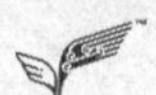

C. 水饮内停　D. 寒湿带下
E. 血瘀日久

64. 患者体胖能食，肌肉坚实者多为
A. 形气有余　B. 形盛气虚
C. 胃火亢盛　D. 阴虚火旺
E. 形气不足

65. 患者呕吐黄绿苦水者多属
A. 寒呕　B. 热呕　C. 伤食
D. 痰饮　E. 肝胆郁热

66. 形瘦阴虚的表现是
A. 形瘦能食，舌红苔黄
B. 形瘦食少，舌淡苔白
C. 形瘦颧红，皮肤干皱
D. 卧床不起，骨瘦如柴
E. 形瘦气短，头晕眼花

67. 胃火亢盛可表现为
A. 卧床不起，骨瘦如柴
B. 形瘦食少，舌淡苔白
C. 形瘦颧红，皮肤干焦
D. 形瘦能食，舌红苔黄
E. 形瘦气短，头晕眼花

68. 卧床不起，骨瘦如柴多见于
A. 形盛气虚　B. 胃火亢盛
C. 阴虚火旺　D. 脏腑精气衰竭
E. 形盛气弱

69. 肺气壅滞多表现为
A. 坐而仰首
B. 坐而喜俯
C. 但卧不得坐，坐则昏眩
D. 蜷卧缩足，喜加衣被
E. 神倦俯卧

70. 但卧不能坐，坐则晕眩多为
A. 体弱气虚　B. 脱血夺气
C. 肺虚少气　D. 肺气壅滞
E. 中气下陷

71. 坐而喜俯者多为
A. 咳喘肺胀　B. 体弱气虚
C. 肺气壅滞　D. 水饮内停气逆
E. 肝火上炎

72. 阳证、热证、实证表现为
A. 卧时面常向内，身重不能转侧
B. 卧时面常向外，身轻自能转侧
C. 但卧不得坐，坐则昏眩
D. 蜷卧缩足，喜加衣被
E. 喜静懒动，动之觉舒

73. 阴证、寒证、虚证表现为
A. 卧时面常向内，身重不能转侧
B. 卧时面常向外，身轻自能转侧
C. 但坐不得卧，卧则气逆
D. 仰卧伸足，掀去衣被
E. 神昏谵语，鼾声不止

74. 患者目胞浮肿多属
A. 水肿病
B. 吐泻、伤津或气血不足
C. 肝胆火炽
D. 肾精耗竭
E. 脾胃虚衰

75. 小儿指纹紫黑者多为
A. 外感表证　B. 里实热证
C. 痛症，惊风　D. 血络郁闭
E. 脾虚，疳积

76. 患者呕吐物秽浊有酸臭味多属
A. 胃阳不足　B. 邪热犯胃
C. 伤食　D. 痰饮内停
E. 肝胆郁热

77. 患者的呕吐物清稀无酸臭味多属
A. 胃阳不足　B. 邪热犯胃
C. 伤食　D. 痰饮内停
E. 肝胆郁热

78. 多见于热盛的唇色是
A. 淡白　B. 樱红　C. 深红
D. 青紫　E. 青黑

79. 多见于血瘀证的唇色是
A. 淡白　B. 樱红　C. 深红
D. 青紫　E. 青黑

80. 口闭而难开、牙关紧闭，称为
A. 口噤　B. 口撮　C. 口僻
D. 口振　E. 口动

81. 上下口唇紧聚称为
A. 口噤　B. 口撮　C. 口僻
D. 口振　E. 口动

82. 战栗鼓颔，口唇振摇称为
A. 口噤　B. 口撮　C. 口僻
D. 口振　E. 口动

83. 牙齿燥如枯骨的临床意义是
A. 胃阴已伤

B. 阳明热甚,津液大伤
C. 肾阴枯竭,精不上荣
D. 肾虚,虚火上炎
E. 热盛动风

84. 颈侧颌下肿块如豆,累累如串珠,称为
A. 瘿瘤 B. 瘰疬 C. 痰核
D. 发颐 E. 梅核气

85. 颈前结喉处有肿物如瘤,可随吞咽移动,称为
A. 瘿瘤 B. 瘰疬 C. 痰核
D. 发颐 E. 梅核气

86. 皮肤生椭圆形水疱,晶莹明亮,顶满无脐,浆液稀薄,称为
A. 天花 B. 水痘 C. 麻疹
D. 湿疹 E. 热气疮

87. 疮疡红肿高大,根盘紧束,灼热疼痛,称为
A. 痈 B. 疽 C. 疔
D. 疖 E. 丹毒

88. 疹的表现**不包括**
A. 色红 B. 点小如粟
C. 高出皮肤 D. 抚之碍手
E. 压之不退色

89. 斑的表现**不包括**
A. 色深红或青紫 B. 点大成片
C. 平铺于皮肤 D. 抚之碍手
E. 压之不退色

90. 小儿指纹显于风关,多见于
A. 正常表现
B. 邪气入络,邪浅病轻
C. 邪气入经,邪深病重
D. 邪入脏腑,病情严重
E. 病情凶险,预后不佳

91. 小儿指纹达于命关提示
A. 正常表现
B. 邪气入络,邪浅病轻
C. 邪气入经,邪深病重
D. 邪入脏腑,病情严重
E. 病情凶险,预后不良

92. 小儿指纹沉隐可见于
A. 表证 B. 里证 C. 虚证
D. 实证 E. 热证

93. 小儿指纹透关射甲提示
A. 邪气入络
B. 邪气入经,邪浅病轻
C. 邪入脏腑,病情较重
D. 病情凶险,预后不良
E. 风寒表证

A2 型题

1. 患者表情淡漠,神识痴呆,喃喃自语,哭笑无常,属于
A. 狂病 B. 脏躁 C. 痫病
D. 惊风 E. 癫病

2. 患者狂躁妄动,胡言乱语,少寐多梦,打人毁物,不避亲疏,属于
A. 狂病 B. 脏躁 C. 痫病
D. 惊风 E. 癫病

3. 患者表情淡漠,神识痴呆,喃喃自语,哭笑无常,悲观失望,其临床意义为
A. 温病邪热入于心包
B. 阳明热盛,扰乱神明
C. 肝风夹痰,蒙蔽清窍
D. 痰气郁结,蒙蔽心神
E. 气郁化火,痰火扰心

4. 患者小便浑浊如米泔,其临床意义是
A. 下焦湿热,气化不行,清浊不分并趋于下
B. 阴寒内盛
C. 湿热蕴结膀胱
D. 肾阳虚衰,火不煦土
E. 胃失和降

5. 患者发黄干枯,稀疏易落的临床意义是
A. 精血不足 B. 肾虚或血热
C. 血虚受风 D. 疳积
E. 禀赋所致

6. 患者一侧或两侧腮部以耳垂为中心肿起,边缘不清,按之柔韧者,临床意义是
A. 托腮痈 B. 抱头火丹
C. 痄腮 D. 发颐
E. 腮肿

7. 患者精神萎靡,意识模糊,反应迟钝,面色无华,目无神采,呼吸微弱,或喘促无力,动作艰难,属于
A. 正虚失神 B. 邪盛失神
C. 假神 D. 少神
E. 神乱

8. 久病患者,本已神昏,突然神识清楚,想见亲人,言语不休,但精神烦躁不安,属于
A. 得神 B. 失神 C. 假神
D. 少神 E. 神乱

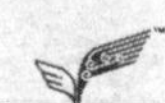

9. 患者神昏谵语，躁扰不宁，循衣摸床，撮空理线，属于
A. 得神 B. 失神 C. 假神
D. 少神 E. 神乱

B1型题

A. 阳斑
B. 阴斑
C. 麻疹
D. 风疹
E. 瘾疹
1. 皮下斑块隐隐稀少，色淡紫，伴神疲肢冷症状，此为
2. 皮疹高出皮肤，时现时隐，搔之连片，此为

A. 黄而黏稠，坚而成块
B. 白而清稀
C. 清稀而多泡沫
D. 白滑而量多，易咯
E. 少而黏，难咯
3. 寒痰的特征是
4. 湿痰的特征是

A. 显于风关
B. 达于气关
C. 达于命关
D. 透关射甲
E. 未超风关
5. 邪入脏腑，病情严重者，指纹的表现为
6. 病情凶险者，指纹的表现为

A. 鼻孔咽喉干燥
B. 鼻塞流浊涕
C. 鼻流浊涕腥臭
D. 鼻血鲜红
E. 鼻塞流清涕
7. 外感风热患者，可见的症状是
8. 鼻渊患者，可见的症状是

A. 横目斜视
B. 昏睡露睛
C. 瞳孔散大
D. 目睛微定
E. 双睑下垂
9. 脾肾亏虚的表现是
10. 肝风内动的表现是

A. 肝胆湿热
B. 虚火上炎
C. 肺胃热毒
D. 痰湿凝聚
E. 火毒壅盛
11. 咽喉淡红漫肿，其临床意义是
12. 咽喉腐烂，溃烂成片或凹陷者，其临床意义是

A. 神志清楚，两目有神
B. 目光浮露，颧赤如妆
C. 神昏谵语，循衣摸床
D. 精神不振，倦怠乏力
E. 形体羸瘦，精神萎靡
13. 少神的表现是
14. 假神的表现是

A. 精充气足神旺，或虽病精气未伤
B. 正气不足，神气不旺
C. 精气大伤，机能衰减
D. 热扰神明，邪陷心包
E. 精气衰竭，阴不敛阳，虚阳浮越
15. 假神的表现提示
16. 虚证失神的表现提示

A. 客色
B. 主色
C. 恶色
D. 善色
E. 常色
17. 随季节气候不同而微有相应变化的正常肤色，称为
18. 患者面色枯槁晦暗，称为

A. 面白浮肿
B. 面黄虚浮
C. 面色苍黄
D. 面目黄而鲜明
E. 面目黄而晦暗
19. 阳虚水泛的患者多表现为
20. 阴黄患者多表现为

A. 面色暗淡
B. 面唇青紫
C. 面青脉微
D. 面黑焦干
E. 眉间、唇周发青
21. 心阳虚衰，血行瘀阻的患者多表现为
22. 心阳暴脱，心血瘀阻的患者多表现为

A. 湿痰
B. 热痰
C. 燥痰
D. 寒痰
E. 肺痈

23. 痰少而黏，难于咯出者，多属
24. 发热而痰黄稠有块者，多属

A. 口唇青黑
B. 口唇干裂
C. 口唇糜烂
D. 口角流涎
E. 口腔糜烂

25. 津液亏虚患者可见
26. 脾胃积热上蒸可见

A. 血虚失血
B. 胃火亢盛
C. 胃阴不足
D. 脾不摄血
E. 虚火上炎

27. 齿龈红肿疼痛，出血，口渴，脉滑数，多属
28. 齿龈淡白，舌淡脉弱，多属

A. 吐物清稀无味
B. 吐物秽浊不洁
C. 吐物未化，味酸腐
D. 呕吐黄绿苦水
E. 呕吐清涎水液

29. 伤食患者可见
30. 肝胆郁热患者可见

A. 寒湿
B. 痢疾
C. 黄疸
D. 霍乱
E. 湿热

31. 大便灰白呈陶土色多属
32. 大便黄褐如糜而臭多属

二、参考答案

A1 型题

1. D	2. D	3. B	4. A	5. D
6. C	7. D	8. C	9. D	10. B
11. D	12. C	13. E	14. B	15. D
16. E	17. D	18. B	19. A	20. C
21. D	22. E	23. C	24. E	25. C
26. D	27. A	28. B	29. A	30. B
31. B	32. B	33. B	34. C	35. E
36. B	37. D	38. A	39. C	40. B
41. C	42. B	43. B	44. B	45. B
46. E	47. D	48. D	49. C	50. B
51. D	52. C	53. E	54. A	55. B
56. D	57. E	58. D	59. D	60. C
61. A	62. B	63. E	64. A	65. E
66. C	67. D	68. D	69. A	70. B
71. B	72. B	73. A	74. A	75. D
76. B	77. A	78. C	79. D	80. A
81. B	82. D	83. C	84. B	85. A
86. B	87. A	88. E	89. D	90. B
91. D	92. B	93. D		

A2 型题

1. E	2. A	3. D	4. A	5. A
6. C	7. A	8. C	9. B	

B1 型题

1. B	2. E	3. B	4. D	5. C
6. D	7. B	8. C	9. E	10. A
11. D	12. C	13. D	14. B	15. E
16. C	17. A	18. C	19. A	20. E
21. B	22. C	23. C	24. B	25. B
26. C	27. B	28. A	29. C	30. D
31. C	32. E			

三、重点解析

A1 型题

1. D　假神出现的临床意义是脏腑精气极度衰竭，正气将脱，阴不敛阳，虚阳外越，阴阳即将离决。

2. D　目暗睛迷、舌苔骤剥、脉微欲绝、昏迷烦躁均提示病情严重，预后不良，D可能为痫证的表现，病情不属危重，故本题选D。

3. B　黄而鲜明见于湿热熏蒸，黄如烟熏为寒湿之患，淡黄消瘦见于脾肾两虚，淡黄浮肿见于脾虚湿蕴。

5. D　面色苍白，时而泛红如妆为戴阳证，又称为真寒假热证，因久病肾阳虚衰，阴寒内盛，阴盛格阳，虚阳上越所致。

8. C　撮空为邪盛正虚，或元气将脱时的表现，A为动风先兆，B可见于中风、痫证，D见于痿病。故本题选C。

9. D　精亏神衰而失神临床表现为：两目晦暗，目无光彩，面色无华，晦暗暴露，精神萎靡，意识模糊，反应迟钝，手撒尿遗，骨枯肉脱，形体羸瘦。

47. D　少神又称“神气不足”。其临床表现为两目晦滞，目光乏神，面色少华，暗淡不荣，精神不振，思维迟钝，少气懒言，肌肉松软，动作迟缓。

56. D　久病重病面色苍白，却时而泛红如妆、游移不定者，属戴阳证。是因久病肾阳虚衰，阴寒内盛，阴盛格阳，虚阳上越所致，属病重。

62. B　面黑干焦者，多属肾阴虚。因肾精久耗，阴虚火旺，虚火灼阴，机体失养所致。

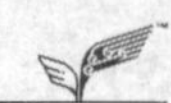

66. C 由于消瘦者，形瘦皮皱，多属阴血不足，内有虚火的表现，易患肺痨等病。故有“瘦人多火”之说。

74. A 目胞浮肿，多为水肿的表现。因目胞属脾，脾恶湿，且该处组织疏松，故水肿可先见于目胞。

76. B 呕吐物秽浊有酸臭味，多因邪热犯胃，胃失和降引起。

77. A 呕吐物清稀无酸臭味，多因胃阳不足，腐熟无力，或寒邪犯胃，损伤胃阳，导致水饮内停于胃，胃失和降所致。

83. C 牙齿燥如枯骨，多为肾阴枯竭、精不上荣所致，可见于温热病的晚期，属病重。

84. B 瘰疬指颈侧颌下有肿块如豆，累累如串珠。多由肺肾阴虚，虚火内灼，炼液为痰，结于颈部，或因外感风火时毒，夹痰结于颈部所致。

85. A 瘿瘤指颈部结喉处有肿块突起，或大或小，或单侧或双侧，可随吞咽而上下移动。多因肝郁气结痰凝所致，或因水土失调，痰气搏结所致。

88. E 疹指皮肤出现红色或紫红色、粟粒状疹点，高出皮肤，抚之碍手，压之退色的症状。

89. D 斑指皮肤黏膜出现深红色或青紫色片状斑块，平铺于皮肤，抚之不碍手，压之不退色的症状。

92. B 指纹沉隐不显，为病邪在里，见于内伤里证。因邪气内困，阻滞气血难于外达，故指纹沉隐。

B1 型题

1. B 2. E 阴斑表现为皮肤出现色淡青或淡紫的片状斑块，隐隐稀少，兼神疲、肢凉、脉虚等；瘾疹表现为皮疹高出皮肤，时现时隐，搔之连片。

3. B 4. D 寒痰多表现为白而清稀，湿痰多表现为白滑而量多、易咯，A为热痰，C为风痰，E为燥痰。故第3题选B，第4题选D。

7. B 8. C 鼻塞流浊涕多属外感风热；鼻流浊涕腥臭多属鼻渊，为外邪侵袭或胆经蕴热上攻于鼻所致。A多属热证，D多属肺胃蕴热灼伤鼻络，E属外感风寒。故第7题选B，第8题选C。

17. A 18. C 客色：因外界因素（如季节、昼夜、阴晴气候等）的不同，或生活条件的差别，而微有相应变化的正常肤色（特别是面色），谓之客色。客色属于常色范围，因此仍具有常色的明润、含蓄等基本特征。其变化不如主色明显，并且是暂时的，易于恢复成主色。故17题选A。恶色：指患者面色异常，且枯槁晦暗。这说明病变深重，脏腑精气已衰，胃气不能上荣于面，多见于久病、重病、阴证，其病难治，预后较差，故称恶色。故18题选C。

21. B 22. C 久病面色与口唇青紫者，多属心气、心阳虚衰，血行瘀阻，或肺气闭塞，呼吸不利。故21题选B。突见面色青灰，口唇青紫，肢凉脉微，则多为心阳暴脱，心血瘀阻之象，可见于真心痛等患者。故22题选C。

27. B 28. A 牙龈红肿疼痛，多为胃火亢盛，因火热循经上炎，熏灼于牙龈所致。故27题选B。牙龈淡白，多属血虚或失血，因血少不能充于龈络所致。故28题选A。

第三单元 望 舌

一、习 题

A1 型题

1. 气血两虚证的舌象是
   A. 舌质淡瘦 B. 舌淡有齿痕
   C. 舌尖芒刺 D. 舌暗有瘀点
   E. 舌红有裂纹

2. 邪热挟酒毒上壅的舌象是
   A. 舌色青紫 B. 舌色晦暗
   C. 舌红肿胀 D. 舌脉粗长
   E. 舌多瘀斑

3. 阳虚湿盛的舌象是
   A. 舌红苔白滑 B. 舌淡嫩苔白滑
   C. 舌边红苔黑润 D. 舌红瘦苔黑
   E. 舌绛苔黏腻

4. 舌红绛而光者，属
   A. 阴虚 B. 气虚
   C. 血虚 D. 阳气虚
   E. 水涸火炎

5. 外感病如见舌色绛，多提示
   A. 气分大热 B. 上焦湿热
   C. 阴虚火旺 D. 胃肠热甚
   E. 热入营血

6. 脏腑湿热证的共同特点是
   A. 黄疸 B. 腹痛
   C. 腹泻 D. 舌苔黄腻
   E. 头胀重

7. 下列各项中，<u>不属于</u>舌颤动临床意义的是
A. 气血两虚　B. 阴虚动风
C. 热极生风　D. 酒毒所伤
E. 心脾有热

8. 舌淡白胖嫩，苔白滑者，常提示
A. 阴虚夹湿　B. 脾胃湿热
C. 气分有湿　D. 阳虚水停
E. 瘀血内阻

9. 阳热有余，蒸腾胃中秽浊之邪上泛，其舌苔为
A. 滑苔　B. 糙苔　C. 腻苔
D. 腐苔　E. 无根苔

10. 观察舌苔以辨别病邪深浅，主要依据是
A. 舌苔的有无　B. 舌苔的厚薄
C. 舌苔的颜色　D. 舌苔的真假
E. 舌苔的润燥

11. 外感秽浊，与热毒之邪相合，其舌象为
A. 白腻苔　B. 黄腻苔
C. 积粉苔　D. 灰黑苔
E. 腐苔

12. 以下证候中，见有舌短缩、舌色青紫而湿润的是
A. 痰湿内阻　B. 寒凝筋脉
C. 热盛津伤　D. 脾虚不运
E. 热入心包

13. 舌苔脱落处舌面不光滑，仍有新生苔质颗粒，称为
A. 花剥苔　B. 地图舌
C. 镜面舌　D. 光滑舌
E. 类剥苔

14. 下列各项中，<u>不属于</u>瘀血舌象的是
A. 全舌紫暗　B. 舌上有紫斑
C. 舌上有紫点　D. 舌绛而干
E. 舌质青紫

15. 舌痿软而淡白无华，属
A. 气血俱虚　B. 风痰阻络
C. 肝肾阴亏　D. 热极伤阴
E. 阴虚火旺

16. 舌上有绛紫色点刺的是
A. 阴虚火旺　B. 热入营血
C. 气滞血瘀　D. 脾虚湿盛
E. 痰浊凝滞

17. 阴寒内盛，血行凝滞的舌象为
A. 舌红而干　B. 舌红有裂纹
C. 舌红肿胀　D. 舌淡紫湿润
E. 舌绛紫而干

18. 舌淡白胖嫩，舌边有齿痕又有裂纹，属
A. 脾虚湿侵　B. 气虚
C. 湿热痰浊　D. 阳虚水湿
E. 血虚不润

19. 舌体强硬，语言謇涩，伴肢体麻木，属
A. 热邪炽盛　B. 热入心包
C. 心脾热盛　D. 气血亏虚
E. 中风先兆

20. 温病热入营血的舌色是
A. 淡紫舌　B. 淡白舌　C. 绛紫舌
D. 青紫舌　E. 淡红舌

21. 舌绛少苔或无苔的临床意义是
A. 阴虚火旺　B. 气分实热　C. 热入营血
D. 阳明热盛　E. 瘀血阻滞

22. 舌绛少苔，有瘀斑、瘀点，多为
A. 气滞　B. 湿热　C. 痰浊阻络
D. 血瘀　E. 内热炽盛

23. 舌体肿胀、舌色红绛的临床意义是
A. 气血壅滞将要发斑　B. 心脾热盛
C. 脾胃湿热　D. 湿热酒毒
E. 中毒

24. 舌尖生点刺的临床意义是
A. 阴虚火旺　B. 心火亢盛
C. 肝胆火盛　D. 痰浊凝滞
E. 气分热极

25. 舌中部芒刺的临床意义是
A. 心火亢盛　B. 肝胆火盛
C. 肺热壅盛　D. 胃肠热盛
E. 膀胱湿热

26. 观苔之剥落的临床意义是
A. 衡量机体正气盛衰
B. 了解胃气、胃阴之存亡及气血的盛衰
C. 反映气血运行状况
D. 反映病位的浅深
E. 辨病邪的寒热

27. 红绛色镜面舌的临床意义是
A. 胃阴枯竭　B. 营血大虚
C. 气血两虚　D. 气虚痰浊未化
E. 阳气虚衰

28. 舌苔薄黄的临床意义是
A. 湿热盛　B. 上焦热盛
C. 胃肠有热　D. 风热表证
E. 热盛津伤

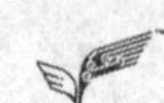

29. 舌苔淡黄而湿润多津的临床意义是
A. 湿热蕴结
B. 邪热伤津，燥结腑实
C. 食积化热
D. 风寒化热
E. 阳虚寒湿之体，痰饮聚久化热

30. 舌尖所候的脏腑一般是
A. 肾 B. 肝胆
C. 心肺 D. 脾胃
E. 三焦

31. 舌根所候的脏腑一般是
A. 肝胆 B. 肾
C. 脾胃 D. 三焦
E. 心肺

32. 反映脾胃的病变的是
A. 舌面 B. 舌尖
C. 舌中 D. 舌边
E. 舌根

33. 络舌本的经脉是
A. 手少阴心经 B. 足厥阴肝经
C. 足太阴脾经 D. 足少阴肾经
E. 手太阴肺经

34. 系舌本的经脉是
A. 手太阴经 B. 手少阴经
C. 足少阴经 D. 足太阴经
E. 足厥阴经

35. 属于望舌体的内容是
A. 腻腐 B. 有根无根
C. 舌下络脉 D. 黄或灰黑
E. 剥落偏全

36. 属于舌象的生理变异是
A. 光线影响 B. 年龄因素
C. 染苔 D. 喝牛奶
E. 服带色药物

37. <u>不属于</u>正常的舌象是
A. 舌体柔软 B. 苔质干湿适中
C. 舌质淡嫩少苔 D. 舌质淡红
E. 舌苔薄白

38. 可能使舌苔染白的食物、药物是
A. 蛋黄 B. 橘子 C. 牛乳
D. 吸烟 E. 核黄素

39. <u>不属于</u>淡白舌临床意义的是
A. 大失血后 B. 久病
C. 禀赋不足 D. 水湿内停
E. 瘀血阻滞

40. 热盛伤津、气血壅滞可见到的舌象表现是
A. 淡红舌 B. 红绛舌
C. 青紫舌 D. 舌绛紫而干
E. 舌红而燥

41. 提示邪气渐盛的舌苔变化是
A. 苔由厚变薄 B. 苔由薄变厚
C. 苔由润变燥 D. 苔由多变少
E. 苔骤然退去

42. 热渐盛而津渐伤的舌象是
A. 舌苔由白转黄 B. 舌光无苔
C. 舌苔由润变燥 D. 舌苔由厚变薄
E. 舌苔焦黑起裂

43. 滑苔最常见于
A. 阳虚 B. 气滞
C. 血瘀 D. 痰湿
E. 实热

44. 淡白舌黄腻苔常提示
A. 本虚标实 B. 暑湿
C. 脾胃虚寒 D. 食积
E. 脾胃湿热

45. 属于望苔质内容的是
A. 红绛 B. 点刺 C. 裂纹
D. 剥脱 E. 僵硬

46. 患者舌苔厚腻如积粉，多为
A. 食积内停 B. 时邪夹热毒
C. 痰饮上泛 D. 痰湿化热
E. 湿浊内盛

47. 以下各项，<u>不属于</u>剥苔的是
A. 前剥苔 B. 根剥苔
C. 中剥苔 D. 花剥苔
E. 类剥苔

48. 腐苔<u>**不具备**</u>的特征是
A. 舌苔颗粒粗大 B. 舌苔根底松浮
C. 如豆腐渣堆铺 D. 舌罩稠厚黏苔
E. 舌苔揩之可去

49. 胃气渐复的舌象表现是
A. 舌苔剥脱部位时时移动
B. 舌苔从全到剥落
C. 舌苔剥落后复生薄白苔
D. 剥脱处全无舌苔
E. 未剥落处仍有滑苔

50. 瘀血阻滞于机体某些局部时，多见的舌象为
A. 全舌青紫
B. 舌有紫色斑点
C. 舌色淡红中泛现青紫
D. 舌色淡紫而湿润
E. 舌色紫红或绛紫而干枯少津

51. 气血不足，舌体脉络不充时，多见的舌象为
A. 老舌　B. 嫩舌　C. 胖舌
D. 裂纹舌　E. 点、刺舌

52. 阴寒内盛，阳气被遏，血行凝滞，其舌象为
A. 全舌青紫
B. 舌有紫色斑点
C. 舌色淡红中泛现青紫
D. 舌色淡紫而湿润
E. 舌色紫红或绛紫而干枯少津

53. 湿浊内蕴，阳气被遏，湿浊痰饮停聚于舌面时，常见的舌象为
A. 厚苔　B. 偏苔　C. 全苔
D. 腻苔　E. 腐苔

54. 热毒炽盛，内入营血，营阴受灼，津液耗损，气血壅滞的舌象为
A. 全舌青紫
B. 舌有紫色斑点
C. 舌色淡红中泛现青紫
D. 舌色淡紫而湿润
E. 舌色紫红或绛紫而干枯少津

55. 实邪亢盛，充斥体内，而正气未衰，邪正交争，邪气壅滞于上时的舌象为
A. 老舌　B. 嫩舌　C. 胖舌
D. 瘦舌　E. 点、刺舌

56. 肝郁血瘀的舌象为
A. 全舌青紫
B. 舌有紫色斑点
C. 舌色淡红中泛现青紫
D. 舌色淡紫而湿润
E. 舌色紫红或绛紫而干枯少津

57. 阳气亏虚，运血无力，寒湿内生时的舌象为
A. 老舌　B. 嫩舌　C. 淡胖舌
D. 瘦舌　E. 点、刺舌

58. 脾肾阳虚，津液输布障碍，水湿之邪停滞于体内时的舌象为
A. 老舌　B. 嫩舌　C. 淡胖舌
D. 瘦舌　E. 点、刺舌

59. 阳气虚衰，阴寒内盛，寒凝血瘀时的舌象为
A. 舌紫而肿胀
B. 舌有紫色斑点
C. 舌边青
D. 舌色淡紫而湿润
E. 舌绛紫而干枯少津

60. 心脾热盛，热毒上壅时的舌象为
A. 老舌　B. 嫩舌
C. 瘦舌　D. 红绛肿胀舌
E. 点、刺舌

61. 邪热内蕴，营热郁结的舌象为
A. 老舌　B. 嫩舌　C. 胖舌
D. 瘦舌　E. 点、刺舌

62. 湿浊内蕴，上泛舌面，主湿浊、痰饮、食积、顽痰的舌象为
A. 厚苔　B. 偏苔　C. 全苔
D. 腻苔　E. 腐苔

63. 湿热或痰热内蕴，湿热上泛时的舌象为
A. 老舌　B. 嫩舌　C. 红胖舌
D. 瘦舌　E. 点、刺舌

A2 型题

1. 患者女，36 岁。发热 10 日，身热夜甚，口干少饮，心烦躁扰，鼻衄两次，脉细数。其舌象应是
A. 舌红苔黄腻　B. 舌红苔黄糙
C. 舌绛苔少而干　D. 舌绛苔少而润
E. 舌红苔白而干

2. 患者恶寒发热，头身疼痛，无汗，鼻塞流涕，脉浮紧。其舌苔应是
A. 白厚　B. 薄白　C. 黄腻
D. 花剥　E. 白腻

3. 患者腹部痞胀，纳呆呕恶，肢体困重，身热起伏，汗出热不解，尿黄便溏。其舌象应是
A. 舌红苔黄腻　B. 舌红苔黄糙
C. 舌绛苔少而干　D. 舌绛苔少而润
E. 舌红苔白而干

4. 患儿男，3 岁。形体消瘦，面色不华，山根青筋显露，容易感冒，腹泻，食欲不佳，舌淡红。其舌苔应见
A. 白厚　B. 薄白　C. 黄腻
D. 花剥　E. 白腻

B1 型题

A. 舌色淡红
B. 舌质淡白
C. 舌质绛红

D. 舌质紫暗
E. 舌起粗大红刺
1. 邪入营血证的舌象是
2. 气血瘀滞证的舌象是

A. 病邪入里
B. 寒邪化热
C. 邪退正复
D. 热退津复
E. 湿热留恋
3. 舌苔由黄燥转为白润，提示
4. 舌苔由薄白转为白厚，提示

A. 镜面舌而舌色红
B. 黄腻苔
C. 薄白苔
D. 灰黑而润苔
E. 灰黑而干苔
5. 痰热内蕴可见
6. 胃阴干涸，胃乏生气，可见

A. 燥苔
B. 类剥苔
C. 花剥苔
D. 糙苔
E. 地图舌
7. 舌苔不规则脱落，边缘突起，界限清楚的舌苔是
8. 舌苔干燥粗糙津液全无的舌苔是

A. 腐苔
B. 黄腻苔
C. 光滑舌
D. 积粉苔
E. 水滑苔
9. 水湿内停的舌苔表现是
10. 湿热内阻的舌苔表现是

A. 风痰阻络
B. 热入心包
C. 阴虚火旺
D. 心脾热盛
E. 寒凝筋脉
11. 舌短缩，色青紫而湿润的临床意义是
12. 舌体强硬而胖大，舌苔厚腻的临床意义是

A. 血虚动风
B. 热极生风
C. 阴虚动风
D. 疫毒攻心
E. 肝阳化风
13. 舌红少津而颤动的临床意义是
14. 眩晕、肢体麻木、舌红绛而颤动的临床意义是

A. 胖大舌
B. 瘦薄舌
C. 点刺舌
D. 老舌
E. 强硬舌
15. 气血两虚的舌象是
16. 水湿内停的舌象是

A. 气机不畅
B. 寒湿困脾
C. 内有瘀血
D. 津液匮乏
E. 痰饮内停
17. 患者舌青紫，口燥而漱水不欲咽者为
18. 患者舌质红而少津，多为

A. 正气胜邪，病退好转
B. 热势加重津液伤
C. 正不胜邪，胃气暴绝
D. 邪气由表入里
E. 病情由虚转实
19. 患者舌苔厚腻骤然消退为
20. 患者舌苔厚腻逐渐消退为

A. 苔白而湿润
B. 薄白苔
C. 积粉苔
D. 苔白糙裂
E. 白腻苔
21. 温病秽浊与热毒内结可见
22. 温病化热，津液暴伤可见

二、参考答案

A1 型题

1. A	2. C	3. B	4. E	5. E
6. D	7. E	8. D	9. D	10. B
11. C	12. B	13. E	14. D	15. A
16. B	17. D	18. A	19. E	20. C
21. A	22. D	23. B	24. B	25. D
26. B	27. A	28. D	29. E	30. C
31. B	32. C	33. B	34. B	35. C
36. B	37. C	38. C	39. E	40. D
41. B	42. C	43. D	44. A	45. D
46. B	47. E	48. D	49. C	50. B
51. B	52. D	53. D	54. E	55. A

56.C 57.B 58.C 59.D 60.D
61.E 62.D 63.C

A2 型题

1.C 2.B 3.A 4.B

B1 型题

1.C 2.D 3.D 4.A 5.B
6.A 7.E 8.D 9.E 10.B
11.E 12.A 13.C 14.E 15.B
16.A 17.C 18.D 19.C 20.A
21.C 22.D

三、重点解析

A1 型题

1.A 舌体瘦薄,舌色淡白者,多见于久病气血两虚。B见于寒湿壅盛或阳虚水湿内停,C见于脏腑热极或血分热盛,D见于瘀血证,E见于邪热炽盛、阴液亏虚等。

2.C 舌红肿胀多属邪热夹酒毒上壅,A、B、D、E均属血行瘀滞。故本题选C。

4.E 舌红绛而光,多属久病阴虚火旺,或热病后期阴液耗损。A可见舌红少苔;B可见舌质淡红,边有齿痕;C、D可见淡白舌。故本题选E。

5.E 见舌色绛,多提示邪热亢盛、热入营血、阴虚火旺。而又为外感病,可以排除其余选项,而为热入营血。

36.B 年龄是舌象生理变异的重要因素之一。如老年人精气渐衰,气血常常偏虚,脏腑功能减退,气血运行迟缓,舌色多暗红;儿童阴阳稚弱,脾胃功能尚薄,生长发育很快,往往处于代谢旺盛而营养相对不足的状态,故舌多淡嫩,舌苔偏少易剥。

44.A 淡白舌黄腻苔,舌色淡白主虚寒,而苔黄腻又主湿热,舌色与舌苔反映的病性相反,但舌质主要反映正气,舌苔主要反映病邪,若平素脾胃虚寒者,复感湿热之邪便可见上述舌象,此为寒热夹杂,本虚标实。

45.D 苔质主要观察舌苔的厚薄、润燥、腻腐、剥落、真假等方面的改变。

B1 型题

1.C 2.D 邪入营血,气血沸涌,耗伤营阴而致血液浓缩瘀滞,虚火上炎,舌体脉络充盈,故舌呈绛红;气血瘀滞,血行不畅,故见舌质紫暗;A为正常舌象,B可见于气血两虚、阳虚,E可见于脏腑热极或血分热盛。故第1题选C,第2题选D。

3.D 4.A 舌苔黄燥提示热盛伤津,热退津复则舌苔转为白润;外感病证多见舌苔薄白,病邪进一步入里,则舌苔转为白厚。

第四单元 闻 诊

一、习 题

A1 型题

1. 独语、错语的共同临床意义是
   A. 风痰阻络 B. 热扰心神
   C. 心气大伤 D. 心气不足
   E. 痰火扰心

2. 自言自语,喃喃不休,见人语止,首尾不续者,称为
   A. 郑声 B. 谵语 C. 错语
   D. 夺气 E. 独语

3. 外感风寒或风热之邪,或痰湿壅肺,肺失宣肃,导致的音哑或失音,称为
   A. 子喑 B. 金破不鸣
   C. 金实不鸣 D. 少气
   E. 短气

4. 下列各项,属于白喉临床表现的是
   A. 咳声低微无力
   B. 咳声如犬吠,伴有声音嘶哑,吸气困难
   C. 咳嗽阵发,发则连声不绝,咳声终止时有鸡啼样回声
   D. 咳声重浊紧闷
   E. 咳声不扬,痰稠色黄,不易咳出

5. 顿咳常见于
   A. 青年 B. 老年 C. 小儿
   D. 女性 E. 男性

6. 咳声重浊、痰白清稀属
   A. 风寒 B. 寒湿 C. 痰饮
   D. 燥热 E. 肺热

7. 咳声如犬吠样可见于
   A. 百日咳 B. 白喉 C. 感冒
   D. 肺痨 E. 肺痿

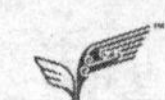

8. 唐代以前所称的“哕”，是指
A. 呃逆 B. 嗳气
C. 恶心 D. 干呕
E. 噫气

9. 下列各项中不属于四诊听声音内容的是
A. 错语 B. 呃逆
C. 嗳气 D. 咳嗽
E. 耳鸣

10. 胃热患者的口气为
A. 酸臭 B. 奇臭
C. 臭秽 D. 腥臭
E. 腐臭

11. 下列各项中不会出现口臭的是
A. 龋齿 B. 心火
C. 胃热 D. 宿食
E. 内有溃腐脓疡

12. 由于情志抑郁不舒而发出的长吁短叹之声，称为
A. 嗳气 B. 呃逆
C. 太息 D. 短气
E. 呵欠

13. 咳声短促，连续不断，咳后有鸡鸣样回声，病证为
A. 顿咳 B. 肺痨
C. 肺痈 D. 肺痿
E. 白喉

14. 寒湿痰浊停肺咳嗽的特点是
A. 咳声轻清低微
B. 咳声重浊紧闷
C. 咳声不扬，痰黄稠
D. 阵发性痉挛性咳嗽
E. 干咳无痰或少痰

15. 下列各项，哮的临床意义是
A. 痰饮内伏，复感外邪所诱发
B. 风寒袭肺
C. 燥邪犯肺
D. 肺阴亏虚
E. 肺肾阴虚

16. 呕吐呈喷射状的临床意义是
A. 热伤胃肠 B. 脾胃阳虚
C. 热扰神明 D. 食滞胃脘
E. 饮邪犯胃

17. 嗳气频作响亮，嗳后脘腹胀减，发作与情志相关的临床意义是
A. 宿食内停 B. 胃阳虚
C. 寒邪犯胃 D. 肝气犯胃
E. 胃虚气逆

18. 咳声不扬、痰黄难咯的临床意义是
A. 久病肺气虚损，失于宣降
B. 热邪犯肺，灼伤肺津
C. 风邪与伏痰搏结，郁而化热，阻遏气道
D. 肺肾阴虚，疫毒攻喉
E. 肺肾亏虚，气失摄纳

19. 咳声如犬吠、声音嘶哑、吸气困难的临床意义是
A. 风邪与痰热搏结
B. 久病肺气虚损
C. 燥邪犯肺
D. 寒痰湿浊停肺
E. 肺肾阴虚疫毒攻喉

20. 口气酸臭，伴食欲不振、脘腹胀满的临床意义是
A. 肝胃蕴热 B. 胃肠蕴热
C. 食积胃肠 D. 内有脓疡
E. 口腔不洁

21. 口气臭秽难闻、牙龈腐烂的临床意义是
A. 牙疳 B. 内有脓疡
C. 胃热 D. 口腔不洁
E. 龋齿

22. 古代所称“噫气”为
A. 呃逆 B. 嗳气 C. 少气
D. 呵气 E. 矢气

23. 表现为神志不清，语无伦次，声高有力的是
A. 错语 B. 独语 C. 谵语
D. 呓语 E. 郑声

24. 郑声的病机是
A. 心气不足，神失所养
B. 心气大伤，精神散乱
C. 瘀血阻遏心窍
D. 热扰心神，神明失主
E. 痰湿阻闭心窍

25. 语言错乱，语后自知言错称为
A. 错语 B. 独语 C. 谵语
D. 呓语 E. 郑声

26. 下列各项，与虚喘发作关系最密切的是
A. 心、肺 B. 肝、肺 C. 肺、肾
D. 脾、肺 E. 脾、肾

27. 引起哮病发作最常见的诱因是
A. 瘀血内阻 B. 感受外邪 C. 劳倦过度
D. 过食辛辣 E. 情志失调

28. 表现为喘声低微，呼吸短促难续，得一长息为快，动则喘甚的是
A. 风寒袭肺　B. 痰湿阻肺
C. 痰热壅肺　D. 肺肾气虚
E. 肺脾气虚

29. 表现为咳声轻清低微的是
A. 风寒束表证　B. 风热犯肺证
C. 肺气虚证　D. 肺阴虚证
E. 燥邪犯肺证

30. 表现为干咳无痰或少痰而黏的是
A. 风热犯肺证　B. 燥邪犯肺证
C. 热邪犯肺证　D. 痰湿阻肺证
E. 痰热壅肺证

31. 久病体虚之人出现嗳气的特点是
A. 嗳气频作，脘腹冷痛
B. 嗳气频作，声音响亮
C. 嗳气声低而断续
D. 嗳气有酸腐味
E. 饱食之后偶有嗳气

A2 型题

1. 患者吐势较猛，声音壮厉，呕吐出黏稠黄水，或酸或苦，是
A. 热伤胃津，胃失濡养
B. 热扰神明
C. 食滞胃脘，胃失和降，胃气上逆
D. 脾胃阳虚
E. 痰饮停胃，胃气上逆

2. 患者久病重病，发为呃逆不止，声低气怯无力，属于
A. 饮食刺激，胃气上逆动膈
B. 胃气衰败之危候
C. 热邪客于胃
D. 偶感风寒，胃气上逆动膈
E. 痰饮停胃，胃气上逆

3. 患者嗳气频作而响亮，嗳气后脘腹胀减，嗳气发作因情志变化而增减，属于
A. 食积胃肠　B. 胃中有热　C. 脾胃气虚
D. 肝气犯胃　E. 寒邪犯胃

4. 患者在情绪抑郁时，因胸胁胀闷不畅，不自觉地发出的长吁或短叹声，其临床意义是
A. 淤血阻络　B. 痰湿蕴脾
C. 肝气郁结　D. 气阴两虚
E. 脾胃虚寒

5. 患者大便泄泻，臭如败卵，或夹有未消化食物，矢气酸臭的临床意义是
A. 脾胃虚寒　B. 膀胱湿热
C. 伤食　D. 肠中郁热
E. 消渴

B1 型题

A. 热扰心神
B. 痰火扰心
C. 风痰阻络
D. 心气不足
E. 心阴大伤

1. 语言謇涩的临床意义多属
2. 独语的临床意义多属

A. 消渴并发症
B. 有机磷中毒
C. 疮疡溃烂
D. 脏腑败坏，病属危重
E. 水肿病晚期

3. 病室有尸臭气味，为
4. 病室有蒜臭气味，为

A. 热扰心神
B. 痰热扰心
C. 心气虚弱
D. 脏气衰微
E. 宗气大虚

5. 语言时有错乱，语后自知言错，其临床意义是
6. 自言自语，见人便止，首尾不续，其临床意义是

A. 太息
B. 夺气
C. 少气
D. 喘
E. 哮

7. 情绪抑郁时不自觉地发出长吁或短叹声的是
8. 呼吸急促、声高断续、喉间有哮鸣音的是

A. 咳声不扬，痰黄质稠
B. 咳声重浊紧闷，痰多易咯
C. 干咳少痰或无痰
D. 咳声低微无力
E. 咳声如犬吠，声音嘶哑

9. 痰湿阻肺咳嗽的特征是
10. 燥邪犯肺咳嗽的特征是

A. 胃热津伤
B. 食滞胃脘
C. 脾胃阳虚
D. 饮停于胃
E. 颅内肿瘤

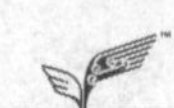

11. 呕吐酸腐味食糜的临床意义是
12. 朝食暮吐、暮食朝吐的临床意义是

A. 消渴
B. 湿热
C. 寒湿
D. 肠中郁热
E. 胃热

13. 尿甜，并散发烂苹果气味，属于
14. 妇女带下臭秽而黄稠，属于

A. 口气酸臭
B. 口气腥臭
C. 口气腐臭
D. 口气臭秽
E. 口气臊臭

15. 胃肠积滞，口气多为
16. 体内有溃腐脓疡，口气多为

A. 干咳少痰
B. 咳声低微
C. 咳声不扬
D. 咳如犬吠
E. 咳声紧闷

17. 白喉患者咳嗽的特点是
18. 热邪犯肺的患者咳嗽的特点是

二、参考答案

A1 型题

1. D 2. E 3. C 4. B 5. C
6. A 7. B 8. A 9. E 10. C
11. B 12. C 13. A 14. B 15. A
16. C 17. D 18. B 19. E 20. C
21. A 22. B 23. C 24. B 25. A
26. C 27. B 28. D 29. C 30. B
31. C

A2 型题

1. A 2. B 3. D 4. C 5. C

B1 型题

1. C 2. D 3. D 4. B 5. C
6. C 7. A 8. E 9. B 10. C
11. B 12. C 13. A 14. B 15. A
16. C 17. D 18. C

三、重点解析

A1 型题

3. C 金实不鸣是指外感风寒或风热之邪，或痰湿壅肺，肺失宣肃，导致的音哑或失音；金破不鸣多因阴虚火旺，肺肾精气内伤所致。

5. C 顿咳多因风邪与痰热相搏结所致，常见于小儿。

9. E 错语、呃逆、嗳气、咳嗽均属四诊中听声音的内容，而耳鸣属患者的自觉症状。

10. C 口气臭秽者多属胃热；B 属牙疳，E 属内有溃腐脓疡。

28. D 病势缓慢，呼吸短浅，急促难续，息微声低，唯以深吸为快，动则喘甚者，为虚喘。是肺肾亏虚，气失摄纳，或心阳气虚所致。

第五单元 问 诊

一、习 题

A1 型题

1. 发热每于劳累后发生或加重，乏力，自汗，气短，其证型是
A. 阴虚 B. 肝郁 C. 气虚
D. 血虚 E. 阳虚

2. 下列几种证候中，寒热往来见于
A. 表寒 B. 里寒 C. 表热
D. 里热 E. 半表半里

3. 下列各项，不是壮热临床表现的是
A. 身发高热，持续不退 B. 口渴饮冷
C. 大汗出 D. 颠顶痛
E. 脉洪大

4. 外感病汗出，热退身凉者，表示
A. 表邪入里 B. 阳气衰少 C. 汗出亡阳
D. 真热假寒 E. 邪去正安

5. 外感热病中，正邪相争，提示病变发展转折点的是
A. 战汗 B. 自汗 C. 盗汗
D. 冷汗 E. 热汗

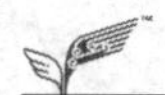

6. 下列各项中，属于病理性汗出的是
   A. 因衣被过厚汗出
   B. 因剧烈活动汗出
   C. 因进食辛辣汗出
   D. 因气候炎热汗出
   E. 因睡眠之时汗出

7. 少阴经头痛的特征是
   A. 前额连眉棱骨痛
   B. 一侧太阳穴处痛
   C. 头后部连项痛
   D. 头痛连齿
   E. 头痛晕沉

8. 阳明经头痛的特征是
   A. 前额连眉棱骨痛
   B. 头两侧太阳穴处痛
   C. 后头部连项痛
   D. 头痛连齿
   E. 颠顶痛

9. 热邪壅肺所致胸痛的特点是
   A. 胸背彻痛　B. 胸痛喘促
   C. 胸痛咳血　D. 胸痛走窜
   E. 胸部刺痛

10. 有形实邪闭阻气机所致疼痛的性质是
    A. 胀痛　B. 灼痛　C. 冷痛
    D. 绞痛　E. 隐痛

11. 视物旋转动荡，如坐舟车之上，称为
    A. 目昏　B. 目痒　C. 目眩
    D. 雀目　E. 内障

12. 下列几种头晕中，属于痰湿内阻所致的是
    A. 头晕胀痛　B. 头晕昏沉
    C. 头晕眼花　D. 头晕耳鸣
    E. 头晕刺痛

13. 饥不欲食可见于
    A. 胃火亢盛　B. 胃强脾弱
    C. 脾胃湿热　D. 胃阴不足
    E. 肝胃蕴热

14. 下列各项中，<u>不会</u>导致渴不多饮的是
    A. 阴虚　B. 湿热　C. 寒湿
    D. 痰饮　E. 瘀血

15. 下列各项中，<u>不会</u>出现口渴多饮的是
    A. 热盛伤津　B. 汗出过多
    C. 剧烈呕吐　D. 泻下过度
    E. 湿热内阻

16. 下列各项中，可见口干但欲漱水而不欲饮的是
    A. 湿热　B. 阴虚
    C. 痰饮　D. 瘀血
    E. 温病营分证

17. 肝胃蕴热的口味是
    A. 口中泛酸　B. 口淡无味
    C. 口甜黏腻　D. 口中味苦
    E. 口中味咸

18. 患者口淡乏味，常提示的是
    A. 痰热内盛　B. 湿热蕴脾
    C. 肝胃郁热　D. 脾胃气虚
    E. 食滞胃脘

19. 大便中夹有较多未消化的食物，其常见临床意义是
    A. 肝脾不调　B. 寒湿内盛
    C. 大肠湿热　D. 脾胃虚弱
    E. 食滞胃肠

20. 下列各项中，<u>不会</u>导致妇女月经先期的是
    A. 肝郁血热　B. 阳盛血热
    C. 营血亏损　D. 阴虚火旺
    E. 脾气亏虚

21. 发热为午后、夜间低热，其临床意义是
    A. 阳明腑实　B. 阴虚火旺
    C. 温病入营　D. 湿温内蕴
    E. 热邪客表

22. 小儿夏季长期发热，秋凉自愈，其临床意义是
    A. 气虚　B. 血虚
    C. 阴虚　D. 气血两虚
    E. 气阴两虚

23. 长期微热，兼疲乏、少气、自汗，其临床意义是
    A. 气虚　B. 血虚
    C. 阴虚　D. 阳虚
    E. 气阴两虚

24. 恶寒战栗与高热交替发作，发有定时，属于
    A. 少阳病　B. 疟疾
    C. 热入血室　D. 阳明病
    E. 表寒证

25. 自汗的临床意义是
    A. 气虚　B. 阴虚　C. 血虚
    D. 痰盛　E. 气滞

26. 亡阴之汗的特点是
    A. 汗热而黏如油
    B. 汗热味淡不黏

 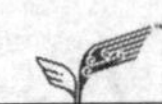

C. 汗冷味淡不黏
D. 汗冷味淡而黏
E. 恶寒战栗汗出

27. 半身汗出多见于
A. 中焦湿热 B. 阳气虚损
C. 阴虚火旺 D. 痰瘀阻络
E. 气阴两虚

28. 手足心汗出量多常见于
A. 血瘀 B. 气滞 C. 阴虚
D. 气虚 E. 阳虚

29. 下列各项中，与微热无关的是
A. 气虚 B. 阴虚 C. 血虚
D. 胃肠热盛 E. 气阴两虚

30. 下列各项中，不属于亡阳脱汗表现的是
A. 冷汗淋漓 B. 面色苍白
C. 四肢厥冷 D. 恶寒战栗
E. 脉微欲绝

31. 下列各项中，不会导致但头汗出的是
A. 元气将脱 B. 气阴两虚
C. 上焦热盛 D. 中焦湿热
E. 虚阳上越

32. 半身汗出的是
A. 风痰阻络 B. 进食热汤
C. 元气将脱 D. 阴经郁热
E. 阳明燥热

33. 下列各项中，会导致酸痛的是
A. 火邪窜至经络 B. 寒邪阻滞经络
C. 湿侵肌肉关节 D. 气血亏虚
E. 风邪偏胜

34. 下列各项中，会导致疼痛兼有空虚感的是
A. 气机阻滞 B. 湿邪困阻气机
C. 风邪偏盛 D. 气血阴精不足
E. 瘀血阻滞

35. 下列各项中，与胁痛无关的是
A. 饮停胸胁 B. 肝郁气滞
C. 肝血瘀阻 D. 胃阴亏虚
E. 肝胆湿热

36. 久病畏寒的临床意义是
A. 寒邪表证 B. 风邪表证
C. 内湿证 D. 里虚寒证
E. 里虚热证

37. 下列各项中，不属于微热临床意义的是
A. 气郁 B. 气虚
C. 阳明热盛 D. 阴虚
E. 血虚

38. 气郁发热的临床表现是
A. 时有低热，兼面白、头晕、舌淡、脉细
B. 长期微热，劳累则甚，兼疲乏、少气、自汗
C. 长期低热，兼颧红、五心烦热
D. 每因情志不舒而时有微热，兼胸闷、急躁易怒、叹息
E. 小儿于夏季气候炎热时长期发热，兼有烦渴、多尿、无汗，至秋凉自愈

39. 下列各项中，不属于疟疾发作时的临床表现是
A. 寒热往来有定时 B. 寒热往来无定时
C. 剧烈头痛 D. 多汗
E. 口渴

40. 属于病理性汗出的是
A. 气候炎热而汗出 B. 衣被过厚而汗出
C. 体力活动时汗出 D. 睡眠时汗出不止
E. 进食辛辣时汗出

41. 下列各项中，不属于绝汗临床表现的是
A. 汗热而黏 B. 冷汗淋漓如水
C. 面色苍白 D. 战栗汗出
E. 四肢厥冷

42. 外生殖器及其周围汗出的临床意义是
A. 下焦湿热 B. 阴虚火旺
C. 气郁化火 D. 阳明热盛
E. 痰瘀阻络

43. 头目胀痛多见于
A. 气血亏虚 B. 肝阳上亢
C. 气阴两虚 D. 阴虚火旺
E. 上焦湿热

44. 冷痛的临床表现是
A. 疼痛尚微，绵绵不休 B. 疼痛伴冷感，喜暖
C. 疼痛剧烈，如刀绞割 D. 疼痛伴有沉重感
E. 疼痛带有空虚感

45. 湿温潮热的临床表现是
A. 至夏则热，秋凉则止
B. 身热不扬，午后热甚
C. 午后发热，入夜尤甚
D. 长期发热，劳必益甚
E. 入夜发热，天明热退

46. 午后或入夜发热，似有热发自骨内之感，伴颧红、盗汗等症多见于
A. 湿温潮热 B. 日晡潮热

C. 气虚发热　　D. 阴虚发热
E. 热入营血

47. 寒热往来，发无定时，伴口苦、咽干、目眩、胁痛、脉弦，其临床意义是
A. 湿温病　　B. 疟疾
C. 少阳病　　D. 外感表证
E. 阳明病

48. 表邪入里，里热亢盛，蒸津外泄的临床表现为
A. 脱汗　　B. 绝汗　　C. 战汗
D. 偏汗　　E. 大汗

49. 头痛连项，遇风加重，为
A. 风热　　B. 风寒　　C. 风湿
D. 肾虚　　E. 阳虚

50. 掣痛的临床意义是
A. 寒邪阻滞经络　　B. 筋脉失养
C. 湿侵肌肉关节　　D. 实邪闭阻气机
E. 风邪偏胜

51. 腰痛剧烈，向小腹放射，尿血，其临床意义是
A. 寒湿　　B. 肾虚
C. 带脉损伤　　D. 瘀血阻络
E. 结石阻滞

52. 结石阻滞胆管所引起的上腹痛的疼痛性质为
A. 刺痛　　B. 胀痛　　C. 绞痛
D. 掣痛　　E. 灼痛

53. 胃脘剧痛暴作，出现压痛及反跳痛，其临床意义是
A. 气滞　　B. 寒邪凝滞
C. 食积　　D. 胃穿孔
E. 胃癌

54. 关节疼痛，游走不定，为
A. 行痹　　B. 痛痹　　C. 着痹
D. 热痹　　E. 寒痹

55. 着痹的临床表现是
A. 关节疼痛剧烈
B. 关节游走窜痛
C. 关节痛而沉重不移
D. 关节红肿热痛
E. 关节痛，小腿部兼见结节红斑

56. 厥阴经头痛的特点是
A. 头痛连齿
B. 侧头部痛，痛在两侧太阳穴附近为甚
C. 颠顶痛
D. 后头部连项痛
E. 前额部连眉棱骨痛

57. 下列各项中，<u>不属于</u>目眩临床意义的是
A. 风热上袭　　B. 痰湿上蒙
C. 肝火上炎　　D. 肝阳化风
E. 阴精不足

58. 胸闷、壮热、鼻翼扇动的临床意义是
A. 心气虚　　B. 痰热壅肺
C. 痰饮停滞　　D. 肺肾气虚
E. 寒邪客肺

59. 脘痞食少，腹胀便溏，辨证为
A. 水湿泛溢　　B. 脾胃虚弱
C. 痰湿中阻　　D. 气阴两伤
E. 气血亏虚

60. 下列各项中，<u>不会</u>导致麻木的是
A. 湿热内阻　　B. 气血亏虚
C. 肝风内动　　D. 痰瘀阻络
E. 风痰阻络

61. 下列病证中，以胸痛憋闷、痛引肩臂为主症的是
A. 胸痹　　B. 真心痛
C. 肺痈　　D. 肺痨
E. 肺胀

62. 厌食，脘腹胀满，嗳气酸腐辨证为
A. 脾胃气虚　　B. 湿邪困脾
C. 食滞胃脘　　D. 肝胆湿热
E. 脾胃阳虚

63. 口燥咽干，但不多饮，兼见潮热、盗汗、颧红，原因是
A. 内有痰饮　　B. 内有瘀血
C. 内有食积　　D. 阴液耗伤
E. 内有积热

64. 消渴病的临床表现是
A. 口渴不欲饮
B. 大渴引饮，小便量多
C. 口渴喜冷饮
D. 口渴漱水不欲咽
E. 口渴喜热饮

65. 消谷善饥的临床意义是
A. 胃火炽盛　　B. 胃阴不足
C. 脾胃虚弱　　D. 脾胃湿热
E. 脾阳虚衰

66. "除中"是指
A. 久病食入不消　　B. 久病胃脘痞满
C. 久病不能进食　　D. 久病突然欲食
E. 胃热消谷善饥

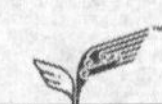

67. 妇女怀孕厌食、呕恶称为
A. 少食 B. 厌食 C. 恶阻
D. 恶食 E. 纳呆

68. 口中泛酸的临床意义是
A. 胃肠湿热 B. 阳明热盛
C. 痰湿中阻 D. 脾失健运
E. 肝胃蕴热

69. 口有涩味，如食生柿子，是为
A. 胃肠湿热 B. 痰湿中阻
C. 燥热伤津 D. 肝胆火旺
E. 肾阳虚损

70. 泻下黄糜，兼见腹痛，肛门灼热，辨证为
A. 脾胃虚寒 B. 脾胃湿热
C. 肠风下血 D. 大肠湿热
E. 肝郁乘脾

71. 下列各项中，与水液代谢<u>无关</u>的是
A. 膀胱 B. 肺 C. 肝
D. 脾 E. 肾

72. 下列各项中，<u>不属于</u>阳虚证的是
A. 夜尿频数 B. 尿清而长
C. 尿急而痛 D. 多尿遗尿
E. 尿少浮肿

73. 小便频数，量少、色赤、刺痛者是
A. 膀胱湿热 B. 肾阳不足
C. 肾气不固 D. 结石阻塞
E. 膀胱失约

74. 下列各项中，<u>不会</u>导致癃闭的是
A. 瘀血阻塞
B. 湿热蕴结膀胱
C. 结石阻塞
D. 肾阳不足，气化不利
E. 肾气不固

75. 临床表现为小便不畅，点滴而出的病证是
A. 癃证 B. 闭证 C. 尿少
D. 淋证 E. 遗尿

76. 下列各项中，<u>不会</u>导致月经后期的是
A. 血虚 B. 气滞 C. 寒凝
D. 血瘀 E. 湿热

77. 妇女带下色白量多，清稀如涕，无臭味，其临床意义是
A. 脾虚气弱 B. 冲任亏虚
C. 寒湿下注 D. 湿热下注
E. 肝经郁热

78. 妇女月经先期而至、量多、色深、质稠的临床意义是
A. 肝气郁滞 B. 气不摄血
C. 瘀血积滞 D. 阳盛血热
E. 寒邪凝滞

79. 带下色黄、质黏、臭秽的临床意义是
A. 脾气虚弱 B. 湿热下注
C. 脾肾阳虚 D. 肝肾阴虚
E. 寒湿下注

80. 心脉急骤闭塞不通的临床表现是
A. 左胸心前区憋闷作痛，时痛时止
B. 胸背彻痛，面色青灰，手足青冷
C. 胸痛，壮热面赤，喘促鼻扇
D. 胸痛，颧赤盗汗，午后潮热，咳痰带血
E. 胸痛，壮热，咳吐脓血腥臭痰

81. 进食后胃脘疼痛加剧见于
A. 胃穿孔 B. 胃阴虚
C. 胃实热 D. 胃癌
E. 脾气虚弱

82. 小腹胀痛或刺痛，且随月经周期而发者，辨证属
A. 寒凝经络 B. 胞宫气滞血瘀
C. 脾胃虚寒 D. 肾阳亏虚
E. 冲任亏虚

83. 颠顶痛者多属
A. 阳明经头痛 B. 少阳经头痛
C. 太阳经头痛 D. 厥阴经头痛
E. 太阴经头痛

84. 肠道梗阻、扭转或套叠，气机闭塞不通，其临床表现是
A. 胁的一侧或两侧疼痛
B. 胃脘痛
C. 全腹痛，伴压痛、反跳
D. 脐外侧及下腹部突然剧烈绞痛，向大腿内侧及阴部放射，尿血
E. 腹部持续性疼痛，阵发性加剧，伴腹胀、呕吐、便秘

85. 腰脊疼痛，痛连下肢者，缘于
A. 肾阳虚 B. 肾气虚
C. 经络痹阻 D. 结石阻滞
E. 带脉损伤

86. 肺阴亏虚，虚火灼络所致胸痛的特点是
A. 胸痛，壮热面赤，喘促鼻扇
B. 胸痛，壮热，咳吐脓血腥臭痰
C. 胸痛，潮热盗汗，咳痰带血

D. 胸背彻痛剧烈，面色青灰，手足青冷
E. 胸部憋闷作痛，痛引肩臂，时痛时止

87. 肾虚腰痛的特点是
A. 腰部冷痛沉重，遇寒冷阴雨天加剧
B. 腰部经常酸软而痛
C. 腰部刺痛拒按，痛处固定不移
D. 腰部突然剧痛，向少腹部放射
E. 腰脊疼痛连及下肢

88. 腰部冷痛沉重，阴雨天加重的临床意义是
A. 肾虚 B. 寒湿
C. 瘀血阻络 D. 结石阻滞
E. 带脉损伤

89. 胃穿孔的临床表现是
A. 胁的一侧或两侧疼痛
B. 胁痛，患侧肋间饱满胀痛，咳唾引痛
C. 胃脘剧痛暴作，伴压痛、反跳痛
D. 脐外侧及下腹部突然剧烈绞痛，向大腿内侧及阴部放射
E. 胃脘部持续性疼痛，进食后疼痛加剧

90. 腰部突然剧痛，向少腹部放射，尿血的临床意义是
A. 肾虚 B. 寒湿
C. 瘀血阻络 D. 结石阻滞
E. 带脉损伤

91. 瘀血阻络所致腰痛的临床表现是
A. 腰部冷痛沉重，寒冷阴雨天加重
B. 腰部突然剧痛，向少腹部放射
C. 腰部刺痛拒按，痛处固定不移
D. 腰脊疼痛，连及下肢
E. 腰部酸痛

92. 肝火上炎头晕的特点是
A. 头晕而胀，烦躁易怒，舌红苔黄，脉弦数
B. 头晕胀痛，头重脚轻，舌红少津，脉弦细
C. 头晕面白，神疲乏力，舌淡，脉细弱
D. 头晕且重，如物裹缠，痰多苔腻
E. 头晕耳鸣，腰酸遗精

93. 因肝阳上亢而致的头晕，其临床表现是
A. 头晕而胀，烦躁易怒，舌红苔黄，脉弦数
B. 头晕胀痛，头重脚轻，腰酸耳鸣，脉弦细
C. 头晕面白，神疲乏力，舌淡，脉细弱
D. 头晕且重，如物裹缠，痰多，苔腻
E. 头晕耳鸣，腰酸遗精

94. 因痰湿内阻而致的头晕，其临床表现是
A. 头晕而胀，烦躁易怒，舌红苔黄，脉弦数
B. 头晕胀痛，头重脚轻，舌红少津，脉弦细
C. 头晕面白，神疲乏力，舌淡，脉细弱
D. 头晕且重，如物裹缠，痰多，苔腻
E. 头晕耳鸣，腰酸遗精

95. 以“十问”来概括问诊内容的医家是
A. 张仲景 B. 张景岳
C. 扁鹊 D. 孙思邈
E. 黄帝

96. 下列各项，唯有通过问诊才能获知的是
A. 面赤 B. 胁胀 C. 苔白
D. 汗出 E. 水肿

97. 诊断表证所必须有的表现是
A. 恶寒 B. 发热 C. 恶风
D. 畏寒 E. 汗出

98. 久病畏寒的临床意义是
A. 风寒袭表 B. 寒邪内侵
C. 感受风邪 D. 风湿外袭
E. 阳气虚衰

99. 自汗、盗汗并见的临床意义是
A. 阴阳两虚证 B. 湿热内蕴证
C. 阳气内郁证 D. 气阴两虚证
E. 气血两虚证

100. 瘀血疼痛的特点是
A. 胀痛 B. 刺痛 C. 重痛
D. 隐痛 E. 空痛

101. 肾精不足的疼痛性质属于
A. 空痛 B. 刺痛 C. 绞痛
D. 掣痛 E. 灼痛

102. 肝火上炎头痛的特点是
A. 胀痛 B. 刺痛 C. 绞痛
D. 掣痛 E. 灼痛

103. 少阴经头痛的特点是
A. 头痛连齿
B. 侧头部痛，痛在两侧太阳穴附近为甚
C. 颠顶痛
D. 后头部连项痛
E. 前额部连眉棱骨痛

104. 头晕而重，如物缠裹，痰多苔腻属于
A. 肝火上炎、肝阳上亢 B. 气血亏虚
C. 痰湿内阻 D. 肾虚精亏
E. 瘀血阻滞

105. 阳明经头痛的特点是
A. 头痛连齿
B. 侧头部痛，痛在两侧太阳穴附近为甚

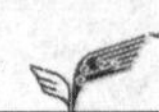

C. 颠顶痛
D. 后头部连项痛
E. 前额部连眉棱骨痛

106. 身重，嗜卧，疲乏多见于
A. 湿困脾阳
B. 水湿泛溢
C. 脾气虚，不能运化水湿
D. 热伤气阴
E. 气血亏虚

107. 耳目的异常变化**不能**反映的脏腑病变是
A. 肝 B. 胆 C. 膀胱
D. 肾 E. 脾

108. 突发耳鸣，声大如潮，按之不减者，多属
A. 肾精亏损 B. 阴虚火旺
C. 肝肾阴虚 D. 肝胆火盛
E. 气血不足

109. 下列各项，**不是**由肝火上扰所致的表现是
A. 耳鸣 B. 耳聋 C. 目眩
D. 目昏 E. 目赤

110. **不属于**失眠症状的是
A. 彻夜不能入眠 B. 睡中容易惊醒
C. 经常不易入睡 D. 睡中时而做梦
E. 易醒不能再睡

111. 下列各项，**不会**导致失眠的是
A. 肝郁化火 B. 食滞胃脘
C. 心脾两虚 D. 胆郁痰扰
E. 心肾不交

112. 精神极度疲惫，神志蒙眬，困倦欲睡，肢冷脉微者，属于
A. 痰湿困脾 B. 脾气虚弱 C. 心肾阳衰
D. 心脾两虚 E. 痰饮内停

113. 瘀血内停的口渴与饮水表现为
A. 渴不多饮，兼身热不扬、头身困重
B. 口燥咽干不多饮，兼颧红盗汗、舌红少津
C. 渴喜热饮，饮量不多，或饮入即吐
D. 口干但欲漱水而不欲咽
E. 口渴饮水不多，兼身热夜甚，心烦不寐

114. 痰饮内停的口渴与饮水表现为
A. 渴不多饮，兼身热不扬、头身困重
B. 口燥咽干不多饮，兼颧红盗汗、舌红少津
C. 渴喜热饮，饮量不多，或饮入即吐
D. 口干但欲漱水而不欲咽
E. 口渴饮水不多，兼身热夜甚，心烦不寐

115. 湿浊停滞者，常有
A. 口甜 B. 口黏腻 C. 口酸
D. 口涩 E. 口咸

116. 脾胃湿热证患者，常有
A. 口甜 B. 口酸
C. 口苦 D. 口涩
E. 口咸

117. 心火上炎，心烦失眠患者，常有
A. 口甜 B. 口酸
C. 口苦 D. 口涩
E. 口咸

118. **不属于**泄泻的病机是
A. 肾阳虚衰 B. 肠道湿热
C. 肠胃积滞 D. 肝肾阴虚
E. 脾胃虚弱

119. 溏结不调的病机是
A. 脾气虚 B. 肝郁脾虚
C. 大肠湿热 D. 脾肾阳虚
E. 肝气犯胃

120. 脾肾阳虚可见
A. 溏结不调 B. 完谷不化
C. 泻下腐臭 D. 里急后重
E. 肛门气坠

121. 湿热蕴结膀胱的临床表现是
A. 小便涩痛
B. 小便失禁
C. 余沥不尽
D. 遗尿
E. 小便频数，色清量多，夜间明显

122. **不属于**排尿感异常的是
A. 尿道涩痛 B. 遗尿
C. 余溺不尽 D. 小便失禁
E. 小便频数

123. 与肾气不固**无关**的是
A. 小便失禁 B. 尿道涩痛
C. 遗尿 D. 小便频数
E. 余溺不尽

124. 月经淡红、质稀，量少者属
A. 气虚 B. 血虚 C. 寒凝
D. 气郁 E. 血热

A2 型题

1. 患者睡眠时时惊醒，不易安卧，其临床意义是
A. 心肾不交 B. 心脾气血虚

C. 胆郁痰扰　　D. 食滞内停
E. 痰湿内盛

2. 患者夜寐不安，腹胀嗳气酸腐，其临床意义是
A. 心肾不交　　B. 气血亏虚
C. 胆郁痰扰　　D. 食滞内停
E. 痰湿内盛

3. 患者困倦嗜睡，伴头目昏沉，胸闷脘痞，肢体困重，其临床意义是
A. 心肾不交
B. 痰湿困脾
C. 脾失健运
D. 正气未复
E. 心肾阳虚，神失温养

4. 患者饭后嗜睡，兼神疲倦怠，食少纳呆，其临床意义是
A. 心肾不交　　B. 痰湿困脾
C. 脾气虚弱　　D. 正气未复
E. 心肾阳虚

5. 患者精神极度疲惫，神志蒙昽，困倦欲睡，肢冷脉微，其临床意义是
A. 心肾不交
B. 痰湿困脾，清阳不升
C. 脾失健运，清阳不升
D. 正气未复
E. 心肾阳虚，神失温养

6. 患者大病之后，精神疲乏而嗜睡的临床意义是
A. 心肾不交
B. 痰湿困脾，清阳不升
C. 脾失健运，清阳不升
D. 正气未复
E. 心肾阳虚，神失温养

7. 患者口渴饮水不多，兼身热夜甚，心烦不寐，舌红绛，其临床意义是
A. 湿热证　　B. 温病营分证
C. 痰饮内停　　D. 瘀血内停
E. 阴虚证

8. 患者渴不多饮，兼身热不扬，头身困重，苔黄腻，其临床意义是
A. 湿热证　　B. 温病营分证
C. 痰饮内停　　D. 瘀血内停
E. 阴虚证

9. 患者渴喜热饮，饮水不多或饮入即吐，其临床意义是
A. 湿热证　　B. 温病营分证
C. 痰饮内停　　D. 瘀血内停
E. 阴虚证

10. 患者口干但欲漱水，不欲咽，其临床意义是
A. 湿热证　　B. 温病营分证
C. 痰饮内停　　D. 瘀血内停
E. 阴虚证

11. 患者味觉减退，口淡无味，其临床意义是
A. 脾胃虚弱
B. 脾胃湿热或脾虚
C. 痰热内盛、湿热蕴脾或寒湿困脾
D. 肝胃郁热或饮食停滞
E. 燥热伤津或脏腑热盛

12. 患者自觉口中有涩味，如食生柿子，其临床意义是
A. 脾胃虚弱
B. 脾胃湿热或脾虚
C. 痰热内盛、湿热蕴脾或寒湿困脾
D. 肝胃郁热或饮食停滞
E. 燥热伤津或脏腑热盛

13. 患者大便中含有较多未消化的食物，其临床意义是
A. 脾虚、肾虚
B. 肝郁脾虚
C. 湿热疫毒，阻滞肠道，肠络受损
D. 气不摄血，或胃肠积热、湿热蕴脾、气血瘀滞
E. 脾虚中气下陷

14. 患者腹痛窘迫，时时欲便，肛门重坠，便出不爽，其临床意义是
A. 大肠郁热下迫直肠
B. 湿热内阻，肠道气滞
C. 肝气犯脾，肠道气滞
D. 脾肾虚弱，肛门失约
E. 脾虚中气下陷

15. 患者排便不通畅，有滞涩难尽之感，其临床意义是
A. 胃肠瘀血
B. 热邪内盛
C. 湿热蕴结，肠道气滞
D. 脾肾虚弱，肛门失约
E. 脾虚中气下陷

16. 患者经期不定，月经或提前或延后七天以上，并连续两个月经周期以上，与其临床意义<u>无关</u>的是
A. 肝气郁滞
B. 瘀血阻滞

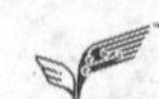

C. 下焦寒湿
D. 冲任失调，血海蓄溢失常
E. 脾肾虚损

B1型题

A. 身热不扬
B. 高热不退
C. 午后低热
D. 日晡潮热
E. 发热重，恶寒轻

1. 阴虚潮热的临床特点是
2. 阳明潮热的临床特点是

A. 疟疾
B. 少阳病
C. 阳明病
D. 伤寒
E. 湿温

3. 往来寒热，发有定时的病证是
4. 往来寒热，发无定时的病证是

A. 盗汗
B. 自汗
C. 战汗
D. 绝汗
E. 大汗

5. 经常汗出不止，活动后更甚，称为
6. 睡时汗出，醒时汗止，称为

A. 刺痛
B. 胀痛
C. 走窜痛
D. 固定痛
E. 掣痛

7. 疼痛部位游走不定，或走窜攻冲作痛，属于
8. 疼痛部位固定不移，属于

A. 肝胃郁热
B. 脾胃虚弱
C. 湿浊停滞
D. 寒水上泛
E. 燥热伤津

9. 口中黏腻的临床意义是
10. 口中泛酸的临床意义是

A. 口淡
B. 口苦
C. 口涩
D. 口甜
E. 口咸

11. 燥热津伤，其口味是
12. 肾病寒水上泛，其口味是

A. 胸痛，颧赤盗汗
B. 胸胁胀痛
C. 左胸憋闷疼痛
D. 胸痛，咳喘，咯痰
E. 胸痛，咳脓血痰

13. 胸痹病胸痛的临床特点是
14. 肝郁气滞证胸痛的临床特点是

A. 气虚失摄，冲任不固
B. 阴虚火旺
C. 下焦湿热
D. 气血亏虚，血海失充
E. 肝气郁滞

15. 月经过多的临床意义是
16. 月经过少的临床意义是

A. 外邪上袭，蒙蔽清窍
B. 肝胆火盛，上扰清窍
C. 痰湿上蒙清窍
D. 肝肾阴虚，肝阳上扰
E. 痰热内扰心神

17. 渐觉耳鸣，声小如蝉鸣，按之鸣声减轻或暂停，辨证为
18. 突发耳鸣，声大如潮声，按之鸣声不减或加重，辨证为

A. 肝阳上亢
B. 痰湿内阻
C. 气虚血少
D. 肝火上炎
E. 肾精不足

19. 头晕昏沉、痰多苔腻的临床意义是
20. 头晕目眩、倦怠乏力的临床意义是

A. 瘀血阻络
B. 肝郁气滞
C. 心肾不交
D. 痰湿困脾
E. 心脉痹阻

21. 嗜睡的临床意义是
22. 失眠的临床意义是

A. 目痛连头，瞳孔扩大
B. 两目昏花，视物不清
C. 目中如云雾状，色青或绿
D. 视物旋转，如坐舟车
E. 黄昏视力明显减退

23. 目昏的临床表现为
24. 雀目的临床表现为

A. 心肾不交
B. 心脾两虚
C. 胆郁痰扰
D. 痰湿困脾
E. 食滞内停

25. 不易入睡，甚至彻夜不眠，其临床意义是
26. 睡后易醒，不易再睡者，其临床意义是

A. 里虚寒证
B. 风热表证
C. 风寒表证
D. 伤风表证
E. 里实寒证

27. 发热轻而恶风自汗的临床意义是
28. 恶寒重发热轻的临床意义是

A. 多食易饥，兼见口渴心烦，口臭便秘
B. 厌食油腻，脘闷呕恶，便溏不爽，肢体困重
C. 食欲减退，兼面色萎黄，食后腹胀，疲倦
D. 厌食油腻，胁肋灼热胀痛，口苦泛恶，身目发黄
E. 纳呆少食，脘腹胀闷，嗳腐食臭

29. 湿热蕴脾可表现为
30. 肝胆湿热可表现为

A. 肝郁乘脾
B. 脾肾阳虚
C. 脾胃气虚
D. 伤食
E. 大肠湿热

31. 大便溏泄，兼见纳少腹胀、大腹隐痛，属
32. 泻下秽臭，泻后痛减，兼见呕恶酸腐、脘闷腹痛，属

A. 口渴喜冷饮
B. 口渴饮水少
C. 口渴喜热饮
D. 饮水即吐
E. 口干但欲漱水不欲咽

33. 热结津伤证口渴的特点为
34. 瘀血内阻证口渴的特点为

A. 咽干口燥，所饮不多
B. 口渴，饮水即吐
C. 口渴但欲漱水不欲咽
D. 口淡不渴
E. 口渴引饮

35. 阴虚内热证口渴的特点为
36. 痰饮内停证口渴的特点为

A. 饥不欲食
B. 消谷善饥
C. 嗜食异物
D. 除中
E. 厌食

37. 厌恶食物或恶闻食臭者，称为
38. 食欲旺盛，食后不久即感饥饿者，称为

A. 口淡乏味
B. 口中甜味
C. 口中泛酸
D. 口涩
E. 口苦

39. 肝胃郁热证的口味可见
40. 脾胃湿热证的口味可见

A. 黎明前腹痛作泻，泻后则安，兼见形寒肢冷，腰膝酸软者
B. 便溏臭糜，泻下不爽
C. 肛门重坠，甚则脱出
D. 腹痛而排便不畅
E. 时时欲泻，便出不爽

41. 脾肾阳虚泄泻的临床表现为
42. 脾虚中气下陷的临床表现为

A. 饮邪停胃
B. 肝郁乘脾
C. 脾胃虚弱
D. 痰湿中阻
E. 食滞胃脘

43. 脘痞，嗳腐吞酸，辨证为
44. 脘痞，胃脘有振水声，辨证为

A. 脾胃虚弱
B. 命门火衰
C. 食滞胃肠
D. 脾阳虚衰
E. 大肠湿热

45. 腹胀喜按，辨证为
46. 腹胀拒按，辨证为

A. 恶寒重发热轻
B. 发热轻而恶风
C. 发热重恶寒轻
D. 寒热往来
E. 但寒不热

47. 风寒表证的特征是
48. 伤风表证的特征是

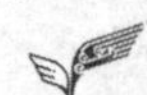

A. 恶寒发热
B. 但寒不热
C. 但热不寒
D. 寒热往来
E. 无明显寒热症状

49. 表证的寒热特征是
50. 半表半里证的寒热特征是

A. 恶寒发热
B. 但寒不热
C. 但热不寒
D. 寒热往来
E. 无明显寒热症状

51. 里热证的寒热特征是
52. 里寒证的寒热特征是

A. 太阳经
B. 少阳经
C. 阳明经
D. 少阴经
E. 厥阴经

53. 两侧头痛属于
54. 前额连眉棱骨痛属于

A. 太阳经
B. 少阳经
C. 阳明经
D. 少阴经
E. 厥阴经

55. 颠顶痛属于
56. 后头连项痛属于

A. 左胸心前区憋闷作痛，时痛时止
B. 胸痛剧烈，面色青灰，手足青冷
C. 胸痛，颧赤盗汗，午后潮热
D. 胸痛，咳喘气粗，壮热面赤
E. 胸痛，壮热，咳吐脓血腥臭痰

57. 真心痛的临床表现是
58. 胸痹的临床表现是

A. 左胸心前区憋闷作痛，时痛时止
B. 胸痛剧烈，面色青灰，手足青冷
C. 胸痛，颧赤盗汗，午后潮热
D. 胸痛，咳喘气粗，壮热面赤
E. 胸痛，壮热，咳吐脓血腥臭痰

59. 肺痈的临床表现是
60. 肺痨的临床表现是

A. 热结便秘
B. 寒凝便秘
C. 阴虚便秘
D. 气虚便秘
E. 血虚便秘

61. 大便秘结，舌红少苔，脉细数者，属
62. 大便秘结，舌苔黄厚而燥，脉沉数者，属

A. 血瘀
B. 血虚
C. 阳虚寒凝
D. 湿热蕴结
E. 气滞

63. 经前或经期小腹胀痛，多属
64. 经前或经期小腹刺痛拒按，多属

A. 白带
B. 黄带
C. 赤带
D. 五色带
E. 赤白带

65. 寒湿下注多见
66. 湿热下注多见

二、参考答案

A1 型题

1. C	2. E	3. D	4. E	5. A
6. E	7. D	8. A	9. B	10. D
11. C	12. B	13. D	14. C	15. E
16. D	17. A	18. D	19. E	20. C
21. B	22. E	23. A	24. B	25. A
26. A	27. D	28. C	29. D	30. D
31. B	32. A	33. C	34. D	35. D
36. D	37. C	38. D	39. B	40. D
41. D	42. A	43. B	44. B	45. B
46. D	47. C	48. E	49. B	50. B
51. E	52. C	53. D	54. A	55. C
56. C	57. A	58. B	59. B	60. A
61. A	62. C	63. D	64. B	65. A
66. D	67. C	68. E	69. C	70. D
71. C	72. C	73. A	74. E	75. A
76. E	77. C	78. D	79. B	80. B
81. C	82. B	83. D	84. E	85. C
86. C	87. B	88. B	89. C	90. D
91. C	92. A	93. B	94. D	95. B
96. B	97. A	98. E	99. D	100. B
101. A	102. A	103. A	104. C	105. E
106. C	107. C	108. D	109. D	110. D
111. A	112. C	113. D	114. C	115. B

116. A	117. C	118. D	119. B	120. B
121. A	122. E	123. B	124. B	

A2 型题

1. C	2. D	3. B	4. C	5. E
6. D	7. B	8. A	9. C	10. D
11. A	12. E	13. A	14. B	15. C
16. C				

B1 型题

1. C	2. D	3. A	4. B	5. B
6. A	7. C	8. D	9. C	10. A
11. C	12. E	13. C	14. B	15. A
16. D	17. D	18. B	19. B	20. C
21. D	22. C	23. B	24. E	25. A
26. B	27. D	28. C	29. B	30. D
31. C	32. D	33. A	34. E	35. A
36. B	37. E	38. B	39. C	40. B
41. A	42. C	43. E	44. A	45. A
46. C	47. A	48. B	49. A	50. D
51. C	52. B	53. B	54. C	55. E
56. A	57. B	58. A	59. E	60. C
61. C	62. A	63. E	64. A	65. A
66. B				

三、重点解析

A1 型题

1. C　阴虚发热表现为长期低热，兼颧红、五心烦热；肝郁发热表现为每因情志不舒时有微热，兼胸闷、急躁易怒；气虚发热表现为长期微热，劳累则甚，兼疲乏、少气、自汗；血虚发热表现为时有低热，兼面白、头晕、舌淡、脉细；阳虚发热表现为低热兼有形寒怕冷、面色白。

2. E　寒热往来见于病在半表半里，其余均不能出现寒热往来。

4. E　战汗是指患者先恶寒战栗而后汗出的症状，为正邪剧争所致，是病变发展的转折点。若汗出热退，脉静身凉，提示邪去正安，疾病向愈；若汗出而身热不退，烦躁不安，脉来急疾，提示邪盛正衰，病情恶化。

6. E　本题考查特殊汗出的鉴别。正常人在体力活动、进食辛辣、气候炎热、衣被过厚、情绪激动等情况下出汗，属生理现象；而睡眠中汗出，醒则汗止为阴虚的表现，属病理性汗出。

7. D　少阴经头痛连齿；A 为阳明经头痛；B 为少阳经头痛；C 为太阳经头痛。故本题选 D。

10. D　胀痛是气滞致痛的特点，灼痛是火邪致痛的特点，冷痛是寒邪致痛的特点，绞痛是有形实邪致痛的特点，隐痛是虚证疼痛的特点。

11. C　目眩指患者自觉视物旋转动荡，如坐舟车，或眼前如有蚊蝇飞动的症状；目昏指视物昏暗、模糊不清的症状；目痒指自觉眼睑、眦内目珠瘙痒的症状；雀目指白昼视力正常，每至黄昏以后视力减退、视物不清的症状；内障指有翳在黑睛内遮瞳子而言。

12. B　痰湿内阻所致头晕为头晕昏沉；头晕胀痛见于肝火上炎、肝阳上亢，脑神被扰所致；头晕眼花多为肝阴不足；头晕耳鸣多为肾虚精亏、髓海失养所致。

13. D　胃阴不足，虚火内扰，则有饥饿感；阴虚失润，胃的腐熟功能减退，故饥不欲食。

14. C　渴不多饮即患者虽有口干或口渴感觉，但又不想喝水或饮水不多，是津液轻度损伤或津液输布障碍的表现，可见于阴虚、湿热、痰饮、瘀血等证。

16. D　因瘀血内阻，津失输布，故口干，但体内津液本不亏乏，故但欲漱水而不欲饮。A、E 多见渴不多饮，B 多见口渴咽干，C 多见渴喜热饮而量不多。故本题选 D。

20. C　妇女月经先期多因脾气亏虚、肾气不足、阴虚火旺、肝郁血热、阳盛血热、冲任不固等，而营血亏损多导致月经过少。

22. E　小儿夏季发热属于微热，由于小儿气阴不足，不能适应夏令炎热气候所致。

97. A　外感病初期的表证阶段，有的患者虽然只有恶寒的感觉，并不觉得发热，但实际体温多有升高，随着病情的发展，患者很快就会出现同时发热的感觉，因此，恶寒与发热并见是诊断表证的重要依据。特别是恶寒一症，尤为诊断表证所必需。

99. D　自汗指醒时经常汗出，活动尤甚的症状，多见于气虚证和阳虚证。盗汗指睡则汗出，醒则汗止的症状，多见于阴虚证。若气阴两虚，常自汗、盗汗并见。因为阳气亏虚，不能固护肌表，玄府不密，津液外泄，故见自汗；阴虚阳亢而生内热，入睡则卫阳由表入里，肌表不固，内热加重，蒸津外泄而汗出；醒后卫阳由里出表，内热减轻而肌表得以固密，故汗止。

118. D　泄泻又称腹泻。指大便次数增多，粪质稀薄不成形，甚至呈水样的症状。外感风寒湿热疫毒之邪，或饮食所伤，食物中毒，痨虫或寄生虫积于肠道，或情志失调，肝气郁滞，或久病脾肾阳气亏虚等，均可导致脾失健运，小肠不能分清别浊，大肠传导亢进，水湿下趋而成泄泻。肝肾阴虚，津液匮乏，一般不会出现泄泻。

120. B　完谷不化指大便中含有较多未消化食物的症状。病久体弱者见之，多属脾虚、肾虚，是火不暖土的表现；新起者多为食滞胃肠。

B1 型题

57. B　58. A　胸痛剧烈，面色青灰，手足青冷者，多因心脉急骤闭塞所致，可见于厥心痛（真心痛）等病。左

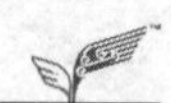

胸心前区憋闷作痛，时痛时止者，多因痰、瘀等邪阻滞心脉所致，可见于胸痹等病。

59..E 60.C 胸痛，壮热，咳吐脓血腥臭痰者，多因痰热阻肺，热壅血瘀所致，可见于肺痈等病。胸痛，颧赤盗汗，午后潮热者，多因肺阴亏虚，虚火灼络所致，可见于肺痨等病。

第六单元 脉 诊

一、习 题

A1 型题

1. 按左关脉可候的脏腑和部位是
A. 心与膻中 B. 肾与小腹
C. 脾与胃 D. 肝、胆与膈
E. 肺与胸中

2. 下列各项中，**不属于**正常脉象特点的是
A. 不浮不沉 B. 不快不慢
C. 柔和有力 D. 从容和缓
E. 节律一致

3. **不属于**滑数脉主病的是
A. 痰热 B. 痰火
C. 食积化火 D. 肝气郁结
E. 湿热

4. 下列各项中，**不属于**气血不足证常见脉象的是
A. 虚 B. 细 C. 涩
D. 微 E. 结

5. 寒邪中阻，宿食不化，腹痛拒按，舌苔白厚，脉象可见
A. 滑数 B. 弦紧 C. 结代
D. 细涩 E. 迟缓

6. 下列脉象中，**没有**脉率快特点的是
A. 数 B. 促 C. 滑
D. 疾 E. 动

7. 下列脉象中，指下**没有**脉气紧张感的是
A. 弦 B. 紧 C. 长
D. 革 E. 牢

8. 结脉、促脉、代脉，其脉象的共同特点是
A. 脉来较数 B. 脉来时止 C. 止无定数
D. 脉来缓慢 E. 止有定数

9. 下列各项中，**不属于**弦脉所主病证的是
A. 肝郁 B. 胃热 C. 诸痛
D. 痰饮 E. 疟疾

10. 下列各项中，**不属于**涩脉临床所主的是
A. 气滞 B. 血瘀 C. 精伤
D. 血少 E. 热盛

11. 下列各项中，**不属于**滑脉所主的是
A. 痰饮 B. 食滞 C. 实热
D. 疟疾 E. 恶阻

12. 下列脉象中，**不主**实证的是
A. 弦 B. 微 C. 滑
D. 紧 E. 长

13. 下列脉象中，**不主**虚证的是
A. 滑 B. 结 C. 细
D. 短 E. 疾

14. 濡脉与弱脉的主要区别在于
A. 脉位的浮沉 B. 脉力的强弱
C. 脉形的长短 D. 脉率的快慢
E. 脉律的齐否

15. 结脉与促脉的主要区别在于
A. 脉位的浮沉 B. 脉力的强弱
C. 脉形的长短 D. 脉率的快慢
E. 脉律的齐否

16. 在脉象上濡脉与弱脉的主要区别是
A. 节律 B. 至数
C. 脉力 D. 脉位
E. 流利度

17. 脉诊的“举”法是指
A. 轻按寸口
B. 重按寸口
C. 用力不轻不重按寸口
D. 三指同按寸口
E. 一指按其寸口一部

18. 在二十八脉中具有沉、实、大、弦、长特点的是
A. 革脉 B. 紧脉
C. 牢脉 D. 芤脉
E. 伏脉

19. 脉短如豆,滑数有力的脉象,为
A. 促脉 B. 疾脉 C. 实脉
D. 动脉 E. 短脉

20. 气滞血瘀的痛证可以见到的脉象是
A. 革脉 B. 虚脉
C. 滑脉 D. 实脉
E. 涩脉

21. 肝胆病常见的脉象是
A. 紧脉 B. 滑脉
C. 牢脉 D. 弦脉
E. 动脉

22. 具有脉形细特征的一组脉象是
A. 微、弱、弦脉 B. 濡、弱、伏脉
C. 濡、弱、虚脉 D. 微、弱、濡脉
E. 伏、弱、牢脉

23. 医生手指用力较重的诊脉手法是
A. 举法 B. 按法 C. 寻法
D. 推循 E. 总按

24. 具有浮散无根,至数不匀特点的脉象是
A. 虚脉 B. 动脉 C. 疾脉
D. 散脉 E. 微脉

25. 具有脉体阔大,来盛去衰特点的脉象是
A. 大脉 B. 芤脉 C. 洪脉
D. 实脉 E. 牢脉

26. 浮而细软无力的脉象是
A. 细脉 B. 微脉 C. 弱脉
D. 濡脉 E. 虚脉

27. 具有极细极软,似有似无特征的脉象是
A. 微脉 B. 细脉 C. 弱脉
D. 濡脉 E. 虚脉

28. 正常人的脉象多可见
A. 涩脉 B. 大脉 C. 动脉
D. 缓脉 E. 短脉

29. 紧张度较低的脉象为
A. 弦脉 B. 濡脉 C. 紧脉
D. 革脉 E. 牢脉

30. 脉体较短的脉象为
A. 弦脉 B. 牢脉 C. 涩脉
D. 动脉 E. 滑脉

31. 既主疼痛又主痰饮病的脉象是
A. 滑脉 B. 紧脉 C. 动脉
D. 牢脉 E. 弦脉

32. 浮大中空,如按葱管的脉象是
A. 革脉 B. 伏脉 C. 芤脉
D. 虚脉 E. 弱脉

33. 主惊恐、跌仆损伤的脉象是
A. 涩脉 B. 弦脉 C. 紧脉
D. 牢脉 E. 代脉

34. 缓脉所主的病证是
A. 热病 B. 瘀血 C. 湿病
D. 食积 E. 寒病

35. 数脉的特征是
A. 一息五至
B. 一息四至
C. 一息五至以上,不足七至
D. 一息七至以上
E. 一息八至

36. 下列各项中,**不属于**涩脉所主病的是
A. 精伤 B. 血少 C. 血瘀
D. 痰食内停 E. 气虚

37. 下列各项中,**不属于**结脉临床意义的是
A. 气血虚衰 B. 阴盛气结 C. 寒痰
D. 宿食 E. 瘀血

38. 下列各项中,**不属于**代脉临床意义的是
A. 脏气衰微 B. 痰浊
C. 疼痛 D. 跌仆损伤
E. 惊恐

39. 尺部脉所候脏腑是
A. 心与膻中 B. 肾与小腹
C. 脾与胃 D. 肝、胆与膈
E. 肺与胸中

40. 左寸脉洪数所主病证是
A. 心火亢盛 B. 表热
C. 肺热壅滞 D. 肝阳上亢
E. 大肠湿热

41. 三岁以下小儿,平脉可见
A. 一息五至 B. 一息四至
C. 一息三至 D. 一息七至
E. 一息九至

42. 健康人**不会**出现的脉象是
A. 滑脉 B. 弦脉 C. 数脉
D. 迟脉 E. 短脉

43. 食积化热,常见的脉象是
A. 滑数 B. 弦数 C. 洪数
D. 弦滑 E. 弦细

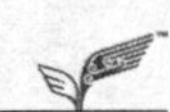

44. 下列各项，<u>不会</u>出现迟脉的是
A. 正常人 B. 虚寒证
C. 实热证 D. 实寒证
E. 痰热证

45. <u>不会</u>出现数脉的是
A. 虚热证 B. 实热证
C. 运动以后 D. 儿童脉
E. 阳气将绝

46. 张仲景《伤寒杂病论》中的三部诊法是指诊
A. 人迎、寸口、太溪
B. 寸口、神门、趺阳
C. 神门、寸口、太溪
D. 太溪、寸口、趺阳
E. 人迎、趺阳、太冲

47. “有神”之脉象主要是指
A. 从容和缓 B. 不浮不沉
C. 沉取有力 D. 有力柔和
E. 不大不小

48. 医生手指用力不轻不重，按至肌肉以体察脉象的方法称
A. 浮取 B. 总按 C. 沉取
D. 中取 E. 单诊

49. 按脉时需推筋着骨始得的脉为
A. 沉脉 B. 牢脉 C. 弱脉
D. 伏脉 E. 革脉

50. 虚脉的脉象特点为
A. 三部脉举之无力，按之空虚
B. 沉细而软，应指无力
C. 极细极软，若有若无
D. 脉细如线，细直而软
E. 浮细而软，应指少力

51. 下列各项，<u>不需</u>重按始得的脉象是
A. 沉脉 B. 牢脉 C. 弱脉
D. 革脉 E. 伏脉

52. 与弱脉具有共同脉象特征的是
A. 沉细虚 B. 微细 C. 濡细
D. 细虚濡 E. 沉缓

53. <u>不属于</u>弦细脉主证的是
A. 血虚肝郁 B. 肝肾阴虚 C. 肝郁脾虚
D. 寒滞肝脉 E. 肝阳上亢

54. 主病为邪闭、厥证、痛极的脉是
A. 革脉 B. 牢脉 C. 紧脉
D. 伏脉 E. 弦脉

55. 脉率不在一息五至以上的脉是
A. 动脉 B. 促脉 C. 结脉
D. 数脉 E. 疾脉

56. 主邪热内结的脉是
A. 濡脉 B. 革脉 C. 芤脉
D. 紧脉 E. 迟脉

57. 主气滞血瘀或精伤血少的脉是
A. 弦脉 B. 涩脉 C. 细脉
D. 迟脉 E. 洪脉

58. 风寒表证最常见的脉象是
A. 浮数 B. 浮缓
C. 浮紧 D. 右寸脉数
E. 浮滑

59. 下列各项，<u>不属于</u>促脉主病的是
A. 实热证 B. 痰饮阻滞
C. 脏气衰败 D. 寒邪凝滞
E. 气血停滞

60. 芤脉的主病是
A. 亡血、失精、半产、漏下
B. 突然失血过多，津液大伤
C. 阴寒内盛，疝气癥积
D. 阳气虚衰，气血俱虚
E. 脏气衰微

61. 主惊，主痛的脉是
A. 动脉 B. 紧脉 C. 短脉
D. 促脉 E. 滑脉

B1 型题

A. 滑
B. 促
C. 弦
D. 涩
E. 数

1. 青壮年的常脉多见
2. 老年健康者，脉象多见

A. 脉位的浮沉
B. 脉力的大小
C. 脉形的长短
D. 脉率的快慢
E. 脉律的齐否

3. 濡脉与弱脉的主要区别在于
4. 结脉与促脉的主要区别在于

A. 失血伤阴
B. 亡血失精

C. 惊恐疼痛
D. 寒证痛证
E. 邪闭痛极

5. 伏脉所主的病证是
6. 革脉所主的病证是

A. 浮脉
B. 芤脉
C. 革脉
D. 虚脉
E. 散脉

7. 浮大中空，如按葱管的脉象，名为
8. 举之有余，按之不足的脉象，名为

A. 细脉、革脉、濡脉
B. 芤脉、弱脉、虚脉
C. 芤脉、革脉、散脉
D. 洪脉、濡脉、牢脉
E. 弱脉、濡脉、缓脉

9. 具有脉体柔软特点的一组脉象是
10. 具有脉位表浅特点的一组脉象是

A. 举之有余，按之不足
B. 浮大中空，如按葱管
C. 浮细无力而软
D. 沉细无力而软
E. 浮散无根，至数不齐

11. 元气离散，脏气将绝的脉象表现为
12. 突然大出血时脉象表现为

A. 滑脉
B. 弦脉
C. 洪脉
D. 沉脉
E. 濡脉

13. 食积内停的脉象为
14. 痰热内停的脉象为

A. 三阴寒极，阳亡于外
B. 孤阳无依，躁动不安
C. 胃气将绝
D. 脾胃衰败，精气已绝于内
E. 心阴心血枯竭，孤阳独亢

15. 鱼翔脉的临床意义是
16. 虾游脉的临床意义是

A. 脉来急促，时有一止，止无定数
B. 举按充实而有力
C. 端直以长，如按琴弦
D. 绷急弹指，如牵绳转索
E. 脉体宽大，来盛去衰，滔滔满指

17. 弦脉的脉象特征是
18. 实脉的脉象特征是

二、参考答案

A1 型题

1. D	2. B	3. D	4. C	5. B
6. C	7. C	8. B	9. B	10. E
11. D	12. B	13. A	14. A	15. D
16. D	17. A	18. C	19. D	20. E
21. D	22. D	23. B	24. D	25. C
26. D	27. A	28. D	29. B	30. D
31. E	32. C	33. E	34. C	35. C
36. E	37. D	38. B	39. B	40. A
41. D	42. E	43. A	44. E	45. E
46. D	47. D	48. D	49. D	50. A
51. D	52. A	53. D	54. D	55. C
56. E	57. B	58. C	59. D	60. B
61. A				

B1 型题

1. A	2. C	3. A	4. D	5. E
6. B	7. B	8. A	9. E	10. C
11. E	12. B	13. A	14. A	15. A
16. B	17. C	18. B		

三、重点解析

A1 型题

1. D　寸口脉分候脏腑，其中左寸候心与膻中，左关候肝、胆与膈，左尺候肾与小腹，右寸候肺与胸中，右关候脾与胃，右尺候命门。

8. B　结脉、促脉、代脉的共同特点是脉来时止。结脉指脉率不数，时有止歇，止无常数；促脉指脉数，时有止歇，止无常数；代脉指脉来时有止歇，止歇常有规则，但脉势忽大忽小、数疏不定。

9. B　弦脉主肝胆病、疼痛、痰饮以及老年健康者，B项不会为弦脉，多见脉数。

10. E　涩脉指往来涩滞而无滑润感，脉搏起伏较徐缓，指下如轻刀刮竹状艰涩不畅的脉象。涩脉主气滞、血瘀、津亏、血少。

15. D　结脉指脉来迟而时一止，止无定数；促脉指脉来数而时一止，止无定数。故二者的主要区别在于脉率的快慢。

16. D　濡脉指浮细无力而软，弱脉指沉细无力而软，因此二者主要区别在于脉位的浮沉。

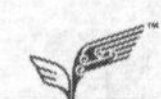

40. A 左寸候心，洪数脉多见于阳明经证、气分热盛，故左寸脉洪数为心火亢盛。

42. E 《素问·脉要精微论》说“短则气病”。滑脉是青壮年的常脉，妇女的孕脉。弦脉亦见于老年健康者。数脉中，3岁以下小儿脉搏可在一息七至以上，为平脉，不作病论。运动员或者经过体力锻炼的人，在静息状态下脉来迟而缓和；正常人入睡后，脉率较慢，都属生理性迟脉。

53. D 弦细脉多见于肝肾阴虚、血虚肝郁、肝郁脾虚等。寒滞肝脉常见弦紧脉，肝阳上亢常见弦细数脉。

56. E 迟脉多见于寒证，迟而有力为实寒，迟而无力为虚寒。亦见于邪热结聚之实热证。

B1型题

3. A 4. D 濡脉指浮细无力而软，弱脉指沉细无力而软，因此二者主要区别在于脉位的浮沉；结脉为脉来迟而时一止、止无定数，促脉为脉来数而时一止、止无定数，因此二者的主要区别在于脉率的快慢。故第3题选A，第4题选D。

第七单元 按 诊

一、习 题

A1型题

1. 下列各项中，不属按诊常用手法的是
   A. 触 B. 摸 C. 弹
   D. 按 E. 叩

2. 虚里按之，其动微弱，其临床意义是
   A. 心阳不足 B. 心肺气绝
   C. 宗气内虚 D. 外感热邪
   E. 惊恐所致

3. 虚里按之弹手，洪大而搏，其临床意义是
   A. 宗气内虚 B. 饮停心包
   C. 心肺气绝 D. 宗气不守
   E. 心气充盛

4. 按肌肤尚温，汗出如油，脉躁疾无力，辨证是
   A. 实热证 B. 亡阳证
   C. 亡阴证 D. 阴虚证
   E. 气虚证

5. 按肌肤干瘪者，其临床意义是
   A. 阳虚有寒 B. 气血不足
   C. 津液不足 D. 湿热蕴结
   E. 瘀血内停

6. 肌肤初扪不觉很热，扪之稍久即感灼手，其临床意义是
   A. 气血不足 B. 阳虚有寒
   C. 津液不足 D. 湿热内蕴
   E. 瘀血内停

7. 以下病证中，以腹部肿块，痛无定处，时聚时散为主症的是
   A. 痞满 B. 癥积
   C. 瘕聚 D. 虫积
   E. 水鼓

8. 以下病证中，以腹部肿块，推之不移，痛有定处为主症的是
   A. 气鼓 B. 虫积
   C. 水鼓 D. 癥积
   E. 瘕聚

9. 久病肌肤枯涩的临床意义是
   A. 气血不足 B. 津液不足
   C. 血虚不荣 D. 湿热蕴结
   E. 瘀血内停

10. 以指掌稍用力循抚局部的方法为
    A. 触法 B. 摸法 C. 按法
    D. 推法 E. 叩法

11. 以下几项中可以据之判断疼痛虚实的是
    A. 疼痛的部位
    B. 痛时姿势
    C. 痛处喜按或拒按
    D. 痛处的颜色
    E. 痛处皮肤温度

12. 以重手按压或推循局部的手法为
    A. 叩法 B. 触法 C. 按法
    D. 摸法 E. 压法

13. 下列各项中，不属于按诊内容的是
    A. 诊皮肤寒热
    B. 诊皮肤颜色
    C. 诊皮肤滑涩
    D. 诊尺肤
    E. 诊皮肤润燥

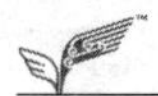

14. 按尺肤粗糙，如枯鱼之鳞，其临床意义是
A. 泄泻　B. 热证
C. 瘀血　D. 鼓胀
E. 风水

15. 疮疡虚证的按诊特点是
A. 按患处红肿灼手
B. 肿处按之烙手而有压痛
C. 根盘收束隆起
D. 按之边硬顶软
E. 按之肿硬不热，根盘平塌漫肿

16. 诊断肺病的常用腧穴是
A. 中府、肺俞、太渊
B. 巨阙、膻中、大陵
C. 期门、肝俞、太冲
D. 章门、太白、脾俞
E. 气海、太溪、肺俞

17. 诊断心病的常用腧穴是
A. 中府、肺俞、太渊
B. 巨阙、膻中、大陵
C. 期门、肝俞、太冲
D. 章门、太白、脾俞
E. 气海、太溪、心俞

18. 诊断胆病的常用腧穴是
A. 大肠俞、天枢　B. 关元、心俞
C. 日月、胆俞　D. 胃俞、足三里
E. 中极、关元

19. 诊断脾病的常用腧穴是
A. 中府、肺俞、太渊
B. 巨阙、膻中、大陵
C. 期门、肝俞、太冲
D. 章门、太白、脾俞
E. 气海、太溪、脾俞

20. 按手足时，手足心热甚于手足背者的临床意义是
A. 外感发热　B. 内伤发热
C. 外感风寒　D. 外感风热
E. 表热证

21. 以下各项，<u>不会</u>出现虚里动高的是
A. 热证　B. 剧烈运动后
C. 心气衰竭　D. 宗气内虚
E. 宗气外泄

22. 可以诊断膀胱病的腧穴是
A. 气海　B. 天枢　C. 关元
D. 中极　E. 足三里

23. 虚里动高，聚而不散者为
A. 中气不守　B. 外感热邪
C. 宗气内虚　D. 心气将绝
E. 宗气将绝

24. 尺肤诊病中，尺肤凉而脉细小者多属
A. 气虚证　B. 阴虚证
C. 血虚证　D. 温热证
E. 血燥证

25. 判断疮疡的脓成与否的依据是
A. 望之红肿
B. 摸之有压痛
C. 患者主诉疼痛剧烈
D. 脉洪数
E. 疮疡边硬顶软

26. 身热初按热甚，久按热反轻者多属
A. 热在表　B. 热在里
C. 虚阳外越　D. 阴虚证
E. 阳虚证

27. 疮疡根盘平塌漫肿者属于
A. 实证　B. 虚证
C. 寒证　D. 热证
E. 虚寒证

28. 按章门穴有明显压痛者为
A. 心病　B. 肝病
C. 脾病　D. 大肠病
E. 肾病

29. 按气海穴有明显压痛者为
A. 肺病　B. 胆病　C. 肾病
D. 肝病　E. 脾病

30. 诊断胃病按诊常用的腧穴是
A. 丰隆　B. 章门　C. 阳溪
D. 合谷　E. 足三里

A2 型题

1. 患者脘部按之有形而胀痛，推之辘辘有声，其临床意义是
A. 气滞　B. 血瘀
C. 胃有水饮　D. 虫积
E. 食滞胃肠

2. 患者腹部有肿块，按之有形，推之不移，痛有定处者，其临床意义是
A. 虫积　B. 气鼓
C. 水鼓　D. 癥积
E. 瘕聚

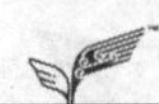

B1 型题

A. 额上热甚于手心热
B. 手心热甚于额上热
C. 手足俱冷
D. 手足心热甚于手足背
E. 尺肤部凉

1. 里热证见
2. 表热证见

A. 虚里搏动，数急而时有一止
B. 虚里搏动迟弱
C. 虚里搏动微弱
D. 虚里搏动散漫而数，胸高而喘
E. 虚里按之弹手，洪大而搏指

3. 宗气不守者可见
4. 宗气内虚者可见

A. 尺肤粗糙，如枯鱼之鳞
B. 尺肤肿胀，按之凹陷不起
C. 尺肤热甚
D. 尺肤凉
E. 尺肤润泽

5. 精血不足者见
6. 瘀血内阻者见

二、参考答案

A1 型题

1. C	2. C	3. C	4. C	5. C
6. D	7. C	8. D	9. A	10. B
11. C	12. C	13. B	14. C	15. E
16. A	17. B	18. C	19. D	20. B
21. D	22. D	23. B	24. A	25. E
26. A	27. B	28. C	29. C	30. E

A2 型题

1. C　2. D

B1 型题

1. B　2. A　3. A　4. C　5. A
6. A

三、重点解析

A1 型题

4. C 汗出如油，四肢肌肤尚温而脉躁疾无力者，属亡阴证。

第八单元 八纲辨证

一、习　题

A1 型题

1. 下列各项中，<u>不属于</u>八纲辨证内容的是
A. 病性寒热　B. 病变吉凶　C. 邪正盛衰
D. 病证类别　E. 病变部位

2. 辨别寒热真假时要注意，真相常出现于
A. 面色　B. 体表　C. 四肢
D. 舌、脉　E. 背部

3. 阳虚证最主要的表现是
A. 舌质淡白苔薄白　B. 口不渴或少饮
C. 面色白而无华　D. 脉沉细无力
E. 畏寒肢凉

4. 各脏腑阴虚均可能见到的症状是
A. 心悸失寐　B. 干咳痰少
C. 饥不欲食　D. 眩晕目涩
E. 五心烦热

5. 下列各项中，虚热证与实热证的鉴别要点是
A. 发热口干　B. 盗汗颧红
C. 大便干结　D. 小便短赤
E. 舌红而干

6. 下列各项中，<u>不属</u>里实热证表现的是
A. 身发高热　B. 满面通红
C. 口渴饮冷　D. 冷汗不止
E. 脉象洪数

7. 危重患者，突然头额冷汗大出，四肢厥冷，属于
A. 亡阴　B. 亡阳
C. 阳虚　D. 阴虚
E. 阴阳两虚

8. 下列各项中，<u>不属于</u>亡阳证表现的是
A. 脉微欲绝　B. 唇舌淡白

C. 气息微弱　D. 汗出稀冷
E. 四肢温和

9. 真热假寒的临床意义是
A. 阴损及阳　B. 阳损及阴
C. 阳盛格阴　D. 阴盛格阳
E. 阳盛阴虚

10. 真寒假热证产生的机理是
A. 阴盛格阳　B. 阳盛格阴
C. 阴不敛阳　D. 阳不敛阴
E. 表热里寒

11. 下列各项中，不属于表证必备特点的是
A. 感受外邪所致　B. 起病急
C. 病位浅　D. 病程短
E. 必发展为里证

12. 真热假寒证出现"假寒"的最主要部位是
A. 额部　B. 胸部　C. 腹部
D. 四肢　E. 舌象

13. 下列各项中，不属于鉴别寒证与热证要点的是
A. 身热与身冷　B. 面赤与面白
C. 口渴与不渴　D. 舌苔黄与白
E. 头痛与不痛

14. 下列各项中，不属于实证临床表现的是
A. 五心烦热　B. 大便秘结
C. 小便不通　D. 痰涎壅盛
E. 腹痛拒按

15. 下列各项中，不属于真寒假热证临床表现的是
A. 自觉发热反欲盖衣被
B. 面色浮红如妆
C. 口渴而喜饮
D. 咽痛而不红肿
E. 脉浮大按之无力

16. 辨表虚证的主要依据是
A. 恶寒　B. 发热
C. 表证有汗出　D. 恶风
E. 脉浮

17. 下列各项中，不属虚证特点的是
A. 病程长
B. 萎靡不振
C. 畏寒，得衣近火则减
D. 恶寒，添衣加被不减
E. 五心烦热

18. 温病后期肝肾阴亏，低热不退，口干，舌红绛，属
A. 实证夹虚　B. 虚证夹实
C. 因虚致实　D. 虚实并重
E. 因实致虚

19. 表证恶寒发热较重，提示
A. 正邪俱盛　B. 邪少正衰
C. 邪盛正衰　D. 正胜邪退
E. 正胜邪恶

20. "至虚有盛候"属于
A. 虚实转化　B. 虚实错杂
C. 真虚假实　D. 真实假虚
E. 上虚下实

21. 下列各项中，不属于真热假寒证临床表现的是
A. 四肢凉甚至厥冷　B. 神识昏沉
C. 咽干口臭　D. 面色浮红如妆
E. 烦渴引饮

22. 下列各项中，不属于热证临床表现的有
A. 发热，恶热喜冷　B. 口渴欲饮
C. 烦躁不宁　D. 咽痛而不红肿
E. 小便短黄

23. 下列各项中，属于寒证临床表现的是
A. 脉涩　B. 口淡不渴
C. 大便干结　D. 烦躁不宁
E. 热寒交替

24. 下列各项中，不是亡阴证证候特点的是
A. 热汗如油　B. 肌热烦渴
C. 四肢厥冷　D. 舌红而干
E. 脉躁疾无力

25. 下列各项中，属于亡阳证临床表现的是
A. 身灼肢温　B. 冷汗淋漓
C. 虚烦躁扰　D. 小便极少
E. 呼吸急促

26. 下列各项中，属于错杂证候的是
A. 表实寒证　B. 里虚寒证
C. 表实寒里实热证　D. 里实热证
E. 表实热证

27. 下列各项不正确的是
A. 皮肤为表，脏腑为里
B. 经络为表，脏腑为里
C. 皮肤属表，筋骨属里
D. 三阴经属表，三阳经属里
E. 六腑属表，五脏属里

28. 表证最常见于
A. 太阳病证
B. 上焦病证

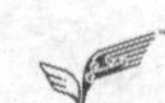

C. 皮肤浅表部位的病变
D. 内伤杂病
E. 外感病初期

29. 表证与里证的鉴别要点在于
A. 表证为新病，里证为内伤久病
B. 表证较轻浅，里证较深重
C. 表证起病急，里证起病缓
D. 表证寒热并见，里证寒热独见
E. 表证脉象浮，里证脉象沉

30. 下列各项，对里证的认识<u>不正确</u>的是
A. 多见于内伤杂病之中
B. 外感病一般无里证
C. 外邪可直中脏腑
D. 情志为病多属里证
E. 饮食劳倦则多为里证

31. 半表半里证还可称为
A. 肝胆病证 B. 少阳病证
C. 气分病证 D. 中焦病证
E. 厥阴病证

32. 辨寒热的意义是
A. 辨病因 B. 辨病性
C. 辨病位 D. 辨邪正关系
E. 辨标本缓急

33. 寒证的常见病因是
A. 阳邪亢盛 B. 暑邪亢盛
C. 阴液亏损 D. 阳气亏损
E. 风热袭表

34. 热证的常见病因是
A. 阴邪致病 B. 阳气不足
C. 阴液亏虚 D. 寒邪直中
E. 阴气偏盛

35. <u>不属于</u>虚证表现的是
A. 疼痛喜按 B. 五心烦热
C. 蒸蒸壮热 D. 精神萎靡
E. 舌胖淡嫩

36. <u>不属于</u>阴证表现的是
A. 恶寒畏冷 B. 倦怠无力
C. 腹痛喜按 D. 大便溏泄
E. 小便短赤

37. 下列各项，<u>不是</u>表实寒证表现的是
A. 恶寒重发热轻 B. 头身疼痛
C. 无汗 D. 汗出
E. 脉浮紧

38. 寒热往来，心烦喜呕的症状常见于
A. 表热里寒证 B. 表寒里热证
C. 表里俱热证 D. 表里俱寒证
E. 半表半里证

39. 表虚，主要是指
A. 风热表虚证 B. 伤风表虚证
C. 有汗之表证 D. 卫表不固证
E. 太阳中风证

40. 诊断真热假寒证最主要的依据是
A. 脉数而沉
B. 面红目赤
C. 咽干口渴
D. 神昏谵语
E. 胸腹灼热，四肢厥冷

41. 真热假寒与真寒假热证均可见
A. 口渴喜饮 B. 小便清长
C. 下利臭秽 D. 面红如妆
E. 手足厥冷

42. 下列各项，<u>不是</u>真实假虚证假象的是
A. 神情默默 B. 倦怠懒言
C. 身体羸瘦 D. 脉象沉细
E. 便溏不爽

43. 下列各项，<u>不是</u>真虚假实证假象的是
A. 腹部胀满 B. 呼吸喘促
C. 小便不利 D. 大便秘结
E. 头晕头痛

44. 辨别虚实真假的关键是
A. 脉沉取之有力无力 B. 舌质的苍老与嫩胖
C. 病程的新久或长短 D. 整个体质的壮和弱
E. 二便的通利和闭涩

45. 患者先有恶寒发热，继而恶寒消失反恶热，伴有口渴喜饮，舌红苔黄，脉洪数，证属
A. 表寒里热 B. 风热犯肺
C. 表里同病 D. 寒证化热
E. 表邪入里

46. 患者先见高热口渴，汗出，后出现消瘦，面色淡白，气短乏力，脉细无力，证属
A. 实证转虚 B. 热证转寒
C. 表热里寒 D. 真寒假热
E. 虚实夹杂

A2 型题

1. 患者男。年高体衰，病属虚寒，久已卧床不起。今日晨起突然面色泛红，烦热不宁，语言增多，并觉口

渴喜饮，舌淡，脉大而无根。其临床意义是
A. 阴盛格阳　B. 阳虚阴盛
C. 阳损及阴　D. 阳气亡失
E. 阴阳离决

2. 患者男，40 岁。素有高血压病史，现眩晕耳鸣，面红头胀，腰膝酸软，失眠多梦，时有遗精或性欲亢进，舌红，脉沉弦细。其临床意义是
A. 气阴两虚　B. 阴损及阳
C. 阴虚阳亢　D. 阳损及阴
E. 阴阳两虚

3. 某患者，急性发病，壮热，烦渴，面红目赤，尿黄，便干，舌苔黄。其临床意义是
A. 阳盛格阴　B. 阳损及阴
C. 阳热偏盛　D. 阳盛伤阴
E. 阴盛格阳

4. 某患者久病，畏寒喜暖，形寒肢冷，面色㿠白，倦卧，小便清长，下利清谷，偶见小腿浮肿，按之凹陷如泥，舌淡脉迟。其临床意义是
A. 阳气亡失　B. 阳盛格阴
C. 阳损及阴　D. 阳气偏衰
E. 阳盛耗阴

5. 患者男，35 岁。两日来发热微恶寒，无汗，头身疼痛，口苦，胁痛，尿短黄，大便黏臭，舌红苔薄白，脉数。其证候属
A. 表里俱热　B. 表寒里热
C. 真寒假热　D. 真热假寒
E. 表热里寒

6. 某患者，身热不恶寒，反恶热，烦渴喜冷饮，神昏谵语，便秘溲赤，手足逆冷，舌红苔黄而干，脉沉数有力。其证候属
A. 表寒里热　B. 表热里寒
C. 真热假寒　D. 真寒假热
E. 上热下寒

7. 患者患外感热证，兼见喘咳，气不能接续，甚则心悸气短。其临床意义是
A. 实中夹虚　B. 虚中夹实
C. 真虚假实　D. 真实假虚
E. 因虚致实

8. 患者胃肠热盛，大便秘结腹满硬痛而拒按，潮热，神昏谵语，但又兼见面色苍白，四肢厥冷，精神委顿。其临床意义是
A. 虚中夹实　B. 真实假虚
C. 由实转虚　D. 真虚假实
E. 实中夹虚

9. 久病患者，纳食减少，疲乏无力，腹部胀满，但时有缓减，腹痛而喜按，舌胖嫩而苔润，脉细弱而无力。其临床意义是
A. 真实假虚　B. 真实病证
C. 真虚假实　D. 真虚病证
E. 虚中夹实证

10. 患者发热，恶热喜冷，口渴欲饮，面赤，烦躁不宁，小便短黄，大便干结，舌红，苔黄燥少津，脉数。其临床意义是
A. 寒证　B. 热证
C. 阳证　D. 阴证
E. 寒热错杂证

11. 患者畏冷，肢凉，口淡不渴，或喜热饮，或自汗，小便清长或尿少不利，大便稀薄，面色白，舌淡胖，苔白滑。其临床意义是
A. 寒证　B. 阴虚证
C. 阳虚证　D. 热证
E. 阴阳两虚证

12. 患者冷汗淋漓、汗质稀淡，手足厥冷，呼吸气弱，面色苍白，舌淡而润，脉微欲绝。属于
A. 亡阴证　B. 亡阳证
C. 阳证　D. 阴证
E. 寒证

13. 患者初为关节冷痛、重着、麻木，病程日久，或过服温燥药物，而变成患处红肿灼痛。其临床意义是
A. 真热假寒　B. 真寒假热
C. 真实假虚　D. 寒证化热
E. 真虚假实

14. 患者身灼肢温，汗出如油，味咸而黏，脉细数疾。其临床意义是
A. 湿热郁蒸　B. 暑伤津气
C. 亡阴　D. 亡阳
E. 阴阳俱伤

B1 型题

A. 证候相兼
B. 虚实真假
C. 寒热真假
D. 证候错杂
E. 证候转化

1. 寒包火证属于
2. 表里实热证属于

A. 表实热证
B. 表实寒证
C. 里实寒证

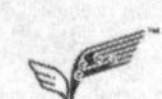

D. 里虚热证
E. 里虚寒证
3. 畏寒肢冷，少气乏力，舌淡嫩，属于
4. 恶寒发热，头痛无汗，苔白，脉浮紧，属于

A. 动则汗出
B. 蒸蒸汗出
C. 半身汗出
D. 汗出如油
E. 睡时汗出
5. 实热证的汗出特点是
6. 阴虚热证的汗出特点是

A. 寒证
B. 热证
C. 实证
D. 虚证
E. 表证
7. 胸腹胀满，按之疼痛，腹满不减，此属
8. 胸腹胀满，按之不痛，腹满时减，此属

A. 面呈青色
B. 面色紫暗
C. 浮红如妆
D. 满面通红
E. 面呈黑色
9. 真寒假热的面色为
10. 真热假寒的面色为

A. 内外
B. 表里
C. 寒热
D. 阴阳
E. 虚实
11. 用以辨别疾病病位浅深的基本纲领为
12. 用以区分病证类别的基本纲领为

A. 恶寒发热与否
B. 头痛与否
C. 咳嗽与否
D. 汗出与否
E. 脉浮与否
13. 表实与表虚的鉴别要点是
14. 表证与里证的鉴别要点是

二、参考答案

A1 型题

1. B	2. D	3. E	4. E	5. B
6. D	7. B	8. E	9. C	10. A
11. E	12. D	13. E	14. A	15. C
16. C	17. D	18. E	19. A	20. C
21. D	22. D	23. B	24. C	25. B
26. C	27. D	28. E	29. D	30. B
31. B	32. B	33. D	34. C	35. C
36. E	37. D	38. E	39. D	40. E
41. E	42. E	43. E	44. A	45. E
46. A				

A2 型题

1. A	2. C	3. C	4. D	5. B
6. C	7. A	8. B	9. C	10. B
11. C	12. B	13. D	14. C	

B1 型题

1. D	2. D	3. E	4. B	5. B
6. E	7. C	8. D	9. C	10. B
11. B	12. D	13. D	14. A	

三、重点解析

A1 型题

1. B　八纲指表、里、寒、热、虚、实、阴、阳八个证候，八纲辨证即运用八纲进行分析综合，从而辨别疾病现阶段病变部位的浅深、病情性质的寒热、邪正斗争的盛衰和病证类别的阴阳。

2. D　辨别寒热的真假，应以表现于内部、中心的症状为准、为真，肢末、外部的症状是现象，可能为假象。

3. E　阳虚不能温煦，故最常见的临床表现是畏寒肢凉。

5. B　虚热证表现为五心烦热、盗汗、口咽干燥、颧红、舌红少津、脉细数，实热证表现为发热、恶热喜冷、口渴欲饮、面赤、烦躁不宁、小便短赤、大便干结，舌红，苔黄燥少津，脉数。

6. D　实热证表现为发热、恶热喜冷、口渴欲饮、面赤、烦躁不宁、小便短赤、大便干结，舌红苔黄燥少津，脉数。

7. B　亡阳表现为大汗出，汗冷，味淡质稀，身凉恶寒，四肢厥冷，蜷卧神疲，口淡不渴，或喜热饮，舌淡白润，脉微欲绝；亡阴表现为烦躁不安，口渴咽干，唇干舌燥，肌肤皱瘪，小便极少，舌红干，脉细数无力，大汗淋漓，其汗温、咸而黏。

9. C　真热假寒是由于邪热内盛，阳气郁闭于内而不能布达于外，阳盛格阴所致。

29. D　外感病中，发热恶寒同时并见者属表证；但热不寒或但寒不热者属里证。但是主要鉴别点在于寒热的并见与否。

30. B　形成里证的原因有三个方面：一是外邪袭表，表证不解，病邪传里，形成里证；二是外邪直接入里，侵犯脏腑等部位，即所谓“直中”为病；三是情志内伤、饮食劳倦等因素，直接损伤脏腑气血，或脏腑气血功能紊乱而出现种种证候。

33. D 因感受寒邪，或过服生冷寒凉所致，起病急骤，体质壮实者，多为实寒证；因内伤久病，阳气虚弱而阴寒偏胜者，多为虚寒证。寒邪袭于表，多为表寒证；寒邪客于脏腑，或因阳虚阴盛所致者，多为里寒证。

34. C 因外感火热阳邪，或过服辛辣温热之品，或体内阳热之气过盛所致，病势急骤，形体壮实者，多为实热证；因内伤久病，阴液耗损而阳气偏亢者，多为虚热证。风热之邪袭于表，多为表热证；热邪盛于脏腑，或因阴虚阳亢所致者，多为里热证。

41. E 真热假寒证可见四肢凉甚至厥冷，神志昏沉，面色紫暗，脉沉迟；身热，胸腹灼热，口鼻气灼，口臭息粗，口渴引饮，小便短黄，舌红苔黄而干，脉有力。真寒假热证可见自觉发热，欲脱衣揭被，触之胸腹无灼热、下肢厥冷；面色浮红如妆，非满面通红；神志躁扰不宁，疲乏无力；口渴但不欲饮；咽痛而不红肿；脉浮大或数，按之无力；便秘而便质不燥，或下利清谷；小便清长（或尿少浮肿），舌淡，苔白。

42. E 真实假虚证可有神情默默，倦怠懒言，身体羸瘦，脉象沉细等表现。病因可有热结肠胃、痰食壅积、湿热内蕴、瘀血停蓄等，邪气大积大聚，以致经脉阻滞，气血不能畅达，因而表现出神情默默、倦怠懒言、身体羸瘦、脉象沉细等类似虚证的假象。但病变的本质属实，故虽默默不语却语时声高气粗，虽倦怠乏力却动之觉舒，虽肢体羸瘦而腹部硬满拒按，脉虽沉细却按之有力。

43. E 真虚假实证可有腹部胀满，呼吸喘促，或二便闭涩，脉数等表现。但腹虽胀满而有时缓解，或触之腹内无肿块而喜按；虽喘促但气短息弱；虽大便闭塞而腹部不甚硬满；虽小便不利但无舌红口渴等症。并有神疲乏力，面色萎黄或淡白，脉虚弱，舌淡胖嫩等症。

44. A 虚实真假之辨，关键在于脉象的有力无力、有神无神，其中尤以沉取之象为真谛；其次是舌质的嫩胖与苍老，言语呼吸的高亢粗壮与低怯微弱；患者体质状况、病之新久、治疗经过等，也是辨析的依据。

A2 型题

1. A 因患者久病卧床不起，阳气衰微，阴寒内盛，逼迫虚阳浮越于外，阴盛格阳，故出现突然面色泛红，烦热不宁，言语增多，并觉口渴喜饮，且脉大无根，亦为阴盛格阳的表现。

2. C 八纲辨证辨阴阳寒热虚实。患者腰膝酸软，失眠多梦，时有遗精或性欲亢进，舌红，脉沉弦细，均为阴虚的表现，阴不敛阳，阳亢于上，故又出现眩晕耳鸣，面红头胀。

3. C 患者急性发病，壮热，烦渴，面红目赤，尿黄，便干，舌苔黄，因外感火热阳邪，或过服辛辣温热之品，或体内阳热之气过盛所致，病势急骤，属阳热偏盛。

4. D 患者畏寒喜暖，形寒肢冷，面色白均为阳气虚衰，不能温煦的表现；倦卧亦属阳气虚衰，鼓动无力的表现；小便清长，下利清谷，是脾肾阳虚，固摄无权，运化无力的表现；阳虚水泛又可见小腿浮肿，按之凹陷如泥。

5. B 八纲辨证辨表里寒热。患者发热微恶寒，无汗，头身疼痛属外感风寒，寒邪在体内郁而化热，故可见口苦、胁痛、尿黄、大便黏臭、舌红苔薄白、脉数。

6. C 八纲辨证辨表里寒热。患者虽手足逆冷，但身热不恶寒反恶热，烦渴喜冷饮，便秘溲赤，结合舌红苔黄而干、脉沉数有力，可以明确为真热假寒。

7. A 患者身患外感实热病证，在此基础上又兼见气不能接续，甚则心悸气短的虚证表现，属实中夹虚。故本题选 A。

8. B 患者面色苍白，四肢厥冷，精神委顿，看起来像是虚证表现，但从内部、中心的症状来看，即胃肠热盛，大便秘结，腹满硬痛而拒按，潮热，神昏谵语，故实属实证。

9. C 八纲辨证辨虚实。患者腹部胀满，腹痛，表面看起来似属实证，但腹部胀满，时有缓减，腹痛喜按，且纳食减少，疲乏无力，结合舌胖嫩而苔润，脉细弱而无力，实属虚证。

第九单元 病因辨证

一、习　题

A1 型题

1. 常见内燥证候的脏腑是
   A. 肺、胃、大肠　　B. 肺、脾、肾
   C. 肺、胃、肾　　D. 肺、肾、大肠
   E. 肺、脾、胃

2. 下列各项，不是火淫临床表现的是
   A. 壮热口渴　　B. 面红目赤
   C. 烦躁不宁　　D. 舌质红绛
   E. 脉象濡数

3. 暑淫证的表现是
A. 头昏沉，嗜睡，胸脘痞闷
B. 口渴饮水，口唇鼻咽干燥
C. 发热恶热，汗出，气短神疲
D. 突发皮肤瘙痒、丘疹、痞瘤
E. 肠鸣腹泻，脘腹拘急冷痛

4. 下列各项中，不属于风淫证临床表现的是
A. 发热恶风　B. 咳嗽流涕
C. 脉浮缓　D. 皮肤瘙痒
E. 肢体重着

5. 湿淫证常表现出
A. 四肢厥冷　B. 肢体麻木
C. 身重而痛　D. 皮肤瘙痒
E. 头痛绵绵

6. 火淫证常不会表现出的症状是
A. 面赤　B. 斑疹
C. 烦躁　D. 谵妄
E. 倦怠

7. 下列各项中，不是疫疠特点的是
A. 感受六淫严重
B. 起病急骤
C. 传染性强
D. 证情凶险
E. 症状相似

8. 怒伤肝的主要临床表现是
A. 语无伦次　B. 情志抑郁
C. 呕血暴厥　D. 面色淡白
E. 惊惕不安

9. 喜则
A. 气逆　B. 气缓
C. 气乱　D. 气下
E. 气消

10. 寒淫证可分为
A. 伤寒与中寒　B. 虚寒与实寒
C. 内寒与外寒　D. 寒湿与寒痰
E. 胃寒与肠寒

11. 因受凉后起病，现咳嗽，胸痛，发热，不恶寒。下述不正确的是
A. 原发病因为寒　B. 当前病因为寒
C. 当前病因为热　D. 证候性质为热
E. 寒邪转化为热

12. 最常见的风淫证表现是
A. 咳嗽咽痛　B. 鼻塞流涕
C. 面浮肢肿　D. 恶风微热汗出、脉浮缓
E. 眩晕，抽搐

13. 发热微恶寒，口渴咽干，干咳，舌干苔黄，脉弦数。其证候是
A. 伤暑证　B. 温燥证
C. 凉燥证　D. 内燥证
E. 阴虚证

14. 不属于悲恐证的临床表现的是
A. 善悲喜哭　B. 表情淡漠
C. 胆怯易惊　D. 滑精
E. 阳痿

A2 型题

1. 患者恶寒发热，无汗，头痛，身痛，喘咳，舌苔薄白，脉弦紧。其证候是
A. 湿淫　B. 暑淫
C. 寒淫　D. 风淫
E. 燥淫

二、参考答案

A1 型题

1. A	2. E	3. C	4. E	5. C
6. E	7. A	8. C	9. B	10. A
11. B	12. D	13. B	14. B	

A2 型题

1. C

三、重点解析

A1 型题

1. A　内燥与燥淫有所不同，内燥是由于血虚、阴亏所导致的机体失于濡润而出现的干燥证候，在脏腑中，肺阴、胃阴以及大肠阴液不足易产生内燥。

2. E　火淫证在临床上表现为发热恶热，烦躁，口渴喜饮，汗多，大便秘结，小便短黄，面色赤，舌红或绛，脉数或洪。

3. C　暑淫证在临床上表现为发热恶热，汗出，口渴喜饮，气短，神疲，肢体困倦，小便短黄，舌红，苔白或黄，脉虚数；或发热，猝然昏倒，汗出不止，气喘，甚至昏迷、惊厥、抽搐等；或见高热，神昏，胸闷，腹痛，呕恶，无汗等。

A2 型题

1. C　寒淫证在临床上主要表现为恶寒甚，无汗，头身或胸腹疼痛，苔白，脉弦紧。

第十单元 气血津液辨证

一、习 题

1. 下列各项，<u>不是</u>阴水证临床表现的是
   A. 水肿先从下肢肿起
   B. 下半身肿痛
   C. 腰酸肢冷
   D. 水肿皮薄光亮
   E. 起病缓，病程长

2. 下列各项，<u>不是</u>阳水证临床表现的是
   A. 起病急，病程短
   B. 水肿先从头面肿起
   C. 上半身肿甚
   D. 水肿皮薄光亮
   E. 肢冷，腰痛

3. 阳虚与气虚的主要区别是
   A. 有无少气懒言　B. 小便是否清长
   C. 有无神疲乏力　D. 寒象是否明显
   E. 舌质是否淡嫩

4. 下列各项，<u>不是</u>血虚证临床表现的是
   A. 经少经闭　B. 头晕眼花
   C. 心烦耳鸣　D. 面色淡白
   E. 肢体麻木

5. 下列各项，<u>不是</u>血瘀证表现的是
   A. 面色黧黑　B. 肌肤甲错
   C. 局部刺痛　D. 唇甲青紫
   E. 头晕目眩

6. 下列各项，<u>不是</u>气虚证表现的是
   A. 自汗　B. 神倦乏力
   C. 头晕目眩　D. 耳鸣如蝉
   E. 语声低微

7. 胸胁脘腹胀闷、胀痛、窜痛，属于
   A. 气虚证　B. 气逆证
   C. 气滞证　D. 气陷证
   E. 气脱证

8. 下列各项，<u>不属于</u>气脱证临床表现的是
   A. 呼吸微弱　B. 少气乏力
   C. 汗出不止　D. 面色苍白
   E. 舌淡脉微

9. 下列各项，属于气滞证临床表现的是
   A. 胀闷疼痛　B. 头晕眼花
   C. 恶心呕吐　D. 面色晦滞
   E. 手足发麻

10. 下列各项，属于血脱证临床表现的是
    A. 四肢逆冷　B. 两目干涩
    C. 唇甲青紫　D. 手足发麻
    E. 腹露青筋

11. 阳虚可导致的病理变化，<u>不包括</u>
    A. 气滞　B. 血瘀
    C. 血热　D. 水泛
    E. 痰饮

12. 与气虚兼并的虚证，<u>不常见</u>的是
    A. 气虚髓亏　B. 津气亏虚
    C. 气阴两虚　D. 气血两虚
    E. 阳气亏虚

13. 气虚类证<u>不包括</u>
    A. 气陷证　B. 气结证
    C. 气不固证　D. 气虚证
    E. 气脱证

14. 血虚必有的特征性证候是
    A. 心悸失眠　B. 经少经闭
    C. 肢体麻木　D. 头晕眼花
    E. 肌肤黏膜淡白

15. 血虚证多见于
    A. 心和脾　B. 肝和脾
    C. 心和肺　D. 心和肝
    E. 脾和肾

16. 大失血所致的气脱，称为
    A. 阳气虚脱证　B. 气不摄血证
    C. 亡阳证　D. 血虚气脱证
    E. 气随血脱证

17. 气滞证的疼痛特点，叙述<u>不正确</u>的是
    A. 按之有形　B. 部位不固定
    C. 随情绪而增减　D. 症状时轻时重
    E. 随“气行”觉舒

18. 下列各项，<u>不属于</u>血瘀证的色脉改变的是
    A. 面色黧黑，口唇青紫

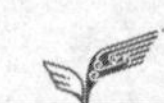

B. 腹壁青筋，丝状红缕
C. 脉滑而数，舌红苔黄
D. 皮下紫斑，肌肤甲错
E. 出血紫暗，夹有血块

19. 下述各项，血瘀兼并证**最少见**的是
A. 痰瘀互结证
B. 血瘀气滞证
C. 风燥血瘀证
D. 血瘀水停证
E. 瘀热互结证

20. 下列各项，**不是**血瘀证的疼痛特点的是
A. 患处刺痛 B. 时轻时重
C. 部位固定 D. 夜间痛剧
E. 痛而拒按

21. 血热证的表现，**不包括**
A. 月经量多而色淡
B. 身热面赤而发斑
C. 肌肤生疮疖疔痈
D. 温热病之血分证
E. 迫血妄行而出血

A2 型题

1. 患者神疲乏力，少气懒言，常自汗出，头晕目眩，舌淡苔白，脉虚无力。其证候是
A. 气虚 B. 气陷
C. 气逆 D. 气微
E. 气滞

2. 患者头晕目花，少气倦怠，腹部有坠胀感，脱肛，舌淡苔白，脉弱。其证候是
A. 气滞 B. 气虚
C. 气陷 D. 气脱
E. 气逆

3. 患者神疲思睡，动则心悸，常自汗出，纳差乏力，面色不华，舌淡，脉沉细无力。其证候是
A. 气虚 B. 气陷
C. 气逆 D. 气脱
E. 气滞

4. 患者男，56岁。素患眩晕，因情急恼怒而突发头痛而胀，继则昏厥仆倒，呕血，不省人事，肢体强痉，舌红苔黄，脉弦。其临床意义是
A. 气郁 B. 气逆
C. 气脱 D. 气陷
E. 气结

5. 患者见恶心、呕吐、呃逆、嗳气等症频作，其临床意义是
A. 痰浊上壅 B. 肺气上逆
C. 肝气上逆 D. 胃气上逆
E. 奔豚气逆

6. 患者男，46岁。腹痛腹泻两天，日泻十余次水便，经治已缓，目前口渴心烦，皮肤干瘪，眼窝凹陷，舌淡白苔薄黄，脉细无力。其证候属
A. 津亏 B. 阴虚
C. 亡阴 D. 外燥
E. 实热

7. 患者曾发高热，热退而见口鼻、皮肤干燥，形瘦，目陷，唇舌干燥，舌紫绛边有瘀斑、瘀点。其临床意义是
A. 津液不足 B. 津亏血瘀
C. 津枯血燥 D. 津停气阻
E. 气阴两亏

8. 患者头晕眼花，少气倦怠，久泄久痢，腹部坠胀，脱肛或子宫脱垂，舌淡脉弱。属于
A. 气虚证 B. 气陷证
C. 血虚证 D. 气滞证
E. 气逆证

9. 患者头晕目眩，乏力少气，自汗，面色萎黄，心悸多梦，唇甲淡白，舌淡瘦薄，脉细无力。其临床意义是
A. 气虚血瘀证 B. 气滞血瘀证
C. 气血两虚证 D. 气虚证
E. 血虚证

10. 患者面色淡白，神疲乏力，气短懒言，食少纳呆；面色晦滞、局部青紫、肿胀、刺痛不移而拒按，舌淡紫有瘀点，脉细涩。其临床意义是
A. 气滞血瘀证 B. 气滞证
C. 气虚血瘀证 D. 血瘀证
E. 血虚证

11. 患者女，32岁。胸胁胀满疼痛，乳房胀痛，情志抑郁或易怒，痛经，经血紫暗有块，舌紫暗有瘀点瘀斑，脉弦涩。其临床意义是
A. 气虚血瘀证 B. 气血两虚证
C. 气不摄血证 D. 气随血脱证
E. 气滞血瘀证

12. 患者胸闷心悸，息促不得卧，身体、肢节疼重，咳吐清稀痰涎，喉间哮鸣有声，头目眩晕，舌苔白滑，脉弦。其临床意义是
A. 饮证 B. 痰证
C. 阴水证 D. 阳水证
E. 水停证

B1 型题

A. 刺痛拒按，固定不移，舌暗，脉涩
B. 气短疲乏，脘腹坠胀，舌淡，脉弱
C. 胸胁胀闷窜痛，时轻时重，脉弦
D. 面色淡白，口唇爪甲色淡，舌淡，脉细
E. 少气懒言，疲乏无力，自汗，舌淡，脉虚

1. 血瘀证可见的症状是
2. 气陷证可见的症状是

A. 大出血后面色苍白，眩晕心悸，舌淡，脉微或芤等
B. 手足冷痛，腹部拘急疼痛，月经延期，经血紫暗有血块，舌淡紫，脉沉迟弦涩
C. 腹部肿块坚硬而不移，痛如针刺而固定，腹痛夜重，肌肤甲错，舌紫暗，脉细涩
D. 月经量多鲜红，常患疮痈，烦躁，舌绛，脉弦数
E. 面、唇、爪、舌色淡，头晕心悸，手足发麻，月经量少、色淡、延期，脉细无力

3. 血热证的临床表现是
4. 血寒证的临床表现是

A. 脘腹痞胀，水声辘辘，泛吐稀涎或清水，舌淡苔白滑，脉弦
B. 咳嗽气喘，痰多色白质稀，胸闷心悸，喉中哮鸣
C. 咳嗽咯痰，痰质黏稠，脘痞纳呆，呕吐痰涎
D. 咳嗽，胸胁饱满，支撑胀痛，随呼吸、咳嗽、转侧而痛
E. 全身皆肿，按之凹陷，小便不利，苔润，脉濡缓

5. 饮留胃肠证的临床表现是
6. 饮停胸胁证的临床表现是

A. 呃逆，嗳气，恶心，呕吐
B. 头痛眩晕，昏厥，呕血
C. 胸胁脘腹胀闷窜痛，常随嗳气、肠鸣而疼痛减轻
D. 突发神昏或绞痛，息粗，大小便闭，脉沉弦有力
E. 咳嗽，喘促

7. 肝气上逆证表现为
8. 胃气上逆证表现为

A. 气滞血瘀证
B. 气虚血瘀证
C. 气血两虚证
D. 气不摄血证
E. 气随血脱证

9. 面色淡白，神疲乏力，腹部疼痛拒按，舌淡紫，有瘀斑，脉细涩。辨证为
10. 头晕目眩，少气懒言，自汗，唇甲淡白，心悸失眠，舌淡嫩，脉细弱。辨证为

二、参考答案

A1 型题

1. D	2. E	3. D	4. C	5. E
6. D	7. C	8. B	9. A	10. A
11. C	12. A	13. B	14. E	15. D
16. E	17. A	18. C	19. C	20. B
21. A				

A2 型题

1. A	2. C	3. A	4. B	5. D
6. A	7. B	8. B	9. C	10. C
11. E	12. A			

B1 型题

1. A	2. B	3. D	4. B	5. A
6. D	7. B	8. A	9. B	10. C

三、重点解析

A1 型题

2. E　阳水证在临床上表现为起病急，病程短，水肿先从头面肿起，上半身肿甚，水肿皮薄光亮。

3. D　本题考查气虚证与阳虚证的鉴别。气虚表现为神疲乏力，少气懒言，头昏、自汗，舌淡苔白，脉虚弱无力。气虚失治，进一步发展，导致脏腑功能衰减，形成阳虚。阳虚表现为气虚加寒冷症状，所谓“阳虚则寒”，临床表现为神疲乏力，少气懒言，脉虚弱无力，再加上形寒怕冷、小便清长、大便稀溏等里寒的症状。

4. C　血虚证在临床上表现为经少经闭、头晕眼花、面色淡白、肢体麻木等。

5. E　瘀血内阻，血行不畅，常见表现为局部出现青紫肿块、疼痛拒按，面色黧黑，或腹内肿块刺痛不移，痛处拒按，或出血紫暗成块，舌紫暗，脉弦涩等。

11. C　阳气亏损，机体失却温养，推动、蒸腾、气化等作用减退，可导致气滞、血瘀、水泛，产生痰饮等病理变化。不会导致血热。

19. C　血瘀与气滞可互为因果，而为气滞血瘀证或血瘀气滞证。血瘀可与痰、热等合并为病，而为瘀痰互结证、瘀热互结证。瘀血内阻还可导致血虚、水停等病理改变。但风燥血瘀证很少见。

A2 型题

1. A　本题考查气病辨证。气虚临床表现为气短声低、少气懒言、精神疲惫、体倦乏力、脉虚、舌质淡嫩，或有头晕目眩、自汗、动则诸症加重。气陷临床表现为头

晕眼花、气短疲乏、脘腹坠胀感、大便稀溏、形体消瘦，或见内脏下垂、脱肛等。气逆症见咳嗽频作，呼吸喘促；呃逆、嗳气不止，或呕吐、呕血；头痛、眩晕，甚至昏厥、咯血等。气滞以胸胁、脘腹或损伤部位的胀闷、胀痛、窜痛为主要表现。气微指呼吸微弱而声低、气少不足吸、言语无力的症状，属诸虚劳损。气滞多见脘腹胸胁胀闷、疼痛，痛为胀痛、窜痛，部位不固定，痛随嗳气、矢气而消，症状随情志变化，脉多弦，舌无变化。

5. D 胃气上逆以呃逆、呕恶、嗳气等为主症。肺气上逆以喘咳为主症。肝气上逆以头痛、眩晕、昏厥、呕血或咯血为主症。

6. A 患者腹痛腹泻两天，日泻十余次水便，津液耗损过多，故出现口渴心烦、皮肤干瘪、眼窝凹陷，舌淡白苔薄黄、脉细无力亦为津亏的表现。

7. B 患者高热，耗损津液，故见口鼻皮肤干燥、形瘦、目陷、唇舌干燥，舌紫绛边有瘀斑、瘀点又提示内有瘀血。

B1 型题

1. A 2. B 血瘀在临床上表现为固定刺痛，痛处拒按，常在夜间痛甚，甚或有肿块、出血，舌暗或有紫色斑点，脉细涩或结代；气陷在临床上表现为头晕眼花，气短疲乏，脘腹坠胀感，大便稀溏，形体消瘦，或见内脏下垂、脱肛等。

5. A 6. D 痰饮即饮停胃肠证，临床表现为脘腹痞胀，呕吐清涎，胃中振水音，肠间水声辘辘；悬饮即饮停胸胁证临床表现为胸胁饱满、胀痛，咳嗽、转侧则痛增，脉弦。

第十一单元 脏腑辨证

一、习 题

A1 型题

1. 下列各项中，属于肺阴亏虚证主要特征的是
   A. 咳逆上气阵作　B. 干咳声短，痰少而黏
   C. 咯痰白稀　D. 反复咳嗽痰多
   E. 咳时胸闷呕恶

2. 下列各项中，燥邪犯肺证与肺阴虚证的鉴别要点是
   A. 有无发热恶寒　B. 有无胸痛咳血
   C. 有无口干咽燥　D. 痰量的多少
   E. 咯痰的难易

3. 下列各项中，<u>不属</u>脾气虚弱证临床表现的是
   A. 面色萎黄　B. 神疲乏力
   C. 纳少便溏　D. 气短懒言
   E. 腰膝酸软

4. 下列肝胆病证候中，<u>不见</u>眩晕症状的是
   A. 肝血虚　B. 肝阴虚
   C. 胆郁痰扰　D. 肝阳上亢
   E. 肝气郁结

5. 下列几项中，<u>不属于</u>肾虚症状的是
   A. 腰膝酸软　B. 耳鸣耳聋
   C. 牙齿动摇　D. 小便频数而短赤
   E. 阳痿遗泄

6. 下列几项中，<u>不属于</u>肠热腑实证临床表现的是
   A. 脉沉迟而实　B. 日晡潮热
   C. 身热不扬　D. 腹胀拒按
   E. 大便秘结

7. 大肠液亏证的主症是
   A. 口干咽燥　B. 口臭头晕
   C. 便干难以排出　D. 舌红，苔白而干
   E. 脉象细涩

8. 下列几组中，两脏可同有血虚证候的是
   A. 心、脾　B. 肝、脾
   C. 心、肺　D. 心、肝
   E. 肝、肾

9. 临床表现为心胸憋闷刺痛，痛处不移的心脉痹阻证，其病因是
   A. 寒凝　B. 瘀阻　C. 气滞
   D. 痰阻　E. 气虚

10. 胃热炽盛证与肠热腑实证的鉴别要点是
   A. 有无发热
   B. 有无汗出
   C. 有无神志改变
   D. 有无燥屎内结
   E. 有无舌苔黄燥

11. 下列各项中，<u>不是</u>痰迷心窍证临床表现的是
   A. 意识模糊　B. 心烦如狂

C. 喉间痰鸣　D. 突然仆地
E. 神志痴呆

12. 心血虚与心阴虚证的共同见症是
A. 心中烦热　B. 健忘　C. 盗汗潮热
D. 心悸　E. 脉细数

13. 脾气虚证、脾阳虚证、中气下陷证、脾不统血证的共同临床表现是
A. 食少便溏　B. 腹痛喜按　C. 脘腹坠胀
D. 四肢浮肿　E. 肢冷消瘦

14. 下列各项中，对肾气不固证和中气下陷证的鉴别**没有**意义的是
A. 神疲乏力　B. 内脏下垂　C. 脘腹坠胀
D. 滑精滑胎　E. 肛门重坠

15. 肾气不固导致的小便改变表现为
A. 小便频数清长　B. 小便浑浊如泔
C. 小便短赤涩痛　D. 尿频尿急尿痛
E. 小便短少

16. 寒湿困脾证又被称为
A. 寒湿中阻证　B. 太阴湿寒证
C. 湿阻脾阳证　D. 湿寒中阻证
E. 寒阻脾阳证

17. 下列各项中，**不属于**脾虚气陷证临床表现的是
A. 脘腹重坠　B. 小便浑浊如米泔
C. 头晕目眩　D. 神疲乏力
E. 五更泄泻

18. 下列各项中，**不属于**阴虚动风证临床表现的是
A. 手足震颤、蠕动
B. 肢体抽搐，眩晕耳鸣
C. 口燥咽干，形体消瘦
D. 皮肤瘙痒，爪甲不荣
E. 舌红少津，脉弦细数

19. 可与心悸、气短共同诊断心阳虚的是
A. 自汗神疲　B. 畏寒肢冷
C. 头晕眼花　D. 身倦乏力
E. 心胸憋闷

20. 心脉痹阻证之胸痹，以闷痛为特征的是
A. 痰阻心脉　B. 气滞心脉
C. 寒凝心脉　D. 热郁心脉
E. 瘀阻心脉

21. 以下各项，**不属于**心阳虚证的临床表现的是
A. 面唇青紫　B. 舌质淡胖
C. 心悸气短　D. 脉象结代
E. 心胸灼痛

22. 心阳虚脱证的辨证要点是
A. 肢厥、脉微　B. 舌质淡胖
C. 面色苍白　D. 心胸闷痛
E. 脉象结代

23. 痰火扰神证可与神昏同见的临床表现是
A. 溲赤便秘　B. 渴喜冷饮
C. 舌红苔黄腻　D. 高热抽搐
E. 脉象细数

24. 心脉痹阻证中，胸痛以刺痛为特点的是
A. 气滞心脉　B. 瘀阻心脉
C. 痰阻心脉　D. 热郁心脉
E. 寒凝心脉

25. 心脉痹阻证以胸部胀痛为特点者，属于
A. 气滞心脉　B. 热郁心脉
C. 瘀阻心脉　D. 寒凝心脉
E. 痰阻心脉

26. 瘀阻脑络证的头痛特点是
A. 冷痛　B. 绵绵而痛　C. 刺痛
D. 胀痛　E. 空痛

27. 小便赤涩灼痛，兼面赤口渴，心烦不寐，便干，舌红脉数，最宜诊断为
A. 心火亢盛证　B. 膀胱湿热证
C. 心火下移证　D. 阴虚火旺证
E. 下焦湿热证

28. **不是**心血虚证的临床表现的是
A. 眩晕健忘　B. 舌红脉数
C. 心悸怔忡　D. 唇、舌淡白
E. 失眠多梦

29. 心悸，面色淡白，失眠健忘，舌淡，其临床意义是
A. 心气虚证　B. 心血虚证
C. 心阳虚脱证　D. 心阴虚证
E. 心阳虚证

30. 咳喘无力，气短，自汗，吐痰清稀，舌淡脉弱者，最宜诊断为
A. 肺气虚证　B. 心肺气虚证
C. 肾不纳气证　D. 脾肺气虚证
E. 肺气阴两虚证

31. 口干咽燥，咳痰少而黏，不易咯出，最宜诊断为
A. 肺热炽盛证　B. 风热犯肺证
C. 肺阴虚证　D. 燥邪犯肺证
E. 风热表证

32. 鉴别风寒表证与风寒犯肺证最有意义的是
A. 有汗与无汗　B. 咳嗽的轻重

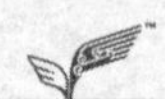

C. 咳痰的性状　D. 是否舌苔薄白
E. 是否发热恶寒

33. 不属于寒痰阻肺证临床表现的是
A. 恶寒肢冷　B. 咳嗽痰多
C. 胸闷气喘　D. 舌苔白滑
E. 脉象弦数

34. 不是风水相搏证临床表现的是
A. 恶寒发热　B. 起病急骤
C. 头面眼睑先肿　D. 形寒肢冷
E. 脉象浮数

35. 对鉴别寒湿困脾证与湿热蕴脾证最有意义的是
A. 有无脘腹痞胀　B. 有无纳呆呕恶
C. 黄疸鲜明或晦暗　D. 是否腹胀便溏
E. 是否肢体困重

36. 月经量多，质稀色淡红，面色无华，身倦乏力，食少便溏，舌淡脉细，其诊断是
A. 肾气不固证　B. 肝血虚证
C. 气血亏虚证　D. 脾不统血证
E. 脾气下陷证

37. 脾气下陷证的临床表现是
A. 脘腹重坠　B. 食少腹胀
C. 头晕目眩　D. 五更泄泻
E. 身倦乏力

38. 头晕眼花，两目干涩，胁肋灼痛，面部烘热，脉弦细而数，宜诊断为
A. 肝火上炎证　B. 肝血虚证
C. 肝阳上亢证　D. 肝阴虚证
E. 肝胆湿热证

39. 寒滞肝脉证的临床特征是
A. 头晕目眩，胸胁胀闷
B. 少腹冷痛，睾丸坠胀
C. 阴囊湿疹，外阴瘙痒
D. 胸胁冷痛，得温则减
E. 形寒肢冷，舌淡脉弦

40. 肝阳上亢证属于
A. 虚证　B. 实证
C. 热证　D. 下虚上实证
E. 里热证

41. 经闭半年，伴见面色无华，头晕目眩，肌肉蠕动，舌淡脉细，宜诊断为
A. 肝血虚证　B. 心肝血虚证
C. 肾精不足证　D. 肝肾阴虚证
E. 心脾两虚证

42. 下列各项，不是肝阳上亢证与肝火上炎证的共见症的是
A. 头晕头痛　B. 面红目赤
C. 急躁易怒　D. 失眠多梦
E. 胁肋胀痛

43. 肾阳虚证的诊断要点是
A. 形寒肢冷，面白神疲
B. 滑精早泄，小便频数
C. 精冷不育，腰膝酸软
D. 下肢水肿，按之凹陷
E. 大便稀溏，排便不爽

44. 肾虚水泛证的诊断要点是
A. 咳喘心悸，肢肿形寒
B. 心悸气短，腰膝酸软
C. 面目浮肿，起病急骤
D. 咳嗽气喘，喉中痰鸣
E. 舌质淡胖，脉沉弱

45. 阳痿，面白神疲，夜尿多，形寒肢冷，舌淡脉弱。宜诊断为
A. 肾气不固证　B. 气不摄津证
C. 肾阳虚证　D. 脾虚气陷证
E. 肾精亏虚证

46. 胃病呕吐酸腐食物，应首先考虑的是
A. 胃热　B. 胃寒
C. 胃阴虚证　D. 食滞胃肠证
E. 胃气虚证

47. 胃脘冷痛喜按，口淡不渴，舌淡嫩，脉沉迟，其诊断是
A. 脾阳虚证　B. 寒滞胃肠证
C. 寒湿中阻证　D. 胃阳虚证
E. 脾虚肝郁证

48. 表现为胃肠有振水声，呕吐清水，舌淡苔白滑，脉沉弦的是
A. 寒饮停胃证　B. 脾阳虚证
C. 中焦虚寒证　D. 胃阳虚证
E. 寒湿困脾证

49. 不会出现大便稀溏的是
A. 肝郁脾虚证　B. 脾不统血证
C. 寒湿困脾证　D. 胃阳虚证
E. 脾阳虚证

50. 胃脘嘈杂，饥不欲食，口燥咽干，便干尿黄，舌红少津，脉细数，最宜诊断为
A. 胃热炽盛证　B. 胃阴虚证
C. 大肠热结证　D. 肝火犯肺证
E. 胃肠气滞证

51. 失眠诊断为心肾不交证的依据是
A. 心烦多梦，颧红盗汗
B. 心悸怔忡，肢肿尿少
C. 心烦健忘，脉象细数
D. 心烦遗精，腰酸潮热
E. 心烦而悸，舌红少苔

52. 咳喘，面白无华，乏力气短，纳少腹胀，咯痰清稀，舌淡脉弱，最宜诊断为
A. 寒痰阻肺证　B. 脾肺气虚证
C. 心肺气虚证　D. 肺肾气虚证
E. 肺气不足证

53. 肺肾阴虚证的诊断要点是
A. 咳痰带血，声音嘶哑
B. 腰膝酸软，骨蒸潮热
C. 颧红盗汗，经少
D. 咳嗽痰少，遗精盗汗
E. 舌红少苔，脉细数

54. 肺热炽盛证的临床表现**不包括**
A. 咳喘气粗　B. 鼻翼扇动
C. 发热恶寒　D. 舌红苔黄
E. 脉数或滑数

55. 头晕目眩，耳鸣，颧红盗汗，五心烦热、男子遗精，女子月经量少属
A. 肝阳上亢证　B. 肝肾阴虚证
C. 肾精不足证　D. 肾阴虚证
E. 肾虚水泛证

A2 型题

1. 患者女，25 岁。口舌生疮，心烦失眠，小便黄赤，尿道灼热涩痛，口渴，舌红无苔，脉数。其病位在
A. 心、脾　B. 心、胃
C. 心、膀胱　D. 心、小肠
E. 心、大肠

2. 患者男，45 岁。心烦不寐，眩晕耳鸣，健忘，腰酸梦遗，舌红少津，脉细数。其病变所在脏腑为
A. 心　B. 肾
C. 肝　D. 心、肾
E. 肝、胃

3. 患者女，30 岁。神志不宁，虚烦不得眠，并见五心烦热、盗汗，舌红，脉细数。其临床意义是
A. 心气不足　B. 心血不足
C. 心阴不足　D. 心血瘀阻
E. 心神不足

4. 患者男，60 岁。主诉心胸憋闷疼痛，并放射至肩背，心悸怔忡，有恐惧感，舌紫有瘀点苔白，脉沉细涩。其临床意义是
A. 心血亏虚　B. 肝血不足
C. 心阳偏衰　D. 心阴虚亏
E. 心血瘀阻

5. 患者男，70 岁。神志痴呆，表情淡漠，举止失常，面色晦滞，胸闷泛恶，舌苔白腻，脉滑。其临床意义是
A. 痰迷心窍　B. 痰火扰心
C. 心血瘀阻　D. 肾精亏虚
E. 心脾两虚

6. 患者男，65 岁。咳嗽，痰少而黄，身热汗出，恶风，口渴，舌尖红，苔薄黄，脉浮数。其证型是
A. 燥热伤肺　B. 风热犯肺
C. 肝火犯肺　D. 痰热郁肺
E. 热邪壅肺

7. 患者女，36 岁，已婚。月经淋漓不断，经血色淡，面色萎黄，神疲乏力，气短懒言，食少便溏，舌淡无苔，脉沉细无力。其临床意义是
A. 脾不统血　B. 脾肾阳虚
C. 阴阳两虚　D. 脾肺气虚
E. 肝血不足

8. 患者身目发黄，黄色鲜明，身热不扬，腹胀，肢体困重，便溏尿黄，舌红苔黄腻，脉濡数。其证候是
A. 肝胆湿热　B. 大肠湿热
C. 肝火上炎　D. 湿热蕴脾
E. 寒湿困脾

9. 患者女性，34 岁。胁痛隐隐，绵绵不休，口干咽燥，舌红少苔，脉弦细数。其证候为
A. 肝脾不调　B. 肝胃不和
C. 肝郁气结　D. 肝阴不足
E. 肝络瘀阻

10. 患者眩晕耳鸣，头目胀痛，面红目赤，急躁易怒，腰膝酸软，头重足轻，舌红，脉弦细数。其证候是
A. 肝火上炎　B. 肝阳上亢
C. 肝阴不足　D. 肝气郁结
E. 肝阳化风

11. 患者男，50 岁。眩晕欲仆，头重脚轻，筋惕肉瞤，肢麻震颤，腰膝酸软，舌红苔薄白，脉弦细。其临床意义是
A. 肝阳上亢　B. 肝肾阴虚
C. 肝阳化风　D. 阴虚风动
E. 肝血不足

12. 患者男，45 岁。平日急躁易怒，今日因事与人争吵时突感头晕，站立不住，面赤如醉，舌体颤动，脉弦。其证候是

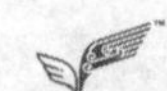

A. 肝火上炎　B. 肝阳上亢
C. 热极生风　D. 肝阳化风
E. 肝气郁结

13. 患者男，60岁。形寒便溏，完谷不化，夜尿频多清长，下肢不温，舌质淡白，脉沉细。其舌苔应是
A. 薄白苔　B. 白干苔
C. 黄苔　D. 黄腻苔
E. 灰苔

14. 患者女，31岁。3年来怀孕3次，均不足3个月而流产，听力减退，带下清稀量多，腰部酸痛，舌淡苔白，脉弱。其证候是
A. 肾气不固　B. 肾精不足
C. 肾阳虚　D. 中气下陷
E. 脾肾阳虚

15. 患者女，26岁，已婚。胃脘嘈杂，隐隐灼痛，饥不欲食，干呕，大便干结，舌红少津，脉细数。其临床意义是
A. 脾阴不足　B. 胃阴不足
C. 胃燥津亏　D. 胃热炽盛
E. 肝胃不和

16. 患者女，38岁。眩晕，自汗，心悸，失眠，多梦，腹胀便溏，食少，体倦，面色无华。其病理变化是
A. 水气凌心　B. 心肾不交
C. 肺脾气虚　D. 心脾两虚
E. 心肝血虚

17. 患者女，56岁。咳喘10年，伴见胸闷心悸，咯痰清稀，声低乏力，面白神疲，舌质淡白，脉弱。其证候是
A. 心肺气虚　B. 肺气虚
C. 寒邪客肺　D. 脾肺气虚
E. 肾不纳气

18. 患者心悸怔忡，神志蒙眬，困倦易睡，畏寒肢冷，肢面浮肿，下肢为甚，舌淡暗，苔白滑，脉沉细微。其证候是
A. 痰湿困脾　B. 脾气虚弱
C. 心肾阳衰　D. 脾肾阳虚
E. 肾阳虚衰

19. 患者男，65岁。眩晕，目涩，耳鸣如蝉，健忘失眠，胁痛，腰膝酸痛，盗汗，舌红少苔，脉细数。其证候是
A. 肾精不足　B. 肾阴虚
C. 肝阴虚　D. 肝肾阴虚
E. 肝阳上亢

20. 患者平素性急易怒，时有胁胀，近日胁胀加重，伴食欲不振，食后腹胀，便溏，舌苔薄白，脉弦。其证候是
A. 脾气虚　B. 脾阳虚
C. 脾肾阳虚　D. 肝脾不调
E. 肝胃不和

21. 患者男，50岁。咳喘20余年，现咳嗽痰少，口燥咽干，形体消瘦，腰膝酸软，颧红盗汗，舌红少苔，脉细数。其临床意义是
A. 肺气虚损　B. 肺阴虚亏
C. 肺肾阴虚　D. 肺肾气虚
E. 肾气虚衰

22. 患者男，50岁。咳嗽喘促，呼多吸少动则益甚，声低息微，腰膝酸软，舌淡，脉沉细两尺无力。其临床意义是
A. 肺气虚损　B. 肺阴虚亏
C. 肺肾气虚　D. 肺肾阴虚
E. 肾气虚衰

23. 患者男，55岁，体胖。患高血压6年余，近2日自觉心前区闷痛，时感心悸，短气，舌淡苔白腻，脉沉滑。其证候是
A. 心脉痹阻证　B. 痰迷心窍证
C. 痰火扰心证　D. 痰阻心脉证
E. 瘀阻心脉证

24. 男，60岁。诊断为前列腺肥大已数年，经常小便余沥不尽，腰膝酸软，耳鸣失聪，滑精，舌淡苔白，脉弱。其证候是
A. 肾阳虚证　B. 肾阴虚证
C. 肾气不固证　D. 肾不纳气证
E. 肾精不足证

25. 患者女，61岁。大便秘结，数日一行，口干，舌红少津，脉细数，最宜诊断为
A. 热盛伤津证　B. 肠热腑实证
C. 胃热炽盛证　D. 肠燥津亏证
E. 食积化热证

26. 患者男，19岁。尿血3日，尿频灼涩疼痛，舌红苔黄，最宜诊断为
A. 心火下移证　B. 膀胱湿热证
C. 湿热下注证　D. 血热证
E. 中焦湿热证

27. 患者女，35岁。胃脘嘈杂，饥不欲食，口燥咽干，便干尿黄，舌红少津，脉细数，最宜诊断为
A. 胃热炽盛证　B. 胃阴虚证
C. 大肠热结证　D. 肝火犯肺证
E. 胃肠气滞证

28. 患者女，71岁。咳喘，伴胸闷心悸，咯痰清稀，面白神疲，乏力，唇舌淡紫，宜诊断为
A. 心肺气虚证　B. 饮停胸胁证

C. 肺肾气虚证　　D. 心脉瘀阻证
E. 肺气虚证

29. 患者女，35 岁。月经量少、色淡质稀 3 个月，面色无华，乏力身倦，食少腹胀，心悸失眠，舌淡，最宜诊断为
A. 心脾气血虚证　　B. 气不摄血证
C. 脾不统血证　　D. 心肝血虚证
E. 血虚证

30. 患者男，67 岁。久病咳喘，乏力气短，动则尤甚，自汗耳鸣，舌淡脉弱，最宜诊断为
A. 肺气虚证　　B. 肺肾气虚证
C. 肾阳虚证　　D. 脾肺气虚证
E. 肾气不固证

31. 患者男，46 岁。腹泻半年余，伴面色无华，形寒肢冷，腰酸，下腹冷痛，舌淡胖，苔白滑，脉沉细，最宜诊断为
A. 肾阳虚证　　B. 寒湿困脾证
C. 肾气不固证　　D. 脾肾阳虚证
E. 脾阳虚证

B1 型题

A. 肾虚水泛证
B. 肾阴虚证
C. 肾精不足证
D. 肾气不固证
E. 肾阳虚证

1. 男子滑精早泄见于
2. 女子经闭不孕，性欲减退见于

A. 咳嗽痰稀易咯
B. 咳喘痰黄黏稠
C. 咳嗽痰少黏稠
D. 咳喘痰黄量多
E. 咳喘咯脓血腥臭痰

3. 寒痰阻肺可见
4. 燥邪犯肺可见

A. 肾气不固证
B. 膀胱湿热证
C. 脾虚气陷证
D. 肾虚水泛证
E. 脾阳虚证

5. 尿后余沥不尽见于
6. 小便混浊如米泔见于

A. 阴虚动风证
B. 血虚生风证
C. 肝阳化风证
D. 热极生风证
E. 外感风邪证

7. 颈项强直，角弓反张，多见于
8. 眩晕欲仆，肢体麻木，多见于

A. 面色淡白
B. 面色㿠白
C. 面色萎黄
D. 面色苍白
E. 面赤如妆

9. 心阳虚脱证的面色是
10. 心阳虚证的面色是

A. 痰蒙心神证
B. 胆郁痰扰证
C. 痰火扰神证
D. 瘀阻脑络证
E. 心阴虚证

11. 以狂躁、面赤、哭笑无常为主要临床表现的证候是
12. 以胆怯惊悸、烦躁失眠为主要临床表现的证候是

A. 两目上视，手足抽搐
B. 肢体麻木，震颤拘急
C. 头晕目眩，手足蠕动
D. 头重脚轻，眩晕耳鸣
E. 突然昏仆，口眼㖞斜

13. 肝阳化风证表现是
14. 血虚生风证表现是

A. 肺气虚证
B. 脾肺气虚证
C. 肺肾气虚证
D. 肺胃阴虚证
E. 心肺气虚证

15. 咳喘无力，心悸，胸闷气短，舌淡脉弱者，属
16. 气短而喘，咯痰清稀，食少，腹胀，便溏，属

A. 肝火犯肺证
B. 肝火炽盛证
C. 肝胃不和证
D. 肝郁脾虚证
E. 肝肾阴虚证

17. 胁肋灼痛，头目胀痛，耳鸣口苦，属
18. 胸胁胀痛，食少腹胀，便溏不爽，属

A. 胃肠气滞证
B. 胃阴亏虚证
C. 肠热腑实证
D. 肠燥津亏证
E. 胃热炽盛证

19. 便秘，脘腹痞胀疼痛，走窜不定，得矢气则减，脉象弦。宜诊断为
20. 便秘，脐腹硬满疼痛，日晡潮热，口渴，舌红苔黄燥。宜诊断为

A. 心肾不交证
B. 心脾气血虚证
C. 心肾阳虚证
D. 心脉痹阻证
E. 心肝血虚证

21. 心悸怔忡，胸闷疼痛，脉象细涩。此属
22. 心悸怔忡，尿少浮肿，脉沉细微。此属

A. 脾胃阳虚证
B. 风水相搏证
C. 脾肾阳虚证
D. 寒湿困脾证
E. 肾虚水泛证

23. 肢体浮肿，脘腹痞闷，泛恶欲呕，面色晦暗，舌苔白腻。宜诊断为
24. 肢体浮肿，面白形寒，腰膝酸冷，咳喘痰鸣，心悸气短。宜诊断为

二、参考答案

A1 型题

1.B 2.A 3.E 4.E 5.D
6.C 7.C 8.D 9.B 10.D
11.B 12.D 13.A 14.A 15.A
16.A 17.E 18.D 19.B 20.A
21.E 22.A 23.C 24.B 25.A
26.C 27.C 28.B 29.B 30.A
31.D 32.B 33.E 34.D 35.C
36.D 37.A 38.D 39.B 40.D
41.A 42.E 43.C 44.A 45.C
46.D 47.D 48.A 49.D 50.B
51.D 52.B 53.D 54.C 55.B

A2 型题

1.D 2.D 3.C 4.E 5.A
6.B 7.A 8.D 9.D 10.B
11.C 12.D 13.A 14.A 15.B
16.D 17.A 18.C 19.D 20.D
21.C 22.C 23.D 24.C 25.D
26.B 27.B 28.A 29.A 30.B
31.D

B1 型题

1.D 2.C 3.A 4.C 5.A
6.C 7.D 8.C 9.D 10.B
11.C 12.B 13.E 14.B 15.E
16.B 17.B 18.D 19.A 20.C
21.D 22.C 23.D 24.E

三、重点解析

A1 型题

1.B　肺阴亏虚表现为干咳无痰，或痰少而黏，不易咯出，或痰中带血。

2.A　本题考查燥邪犯肺证与肺阴虚证的鉴别要点。燥邪犯肺与肺阴亏虚均有干咳、痰少难咯的表现，但前者属外感新病，常兼有发热恶寒的表证症状，后者属内伤久病，虚热内扰的症状明显。

4.E　本题考查肝胆病眩晕的临床意义。肝血虚、肝阴虚、胆郁痰扰、肝阳上亢中均可见眩晕症状，而肝气郁结以情志抑郁、胸胁或少腹胀痛等为主要表现。

5.D　肾虚在临床可表现为头目眩晕，面色白或黧黑，腰膝酸冷疼痛，畏寒肢凉，精神萎靡，男子阳痿早泄、滑精精冷，女子宫寒不孕，五更泄泻，小便频数清长，舌淡苔白，脉沉细无力等。尿频急痛属膀胱湿热的表现。

6.C　本题考查阳明腑实证的临床表现。阳明腑实表现为高热，或日晡潮热，汗多，口渴，脐腹胀满硬痛、拒按，大便秘结，或热结旁流，大便恶臭，小便短黄，甚则神昏谵语、狂乱，舌质红，苔黄厚而燥，脉沉数有力。

7.C　大肠液亏表现为大便干燥如羊屎，艰涩难下，数日一行，腹胀作痛，或可于左少腹触及包块，口干，或口臭，或头晕，舌红少津，苔黄燥，脉细涩，其中以便干难以排出为主症。

8.D　心主血脉，心血不足可见血虚的表现，肝主统血，肝不统血时亦可见血虚的表现。

9.B　心脉痹阻证，又称“心血瘀阻证”。血行不畅，瘀血阻痹心脉，以心悸怔忡、心胸憋闷、疼痛如刺、痛引肩背内臂、唇舌紫暗、脉细涩或结或代为常见证候。

10.D　本题考查阳明经证与腑证的鉴别要点。阳明经证以大热、大汗、大渴、脉洪大为辨证要点，阳明腑证以潮热汗出、腹满痛、燥屎内结、脉沉实为辨证要点，故二者的鉴别要点在于是否有燥屎内结。

16.A　寒湿困脾证指寒湿内盛，困阻脾阳，脾失温运，以纳呆、腹胀、便溏、身重等为主要表现的寒湿证候。又名湿困脾阳证、寒湿中阻证、太阴寒湿证。

18.D　阴虚风动证的临床表现为手足震颤、蠕动，或肢体抽搐，眩晕耳鸣，口燥咽干，形体消瘦，五心烦热，潮热颧红，舌红少津，脉弦细数。D项皮肤瘙痒、爪甲不荣应属于血虚生风证的临床表现，故本题选D。

29.B　此证候是心血虚，心失所养的表现。血液不足，心失所养，心动失常，故见心悸；血虚心神失养，神不守舍，则见失眠健忘；面色淡白为血虚不能上荣于头面。

34. D　风水相搏证的临床表现无形寒肢冷。风为阳邪，上先受之，肺居上焦，为水之上源，风邪犯肺，宣发肃降失职，不能通调水道，风水相搏，水气犯溢，故头面眼睑先肿，由于是外邪新感，所以恶寒发热，发病较快；脉象浮数为风水偏热。

51. D　心肾不交证以心烦、失眠、梦遗、耳鸣、腰酸与虚热症状共见为辨证的主要依据。因肾阴亏损，水不济火，不能上养心阴，心火偏亢，扰动心神，则心烦、失眠；肾阴亏虚，骨髓失聪，脑髓失养，腰膝失养，则耳鸣，腰酸；虚火内炽，相火妄动，扰动精室，则梦遗。

A2 型题

1. D　本题考查脏腑辨证。心火亢盛，内扰心神，故心烦失眠；心火上炎，故口舌生疮；心火下移于小肠，灼伤津液，以致尿少色赤而尿道灼热涩痛。

4. E　本题考查心病辨证。瘀血内阻，心脏搏动失常，心脉阻滞不通，故临床上可见心悸怔忡，心胸憋闷疼痛，痛引肩背内臂，时作时止，舌质晦暗或有瘀点，脉沉细涩或结代。

5. A　痰浊上蒙心神，神明失司，故临床上可见神情痴呆，意识模糊，表情淡漠，喃喃独语，举止失常，并见面色晦暗、胸闷、呕恶，舌苔白腻，脉滑等。

6. B　风热犯肺在临床上表现为咳嗽，痰少而黄，气喘，鼻塞，流浊涕，咽喉肿痛，发热，微恶风寒，口微渴，舌尖红，苔薄黄，脉浮数。

7. A　本题考查脾病辨证。脾气亏虚，运血乏力，统血无权，故临床上可见月经过多，淋漓不断，经血色淡，食少，便溏，神疲乏力，气短懒言，面色萎黄，舌淡，脉细无力。

10. B　肝阳上亢在临床上表现为眩晕耳鸣，头目胀痛，面红目赤，急躁易怒，失眠多梦，头重脚轻，腰膝酸软，舌红少津，脉弦有力或弦细数。

11. C　本题考查肝病辨证。肝阳上亢，阴不制阳，阳亢化风，则可见眩晕欲仆，步履不稳，头胀头痛，急躁易怒，耳鸣，头摇，肢体震颤，手足麻木，面赤，舌红，苔薄白，脉弦细有力。

13. A　患者形寒便溏，完谷不化，夜尿频多清长，下肢不温，舌质淡白，脉沉细，一派脾肾阳虚的表现，故可见舌淡、苔薄白。

16. D　本题考查脏腑辨证。心主血脉，脾为气血生化之源，心脾两虚故可见心悸怔忡，头晕，多梦，健忘，食欲不振，腹胀，便溏，神疲乏力，或见皮下紫斑，女子月经量少、色淡、淋漓不净，面色萎黄，舌淡嫩，脉弱。

17. A　心肺气虚在临床上表现为胸闷，咳嗽，气短而喘，心悸，动则尤甚，吐痰清稀，神疲乏力，声低懒言，自汗，面色淡白，舌淡苔白，脉弱或结代。

18. C　心肾阳虚在临床上表现为畏寒肢冷，心悸怔忡，胸闷气喘，肢体浮肿，神疲乏力，腰膝酸冷，唇甲青紫，舌淡紫，苔白滑，脉弱。

21. C　肺肾两脏，阴液互资，金水相生，肺肾阴虚故可见咳嗽痰少，或痰中带血，腰膝酸软，形体消瘦，口燥咽干，潮热盗汗，颧红，舌红少苔，脉细数。

B1 型题

19. A　20. C　胃肠气滞证是因胃肠气机阻滞，以脘腹胀痛走窜、嗳气、肠鸣、矢气等为主要表现的证候。肠热腑实证以日晡潮热、大便秘结、腹满硬痛为辨证的主要依据。

23. D　24. E　脾喜燥恶湿，寒湿内盛，脾阳受困，运化失职，水湿内停，脾气郁滞，则脘腹痞闷；胃气上逆，故泛恶欲呕；若寒湿困脾，阳气被遏，水湿不运，泛溢肌肤，可见肢体浮肿；气血运行不畅，则为面色晦暗不泽；舌苔白腻为寒湿内盛之象。肢体先肿，伴腰膝酸冷，咳喘痰鸣，心悸气短是肾虚水泛的特征。

第十二单元　六经辨证

一、习　　题

A1 型题

1. 身大热，大汗出，大渴引饮，舌苔黄燥，脉洪，其证候是
   A. 太阳中风证　B. 阳明经证　C. 阳明腑证
   D. 少阴热化证　E. 厥阴病证

2. 下列各项中，<u>不是</u>少阳证表现的是
   A. 寒热往来　B. 默默不欲食
   C. 大便燥结　D. 胸胁苦满
   E. 口苦目眩

3. 下列各项中，属于阳明腑证辨证要点的是
   A. 发热恶寒　B. 小腹满　C. 苔黄燥
   D. 水入即吐　E. 小便自利

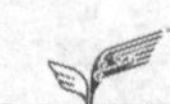

4. 伤寒病初起，不从三阳经传入，病邪直入三阴，称为
   A. 合病 B. 并病 C. 循经传
   D. 越经传 E. 直中

5. 下列各项中，不是太阳中风证辨证要点的是
   A. 恶风 B. 发热 C. 汗出
   D. 头身疼痛 E. 脉浮缓

6. 少阴病的辨证要点是
   A. 脉微细，但欲寐
   B. 腹满而吐，食不下，自利益甚，时腹自痛
   C. 气上撞心，心中疼热，饥而不欲食，食则吐蛔，下之利不止
   D. 口苦，咽干，目眩
   E. 胃家实

7. 太阳中风证的脉象是
   A. 洪数 B. 滑数 C. 浮数
   D. 细弱 E. 浮缓

8. 下列各项中，不属于太阴病证临床表现的是
   A. 食不下 B. 口苦目眩 C. 四肢不温
   D. 腹满而吐 E. 时腹自痛

9. 少阴热化证的辨证要点是
   A. 身热夜甚 B. 大便干燥 C. 心烦失眠
   D. 咽痛 E. 脉微细

10. 下列各项中，属于太阴病辨证要点的是
    A. 消渴 B. 气上撞心 C. 心中疼热
    D. 腹满时痛 E. 饥而不欲食

11. 六经传变中“合病”是指
    A. 由一经病证转变为另一经病证
    B. 伤寒病不经传变，两经或三经同时出现的病证
    C. 阳经病证与阴经病证同时并见
    D. 伤寒病凡一经病证未罢，又见他经病证者
    E. 伤寒病初起不从阳经传入，而病邪直入于三阴者

12. 在六经传变中，太阳病传少阴病，称为
    A. 表里传 B. 合病 C. 循经传
    D. 直中 E. 越经传

A2 型题

1. 患者心烦不得卧，口燥咽干，舌尖红，脉细数。其诊断应是
   A. 太阴病证 B. 厥阴病证
   C. 少阳病证 D. 少阴热化证
   E. 少阴寒化证

2. 感冒患者，恶寒发热轻微，但以脘腹冷痛，呕吐，腹泻为主要症状，舌苔薄，脉紧。其临床意义是
   A. 寒邪伤及卫阳 B. 寒邪伤及太阴
   C. 寒邪直中少阴 D. 寒邪直中脾胃
   E. 寒邪伤及厥阴

3. 患者症见发热恶风，汗出，胸胁胀痛，默默不欲饮食，口苦欲呕，眩晕，舌苔白，脉浮缓。其证候是
   A. 太阳阳明合病 B. 太阳少阳合病
   C. 少阳阳明合病 D. 太阳少阴合病
   E. 太阳厥阴合病

4. 患者日晡潮热，手足汗出，腹胀满疼痛拒按，便秘，谵语狂躁，苔黄厚燥，脉沉实。其临床意义是
   A. 阳明腑证 B. 阳明经证
   C. 少阳病证 D. 中焦病证
   E. 气分病证

5. 患者无热恶寒，但欲寐，四肢厥冷，下利清谷，呕不能食，脉微细。其临床意义是
   A. 少阳病证 B. 太阳病证 C. 厥阴病证
   D. 少阴寒化证 E. 太阴病证

6. 患者男，39 岁。患者于昨夜发热，体温 39℃，今晨来诊仍发热，恶寒，头痛，颈项强直，肢体酸楚而痛，流清涕，欲呕，食减而不渴，脉浮紧，舌苔薄白。
   A. 太阳中风证 B. 太阳伤寒证 C. 少阳病证
   D. 阳明经证 E. 少阴寒化证

7. 患者女，23 岁。感冒 15 天，5 天前适来月经，量少暗，腹痛，往来寒热，胸胁痞满，烦躁心悸，不能进食，精神萎靡，舌尖红，苔黄腻，曾用药治疗无效，来就诊。其辨证是
   A. 阳明腑证 B. 阳明经证 C. 少阳病证
   D. 中焦病证 E. 气分病证

B1 型题

A. 阳明经证
B. 少阳病证
C. 少阴病证
D. 太阳病证
E. 阳明腑证

1. 患者壮热，面赤，大汗，渴喜冷饮，舌红，苔黄燥，脉洪大。其辨证是
2. 患者日晡潮热，便秘，腹部硬满疼痛，舌苔焦燥，脉沉数有力。其辨证是

A. 头身疼痛
B. 自利，口不渴
C. 小便不利，口渴
D. 但欲寐
E. 小便自利，便黑

3. 太阴病的辨证要点是
4. 太阳病蓄水证的辨证要点是

A. 无热恶寒，但欲寐，四肢厥冷，下利清谷，呕不能食，或食入即吐，脉微细
B. 腹满而吐，食不下，自利，口不渴，时腹自痛，四肢欠温，脉沉缓而弱
C. 少腹急结或硬满，小便自利，如狂或发狂，善忘，大便色黑如漆，脉沉涩或沉结
D. 发热恶寒，小便不利，少腹满，消渴，或水入即吐，脉浮或浮数
E. 恶寒，发热，头项强痛，身痛，无汗而喘，脉浮紧

5. 太阴病证的临床表现是
6. 少阴寒化证的临床表现是

二、参考答案

A1 型题

1. B	2. C	3. C	4. E	5. D
6. A	7. E	8. B	9. C	10. D
11. B	12. A			

A2 型题

1. D	2. D	3. B	4. A	5. D
6. B	7. C			

B1 型题

1. A	2. E	3. B	4. C	5. B
6. A				

三、重点解析

A1 型题

8. B　太阴病本证的临床表现为腹满而吐，食不下，大便泄泻，口不渴，时腹自痛，四肢欠温，脉沉缓或弱。口苦目眩属于少阳病证的临床表现。

9. C　少阴热化证指心肾阴虚阳亢，病性从阳化热，以心烦不寐、舌尖红、脉细数等为主要表现的虚热证候。临床表现为心烦不得眠，口燥咽干，舌尖红，脉细数。治法：滋阴降火。代表方剂：黄连阿胶汤。

A2 型题

1. D　少阴热化证临床表现为心烦不得眠，口燥咽干，舌尖红，脉细数。

2. D　患者恶寒发热，舌苔薄，脉紧，属外感风寒，但恶寒发热轻微，反以脘腹冷痛、呕吐、腹泻为主要症状，故属寒邪直中脾胃。

B1 型题

1. A　2. E　阳明经证表现为身大热，不恶寒，反恶热，汗大出，大渴引饮，心烦躁扰，面赤，气粗，苔黄燥，脉洪大；阳明腑证表现为潮热，脐腹胀满疼痛，痛处拒按，大便秘结，甚则神昏谵语，舌苔黄厚干燥，或起芒刺，甚至苔焦黑燥烈，脉沉实或滑数。

第十三单元　卫气营血辨证

一、习　　题

A1 型题

1. 下列各项中，不属于卫分证临床表现的是
A. 发热微恶寒　B. 咽喉肿痛
C. 头痛　D. 舌绛
E. 脉浮数

2. 以口苦咽干，胸胁满痛，心烦，干呕，脉弦数为辨证要点的证候为
A. 卫分证　B. 气分证
C. 营分证　D. 血分证
E. 太阳病证

3. 下列各项中，属于营分证临床表现的是
A. 烦渴咳喘　B. 胸闷胸痛
C. 身热汗出　D. 斑疹隐隐
E. 舌红苔黄

4. 身热夜甚，心烦躁扰，甚或时有谵语，斑疹隐隐，咽燥口干而反不甚渴，舌红绛，脉细数。其临床意义是
A. 卫分证　B. 厥阴证
C. 气分证　D. 血分证
E. 热灼营阴证

5. 血分证与营分证的共有症状是
A. 吐血衄血　B. 身热夜甚
C. 手足蠕动　D. 目睛上视
E. 颈项强直

6. 下列各项中，不属于血分证临床表现的是
A. 身热夜甚　B. 吐血便血

 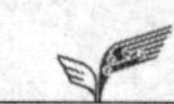

C. 斑疹隐隐　　D. 角弓反张
E. 舌质深绛

7. 下列各项中，属于血分证临床表现的是
A. 发热，微恶风寒，少汗
B. 吐血衄血
C. 咳嗽，咽喉肿痛
D. 头痛，全身不适，口微渴
E. 舌边尖红

8. 下列各项，不属于气分证辨证要点的是
A. 发热　　B. 舌红苔黄
C. 汗出　　D. 口渴
E. 心烦

9. 下列各项，不属于风热犯卫证辨证要点的是
A. 发热　　B. 咽喉肿痛
C. 微恶风寒　　D. 舌边尖红
E. 脉浮数

10. 营分证的临床表现是
A. 身体灼热，躁扰不安，甚或昏狂谵妄，斑色紫黑
B. 身热壮盛，手足躁烦，甚则狂乱、神昏、痉厥
C. 持续低热，暮热早凉，五心烦热，口干咽燥
D. 日晡潮热，心烦不寐，舌绛，脉细数
E. 身热夜甚，神昏谵语，斑疹隐隐

11. 卫气营血证的传变中属于"逆传"的是
A. 卫分到气分
B. 卫分到营、血分
C. 气分到血分
D. 血分到营分
E. 气分到营、血分

12. 以身热而不恶寒、咳喘、舌红苔黄、脉数为临床表现的证候为
A. 卫分证　　B. 气分证
C. 营分证　　D. 血分证
E. 少阴病证

A2 型题

1. 患者发热，微恶风寒，少汗，头痛，咳嗽，口微渴，苔薄白，舌边尖红，脉浮数。其临床意义是
A. 卫分证　　B. 气分证
C. 营分证　　D. 血分证
E. 太阳病证

2. 患者身热，心烦懊侬，坐卧不安，舌苔微黄，脉数。其临床意义是
A. 卫分证　　B. 气分证
C. 营分证　　D. 血分证
E. 气营两燔证

3. 患者身热夜甚，神昏谵语，咽燥口干而反不甚渴，舌质红绛，脉细数。其临床意义是
A. 营分证　　B. 气分证
C. 血分证　　D. 气营两燔
E. 卫分证

4. 患者身灼热，神昏谵语，痰壅气粗，言謇肢厥，脉细数。其临床意义是
A. 营分证　　B. 气分证
C. 血分证　　D. 气营两燔
E. 卫分证

5. 患者身体灼热，躁扰不安，斑色紫黑，成片成块，吐衄便血，舌质深绛，脉数。其临床意义是
A. 卫分证　　B. 气分证
C. 营分证　　D. 血分证
E. 气营两燔证

6. 患者持续低热，暮热早凉，五心烦热，口干咽燥，神倦，耳聋，形瘦，舌质绛，脉细数。其临床意义是
A. 卫分证　　B. 气分证
C. 营分证　　D. 血分证
E. 气营两燔证

7. 患者男，37岁。2019年5月5日初诊。患者于2天前无明显诱因下，出现恶寒甚，继则高热(40℃)，伴有头痛身骨痛，面红目赤，在当地卫生所用药治疗未见好转，今天高热仍未减退，颜面胸部潮红，可见散在红疹，鼻衄，咳嗽并痰带血丝，口干引饮，汗多烦躁，头痛身骨痛甚，纳呆，大便干结，小便黄短，舌红，苔黄厚腻，脉弦滑数。其辨证是
A. 卫分证　　B. 气分证
C. 营分证　　D. 血分证
E. 气营两燔证

8. 患者女，26岁。发热头面焮赤肿痛7天，于12月13日就诊。查体：体温39℃，颌下淋巴结肿大，压痛，头面焮赤，咽红肿胀，两肺呼吸音粗，无干湿啰音。化验：白细胞 12.8×10^9/L，中性细胞0.88。患者憎寒壮热，心烦口渴，头面焮赤肿痛，咽痛，舌红，苔黄，脉数。其辨证是
A. 卫分证　　B. 气分证
C. 营分证　　D. 血分证
E. 气营两燔证

B1 型题

A. 舌红苔黄
B. 舌边尖红
C. 舌红绛
D. 发热

E. 口渴
1. 卫分证的辨证要点是
2. 营分证的辨证要点是

A. 口渴
B. 微恶风寒
C. 舌边尖红
D. 神昏谵语
E. 斑疹隐隐
3. 气分证的辨证要点是
4. 血分证的辨证要点是

二、参考答案

A1 型题

1. D　2. B　3. D　4. E　5. B　6. C　7. B　8. E　9. B　10. E　11. B　12. B

A2 型题

1. A　2. B　3. A　4. C　5. D　6. D　7. E　8. B

B1 型题

1. B　2. C　3. A　4. D

三、重点解析

B1 型题

3. A　4. D　气分证以发热、汗出、口渴、舌红苔黄、脉数有力为辨证要点。血证以发热、神昏谵语、斑疹紫暗、出血动风、舌质深绛为辨证要点。

第十四单元　三焦辨证

一、习　　题

A1 型题

1. 下列各项叙述，**不正确**的是
   A. 手太阴肺的病变属上焦病证
   B. 足阳明胃的病变属中焦病证
   C. 足太阴脾的病变属中焦病证
   D. 手厥阴心包的病变属下焦病证
   E. 足少阴肾的病变属下焦病证
2. 下列各项中，属于上焦病证主要表现的是
   A. 身热颧红　B. 口燥咽干
   C. 手足蠕动　D. 时腹自痛
   E. 发热汗出
3. 下列各项中，**不属于**中焦病证主要表现的是
   A. 发热口渴　B. 腹满便秘
   C. 身热不扬　D. 身热颧红
   E. 呕恶脘痞
4. 下列各项中，属于下焦病证主要表现的是
   A. 面红目赤　B. 便溏
   C. 手足蠕动　D. 蒸蒸汗出
   E. 脘腹胀满
5. 身热不扬，头身困重，胸脘痞闷，泛恶欲呕，小便不利，大便不爽或溏泄，舌苔黄腻，脉细而濡数，辨证为
   A. 上焦病证　B. 中焦燥化证
   C. 中焦湿化证　D. 下焦病证
   E. 营分证

6 下列各项中，**不属于**上焦病证的是
   A. 邪袭肺卫　B. 邪陷心包
   C. 湿热阻肺　D. 肝阳上亢
   E. 邪热壅肺
7. 三焦病证的传变中，逆传是指
   A. 由阳明胃传入太阴肺
   B. 由太阴脾传入太阴肺
   C. 由阳明胃经传入心包
   D. 由肺卫传入心包
   E. 由中焦脾胃传入上焦

A2 型题

1. 患者发热，微恶风寒，咳嗽，咳痰，头痛，口微渴，舌边尖红，舌苔薄白欠润，脉浮数。其临床意义是
   A. 上焦病证　B. 中焦燥化证
   C. 中焦湿化证　D. 下焦病证
   E. 气分证
2. 患者壮热、大汗、心烦、面赤、口渴引饮、小便黄，舌红苔黄燥，脉洪大而数。其临床意义是
   A. 中焦病证　B. 阳明热炽证
   C. 湿热中阻证　D. 上焦病证
   E. 下焦病证

3. 患者身热，脘腹胀满疼痛，大便溏垢不爽，舌苔黄腻，脉滑数。其临床意义是
   A. 阳明腑实证
   B. 阳明经证
   C. 中焦病证
   D. 肝胆湿热证
   E. 寒湿困脾证
4. 患者神志昏蒙，时清时昧，舌苔垢腻，舌质红或绛等。其临床意义是
   A. 中焦病证　　B. 阳明热炽证
   C. 湿热中阻证　　D. 上焦病证
   E. 下焦病证
5. 患者神倦，肢厥，耳聋，五心烦热，心中憺憺大动，手指蠕动，舌干绛而萎，脉虚。其临床意义是
   A. 中焦病证　　B. 阳明热炽证
   C. 湿热中阻证　　D. 上焦病证
   E. 下焦病证
6. 患儿男，2岁。因发热7天，伴咳嗽气喘，于8月8日入院。患者7天前开始发热，咳嗽，曾在当地医院用青霉素治疗，效果不明显，住入我院。入院时见高热，汗出，咳嗽，咳声低微，伴气喘，口渴引饮，纳差，神疲，四肢欠温，小便黄短，舌淡红，苔薄黄，脉细数无力。其辨证是
   A. 中焦病证　　B. 阳明热炽证
   C. 湿热中阻证　　D. 上焦病证
   E. 下焦病证

B1 型题

A. 肺与心包
B. 脾与胃
C. 肺与大肠
D. 肝胆脾胃
E. 肝与肾

1. 上焦病证的病位在
2. 中焦病证的病位在

A. 身热颧红、手足蠕动或瘛疭、舌绛苔少
B. 发热、咳嗽气喘甚则神昏谵语
C. 发热口渴、腹满便秘、苔黄燥、脉沉实
D. 身热不扬、脘痞呕恶、便溏、苔黄腻、脉濡数
E. 瘛疭、心中憺憺大动、神倦、脉虚、舌绛苔少

3. 上焦病证的辨证要点是
4. 下焦病证的辨证要点是

二、参考答案

A1 型题

1. D　2. E　3. D　4. C　5. C
6. D　7. D

A2 型题

1. A　2. B　3. C　4. C　5. E
6. D

B1 型题

1. A　2. B　3. B　4. A

三、重点解析

A2 型题

3. C　患者身热，脘腹胀满疼痛，类似阳明病，但大便溏垢不爽，舌苔黄腻，脉滑数等湿热表现与之不符。无肝胆病表现，以中焦湿热为主要特征，故应选择中焦病。

B1 型题

3. B　4. A　上焦病证的辨证要点为发热、咳嗽气喘甚则神昏谵语等。下焦病证的辨证要点为身热颧红、手足蠕动或瘛疭、舌绛苔少。瘛疭、心中憺憺大动、神倦、脉虚、舌绛苔少是下焦病证的表现，不是辨证要点。

第十五单元　中医诊断思维与应用

一、习　题

A1 型题

1. 下列各项，<u>不正确</u>的是
   A. 比较法是将患者的临床表现和某一常见的证进行比较，如两者主要特征相吻合，诊断便可成立的方法
   B. 归纳法是将患者表现的各种症状、体征进行归类，从而抓住病证本质的思维方法
   C. 分类法是根据临床症状或病证之间的共同点和差异点，将其区分为不同种类的方法

D. 演绎法是运用从一般到个别、从抽象到具体的思维，对病情进行层层深入的辨证分析、推理的方法

E. 模糊判断法是通过对多种不够精确、非特征性的模糊信息，进行模糊的综合评判，而达到明确诊断的思维方法

2. 下列各项，<u>不属于</u>中医诊断思维的是

A. 逻辑思维　B. 直觉思维　C. 灵感思维

D. 顿悟思维　E. 明堂思维

3. 根据临床症状或病证之间的共同点和差异点，将其区分为不同种类的方法的是

A. 比较法　B. 类比法　C. 分类法

D. 归纳法　E. 演绎法

4. 运用从一般到个别、从抽象到具体的思维，对病情进行层层深入的辨证分析、推理的方法是

A. 模糊判断法　B. 类比法

C. 分类法　D. 归纳法

E. 演绎法

5. 下列各项，<u>不属于</u>中医辨病内容的是

A. 病有中西　B. 病有因果

C. 病有善恶　D. 病有新久

E. 病有轻重

B1 型题

A. 必要性资料

B. 特征性资料

C. 偶见性资料

D. 一般性资料

E. 否定性资料

1. 对某些疾病或证的诊断是不可或缺的资料是

2. 既非必备性又非特异性，只是作为诊断的参考的资料是

A. 八纲辨证

B. 脏腑辨证

C. 六经辨证

D. 卫气营血辨证

E. 气血津液辨证

3. 辨证的基本纲领是

4. 属于病性辨证的是

A. 症的有无

B. 症的轻重

C. 症的真假

D. 症的新久

E. 症的偏全

5. <u>不属于</u>辨症内容的是

6. 疗效评价的重要依据是

二、参考答案

A1 型题

1. A　2. E　3. C　4. E　5. E

B1 型题

1. A　2. D　3. A　4. E　5. D

6. B

三、重点解析

A1 型题

1. A　比较法是区分患者的某些临床症状之间或某些证之间的相同点或不同点的方法。类比法是将患者的临床表现和某一常见的证进行比较，如两者主要特征相吻合，诊断便可成立。分类法是根据临床症状或病证之间的共同点和差异点，将其区分为不同种类的方法。归纳法是将患者表现的各种症状、体征，按照辨证的基本内容进行归类，归纳出各症状、体征所反映的共性特征，从而抓住病证本质的思维方法。演绎法是运用从一般到个别、从抽象到具体的思维，对病情进行层层深入的辨证分析、推理的方法。将患者的临床表现和某一常见的证进行比较，如两者主要特征相吻合，诊断便可成立是类比法不是比较法。

B1 型题

5. D　6. B　症是中医诊断的依据，包括症状和体征，还包含了和疾病发生发展相关的因素，如气候条件、地理环境，以及部分客观指标。症的有无是保证四诊信息可靠性的前提，四诊信息不准确常导致误诊或漏诊的发生。症的轻重对于症的轻重的判断是把握疾病主要矛盾和矛盾主要方面的重要依据，也是疗效评价的重要依据。

中 药 学

第一单元 中药的性能

一、习 题

A1 型题

1. 治疗热证的药物药性是
A. 寒、凉 B. 寒、热 C. 温、凉
D. 温、寒 E. 热、温

2. 下列各项中，<u>不属于</u>温热药的作用是
A. 回阳 B. 补火 C. 温里
D. 温经 E. 清心

3. 用治筋脉挛急疼痛的味多属的性味是
A. 辛 B. 酸 C. 咸
D. 甘 E. 苦

4. 用治寒凝血瘀，月经不调，少腹冷痛，当选的性味是
A. 辛、温 B. 辛、凉 C. 苦、温
D. 甘、寒 E. 咸、寒

5. 下列各项中，<u>不具有</u>苦味药作用的是
A. 燥湿 B. 解表 C. 清泄
D. 降泄 E. 通泄

6. 淡味药的作用是
A. 泻下通便 B. 疏肝理气 C. 利水渗湿
D. 活血祛瘀 E. 软坚散结

7. 和酸味作用相近的是
A. 辛 B. 甘 C. 苦
D. 涩 E. 咸

8. 用治瘰疬瘿瘤的味是
A. 甘 B. 咸 C. 酸
D. 淡 E. 涩

9. 酸味的作用是
A. 收敛固涩 B. 益气平喘
C. 解毒止痢 D. 燥湿止带
E. 清热止血

10. 辛味药治疗的病证是
A. 惊痫癫狂 B. 气滞胃痛
C. 呕吐呃逆 D. 久泻久痢
E. 阴虚盗汗

11. 涩味药治疗的病证是
A. 小便不利 B. 胃热消渴
C. 虚汗遗精 D. 胸胁苦满
E. 恶心呕吐

12. 治疗肺热咳嗽宜首选的是
A. 入肺性寒凉的药物
B. 入肺性温热的药物
C. 入肝性寒凉的药物
D. 入肾性寒凉的药物
E. 入肺性辛味甘的药物

13. 胁痛易怒、惊风抽搐宜首选的药物是
A. 归脾经的药物
B. 归心经的药物
C. 归肺经的药物
D. 归肝经的药物
E. 归肾经的药物

14. 治疗寒证的药性多属的性味是
A. 寒、热 B. 寒、凉

C. 温、凉　　D. 温、热
E. 温、寒

15. 下列各项中，不属于温热药治疗的病证是
A. 肝阳上亢　B. 脾虚泄泻　C. 阳痿遗尿
D. 痰饮咳喘　E. 肾虚水肿

16. 湿热证应选的性味是
A. 咸、寒　B. 苦、温　C. 辛、凉
D. 辛、温　E. 苦、寒

17. 下列各项中，不属于甘味药治疗的病证是
A. 神昏　B. 气虚　C. 血虚
D. 阴虚　E. 脾虚

18. 属阴的性味是
A. 辛、甘、温　B. 甘、热、酸　C. 酸、寒、咸
D. 辛、淡、温　E. 甘、热、苦

19. 用治滑脱证的味是
A. 辛　B. 涩　C. 淡
D. 咸　E. 苦

20. 下列各项中，不属于甘味药的作用是
A. 补益　B. 缓急　C. 调和
D. 和中　E. 潜阳

21. 淡味药多治疗的病证是
A. 消渴　B. 水肿　C. 胸痹
D. 呕吐　E. 虚汗

22. 下列各项中，不影响药物升降浮沉的因素是
A. 药物的四气　B. 药物的五味
C. 药物的质地轻重　D. 炮制、配伍的影响
E. 药物的用药禁忌

23. 肺寒咳嗽应选的药物是
A. 归肺经，性温热
B. 归肺经，性寒凉
C. 归肺经，味辛甘
D. 归心经，性寒凉
E. 归胃经，性温热

24. 治疗目赤肿痛、羞明流泪应选的药物是
A. 归肺经　B. 归心经　C. 归肾经
D. 归脾经　E. 归肝经

25. 下列各项中，不属于辛温药的作用是
A. 解表　B. 潜阳　C. 通经
D. 发散　E. 开窍

26. 下列各项中，不属于苦寒药的作用是
A. 清热　B. 燥湿　C. 坚阴
D. 透疹　E. 降泻

27. 黄芩、黄连、黄柏具有相同的性味是
A. 苦寒　B. 咸寒　C. 甘寒
D. 辛温　E. 辛凉

28. 以下不会引起中毒反应的是
A. 剂量过大　B. 炮制不当
C. 配伍不当　D. 谨遵医嘱服药
E. 制剂服法不当

29. 下列各项，不是附子中毒的原因的是
A. 煎煮时间太短　B. 炮制不当
C. 与干姜同服　D. 剂量过大
E. 配伍不当

A2 型题

1. 患者男，63 岁。虚弱消瘦，气短乏力，食少纳呆，面色苍白，食后腹胀，检查确诊为胃下垂。治疗应首选的药物是
A. 苦味、沉降药
B. 辛味、升浮药
C. 甘味、沉降药
D. 甘味、升浮药
E. 酸味、沉降药

B1 型题

A. 渗湿利水
B. 行气活血
C. 收敛固涩
D. 软坚泻下
E. 补益缓急

1. 甘味药的作用是
2. 辛味药的作用是

A. 毒性
B. 四气
C. 五味
D. 归经
E. 升降浮沉

3. 表示药物作用部位的是
4. 表示药物作用趋向的是

A. 降泄
B. 收敛
C. 缓急
D. 软坚
E. 发散

5. 苦味的作用是
6. 咸味的作用是

A. 肺、胃、肾经
B. 肺、脾、肾经

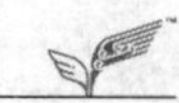

C. 心、脾、肾经
D. 心、肝、肾经
E. 心、肝、脾经
7. 知母的主要归经是
8. 龟甲的主要归经是

二、参考答案

A1 型题

1. A 2. E 3. D 4. A 5. B
6. C 7. D 8. B 9. A 10. B
11. C 12. A 13. D 14. D 15. A
16. E 17. A 18. C 19. B 20. E
21. B 22. E 23. A 24. E 25. B
26. D 27. A 28. D 29. C

A2 型题

1. D

B1 型题

1. E 2. B 3. D 4. E 5. A
6. D 7. A 8. D

三、重点解析

A2 型题

1. D 解答A2型题的基本思路为：首先确定题干中的“核心”内容，其核心内容通常以“病因、病机、病变部位（全身或局部）、典型症状、特有体征”等词语表示；其次根据“核心”内容选出相对应的答案。题中“胃下垂”属中气下陷证的范畴，备选答案中符合治疗中气下陷证者即可，治疗时当用甘味、升浮药。

第二单元 中药的作用

一、习 题

A1 型题

1. 中药的作用指的是
A. 中药的治疗作用与不良反应
B. 中药的功效
C. 中药的副作用
D. 中药的治疗效用
E. 中药的药性理论

2. 中药的副作用指的是
A. 配伍不当出现的反应
B. 药不对证出现的不良反应
C. 达不到常规用量不能控制病情
D. 超过常规用量时出现的不适反应
E. 在常规剂量时出现的与疗效无关的不适反应

3. 治疗肺痈咳吐脓血、热毒疮疡的中药的功效是
A. 祛风散寒除湿
B. 燥湿健脾
C. 清热解毒，排脓
D. 回阳，温肺化痰
E. 清热利尿通淋

4. 具有祛风散寒除湿功效的中药治疗的病证是
A. 脘腹胀满，恶心呕吐
B. 风寒湿痹，痿软无力
C. 肺痈吐脓，肺热咳嗽
D. 热淋涩痛，小便不利
E. 风湿热痹，关节红肿

5. 下列几项中，属对因治疗功效的是
A. 止痛 B. 止咳 C. 止血
D. 止汗 E. 泻下

6. 下列几项中，属对症治疗功效的是
A. 止痛 B. 安神 C. 理气
D. 息风 E. 泻下

B1 型题

A. 脘腹胀满，恶心呕吐
B. 风寒湿痹，痿软无力
C. 肺痈吐脓，肺热咳嗽
D. 热淋涩痛，小便不利
E. 风湿热痹，关节红肿
1. 具有祛风散寒除湿功效的中药治疗的病证是
2. 具有清热解毒排脓功效的中药治疗的病证是

A. 祛风散寒除湿
B. 燥湿健脾
C. 清热解毒，排脓
D. 回阳，温肺化痰
E. 清热利尿通淋
3. 治疗肺痈咳吐脓血、热毒疮疡的中药的功效是
4. 治疗热淋小便涩痛的中药的功效是

二、参考答案

A1 型题

1. A 2. E 3. C 4. B 5. E
6. A

B1 型题

1. B 2. C 3. C 4. E

第三单元 中药的配伍

一、习 题

A1 型题

1. 大黄配芒硝，能增强攻下作用，其配伍属
   A. 相使 B. 相须 C. 相反
   D. 相畏 E. 相杀

2. 黄芪配茯苓，茯苓能增强黄芪补气利水的作用，其配伍属
   A. 相反 B. 相须 C. 相使
   D. 相畏 E. 相恶

3. 能提高药物功效的配伍是
   A. 相须、相使 B. 相畏、相杀 C. 相杀、相使
   D. 相恶、相反 E. 相须、相恶

4. 生姜能减轻或消除生半夏毒性的配伍是
   A. 相反 B. 相须 C. 相恶
   D. 相杀 E. 相使

5. 相须与相使配伍的作用是
   A. 减轻毒副作用 B. 消除毒副作用
   C. 增强毒副作用 D. 拮抗作用，降低疗效
   E. 协同作用，增进疗效

6. 人参配莱菔子，莱菔子能削弱人参补气作用的配伍是
   A. 相使 B. 相恶 C. 相畏
   D. 相杀 E. 相须

7. 七情配伍中，可以降低药物功效的是
   A. 相须 B. 相使 C. 相畏
   D. 相杀 E. 相恶

8. 大黄与芒硝配伍治疗热结便秘，属于的配伍关系是
   A. 相使 B. 相须 C. 相畏
   D. 相杀 E. 相恶

9. 人参配莱菔子使补气作用减弱，在药物七情配伍关系中属于
   A. 相使 B. 相畏 C. 相杀
   D. 相反 E. 相恶

10. 干姜配伍附子，可降低附子的毒性，属于
    A. 相须 B. 相使 C. 相畏
    D. 相杀 E. 相反

B1 型题

A. 相须
B. 相畏
C. 相恶
D. 相反
E. 相使

1. 石膏配知母治疗气分热盛，属
2. 黄连配木香治疗湿热泻利，属

A. 黄芪配茯苓
B. 生姜配生南星
C. 附子配瓜蒌
D. 郁金配丁香
E. 白芍配当归

3. 属相畏配伍的是
4. 属相杀配伍的是

A. 相使
B. 相杀
C. 相畏
D. 相反
E. 相恶

5. 两药合用，以一种药为主，另一种药为辅，辅药能提高主药疗效的配伍关系，称做
6. 两药合用，一种药物的毒副作用能被另一种药物所抑制的配伍关系，称做

二、参考答案

A1 型题

1. B 2. C 3. A 4. D 5. E
6. B 7. E 8. B 9. E 10. D

B1 型题

1. A 2. E 3. D 4. B 5. A
6. C

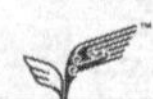

第四单元 中药的用药禁忌

一、习 题

A1 型题

1. 下列各项中，属配伍禁忌的是
   A. 人参配补骨脂　B. 人参配藜芦
   C. 人参配海藻　D. 人参配大戟
   E. 人参配甘遂

2. 下列各项中，属“十九畏”的是
   A. 甘草配大戟　B. 川乌配贝母
   C. 瓜蒌配乌头　D. 赤石脂配官桂
   E. 藜芦配细辛

3. 下列各项中，属“十八反”的是
   A. 人参配赤芍　B. 甘遂配甘草
   C. 黄连配木香　D. 党参配白芍
   E. 半夏配白及

4. 下列各项中，不与附子相反的药物是
   A. 白蔹　B. 白及　C. 白芷
   D. 贝母　E. 半夏

5. 下列各项中，不属于妊娠禁忌的药物是
   A. 艾叶　B. 附子　C. 干姜
   D. 牛黄　E. 莪术

6. “十八反”中，不反甘草的药是
   A. 甘遂　B. 大戟　C. 海藻
   D. 贝母　E. 芫花

7. 下列药物中，不宜与藜芦配伍的是
   A. 黄芩　B. 黄连　C. 黄柏
   D. 龙胆　E. 苦参

8. 下列各组药物中，属于配伍禁忌的是
   A. 巴豆与牵牛　B. 丁香与三棱
   C. 牙硝与郁金　D. 官桂与五灵脂
   E. 人参与赤石脂

9. 下列各组药物中，不属于配伍禁忌的是
   A. 川贝母与川乌　B. 藜芦与赤芍
   C. 肉桂与赤石脂　D. 水银与砒霜
   E. 硫黄与厚朴

10. “十九畏”中，人参“畏”的是
   A. 三棱　B. 朴硝　C. 硫黄
   D. 五灵脂　E. 密陀僧

11. 孕妇应慎用的药物是
   A. 金银花　B. 连翘
   C. 牛黄　D. 鱼腥草
   E. 蒲公英

A2 型题

1. 患者女，32 岁。怀孕 3 周，饮食不慎，偶有干哕腹胀，倦怠乏力，胎动频繁。治疗首选的药物是
   A. 附子、干姜、肉桂
   B. 紫苏梗、砂仁、白术
   C. 三棱、莪术、水蛭
   D. 斑蝥、麝香、虻虫
   E. 礞石、蜈蚣、大黄

B1 型题

A. 细辛
B. 京大戟
C. 瓜蒌
D. 海藻
E. 甘草

1. 与乌头相反的药物是
2. 与藜芦相反的药物是

A. 藜芦
B. 乌头
C. 甘草
D. 三棱
E. 芒硝

3. 不与贝母配伍的药物是
4. 不与牙硝配伍的药物是

二、参考答案

A1 型题

1. B　2. D　3. B　4. C　5. A
6. D　7. E　8. A　9. E　10. D
11. C

A2 型题

1. B

B1 型题

1. C　2. A　3. B　4. D

第五单元 中药的剂量与用法

一、习　题

A1 型题

1. 确定中药剂量<u>不需要</u>考虑的是
A. 药物性质与剂量的关系
B. 剂型、配伍与剂量的关系
C. 药物的产地与剂量的关系
D. 年龄、体质、病情与剂量的关系
E. 季节变化与剂量的关系

2. 呕吐者服药采用的时间是
A. 清晨服　B. 睡前服　C. 饭后服
D. 饭前服　E. 小量频服

3. 消食药的服药时间是
A. 饭前服　B. 饭后服　C. 睡前服
D. 多次分服　E. 空腹时服

4. 多数矿石、介壳类药入汤剂应
A. 烊化　B. 后下　C. 包煎
D. 先煎　E. 另煎

5. 气味芳香、成分易挥发类药入汤剂应
A. 后下　B. 先煎　C. 烊化
D. 包煎　E. 另煎

6. 睡前服用的药物是
A. 清热药　B. 温里药　C. 消食药
D. 驱虫药　E. 安神药

7. 羚羊角入汤剂宜
A. 先煎　B. 后下　C. 包煎
D. 另煎　E. 烊化

8. 下列药物中，宜包煎的是
A. 石膏　B. 麻黄　C. 阿胶
D. 车前子　E. 人参

9. 辛夷入汤剂宜
A. 烊化　B. 冲服　C. 后下
D. 包煎　E. 先煎

10. 龟甲入汤剂应当
A. 包煎　B. 先煎
C. 后下　D. 另煎
E. 烊化

11. 钩藤入汤剂宜
A. 先煎　B. 后下　C. 包煎
D. 另煎　E. 烊化

B1 型题

A. 后下
B. 另煎
C. 包煎
D. 烊化
E. 先煎

1. 钩藤入汤剂应
2. 西洋参入汤剂应

A. 先煎
B. 后下
C. 研末冲服
D. 包煎
E. 同煎

3. 石决明入煎剂宜
4. 琥珀的使用宜

二、参考答案

A1 型题

1. C　2. E　3. B　4. D　5. A
6. E　7. D　8. D　9. D　10. B
11. B

B1 型题

1. A　2. B　3. A　4. C

三、重点解析

A1 型题

8. D　车前子煎煮后药液黏稠不便于滤取药汁，所以入药宜包煎。

10. B　有效成分相对不容易煎出的药(如水牛角、山羊角、鹿角等动物角类药，龟甲、鳖甲等动物甲类药)入汤剂宜先煎。

11. B　本题考查中药的煎煮方法。有效成分不耐煎煮，久煎容易被破坏的药(如青蒿、大黄、番泻叶、臭梧桐、麦芽、谷芽、神曲、白芥子、杏仁、钩藤等)入汤剂宜后下。

第六单元 解表药

一、习 题

A1 型题

1. 麻黄的主治证是
   A. 风寒表实证 B. 风寒表虚证
   C. 风湿热表证 D. 风寒表证
   E. 风热表证

2. 肺热咳喘宜首选的药是
   A. 陈皮、清半夏
   B. 姜半夏、胆南星
   C. 芥子、贝母
   D. 蜜炙麻黄、生石膏
   E. 苦杏仁、白前

3. 桂枝除发汗解肌外，还有的功效是
   A. 行气解郁，温胃止呕
   B. 宣肺平喘，利水消肿
   C. 补火助阳，温脾暖肝
   D. 散寒止痛，温经止血
   E. 温经通脉，助阳化气

4. 欲达调和营卫之功，桂枝配伍的药物是
   A. 麦冬 B. 白芍 C. 赤芍
   D. 甘草 E. 当归

5. 治疗外感风寒，汗出恶风，发热脉浮缓，应首选的药物是
   A. 桂枝 B. 肉桂 C. 荆芥
   D. 薄荷 E. 防风

6. 治疗心阳不振之心悸、脉结代，首选的药物是
   A. 桂枝配茯苓 B. 桂枝配白芍
   C. 桂枝配附子 D. 桂枝配甘草
   E. 桂枝配大枣

7. 治疗风寒表证兼气滞胸闷不舒，应首选的药物是
   A. 麻黄 B. 防风
   C. 生姜 D. 白芷
   E. 紫苏叶

8. 生姜、紫苏均具有的功效是
   A. 解鱼蟹毒 B. 行气宽中
   C. 和中化湿 D. 理气安胎
   E. 祛风止痛

9. 被誉为“呕家圣药”的药物是
   A. 姜黄 B. 干姜 C. 生姜
   D. 炮姜 E. 僵蚕

10. 生半夏中毒，首选的解毒药是
   A. 生姜 B. 干姜 C. 甘草
   D. 蜂蜜 E. 大枣

11. 功能发汗解表，利水消肿的药物是
   A. 荆芥、防风 B. 麻黄、荆芥
   C. 香薷、紫苏叶 D. 麻黄、香薷
   E. 紫苏叶、生姜

12. 被称为“夏月之麻黄”的药物是
   A. 生姜 B. 广藿香 C. 香薷
   D. 紫苏叶 E. 防风

13. 暑月外感风寒、内伤生冷证，宜首选的药物是
   A. 桂枝 B. 荆芥 C. 细辛
   D. 防风 E. 香薷

14. 风寒及风热表证皆用的药物是
   A. 紫苏叶、生姜 B. 荆芥、防风
   C. 麻黄、桂枝 D. 细辛、白芷
   E. 羌活、独活

15. 具有祛风解表，止血功效的药物是
   A. 荆芥 B. 羌活 C. 白芷
   D. 桂枝 E. 防风

16. 具有祛风解表，透疹消疮功效的药物是
   A. 白芷 B. 桂枝 C. 荆芥
   D. 羌活 E. 防风

17. 具有祛风解表，胜湿止痛，止痉功效的药物是
   A. 香薷 B. 荆芥 C. 紫苏叶
   D. 防风 E. 羌活

18. 治疗外感风寒挟湿之头重头痛、身体重疼的药物是
   A. 紫苏叶 B. 羌活 C. 荆芥
   D. 香薷 E. 生姜

19. 羌活善治的头痛是
   A. 太阳经头痛 B. 少阳经头痛
   C. 阳明经头痛 D. 太阴经头痛
   E. 少阴经头痛

20. 治疗阳明经眉棱骨痛的药物是
A. 白术 B. 白芍 C. 白及
D. 白芷 E. 白蔹

21. 善治鼻渊的药物是
A. 麻黄 B. 荆芥 C. 细辛
D. 薄荷 E. 广藿香

22. 薄荷、牛蒡子均有的功效是
A. 解毒利咽 B. 疏肝利咽
C. 明目利咽 D. 透疹利咽
E. 散结利咽

23. 具有疏散风热，息风止痉功效的药物是
A. 葛根 B. 蛇蜕 C. 蝉蜕
D. 桑叶 E. 菊花

24. 菊花、桑叶共有的功效是
A. 清肺润燥 B. 清热凉血
C. 清热解毒 D. 清肝明目
E. 清胃止呕

25. 主治少阳证的药物是
A. 桑叶 B. 菊花 C. 升麻
D. 柴胡 E. 银柴胡

26. 柴胡、升麻共有的功效是
A. 升举阳气 B. 解表生津
C. 清热解毒 D. 疏肝解郁
E. 透发麻疹

27. 治疗外感表证，项背强痛的药物是
A. 柴胡 B. 升麻 C. 桑叶
D. 菊花 E. 葛根

28. 葛根、柴胡均能用治
A. 脏器脱垂 B. 麻疹不透
C. 咽喉肿痛 D. 寒热往来
E. 月经不调

29. 治疗中气下陷证应首选的药物是
A. 桑叶、升麻 B. 柴胡、菊花
C. 柴胡、防风 D. 升麻、柴胡
E. 升麻、葛根

30. 解表药的性味多是
A. 辛味 B. 酸味 C. 甘味
D. 苦味 E. 咸味

31. 治疗外感发热，邪郁肌腠，经气不利，项背强痛者，应首选
A. 荆芥 B. 白芷 C. 薄荷
D. 葛根 E. 柴胡

32. 下列解表药中，兼有化湿功效的是
A. 紫苏叶 B. 香薷 C. 生姜
D. 白芷 E. 防风

33. 细辛具有的功效是
A. 回阳救逆 B. 温肝暖肾
C. 温中降逆 D. 宣通鼻窍
E. 理气和胃

34. 下列药物中能燥湿止带的是
A. 防风 B. 白芷 C. 羌活
D. 苍耳子 E. 藁本

35. 具有散风寒，通鼻窍功效的药物是
A. 桂枝 B. 生姜 C. 防风
D. 辛夷 E. 紫苏叶

36. 蝉蜕的主要归经是
A. 肺、脾 B. 肺、肾
C. 肺、心 D. 肺、肝
E. 肺、大肠

37. 炙桑叶多具有的功效是
A. 清肺热 B. 疏风热
C. 清肝热 D. 清血热
E. 润肺燥

38. 既治风寒表实无汗，又治风寒表虚有汗的药物是
A. 麻黄 B. 紫苏叶
C. 桂枝 D. 香薷
E. 荆芥

39. 薄荷、牛蒡子除疏散风热外，还具有的功效是
A. 利咽透疹 B. 宣肺祛痰
C. 明目退翳 D. 息风止痉
E. 疏肝理气

40. 下列各项中，<u>不属于</u>薄荷功效的是
A. 疏散风热 B. 疏肝行气
C. 清热凉血 D. 透疹利咽
E. 清利头目

41. 下列药物中，长于清利头目的是
A. 葛根 B. 蔓荆子
C. 升麻 D. 柴胡
E. 淡豆豉

A2 型题

1. 患者女，36 岁。头身疼痛，发热恶风，出汗，口渴咽干，苔薄黄，舌质红，脉浮数。治疗应选
A. 祛风湿热药 B. 利水渗湿药
C. 清热燥湿药 D. 发散风寒药
E. 发散风热药

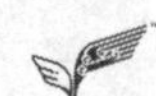

2. 患者女，47岁。头胀痛，急躁易怒，口苦，两胁痛，面红目赤，小便赤，舌边尖红，苔黄，脉弦数。治疗应选的药物是
A. 磁石、牡蛎 B. 龙胆、栀子
C. 全蝎、蜈蚣 D. 川芎、川牛膝
E. 天麻、石决明

3. 患者女，38岁。时常前额疼痛，昨日与人发生口角，眉棱骨痛，左边头胀痛。治疗应选的药物是
A. 白芷、柴胡 B. 白芷、升麻 C. 白芷、防风
D. 白芷、羌活 E. 白芷、藁本

4. 患者男，36岁。从事电脑工作，两年来时觉视力下降，头昏脑胀，两目干涩，腰膝酸软，偶有梦遗。治疗应选的药物是
A. 菊花、决明子 B. 菊花、枸杞子
C. 桑叶、牛蒡子 D. 夏枯草、石决明
E. 夏枯草、决明子

5. 患儿女，1岁。睡眠不安，经常哭啼，饮食正常。治疗应选的药物是
A. 防风 B. 石膏 C. 蝉蜕
D. 全蝎 E. 黄连

6. 患者女，31岁。眉棱骨痛，鼻塞，香臭不闻，流浊涕。治疗应首选的药物是
A. 广藿香 B. 薄荷 C. 荆芥
D. 辛夷 E. 紫苏叶

7. 患者男，18岁。午餐食对虾、海蟹等，晚上腹痛，恶心欲吐，腹泻。治疗应选的药物是
A. 紫苏叶、生姜 B. 薄荷、广藿香
C. 葛根、砂仁 D. 豆蔻、木香
E. 香薷、甘草

8. 患者男，48岁。感冒发热，恶寒无汗，头疼身痛，鼻塞，咳嗽吐痰清稀，量较多。治疗应选的药物是
A. 白芷、贝母 B. 桂枝、白芍
C. 荆芥、防风 D. 紫苏叶、生姜
E. 麻黄、苦杏仁

9. 患者男，24岁。感冒头痛，恶寒无汗，全身痛，口不渴，苔薄白，脉浮紧。治疗应首选的药物是
A. 祛风湿热药 B. 发散风寒药
C. 发散风热药 D. 活血化瘀药
E. 活血祛瘀药

10. 患者女，31岁。行经前乳房胀痛，两胁胀痛，脉弦。治疗应首选的药物是
A. 川芎、川牛膝 B. 麻黄、桂枝
C. 桃仁、红花 D. 天麻、石决明
E. 柴胡、薄荷

11. 患者女，28岁。感冒发热，恶寒无汗，头疼身痛，舌苔薄白，脉浮紧。治疗应首选的药物是
A. 桂枝、白芍 B. 荆芥、防风
C. 紫苏叶、香薷 D. 麻黄、桂枝
E. 羌活、白芷

12. 患者男，53岁。左肩疼痛，抬手受限，遇寒加重。治疗应首选的药物是
A. 羌活、姜黄 B. 羌活、秦艽
C. 羌活、秦皮 D. 羌活、防己
E. 羌活、木瓜

13. 患者男，26岁。鼻塞流清涕，香臭不知，每逢受凉，头隐痛。治疗应首选的药物是
A. 辛夷、柴胡 B. 辛夷、防风
C. 辛夷、羌活 D. 辛夷、藁本
E. 辛夷、细辛

14. 患者男，71岁。感冒发热，头痛头晕，咳嗽，舌红苔薄白。治疗应首选的药物是
A. 桑叶、桑枝 B. 桑叶、全蝎 C. 菊花、红花
D. 桑叶、菊花 E. 菊花、知母

15. 患者女，56岁。食少纳呆，体倦乏力，食后胃脘坠胀，脉沉细弱。治疗应首选的药物是
A. 葛根、白术 B. 升麻、柴胡 C. 柴胡、白术
D. 黄芪、葛根 E. 葛根、白芍

16. 患者男，59岁。感受风热，头痛项强，口干欲饮，脉浮数。治疗应首选的药物是
A. 防风 B. 菊花 C. 柴胡
D. 葛根 E. 升麻

17. 患者男，63岁。两腋下有肿块，大小不等，性急易怒。治疗应首选的药物是
A. 金银花 B. 牛蒡子 C. 夏枯草
D. 益母草 E. 天花粉

18. 患者外感风寒，恶寒发热，头身疼痛，无汗，喘咳。治疗宜选用的药物是
A. 麻黄 B. 桂枝 C. 细辛
D. 苦杏仁 E. 白前

19. 患者夏季外感风寒，恶寒发热，无汗，腹痛，吐泻，舌苔白腻。治疗宜首选的药物是
A. 麻黄 B. 桂枝 C. 香薷
D. 防风 E. 白芷

20. 患者风热郁闭，咽喉肿痛，大便秘结。治疗应首选的药物是
A. 薄荷 B. 蝉蜕 C. 菊花
D. 蔓荆子 E. 牛蒡子

B1 型题

A. 生用
B. 酒制
C. 醋制
D. 炒炭
E. 煨用

1. 柴胡疏肝解郁宜
2. 葛根升阳止泻宜

A. 升举阳气
B. 疏肝解郁
C. 清热解毒
D. 宣通鼻窍
E. 祛风除湿

3. 柴胡、升麻共同的功效是
4. 柴胡、薄荷共同的功效是

A. 疏散风热，清利头目
B. 疏散风热，息风止痉
C. 疏散风热，解毒透疹
D. 疏散风热，平肝明目
E. 解表退热，疏肝解郁

5. 柴胡具有的功效是
6. 桑叶具有的功效是

A. 脾虚便溏者慎用
B. 外感风热者慎用
C. 麻疹不透者慎用
D. 体虚多汗者不宜使用
E. 孕妇禁用

7. 薄荷的使用注意是
8. 牛蒡子的使用注意是

二、参考答案

A1 型题

1. A	2. D	3. E	4. B	5. A
6. D	7. E	8. A	9. C	10. A
11. D	12. C	13. E	14. B	15. A
16. C	17. D	18. B	19. A	20. D
21. C	22. D	23. C	24. D	25. D
26. A	27. E	28. A	29. D	30. A
31. D	32. B	33. D	34. B	35. D
36. D	37. E	38. C	39. A	40. C
41. B				

A2 型题

1. E	2. B	3. A	4. B	5. C
6. D	7. A	8. E	9. B	10. E
11. D	12. A	13. E	14. D	15. C
16. D	17. C	18. A	19. C	20. E

B1 型题

1. C	2. E	3. A	4. B	5. E
6. D	7. D	8. A		

三、重点解析

A1 型题

32. B　紫苏叶功能发散风寒，行气宽中。香薷的功效有发散风寒，化湿和中，利水消肿。生姜功能发汗解表，温中止呕，温肺止咳，解鱼蟹毒，解药毒。白芷功能祛风解表，止痛，通鼻窍，燥湿。防风功能祛风解表，祛风湿，止痛，止痉。

37. E　桑叶的功效为疏散风热，清肺润燥，平抑肝阳，清肝明目。本品蜜炙能增强润肺止咳的作用，故肺燥咳嗽多用蜜炙桑叶。

39. A　薄荷具有发散风热，清利咽喉，透疹解毒，疏肝解郁和止痒等功效；牛蒡子功能疏散风热，宣肺透疹，解毒利咽。

41. B　葛根功能解表退热，生津，透疹，升阳止泻。柴胡功能和解表里，疏肝，升阳。升麻功能发表透疹，清热解毒，升举阳气。蔓荆子的功效是疏散风热，清利头目。淡豆豉功能解表，除烦。

A2 型题

1. E　题干中"恶风，出汗"（全身症状）提示为外感风邪；风为阳邪，易伤津液（病机），故导致"口渴咽干"（局部症状）；属"外感风热表证"，治宜发散风热。

2. B　题干中"急躁易怒"为肝火所致，"口苦"为热证之一，"两胁痛"因肝经布两胁；治宜选用清泻肝火药。

3. A　题干中"前额疼痛""眉棱骨痛"为鼻渊特征，"发生口角"为气滞病因，"左边"乃肝经所在处；治宜选用通窍疏肝止痛药。

4. B　题干中"视力下降，头昏脑胀，两目干涩，腰膝酸软"为肝肾阴虚之证，治宜选用补肝肾明目药。

5. C　题干中小儿"睡眠不安，经常哭啼，饮食正常"为小儿夜啼证的典型症状，治宜选用息风定惊药。

6. D　题干中"眉棱骨痛，鼻塞，香臭不闻，流浊涕"为鼻渊证，治则为通窍止痛。

7. A　题干中"食对虾、海蟹等""腹痛""恶心欲吐，腹泻"为蟹中毒，治宜选用解鱼蟹毒的药。

8. E　题干中"感冒发热，恶寒无汗，头疼身痛，鼻塞，咳嗽吐痰清稀，量较多"为外感风寒咳嗽，治宜选用解表宣肺止咳药。

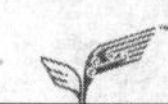

第七单元 清 热 药

一、习 题

A1 型题

1. 生用清热泻火、除烦止渴；煅用敛疮生肌、收湿、止血的药物是
A. 石膏 B. 知母 C. 栀子
D. 芦根 E. 竹叶

2. 石膏入汤剂应
A. 烊化 B. 后下 C. 包煎
D. 先煎 E. 另煎

3. 具有清热泻火，滋阴润燥功效的药物是
A. 黄芩 B. 苦参 C. 栀子
D. 石膏 E. 知母

4. 功能清热泻火，生津止渴，消肿排脓的药物是
A. 石膏 B. 芦根 C. 知母
D. 天花粉 E. 淡竹叶

5. 栀子的功效是
A. 清热解毒，除烦止渴，消肿止痛
B. 清热除烦，泻火解毒，利尿
C. 清热燥湿，泻火解毒，止血
D. 泻火除烦，清热利湿，凉血解毒
E. 泻火解毒，利尿

6. 治疗痰火郁结之瘰疬瘿瘤的药物是
A. 夏枯草 B. 栀子 C. 黄芩
D. 黄柏 E. 黄连

7. 具有清热燥湿，安胎功效的药物是
A. 黄连 B. 龙胆 C. 黄芩
D. 紫苏 E. 黄柏

8. 治疗湿热泻痢的要药是
A. 苦参 B. 白术 C. 龙胆
D. 豆蔻 E. 黄连

9. 治疗下焦湿热及阴虚骨蒸的药物是
A. 黄连 B. 黄柏 C. 黄芩
D. 龙胆 E. 知母

10. 治疗阴虚火旺无汗骨蒸的首选药物是
A. 知母 B. 黄连 C. 牡丹皮
D. 地骨皮 E. 桑白皮

11. 功能清热燥湿，祛风杀虫，止痒，利尿的药是
A. 黄连 B. 黄芩
C. 丹参 D. 苦参
E. 玄参

12. 金银花除清热解毒外，还有的功效是
A. 疏肝解郁 B. 疏散风热
C. 凉血消斑 D. 凉血散肿
E. 清热燥湿

13. 大青叶、板蓝根、青黛皆治的病证是
A. 温病斑疹 B. 痰饮咳喘
C. 胃热呕吐 D. 肝热目赤
E. 热毒疮痈

14. 善治乳痈的药物是
A. 山豆根 B. 大青叶
C. 蒲公英 D. 鱼腥草
E. 金银花

15. 用治梅毒及汞中毒的药物是
A. 败酱草 B. 鱼腥草
C. 蒲公英 D. 地肤子
E. 土茯苓

16. 用治肺痈的药物是
A. 地骨皮、白薇 B. 金银花、连翘
C. 生地黄、玄参 D. 鱼腥草、芦根
E. 牡丹皮、赤芍

17. 根据清热药的药性、功效及其主治证的差异，清热药<u>不包括</u>
A. 清热泻火药 B. 清热燥湿药
C. 清热解毒药 D. 清热凉血药
E. 发散风热药

18. 功能清热凉血，活血祛瘀的药物是
A. 银柴胡 B. 胡黄连
C. 牡丹皮 D. 地骨皮
E. 桑白皮

19. 治疗疟疾的要药是
A. 知母 B. 白薇 C. 青蒿
D. 黄芩 E. 茵陈

20. 具有凉血退蒸，清泄肺热功效的药物是
A. 牡丹皮 B. 地骨皮

C. 桑白皮 D. 五加皮
E. 香加皮

21. 功能退虚热，除疳热的药物是
A. 牡丹皮、赤芍 B. 柴胡、银柴胡
C. 白薇、秦艽 D. 银柴胡、胡黄连
E. 黄连、胡黄连

22. 热陷心包之高热、神昏、谵语者，首选的药物是
A. 胡黄连 B. 连翘心
C. 金银花 D. 地骨皮
E. 牡丹皮

23. 栀子、黄连、竹叶共同治疗的病证是
A. 风热感冒 B. 热病心烦
C. 热结便秘 D. 湿热泻痢
E. 虚热不退

24. 鱼腥草、芦根共同治疗的病证是
A. 肠痈 B. 肺痈 C. 乳痈
D. 疔毒 E. 瘰疬

25. 清热药药性大多寒凉，以下<u>不是</u>清热药的使用注意事项的是
A. 故脾胃虚气虚，食少便溏者慎用
B. 热证伤阴或阴虚患者慎用
C. 阴盛格阳、真寒假热之证忌用
D. 中病即止
E. 可长期使用

26. 用于治疗温病热邪伤阴，肠燥便秘的药物是
A. 拳参 B. 玄参 C. 人参
D. 党参 E. 苦参

27. 下列各项中，<u>不属于</u>赤芍功效的是
A. 止痛 B. 凉血 C. 清热
D. 解毒 E. 散瘀

28. 功能清泄肺热、凉血退蒸，善治有汗骨蒸的药物是
A. 地骨皮 B. 牡丹皮 C. 白鲜皮
D. 桑白皮 E. 五加皮

29. 下列清热药中，兼有止血功效的是
A. 穿心莲 B. 秦皮 C. 白鲜皮
D. 熊胆 E. 马齿苋

30. 大血藤、败酱草的共同功效是
A. 清热解毒，止痛 B. 祛风
C. 息风止痉 D. 止泻
E. 止血

31. 具有凉血功效的药物是
A. 石膏 B. 知母 C. 芦根
D. 天花粉 E. 栀子

32. 治疗热毒蕴结，咽喉红肿疼痛，肺热咳嗽，痰多者，应首选
A. 栀子 B. 鱼腥草 C. 马勃
D. 板蓝根 E. 射干

33. 黄芩具有而黄柏<u>不具有</u>的功效是
A. 燥湿 B. 泻火 C. 解毒
D. 止血 E. 退虚热

34. 以下各药孕妇及小儿慎用的是
A. 穿心莲 B. 山慈菇 C. 鸦胆子
D. 漏芦 E. 山豆根

35. 治疗脾虚便溏尤应慎用的药物是
A. 石膏 B. 芦根 C. 知母
D. 天花粉 E. 淡竹叶

36. 知母<u>不宜</u>用于
A. 肠燥便秘者 B. 骨蒸潮热者
C. 脾虚便溏者 D. 肺热咳嗽者
E. 内热消渴者

37. 石膏的性味是
A. 辛苦大寒 B. 辛咸大寒
C. 辛酸大寒 D. 辛甘大寒
E. 甘淡大寒

38. 具有生津止渴功效的药物是
A. 生地黄 B. 牡丹皮
C. 赤芍 D. 紫草
E. 金银花

39. 具有涩肠，止血，杀虫功效的药物是
A. 椿皮 B. 苦楝皮
C. 贯众 D. 榧子
E. 肉豆蔻

40. 芦根、淡竹叶的共同功效，除清热除烦外，还有
A. 利尿 B. 止呕
C. 生津 D. 排脓
E. 凉血

41. 生地黄、玄参的共同功效，除清热凉血外，还有
A. 止血 B. 解毒
C. 养阴 D. 利尿
E. 化瘀

42. 清热燥湿药的性味多是
A. 苦寒 B. 甘寒
C. 辛苦温 D. 甘苦温
E. 甘辛温

43. 功能泻火除烦，善于清泻三焦火邪的药物是
A. 栀子 B. 决明子 C. 金银花

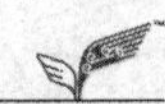

D. 夏枯草 E. 芦根

44. 下列各项中，不属于清热药适用范围的是
A. 气分实热证 B. 阴盛格阳证
C. 血分实热证 D. 阴虚内热证
E. 湿热内蕴证

A2 型题

1. 患者女，21 岁。大便脓血，里急后重，发热腹痛，舌质红，脉滑数。治疗应首选的药物是
A. 葛根、木香 B. 黄芩、木香
C. 苦参、木香 D. 黄柏、木香
E. 黄连、木香

2. 患者男，36 岁。发热咳嗽，吐大量脓痰，胸痛，舌苔黄，脉滑数有力。治疗应首选的药物是
A. 鱼腥草、桃仁 B. 半夏、郁李仁
C. 半夏、火麻仁 D. 射干、薏苡仁
E. 半夏、瓜蒌仁

3. 患者女，38 岁。头痛，咽喉痒痛，咳嗽吐痰色黄，气喘胸闷，喉中痰鸣。治疗应首选的药物是
A. 射干 B. 半夏 C. 白前
D. 薄荷 E. 黄柏

4. 患者男，42 岁。寒热往来，头身疼痛，隔日一发，汗出体倦。治疗应首选的药物是
A. 茵陈 B. 青蒿 C. 香薷
D. 连翘 E. 蝉蜕

5. 患者男，36 岁。感冒半个月，午后低热，渴欲饮水，舌质红少津，脉细数。治疗应首选的药物是
A. 薄荷 B. 柴胡 C. 桑叶
D. 白薇 E. 白蔹

6. 患儿女，2 岁。高热不退，四肢抽搐，神志昏迷。治疗应首选的药物是
A. 青蒿 B. 青黛 C. 青皮
D. 青果 E. 菊花

7. 患者男，31 岁。经常口舌生疮，牙龈肿痛，心烦口渴，大便干，小便黄。治疗应首选的药物是
A. 石膏 B. 石斛 C. 石韦
D. 黄柏 E. 黄芩

8. 患者男，18 岁。壮热不退，躁动不安，口渴喜冷饮，小便黄，大便干。治疗应首选的药物是
A. 薄荷、连翘 B. 黄芩、黄连
C. 石膏、知母 D. 黄柏、黄芩
E. 黄柏、黄连

9. 患者男，21 岁。感冒高热，头身疼痛，咳嗽气喘，吐痰色黄。治疗应首选的药物是
A. 麻黄 B. 石膏 C. 桂枝
D. 桑叶 E. 半夏

10. 患者女，23 岁。感冒发热，头胀头痛，两目红肿，怕光流泪。治疗应首选的药物是
A. 枸杞子 B. 五倍子 C. 决明子
D. 牛蒡子 E. 菟丝子

11. 患儿女，4 岁。感冒高热，出汗口渴，烦躁不安，舌质红，苔黄燥，脉洪有力。治疗应首选的药物是
A. 青黛 B. 黄连 C. 黄柏
D. 黄芩 E. 石膏

12. 患者男，43 岁。发热头痛，心烦不宁，口渴欲饮，躁动不眠，小便黄，舌尖红，脉数。治疗应首选的药物是
A. 黄连、黄芩 B. 麻黄、石膏
C. 赤芍、牡丹皮 D. 栀子、淡豆豉
E. 栀子、黄柏

13. 患者女，49 岁。咳嗽气喘多年，时轻时重。近来夜间低热，五心烦热，心烦不安失眠，舌质红，脉细数。治疗应首选的药物是
A. 黄芩 B. 黄柏 C. 黄连
D. 玄参 E. 栀子

14. 患者男，26 岁。平素喜食辛辣，突发口舌生疮，牙龈肿痛。治疗应首选的药物是
A. 黄连 B. 黄柏 C. 黄芩
D. 龙胆 E. 栀子

15. 患儿男，1 岁。感冒高热，躁动不安，甚则四肢抽搐，神志不清。治疗应首选的药物是
A. 薄荷 B. 青黛 C. 菊花
D. 桑叶 E. 芦根

16. 患儿男，8 岁。感冒后期，低热不退，夜间发热汗出，体质消瘦。治疗应首选的药物是
A. 赤芍 B. 牡丹皮 C. 地骨皮
D. 生地黄 E. 黄柏

17. 患者男，34 岁。遗精半年，腰脊酸痛，头晕耳鸣，潮热骨蒸盗汗，口燥咽干，舌红少苔，脉细数。治疗应首选的药物是
A. 枸杞子、菊花 B. 知母、黄柏
C. 龙骨、牡蛎 D. 麦冬、五味子
E. 黄连、麦冬

18. 患者热病伤津，烦热口渴，呕逆时作，舌燥少津。治疗应首选的是
A. 石膏 B. 知母 C. 天花粉
D. 芦根 E. 栀子

19. 患者胃火炽盛，消谷善饥，烦渴多饮。治疗宜选用的是
    A. 黄柏　B. 栀子　C. 黄连
    D. 黄芩　E. 苦参
20. 患者肺热壅盛，喘促气急。治疗宜与平喘药配伍的是
    A. 栀子　B. 芦根　C. 石膏
    D. 夏枯草　E. 淡竹叶
21. 患者潮热，盗汗，遗精，腰酸，常选用熟地黄、山茱萸肉等，首选与之配伍的药物是
    A. 黄芩　B. 黄连　C. 黄柏
    D. 苦参　E. 龙胆

B1 型题

A. 黄连
B. 黄柏
C. 芦根
D. 栀子
E. 黄芩

1. 功能清热止呕，用治胃热呕逆的药物是
2. 功能清热燥湿，用治阴虚骨蒸潮热的药物是

A. 牛蒡子
B. 决明子
C. 蒲公英
D. 金银花
E. 天花粉

3. 功能清肝明目，用治肝热目赤的药物是
4. 功能清热生津，用治肺热燥咳的药物是

A. 凉血退蒸，清泻肺热
B. 凉血止血，泻火解毒
C. 清热凉血，活血祛瘀
D. 清热凉血，祛瘀止痛
E. 凉血活血，解毒透疹

5. 赤芍的功效是
6. 牡丹皮的功效是

A. 苦参
B. 黄芩
C. 黄柏
D. 黄连
E. 龙胆

7. 用治胎热不安的药物是
8. 用治胃热消渴的药物是

A. 连翘
B. 升麻
C. 龙胆
D. 柴胡
E. 黄连

9. 用治肝胆实热，口苦胁痛的药物是
10. 用治肠胃湿热，痢疾泄泻的药物是

A. 清热泻火，除烦止渴
B. 清热泻火，生津止渴
C. 清热生津，止呕除烦
D. 清热生津，消肿止痛
E. 泻火除烦，凉血利湿

11. 栀子的功效是
12. 天花粉的功效是

A. 野菊花
B. 熊胆粉
C. 鸦胆子
D. 漏芦
E. 白头翁

13. 外用腐蚀赘疣的是
14. 消痈下乳的是

A. 包煎
B. 鲜用绞汁
C. 烊化
D. 镑片或粗粉煎服，先煎 3 小时以上
E. 后下

15. 青蒿治疗疟疾的用法是
16. 水牛角的用法是

二、参考答案

A1 型题

1. A	2. D	3. E	4. D	5. D
6. A	7. C	8. E	9. B	10. C
11. D	12. B	13. A	14. C	15. E
16. D	17. E	18. C	19. C	20. B
21. D	22. B	23. B	24. B	25. E
26. B	27. D	28. A	29. E	30. A
31. E	32. E	33. D	34. C	35. C
36. C	37. D	38. A	39. A	40. A
41. C	42. A	43. A	44. B	

A2 型题

1. E	2. A	3. A	4. B	5. D
6. B	7. A	8. C	9. B	10. C
11. E	12. D	13. B	14. A	15. B
16. C	17. B	18. D	19. C	20. C
21. C				

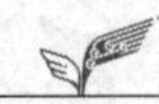

B1 型题

1. C 2. B 3. B 4. E 5. D
6. C 7. B 8. D 9. C 10. E
11. E 12. B 13. C 14. D 15. B
16. D

三、重点解析

A1 型题

29. E 穿心莲功能清热解毒，凉血，消肿，燥湿。秦皮功能清热燥湿，收涩，明目。白鲜皮功能清热燥湿，祛风解毒。熊胆功能清热解毒，明目，止痉。马齿苋功能清热解毒，凉血止血。

31. E 石膏可清热泻火，除烦止渴。知母可清热泻火，滋阴润燥。芦根可清热生津，止呕，除烦。天花粉可清热生津，消肿排脓。栀子可泻火除烦，清热利湿，凉血解毒。

33. D 黄芩功能清热燥湿，泻火解毒，止血，安胎。黄柏功能清热解毒，泻火燥湿，退虚热。

35. C 知母性寒润，能滑肠，故脾虚便溏者尤应慎用。

38. A 生地黄功能清热，生津，滋阴，养血。牡丹皮功能清热凉血，活血祛瘀。赤芍可清热凉血，散瘀止痛。紫草可凉血，活血，解毒透疹。金银花可清热解毒，凉散风热。

39. A 椿皮功能涩肠，止血，杀虫。苦楝皮功能驱虫，疗癣。贯众功能清热解毒，凉血止血，杀虫。榧子可驱虫，消积。肉豆蔻功能温中行气，涩肠止泻。

41. C 生地黄功能清热，生津，滋阴，养血。玄参功能清热凉血，泻火解毒，滋阴。

44. B 清热药适于气分实热证、血分实热证、阴虚内热证、湿热内蕴证。

A2 型题

18. D 芦根既能清泄胃热，又可生津止渴、和胃止呕，对于胃热伤津之口渴多饮，胃热上逆之呕逆，均可使用。治胃热口渴，常与天花粉、知母等清胃、生津药同用；治胃热呕逆，可单用本品，煎浓汁频服，如再与竹茹等清热止呕药同用，其效更佳。

20. C 石膏擅清肺胃之热，主治热病壮热不退，心烦神昏，谵语发狂，口渴咽干，肺热喘急，中暑自汗，胃火头痛、牙痛，热毒壅盛，发斑发疹，口舌生疮。

第八单元 泻 下 药

一、习 题

A1 型题

1. 与大黄配伍，治阳明腑实证的药物是
   A. 甘遂 B. 芒硝
   C. 番泻叶 D. 生地黄
   E. 火麻仁

2. 用治实热积滞，高热便秘，神昏谵语的药物是
   A. 大黄 B. 大戟
   C. 大蒜 D. 甘遂
   E. 甘草

3. 下列各项中，不属于大黄使用注意的是
   A. 虚寒禁用
   B. 经期忌用
   C. 哺乳期忌
   D. 实热忌用
   E. 孕妇忌用

4. 为增强大黄活血祛瘀的功效，宜用的炮制法是
   A. 炒炭 B. 酒炒 C. 先煎
   D. 后下 E. 醋炒

5. 主治热结便秘的药物是
   A. 芒硝 B. 硫黄
   C. 巴豆 D. 桃仁
   E. 锁阳

6. 芒硝入汤剂宜
   A. 后下 B. 先煎
   C. 冲服 D. 另煎
   E. 包煎

7. 郁李仁的功效是
   A. 活血祛瘀 B. 清肝泻火
   C. 利水消肿 D. 软坚散结
   E. 凉血解毒

8. 具有凉血解毒功效的药物是
   A. 大黄 B. 芒硝 C. 芦荟

D. 火麻仁　E. 桃仁

9. 具有消肿散结功效的药物是
A. 芫花　B. 巴豆　C. 甘遂
D. 牵牛子　E. 芦荟

10. 既能润肠通便，又能利水消肿的药物是
A. 知母　B. 苦杏仁　C. 决明子
D. 郁李仁　E. 火麻仁

11. 具有软坚作用的泻下药是
A. 大黄　B. 芒硝　C. 巴豆
D. 牵牛子　E. 火麻仁

12. 上能润肺止咳，下能润肠通便的药物是
A. 郁李仁　B. 薏苡仁　C. 松子仁
D. 火麻仁　E. 酸枣仁

13. 既能泻下逐水，又能去积杀虫的药物是
A. 槟榔　B. 甘遂　C. 使君子
D. 牵牛子　E. 京大戟

A2 型题

1. 患者女，32 岁。发热恶寒，右下腹痛，按之痛甚，小便自调，舌苔黄腻。治疗应首选的药物是
A. 黄芩、薏苡仁　B. 黄柏、薏苡仁
C. 牛黄、牡丹皮　D. 大黄、牡丹皮
E. 枳实、地骨皮

2. 患者男，36 岁。头面、皮肤色黄如金，小便黄赤涩痛，大便燥结不通，躁动不安，苔黄燥裂。治疗应首选的药物是
A. 龙胆　B. 黄芩　C. 黄连
D. 黄柏　E. 大黄

3. 患者男，54 岁。大便难，时轻时重，每食辛辣，便结更甚。治疗应首选的药物是
A. 大青叶　B. 番泻叶　C. 枇杷叶
D. 芒硝　E. 芦荟

4. 患者女，46 岁。患肝硬化数年，近日腹部渐增大，小便量减少，四肢消瘦。治疗应首选的药物是
A. 甘遂　B. 芒硝　C. 巴豆
D. 商陆　E. 大黄

5. 患者女，37 岁。经期后延，量少色暗，少腹刺痛。治疗应首选的药物是
A. 醋炒大黄　B. 盐炒大黄
C. 酒炒大黄　D. 麸炒大黄
E. 大黄炭

6. 患者男，28 岁。素体阳盛，近日目赤红肿，口舌生疮，咽喉肿痛。治疗应首选的药物是
A. 大黄　B. 芒硝　C. 番泻叶
D. 芦荟　E. 甘遂

B1 型题

A. 巴豆
B. 甘遂
C. 番泻叶
D. 芫花
E. 牵牛子

1. 具有泻水逐饮，消肿散结作用的药物是
2. 具有泻水逐饮，祛痰止咳作用的药物是

A. 大黄
B. 芦荟
C. 番泻叶
D. 甘遂
E. 大戟

3. 治疗烧烫伤，应选用
4. 治疗热淋涩痛，应选用

A. 0.01～0.05g
B. 0.5～1g
C. 0.1～0.5g
D. 0.1～0.3g
E. 0.01～0.03g

5. 甘遂入丸散的用量是
6. 巴豆霜入丸散的用量是

二、参考答案

A1 型题

1. B	2. A	3. D	4. B	5. A
6. C	7. C	8. A	9. C	10. D
11. B	12. C	13. D		

A2 型题

1. D	2. E	3. B	4. A	5. C
6. B				

B1 型题

1. B	2. D	3. A	4. A	5. B
6. D				

三、重点解析

A1 型题

8. A　大黄的功效是泻下攻积，清热泻火，凉血解毒。芒硝功能泻下，软坚，清热。芦荟功能泻下凉肝，杀虫。火麻仁功能润肠通便。桃仁功能活血祛瘀，润肠通便。

9. C　芫花功能泻下逐饮，祛痰止咳，外用杀虫疗疮。

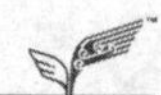

巴豆功能泻下冷积，逐水退肿，祛痰利咽。甘遂功能泻下逐饮，消肿散结。牵牛子功能泻下，逐水，去积，杀虫。芦荟可泻下凉肝，杀虫。

10. D 知母功能清热泻火，滋阴润燥。杏仁功能止咳平喘，润肠通便。决明子功能清肝明目，润肠通便。郁李仁可润肠通便，又能利水消肿。火麻仁功能润肠通便。

11. B 大黄功能泻下攻积，清热泻火，凉血解毒。芒硝功能泻下，软坚，清热。巴豆功能泻下冷积，逐水退肿，祛痰利咽。牵牛子功能泻下，逐水，去积，杀虫。火麻仁可润肠通便。

B1 型题

3. A 4. A 大黄泻热通肠，凉血解毒，逐瘀通经；用于实热便秘，积滞腹痛，泻痢不爽，湿热黄疸，血热吐衄，目赤，咽肿，肠痈腹痛，痈肿疔疮，瘀血经闭，跌打损伤，外治水火烫伤，上消化道出血。

第九单元 祛风湿药

一、习 题

A1 型题

1. 祛风湿药的功效与主治证是
   A. 祛风湿，治风痹证 B. 祛风湿，治寒痹证
   C. 祛风湿，治湿痹证 D. 祛风湿，治风湿痹证
   E. 祛风湿，治热痹证

2. 独活的功效是
   A. 祛风湿，止痛，解表 B. 祛风湿，止痛，解毒
   C. 祛风湿，止痛，利水 D. 祛风湿，止痛，凉血
   E. 祛风湿，止痛，安胎

3. 善治下肢风寒湿痹证的药物是
   A. 羌活 B. 独活 C. 防己
   D. 秦皮 E. 秦艽

4. 用治风寒湿痹，筋脉拘急挛痛的药物是
   A. 桑寄生 B. 五加皮 C. 威灵仙
   D. 仙鹤草 E. 雷公藤

5. 蕲蛇的功效是
   A. 祛风，通络，利水 B. 祛风，通络，止带
   C. 祛风，通络，止泻 D. 祛风，通络，止痉
   E. 祛风，通络，止血

6. 木瓜的功效是
   A. 祛风止痛，清退虚热
   B. 祛风通络，清热燥湿
   C. 祛风通络，杀虫止痒
   D. 祛风通络，补益肝肾
   E. 舒筋活络，和胃化湿

7. 五加皮具有的功效是
   A. 通便 B. 利水 C. 凉血
   D. 安胎 E. 和胃

8. 治疗风湿痹证，腰膝酸痛，下肢痿软无力者，应首选
   A. 防己 B. 秦艽 C. 五加皮
   D. 豨莶草 E. 白花蛇

9. 独活具有的功效是
   A. 活血 B. 行气 C. 化痰
   D. 泻下 E. 解表

10. 桑寄生、五加皮除可祛风湿外，还具有的功效是
    A. 清热安胎 B. 利尿消肿
    C. 定惊止痉 D. 温通经络
    E. 补肝肾，强筋骨

A2 型题

1. 患者男，38 岁。右膝关节肿痛，屈伸不利，每遇阴雨或寒冷时加重。治疗应首选的药物是
   A. 蕲蛇 B. 羌活 C. 木瓜
   D. 松节 E. 独活

2. 患者男，67 岁。慢性腿痛数年，近来腰部酸痛，四肢软弱，行动迟缓。治疗应首选的药物是
   A. 羌活 B. 独活 C. 秦艽
   D. 五加皮 E. 防己

3. 患者女，38 岁。饮食不洁，致呕吐腹泻，1 日 5 次，突发小腿抽筋。治疗应首选的药物是
   A. 木瓜 B. 广藿香 C. 佩兰
   D. 苍术 E. 白术

4. 患者男，37 岁。冬天捕鱼，双腿受寒，疼痛渐重，得温痛减。治疗应首选的药物是
   A. 秦艽 B. 独活 C. 羌活
   D. 威灵仙 E. 桑寄生

5. 患者女，56 岁。长期伏案，右肩关节酸痛，举手受限，时轻时重。治疗应选的药物是
   A. 威灵仙　B. 桑寄生　C. 桑枝
   D. 木瓜　E. 独活

B1 型题

A. 祛风湿，止痛，解表
B. 祛风湿，通络止痛，退虚热，清湿热
C. 祛风湿，止痛，利水
D. 祛风湿，通经络
E. 祛风湿，补肝肾，强筋骨，安胎

1. 独活具有的功效是
2. 秦艽具有的功效是

A. 威灵仙
B. 防己
C. 狗脊
D. 独活
E. 木瓜

3. 既能祛风湿，又能消骨鲠的药物是
4. 既能祛风湿，又能强腰膝的药物是

二、参考答案

A1 型题

1. D　2. A　3. B　4. C　5. D
6. E　7. B　8. C　9. E　10. E

A2 型题

1. E　2. D　3. A　4. B　5. C

B1 型题

1. A　2. B　3. A　4. C

三、重点解析

A1 型题

8. C　防己用于风湿痹证。秦艽用于风湿痹痛及中风不遂。五加皮性偏温燥，宜用于风寒湿痹证，关节疼痛，屈伸不利之证，因其又能强健筋骨，对风寒湿痹日久未愈，正气受损而筋骨软弱，腰膝无力者，更为适合。豨莶草用于风湿痹证。白花蛇有较强的祛风通络的功效。

10. E　桑寄生的功效为祛风湿，补肝肾，强筋骨，安胎。五加皮的功效为祛风湿，补肝肾，强筋骨，利水消肿。

B1 型题

3. A　4. C　威灵仙功能祛风湿，通经络，止痛。此外，本品单用，或加入砂糖、醋，煎汤，慢慢咽下，可用于骨刺鲠咽之轻证，能松弛局部肌肉而使骨刺易于脱落。防己功能祛风湿，止痛，利水消肿。狗脊功能祛风湿，补肝肾，强腰脊。独活功能祛风湿，散风寒，止痛。木瓜功能祛风湿，舒筋，化湿，和胃。

第十单元　化　湿　药

一、习　　题

A1 型题

1. 妊娠呕吐，食少腹胀，胎动不安者应选的药物是
   A. 草果　B. 佩兰
   C. 砂仁　D. 豆蔻
   E. 广藿香

2. 砂仁、豆蔻入汤剂应
   A. 冲服　B. 烊化　C. 包煎
   D. 先煎　E. 后下

3. 砂仁具有的功效是
   A. 温肝　B. 暖肾　C. 温肺
   D. 温中　E. 回阳

4. 肉豆蔻与豆蔻均具有的功效是
   A. 涩肠止泻，下气平喘　B. 温中散寒，行气消胀
   C. 温中行气，燥湿止带　D. 收敛固涩，制酸止痛
   E. 涩肠止泻，敛肺止咳

5. 广藿香具有的功效是
   A. 止呕　B. 止咳　C. 止血
   D. 止痛　E. 止泻

6. 具有燥湿健脾，祛风湿，发汗，明目功效的药物是
   A. 苍术　B. 厚朴　C. 广藿香
   D. 佩兰　E. 砂仁

A2 型题

1. 患者女，28 岁。妊娠 1 个月，食少纳呆，恶心呕吐，脉滑。治疗应首选的药物是
   A. 苍术　B. 厚朴　C. 佩兰

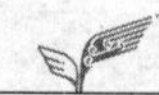

D. 豆蔻 E. 砂仁

2. 患者男，45 岁。因天气炎热，进餐冷藏食物，开制冷空调睡觉，晨起头痛发热，呕吐泄泻，急去求医，其治疗首选的药物是

A. 广藿香 B. 麻黄 C. 桂枝
D. 薄荷 E. 紫苏

3. 患者男，58 岁。咳嗽气喘，吐痰清稀。治疗首选的药物是

A. 佩兰 B. 苍术 C. 厚朴
D. 砂仁 E. 广藿香

B1 型题

A. 豆蔻
B. 苍术
C. 草果
D. 广藿香
E. 厚朴

1. 功能燥湿健脾，祛风散寒的药物是
2. 功能燥湿消痰，下气除满的药物是

二、参考答案

A1 型题

1. C 2. E 3. D 4. B 5. A 6. A

A2 型题

1. E 2. A 3. C

B1 型题

1. B 2. E

三、重点解析

A1 型题

6. A 苍术功能燥湿健脾，祛风湿，解表，明目。厚朴功能燥湿，行气，平喘。广藿香功能化湿，解暑，止呕。佩兰功能化湿，解表。砂仁功能化湿，行气，温胃，安胎。

第十一单元 利水渗湿药

一、习 题

A1 型题

1. 茯苓与薏苡仁共有的功效是

A. 利水渗湿，通乳 B. 利水渗湿，安神
C. 利水渗湿，健脾 D. 利水渗湿，除痹
E. 利水渗湿，解毒

2. 功能利水渗湿，健脾除痹，清热排脓的药物是

A. 车前子 B. 五加皮 C. 火麻仁
D. 薏苡仁 E. 海金沙

3. 滑石、车前子、海金沙入汤剂应

A. 后下 B. 先煎 C. 包煎
D. 另煎 E. 烊化

4. 善治膏淋的药物是

A. 泽泻 B. 猪苓 C. 萆薢
D. 石韦 E. 茵陈

5. 茵陈除清热利湿外，尚有的功效是

A. 宁心安神 B. 利胆退黄 C. 除痹止痛
D. 解毒消肿 E. 渗湿止带

6. 沙石淋者常用的药物是

A. 地肤子 B. 冬葵子 C. 薏苡仁
D. 车前子 E. 金钱草

7. 虎杖除利湿退黄，清热解毒外，还有的功效是

A. 活血调经，解毒消疮
B. 活血定痛，解毒通便
C. 活血通络，利尿通淋
D. 散瘀止痛，化痰止咳
E. 活血消癥，化湿止带

8. 治疗湿热淋证，宜选用

A. 石韦 B. 大青叶 C. 板蓝根
D. 青黛 E. 山豆根

9. 滑石具有的功效是

A. 清热除痹 B. 清肝明目 C. 清肺化痰
D. 清热凉血 E. 清解暑热

10. 泽泻具有的功效是

A. 泄热 B. 清肝 C. 健脾
D. 清肺 E. 解暑

11. 具有清热利湿功效的药物是
    A. 丹参　B. 牛膝　C. 苏木
    D. 姜黄　E. 虎杖

A2 型题

1. 患者男,48 岁。眼睑、面部浮肿,逐渐波及下肢,小便量少,常感心慌、心悸,失眠。治疗应首选的药物是
   A. 猪苓　B. 茯苓
   C. 石韦　D. 萆薢
   E. 泽泻

2. 患者男,52 岁。四肢疼痛,活动不便,阴雨天明显,倦怠乏力,大便稀溏。治疗应首选的药物是
   A. 海金沙　B. 车前子
   C. 薏苡仁　D. 金钱草
   E. 地肤子

3. 患者男,38 岁。突发口疮,小便色黄,心烦意乱,睡眠欠佳。治疗应首选的药物是
   A. 滑石　B. 通草
   C. 瞿麦　D. 木通
   E. 石韦

4. 患者男,32 岁。发热头痛,脸面、皮肤色黄如金,时有恶心呕吐,小便色黄,舌红苔黄腻,脉弦滑。治疗应首选的药物是
   A. 茯苓　B. 猪苓
   C. 泽泻　D. 滑石
   E. 虎杖

5. 患者男,7 岁。玩耍碰倒暖水瓶,烫伤右小腿,红肿起水泡,疼痛哭闹,首选的药物是
   A. 泽泻　B. 猪苓
   C. 虎杖　D. 石韦
   E. 萆薢

6. 患者夏伤暑湿,身热烦渴,小便不利,泄泻。应首选
   A. 茯苓　B. 猪苓
   C. 金钱草　D. 滑石
   E. 泽泻

B1 型题

A. 利尿通淋,清解暑热,收湿敛疮
B. 利水通淋,清热排脓
C. 利水渗湿,泻热,通乳
D. 利水消肿,渗湿,健脾,宁心
E. 利水通淋,清肝明目

1. 滑石具有的功效是
2. 茯苓具有的功效是

A. 泽泻
B. 滑石
C. 茵陈
D. 萆薢
E. 地肤子

3. 具有利湿去浊,祛风除痹功效的药物是
4. 具有利湿退黄,解毒疗疮功效的药物是

A. 利水消肿,清热解暑
B. 利水消肿,泄热
C. 利水消肿,祛风湿,强筋骨
D. 利水消肿,健脾止泻
E. 利水消肿,安神

5. 香加皮的功效是
6. 冬瓜皮的功效是

二、参考答案

A1 型题

1. C　2. D　3. C　4. C　5. B
6. E　7. D　8. A　9. E　10. A
11. E

A2 型题

1. B　2. C　3. D　4. E　5. C
6. D

B1 型题

1. A　2. D　3. D　4. C　5. C
6. A

三、重点解析

A1 型题

8. A　石韦用于热淋、石淋、血淋及水肿等。大青叶具有凉血之功,可用于血热妄行之出血证;清泻肺、胃、肝热,又可用于肺热咳嗽、肝热黄疸及热泻、痢疾等。板蓝根用于温热病及外感风热,咽喉肿痛。青黛用于温毒发斑,热毒所致的咽喉肿痛、痄腮、痈肿疮疡,血热妄行,肝火犯肺或肺热咳嗽,小儿肝热惊风。山豆根用于热毒咽喉肿痛等证。

11. E　丹参功能活血祛瘀,凉血消痈,除烦安神。牛膝功能活血祛瘀,补肝肾,强筋骨,引血下行,利尿通淋。苏木功能活血疗伤,祛瘀通经。姜黄功能活血行气,通络止痛。虎杖功能利胆退黄,清热利湿,解毒,活血祛瘀,清肺祛痰。故本题选 E。

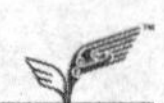

第十二单元 温 里 药

一、习 题

A1 型题

1. 主治冷汗淋漓，四肢厥逆，脉微欲绝之亡阳证的药物是
A. 附子、肉桂 B. 附子、桂枝
C. 附子、生姜 D. 附子、炮姜
E. 附子、干姜

2. 附子、干姜共有的功效是
A. 温肺化饮 B. 温中止呕
C. 温经止痛 D. 回阳
E. 补火助阳

3. 附子入汤剂应
A. 后下 B. 另煎 C. 先煎
D. 包煎 E. 烊化

4. 善治寒饮咳喘，痰多清稀的药物是
A. 附子、干姜 B. 干姜、细辛
C. 附子、细辛 D. 肉桂、细辛
E. 干姜、丁香

5. 性热味辛甘，能引火归原的药物是
A. 肉桂 B. 桂枝 C. 附子
D. 干姜 E. 丁香

6. 入汤剂应后下的药物是
A. 干姜 B. 附子 C. 肉桂
D. 桂枝 E. 花椒

7. 既治脘腹冷痛，又治虫积腹痛的药物是
A. 附子 B. 干姜 C. 肉桂
D. 花椒 E. 胡椒

8. 善治头痛吐涎沫的药物是
A. 吴茱萸 B. 山茱萸 C. 高良姜
D. 小茴香 E. 荜澄茄

9. 吴茱萸除散寒止痛外，还有的功效是
A. 温肾助阳，降逆止呕
B. 降逆止呕，助阳止泻
C. 温中止痛，祛风杀虫
D. 温中降逆，理气和胃
E. 温肺化饮，助阳止泻

10. 寒疝腹痛宜选的药物是
A. 干姜 B. 肉桂 C. 木香
D. 丁香 E. 小茴香

11. 丁香除散寒止痛外，还有的功效是
A. 温中降逆，温肾助阳
B. 降逆止呕，助阳止泻
C. 温中止痛，补火助阳
D. 温肾纳气，助阳止泻
E. 补火助阳，纳气平喘

12. 干姜、高良姜共有的功效是
A. 温肺化饮 B. 温中散寒 C. 温阳利水
D. 温脾止血 E. 温肾散寒

13. 呕吐吞酸，嗳气频繁，胸胁闷痛，脉弦者，治疗应选用
A. 干姜 B. 高良姜 C. 吴茱萸
D. 丁香 E. 小茴香

14. 具有补火助阳功效的药物是
A. 附子 B. 干姜 C. 细辛
D. 花椒 E. 高良姜

15. 具有散寒止痛、疏肝下气、助阳止泻功效的药物是
A. 附子 B. 肉桂 C. 干姜
D. 吴茱萸 E. 高良姜

16. 具有疏肝暖肝功效的药物是
A. 附子 B. 肉桂 C. 干姜
D. 吴茱萸 E. 细辛

17. 肉桂具有的功效是
A. 温通经脉 B. 回阳救逆
C. 温肺化饮 D. 疏肝下气
E. 温中降逆

18. 小茴香善于治疗的是
A. 亡阳厥逆 B. 厥阴头痛
C. 寒饮咳喘 D. 虚阳上浮
E. 寒疝腹痛

A2 型题

1. 患者女，64 岁。时常泄泻，脘腹隐痛，黎明必发，舌质淡，苔薄白，脉沉细弱。治疗应首选的药物是
A. 吴茱萸 B. 高良姜 C. 小茴香
D. 荜澄茄 E. 山茱萸

2. 患者男，53岁。经常咳嗽气喘，吐痰色白而清，时常胃脘冷痛，喜暖喜按，口不渴。治疗应首选的药物是
A. 茯苓 B. 干姜 C. 木香
D. 丁香 E. 花椒

3. 患者男，75岁。素有头晕耳鸣，心悸怔忡，近日病情加重，自汗出，四肢逆冷，面色苍白，语声低微，脉微细弱。治宜首选的药物是
A. 细辛、高良姜 B. 吴茱萸、炮姜
C. 肉桂、桂枝 D. 附子、干姜
E. 干姜、生姜

4. 患者女，54岁。脘腹冷痛，饮食必热，大便稀溏，完谷不化，舌淡而胖，边有齿痕，苔白，脉沉细。治宜首选的药物是
A. 小茴香 B. 山茱萸
C. 生姜 D. 炮姜
E. 干姜

5. 患者男，48岁。腰膝冷疼，下肢乏力，时有阳痿、小便频数，舌淡苔白，脉沉迟细弱。治宜首选的药物是
A. 肉桂 B. 干姜
C. 高良姜 D. 细辛
E. 吴茱萸

6. 治疗中焦虚寒，肝气上逆之颠顶头痛，宜首选的是
A. 丁香 B. 肉桂
C. 吴茱萸 D. 干姜
E. 花椒

7. 治疗蛔虫引起的腹痛、呕吐，宜首选的是
A. 丁香 B. 肉桂
C. 吴茱萸 D. 干姜
E. 花椒

8. 治疗脾胃虚寒，脘腹冷痛，兼寒饮伏肺，咳嗽气喘，痰多清稀者，应首选的是
A. 附子 B. 肉桂
C. 干姜 D. 细辛
E. 高良姜

B1 型题

A. 附子
B. 干姜
C. 肉桂
D. 吴茱萸
E. 小茴香

1. 具有引火归原功能的药是
2. 善治寒凝肝脉，头痛吐涎沫的药是

A. 花椒
B. 胡椒
C. 附子
D. 小茴香
E. 丁香

3. 用治寒疝腹痛的药是
4. 用治胃寒呕逆的药是

A. 丁香
B. 细辛
C. 花椒
D. 小茴香
E. 高良姜

5. 治疗睾丸偏坠胀痛，应选用的是
6. 治疗肾阳不足阳痿，应选用的是

二、参考答案

A1 型题

1. E 2. D 3. C 4. B 5. A
6. C 7. D 8. A 9. B 10. E
11. A 12. B 13. C 14. A 15. D
16. D 17. A 18. E

A2 型题

1. A 2. B 3. D 4. E 5. A
6. C 7. E 8. C

B1 型题

1. C 2. D 3. D 4. E 5. D
6. A

三、重点解析

A1 型题

13. C 干姜用于治疗脾胃寒证、亡阳、寒饮咳喘。高良姜既能温中散寒，又能止呕，可用于胃寒呕吐、腹痛。吴茱萸具有温中止呕之功，适用于胃寒呕吐、呃逆之证，常与半夏、生姜等温胃止呕药同用；若治肝郁化火，肝火犯胃，或胃中有热，胃失和降，呕吐吞酸，本品可疏肝、止呕，亦可与黄连、竹茹等清胃、止呕药配伍，共收解郁和中、清胃止呕之效。丁香用于胃寒呕吐、呃逆、脘腹冷痛。小茴香气味芳香，具有温中散寒，醒脾开胃，行气止痛之功，用于中焦虚寒、气滞腹痛。

14. A 附子功能回阳救逆，补火助阳，散寒止痛。干姜功能温中散寒，回阳通脉，温肺化饮。细辛功能发散风寒，通鼻窍，止痛，温肺止咳。花椒功能温中止痛，驱

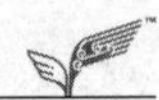

蛔虫；外用杀虫止痒。高良姜功能温中，止痛，止呕。

A2 型题

6. C 丁香辛散温通力强，既能温散寒邪，消除凝滞，又能止痛。肉桂用于里寒证及寒凝疼痛证。吴茱萸辛散苦泄，性热祛寒，主入肝经，既散肝经之寒邪，又疏肝气之郁滞，为治肝寒气滞诸痛之主药。干姜主入脾胃经，长于温散中焦寒邪，以健运脾胃功能，故凡脾胃寒证，无论外寒内侵，还是阳气不足的寒证皆宜选用。花椒辛散温通，善于止痛，治寒凝中焦，脘腹冷痛。

7. E 花椒既能温中散寒，又能驱杀蛔虫而止痛。治蛔虫腹痛，常与使君子、乌梅等驱蛔药配伍。

B1 型题

5. D 6. A 小茴香善于治疗寒疝腹痛、睾丸偏坠。丁香温肾助阳，有壮阳起痿之功，适用于肾虚阳痿，常与淫羊藿、巴戟天、附子等补肾壮阳药同用。

第十三单元 理 气 药

一、习 题

A1 型题

1. 陈皮的功效是
   A. 理气健脾，燥湿化痰
   B. 理气调中，温肾纳气
   C. 疏肝解郁，化湿止呕
   D. 温肺化痰，行气止痛
   E. 温经散寒，行气活血

2. 善行肺脾气滞的药物是
   A. 木香 B. 沉香 C. 青皮
   D. 陈皮 E. 乌药

3. 功能疏肝破气，消积化滞的药物是
   A. 陈皮 B. 青皮 C. 枳实
   D. 香附 E. 木香

4. 枳实的功效是
   A. 理气活血，散结消痞
   B. 理气止痛，和胃化痰
   C. 破气消积，化痰除痞
   D. 行气散寒，散结止痛
   E. 燥湿化痰，降逆止呕

5. 功能行气止痛，健脾消食的药物是
   A. 香附 B. 木香 C. 枳实
   D. 陈皮 E. 佛手

6. 用治胃下垂、子宫下垂及脱肛的药物是
   A. 青皮 B. 陈皮 C. 香附
   D. 木香 E. 枳实

7. 用治下元虚冷，肾不纳气之咳喘的药物是
   A. 陈皮 B. 木香 C. 香附
   D. 沉香 E. 乌药

8. 肝郁化火，胁肋胀，宜首选的药物是
   A. 川楝子 B. 延胡索 C. 木香
   D. 香附 E. 沉香

9. 功能行气止痛，温肾散寒的药物是
   A. 陈皮 B. 青皮 C. 乌药
   D. 沉香 E. 木香

10. 功能疏肝解郁，调经止痛，理气调中的药物是
   A. 乌药 B. 枳实 C. 木香
   D. 沉香 E. 香附

11. 被称为“气病之总司，妇科之主帅”的药物是
   A. 陈皮 B. 青皮 C. 香附
   D. 木香 E. 沉香

12. 青皮、香附、佛手皆有的功效是
   A. 补肝 B. 疏肝 C. 凉肝
   D. 平肝 E. 泻肝

13. 薤白除通阳散结外，还有的功效是
   A. 行气化痰 B. 行气导滞
   C. 疏肝调经 D. 疏肝解郁
   E. 燥湿化痰

14. 理气药的性味多是
   A. 苦寒 B. 甘寒 C. 辛苦温
   D. 甘苦温 E. 甘辛温

15. 具有行气调中止痛功效的药物是
   A. 柿蒂 B. 木香 C. 香附
   D. 乌药 E. 薤白

16. 既能疏肝破气，又能散结消滞的药物是
   A. 陈皮 B. 青皮 C. 枳实
   D. 木香 E. 香附

17. 下列各项中，**不属于**青皮主治病证的是
    A. 胸胁胀痛　B. 乳房胀痛　C. 食积腹痛
    D. 疝气疼痛　E. 呕吐呃逆
18. 具有理气，调中，燥湿，化痰功效的药物是
    A. 陈皮　B. 青皮　C. 枳实
    D. 木香　E. 香附
19. 性微寒的行气药是
    A. 木香　B. 香附　C. 沉香
    D. 薤白　E. 枳实

A2 型题

1. 患者女，53 岁。食少纳呆，餐后脘腹坠胀，身体瘦弱，短气乏力。治疗应首选的药物是
   A. 枳实　B. 木香　C. 香附
   D. 陈皮　E. 青皮
2. 患者男，63 岁。患有慢性咳嗽气喘，冬天犯病，咳喘吐痰，量多色白。治疗应首选的药物是
   A. 青皮　B. 陈皮　C. 枳实
   D. 木香　E. 香附
3. 患者女，28 岁。因工作不理想，心情抑郁，胁肋胀痛，月经失调，脉弦。治疗应首选的药物是
   A. 枳实　B. 木香　C. 陈皮
   D. 沉香　E. 香附
4. 患者女，31 岁。烦躁易怒，胸胁胀痛，行经小腹痛，口苦，舌苔薄黄，脉弦。治疗应首选的药物是
   A. 陈皮　B. 青皮　C. 川楝子
   D. 沉香　E. 木香
5. 患者男，16 岁。食甜瓜后，腹痛阵作，大便脓血，里急后重，急于就医，黄连配伍的药是
   A. 陈皮　B. 青皮　C. 香附
   D. 木香　E. 枳实

B1 型题

A. 疏肝调中，燥湿消积
B. 理气宽中，消肿散结
C. 行气止痛，纳气平喘
D. 理气健脾，燥湿化痰
E. 疏肝破气，消积化滞

1. 陈皮具有的功效是
2. 青皮具有的功效是

A. 行气止痛，健脾消食
B. 行气止痛，化痰调中
C. 破气消积，化痰除痞
D. 行气调中，杀虫止痒
E. 行气杀虫，解毒消肿

3. 木香具有的功效是
4. 枳实具有的功效是

A. 疏肝解郁，调经和中
B. 破气消积，化痰除痞
C. 理气健脾，燥湿化痰
D. 温中止呕，纳气平喘
E. 通阳散结，行气导滞

5. 沉香除行气止痛外，还有的功效是
6. 香附除行气止痛外，还有的功效是

A. 行气散结，祛寒止痛
B. 行气温中，开胃止痛
C. 行气宽中，利水消肿
D. 行气导滞，通阳散结
E. 疏肝理气，和胃止痛，燥湿化痰

7. 佛手的功效是
8. 大腹皮的功效是

二、参考答案

A1 型题

1. A	2. D	3. B	4. C	5. B
6. E	7. D	8. A	9. C	10. E
11. C	12. B	13. B	14. C	15. B
16. B	17. E	18. A	19. E	

A2 型题

1. A	2. B	3. E	4. C	5. D

B1 型题

1. D	2. E	3. A	4. C	5. D
6. A	7. E	8. C		

三、重点解析

A1 型题

15. B　柿蒂可降气止呃。木香可行气调中止痛。香附可疏肝理气，调经止痛。乌药可行气止痛，温肾散寒。薤白可行气宽胸，理气调中。

16. B　橘皮功能行气调中，燥湿，化痰。青皮功能行气疏肝，破气消积。枳实功能破气消痞，化痰消积。木香功能行气调中止痛。香附功能疏肝理气，调经止痛。故本题选 B。

19. E　木香辛苦，温。香附辛微苦，平。沉香辛苦，温。薤白辛苦，温。枳实辛苦，微寒。

A2 型题

1. A　该证中的“餐后脘腹坠胀”是中气下陷（胃下垂）的典型症状之一，应选用枳实。

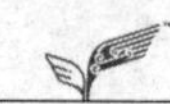

第十四单元 消 食 药

一、习 题

A1 型题

1. 善消油腻肉食积滞的药物是
A. 山楂 B. 神曲 C. 麦芽
D. 莱菔子 E. 鸡内金

2. 善消薯芋米面食积的药物是
A. 鸡内金 B. 莱菔子 C. 麦芽
D. 神曲 E. 山楂

3. 断乳首选使用的药物是
A. 神曲 B. 麦芽 C. 莱菔子
D. 鸡内金 E. 山楂

4. 长于消胀除满的药物是
A. 神曲 B. 麦芽 C. 莱菔子
D. 谷芽 E. 山楂

5. 既能消食化积，又能降气化痰的药物是
A. 山楂 B. 神曲 C. 莱菔子
D. 麦芽 E. 谷芽

6. 具有消食化积，活血散瘀功效的药物是
A. 山楂 B. 莱菔子 C. 鸡内金
D. 麦芽 E. 谷芽

7. 治疗外感表证兼有食积者，宜选用的药物是
A. 神曲 B. 麦芽 C. 青皮
D. 莪术 E. 山楂

A2 型题

1. 患者女，31 岁。其女儿 11 个月，因出国留学，需要断乳。可选的药物是
A. 莱菔子 B. 神曲
C. 山楂 D. 麦芽
E. 谷芽

2. 患者男，46 岁。中午赴筵，食肉偏多，晚上感觉脘腹胀满，无食欲，恶心欲吐，嗳腐吞酸。治疗应首选的药物是
A. 炒麦芽 B. 炒山楂
C. 莱菔子 D. 炒神曲
E. 鸡内金

3. 患者痰壅气逆，咳嗽气喘，痰多胸闷，食少难消，舌苔白腻，脉滑。治疗宜选用的是
A. 山楂 B. 莱菔子
C. 神曲 D. 鸡内金
E. 麦芽

B1 型题

A. 既消食又发表
B. 既消食又散瘀
C. 既消食又疏肝
D. 既消食又化痰
E. 既消食又化石

1. 山楂的功效特点是
2. 麦芽的功效特点是

二、参考答案

A1 型题

1. A 2. C 3. B 4. C 5. C
6. A 7. A

A2 型题

1. D 2. B 3. B

B1 型题

1. B 2. C

三、重点解析

A1 型题

5. C 山楂功能消食化积，活血散瘀。神曲功能消食化积。莱菔子功能消食化积，行气消胀，祛痰。麦芽功能消食化积，回乳。谷芽功能消食化积。故本题选 C。

7. A 神曲甘温，能消食和中，并略兼辛味，尚能“行脾胃滞气”(《本草经疏》)，故对各种饮食积滞证均颇为常用；又因本品有解表退热之功，故对食积而兼外感发热者较之其他消食药物更为适宜。麦芽用于饮食积滞证。青皮主治胸胁胀痛、乳房胀痛、食积腹痛、疝气疼痛。莪术用于食积气滞较重者。山楂能消食化积，可用于各种饮食积滞证，尤善促进油腻肉食消化。

第十五单元 驱 虫 药

一、习 题

A1 型题

1. 南瓜子、鹤草芽的主治证是
   A. 蛔虫　B. 绦虫　C. 蛲虫
   D. 钩虫　E. 血吸虫

2. 功能杀虫消积，行气利水截疟的药物是
   A. 南瓜子　B. 牵牛子　C. 槟榔
   D. 川楝子　E. 苦楝皮

3. 雷丸的用法是
   A. 后下　B. 熬膏　C. 久煎
   D. 入丸散剂　E. 另煎兑服

4. 具有行气消积功效的药物是
   A. 使君子　B. 苦楝皮　C. 槟榔
   D. 贯众　E. 雷丸

5. 驱虫药的服用时间是
   A. 饭前服　B. 空腹服　C. 饭后服
   D. 定时服　E. 睡前服

A2 型题

1. 患儿男，3 岁。食多消瘦，面色萎黄，腹大如鼓，青筋暴露，大便偶有蛔虫排出。治疗应首选的药物是
   A. 牵牛子　B. 莱菔子　C. 五味子
   D. 使君子　E. 五倍子

B1 型题

A. 杀虫通便
B. 杀虫解毒
C. 杀虫疗癣
D. 杀虫利湿
E. 杀虫利水

1. 槟榔的功效是
2. 榧子的功效是

A. 3～6g
B. 5～10g
C. 30～60g
D. 20～40g
E. 50～100g

3. 苦楝皮的用量是
4. 槟榔驱杀绦虫、姜片虫的用量是

二、参考答案

A1 型题

1. B　2. C　3. D　4. C　5. B

A2 型题

1. D

B1 型题

1. E　2. A　3. A　4. C

三、重点解析

A1 型题

4. C　使君子功能驱蛔虫。苦楝皮功能驱蛔杀虫，外用清热燥湿，杀虫止痒。槟榔功能驱虫，行气导滞，利尿。贯众功能清热解毒，凉血止血。雷丸功能杀虫，用于绦虫病、蛔虫病和钩虫病。

第十六单元 止 血 药

一、习 题

A1 型题

1. 功能凉血止血，散瘀解毒消痈的药物是
   A. 大蓟、地榆　B. 大蓟、小蓟
   C. 大蓟、槐花　D. 小蓟、地榆
   E. 小蓟、茜草

2. 功能凉血止血，解毒敛疮的药物是
   A. 槐花　B. 大蓟　C. 小蓟
   D. 茜草　E. 地榆

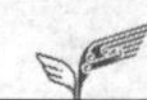

3. 治疗烧烫伤的药物是
A. 小蓟 B. 大蓟 C. 茜草
D. 地榆 E. 槐花

4. 痔疮出血者首选的药物是
A. 茜草 B. 大蓟 C. 槐花
D. 小蓟 E. 白及

5. 功能凉血止血，化痰止咳，生发乌发的药物是
A. 三七 B. 大蓟 C. 地榆
D. 侧柏叶 E. 艾叶

6. 功能凉血止血，清热利尿，清肺胃热的药物是
A. 白茅根 B. 苎麻根 C. 小蓟
D. 地榆 E. 茜草

7. 功能化瘀止血，活血定痛的药物是
A. 三七 B. 大蓟 C. 白及
D. 槐花 E. 地榆

8. 具有“止血不留瘀”特点的药物是
A. 大蓟、茜草 B. 三七、蒲黄
C. 槐花、三七 D. 白及、蒲黄
E. 茜草、地榆

9. 蒲黄入汤剂应
A. 后下 B. 先煎 C. 包煎
D. 另煎 E. 冲服

10. 功能收敛止血，消肿生肌的药物是
A. 茜草 B. 三七 C. 蒲黄
D. 白及 E. 地榆

11. 功能收敛止血，止痢，截疟，补虚的药物是
A. 仙鹤草 B. 侧柏叶 C. 白茅根
D. 苎麻根 E. 血余炭

12. 功能温经止血，散寒调经，安胎的药物是
A. 三七 B. 蒲黄 C. 艾叶
D. 炮姜 E. 地榆

13. 具有消痈功效的药物是
A. 大蓟 B. 地榆 C. 槐花
D. 白茅根 E. 侧柏叶

14. 白茅根具有的功效是
A. 解毒敛疮 B. 消肿生肌 C. 清热利尿
D. 祛痰止咳 E. 活血祛瘀

15. 小蓟具有的功效是
A. 解毒消痈 B. 收湿敛疮 C. 消肿排脓
D. 化腐生肌 E. 燥湿止痒

16. 善治血热便血、痔血及肝热目赤头痛的药物是
A. 虎杖 B. 槐花 C. 小蓟
D. 地榆 E. 大蓟

17. 既能解毒消痈，又能凉血止血的药物是
A. 侧柏叶、茜草 B. 艾叶、炮姜
C. 三七、蒲黄 D. 紫草、赤芍
E. 大蓟、小蓟

18. 既能活血定痛，又能敛疮生肌的药物是
A. 三七 B. 茜草 C. 红花
D. 血竭 E. 桃仁

A2 型题

1. 患者女，26 岁。怀孕 6 个月，四肢怕冷，突受惊吓，胎动不安，饮食尚可，二便正常。治疗应首选的药物是
A. 茜草 B. 槐花 C. 白及
D. 艾叶 E. 三七

2. 患者女，21 岁。经期提前，量多色暗红，少腹隐痛，手足烦热，舌质红，脉细数。治疗应首选的药物是
A. 茜草 B. 蒲黄 C. 小蓟
D. 艾叶 E. 炮姜

3. 患者男，22 岁。踢球被撞，右大腿肿胀，局部压痛，X 线片显示股骨完好，其他正常。治疗应首选的药物是
A. 蒲黄 B. 小蓟 C. 艾叶
D. 茜草 E. 三七

4. 患者胸部刺痛，固定不移，入夜更甚，时或心悸不宁，舌质紫暗，脉沉涩。治疗宜首选的药物是
A. 艾叶 B. 白及 C. 三七
D. 槐花 E. 小蓟

5. 患者小便短数，灼热刺痛，色黄赤，舌苔黄腻，脉濡数。治疗应首选的药物是
A. 大蓟 B. 地榆 C. 槐花
D. 白茅根 E. 侧柏叶

B1 型题

A. 解毒敛疮
B. 散瘀消痈
C. 清肝泻火
D. 化痰止咳
E. 清热利尿

1. 小蓟除凉血止血外，还有的功效是
2. 槐花除凉血止血外，还有的功效是

A. 地榆
B. 茜草
C. 槐花
D. 白及
E. 白茅根

3. 善治痔疮出血的药物是
4. 善治小便出血的药物是

A. 后下
B. 包煎
C. 先煎
D. 另煎
E. 烊化

5. 蒲黄应该
6. 降香应该

二、参考答案

A1 型题

1. B	2. E	3. D	4. C	5. D
6. A	7. A	8. B	9. C	10. D
11. A	12. C	13. A	14. C	15. A
16. B	17. E	18. D		

A2 型题

1. D	2. A	3. E	4. C	5. D

B1 型题

1. B	2. C	3. C	4. E	5. B
6. A				

三、重点解析

A1 型题

13. A　大蓟功能凉血止血，解毒消痈。地榆功能凉血止血，解毒敛疮。槐花功能凉血止血，清肝明目。白茅根功能凉血止血，清热利尿。侧柏叶功能凉血止血，祛痰止咳。

16. B　虎杖入肝经，有活血祛瘀，消肿定痛的作用，用于血滞经闭，跌打损伤。槐花寒凉而苦降，善能清泄肝、胃、大肠之热而凉血止血，用于血热出血证，如吐血、衄血、便血、痔血等。小蓟与大蓟功用相同，且常配伍使用，近代还以本品治产后子宫收缩不良之出血，但小蓟兼能利尿通淋，故治疗血淋更为多用。地榆用于吐血、咯血、衄血、便血、痔血、血痢及崩漏等各种血热出血证。大蓟用于血热所致的吐血、咯血、衄血、尿血、崩漏等出血证。

18. D　三七功能止血，化瘀止痛。茜草功能止血，化瘀，凉血。红花功能活血祛瘀，通经止痛。血竭功能活血止痛，化瘀止血，生肌敛疮。桃仁功能活血化瘀，润肠通便。

A2 型题

3. E　题中“踢球被撞，右大腿肿胀，局部压痛”为跌打损伤的典型症状。三七为伤科要药，活血化瘀而消肿定痛。

4. C　艾叶用于下焦虚寒或寒客胞宫所致的月经不调、痛经或腹部疼痛等。白及用于体内外多种出血证。三七微涩能止血，又辛散而善化瘀止痛，药效卓著，有止血不留瘀、化瘀而不伤正的特点，对出血兼有瘀滞肿痛者尤为适宜，现代还用治冠心病、心绞痛及其他多种内科、妇科瘀血证，均有一定疗效。槐花用于血热出血、肝火上炎等。小蓟能利尿通淋，治疗血淋更为多用。

第十七单元　活血化瘀药

一、习　　题

A1 型题

1. 功能活血行气，祛风止痛的药物是
   A. 丹参　B. 郁金　C. 姜黄
   D. 乳香　E. 川芎

2. 下列各项中，<u>不属于</u>川芎治疗的头痛是
   A. 肝阳头痛　B. 风寒头痛
   C. 瘀血头痛　D. 风湿头痛
   E. 血虚头痛

3. 具有“血中之气药”特点的药物是
   A. 郁金　B. 川芎
   C. 莪术　D. 姜黄
   E. 丹参

4. 善治血瘀气滞诸痛的药物是
   A. 五灵脂　B. 益母草
   C. 延胡索　D. 鸡血藤
   E. 土鳖虫

5. 川芎、延胡索、郁金共有的功效是
   A. 活血行气止血　B. 活血行气止痉
   C. 活血行气止惊　D. 活血行气止痛

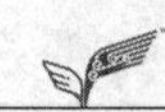

E. 活血行气止咳

6. 郁金畏
A. 丁香 B. 木香 C. 沉香
D. 檀香 E. 藿香

7. 功能活血行气止痛，可用治风湿痹痛的药物是
A. 乳香 B. 没药 C. 姜黄
D. 牛膝 E. 郁金

8. 具有活血止痛、消肿生肌功效的药物是
A. 郁金、川芎 B. 乳香、没药
C. 牛膝、丹参 D. 桃仁、红花
E. 姜黄、泽兰

9. 入汤剂应包煎的药物是
A. 马钱子 B. 鸡血藤 C. 五灵脂
D. 益母草 E. 土鳖虫

10. 功能活血调经，祛瘀止痛，凉血消痈，除烦安神的药物是
A. 红花 B. 桃仁 C. 郁金
D. 丹参 E. 姜黄

11. 功能活血通经，祛瘀止痛的药物是
A. 川芎 B. 郁金 C. 乳香
D. 泽兰 E. 红花

12. 桃仁除活血祛瘀外，还有的功效是
A. 行气止痛，润肠通便
B. 破血祛瘀，止咳平喘
C. 润肠通便，止咳平喘
D. 活血行气，祛风止痛
E. 活血止痛，解毒消痈

13. 益母草除活血调经外，还有的功效是
A. 清热利尿，润肠通便
B. 利水消肿，清热解毒
C. 解毒止痛，消癥散结
D. 凉血止血，解毒利尿
E. 凉血安胎，消肿生肌

14. 功能活血通经，补肝肾，强筋骨，利水通淋，引血下行的药物是
A. 牛膝 B. 桃仁 C. 川芎
D. 红花 E. 郁金

15. 功能活血补血的药物是
A. 自然铜 B. 马钱子 C. 益母草
D. 鸡血藤 E. 土鳖虫

16. 功能破血逐瘀，续筋接骨的药物是
A. 土鳖虫 B. 益母草 C. 鸡血藤
D. 马钱子 E. 自然铜

17. 莪术、三棱共同的功效是
A. 活血祛瘀，生肌敛疮
B. 活血消痈，通络止痛
C. 破血行气，利水消肿
D. 破血行气，消积止痛
E. 活血调经，凉血安神

18. 治疗血瘀气滞，经行腹痛，兼风湿肩臂疼痛者，应选用的药物是
A. 桃仁 B. 丹参 C. 红花
D. 姜黄 E. 益母草

19. 具有利尿通淋功效的药物是
A. 川芎 B. 丹参 C. 郁金
D. 桃仁 E. 牛膝

20. 具有活血止痛，行气解郁，凉血清心功效的药物是
A. 川芎 B. 丹参 C. 延胡索
D. 姜黄 E. 郁金

21. 具有活血通经，下乳消痈，利尿通淋功效的药物是
A. 泽兰 B. 鸡血藤 C. 王不留行
D. 益母草 E. 牛膝

A2 型题

1. 患者男，48 岁。外伤致左下肢骨折，用小夹板固定后，内服治疗应首选的药物是
A. 益母草 B. 土鳖虫 C. 鸡血藤
D. 延胡索 E. 五灵脂

2. 患者女，31 岁。经期后延，量少色暗，行经少腹刺痛，舌质暗，有瘀点，脉弦涩。治疗应首选的药物是
A. 乳香 B. 没药 C. 红花
D. 菊花 E. 槐花

3. 患者女，72 岁。清晨出现右侧上下肢活动不便，勉强站立，步态不稳，言语不清。治疗应首选的药物是
A. 红花 B. 丹参 C. 没药
D. 乳香 E. 川芎

4. 患者女，18 岁。经期不定，色量正常，行经前常有乳房胀痛，行经期小腹痛，急躁心烦，舌苔薄黄，脉弦。治疗宜首选的药物是
A. 乳香 B. 泽兰 C. 莪术
D. 郁金 E. 三棱

5. 患者外感风邪，头痛较甚，伴恶寒发热，目眩鼻塞，舌苔薄白，脉浮。治疗宜首选的药物
A. 川芎 B. 丹参 C. 郁金
D. 牛膝 E. 益母草

6. 患者经期小腹胀痛拒按，胸胁乳房胀痛，经行不畅，月经色紫暗、有块，舌质紫暗，脉弦。治疗应首选的

药物是

A. 肉桂　B. 艾叶　C. 牡丹皮
D. 川芎　E. 青皮

7. 患者腰痛以酸软为主,喜按喜揉,腿膝无力,遇劳更甚,卧则减轻。治疗应选用的药物是

A. 牛膝　B. 桃仁　C. 红花
D. 郁金　E. 鸡血藤

B1 型题

A. 活血调经,通络止痛
B. 活血解郁,凉血止痛
C. 活血,行气,止痛
D. 活血行气,祛风止痛
E. 活血祛瘀,止咳平喘

1. 延胡索的功效是
2. 川芎的功效是

A. 活血行气,祛风止痛
B. 活血行气,清心凉血
C. 活血调经,除烦安神
D. 活血通经,清热解毒
E. 活血通经,祛瘀止痛

3. 郁金具有的功效是
4. 红花具有的功效是

二、参考答案

A1 型题

1. E　2. A　3. B　4. C　5. D
6. A　7. C　8. B　9. C　10. D
11. E　12. C　13. B　14. A　15. D
16. A　17. D　18. D　19. E　20. E
21. C

A2 型题

1. B　2. C　3. E　4. D　5. A
6. D　7. A

B1 型题

1. C　2. D　3. B　4. E

三、重点解析

A1 型题

2. A　注意从川芎的特性去分析。川芎辛苦温,无平抑肝阳之功。

7. C　注意分析药物的作用部位。姜黄"长于行肢臂而除痹痛"。

19. E　川芎功能活血行气,祛风止痛。丹参功能活血祛瘀,凉血消痈,除烦安神。郁金功能活血止痛,行气解郁,清心凉血,利胆退黄。桃仁功能活血化瘀,润肠通便。牛膝功能活血祛瘀,补肝肾,强筋骨,引血下行,利尿通淋。

A2 型题

5. A　川芎秉性升散,可"上行头目"而祛风、止痛,尤长于治头痛,为止头痛之要药。对风寒头痛、风热头痛、风湿头痛,川芎可发挥祛风、止痛或散寒、燥湿等多种作用,对瘀血头痛则既活血又止痛。对其他类型头痛,如寒郁头痛、痰湿头痛、火郁头痛、血虚头痛、鼻渊头痛等,均可使用,以发挥擅长止头痛的特点。

第十八单元　化痰止咳平喘药

一、习　题

A1 型题

1. 半夏除燥湿化痰,降逆止呕外,还有的功效是

A. 消痞散结,消肿止痛
B. 清热解毒,软坚散结
C. 祛风燥湿,消肿散结
D. 燥湿健脾,解毒散结
E. 宣肺通窍,清热散结

2. 天南星善治的病证是

A. 肝风内动　B. 热极生风
C. 阴虚生风　D. 血虚生风
E. 破伤风

3. 外涂可致皮肤发泡,过敏者忌用的药物是

A. 禹白附　B. 芥子　C. 天南星
D. 旋覆花　E. 黄药子

4. 旋覆花入汤剂宜

A. 先煎　B. 另煎

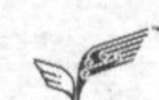

C. 包煎 D. 后下
E. 冲服

5. 白前与前胡皆有的功效是
A. 发散风寒 B. 宣散风热
C. 祛痰利咽 D. 降气化痰
E. 行气宽胸

6. 川贝母与浙贝母皆有的功效是
A. 清热燥湿散结 B. 清热化痰散结
C. 温肺化痰散结 D. 润肺化痰散结
E. 燥湿化痰散结

7. 肺热咳嗽、胸痹、结胸者应选的药物是
A. 瓜蒌 B. 半夏 C. 白前
D. 前胡 E. 竹茹

8. 功能宣肺祛痰，利咽排脓的药物是
A. 前胡 B. 白前 C. 半夏
D. 瓜蒌 E. 桔梗

9. 竹沥入汤剂的用法是
A. 先煎 B. 后下 C. 包煎
D. 冲服 E. 烊化

10. 反乌头的中药是
A. 前胡、浙贝母 B. 天竺黄、竹沥
C. 川贝母、浙贝母 D. 川贝母、竹茹
E. 枇杷叶、苦杏仁

11. 咳嗽气喘，肠燥便秘者应选的药物是
A. 川贝母 B. 浙贝母 C. 旋覆花
D. 天南星 E. 苦杏仁

12. 紫菀、款冬花共同的功效是
A. 敛肺化痰止咳 B. 温肺化痰止咳
C. 清肺化痰止咳 D. 润肺化痰止咳
E. 宣肺化痰止咳

13. 桑白皮、葶苈子皆治的病证是
A. 咳喘胸痛 B. 咳喘便秘
C. 咳喘水肿 D. 咳喘呕吐
E. 咳喘泄泻

14. 百部的主要功效是
A. 化痰 B. 止咳 C. 平喘
D. 清肺 E. 泻肺

15. 具有降逆止呕功效的药物是
A. 白前 B. 旋覆花 C. 桔梗
D. 前胡 E. 芥子

16. 长于治疗寒痰咳喘，胸满胁痛的药物是
A. 芥子 B. 紫苏子 C. 苦杏仁
D. 葶苈子 E. 桔梗

17. 半夏、天南星均具有的功效是
A. 祛风止痉 B. 消痞散结
C. 降逆止呕 D. 燥湿化痰
E. 利气通络

A2 型题

1. 患者男，36 岁。胸闷气喘，咳痰色黄黏稠，大便秘结，舌苔黄燥。治疗应首选的药物是
A. 半夏 B. 前胡 C. 白前
D. 桔梗 E. 瓜蒌

2. 患者男，58 岁。慢性咳嗽气喘多年，胸闷不舒，吐痰量多清稀，喘息不得平卧。治疗应首选的药物是
A. 洋金花 B. 旋覆花 C. 芥子
D. 枇杷叶 E. 苦杏仁

3. 患者男，26 岁。感冒 4 天，干咳痰少，咽干痛，声音嘶哑，口干喜饮，舌质红，苔薄黄，脉浮数。治疗应首选的药物是
A. 桔梗 B. 白前 C. 前胡
D. 瓜蒌 E. 百部

4. 患者女，57 岁。咳喘多年，近来咳痰色黄黏稠，舌质红，苔黄燥。治疗应首选的药物是
A. 紫苏子 B. 半夏 C. 旋覆花
D. 桑白皮 E. 天南星

5. 患者男，26 岁。发热胸痛，咳嗽时胸痛更剧，吐腥臭脓痰，舌质红，苔黄腻。治疗应首选的药物是
A. 紫菀、款冬花、百部
B. 桑叶、苦杏仁、枇杷叶
C. 麻黄、苦杏仁、石膏
D. 白果、川贝母、苦杏仁
E. 桔梗、薏苡仁、鱼腥草

6. 患者女，53 岁。素有咳嗽，咳痰量少时有血丝，夜间潮热盗汗，神疲乏力，舌质红，苔少，脉细数无力。治疗应首选的药物是
A. 苏子、莱菔子、芥子
B. 川贝母、百部、紫菀
C. 黄芩、瓜蒌、鱼腥草
D. 麻黄、桑白皮、地龙
E. 陈皮、半夏、芥子

7. 患者女，49 岁。胸闷憋气，咳嗽吐痰涎，色白清稀量多，舌苔白腻，脉弦滑。治疗应首选的药物是
A. 瓜蒌、浙贝母
B. 川贝母、天花粉
C. 紫苏子、芥子

D. 禹白附、僵蚕
E. 半夏、胆南星

8. 患者男，34 岁。感冒 6 天，仍咳嗽，吐痰色黄，黏稠难咯，大便干结，小便色黄，舌红苔黄腻，脉滑数。治疗应首选的药物是
A. 半夏、麻黄、五味子
B. 桔梗、旋覆花、半夏
C. 五倍子、瓜蒌、百部
D. 瓜蒌、浙贝母、芦根
E. 川贝母、半夏、白果

9. 患者男，71 岁。素有慢性咳喘，近来心悸怔忡；感受风寒，喘息不得卧，脸面身浮肿，舌淡胖，苔白腻。治疗应首选的药物是
A. 旋覆花　B. 五味子
C. 芥子　D. 川贝母
E. 天南星

10. 治疗外感风热，咳嗽痰多，咽痛音哑，胸闷不舒者，应首选的药物是
A. 百部　B. 川贝母
C. 桔梗　D. 苦杏仁
E. 旋覆花

11. 治疗痰壅气逆，咳喘痰多，胸闷食少，甚则不能平卧，宜选用的药组是
A. 紫苏子、芥子、莱菔子
B. 紫菀、款冬花、川贝母
C. 桑叶、贝母、北沙参
D. 苦杏仁、麻黄、甘草
E. 麻黄、石膏、苦杏仁

B1 型题

A. 半夏
B. 瓜蒌
C. 白果
D. 前胡
E. 桔梗

1. 痰湿咳嗽，宜首选的药物是
2. 痰热咳嗽，宜首选的药物是

A. 葶苈子
B. 旋覆花
C. 天南星
D. 芥子
E. 川贝母

3. 痰涎壅肺，咳喘不得卧，宜首选的药物是
4. 咳喘吐痰，全身水肿，宜首选的药物是

A. 乌药
B. 乌头
C. 乌梅
D. 白及
E. 白蔹

5. 与半夏相反的药物是
6. 与贝母相反的药物是

A. 法半夏、厚朴
B. 北沙参、百合
C. 甘草、桔梗
D. 党参、白术
E. 干姜、细辛

7. 久嗽热伤肺津，口干咽燥，舌红者，可在主方中加用的药物是
8. 久嗽寒痰重，咯泡沫痰，畏寒者，可在主方中加用的药物是

二、参考答案

A1 型题

1. A　2. E　3. B　4. C　5. D
6. B　7. A　8. E　9. D　10. C
11. E　12. D　13. C　14. B　15. B
16. A　17. D

A2 型题

1. E　2. C　3. A　4. D　5. E
6. B　7. C　8. D　9. C　10. C
11. A

B1 型题

1. A　2. B　3. D　4. A　5. B
6. B　7. B　8. E

三、重点解析

A1 型题

15. B　白前功能祛痰止咳。旋覆花功能祛痰平喘，降逆止呕。桔梗功能祛痰止咳，利咽，排脓。前胡功能祛痰止咳，疏散风热。芥子功能温肺祛痰，利气散结，通络止痛。

17. D　半夏的功效是燥湿化痰，止咳，降逆止呕，消肿散结止痛。天南星的功效是燥湿化痰，祛风止痉，消肿散结，止痛。

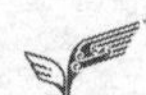

第十九单元 安 神 药

一、习 题

A1 型题

1. 下列各项中，**不具有**镇心安神功效的药物是
A. 朱砂、磁石 B. 磁石、琥珀
C. 龙骨、朱砂 D. 珍珠、琥珀
E. 龟甲、鳖甲

2. 忌火煅的药物是
A. 朱砂 B. 龙骨 C. 牡蛎
D. 磁石 E. 礞石

3. 朱砂的炮制法是
A. 炙 B. 煅 C. 煨
D. 淬 E. 水飞

4. 朱砂的成人每次用量是
A. 0.1～0.5g B. 0.6～1g
C. 1.2～1.5g D. 1.6～2g
E. 2.1～3g

5. 功能镇惊安神，平肝潜阳，聪耳明目，纳气平喘的药物是
A. 龙骨 B. 磁石
C. 琥珀 D. 牡蛎
E. 朱砂

6. 磁石入汤剂应
A. 烊化 B. 后下 C. 先煎
D. 包煎 E. 冲服

7. 生用镇静安神，平肝潜阳，煅制收敛固涩的药物是
A. 琥珀 B. 磁石 C. 朱砂
D. 龙骨 E. 珍珠

8. 功能定惊安神，活血散瘀，利尿通淋的药物是
A. 琥珀 B. 磁石 C. 龙骨
D. 牡蛎 E. 朱砂

9. 治疗心悸、失眠多梦、健忘，宜首选的药物是
A. 益智仁 B. 火麻仁 C. 苦杏仁
D. 柏子仁 E. 酸枣仁

10. 功能养心安神，润肠通便的药物是
A. 瓜蒌仁 B. 酸枣仁 C. 苦杏仁
D. 柏子仁 E. 益智仁

11. 功能安神益智，祛痰开窍，消散痈肿的药物是
A. 远志 B. 朱砂 C. 磁石
D. 琥珀 E. 龙骨

12. 治疗失眠，健忘，心悸，自汗出，应选用的药物是
A. 朱砂 B. 酸枣仁 C. 合欢皮
D. 远志 E. 磁石

A2 型题

1. 患者男，56 岁。时常心悸，失眠，多梦，动则汗出，五心烦热，脉细数。治疗应首选的药物是
A. 酸枣仁 B. 柏子仁
C. 合欢皮 D. 远志
E. 灵芝

2. 患者女，48 岁。心慌失眠，便秘难解，舌质红，脉细数。治疗应首选的药物是
A. 合欢皮 B. 酸枣仁
C. 柏子仁 D. 朱砂
E. 远志

3. 患者女，28 岁。每到春天，易发目赤肿痛，口舌生疮，口干咽燥，心中烦热，舌红有疮。治疗应首选的药物是
A. 牡蛎 B. 琥珀
C. 朱砂 D. 龙骨
E. 磁石

4. 患者男，71 岁。患高血压，头晕头胀，两目昏花，耳鸣耳聋，听力障碍。治疗应首选的药物是
A. 朱砂 B. 煅龙骨
C. 琥珀 D. 磁石
E. 远志

5. 患者女，27 岁。平素畏寒肢冷，脘腹胀满，带下色白量多，少腹冷痛。治疗应首选的药物是
A. 煅磁石 B. 煅龙骨
C. 酸枣仁 D. 柏子仁
E. 合欢皮

6. 患者男，32 岁。心烦失眠，多梦遗精，舌红苔少，脉细数。治疗宜首选的药物是
A. 龙骨、牡蛎 B. 石决明、珍珠母
C. 紫贝齿、代赭石 D. 生地黄、玄参
E. 五味子、乌梅

7. 患者自幼患有痫证，近期发作较频，并见心神不安，心悸，失眠，健忘，舌淡白，脉滑。治疗应选用的药物是
   A. 竹茹　　B. 茯苓
   C. 琥珀　　D. 党参
   E. 远志

B1 型题

A. 远志
B. 酸枣仁
C. 合欢皮
D. 琥珀
E. 龙骨

1. 功能镇静安神，平肝潜阳的药物是
2. 功能定惊安神，活血散瘀的药物是

A. 合欢皮
B. 酸枣仁
C. 远志
D. 琥珀
E. 磁石

3. 既能活血消肿，又能解郁安神的药物是
4. 既能活血散瘀，又能镇惊安神的药物是

二、参考答案

A1 型题

1. E　2. A　3. E　4. A　5. B
6. C　7. D　8. A　9. E　10. D
11. A　12. B

A2 型题

1. A　2. C　3. C　4. D　5. B
6. A　7. E

B1 型题

1. E　2. D　3. A　4. D

三、重点解析

A1 型题

12. B　朱砂既能宁心安神，又可清心热，尤宜于火热内扰而心神不宁，及惊风、癫狂等证。酸枣仁性味甘平，既可宁心安神，又有滋养心肝阴血之功，为治疗阴血不足之心神不宁的要药，亦可用于体虚多汗。合欢皮用于心神不宁及跌打损伤，痈疽疖肿等。远志用于心神不宁、癫狂、痫证及咳嗽痰多等。磁石用于耳聋，目暗不明。

A2 型题

7. E　竹茹用于热痰咳嗽，心烦不眠及胃热呕吐等。茯苓用于脾虚证、心神不宁证。琥珀用于惊风、癫狂、痫证等及瘀血阻滞所致诸证。党参用于脾肺气虚证、气津两伤证及气血两虚证。远志用于心神不宁、癫狂、痫证以及咳嗽痰多等。

B1 型题

3. A　4. D　生理中肝属木而藏血，心属火而藏神，二者为母子关系；病理中肝郁而藏血功能降低，心神失养，证属母病及子；治则疏肝解郁而安心神，简称解郁安神。合欢皮有解郁宁心之功，故 3 题选 A。琥珀既能活血散瘀，又能镇惊安神，故 4 题选 D。

第二十单元　平肝息风药

一、习　　题

A1 型题

1. 石决明、决明子相同的功效是
   A. 清肝明目　　B. 息风止痉
   C. 止咳平喘　　D. 降气化痰
   E. 润肠通便
2. 龙骨、牡蛎相同的功效是
   A. 清肝明目　　B. 镇心安神
   C. 补肾健骨　　D. 平肝潜阳
   E. 息风止痉
3. 功能平肝潜阳，重镇降逆，凉血止血的药物是
   A. 牡蛎　　B. 代赭石　　C. 珍珠母
   D. 龙骨　　E. 磁石
4. 功能平肝息风，清肝明目，清热解毒的药物是
   A. 刺蒺藜　　B. 石决明　　C. 决明子
   D. 羚羊角　　E. 赭石
5. 温热病壮热，热极动风，惊痫抽搐者首选的药物是
   A. 牡蛎　　B. 知母　　C. 黄连
   D. 龙骨　　E. 羚羊角

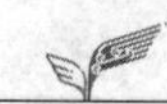

6. 痰热闭阻，惊痫神昏者应首选的药物是
A. 牛黄　B. 黄连
C. 栀子　D. 连翘
E. 玄参

7. 钩藤入汤剂应
A. 包煎　B. 先煎
C. 另煎　D. 后下
E. 烊化

8. 功能息风止痉，平抑肝阳，祛风通络的药物是
A. 牛黄　B. 天麻
C. 僵蚕　D. 钩藤
E. 地龙

9. 羚羊角、天麻、钩藤相同的功效是
A. 息风平肝　B. 息风平喘
C. 息风明目　D. 息风止痛
E. 息风通络

10. 功能清热息风，平喘，通络，利尿的药物是
A. 全蝎　B. 蜈蚣
C. 钩藤　D. 僵蚕
E. 地龙

11. 功能息风镇痉，攻毒散结，通络止痛的药物是
A. 地龙、僵蚕　B. 龙骨、牡蛎
C. 牡蛎、钩藤　D. 全蝎、蜈蚣
E. 龙骨、天麻

12. 治疗阴虚阳亢所致的烦躁不安，心悸失眠，头晕目眩，耳鸣者，应首选的药物是
A. 决明子　B. 地龙
C. 钩藤　D. 牡蛎
E. 酸枣仁

13. 僵蚕具有的功效是
A. 收敛生肌　B. 明目去翳
C. 化痰散结　D. 燥湿化痰
E. 消痰行水

14. 既能息风止痉，又能祛风湿，止痹痛的药物是
A. 羚羊角　B. 石决明
C. 决明子　D. 天麻
E. 珍珠

15. 羚羊角具有的功效是
A. 平肝潜阳，软坚散结
B. 息风止痉，降逆止血
C. 平肝潜阳，清热解毒
D. 平肝潜阳，祛风止痛
E. 息风止痉，通络散结

A2 型题

1. 患者女，27岁。左侧面神经麻痹3天，左眼闭合不全，口流涎，饮食、睡眠皆正常。治疗应首选的药物是
A. 全蝎、地龙　B. 全蝎、蜈蚣
C. 地龙、僵蚕　D. 羌活、防风
E. 全蝎、牡蛎

2. 患者男，18岁。右脚被锈钉刺伤5天，头痛，四肢痉挛，角弓反张。治疗应首选的药物是
A. 葛根　B. 桂枝　C. 独活
D. 全蝎　E. 地龙

3. 患者女，5岁。感冒高热不退，烦躁不安，惊风抽搐，舌质红，舌苔黄，脉数。治疗应首选的药物是
A. 全蝎　B. 朱砂　C. 磁石
D. 鹿角　E. 羚羊角

4. 患者女，17岁。每年春天发作哮喘，咳痰少色黄，舌红苔黄，脉弦滑。治疗应首选的药物是
A. 全蝎　B. 蜈蚣　C. 地龙
D. 蕲蛇　E. 僵蚕

5. 患者男，27岁。高热头痛目赤，咽喉红肿疼痛，舌红苔黄。治疗应首选的药物是
A. 羚羊角　B. 全蝎　C. 僵蚕
D. 地龙　E. 蕲蛇

6. 患者男，3岁。感冒发热，流鼻涕，皮肤出现丘疹，色红，呈粟粒状，舌边尖红，苔薄白。治疗应首选的药物是
A. 地龙　B. 全蝎　C. 僵蚕
D. 蜈蚣　E. 珍珠

B1 型题

A. 罗布麻叶
B. 刺蒺藜
C. 羚羊角
D. 煅牡蛎
E. 代赭石
1. 肝阳上亢，小便不利，应首选的药物是
2. 肝阳上亢，胃痛吐酸，应首选的药物是

A. 另煎
B. 先煎
C. 包煎
D. 烊化
E. 后下
3. 钩藤入汤剂应
4. 牡蛎入汤剂应
5. 羚羊角入汤剂应

二、参考答案

A1 型题

1. A 2. D 3. B 4. D 5. E
6. A 7. D 8. B 9. A 10. E
11. D 12. D 13. C 14. D 15. C

A2 型题

1. B 2. D 3. E 4. C 5. A
6. C

B1 型题

1. A 2. D 3. E 4. B 5. A

三、重点解析

A1 型题

5. E 注意宜选清肝、平肝息风的药物。

6. A 注意选既能清心，又善化痰开窍的药物。

14. D 羚羊角的功效为息风止痉，平肝潜阳，清肝明目，清热解毒。石决明的功效为平肝潜阳，清肝明目。决明子的功效为清肝，明目，通便。天麻的功效为息风止痉，祛风湿，止痹痛，平抑肝阳。珍珠的功效为平肝潜阳，清肝明目。

第二十一单元 开 窍 药

一、习 题

A1 型题

1. 功能开窍醒神，活血通经，消肿止痛的药物是
   A. 麝香 B. 牛黄 C. 远志
   D. 石菖蒲 E. 苏合香

2. 寒闭、热闭均用的要药物是
   A. 冰片 B. 麝香 C. 远志
   D. 苏合香 E. 石菖蒲

3. 目赤、口疮、咽痛、疮疡皆用的药物是
   A. 麝香 B. 沉香 C. 冰片
   D. 琥珀 E. 远志

4. 热闭神昏，与麝香相须为用的药物是
   A. 鹿茸 B. 蝉蜕 C. 黄芩
   D. 薄荷 E. 冰片

5. 寒闭神昏的首选药物是
   A. 苏合香 B. 远志 C. 石菖蒲
   D. 麝香 E. 冰片

6. 石菖蒲除开窍醒神，化湿和胃外，还有的功效是
   A. 醒神益智 B. 活血散瘀 C. 清热止痛
   D. 止痛催产 E. 解郁行气

A2 型题

1. 患者男，48 岁。突然昏倒，口噤不语，面色青，全身凉，脉迟有力。治疗应首选的药物是
   A. 麝香 B. 石菖蒲 C. 郁金
   D. 牛黄 E. 冰片

2. 患者女，62 岁。猝然昏厥，人事不省，双手握拳，牙关紧闭，面红身热，脉数有力。治疗应首选的药物是
   A. 麝香 B. 冰片 C. 远志
   D. 苏合香 E. 石菖蒲

3. 患者男，26 岁。目赤红肿，口舌生疮，咽喉肿痛，口渴，舌质红，苔黄燥。治疗应首选的药物是
   A. 麝香 B. 远志
   C. 冰片 D. 苏合香
   E. 石菖蒲

4. 热闭、寒闭神昏，均常选用的药物是
   A. 石菖蒲 B. 麝香
   C. 牛黄 D. 羚羊角
   E. 苏合香

5. 治疗湿浊蒙蔽清窍所致的神志昏乱，健忘，耳鸣者，应首选的药物是
   A. 磁石 B. 竹茹
   C. 冰片 D. 牛黄
   E. 石菖蒲

B1 型题

A. 清热止痛
B. 清肺化痰
C. 化湿和胃

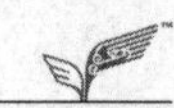

D. 辟秽止痛
E. 消肿止痛

1. 麝香除开窍醒神，活血通经外，还有的功效是
2. 冰片除开窍醒神外，还有的功效是

二、参考答案

A1 型题

1. A　2. B　3. C　4. E　5. D
6. A

A2 型题

1. A　2. B　3. C　4. B　5. E

B1 型题

1. E　2. A

三、重点解析

A2 型题

4. B　石菖蒲用于湿温病，痫证，闭证神昏，健忘、失眠等心神不宁之证。麝香用于各种闭证神昏、经闭、瘀血阻滞诸证。牛黄用于肝风内动，窍闭神昏以及咽喉肿痛，外科疮痈等。羚羊角用于肝风内动，肝阳上亢以及温热病热毒炽盛之证。苏合香用于寒闭神昏，胸腹冷痛。

5. E　磁石用于心神不宁，癫狂，肝阳上亢，耳聋，目暗不明。竹茹用于热痰咳嗽，胃热呕吐。冰片用于各种闭证神昏，目赤肿痛，咽喉疼痛，疮痈，烧烫伤等。牛黄用于肝风内动，窍闭神昏，咽喉肿痛，外科疮痈等。石菖蒲用于闭证神昏，心神不宁，湿浊中阻，湿热泻痢等。

第二十二单元　补　虚　药

一、习　题

A1 型题

1. 人参入汤剂应
A. 烊化　B. 先煎　C. 单煎
D. 后下　E. 包煎

2. 人参的功效是
A. 大补元气，补脾益肺，生津养血，安神益智
B. 大补元气，补脾益肺，生津止渴，养血益阴
C. 大补元气，补脾益肺，生津止渴，止汗安胎
D. 大补元气，补脾益肺，生津止渴，托毒生肌
E. 大补元气，补脾益肺，生津止渴，润肺止咳

3. 功能补气养阴，清火生津的药物是
A. 人参　B. 太子参　C. 西洋参
D. 玄参　E. 苦参

4. 功能补脾肺气，补血生津的药物是
A. 黄芪　B. 党参　C. 山药
D. 甘草　E. 白术

5. 黄芪除补气升阳，益卫固表，利水消肿外，还有的功效是
A. 润肺止咳　B. 生津止渴　C. 清火生津
D. 托毒生肌　E. 止汗安胎

6. 中气下陷，短气乏力，食少便溏，浮肿，小便不利者应首选的药物是
A. 党参　B. 白术　C. 甘草
D. 山药　E. 黄芪

7. 善治疮痈脓成不溃或溃后不敛的药物是
A. 黄芪　B. 白术　C. 人参
D. 党参　E. 山药

8. 功能益气健脾、燥湿利水、卫固表、止汗安胎的药物是
A. 党参　B. 白术　C. 人参
D. 黄芪　E. 山药

9. 山药除益气养阴、补肺脾肾外，还有的功效是
A. 托毒生肌　B. 安神益智
C. 固精止带　D. 收敛平喘
E. 利水消肿

10. 善治气虚水肿的要药是
A. 人参　B. 黄芪　C. 苍术
D. 党参　E. 山药

11. 白术治疗的汗出证型是
A. 阴虚盗汗　B. 阳虚冷汗
C. 高热大汗　D. 亡阳大汗
E. 气虚自汗

12. 白术除益气健脾、燥湿利水外，还有的功效是
A. 润肺止咳　B. 益卫固表
C. 缓急止痛　D. 止汗安胎
E. 养血安神

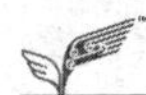

13. 功能健脾利水、止汗安胎的药物是
A. 白术 B. 苍术 C. 茯苓
D. 猪苓 E. 泽泻

14. 楮实子的功效是
A. 补肾清肝，明目，利尿
B. 补气养阴，健脾益肾
C. 滋补肝肾，凉血止血
D. 养阴润燥，生津止渴
E. 养阴清肺，益胃生津

15. 山药治疗泄泻的证型是
A. 食积 B. 湿盛 C. 湿热
D. 虫积 E. 脾虚

16. 功能补脾益气，润肺止咳，缓急止痛，调和药性，清热解毒的药物是
A. 黄芪 B. 甘草 C. 山药
D. 党参 E. 白术

17. 脘腹或四肢挛急疼痛应首选的药物是
A. 党参 B. 白术 C. 山药
D. 大枣 E. 甘草

18. 功能补肾阳，益精血，强筋骨，调冲任，托疮毒的药物是
A. 鹿茸 B. 鹿角 C. 鹿角胶
D. 鹿角霜 E. 龟板胶

19. 功能补肾益精，养血益气的药物是
A. 冬虫夏草 B. 紫河车 C. 巴戟天
D. 蛤蚧 E. 仙茅

20. 肉苁蓉、锁阳的共同功效是
A. 补肾助阳，祛风除湿
B. 补肾助阳，润肺止咳
C. 补肾助阳，缓急止痛
D. 补肾助阳，润肠通便
E. 补肾助阳，强筋健骨

21. 巴戟天、淫羊藿、仙茅的共同功效是
A. 益气养血，祛风除湿
B. 强筋壮骨，祛风除湿
C. 补肾助阳，祛风除湿
D. 活血祛瘀，祛风除湿
E. 温通经络，祛风除湿

22. 功能补肝肾，强筋骨，安胎的药物是
A. 蛤蚧 B. 仙茅 C. 鹿茸
D. 杜仲 E. 狗脊

23. 善治脾肾阳虚，五更泄泻的药物是
A. 补骨脂，山茱萸，五味子，草豆蔻
B. 补骨脂，吴茱萸，五味子，肉豆蔻
C. 补骨脂，山茱萸，五倍子，草豆蔻
D. 补骨脂，吴茱萸，五倍子，肉豆蔻
E. 补骨脂，吴茱萸，五味子，草豆蔻

24. 功能补血调经，活血止痛，润肠通便的药物是
A. 当归 B. 白芍 C. 阿胶
D. 熟地黄 E. 何首乌

25. 功能补血养阴，填精益髓的药物是
A. 白芍 B. 当归 C. 阿胶
D. 熟地黄 E. 何首乌

26. 功能养血敛阴，柔肝止痛，平抑肝阳的药物是
A. 当归 B. 白芍 C. 阿胶
D. 何首乌 E. 熟地黄

27. 阿胶的功效是
A. 补血益气 B. 补血暖肝 C. 补血行血
D. 补血活血 E. 补血止血

28. 制用补益精血，生用截疟、解毒、润肠通便的药物是
A. 何首乌 B. 熟地黄 C. 当归
D. 阿胶 E. 白芍

29. 北沙参、南沙参、麦冬、石斛的共同功效是
A. 益胃升阳 B. 益胃生津
C. 益胃止呕 D. 益胃止哕
E. 益胃化湿

30. 百合除治疗肺热咳嗽、劳嗽咳血外，还可治疗的病证是
A. 老年津亏，肠燥便秘
B. 虚烦惊悸，失眠多梦
C. 肝肾阴虚，头晕目眩
D. 脾胃虚弱，倦怠无力
E. 胃阴不足，舌干口渴

31. 治疗燥咳痰黏，劳嗽咯血，胃阴不足，心烦失眠的药物是
A. 麦冬 B. 天冬 C. 石斛
D. 郁金 E. 丹参

32. 麦冬的功效是
A. 润肺益胃，养肝
B. 润肺益肾，养肝
C. 润肺益胃，清心
D. 润肺益肾，清心
E. 润肺益肾，益胃

33. 功能养阴润燥，清肺生津的药物是
A. 石斛 B. 玉竹 C. 黄精

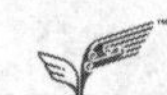

D. 麦冬 E. 天冬

34. 功能益胃生津，滋阴清热的药物是
A. 玄参 B. 石斛 C. 麦冬
D. 玉竹 E. 沙参

35. 石斛、玉竹共同治疗的病证是
A. 胃阴不足 B. 心阴亏虚
C. 肺阴亏虚 D. 肝阴亏虚
E. 肾阴亏虚

36. 功能补气养阴，健脾，润肺，益肾的药物是
A. 百合 B. 石斛 C. 玉竹
D. 黄精 E. 麦冬

37. 下列各项中，不属于黄精治疗病证的是
A. 消渴 B. 寒喘 C. 劳嗽
D. 燥咳 E. 久咳

38. 功能滋补肝肾，凉血止血的药物是
A. 女贞子 B. 枸杞子 C. 沙苑子
D. 熟地黄 E. 墨旱莲

39. 功能滋补肝肾，乌须明目的药物是
A. 枸杞子 B. 沙苑子 C. 女贞子
D. 决明子 E. 菟丝子

40. 功能滋补肝肾，治须发早白，两目昏花的药物是
A. 五倍子 B. 五味子 C. 莱菔子
D. 女贞子 E. 车前子

41. 龟甲除滋阴潜阳，益肾健骨外，还有的功效是
A. 镇心安神 B. 养血补心
C. 补气养心 D. 清心安神
E. 清心除烦

42. 肝肾阴虚，头晕目眩，目花耳聋者，首选的药物是
A. 菟丝子 B. 芥子 C. 枸杞子
D. 决明子 E. 沙苑子

43. 龟甲、鳖甲治疗的相同病证是
A. 肝肾阴虚，虚风内动
B. 心肝热盛，惊风抽搐
C. 痰火上蒙，神昏谵语
D. 痰湿闭阻，惊痫癫狂
E. 风热上扰，目赤肿痛

44. 功能滋阴潜阳，退热除蒸，软坚散结的药物是
A. 龟甲 B. 鳖甲 C. 石斛
D. 麦冬 E. 天冬

45. 癥瘕积聚，肝脾肿大者，首选的药物是
A. 麦冬 B. 黄精 C. 天冬
D. 鳖甲 E. 龟甲

46. 肉苁蓉的主治证是
A. 气虚便秘 B. 阴虚便秘
C. 血虚便秘 D. 阳虚便秘
E. 食积便秘

47. 生何首乌可治的病证是
A. 肠燥便秘 B. 阴虚便秘
C. 气虚便秘 D. 食积便秘
E. 阳虚便秘

48. 蜂蜜可治的病证是
A. 阳虚便秘 B. 阴虚便秘
C. 气虚便秘 D. 食积便秘
E. 血虚便秘

49. 白术治疗胎动不安的证型是
A. 气虚 B. 阳虚 C. 阴虚
D. 虚寒 E. 血虚

50. 续断治疗胎动不安的证型是
A. 气虚 B. 阳虚 C. 血虚
D. 虚寒 E. 阴虚

51. 杜仲、续断、菟丝子、桑寄生治疗胎动不安的证型是
A. 脾胃气滞 B. 脾胃气虚
C. 肝肾亏虚 D. 血虚
E. 虚寒

52. 鹿茸、杜仲、续断的共同功效是
A. 聪耳 B. 明目 C. 乌须发
D. 固牙齿 E. 强筋骨

53. 人参、西洋参、党参、太子参的共同功效是
A. 补气生津 B. 补气生血
C. 补血益精 D. 补阳固精
E. 补阴润燥

54. 功能补肾固精缩尿的药物是
A. 肉苁蓉、锁阳、仙茅
B. 补骨脂、益智仁、沙苑子
C. 鹿茸、杜仲、续断
D. 蛤蚧、冬虫夏草
E. 紫河车、菟丝子

55. 生何首乌具有的功效是
A. 补血，润肺止咳
B. 滋阴，补益心脾
C. 解毒，润肠通便
D. 养血，益胃生津
E. 敛阴，补血益精

56. 杜仲具有的功效是
A. 补肝肾，强筋骨，安胎
B. 补阳益阴，固精安胎
C. 补肾壮阳，温脾止泻
D. 补肝肾，行血脉，强筋骨
E. 祛风湿，强筋骨，明目

57. 补骨脂具有的功效是
A. 补气健脾　　B. 温脾止泻
C. 祛风除湿　　D. 固表止汗
E. 益气生津

58. 具有清心安神功效的药物是
A. 玉竹　　B. 龙眼肉
C. 人参　　D. 柏子仁
E. 百合

59. 山药具有的功效是
A. 补肾固精　　B. 养血安神
C. 补气升阳　　D. 益卫固表
E. 补脾祛湿

60. 白芍具有的功效是
A. 补益精血，润肠通便
B. 补血养阴，润肺止咳
C. 平抑肝阳，柔肝止痛
D. 养阴润肺，益胃生津
E. 滋阴潜阳，清心除烦

61. 下列不是紫河车的适应证的是
A. 虚劳羸瘦　　B. 阳痿遗精
C. 久咳虚喘　　D. 不孕少乳
E. 胎动不安

62. 龟甲、鳖甲共同具有的功效是
A. 养血补心　　B. 软坚散结
C. 益肾健骨　　D. 滋阴潜阳
E. 清肺化痰

63. 具有补肾益精，养血益气功效的药物是
A. 沉香　　B. 磁石　　C. 蛤蚧
D. 益智仁　　E. 紫河车

A2 型题

1. 患者男，54 岁。经常汗出恶风，易患感冒，舌质淡，苔薄白，脉浮无力。治疗应首选的药物是
A. 丹参　　B. 玄参　　C. 苦参
D. 沙参　　E. 党参

2. 患者女，38 岁。少气懒言，倦怠乏力，动则汗出，常患感冒，脉浮无力。治疗应首选的药物是
A. 黄芪　　B. 黄精　　C. 甘草
D. 麦冬　　E. 玉竹

3. 患者女，54 岁。食少纳呆，大便溏泄，体倦乏力。治疗应首选的药物是
A. 山药　　B. 玉竹　　C. 黄精
D. 白术　　E. 白芍

4. 患者女，68 岁。体倦乏力，气短胸闷，心慌心悸，舌质淡，脉结代。治疗应首选的药物是
A. 明党参　　B. 太子参　　C. 焦山药
D. 炒白术　　E. 炙甘草

5. 患者男，38 岁。头晕耳鸣，腰膝软弱，四肢不温，阳痿滑精，小便频数，舌质淡，脉沉迟无力。治疗应首选的药物是
A. 杜仲　　B. 鹿茸　　C. 续断
D. 仙茅　　E. 锁阳

6. 患者女，26 岁。怀孕 4 个月，平素肢冷畏寒，活动不慎，扭伤腰部，小腹胀坠。治疗应首选的药物是
A. 仙茅　　B. 鹿茸　　C. 杜仲
D. 牛膝　　E. 黄精

7. 患者男，24 岁。滑冰不慎跌倒，右手腕肿痛，活动受限。治疗应首选的药物是
A. 续断　　B. 杜仲　　C. 牛膝
D. 白术　　E. 黄芪

8. 患者男，56 岁。腰膝酸软，小便次数多，大便稀溏，两目干涩，视物不清。治疗应首选的药物是
A. 决明子　　B. 枸杞子　　C. 菟丝子
D. 莱菔子　　E. 五味子

9. 患者女，62 岁。腰膝冷痛，四肢发凉，每逢黎明，肠鸣泄泻。治疗应首选的药物是
A. 枸杞子　　B. 补骨脂　　C. 骨碎补
D. 菟丝子　　E. 巴戟天

10. 患者男，2 岁。时常口流涎水，手足不温，大便稀溏，舌质淡，苔薄白。治疗应首选的药物是
A. 益智仁　　B. 核桃仁　　C. 火麻仁
D. 苦杏仁　　E. 薏苡仁

11. 患者女，72 岁。腰膝软弱，肢冷畏寒，食少乏力，大便秘结。治疗应首选的药物是
A. 肉苁蓉　　B. 淫羊藿　　C. 巴戟天
D. 桃仁　　E. 益智仁

12. 患者女，63 岁。患慢性咳喘，少气懒言，四肢发凉，小便频数。治疗应首选的药物是
A. 仙茅　　B. 白术　　C. 白芍
D. 山药　　E. 蛤蚧

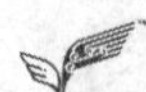

13. 患者男，34 岁。从事脑力工作，饮食睡眠无规律，头胀头晕，3 年的时间头发已经全白，时有耳鸣。治疗应首选的药物是
A. 巴戟天 B. 何首乌 C. 肉苁蓉
D. 淫羊藿 E. 益智仁

14. 患者女，52 岁。口干咽燥，心烦失眠多梦，舌红少津，脉细数。治疗应首选的药物是
A. 黄芩 B. 黄柏 C. 麦冬
D. 石斛 E. 玉竹

15. 患者男，38 岁。五心烦热，夜间盗汗，腰膝酸软，舌质红少苔，脉细数。治疗应首选的药物是
A. 玉竹 B. 黄芪 C. 麦冬
D. 龟甲 E. 石斛

16. 患者女，21 岁。月经延后，经量少色淡，头晕心慌，体倦乏力，舌质淡，脉细弱。治疗应首选的药物是
A. 补气药与补血药
B. 补气药与补阳药
C. 补气药与补阴药
D. 补血药与补阴药
E. 补血药与补阳药

17. 患者女，17 岁。月经错后，经量少色淡，头晕心慌，体倦乏力，舌质淡，脉细弱。治疗应首选的药物是
A. 人参、山药 B. 人参、当归
C. 白芍、当归 D. 红花、当归
E. 党参、茯苓

18. 患者女，37 岁。干咳少痰，心慌心悸，口干咽燥，舌红少苔，脉细数。治疗应首选的药物是
A. 麦冬 B. 石斛 C. 人参
D. 山药 E. 白术

19. 患者男，63 岁。体质瘦弱，头晕心慌，体倦乏力，食少纳呆，食后腹部坠胀满，舌淡苔薄。治疗应首选的药物是
A. 白术 B. 山药 C. 黄芪
D. 黄精 E. 甘草

20. 患者女，56 岁。口干渴，饮水多，食多善饥，体重减轻，小便数。治疗应首选的药物是
A. 阿胶 B. 当归 C. 甘草
D. 山药 E. 白术

21. 患者女，71 岁。肥胖体质，头晕头痛，突遇变故，胸部刺痛，面色苍白，冷汗淋漓，四肢厥逆，脉沉细无力。治疗应首选的药物是
A. 人参 B. 党参 C. 白芍
D. 白术 E. 山药

22. 患者女，52 岁。头晕耳鸣，眼睛干涩，视物不清，腰膝酸软。治疗应首选的药物是
A. 菟丝子 B. 决明子 C. 枸杞子
D. 车前子 E. 覆盆子

23. 患者女，46 岁。气短乏力，动则汗出量多，身体困倦，舌质淡有齿印，脉细弱。治疗应首选的药物是
A. 大枣 B. 甘草 C. 山药
D. 黄精 E. 黄芪

24. 患者女，28 岁。已孕 4 个月，神疲乏力，四肢倦怠，少气懒言，胎动频繁不安。治疗应首选的药物是
A. 白术 B. 砂仁 C. 续断
D. 杜仲 E. 紫苏

25. 患者男，64 岁。久咳久嗽，咳声低微，痰少而干，痰中带血，五心烦热。治疗应首选的药物是
A. 党参 B. 黄芪 C. 阿胶
D. 当归 E. 甘草

26. 患者女，28 岁。气色无华，口唇指甲发白，经期后延，行经少腹隐痛，喜温喜按。治疗应首选的药物是
A. 党参 B. 白术 C. 山药
D. 当归 E. 甘草

27. 患者男，35 岁。性情急躁，与他人发生口角，头晕头胀，两胁刺痛，脘腹胀满。治疗应首选的药物是
A. 白术 B. 白芍 C. 当归
D. 黄芪 E. 党参

28. 患者女，62 岁。晨起出现右侧肢体麻木，口眼㖞斜，口角流涎，言语不清，舌胖色淡，脉细弱无力。治疗应首选的药物是
A. 白术 B. 白芍 C. 当归
D. 人参 E. 黄芪

29. 患者男，56 岁。食少纳呆，面色萎黄，口唇指甲苍白，大便干结难解。治疗应首选的药物是
A. 人参 B. 黄芪 C. 阿胶
D. 当归 E. 白芍

30. 患者男，68 岁。咳嗽气喘，呼多吸少，腰膝酸软，体倦乏力。治疗应首选的药物是
A. 熟地黄 B. 何首乌 C. 补骨脂
D. 巴戟天 E. 淫羊藿

31. 患者咳嗽痰多，灰白清稀，食少便溏，近日下肢轻度浮肿，舌淡苔白，脉弱。治疗应选用的药物是
A. 党参 B. 薏苡仁 C. 山药
D. 白术 E. 黄精

32. 患者腰膝酸软乏力，失眠多梦，心悸健忘。治疗宜选用的药物是
    A. 麦冬　　B. 百合　　C. 龟甲
    D. 续断　　E. 巴戟天

B1 型题

A. 利尿
B. 清热
C. 安胎
D. 安神
E. 补血

1. 人参除补气生津外，还有的功效是
2. 党参除补气生津外，还有的功效是
3. 西洋参除补气生津外，还有的功效是
4. 白术除补气利水外，还有的功效是
5. 黄芪除补气升阳外，还有的功效是

A. 补肾助阳，温脾止泻
B. 补肾助阳，润肠通便
C. 补肾助阳，祛风除湿
D. 补肾助阳，固精缩尿，温脾止泻，纳气平喘
E. 补肾阳，益精血，强筋骨，调冲任，托疮毒

6. 鹿茸的功效是
7. 补骨脂的功效是

A. 补血活血
B. 补血止血
C. 补血益精
D. 补血滋阴
E. 补血敛阴

8. 当归的功效特点是
9. 阿胶的功效特点是

A. 养阴润肺，生津安神
B. 养阴润燥，益胃生津
C. 养血敛阴，平抑肝阳
D. 养阴清心，益气生津
E. 养阴润肺，益胃生津

10. 麦冬的功效是
11. 白芍的功效是

A. 祛寒除湿
B. 祛风止痒
C. 益肝明目
D. 活血止痛
E. 温脾止泻

12. 补骨脂具有的功效是
13. 仙茅具有的功效是

二、参考答案

A1 型题

1. C	2. A	3. C	4. B	5. D
6. E	7. A	8. B	9. C	10. B
11. E	12. D	13. A	14. A	15. E
16. B	17. E	18. A	19. B	20. D
21. C	22. D	23. B	24. A	25. D
26. B	27. E	28. A	29. B	30. B
31. A	32. C	33. E	34. B	35. A
36. D	37. B	38. E	39. C	40. D
41. B	42. C	43. A	44. B	45. D
46. D	47. A	48. C	49. A	50. B
51. C	52. E	53. A	54. B	55. C
56. A	57. B	58. E	59. A	60. C
61. E	62. D	63. E		

A2 型题

1. E	2. A	3. D	4. E	5. B
6. C	7. A	8. C	9. B	10. A
11. A	12. E	13. B	14. C	15. D
16. A	17. B	18. A	19. C	20. D
21. A	22. C	23. E	24. A	25. C
26. D	27. B	28. E	29. D	30. C
31. D	32. C			

B1 型题

1. D	2. E	3. B	4. C	5. A
6. E	7. D	8. A	9. B	10. E
11. C	12. E	13. A		

三、重点解析

A2 型题

31. D　因脾气不足，运化失健，往往导致水湿内生而形成脾虚湿滞证。白术既长于补气以健脾，又能燥湿、利水，对脾虚湿滞证有标本兼顾之效，故前人誉之为“脾脏补气健脾第一要药”，对脾虚湿滞之食少、便溏或泄泻、痰饮、水肿、带下诸证，效果颇佳。

32. C　麦冬用于胃阴虚、肺阴虚、心阴虚证。百合用于肺阴虚证、心肺阴虚内热证。龟甲用于肝肾阴虚及小儿鸡胸、龟背、囟门不合等证。续断用于肾阳虚证以及跌仆损伤、瘀肿疼痛、骨折、习惯性关节脱位。巴戟天用于肾阳虚、风湿痹证。

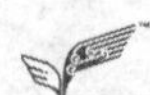

第二十三单元 收 涩 药

一、习 题

A1型题

1. 麻黄根、浮小麦共同的功效是
   A. 止咳　B. 止汗
   C. 止泻　D. 止血
   E. 止遗

2. 功能收敛固涩，益气生津，补肾宁心的药物是
   A. 石榴皮　B. 罂粟壳
   C. 五味子　D. 肉豆蔻
   E. 五倍子

3. 具有生津止渴功效的药物是
   A. 乌梅、五味子、芦根
   B. 乌梅、芦根、黄柏
   C. 五味子、诃子、生地黄
   D. 乌梅、生地黄、黄连
   E. 五味子、芦根、黄芩

4. 五味子善治的咳嗽的证型是
   A. 外感　B. 肺燥
   C. 肺热　D. 肺寒
   E. 肺虚

5. 功能敛肺止咳，涩肠止泻，安蛔止痛，生津止渴的药物是
   A. 诃子　B. 乌梅
   C. 山茱萸　D. 五味子
   E. 麻黄根

6. 五倍子除敛肺降火，止咳止汗，涩肠止泻外，还有的功效是
   A. 敛肺平喘，涩精固肠，敛汗止血
   B. 固表止汗，敛肺止咳，涩肠止泻
   C. 固精止遗，收敛止血，收湿敛疮
   D. 敛汗固表，缩尿止遗，固崩止带
   E. 涩肠止泻，收敛止血，涩精止遗

7. 功能敛肺降火，收敛止血的药物是
   A. 肉豆蔻　B. 五倍子
   C. 赤石脂　D. 五味子
   E. 山茱萸

8. 五味子、五倍子的共同功效是
   A. 宁心安神　B. 清肺降火
   C. 敛肺固涩　D. 益气生津
   E. 收湿敛疮

9. 久泻久痢，久咳失音者应首选的药物是
   A. 诃子　B. 莲子
   C. 白术　D. 椿皮
   E. 乌梅

10. 诃子治疗泻痢的证型是
    A. 湿热泄泻
    B. 热毒血痢
    C. 湿热痢疾
    D. 脾虚久泻
    E. 湿盛泄泻

11. 脾肾阳虚，五更泄泻应首选的药物是
    A. 山茱萸
    B. 覆盆子
    C. 海螵蛸
    D. 草豆蔻
    E. 肉豆蔻

12. 功能涩肠止泻的药物是
    A. 肉豆蔻、乌梅
    B. 海螵蛸、莲子
    C. 肉豆蔻、麻黄根
    D. 桑螵蛸、海螵蛸
    E. 五味子、桑螵蛸

13. 功能温中行气，涩肠止泻的药物是
    A. 草豆蔻
    B. 肉豆蔻
    C. 桑螵蛸
    D. 海螵蛸
    E. 五味子

14. 豆蔻、肉豆蔻共同的功效是
    A. 醒脾开胃
    B. 芳香化湿
    C. 涩肠止泻
    D. 调气畅中
    E. 温中行气

15. 桑螵蛸、海螵蛸共同的功效是
    A. 固精止遗
    B. 益脾止泻

C. 敛肺止咳
D. 止血止带
E. 固表止汗

16. 莲子、芡实的共同功效是
A. 养心安神
B. 固崩止带
C. 益肾固精
D. 敛肺止咳
E. 固表止汗

17. 功能益肾固精,健脾止泻,除湿止带的药物是
A. 黄芪　B. 乌梅
C. 白术　D. 芡实
E. 莲子

18. 功能止泻止血,收敛止带,清热燥湿的药物是
A. 椿皮　B. 陈皮
C. 青皮　D. 石榴皮
E. 五加皮

19. 山茱萸具有的功效是
A. 补益肝肾,固脱
B. 收敛固涩,止咳
C. 收敛固涩,止血
D. 补益肝肾,润肺
E. 补肾涩精,止泻

20. 浮小麦具有的功效是
A. 收敛止血　B. 益气止汗
C. 涩精止带　D. 涩肠敛汗
E. 止血止汗

21. 具有固表止汗,益气除热功效的药物是
A. 麻黄根　B. 浮小麦
C. 麻黄　D. 五味子
E. 山茱萸

22. 具有固精缩尿,温脾摄唾功效的药物是
A. 肉苁蓉　B. 沙苑子
C. 补骨脂　D. 山茱萸
E. 益智仁

A2 型题

1. 患者男,56 岁。食少纳呆,心慌心悸,失眠多梦,大便稀溏。治疗应首选的药物是
A. 磁石　B. 莲子
C. 芡实　D. 山药
E. 诃子

2. 患者男,48 岁。常感腰部冷,四肢发凉,小便频数,夜尿尤多,阳痿早泄。治疗应首选的药物是
A. 益智仁　B. 五倍子
C. 海螵蛸　D. 桑螵蛸
E. 鸡内金

3. 患者女,48 岁。腰膝冷痛,畏寒肢凉,白带量多质清稀,少腹喜温。治疗应首选的药物是
A. 桑螵蛸　B. 车前子
C. 莲子　D. 芡实
E. 白及

B1 型题

A. 心、肺、肾
B. 心、肝、肾
C. 心、肺、肝
D. 心、肺、肝、大肠
E. 肺、脾、肝、大肠

1. 五味子的归经是
2. 乌梅的归经是

A. 枸杞子
B. 五倍子
C. 莲子
D. 诃子
E. 金樱子

3. 具有补脾止泻,养心安神功效的药物是
4. 具有益肾固精,养心安神功效的药物是

二、参考答案

A1 型题

1. B	2. C	3. A	4. E	5. B
6. C	7. B	8. C	9. A	10. D
11. E	12. A	13. B	14. E	15. A
16. C	17. D	18. A	19. A	20. B
21. B	22. E			

A2 型题

1. B　2. D　3. A

B1 型题

1. A　2. E　3. C　4. C

三、重点解析

B1 型题

3. C　4. C　枸杞子的功效为补肝肾阴,益精,补血,明目。五倍子的功效为止泻,止血,敛汗,涩精,化痰止咳。莲子的功效为益肾固精,补脾止泻,养心安神。诃子的功效为止泻,清肺止咳,利咽开音,止血。金樱子的功效为固精,缩尿,止带,止泻。故第 3、4 题均选 C。

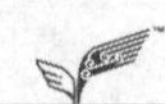

第二十四单元 攻毒杀虫止痒药

一、习 题

A1 型题

1. 功能杀虫疗疮，壮阳通便的药物是
   A. 牛黄 B. 雄黄 C. 硫黄
   D. 姜黄 E. 大黄

2. 下列各项中，不是硫黄功效的是
   A. 解毒 B. 疗疮 C. 通便
   D. 截疟 E. 杀虫

3. 忌火煅的药物是
   A. 雄黄 B. 升药 C. 白矾
   D. 硼砂 E. 炉甘石

4. 既治疥癣、湿疹、阴疽疮疡，又治阳痿、虚喘冷哮、虚寒便秘的药物是
   A. 升药 B. 硫黄 C. 雄黄
   D. 硼砂 E. 白矾

5. 内服止血止泻，祛除风痰的是
   A. 升药 B. 雄黄 C. 硫黄
   D. 白矾 E. 硼砂

6. 下列各项中，不是白矾功效的是
   A. 息风止痉 B. 止泻止血 C. 解毒杀虫
   D. 祛除风痰 E. 燥湿止痒

7. 功能收敛止血、止痒、止泻的药物是
   A. 雄黄 B. 硫黄 C. 升药
   D. 硼砂 E. 白矾

8. 疥癣湿疹，虫蛇咬伤者，应选的药物是
   A. 雄黄 B. 硫黄 C. 白矾
   D. 蟾酥 E. 樟脑

9. 蟾酥、冰片共同的功效是
   A. 生肌 B. 辟秽 C. 蚀疮
   D. 开窍 E. 消肿

10. 功能攻毒杀虫，祛风止痛的药物是
    A. 蜂房 B. 硫黄
    C. 蟾蜍 D. 白矾
    E. 雄黄

11. 蟾酥内服的剂量为
    A. 0.15～0.3g B. 0.1～0.3g
    C. 0.015～0.03g D. 0.5～1g
    E. 1～3g

12. 痰厥癫痫者宜选的药物是
    A. 雄黄 B. 硫黄 C. 白矾
    D. 樟脑 E. 蟾酥

13. 外用不可入目的药物是
    A. 雄黄 B. 硫黄 C. 大蒜
    D. 蟾酥 E. 樟脑

14. 中风痰厥，热闭神昏者，宜选的药物是
    A. 雄黄 B. 冰片 C. 白矾
    D. 硫黄 E. 蟾酥

15. 能用于治疗宫冷不孕的是
    A. 雄黄 B. 硫黄 C. 白矾
    D. 蛇床子 E. 蟾酥

16. 乳痈、瘰疬、癌肿者可选的药物是
    A. 蜂房 B. 硫黄 C. 蟾蜍
    D. 白矾 E. 雄黄

17. 可解毒杀虫，补火助阳，通便的药物是
    A. 砒石 B. 轻粉 C. 雄黄
    D. 硫黄 E. 升药

A2 型题

1. 患者男，72 岁。腰膝冷痛，肢冷畏寒，大便难解，夜尿次数多。治疗应首选的药物是
   A. 硫黄 B. 大黄 C. 桃仁
   D. 芒硝 E. 芦荟

2. 患者女，13 岁。全身皮肤生疹，奇痒难忍，越挠越痒，挠处渗血。治疗应首选的药物是
   A. 白矾 B. 升药 C. 硫黄
   D. 牛黄 E. 大黄

B1 型题

A. 白矾
B. 硼砂
C. 雄黄
D. 硫黄
E. 蟾酥

1. 味酸性温，功能助阳通便的药物是
2. 味辛性温，功能开窍醒神的药物是

二、参考答案

A1 型题

1. C 2. D 3. A 4. B 5. D
6. A 7. E 8. A 9. D 10. A
11. C 12. C 13. D 14. B 15. D
16. A 17. D

A2 型题

1. A 2. C

B1 型题

1. D 2. E

第二十五单元 拔毒化腐生肌药

一、习 题

A1 型题

1. 功能拔毒去腐的药物是
   A. 雄黄 B. 硫黄
   C. 轻粉 D. 硼砂
   E. 升药
2. 升药的功效是
   A. 拔毒去腐 B. 敛疮生肌
   C. 杀虫止痒 D. 消肿散结
   E. 清热解毒
3. 炉甘石除解毒明目去翳外，还有的功效是
   A. 清肺化痰止咳 B. 祛风通络止痛
   C. 收湿止痒敛疮 D. 去腐蚀疮生肌
   E. 杀虫止痒壮阳
4. 目赤翳障，湿疹湿疮者，应首选的药物是
   A. 雄黄 B. 硫黄
   C. 黄柏 D. 滑石
   E. 炉甘石
5. 目赤肿痛，口舌生疮，咽喉肿痛者，应首选的药物是
   A. 炉甘石 B. 硼砂
   C. 雄黄 D. 硫黄
   E. 白矾
6. 内服劫痰平喘，外用蚀疮去腐的药物是
   A. 铅丹 B. 升药
   C. 砒石 D. 硼砂
   E. 炉甘石

A2 型题

1. 患者男，47 岁。右小腿患痈，脓液流出，1 个月不愈。治疗应首选的药物是
   A. 砒石 B. 升药
   C. 雄黄 D. 硫黄
   E. 炉甘石

B1 型题

A. 润肠通便
B. 杀虫止痒
C. 清肺化痰
D. 拔毒化腐
E. 收湿止痒敛疮

1. 炉甘石除解毒明目退翳外，还有的功效是
2. 硼砂除清热解毒外，还有的功效是

二、参考答案

A1 型题

1. E 2. A 3. C 4. E 5. B
6. C

A2 型题

1. E

B1 型题

1. E 2. C

方 剂 学

第一单元 总 论

一、习 题

A1 型题

1. 由逍遥散变化为黑逍遥散，属于
   A. 药味加减的变化
   B. 药量增减的变化
   C. 剂型更换的变化
   D. 药味加减和药量增减变化的联合运用
   E. 药量增减和剂型更换变化的联合运用

2. 关于方剂与治法的关系说法错误的是
   A. 方从法出，法随证立
   B. 治法是方剂的依据
   C. 方剂是体现和完成治法的主要手段
   D. 治法的形成先于方剂
   E. 治法是指导遣药组方的原则

3. 下列病证中不宜使用下法治疗的是
   A. 宿食 B. 燥屎 C. 积水
   D. 痞块 E. 蓄血

4. 下列方剂中不属于汗法范畴的是
   A. 普济消毒饮
   B. 杏苏散
   C. 败毒散
   D. 升麻葛根汤
   E. 再造散

5. 决定方剂功用、主治的主要因素是
   A. 用法 B. 配伍 C. 剂量
   D. 剂型 E. 药物

6. 下列各项中不属于消法的是
   A. 活血化瘀 B. 消疸杀虫
   C. 行气散滞 D. 通导大便
   E. 化痰祛水

7. 下列各项中，不属于汗法治疗范畴的是
   A. 风湿在表 B. 水肿 C. 疮疡
   D. 疟疾初起 E. 麻疹已透

8. 下列选项中，属于“反佐”范畴的是
   A. 寒者热之，热者寒之
   B. 形不足者温之以气
   C. 热药冷服，寒药热服
   D. 寒因寒用，热因热用
   E. 壮水之主以制阳光

B1 型题

A. 针对主病或主症起主要治疗作用
B. 针对重要的兼病或兼症起主要治疗作用
C. 针对次要兼症起直接治疗作用
D. 消减或制约君、臣药的毒性和峻烈之性
E. 防止病重邪甚时药病格拒

1. 上述关于佐助药含义的表述，正确的是
2. 上述关于反佐药含义的表述，正确的是

A. 药味加减的变换
B. 药量增减的变化
C. 剂型更换的变化
D. 药味加减与药量增减的联合运用
E. 药味加减与剂型更换的联合运用

3. 麻黄汤变为麻黄杏仁甘草石膏汤属于
4. 桂枝汤变为小建中汤属于

二、参考答案

A1 型题

1. D　2. D　3. D　4. A　5. E
6. D　7. E　8. C

B1 型题

1. C　2. E　3. D　4. D

三、重点解析

A1 型题

1. D　本题考查方剂变化的形式。黑逍遥散(《女科要旨》)由《太平惠民和剂局方》逍遥散加味化裁而成,方中不仅加入地黄,且药物配伍比例也作了相应调整。

2. D　治法是在方剂发展到一定数量的基础上产生的,是从众多方剂和大量临床实践中总结出来的带有规律性的认识,所以治法的形成后于方剂。

B1 型题

1. C　2. E　本题考查佐助药与反佐药的含义。佐助药,即配合君臣药以加强治疗作用,或直接治疗次要兼症的药物。反佐药,即病重邪甚,可能拒药时,配用与君药性味相反而又能在治疗中起相成作用的药物,以防止药病格拒。

第二单元　解　表　剂

一、习　题

A1 型题

1. 九味羌活汤的组成药物中含有
   A. 白芍药　B. 山茱萸
   C. 生地黄　D. 麦冬
   E. 枸杞子

2. 败毒散的组成药物中<u>不包括</u>
   A. 柴胡、前胡　B. 羌活、独活
   C. 桔梗、枳壳　D. 人参、甘草
   E. 当归、芍药

3. 小青龙汤的组成药物中含有
   A. 黄连　B. 杏仁
   C. 细辛　D. 熟地黄
   E. 石膏

4. 止嗽散的组成药物中含有
   A. 青皮　B. 木香
   C. 香附　D. 厚朴
   E. 陈皮

5. 柴葛解肌汤与九味羌活汤的组成药物中均含有
   A. 羌活、白芷、黄芩、甘草
   B. 柴胡、葛根、黄芩、石膏
   C. 防风、苍术、川芎、细辛
   D. 羌活、白芷、生地、黄芩
   E. 柴胡、葛根、防风、苍术

6. 九味羌活汤的功用是
   A. 发汗祛湿,兼清里热
   B. 解表散寒,温肺化饮
   C. 发汗解表,兼清里热
   D. 散寒祛湿,理气化痰
   E. 发汗解表,散寒祛湿

7. 银翘散与桑菊饮的组成药物中均含有
   A. 连翘、薄荷、芦根、桔梗、甘草
   B. 银花、荆芥穗、豆豉、牛蒡子
   C. 桑叶、菊花、杏仁、桔梗、甘草
   D. 连翘、薄荷、芦根、牛蒡子
   E. 桑叶、菊花、牛蒡子、竹叶

8. 桂枝汤中具有调和营卫作用的配伍是
   A. 桂枝、生姜　B. 生姜、大枣
   C. 生姜、甘草　D. 桂枝、大枣
   E. 生姜、芍药

9. 麻黄汤的功用是
   A. 散寒解表,降气平喘
   B. 发汗解表,宣肺平喘
   C. 宣肺降气,祛痰平喘
   D. 祛痰止咳,降气定喘
   E. 解表蠲饮,止咳平喘

10. 麻杏石甘汤的功用是
   A. 辛凉透表,宣泄肺热
   B. 辛凉宣泄,清肺平喘
   C. 辛凉宣泄,清肺解毒

 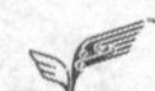

D. 辛凉透表，兼清里热
E. 清肺泄热，止咳平喘

11. 麻黄汤与大青龙汤的组成药物中均含有
A. 麻黄、杏仁、桔梗、甘草
B. 麻黄、桂枝、甘草、大枣
C. 桂枝、生姜、甘草、大枣
D. 麻黄、桂枝、杏仁、甘草
E. 麻黄、桂枝、生姜、大枣

12. 银翘散中配伍荆芥穗、淡豆豉的目的是
A. 宣郁发表，疏风泄热
B. 辛散透邪，以助解表
C. 解郁除烦，疏散风热
D. 疏散风热，宣肺止咳
E. 疏散风邪，和营止痒

13. 败毒散中配伍少量人参的主要用意是
A. 益气生津，以资汗源
B. 扶助正气，鼓邪外出
C. 大补肺脾，以复正气
D. 补脾益肺，培土生金
E. 使祛邪而不更伤正气

14. 参苏饮主治证的病因病机是
A. 外感风寒，内有痰湿
B. 外感风寒，内有痰热
C. 外感风寒，内有蕴热
D. 外感风寒，内停饮水
E. 外感风寒，内伤湿滞

15. 小青龙汤的功用是
A. 温肺化痰，止咳平喘
B. 宣肺降气，祛痰平喘
C. 解表散寒，温肺化饮
D. 温肺化痰，降气定喘
E. 解表化饮，降气平喘

16. 桂枝汤中关于炙甘草的作用说法<u>错误</u>的是
A. 炙甘草益气和中
B. 炙甘草合桂枝辛甘化阳
C. 炙甘草合芍药酸甘化阴
D. 炙甘草调和诸药
E. 炙甘草合生姜，升腾脾胃生发之气而调和营卫

A2 型题

1. 患者咳逆气急，身热不解，口渴有汗，舌苔薄黄，脉浮而数。治疗应首选的方剂是
A. 麻黄汤
B. 定喘汤
C. 苏子降气汤
D. 麻黄杏仁甘草石膏汤
E. 三子养亲汤

2. 某患者出现咳嗽，略发热，口微渴，脉浮微数。治疗应首选的方剂是
A. 升麻葛根汤 B. 柴葛解肌汤
C. 桑菊饮 D. 黄连解毒汤
E. 小青龙汤

3. 患者近日偶感风寒，出现恶寒发热头痛，肌表无汗，肢体酸楚疼痛，口苦而渴者。治疗应首选的方剂是
A. 参苏饮 B. 败毒散
C. 桂枝汤 D. 小青龙汤
E. 九味羌活汤

4. 患者恶寒发热，无汗，鼻流清涕，咳嗽痰多，气短懒言，倦怠乏力，苔白脉弱。治疗应首选的方剂是
A. 小青龙汤 B. 败毒散
C. 九味羌活汤 D. 参苏饮
E. 麻黄附子细辛汤

5. 某患者素体气虚，近见憎寒壮热而无汗，头项强痛，肢体酸痛，咳嗽有痰，胸膈痞满，舌苔白腻，脉重取无力。治疗应首选的方剂是
A. 九味羌活汤 B. 小青龙汤
C. 败毒散 D. 大秦艽汤
E. 大青龙汤

6. 患者恶寒发热，头身疼痛，无汗，烦躁口渴，脉浮紧。治疗应首选的方剂是
A. 麻黄汤 B. 九味羌活汤
C. 大青龙汤 D. 麻杏甘石汤
E. 柴葛解肌汤

7. 患者恶寒渐轻，发热增重，无汗头痛，目疼鼻干，心烦不眠，咽干耳聋，眼眶痛，舌苔薄黄，脉浮微洪。治疗应首选的方剂是
A. 白虎汤 B. 麻杏甘石汤
C. 柴葛解肌汤 D. 九味羌活汤
E. 大青龙汤

8. 患者热重寒轻，咳嗽咽痛，头痛口渴，舌尖红，苔薄白。治疗应首选的方剂是
A. 银翘散 B. 柴葛解肌汤
C. 大青龙汤 D. 桑菊饮
E. 清燥救肺汤

B1 型题

A. 败毒散
B. 参苏饮
C. 九味羌活汤
D. 大青龙汤

E. 小青龙汤

1. 主治外感风寒湿，内有蕴热的方剂是
2. 主治外感风寒湿，兼有气虚的方剂是

二、参考答案

A1 型题

1. C　2. E　3. C　4. E　5. A
6. A　7. A　8. B　9. B　10. B
11. C　12. B　13. B　14. A　15. C
16. E

A2 型题

1. D　2. C　3. E　4. D　5. C
6. C　7. C　8. A

B1 型题

1. C　2. A

三、重点解析

A1 型题

1. C　九味羌活汤的药物组成有羌活、防风、黄芩、甘草、白芷、川芎、苍术、生地、细辛。

2. E　败毒散的药物组成有人参、茯苓、甘草、前胡、川芎、独活、桔梗、柴胡、枳壳、羌活、生姜、薄荷。

3. C　小青龙汤的药物组成有麻黄、芍药、细辛、干姜、炙甘草、桂枝、五味子、半夏。

4. E　止嗽散的药物组成为桔梗、荆芥、紫菀、百部、白前、甘草、陈皮。

8. B　桂枝汤中具有调和营卫作用的两组药物是：①桂枝、芍药；②生姜、大枣。

A2 型题

3. E　九味羌活汤主治外感风寒湿，内有蕴热证。“肢体酸楚疼痛”为湿滞体表之象，“口苦而渴”为里有蕴热。

4. D　参苏饮和败毒散均属于扶正解表，参苏饮益气解表，理气化痰，主治外感风寒，内有痰湿之证。“气短懒言，倦怠乏力”说明此人正气不足，“鼻流清涕，咳嗽痰多”说明此人痰湿较盛。败毒散益气解表，散寒祛湿，主治气虚外感风寒湿证，本方的选用要点是：①体质虚弱，“脉浮而重取无力”；②外感风寒夹湿，“肢体酸痛”为湿滞体表之象。九味羌活汤主治外感风寒湿，内有蕴热证，以表证兼见肢体酸楚疼痛、口苦而渴为辨证依据。小青龙汤主治外感风寒，水饮内停证，以表证兼见咳喘痰多而稀为辨证要点。

8. A　“咽痛”是感冒患者选用银翘散的重要指征。

第三单元　泻　下　剂

一、习　　题

A1 型题

1. 不属于麻子仁丸组成药物的是
   A. 芍药　B. 杏仁　C. 大黄
   D. 厚朴　E. 甘草

2. 不属于济川煎组成药物的是
   A. 芍药　B. 牛膝　C. 泽泻
   D. 升麻　E. 枳壳

3. 十枣汤的功用是
   A. 化瘀行水　B. 行气逐水　C. 攻逐水饮
   D. 温阳化饮　E. 健脾利水

4. 不属于大承气汤主治证候的是
   A. 腹痛便秘　B. 小便频数
   C. 潮热谵语　D. 手足汗出
   E. 下利清水

5. 黄龙汤的组成药物除含有大承气汤外，其余的是
   A. 人参、甘草、当归、生姜、大枣、桔梗
   B. 人参、甘草、当归、生姜、大枣、芍药
   C. 人参、甘草、干姜、附子、生姜、大枣
   D. 人参、甘草、芍药、生姜、大枣、桔梗
   E. 人参、当归、干姜、附子、生姜、大枣

6. 功用为泻热通便，益气养血的方剂是
   A. 温脾汤　B. 济川煎　C. 黄龙汤
   D. 十枣汤　E. 麻子仁丸

7. 功用为泻热逐水的方剂是
   A. 十枣汤　B. 大承气汤
   C. 济川煎　D. 大陷胸汤
   E. 大黄牡丹汤

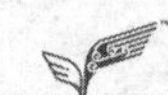

8. 大黄在大黄牡丹汤中的配伍意义是
   A. 清热泻火，导热下行
   B. 泻热除湿，通肠逐瘀
   C. 荡涤肠胃，泄热泻结
   D. 清泻瘀热，分利二便
   E. 通肠泄热，以下代清

9. 大黄牡丹汤与桃核承气汤的组成药物均含有
   A. 大黄、芒硝、桃仁
   B. 大黄、芒硝、牡丹皮
   C. 大黄、牡丹皮、桃仁
   D. 大黄、芒硝、冬瓜子
   E. 大黄、芒硝、甘草

10. 温脾汤中的组成药物除含有大黄、芒硝、甘草以外，其余的是
   A. 附子、生姜、人参、当归
   B. 干姜、生姜、人参、当归
   C. 附子、干姜、人参、白芍
   D. 干姜、生姜、人参、白芍
   E. 附子、干姜、人参、当归

11. 下列选项中，<u>不属于</u>十枣汤用法的是
   A. 得快下利后，宜糜粥自养
   B. 三味等分为散末，强人服一钱匕，羸人服半钱
   C. 宜清晨空腹，以肥大枣十枚煎汤送服
   D. 若下利后，病不除，明日更服，加半钱
   E. 本品每日 1 次，可长期服用

12. 升麻在济川煎中的配伍意义是
   A. 润肠通便　　B. 生津止渴
   C. 清热解毒　　D. 升举清阳
   E. 解表透疹

13. 麻子仁丸适用于
   A. 阳虚便秘
   B. 阴虚便秘
   C. 血虚便秘
   D. 燥热津枯便秘
   E. 气虚便秘

A2 型题

1. 患者出现热结旁流，脐腹疼痛，按之坚硬有块，口干舌燥，脉滑实。治疗应首选的方剂是
   A. 济川煎　　B. 黄龙汤
   C. 大承气汤　　D. 小承气汤
   E. 调胃承气汤

2. 某患者，就诊症状为大便硬而不出，小便频数，苔薄黄，脉沉涩。治疗应首选的方剂是
   A. 济川煎　　B. 增液汤
   C. 五仁丸　　D. 麻子仁丸
   E. 小承气汤

3. 患者男，70 岁。脐腹冷痛，久痢赤白，手足不温，舌苔白，脉沉弦。治疗应首选的方剂是
   A. 真人养脏汤
   B. 温脾汤
   C. 大黄附子细辛汤
   D. 乌梅丸
   E. 温经汤

4. 某患者，出现大便秘结，脘腹胀满，硬痛拒按，身热口渴，谵语，口舌干燥，舌苔焦黄，神倦少气，脉虚。治疗应首选的方剂是
   A. 大承气汤
   B. 小承气汤
   C. 黄龙汤
   D. 调胃承气汤
   E. 大黄牡丹汤

5. 老年患者，大便秘结，小便清长，头目眩晕，腰膝酸软。治疗应选用
   A. 肾气丸　　B. 济川煎
   C. 真武汤　　D. 地黄饮子
   E. 六味地黄丸

6. 患者右少腹疼痛拒按，按之其痛如淋，甚则局部肿痞，右足屈而不伸，伸则痛剧，小便自调，时时发热，自汗恶寒，舌苔薄腻而黄，脉滑数。治疗应首选的方剂是
   A. 大黄牡丹汤　　B. 仙方活命饮
   C. 薏苡附子败酱散　　D. 苇茎汤
   E. 八正散

B1 型题

A. 食积便秘
B. 血虚便秘
C. 气虚便秘
D. 脾约便秘
E. 冷积便秘

1. 麻子仁丸主治的是
2. 温脾汤主治的是

A. 温阳补血，散寒通滞
B. 泄热破瘀，排脓消肿
C. 除湿通络，消肿散结
D. 清热解毒，逐瘀排脓
E. 泄热破瘀，散结消肿

3. 大黄牡丹汤的主治功用是
4. 阳和汤的主治功用是

二、参考答案

A1 型题

1. E　2. A　3. C　4. B　5. A
6. C　7. D　8. B　9. A　10. E
11. E　12. D　13. D

A2 型题

1. C　2. D　3. B　4. C　5. B
6. A

B1 型题

1. D　2. E　3. E　4. A

三、重点解析

A1 型题

1. E　麻子仁丸的药物组成有火麻仁、白芍、枳实(炒)、大黄、厚朴、苦杏仁。

2. A　济川煎的药物组成有当归、牛膝、肉苁蓉、泽泻、升麻、枳壳。

A2 型题

2. D　麻子仁丸主治肠胃燥热之便秘证。使用要点为大便干结、小便频数。

3. B　温脾汤、真人养脏汤、乌梅丸均可用于治疗久泄久痢。温脾汤的辨证要点是:临床以久利赤白或便秘,手足不温,苔白,脉沉弦为主要依据。真人养脏汤的辨证要点是:脾肾虚寒之久泄久痢。治疗以脐腹冷痛,喜温喜按,舌淡苔白,脉迟细为主要依据。乌梅丸治疗久泄久痢,以寒热错杂、正气虚弱之证为宜。

B1 型题

1. D　2. E　麻子仁丸主治肠胃燥热,津液不足。温脾汤主治寒积里实证。

第四单元　和　解　剂

一、习　　题

A1 型题

1. 小柴胡汤的组成药物中<u>不含有</u>的是
   A. 柴胡　B. 黄芩　C. 干姜
   D. 人参　E. 大枣

2. 蒿芩清胆汤的功效是
   A. 透邪解郁,疏肝理脾
   B. 清胆利湿,和胃化痰
   C. 和解少阳,清胆利湿
   D. 清泻胆火,降逆止呕
   E. 和解少阳,和胃化痰

3. 蒿芩清胆汤<u>不含有</u>的药物是
   A. 陈皮、半夏
   B. 茯苓、黄芩
   C. 滑石、甘草
   D. 陈皮、茯苓
   E. 竹沥、枳实

4. 半夏泻心汤与小柴胡汤两方组成中均含有的药物是
   A. 人参、黄芩、半夏、干姜、甘草
   B. 人参、生姜、柴胡、甘草、大枣
   C. 半夏、黄连、黄芩、甘草、大枣
   D. 半夏、黄芩、人参、炙甘草、大枣
   E. 柴胡、人参、黄芩、甘草、生姜

5. 功用为透邪解郁、疏肝理脾的方剂是
   A. 达原饮　B. 四逆散
   C. 逍遥散　D. 痛泻要方
   E. 大柴胡汤

6. 逍遥散所主证候的病机要点是
   A. 肝血不足,疏泄失常
   B. 肝郁血虚,脾失健运
   C. 肝气郁滞,耗伤阴血
   D. 营血虚滞,肝失疏泄
   E. 阴虚肝郁,横犯脾胃

7. 逍遥散中配伍薄荷的用意是
   A. 疏肝解郁
   B. 疏肝散热
   C. 疏郁透邪
   D. 散肝透邪
   E. 清利头目

8. 痛泻要方中配伍防风的主要用意是
   A. 疏风散寒

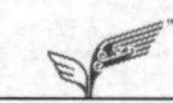

B. 升发清阳
C. 疏风宽肠
D. 散肝舒脾
E. 祛风解痉

9. 逍遥散与柴胡疏肝散中共含有的药物是
A. 柴胡、白芍
B. 柴胡、当归
C. 甘草、当归
D. 甘草、白芍
E. 柴胡、薄荷

A2 型题

1. 患者脾胃虚弱，近日症见心下痞满，但满不痛，呕吐下利。治疗应首选的方剂是
A. 白术芍药散
B. 大柴胡汤
C. 四逆散
D. 白头翁汤
E. 半夏泻心汤

2. 某患者，就诊症状为心烦喜呕，胸胁苦满，往来寒热，口苦咽干目眩。治疗应首选的方剂是
A. 泻心汤
B. 龙胆泻肝汤
C. 导赤散
D. 小柴胡汤
E. 清胃散

3. 中年女性患者出现两胁作痛，头痛目眩，月经不调，乳房作胀，神疲食少，脉弦而虚。治疗应首选的方剂是
A. 半夏泻心汤　　B. 逍遥散
C. 龙胆泻肝汤　　D. 泻心汤
E. 玉女煎

4. 患者到院就诊，主诉胁肋胀闷，脘腹疼痛，诊其手足不温，脉弦。治疗应首选的方剂是
A. 四逆散
B. 柴胡疏肝散
C. 逍遥散
D. 一贯煎
E. 痛泻要方

5. 患者寒热如疟，寒轻热重，口苦胸闷，吐酸苦水，甚则干呕呃逆，胸胁胀痛，舌红苔白，脉数而左弦右滑。治疗应首选的方剂是
A. 小柴胡汤
B. 大柴胡汤
C. 左金丸
D. 蒿芩清胆汤
E. 柴葛解肌汤

B1 型题

A. 疏散肺经风热
B. 透达肝经郁热
C. 辛凉散邪利咽
D. 清利头目利咽
E. 辛凉解表疏肝

1. 薄荷在逍遥散中的作用是
2. 薄荷在养阴清肺汤中的作用是

A. 青蒿鳖甲汤
B. 茵陈蒿汤
C. 蒿芩清胆汤
D. 四逆散
E. 半夏泻心汤

3. 清胆利湿、和胃化痰的方剂是
4. 寒热平调、消痞散结的方剂是

二、参考答案

A1 型题

1. C	2. B	3. E	4. D	5. B
6. B	7. B	8. D	9. A	

A2 型题

1. E	2. D	3. B	4. A	5. D

B1 型题

1. B	2. C	3. C	4. E

三、重点解析

A2 型题

1. E　临床应用半夏泻心汤以心下痞满，呕吐泻利，苔腻微黄为辨证要点。

B1 型题

1. B　2. C　逍遥散中加薄荷的作用是疏散郁遏之气，透达肝经郁热。养阴清肺中薄荷宣肺利咽。

第五单元 清 热 剂

一、习 题

A1 型题

1. 清胃散主治证候的病机是
   A. 胃热阴虚　B. 血燥气郁
   C. 胃有积热　D. 脾胃伏火
   E. 肝胃不和

2. 功用为清热解毒，凉血散瘀的方剂是
   A. 仙方活命饮　B. 五味消毒饮
   C. 大黄牡丹汤　D. 犀角地黄汤
   E. 黄连解毒汤

3. 由泽泻、木通、当归、黄芩、龙胆、柴胡、生地、甘草、栀子组成的方剂是
   A. 普济消毒饮　B. 清胃散
   C. 导赤散　D. 龙胆泻肝汤
   E. 仙方活命饮

4. 清营汤的功用是
   A. 泻火养阴，凉血散热
   B. 益气养阴，宁心安神
   C. 清热凉血，养阴生津
   D. 清营解毒，透热养阴
   E. 泻火解毒，凉血止血

5. 芍药汤与白头翁汤的组成中均含有的药物是
   A. 黄芩　B. 黄连　C. 黄柏
   D. 大黄　E. 秦皮

6. 泻白散的组成药物中<u>不含有</u>
   A. 桑白皮　B. 炙甘草
   C. 杏仁　D. 地骨皮
   E. 粳米

7. 组成药物中含有连翘的方剂是
   A. 温胆汤　B. 凉膈散
   C. 清骨散　D. 温脾汤
   E. 清胃散

8. 下列具有疏风散邪，清热解毒功用的方剂是
   A. 黄连解毒汤　B. 普济消毒饮
   C. 清瘟败毒饮　D. 青蒿鳖甲汤
   E. 龙胆泻肝汤

9. 清热解毒与疏散风热并用，寓“火郁发之”之义的方剂是
   A. 黄连解毒汤　B. 普济消毒饮
   C. 清瘟败毒饮　D. 青蒿鳖甲汤
   E. 龙胆泻肝汤

10. 下列方剂，组成药物中<u>不含有</u>栀子的是
    A. 茵陈蒿汤　B. 八正散
    C. 凉膈散　D. 龙胆泻肝汤
    E. 仙方活命饮

11. 治疗紫癜血热伤络证，应首选
    A. 茜根散　B. 归脾汤
    C. 泻心汤　D. 龙胆泻肝汤
    E. 犀角地黄汤

12. 青蒿鳖甲汤主治证的热型是
    A. 骨蒸潮热　B. 夜热早凉
    C. 日晡潮热　D. 身热夜甚
    E. 皮肤蒸热

13. 治疗阴虚火旺，发热盗汗，面赤心烦，口干唇燥，便结溲黄，舌红，脉数者，应选用
    A. 大补阴丸　B. 知柏地黄丸
    C. 六味地黄丸　D. 当归六黄汤
    E. 牡蛎散

14. 由玄参、麦冬、犀角、银花、黄连、生地、连翘、竹叶心、丹参组成的方剂是
    A. 犀角地黄汤　B. 凉膈散
    C. 普济消毒饮　D. 清营汤
    E. 仙方活命饮

15. 下列各项中，<u>不属于</u>竹叶石膏汤组成药物的是
    A. 石膏、竹叶　B. 人参、粳米
    C. 甘草、半夏　D. 半夏、麦冬
    E. 知母、生地

16. 清胃散的组成药物中<u>不含</u>
    A. 生地　B. 当归　C. 黄芩
    D. 升麻　E. 丹皮

17. 导赤散的功能是
    A. 滋阴通便　B. 清上润下
    C. 清热生津　D. 清心养阴
    E. 清热止血

 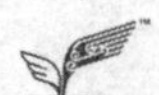

18. 下列各项中，<u>不属于</u>当归六黄汤组成药物的是
A. 黄芪、当归　B. 生地、熟地
C. 黄连、黄芩　D. 栀子、牡蛎
E. 黄柏、黄芩

19. 生地、当归在龙胆泻肝汤中的作用是
A. 滋养阴血　B. 养阴生津
C. 养血活血　D. 清热凉血
E. 养血清热

20. 凉膈散中的君药是
A. 连翘　B. 黄芩　C. 栀子
D. 薄荷　E. 大黄

21. 下列方剂中，寓“以泻代清”之义的是
A. 导赤散　B. 龙胆泻肝汤
C. 苇茎汤　D. 凉膈散
E. 犀角地黄汤

22. 青蒿鳖甲汤与犀角地黄汤中均含有的药物是
A. 生地、丹皮　B. 生地、知母
C. 生地、白芍　D. 芍药、丹皮
E. 白芍、知母

A2 型题

1. 患者出现发热多汗，心胸烦闷，气逆欲呕，口干喜饮，虚烦不眠，舌红少苔，脉虚数。治疗应首选的方剂是
A. 竹叶石膏汤　B. 清营汤
C. 白虎汤　D. 犀角地黄汤
E. 银翘散

2. 某患者，发热面赤，汗出口渴，面赤心烦，舌红，脉洪大。治疗应首选的方剂是
A. 竹叶石膏汤　B. 清营汤
C. 白虎汤　D. 犀角地黄汤
E. 银翘散

3. 患者身热夜甚，神烦少寐，时有谵语，脉数，舌绛而干。治疗应首选的方剂是
A. 白虎汤　B. 清营汤
C. 犀角地黄汤　D. 当归六黄汤
E. 白虎加人参汤

4. 患者身热口渴，面赤唇焦，胸膈烦热，口舌生疮，便秘溲赤，舌红苔黄，脉滑数。治疗应首选的方剂是
A. 导赤散
B. 凉膈散
C. 龙胆泻肝汤
D. 普济消毒饮
E. 小蓟饮子

5. 患者近日牙痛龈肿，口气热臭，舌红苔黄，脉滑数。治疗应首选的方剂是
A. 玉女煎　B. 芍药汤
C. 龙胆泻肝汤　D. 清胃散
E. 凉膈散

6. 患者齿松牙衄，烦热干渴，舌红苔黄而干。治疗应首选的方剂是
A. 玉女煎　B. 芍药汤
C. 龙胆泻肝汤　D. 清胃散
E. 凉膈散

7. 患者头痛目赤，胁痛口苦，耳聋耳肿，舌红苔黄，脉弦数有力。治疗应首选的方剂是
A. 左金丸　B. 小柴胡汤
C. 龙胆泻肝汤　D. 天麻钩藤饮
E. 羚角钩藤汤

8. 患者身上疮疡初起，局部红肿焮痛，偶有身热凛寒，苔薄白淡黄，脉数有力。治疗应首选的方剂是
A. 仙方活命饮
B. 五味消毒饮
C. 四妙勇安汤
D. 阳和汤
E. 普济消毒饮

B1 型题

A. 清营汤
B. 玉女煎
C. 青蒿鳖甲汤
D. 清胃散
E. 竹叶石膏汤
1. 以清胃凉血为主要功用的方剂是
2. 以养阴透热为主要功用的方剂是

A. 苇茎汤
B. 左金丸
C. 龙胆泻肝汤
D. 大黄牡丹汤
E. 清气化痰丸
3. 具有清泻肝火，降逆止呕功用的方剂是
4. 具有清肺化痰，逐痰排脓功用的方剂是

A. 1∶2
B. 1∶3
C. 1∶5
D. 1∶6
E. 1∶7
5. 竹叶石膏汤中，半夏与麦冬的比例是
6. 麦门冬汤中，半夏与麦冬的比例是

二、参考答案

A1 型题

1. C　2. D　3. D　4. D　5. B
6. C　7. B　8. B　9. B　10. E
11. E　12. B　13. D　14. D　15. E
16. C　17. D　18. D　19. A　20. A
21. D　22. A

A2 型题

1. A　2. C　3. B　4. B　5. D
6. A　7. C　8. A

B1 型题

1. D　2. C　3. B　4. A　5. A
6. E

三、重点解析

A1 型题

4. D　清营汤清营解毒，透热养阴，主治邪热初入营分证。

5. B　芍药汤的药物组成有芍药、当归、黄连、槟榔、木香、炙甘草、大黄、黄芩、肉桂。白头翁汤的药物组成有白头翁、黄柏、黄连、秦皮。

7. B　凉膈散的药物组成为川大黄、朴硝、甘草、山栀子仁、薄荷叶、淡竹叶、蜂蜜、黄芩、连翘。温胆汤的药物组成为半夏、茯苓、炙甘草、陈皮、枳实、竹茹、生姜。清骨散的药物组成为银柴胡、胡黄连、秦艽、鳖甲、地骨皮、青蒿、知母、甘草。温脾汤的药物组成为大黄、当归、干姜、附子、人参、芒硝、甘草。清胃散的药物组成为升麻、生地黄、当归、川黄连、牡丹皮。

8. B　普济消毒饮疏风散邪，清热解毒。黄连解毒汤泻火解毒。清瘟败毒饮清热解毒，凉血泻火。青蒿鳖甲汤养阴透热。龙胆泻肝汤泻肝胆实火，清下焦湿热。

9. B　火郁，是指热邪伏于体内；发，是因势利导、发泄之意。普济消毒饮中升麻、柴胡疏散风热，并引诸药上达头面，寓"火郁发之"之意，功兼佐使之用。

10. E　仙方活命饮的组成有白芷、贝母、防风、赤芍药、当归尾、甘草节、皂角刺、穿山甲、天花粉、乳香、没药、金银花、陈皮。

11. E　犀角地黄汤主治血热伤络。茜根散主治热病，下痢脓血不止。归脾汤主治心脾气血两虚证。泻心汤主治邪火内炽，迫血妄行，或湿热内蕴。龙胆泻肝汤主治肝胆实火上扰。

12. B　青蒿鳖甲汤养阴透热，主治邪热内伏证，表现为夜热早凉，热退无汗。

13. D　当归六黄汤主治发热，盗汗，面赤心烦，口干唇燥，大便干结，小便黄赤，舌红苔黄，脉数。大补阴丸主治阴虚火旺，潮热盗汗，咳嗽咯血，耳鸣遗精。知柏地黄丸主治阴虚火旺，潮热盗汗，口干咽痛，耳鸣遗精，小便短赤。六味地黄丸主治头晕耳鸣，腰膝酸软，遗精盗汗。牡蛎散主治自汗，盗汗，夜卧甚，心悸惊惕，短气烦倦，舌淡红，脉细弱。

20. A　凉膈散主治上中二焦邪郁生热，热聚胸膈证。方中连翘以清热解毒，透散上焦邪热为君。

21. D　凉膈散中用大黄、芒硝不在于治疗便秘，而在清泄胸膈之热，是"以泻代清"之义。故大便不实而胸膈烦热如焚者，亦宜用之。

第六单元　祛　暑　剂

一、习　　题

A1 型题

1. 香薷散的功用是
   A. 散寒解表，化湿和中　B. 解表散寒，理气和中
   C. 祛湿化浊，理气宽中　D. 祛暑解表，清热化湿
   E. 祛暑解表，化湿和中

2. 六一散的功用是
   A. 清暑除烦　B. 清暑利湿
   C. 清暑化湿　D. 清暑生津
   E. 祛暑清热

3. 清暑益气汤的功用是
   A. 清暑益气，养阴生津　B. 清暑除烦，益气和胃
   C. 清暑利湿，益气和胃　D. 清暑益气，和胃止呕
   E. 益气养阴，清透暑热

4. 清暑益气汤中的君药是
   A. 西瓜翠衣、西洋参　B. 西瓜翠衣、荷梗
   C. 西洋参、麦冬　D. 荷梗、西洋参
   E. 荷梗、麦冬

 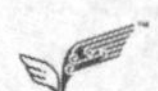

5. 下列选项中，**不属于**清暑益气汤组成药物的是
A. 西瓜翠衣、荷梗、西洋参
B. 西洋参、麦冬、石斛
C. 知母、黄连、竹叶
D. 甘草、荷梗、粳米
E. 香薷、白扁豆、厚朴

A2 型题

1. 某患者症见身热汗多，心烦口渴，小便短赤，体倦少气，脉虚数者。治疗应首选的方剂是
A. 竹叶石膏汤　　B. 当归补血汤
C. 白虎加人参汤　　D. 清暑益气汤
E. 生脉散

2. 患者暑令感寒夹湿，症见发热头痛，恶寒无汗，身重困倦，胸闷泛恶，舌苔白腻，脉浮。治疗应首选的方剂是
A. 香薷散　　B. 加味香薷散
C. 香苏散　　D. 藿香正气散
E. 九味羌活汤

3. 某患者，于夏日感受暑湿，身热烦渴，小便不利，大便泄泻。治疗宜首选的方剂是
A. 藿香正气散　　B. 香薷散
C. 参苓白术散　　D. 六一散
E. 桂苓甘露饮

二、参考答案

A1 型题

1. E　2. B　3. A　4. A　5. E

A2 型题

1. D　2. A　3. D

三、重点解析

A1 型题

4. A　清暑益气汤主治暑热气津两伤证。以身热汗多、口渴心烦、体倦少气，脉虚数为辨证要点。方中西瓜翠衣清热解暑，西洋参益气生津，养阴清热，共为君药。

A2 型题

1. D　清暑益气汤、竹叶石膏汤、白虎加人参汤均可用于治疗暑热气津两伤证。竹叶石膏汤临床应用以发热汗多、口渴、少气欲呕，舌红少苔，脉弦虚数为使用依据。清暑益气汤是在白虎加人参汤的基础上，去掉石膏，再加入一些清热解暑、养阴生津之品，对于暑热之气津两伤证，更为适宜。

2. A　香薷散与藿香正气散都可以用于暑天感受寒湿。香薷散祛暑解表，化湿和中，主治恶寒发热，无汗头痛，身重困倦，胸闷泛恶，或腹痛吐泻，舌苔白腻，脉浮。藿香正气散散寒解表，化湿和中，主治霍乱吐泄，发热恶寒，头痛，胸膈满闷，脘腹疼痛，舌苔白腻。从上可见，两方主治病机相同，在药物组成上藿香正气散对香薷散进行扩充，即香薷——藿香、紫苏、白芷、桔梗，厚朴——厚朴、陈皮、大腹皮，白扁豆——半夏、白术、茯苓、甘草。两方的主治证候只在于轻重之别。如果临床上以吐泻为主症时多选用藿香正气散，所以本方选用香薷饮。

第七单元　温　里　剂

一、习　题

A1 型题

1. 当归四逆汤是桂枝汤去生姜倍大枣且增加的药物是
A. 当归、通草、细辛
B. 当归、干姜、细辛
C. 当归、蜀椒、肉桂
D. 当归、生姜、细辛
E. 当归、干姜、生姜

2. 理中丸除温中祛寒外，还具有的功用是
A. 和中缓急　　B. 和胃止呕
C. 降逆止痛　　D. 养血通脉
E. 补气健脾

3. 温脾汤与理中汤均含有的药物是
A. 干姜、附子、白术　　B. 干姜、人参、甘草
C. 干姜、人参、白术　　D. 干姜、附子、甘草
E. 干姜、附子、人参

4. 阳和汤的功效是
A. 温经散寒，益气活血
B. 温经止痛，益气养血

C. 散结止痛，补气升阳
D. 散寒通滞，温阳补血
E. 通络止痛，益气健脾

5. 小建中汤中配伍芍药的意义是
A. 益阴养血，柔肝缓急
B. 养阴复脉，柔肝缓急
C. 益气养阴，缓急止痛
D. 益气养血，复脉定悸
E. 养阴补血，活血通脉

6. 大建中汤的组成药物是
A. 生附子、干姜、肉桂、炙甘草
B. 蜀椒、人参、干姜、饴糖
C. 蜀椒、人参、干姜、炙甘草
D. 蜀椒、生附子、肉桂、饴糖
E. 干姜、人参、桂枝、饴糖

7. 下列各项中，属于四逆汤主治病证临床表现的是
A. 神衰欲寐　B. 脐腹疼痛
C. 心下满痛　D. 泻痢下重
E. 烦躁欲死

8. 四逆散与四逆汤的组成中均含有的药物是
A. 茯苓　B. 附子
C. 白术　D. 甘草
E. 人参

9. 下列各项中，不属于理中丸主治范围的是
A. 阳虚失血
B. 脾胃虚寒之腹痛
C. 中焦虚寒之小儿慢惊风
D. 肝胃虚寒之胃脘痛
E. 脾胃虚寒之胸痹

10. 阳和汤的组成药物除麻黄、白芥子外，其余是
A. 熟地　鹿角霜　炮姜　桂枝　甘草
B. 熟地　龟板胶　干姜　肉桂　川芎
C. 熟地　鹿角胶　姜炭　肉桂　甘草
D. 生地　真阿胶　姜炭　桂枝　细辛
E. 熟地　鹿角胶　炮姜　细辛　甘草

11. 吴茱萸汤和理中丸两方组成中均含有的药物是
A. 人参　B. 吴茱萸
C. 干姜　D. 大枣
E. 白术

12. 大建中汤和小建中汤两方组成中均含有的药物是
A. 饴糖　B. 蜀椒
C. 干姜　D. 人参
E. 附子

13. 下列不属于大建中汤功用的是
A. 补虚　B. 止痛
C. 缓急　D. 清热
E. 散寒

14. 小建中汤的功用是
A. 温中健脾，和里缓急
B. 温中祛寒，和胃止呕
C. 温中祛寒，补气健脾
D. 温中补虚，和里缓急
E. 温中补虚，降逆止痛

15. 下列各项中，不属于小建中汤主治范围的是
A. 心中悸动，虚烦不宁
B. 腹中时痛，得温痛减
C. 手足烦热，咽干口燥
D. 心胸寒痛，呕不能食
E. 中焦虚寒，里急腹痛

16. 不属于吴茱萸汤主治证候的是
A. 胃中虚冷，症见食谷欲呕
B. 肝寒上逆，症见头痛、干呕、吐涎沫
C. 肝寒犯胃，症见脘腹冷痛、呕吐酸水
D. 肾阳不足，寒气内盛，症见吐利、手足逆冷
E. 脾胃阳虚，阴寒上乘，症见胸满而痛，甚至胸痛彻背

17. 下列选项中，不属于阳和汤主治病证的是
A. 脱疽　B. 流注
C. 痰核　D. 贴骨疽
E. 大头瘟

18. 下列关于四逆汤中炙甘草用途叙述错误的是
A. 甘缓姜附峻烈之性
B. 益气养阴
C. 调和药性
D. 甘缓使药力持久
E. 清热解毒

19. 小建中汤中饴糖的作用不包括
A. 健脾益气　B. 补养脾阴
C. 柔肝缓急　D. 润肺之燥
E. 甘缓使药力持久

20. 吴茱萸汤中吴茱萸的作用不包括
A. 温胃散寒　B. 降逆止呕
C. 疏肝解郁　D. 助阳止泻
E. 温胃暖肝

21. 下列选项中，关于阳和汤的说法错误的是
A. 本方病机为寒湿痰瘀阻滞
B. 方中炮姜、肉桂温阳散寒而通行血脉

C. 方中麻黄开发腠理以解散寒凝
D. 方中白芥子温化寒痰而通络散结
E. 方中君药为熟地、鹿角胶

A2 型题

1. 患者素有胃中虚冷，口不渴，常常食谷欲呕。近日又添手足冰凉，视其舌苔白滑，诊脉沉细。治疗应首选的方剂是
A. 四逆汤 B. 当归四逆汤
C. 吴茱萸汤 D. 阳和汤
E. 回阳救急汤

2. 患者男，因诊断出胃溃疡来诊。自诉时常腹痛，得温按则痛减。视其面色无华，诊其苔白滑，脉迟缓。治疗应首选的方剂是
A. 四逆汤 B. 理中丸 C. 小建中汤
D. 阳和汤 E. 大建中汤

B1 型题

A. 四逆汤
B. 当归四逆汤
C. 回阳救急汤
D. 右归丸
E. 大建中汤

1. 患者四肢厥逆，恶寒蜷卧，呕吐不渴，腹痛下利，神衰欲寐，舌苔白滑，脉微细者。治疗应选用
2. 患者手足厥寒，舌淡苔白，脉沉细者。治疗应选用

A. 温中补虚，理气健脾
B. 温中补虚，和里缓急
C. 温中补虚，降逆止痛
D. 温中补虚，降逆止呕
E. 温中补虚，散寒止痛

3. 大建中汤的功用是
4. 吴茱萸汤的功用是

A. 温补并用，以温为主
B. 脾肾之阳同建，峻中寓缓
C. 肝胃并治，温补兼行；主以温中降逆，佐以益气护阴
D. 温阳与散寒并用，养血与通脉兼施
E. 温肾壮阳与健脾益气同施，温补辛散酸收并用

5. 理中丸的配伍特点是
6. 四逆汤的配伍特点是

二、参考答案

A1 型题

1. A 2. E 3. B 4. D 5. A
6. B 7. A 8. D 9. D 10. C
11. A 12. A 13. D 14. D 15. D
16. E 17. E 18. E 19. E 20. C
21. A

A2 型题

1. C 2. C

B1 型题

1. A 2. B 3. C 4. D 5. A
6. B

三、重点解析

A1 型题

5. A 小建中汤是桂枝汤中芍药加倍并加饴糖组成的。饴糖温中补血、缓急止痛、益阴生津为君药；桂枝助君药，有辛甘化阳以补中阳之意，白芍合君药有酸甘化阴之妙，共为臣药；生姜温中散寒，大枣益脾生津，均为佐药；甘草益气缓中，兼调诸药，为使药。

7. A 四逆汤回阳救逆，主治少阳病之阳气衰微，阴寒内盛证。证候多见四肢厥逆，恶寒蜷卧，呕吐不渴，腹痛下利，神衰欲寐，舌苔白滑，脉微欲绝等。

8. D 本题考查四逆散与四逆汤的药物组成。四逆散：柴胡、枳实、芍药、炙甘草。四逆汤：炙甘草、干姜、附子。

9. D 理中丸主治：①脾胃虚寒证，脘腹绵绵作痛，喜温喜按，呕吐，大便稀溏，脘痞食少，畏寒肢冷，口不渴，舌淡苔白润，脉沉细或沉迟无力；②阳虚失血证，便血、吐血、衄血或崩漏等，血色暗淡，质清稀；③脾胃虚寒所致的胸痹，或病后多涎唾，或小儿慢惊等。

17. E 阳和汤主治营血本虚，寒凝痰滞之阴疽。功效温阳补血，散寒通滞。能治疗：①脱骨疽；②脱疽；③流注；④痰核；⑤鹤膝风。大头瘟又名大头天行，乃感受风热疫毒之邪，壅于上焦，发于头面而致，治以普济消毒饮清热解毒，疏风散邪。

21. A 本题考查阳和汤的配伍意义。阳和汤的主治病机为营血本虚，寒凝痰滞。方中熟地温补营血，填补精髓；鹿角胶温肾阳，益精血共为君药。炮姜、肉桂温阳散寒而通行血脉为臣。麻黄开发腠理以解散寒凝；白芥子温化寒痰而通络散结为佐。

B1 型题

1. A 2. B 四逆汤回阳救逆，主治少阳病之阳气衰微，阴寒内盛证，症见四肢厥逆，恶寒蜷卧，呕吐不渴，腹痛下利，神衰欲寐，舌苔白滑，脉微细等。当归四逆汤温经散寒，养血通脉，主治血虚而寒凝经脉证，症见手足厥寒，舌淡苔白，脉沉细等。回阳救急汤回阳救急，益气生脉，主治寒邪直中三阴，真阳衰微证。右归丸温补肾阳，填精益髓，主治肾阳不足，命门火衰证。大建中汤温中散寒，降逆止痛，主治中阳虚衰，阴寒内盛证。

第八单元 表里双解剂

一、习 题

A1 型题

1. 柴葛解肌汤与大柴胡汤的组成药物中均含有的是
   A. 枳实、芍药 B. 桔梗、芍药
   C. 黄芩、半夏 D. 黄芩、桔梗
   E. 黄芩、芍药

2. 下列临床表现中，<u>不属于</u>防风通圣散主治病证的是
   A. 憎寒壮热 B. 头目眩晕
   C. 目赤睛痛 D. 大便秘结
   E. 郁郁微烦

3. 具有解表清里功用的方剂是
   A. 葛根黄芩黄连汤
   B. 麻黄杏仁甘草石膏汤
   C. 凉膈散
   D. 小柴胡汤
   E. 竹叶石膏汤

4. 防风通圣散的功用是
   A. 疏风清热，宣肺止咳 B. 辛凉宣肺，清热平喘
   C. 和解少阳，内泻结热 D. 疏风解表，清热通便
   E. 解表散寒，温肺化饮

5. 防风通圣散与大柴胡汤的组成药物中均含有
   A. 荆芥、防风 B. 柴胡、芍药 C. 薄荷、川芎
   D. 大黄、黄芩 E. 半夏、枳实

6. 大柴胡汤的功用是
   A. 和解少阳，降逆止呕 B. 和解少阳，内泻热结
   C. 和解少阳，清胆利湿 D. 和解少阳，和胃化痰
   E. 和解少阳，辟秽化浊

7. 葛根芩连汤适用的病证是
   A. 脾虚泄泻 B. 久泄久痢 C. 协热下利
   D. 热毒血痢 E. 暑湿吐泻

8. 大柴胡汤中柴胡与黄芩配伍的意义是
   A. 清泻肺火 B. 和解清热 C. 解表清里
   D. 清热燥湿 E. 清透邪热

A2 型题

1. 患者出现憎寒壮热，头目眩晕，目赤睛痛，口苦口干，咽喉不利，胸膈痞闷，咳呕喘满，大便秘结，小便赤涩。治疗应首选的方剂是
   A. 柴葛解肌汤 B. 大柴胡汤
   C. 凉膈散 D. 防风通圣散
   E. 大承气汤

2. 患者近日下利不止，胸脘烦热，口干作渴，舌红苔黄，脉促。治疗应首选的方剂是
   A. 葛根黄芩黄连汤 B. 芍药汤
   C. 大柴胡汤 D. 连朴饮
   E. 白头翁汤

B1 型题

A. 内泻热结
B. 活血祛瘀
C. 和解清热
D. 泻火除湿
E. 缓急止痛

1. 大柴胡汤中配伍大黄的主要用意是
2. 大柴胡汤中配伍芍药的主要用意是

二、参考答案

A1 型题

1. E 2. E 3. A 4. D 5. D
6. B 7. C 8. B

A2 型题

1. D 2. A

B1 型题

1. A 2. E

三、重点解析

A1 型题

3. A 应注意解表清里类方比较。葛根黄芩黄连汤功能解表清里。麻黄杏仁甘草石膏汤功能辛凉宣泄，清肺平喘。凉膈散功能凉膈泄热。小柴胡汤功能和解少阳，和胃降逆，扶正祛邪。竹叶石膏汤功能清热生津，益气和胃。

7. C 脾虚泄泻——参苓白术散；久泄久痢——乌梅丸、真人养脏汤；邪热下利——葛根黄芩黄连汤；热毒血痢——白头翁汤；暑湿吐泻——藿香正气散。

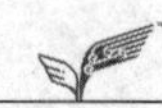

第九单元 补 益 剂

一、习 题

A1 型题

1. 左归丸与一贯煎相同的功用是
   A. 滋阴 B. 疏肝
   C. 补脾 D. 降火
   E. 益气

2. 右归丸除温补肾阳外，还具有的功用是
   A. 填精益髓 B. 补益脾胃
   C. 理气健脾 D. 散寒止痛
   E. 纳气平喘

3. 参苓白术散中具有芳香醒脾之功的药物是
   A. 桔梗 B. 砂仁
   C. 藿香 D. 佩兰
   E. 厚朴

4. 参苓白术散的功用有
   A. 渗湿 B. 通便
   C. 升阳 D. 补血
   E. 疏肝

5. 四物汤主治的证候是
   A. 气衰血少 B. 劳倦内伤
   C. 冲任虚损 D. 郁怒伤肝
   E. 阴精亏虚

6. 归脾汤除益气补血外，还具有的功用是
   A. 健脾养心 B. 补血调血
   C. 敛阴止汗 D. 滋阴复脉
   E. 益阴降火

7. 下列<u>除哪项</u>外，均是补中益气汤主治病证的临床表现
   A. 胸脘闷胀 B. 发热汗出
   C. 渴喜热饮 D. 体倦肢软
   E. 脉洪而虚

8. 大补阴丸的组成药物中含有
   A. 黄精 B. 黄芩
   C. 黄连 D. 黄柏
   E. 黄芪

9. 生脉散与四君子汤的组成中均含有的药物是
   A. 茯苓 B. 附子 C. 白术
   D. 甘草 E. 人参

10. 下列各项中，<u>不属于</u>六味地黄丸主治病证临床表现的是
    A. 腰膝酸软，盗汗遗精
    B. 耳鸣耳聋，头晕目眩
    C. 骨蒸潮热，手足心热
    D. 小便不利或反多
    E. 舌红少苔，脉沉细数

11. 组成药物中含有熟地、肉桂的方剂是
    A. 一贯煎 B. 暖肝煎
    C. 肾气丸 D. 炙甘草汤
    E. 地黄饮子

12. 玉屏风散的功用有
    A. 固表 B. 涩肠
    C. 止遗 D. 固冲
    E. 补肾

13. 百合固金汤的功用是
    A. 滋养肺肾，止咳化痰
    B. 清肺润燥，益气养阴
    C. 清养肺胃，降逆下气
    D. 轻宣温燥，润肺止咳
    E. 清热润肺，理气化痰

14. 右归丸与左归丸共同含有的组成药物是
    A. 熟地、山药、山茱萸、枸杞子、菟丝子、鹿角胶
    B. 熟地、山药、山茱萸、枸杞子、菟丝子、龟甲
    C. 熟地、山药、山茱萸、枸杞子、菟丝子、当归
    D. 熟地、山药、山茱萸、枸杞子、菟丝子、牛膝
    E. 熟地、山药、山茱萸、枸杞子、菟丝子、杜仲

15. 肾气丸和地黄饮子两方组成中均含有的药物是
    A. 炮附子 官桂
    B. 炮附子 桂枝
    C. 干地黄 山茱萸
    D. 炮附子 山茱萸
    E. 熟地黄 山茱萸

16. 当归补血汤原方当归与黄芪的配伍用量比例是
    A. 1∶1 B. 1∶5
    C. 1∶2 D. 2∶1
    E. 5∶1

17. 左归丸的功用是
    A. 温补肾阳，填精补血
    B. 补益肝肾，强壮筋骨
    C. 滋阴补肾，填精益髓
    D. 滋阴补肾，涩精止遗
    E. 填精补髓，滋阴降火
18. 四物汤主治证候的病机要点是
    A. 气血不足　B. 营血虚滞
    C. 阴血亏虚　D. 精血匮乏
    E. 血失统摄
19. 玉屏风散重用黄芪大补肺脾之气，意在
    A. 行水消肿　B. 通行血脉
    C. 化生营血　D. 实卫固表
    E. 生肌敛疮
20. 下列选项中，**不同时含有**麦冬、生地、玄参的方剂是
    A. 百合固金汤　B. 增液汤
    C. 天王补心丹　D. 一贯煎
    E. 养阴清肺汤
21. 地黄饮子的功用是
    A. 滋阴补阳，开窍化痰
    B. 温补肾阳，填精补血
    C. 温肾化气，利水消肿
    D. 温肾壮阳，涩精止遗
    E. 温补肾阳，涩精缩尿
22. 下列选项中，**不含有**四君子汤的方剂是
    A. 完带汤　B. 八珍汤　C. 归脾汤
    D. 参苓白术散　E. 健脾丸
23. 下列选项中，**不属于**补中益气汤组成药物的是
    A. 茯苓　B. 陈皮　C. 当归
    D. 白术　E. 人参

A2 型题

1. 患者就诊时症见面色苍白，自诉头晕眼花、四肢倦怠、气短懒言、心悸怔忡、食欲减退，舌淡苔白，脉细。治疗应首选的方剂是
   A. 玉屏风散　B. 生脉散　C. 四物汤
   D. 八珍汤　E. 圣愈汤
2. 患者咳嗽气喘，痰中带血，咽喉燥痛，手足心热，骨蒸盗汗，舌红少苔，脉细数。治疗应首选的方剂是
   A. 补肺阿胶汤　B. 百合固金汤　C. 咳血方
   D. 琼玉膏　E. 麦门冬汤
3. 患者症见干咳少痰，咯痰不爽，痰中带有血丝，形瘦气短，虚烦眠差，咽干舌燥，大便难，脉虚数。治疗应选
   A. 养阴清肺汤　B. 炙甘草汤
   C. 百合固金汤　D. 清燥救肺汤
   E. 麦门冬汤
4. 患者咳嗽咳血，骨蒸发热，盗汗遗精，心烦易怒，腰膝酸软，舌红少苔，尺脉数而有力。治疗应首选的方剂是
   A. 大补阴丸　B. 六味地黄丸
   C. 一贯煎　D. 百合固金汤
   E. 咳血方
5. 患者心悸怔忡，失眠，食少，肢体困倦，面色萎黄，舌淡脉弱。治疗应首选的方剂是
   A. 天王补心丹　B. 朱砂安神丸
   C. 归脾汤　D. 炙甘草汤
   E. 酸枣仁汤

B1 型题

A. 地黄饮子
B. 归脾汤
C. 补中益气汤
D. 四物汤
E. 大秦艽汤

1. 患者舌强不能言，足酸不能用，口干不欲饮，脉沉细弱。治疗宜选用
2. 月经提前，心悸怔忡，健忘不眠，食少体倦，面色萎黄，舌淡苔薄白，脉细弱者，治疗应选用

A. 滋肾纳气
B. 滋阴疏肝
C. 滋肾填精
D. 滋阴降火
E. 滋补肝肾

3. 大补阴丸的功用是
4. 一贯煎的功用是

A. 补气生血
B. 填精化血
C. 阴中求阳
D. 壮水制火
E. 滋水涵木

5. 当归补血汤的方药配伍体现了
6. 金匮肾气丸的方药配伍体现了

二、参考答案

A1 型题

1. A	2. A	3. B	4. A	5. C
6. A	7. A	8. D	9. E	10. D
11. E	12. A	13. A	14. A	15. D

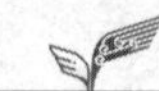

16. B　17. C　18. B　19. D　20. D
21. A　22. A　23. A

A2 型题

1. D　2. B　3. B　4. A　5. C

B1 型题

1. A　2. B　3. D　4. B　5. A
6. C

三、重点解析

A1 型题

1. A　左归丸功能滋阴补肾，填精益髓。一贯煎功能滋阴疏肝。

3. B　参苓白术散中人参、白术、茯苓益气健脾渗湿为君。配伍山药、莲子肉助君药以健脾益气，兼能止泻；并用白扁豆、薏苡仁助白术、茯苓以健脾渗湿，均为臣药。更用砂仁醒脾和胃，行气化滞，是为佐药。桔梗宣肺利气，通调水道，又能载药上行，培土生金；炙甘草健脾和中，调和诸药，共为佐使。

5. C　四物汤补血养血，主治冲任虚损，月经不调，脐腹疞痛，崩中漏下，血瘕块硬，时发疼痛；妊娠将理失宜，胎动不安，腹痛血下；及产后恶露不下，结生瘕聚，少腹坚痛，时作寒热；跌打损伤，腹内积有瘀血等症。

7. A　补中益气汤主治病证的临床表现为脾胃气虚，少气懒言，四肢无力，困倦少食，饮食乏味，不耐劳累，动则气短；或气虚发热，气高而喘，身热而烦，渴喜热饮，其脉洪大，按之无力，皮肤不任风寒，而生寒热头痛；或气虚下陷，久泻脱肛。现用于子宫下垂、胃下垂或其他内脏下垂者。

8. D　大补阴丸的药物组成有熟地黄、知母、黄柏、龟甲、猪脊髓。

10. D　六味地黄丸主治证候的临床表现有头晕耳鸣，腰膝酸软，遗精盗汗，骨蒸潮热，盗汗遗精，消渴，舌红少苔，脉沉细数。

A2 型题

2. B　"咽喉燥痛"——肺阴虚；"骨蒸盗汗"——肾阴虚；"手足心热、舌红少苔、脉细数"——阴虚。百合固金汤——肺肾阴虚，虚火上炎之咳嗽气喘、痰中带血。补肺阿胶汤——肺阴虚损之咳嗽气喘，痰中带血。咳血方——肝火犯肺之咳血。琼玉膏——阴虚肺燥之肺痨。麦门冬汤——肺胃阴伤气逆之肺痿。各方剂的病机、主治、辨证要点详见下表。

方剂	病机	主治	辨证要点
百合固金汤	肺肾阴虚，虚火上炎	咳嗽气喘、痰中带血	咽喉燥痛、骨蒸盗汗、舌红少苔，脉细数
补肺阿胶汤	肺阴虚损	咳嗽气喘，痰中带血	咽喉干燥，舌红少苔，脉细数
咳血方	肝火犯肺	咳血	舌红苔黄，脉弦数
琼玉膏	阴虚肺燥	肺痨（干咳咯血）	气短乏力，舌红少苔，脉细数
麦门冬汤	肺胃阴伤气逆	肺痿（咳唾涎沫）	咽喉干燥，舌红少苔，脉虚数

4. A　大补阴丸功效滋阴降火，主治阴虚火旺证。临床应用以骨蒸潮热，咳嗽咯血，舌红少苔，尺脉数而有力为辨证要点。临床上常用来治疗肺结核。

5. C　天王补心丹、朱砂安神丸、归脾汤、炙甘草汤、酸枣仁汤均可治疗心悸。天王补心丹所治心悸须见大便干结、舌红少苔、脉细数才属于阴亏血少。朱砂安神丸主治心火偏亢、阴血不足之心悸，须见心烦、舌红、脉细数等心火偏亢之象。炙甘草汤治疗气血俱虚的脉结代、心动悸。酸枣仁汤所治心悸失眠属肝血不足、虚热内扰，须见头目眩晕等肝血不足之象。归脾汤所治心悸属心脾两虚，须见食少体倦，舌淡脉弱。

第十单元　固　涩　剂

一、习　题

A1 型题

1. 四神丸的组成药物中含有
   A. 草豆蔻　B. 白豆蔻
   C. 肉豆蔻　D. 砂仁
   E. 厚朴

2. 四神丸与真人养脏汤的组成药物中均含有
   A. 肉豆蔻　B. 肉桂
   C. 补骨脂　D. 人参
   E. 诃子

3. 真人养脏汤主治之久泻久痢的主要病机是
A. 肾阳衰微　B. 脾胃虚寒
C. 肠胃寒积　D. 脾肾虚寒
E. 肝肾虚寒

4. 玉屏风散与牡蛎散相同的功用是
A. 固表　B. 涩肠
C. 止遗　D. 固冲
E. 补肾

5. 固冲汤的组成药物中不含有的是
A. 白术　B. 生黄芪
C. 五味子　D. 海螵蛸
E. 山萸肉

6. 固冲汤除固冲摄血外，还具有的功用是
A. 补肾涩精　B. 补气健脾
C. 补气生血　D. 温补脾肾
E. 温经止痛

7. 身常汗出，夜卧尤甚，久而不止，心悸惊惕，短气烦倦者，治疗应选用
A. 牡蛎散　B. 归脾汤
C. 补中益气汤　D. 四物汤
E. 黄土汤

8. 牡蛎散煎煮时，原方注明应加入的药物是
A. 诃子　B. 乌梅
C. 白果　D. 桔梗
E. 小麦

9. 桑螵蛸散的组成药物中含有
A. 乌药、山药　B. 茯神、当归
C. 茯苓、山药　D. 莲须、芡实
E. 龙骨、牡蛎

10. 牡蛎散与玉屏风散中均含有的药物是
A. 白术　B. 防风　C. 甘草
D. 牡蛎　E. 黄芪

11. 易黄汤与固经丸均含有的药物是
A. 白果　B. 黄柏　C. 黄芩
D. 车前子　E. 椿根皮

12. 治疗五更泄泻的首选方剂是
A. 吴茱萸汤　B. 理中丸
C. 真人养脏汤　D. 金匮肾气丸
E. 四神丸

13. 下列选项中，不属于九仙散组成药物的是
A. 人参、阿胶
B. 款冬花、贝母
C. 桔梗、桑白皮
D. 乌梅、五味子、罂粟壳
E. 紫菀、百部

14. 四神丸主治之五更泻的主要病机是
A. 脾肾阳虚　B. 肾阳衰微
C. 肝肾虚寒　D. 肠胃寒积
E. 脾胃虚寒

A2 型题

1. 患者素日带下黄白，黏稠量多、腥臭，食少，腰膝腿软，舌质红，苔黄腻。治疗应首选的方剂是
A. 完带汤　B. 参苓白术散
C. 易黄汤　D. 固冲汤
E. 五苓散

2. 患者近日出现久咳不止，咳甚则气短自汗，痰少而黏，诊其脉虚数。治疗应首选的方剂是
A. 补肺阿胶汤　B. 参苓白术散
C. 百合固金汤　D. 生脉散
E. 九仙散

3. 患者日前泻利日久，且滑脱不禁，有脐腹疼痛，食少神疲，舌淡苔白，脉迟细。治疗应首选的方剂是
A. 四神丸　B. 真人养脏汤
C. 六君子汤　D. 参苓白术散
E. 补中益气汤

4. 患者月经过多，血色深红，手足心热，腰膝酸软，舌红，脉弦数。治疗应首选的方剂是
A. 固冲汤　B. 易黄汤
C. 完带汤　D. 固经丸
E. 大补阴丸

5. 患者症见小便频数，偶尔如米泔色，心神恍惚，健忘，舌淡苔白，脉细弱。治疗应首选的方剂是
A. 缩泉丸　B. 桑螵蛸散
C. 固冲汤　D. 金锁固精丸
E. 易黄汤

B1 型题

A. 心肾两虚
B. 肾阳不足
C. 下焦湿热
D. 肾虚不固
E. 心气不足

1. 桑螵蛸散治疗小便频数的主要病机是
2. 肾气丸治疗小便频数的主要病机是

A. 脾气虚弱，脾不统血
B. 冲任虚寒，瘀阻胞宫
C. 阴虚血热

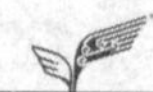

D. 脾肾两虚，冲脉不固
E. 肝经实热，热迫血行

3. 固冲汤治疗崩漏下血的主要病机是
4. 固经丸治疗崩漏下血的主要病机是

A. 脾虚肝郁，湿浊带下
B. 脾肾两虚，湿热带下
C. 肾虚不固
D. 脾气不足，脾精下陷
E. 脾肾两虚

5. 完带汤治疗带下的主要病机是
6. 易黄汤治疗带下的主要病机是

二、参考答案

A1 型题

1. C 2. A 3. D 4. A 5. C
6. B 7. A 8. E 9. B 10. E
11. B 12. E 13. E 14. A

A2 型题

1. C 2. E 3. B 4. D 5. B

B1 型题

1. A 2. B 3. D 4. C 5. A
6. B

三、重点解析

A1 型题

2. A 四神丸的药物组成有补骨脂、肉豆蔻、五味子、吴茱萸。真人养脏汤的药物组成为人参、当归、白术、肉豆蔻、肉桂、炙甘草、白芍药、木香、诃子、罂粟壳。

3. D 真人养脏汤涩肠固脱，温补脾肾，主治脾肾虚寒引起的久泻久痢之证。

7. A 牡蛎散敛阴止汗，益气固表，主治体虚自汗、盗汗证。归脾汤益气补血，健脾养心，主治心脾气血两虚证及脾不统血证。补中益气汤补中益气，升阳举陷，主治脾不升清、气虚发热、中气下陷。四物汤补血养血，主治营血虚滞证。黄土汤温阳健脾，养血止血，主治脾阳不足、脾不摄血。所以身常汗出，夜卧尤甚，久而不止，心悸惊惕，短气烦倦者，治疗应选用牡蛎散。

A2 型题

1. C “舌质红，苔黄腻”——湿热，“腰膝酸软”——肾虚，“食少”——脾虚。易黄汤治疗带下的主要病机是脾肾两虚，湿热带下，故选用。完带汤治疗带下的主要病机是脾虚肝郁，湿浊带下。

2. E 九仙散主治久咳不已，肺虚气弱，咳甚则气喘自汗，脉虚数。“咳甚则气短自汗”——肺气不足、肺气不敛，“痰少而黏”——肺阴不足，“脉虚数”——气阴两虚。九仙散与生脉散都可主治久咳肺虚，气阴不足证。从药物组成上，九仙散较生脉散更为完善(两方的药物组成及功效比较见下表)。所以本题的最佳选项是九仙散。补肺阿胶汤用于肺阴虚损之咳嗽气喘，痰中带血。参苓白术散可用于肺脾气虚之痰湿咳嗽。百合固金汤用于肺肾阴虚，虚火上炎之咳嗽痰血。

	九仙散	生脉散
益气养阴	人参 阿胶	人参 麦冬
敛肺止咳	五味子 乌梅 罂粟壳	五味子
宣降肺气	桔梗 桑白皮	—
止咳化痰	贝母 款冬花	—

3. B 真人养脏汤主治久泻久痢，脾肾虚寒。症见大便滑脱不禁，腹痛喜按喜温，或下痢赤白，或便脓血，日夜无度，里急后重，脐腹疞痛，倦怠食少。

第十一单元 安 神 剂

一、习 题

A1 型题

1. 天王补心丹与朱砂安神丸组成中均含有的药物是
A. 酸枣仁 B. 炙甘草 C. 玄参
D. 黄连 E. 生地黄

2. 天王补心丹中敛心气而安神的药物是
A. 丹参、五味子 B. 茯苓、五味子
C. 远志、五味子 D. 人参、五味子
E. 酸枣仁、五味子

3. 酸枣仁汤中养肝血、安心神的药物是
A. 知母 B. 川芎 C. 茯苓
D. 甘草 E. 酸枣仁

4. 朱砂安神丸组成中含有的药物是
A. 栀子 B. 黄连
C. 石膏 D. 竹叶
E. 知母

5. 朱砂安神丸中泻火除烦的药物是
A. 栀子 B. 黄连
C. 石膏 D. 竹叶
E. 知母

6. 酸枣仁汤的组成药物中含有
A. 龙眼肉 B. 茯神
C. 远志 D. 柏子仁
E. 知母

7. 天王补心丹组成药物中的"三参"是指
A. 党参、丹参、沙参
B. 党参、丹参、玄参
C. 人参、沙参、玄参
D. 人参、丹参、玄参
E. 党参、沙参、玄参

8. 以镇心安神、清热养血为主要功用的方剂是
A. 归脾汤 B. 朱砂安神丸
C. 酸枣仁汤 D. 当归六黄汤
E. 天王补心丹

9. 酸枣仁汤主治证候的病因病机是
A. 心火偏亢,阴血不足
B. 心阴不足,肝气失和
C. 肝血不足,虚热内扰
D. 心肾两亏,阴虚血少
E. 心阳偏亢,心肾不交

10. 天王补心丹中配伍茯苓意在
A. 健脾 B. 渗湿 C. 宁心
D. 利水 E. 消痰

11. 酸枣仁汤中配伍酸枣仁意在
A. 养血安神 B. 敛汗生津
C. 润肠通便 D. 补气安神
E. 清心安神

12. 酸枣仁汤中配伍川芎意在
A. 调养肝血 B. 活血行气
C. 祛风止痛 D. 活血止痛
E. 宁心安神

13. 酸枣仁汤中配伍甘草意在
A. 调和诸药 B. 补脾益气
C. 缓急止痛 D. 清热解毒
E. 清热和药

14. 酸枣仁汤中配伍知母意在
A. 清热泻火 B. 滋阴降火
C. 滋阴润肺 D. 清热润燥
E. 生津止渴

15. 天王补心丹的主治病机是
A. 心火偏亢,阴血不足
B. 肝血不足,虚热内扰
C. 心肝阳亢,阴血不足
D. 阴虚血少,心肾两亏
E. 心阳偏亢,心肾不交

16. 下列选项中,<u>不属于</u>天王补心丹主治的是
A. 心悸 B. 失眠 C. 健忘
D. 梦遗 E. 头晕目眩

A2 型题

1. 某患者近日失眠多梦、惊悸怔忡、心神烦乱,诊其原因为心火亢盛,阴血不足。治疗应首选的方剂是
A. 天王补心丹 B. 酸枣仁汤
C. 磁朱丸 D. 甘麦大枣汤
E. 朱砂安神丸

2. 患者出现失眠多梦、心悸怔忡、神疲健忘,诊其原因为阴虚血少,心肾两亏。治疗应首选的方剂是
A. 天王补心丹 B. 酸枣仁汤
C. 磁朱丸 D. 甘麦大枣汤
E. 朱砂安神丸

3. 患者出现虚烦失眠、眩晕心悸,诊其原因为心肝血虚,虚热内扰。治疗应首选的方剂是
A. 天王补心丹 B. 酸枣仁汤
C. 磁朱丸 D. 甘麦大枣汤
E. 朱砂安神丸

4. 患者症见虚烦失眠,心悸盗汗,头目眩晕,咽干口燥,脉弦细数。治疗应首选的方剂是
A. 朱砂安神丸 B. 甘麦大枣汤
C. 酸枣仁汤 D. 柏子养心丸
E. 磁朱丸

二、参考答案

A1 型题

1. E 2. E 3. E 4. B 5. B
6. E 7. D 8. B 9. C 10. C
11. A 12. A 13. E 14. D 15. D
16. E

A2 型题

1. E 2. A 3. B 4. C

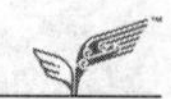

三、重点解析

A1 型题

1. E 天王补心丹的药物组成：酸枣仁、柏子仁、当归、天冬、麦冬、生地、人参、丹参、玄参、云苓、五味子、远志肉、桔梗、朱砂。朱砂安神丸的药物组成：朱砂、黄连、地黄、当归、甘草。

2. E 天王补心丹中生地滋阴补肾，养血润燥；玄参、天冬、麦冬清热养阴；丹参、当归调养心血；人参、茯苓益气宁心；酸枣仁、五味子敛心气，安心神；柏子仁、远志养心安神；桔梗载药上行。

3. E 酸枣仁汤中酸枣仁养血补肝，宁心安神；茯苓宁心安神；知母滋阴清热；川芎调气疏肝；生甘草清热和中。

4. B 朱砂安神丸的组成为朱砂、黄连、地黄、当归、甘草。

5. B 朱砂安神丸方中朱砂质重性寒，专入心经，重可镇怯，寒能清热；黄连苦寒，清心火而除烦，两药配合，一镇一清，即除神烦热扰，共为主药。当归养血，生地滋阴，一以补其耗伤的阴血，一以滋肾水，使心血足而下承于肾，肾阴足而上交于心，共为辅助药。甘草调和诸药。

15. D 各方的主治病机为：心火偏亢证，阴血不足——朱砂安神丸；肝血不足，虚热内扰——酸枣仁汤；阴血不足，心肝阳亢——珍珠母丸；心肾两亏，阴虚血少——天王补心丹；心阳偏亢，心肾不交——交泰丸。

16. E 天王补心丹以心悸、健忘、失眠、梦遗为治疗主症，四个主症，但见一症即可使用本方，但须见大便干结、舌红苔少、脉细数才属于阴亏血少的病机。

第十二单元 开 窍 剂

一、习 题

A1 型题

1. 下列<u>除哪项外</u>，均是至宝丹的功用
   A. 清热 B. 开窍 C. 通便
   D. 化浊 E. 解毒

2. 安宫牛黄丸的功用是
   A. 清热开窍，豁痰解毒
   B. 清热开窍，镇痉安神
   C. 清热开窍，化浊解毒
   D. 清热开窍，辟秽解毒
   E. 开窍定惊，清热化痰

3. 紫雪丹的功用是
   A. 清热开窍，豁痰解毒
   B. 清热开窍，息风止痉
   C. 清热开窍，化浊解毒
   D. 芳香开窍，行气止痛
   E. 化痰开窍，辟秽解毒

4. 下列选项中，<u>不属于</u>苏合香丸主治的是
   A. 寒闭证 B. 寒凝气滞 C. 心腹猝痛
   D. 痰厥 E. 神昏谵语

5. 下列方剂中，以行气止痛见长的是
   A. 金铃子散 B. 苏合香丸
   C. 吴茱萸汤 D. 大柴胡汤
   E. 紫雪丹

6. 下列选项中，既长于辟秽化浊开窍，又长于行气止痛的方剂是
   A. 安宫牛黄丸 B. 至宝丹 C. 紫雪丹
   D. 苏合香丸 E. 清营汤

A2 型题

1. 患儿男，2岁，高热烦躁，神昏谵语，痉厥，口渴，唇焦齿燥，尿赤便秘，舌红绛苔干黄，脉数有力。治疗应首选的方剂是
   A. 紫雪丹 B. 至宝丹
   C. 苏合香丸 D. 安宫牛黄丸
   E. 防风通圣散

2. 患者在路上突然昏倒，牙关紧闭，不省人事，苔白，脉迟。治疗应首选的方剂是
   A. 回阳救急汤 B. 安宫牛黄丸
   C. 至宝丹 D. 紫雪丹
   E. 苏合香丸

B1 型题

A. 化浊开窍
B. 清热解毒
C. 行气止痛
D. 息风止痉
E. 辟秽解毒

1. 紫雪丹长于
2. 安宫牛黄丸长于

二、参考答案

A1 型题

1. C　2. A　3. B　4. E　5. B　6. D

A2 型题

1. A　2. E

B1 型题

1. D　2. B

第十三单元　理　气　剂

一、习　　题

A1 型题

1. 苏子降气汤组成中不包含的药物是
   A. 当归　B. 肉桂　C. 前胡
   D. 厚朴　E. 葶苈子
2. 苏子降气汤中当归和肉桂的配伍意义是
   A. 温肾暖脾　B. 养血补肝
   C. 温补下虚　D. 祛痰止咳
   E. 温肾祛寒
3. 旋覆代赭汤的功用不包括
   A. 益气　B. 降逆　C. 和胃
   D. 止咳　E. 化痰
4. 旋覆花、代赭石在旋覆代赭汤中的配伍意义是
   A. 温胃化痰止呕　B. 平冲降逆止呕
   C. 祛痰降逆和胃　D. 镇冲逆除噫气
   E. 化痰消食和胃
5. 定喘汤的组成药物中含有
   A. 半夏、当归　B. 麻黄、杏仁
   C. 桑白皮、地骨皮　D. 黄芩、陈皮
   E. 苏子、橘红
6. 白果在定喘汤中的作用是
   A. 散寒平喘　B. 敛肺定喘
   C. 清泻肺热　D. 止咳化痰
   E. 降气平喘
7. 属于天台乌药散组成药物的是
   A. 川楝子　B. 陈皮　C. 草豆蔻
   D. 肉桂　E. 厚朴
8. 越鞠丸中以行气为主的药物是
   A. 木香　B. 沉香　C. 香附
   D. 枳壳　E. 厚朴
9. 苏子降气汤原方用法中注明加入何药同煎服
   A. 芦根、苏叶、生姜　B. 桔梗、生姜、大枣
   C. 苏叶、生姜、桔梗　D. 芦根、苏叶、桔梗
   E. 苏叶、生姜、大枣
10. 天台乌药散与暖肝煎两方组成中均含有的药物是
    A. 当归、枸杞子　B. 沉香、川楝子
    C. 乌药、小茴香　D. 肉桂、青木香
    E. 槟榔、高良姜
11. 越鞠丸的功用是
    A. 行气散结　B. 行气和血
    C. 行气消痞　D. 行气止痛
    E. 行气解郁
12. 以通阳散结、行气祛痰为主要功用的方剂是
    A. 小半夏汤　B. 小陷胸汤
    C. 半夏厚朴汤　D. 枳实薤白桂枝汤
    E. 瓜蒌薤白白酒汤
13. 厚朴温中汤适用于
    A. 寒湿气滞证　B. 脾虚气滞证
    C. 寒凝气滞证　D. 湿滞脾胃证
    E. 痰阻气逆证
14. 半夏厚朴汤的功用是
    A. 化痰散饮，和胃降逆
    B. 行气散结，降逆化痰
    C. 降逆化痰，益气和胃
    D. 降逆止呕，益气清热
    E. 温中益气，降逆止呃
15. 定喘汤的功用是
    A. 降气平喘，祛痰止咳
    B. 辛凉宣泄，清肺平喘
    C. 宣肺平喘，清热祛痰

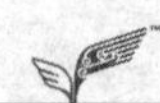

D. 宣降肺气，清热祛痰
E. 解表散寒，清热祛痰

16. 半夏厚朴汤与厚朴温中汤共含有的药物是
A. 茯苓、生姜 B. 茯苓、干姜
C. 半夏、生姜 D. 半夏、紫苏
E. 半夏、陈皮

17. 柴胡疏肝散与四逆散中均含有的药物是
A. 柴胡、芍药、甘草 B. 柴胡、枳实、芍药
C. 柴胡、枳壳、芍药 D. 柴胡、当归、芍药
E. 柴胡、枳实、甘草

18. 半夏厚朴汤与苏子降气汤均含有的药物是
A. 半夏、茯苓、生姜、苏叶
B. 半夏、厚朴、生姜、苏叶
C. 半夏、茯苓、生姜、前胡
D. 半夏、陈皮、茯苓、苏叶
E. 半夏、厚朴、甘草、苏叶

19. 苏子降气汤中配伍当归的意义<u>不包括</u>
A. 养血 B. 补肝
C. 同肉桂温补下虚 D. 能治咳逆上气
E. 润肠通便

A2 型题

1. 患者平日痰涎壅盛，动辄喘咳气短，其下肢有浮肿，不得长距离行走，苔白滑，脉弦。治疗应首选的方剂是
A. 止嗽散 B. 定喘汤
C. 麻杏石甘汤 D. 小青龙汤
E. 苏子降气汤

2. 某患者素体多痰，复感风寒出现恶寒发热。诊其痰稠黄，苔黄腻，脉滑数。治疗应首选的方剂是
A. 止嗽散 B. 定喘汤
C. 麻杏石甘汤 D. 小青龙汤
E. 苏子降气汤

3. 患者咽中如有物阻，咯吐不出，吞咽不下，胸膈满闷，或咳或呕，舌苔白润，脉弦缓。治疗应首选的方剂是
A. 厚朴温中汤 B. 半夏厚朴汤
C. 苏子降气汤 D. 旋覆代赭汤
E. 苓甘五味姜辛汤

4. 患者有慢性胃炎，就诊时自诉常有嗳气、反胃易呕症状，胃部常有胀感，诊其苔白滑，脉弦虚。治疗应首选的方剂是
A. 丁香柿蒂汤
B. 旋覆代赭汤
C. 半夏泻心汤
D. 橘皮竹茹汤
E. 蒿芩清胆汤

B1 型题

A. 泻白散
B. 麻黄汤
C. 麻杏甘石汤
D. 苏子降气汤
E. 小青龙汤
1. 主治风寒外束，水饮内停之喘咳的方剂是
2. 主治痰涎壅肺，上实下虚之喘咳的方剂是

A. 行气散结，降逆止呕
B. 芳香行气，理肺疏肝
C. 引火归原，温经通脉
D. 温肾祛寒，纳气平喘
E. 温胃化痰，散寒止呕
3. 半夏厚朴汤配伍苏叶意在
4. 苏子降气汤配伍肉桂意在

A. 辛温散结，和胃止呕
B. 芳香行气，理肺疏肝
C. 温胃化痰，散寒止呕
D. 温肺化痰，降逆止呕
E. 和胃降逆，散结消痞
5. 半夏厚朴汤重用五两生姜意在
6. 旋覆代赭汤重用五两生姜意在

A. 暖肝温肾，行气止痛
B. 温肾祛寒，行气疏肝
C. 行气疏肝，散寒止痛
D. 行气止痛，软坚散结
E. 行气散结，活血化瘀
7. 天台乌药散的功用是
8. 暖肝煎的功用是

二、参考答案

A1 型题

1. E	2. C	3. D	4. D	5. B
6. B	7. A	8. C	9. E	10. C
11. E	12. E	13. A	14. B	15. D
16. A	17. A	18. B	19. E	

A2 型题

1. E	2. B	3. B	4. B

B1 型题

1. E	2. D	3. B	4. D	5. A
6. C	7. C	8. A		

三、重点解析

A1 型题

1. E　苏子降气汤的药物组成：紫苏子、半夏、前胡、厚朴、陈皮、甘草、当归、生姜、大枣、肉桂。

2. C　苏子降气汤中肉桂温肾纳气治疗下虚，为辅药；当归养血润燥，制约燥药伤阴的副作用，为佐药。

4. D　旋覆代赭汤中为旋覆花性温而能下气消痰，降逆止噫，为君药；代赭石质重而沉降，善镇冲逆，但味苦气寒，为臣药。

6. B　定喘汤中麻黄宣肺平喘，解表散邪，白果敛肺定喘，祛痰止咳，两药一收一散，既增平喘之力，又制麻黄伤正。

7. A　天台乌药散的药物组成：天台乌药、木香、小茴香、青皮、高良姜、槟榔、川楝子、巴豆。

8. C　越鞠丸中香附行气解郁，以制气郁，为主要药物。川芎活血祛瘀，以制血郁；栀子清热泻火，以治火郁；苍术燥湿运脾，以治湿郁；神曲消食导滞，以治食郁，均为辅助药物。

19. E　苏子降气汤主治上盛下虚之喘咳证。方中配伍肉桂温肾祛寒，纳气平喘。当归养血补肝，并"主咳逆上气"，与肉桂配伍，共治肾阳不足，下元虚寒之本。临床应用以喘咳痰涎壅盛稀白、胸膈满闷，或肢体浮肿为使用依据。

第十四单元　理　血　剂

一、习　　题

A1 型题

1. 槐花散的功用有
   A. 除湿排脓　B. 清热解毒
   C. 行气解郁　D. 疏风下气
   E. 解表散邪

2. 温经汤的君药是
   A. 当归、川芎　B. 当归、肉桂
   C. 当归、吴茱萸　D. 吴茱萸、桂枝
   E. 当归、桂枝

3. 温经汤(《金匮要略》)主治证候的病因病机是
   A. 五劳虚极　B. 产后血虚受寒
   C. 冲任虚损　D. 下焦蓄血
   E. 冲任虚寒，瘀血阻滞

4. 血府逐瘀汤除活血祛瘀外，还具有的功用是
   A. 散结消痞　B. 温经散寒
   C. 补气通络　D. 行气止痛
   E. 疏肝解郁

5. 桃核承气汤的组成药物中<u>不含有</u>
   A. 桃仁　B. 大黄　C. 桂枝
   D. 红花　E. 芒硝

6. 生化汤除活血化瘀、止痛外，还具有的功用是
   A. 祛风　B. 温经　C. 行气
   D. 疏肝　E. 养血

7. 组成药物中含有炮姜、川芎的方剂是
   A. 生化汤　B. 温经汤
   C. 血府逐瘀汤　D. 通窍活血汤
   E. 身痛逐瘀汤

8. 咳血方与小蓟饮子中均含有的药物是
   A. 山栀子　B. 青黛
   C. 炙甘草　D. 生地黄
   E. 滑石

9. 咳血方主治证候的病机是
   A. 肝火犯肺，灼伤肺络
   B. 脾阳不足，统血失常
   C. 阴虚火旺，损伤肺络
   D. 血热妄行，损伤肺络
   E. 心脾两虚，气不摄血

10. 血府逐瘀汤的组成药物除"桃红四物"和甘草外，其余的是
    A. 官桂、干姜、蒲黄、五灵脂
    B. 柴胡、桔梗、枳壳、牛膝
    C. 乌药、香附、枳壳、延胡索
    D. 香附、牛膝、没药、五灵脂
    E. 麝香、没药、葱白、鲜生姜

11. 桂枝茯苓丸的功用是
    A. 活血祛瘀，通络止痛
    B. 活血化瘀，缓消癥块

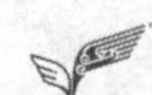

C. 活血化瘀，温经止痛
D. 活血祛瘀，散结止痛
E. 温经散寒，养血祛瘀

12. 生化汤重用全当归为君，意在
A. 养血补肝 B. 化瘀生新
C. 养血润肠 D. 养血滋燥
E. 和血止痛

13. 补阳还五汤重用生黄芪为君，意在
A. 补气利水 B. 补气固表
C. 补气生血 D. 补气升阳
E. 补气行血

14. 温经汤中配伍半夏的主要用意是
A. 通降胃气而散结 B. 和胃降逆而止呕
C. 燥湿化痰而和胃 D. 降逆散结而消痞
E. 化痰开胃而行津

15. 复元活血汤中配伍瓜蒌根的用意是
A. 消瘀散结，清热润燥
B. 清热散结，生津止渴
C. 消肿泻火排脓
D. 活血化瘀，行气解郁
E. 祛瘀通经，并退虚热

16. 具有逐瘀泻热功效的方剂是
A. 血府逐瘀汤 B. 复元活血汤
C. 槐花散 D. 十灰散
E. 桃核承气汤

17. 桃核承气汤的君药是
A. 大黄、芒硝 B. 桃仁、大黄
C. 桂枝 D. 桃仁
E. 桃仁、桂枝

18. 补阳还五汤的功用是
A. 补气、活血、通络 B. 补气、活血、舒筋
C. 补气、活血、解痉 D. 补气、活血、止痛
E. 补气、活血、行气

19. 补阳还五汤的主治证<u>不包含</u>
A. 口眼㖞斜 B. 半身不遂
C. 语言謇涩 D. 口角流涎
E. 神志不清

20. 血府逐瘀汤的主治证<u>不包含</u>
A. 入暮潮热 B. 头痛日久不愈
C. 呃逆日久不愈 D. 心悸失眠易怒
E. 谵语烦渴

21. 小蓟饮子的功效是
A. 凉血止血，利水通淋
B. 清热凉血，利水通淋
C. 清热止血，利尿通淋
D. 清热利尿，通淋止痛
E. 清热凉血，利尿止痛

22. 黄土汤的君药是
A. 干地黄 B. 灶心土
C. 阿胶 D. 黄芩
E. 白术

23. 黄土汤的主治病机是
A. 肾阳亏虚，血行不畅
B. 肠热瘀结，血不循经
C. 湿热蕴结，血瘀气滞
D. 脾阳不足，脾不统血
E. 脾气亏损，升举无力

A2 型题

1. 患者女，26 岁。妊娠过程中出现下血，其血色紫暗，腹痛拒按，胎动不安。治疗应首选的方剂是
A. 桂枝茯苓丸 B. 四逆散
C. 生化汤 D. 温经汤
E. 逍遥丸

2. 患者因咳血就诊，自诉咳痰带血且咯吐不爽，心烦，胸胁痛，口苦便秘，视其舌红苔黄，脉弦数。治疗应首选的方剂是
A. 十灰散 B. 四生丸
C. 止嗽散 D. 咳血方
E. 小蓟饮子

3. 患者因尿血就诊，自诉小便频数，偶有灼痛，视其舌红苔黄，脉数。治疗应首选的方剂是
A. 十灰散 B. 四生丸
C. 止嗽散 D. 咳血方
E. 小蓟饮子

4. 患者出现产后恶露不行，小腹冷痛，拒按，脉细涩，舌质暗淡。治疗应首选的方剂是
A. 生化汤 B. 温经汤
C. 十灰散 D. 少腹逐瘀汤
E. 温脾汤

5. 患者少腹拘急，小便自利，谵语烦渴，至夜发热，舌面瘀点，脉涩。治疗应首选的方剂是
A. 清营汤 B. 补阳还五汤
C. 桃核承气汤 D. 血府逐瘀汤
E. 清骨散

6. 患者因稳定型心绞痛就诊，自诉常觉胸骨后痛，偶有心慌心悸。舌质暗红，脉涩。治疗应首选的方剂是

A. 生化汤　　B. 温经汤
C. 桃核承气汤　　D. 血府逐瘀汤
E. 小承气汤

B1 型题

A. 复元活血汤
B. 黄土汤
C. 槐花散
D. 七厘散
E. 归脾汤

1. 跌打损伤,筋断骨折之瘀血肿痛,刀伤出血,一切无名肿毒,烧伤烫伤者,治疗应选用的方剂是
2. 脾阳不足,脾不统血之便血者,宜选用的方剂是

A. 活血祛瘀,养血清热
B. 养血化瘀,温经止痛
C. 活血祛瘀,疏肝通络
D. 活血祛瘀,散结止痛
E. 养血化瘀,温经散寒

3. 复元活血汤的功用是
4. 温经汤的功用是

二、参考答案

A1 型题

1. D　2. D　3. E　4. D　5. D
6. B　7. A　8. A　9. A　10. B
11. B　12. B　13. E　14. A　15. A
16. E　17. B　18. A　19. E　20. E
21. A　22. B　23. D

A2 型题

1. A　2. D　3. E　4. A　5. C
6. D

B1 型题

1. D　2. B　3. C　4. E

三、重点解析

A1 型题

1. D　槐花散的功用为清肠凉血,疏风行气。

2. D　温经汤方中吴茱萸、桂枝为君药。当归、川芎、丹皮共为臣药。阿胶、白芍、麦冬、人参、甘草、半夏、生姜均为佐药。甘草兼为使药。

8. A　本题考查咳血方与小蓟饮子的药物组成。咳血方:青黛、瓜蒌仁、海浮石粉、山栀子、煨诃子。小蓟饮子:生地黄、小蓟、滑石、木通、蒲黄、藕节、淡竹叶、当归、山栀子、炙甘草。

9. A　本题考查咳血方的主治。咳血方清肝宁肺,凉血止血,主治肝火犯肺,灼伤肺络引起的咳血证。

16. E　桃核承气汤主治瘀热互结之下焦蓄血证,功效逐瘀泻热。

19. E　中风半身不遂者使用补阳还五汤时,患者应该神志清醒。

23. D　温经汤主治冲任虚寒,瘀血阻滞证,冲任二脉均与足阳明胃经相通,半夏能通降胃气而散结。

A2 型题

2. D　本题考查咳血方的主治。主症——咳血,“心烦、胸胁痛、口苦、舌红苔黄、脉弦数”——肝火旺。咳血方主治肝火犯肺之咳血,功效清肝宁肺,凉血止血。

第十五单元　治　风　剂

一、习　　题

A1 型题

1. 大定风珠的组成药物中含有
A. 柏子仁　　B. 桃仁
C. 郁李仁　　D. 杏仁
E. 麻子仁

2. 下列方剂组成药物中含有石膏与知母的是
A. 大定风珠　　B. 消风散
C. 川芎茶调散　　D. 地黄饮子
E. 羚角钩藤汤

3. 大秦艽汤的功用是
A. 祛风清热,养血活血
B. 疏风养血,清热除湿
C. 疏风止血
D. 祛风化痰止痉
E. 祛风除湿,化痰通络

4. 主治肝肾阴亏,肝阳上亢,气血逆乱证的方剂是
A. 羚角钩藤汤　　B. 地黄饮子

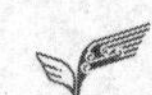

C. 大定风珠　　D. 天麻钩藤饮
E. 镇肝熄风汤

5. 小活络丹的功用是
A. 祛风除湿，化痰通络，活血止痛
B. 疏风清热，养血活血
C. 祛风湿，止痹痛，益肝肾，补气血
D. 祛风化痰，通络止痉
E. 祛风化痰，定搐止痉

6. 羚角钩藤汤与天麻钩藤饮的组成药物中均含有
A. 茯神木　　B. 霜桑叶
C. 桑寄生　　D. 夜交藤
E. 益母草

7. 川芎茶调散中，善治少阳、太阳、阳明经头痛的药是
A. 川芎、荆芥、防风　　B. 川芎、羌活、白芷
C. 细辛、白芷、川芎　　D. 羌活、薄荷、川芎
E. 白芷、防风、薄荷

8. 镇肝熄风汤中配伍生麦芽的用意是
A. 消食和中　　B. 疏肝和胃
C. 健脾化滞　　D. 疏肝理气
E. 和胃护中

9. 川芎茶调散与九味羌活汤均含有的药物是
A. 羌活、防风、白芷、独活、川芎、甘草
B. 羌活、防风、苍术、细辛、川芎、甘草
C. 羌活、黄芩、白芷、薄荷、川芎、甘草
D. 羌活、防风、白芷、细辛、川芎、甘草
E. 羌活、生地、白芷、荆芥、川芎、甘草

10. 下列方剂中同时含有生地、熟地二药的是
A. 大秦艽汤　　B. 独活寄生汤
C. 九味羌活汤　　D. 一贯煎
E. 左归丸

11. 小活络丹的组成药物中不含有
A. 川乌　　B. 草乌　　C. 地龙
D. 白附子　　E. 乳香

12. 镇肝熄风汤的君药是
A. 生赭石　　B. 怀牛膝　　C. 生龙骨
D. 生牡蛎　　E. 天冬

13. 不属于镇肝熄风汤组成药物的是
A. 赭石、牛膝　　B. 龙骨、牡蛎
C. 当归、麦冬　　D. 茵陈、麦芽
E. 川楝子、麦芽

14. 具有“平肝息风，清热活血，补益肝肾”功用的方剂是
A. 天麻钩藤饮　　B. 大秦艽汤
C. 独活寄生汤　　D. 牵正散
E. 小活络丹

15. 牵正散的功用是
A. 祛风化痰，通络止痉
B. 祛风除湿，化痰通络
C. 祛风化痰，定搐止痉
D. 化痰通络，活血止痛
E. 祛风除湿，通络止痛

16. 消风散的功用是
A. 祛风清热，养血活血
B. 祛风化痰，通络止痉
C. 祛风胜湿，益气养血
D. 祛风除湿，活血止痛
E. 疏风养血，清热除湿

17. 羚角钩藤汤中配伍桑叶、菊花意在
A. 清肝明目　　B. 清热平肝
C. 息风止痉　　D. 疏散风热
E. 祛风止痉

18. 具有“祛风除湿，化痰通络，活血止痛”功用的方剂是
A. 天麻钩藤饮　　B. 大秦艽汤
C. 独活寄生汤　　D. 牵正散
E. 小活络丹

19. 治疗风寒湿邪或痰湿瘀血留阻经络之痹证，应首选的方剂是
A. 小活络丹　　B. 牵正散
C. 大秦艽汤　　D. 独活寄生汤
E. 羌活胜湿汤

20. 牵正散的主治病机是
A. 风寒湿邪留阻经络
B. 气虚脉络瘀阻
C. 风痰阻于头面经络
D. 痰湿瘀血留阻经络
E. 风邪初中经络

21. 下列属于疏散外风的方剂是
A. 牵正散　　B. 天麻钩藤饮
C. 羚角钩藤汤　　D. 大定风珠
E. 镇肝熄风汤

22. 下列选项中，不属于小活络丹主治范围的是
A. 风寒湿痹　　B. 手足不仁
C. 腰腿沉重　　D. 腿臂间作痛
E. 语言謇涩

23. 下列选项中，不属于镇肝熄风汤主治证候的是
A. 肢体渐觉不利，口角渐行歪斜

B. 头目眩晕，目胀耳鸣，脑部热痛，心中烦热，面色如醉
C. 眩晕颠仆，昏不知人
D. 舌强不能言，足废不能用
E. 脉弦长有力

A2 型题

1. 患者近日高热不退，烦闷躁扰，手足抽搐，舌绛而干，脉弦数。治疗应首选的方剂是
A. 天麻钩藤饮
B. 大定风珠
C. 羚角钩藤汤
D. 镇肝熄风汤
E. 川芎茶调散

2. 患者出现头痛眩晕，失眠多梦，舌红苔黄，口苦面红，脉弦数。治疗应首选的方剂是
A. 天麻钩藤饮　B. 大定风珠
C. 羚角钩藤汤　D. 镇肝熄风汤
E. 川芎茶调散

3. 患者男，30 岁。外受风邪，偏正头痛，恶寒发热，目眩鼻塞，舌苔薄白，脉浮者。治疗应首选的方剂是
A. 消风散　B. 桂枝汤
C. 川芎茶调散　D. 柴葛解肌汤
E. 桑杏汤

4. 患者女，53 岁。口眼㖞斜，舌强不能言语，足废不能运动，证属风邪初中经络。治疗应首选的方剂是
A. 地黄饮子　B. 牵正散
C. 大秦艽汤　D. 补阳还五汤
E. 独活寄生汤

5. 患者肢体筋脉拘挛疼痛，关节屈伸不利，疼痛游走不定，舌淡紫舌白，脉沉弦。治疗应首选的方剂是
A. 大秦艽汤　B. 羌活胜湿汤
C. 独活寄生汤　D. 小活络丹
E. 鸡鸣散

6. 患者男，58 岁。头目眩晕，目胀耳鸣，脑部热痛，心中烦热，面色如醉，舌红少苔，脉弦长有力。治疗应首选的方剂是
A. 羚角钩藤汤　B. 防风通圣散
C. 镇肝熄风汤　D. 血府逐瘀汤
E. 天麻钩藤饮

7. 患者女，35 岁。热病时久，现见神倦，有时时欲脱之象，脉气虚弱，舌绛苔少。治疗应首选的方剂是
A. 生脉散　B. 当归补血汤
C. 大定风珠　D. 大补阴丸
E. 镇肝熄风汤

8. 某患者突发口角㖞斜，一侧上下眼睑不能闭合，颜面歪向一侧，伴面部肌肉痉挛，但未出现失语、昏厥。治疗应首选的方剂是
A. 小活络丹　B. 牵正散
C. 天麻钩藤饮　D. 大定风珠
E. 镇肝熄风汤

9. 患者肝阳偏亢易怒，出现头痛眩晕，心悸失眠。治疗应首选的方剂是
A. 镇肝熄风汤　B. 羚角钩藤汤
C. 天麻钩藤饮　D. 大定风珠
E. 地黄饮子

10. 患者男，8 岁。遍身云片状红色皮疹，瘙痒，抓破后渗出津水，苔薄白，脉浮数。治疗应首选的方剂是
A. 升麻葛根汤　B. 防风通圣散
C. 犀角地黄汤　D. 羌活胜湿汤
E. 消风散

B1 型题

A. 羚角钩藤汤
B. 天麻钩藤饮
C. 地黄饮子
D. 大定风珠
E. 镇肝熄风汤

1. 肝阳偏亢，肝风上扰，头痛，眩晕，失眠者，治疗应选用
2. 温热病后，神倦瘛疭，舌绛少苔，脉虚弱者，治疗应选用

A. 清热解毒，息风止痉
B. 平肝息风，清热活血
C. 镇肝息风，滋阴潜阳
D. 平肝息风，补益肝肾
E. 凉肝息风，增液舒筋

3. 羚角钩藤汤的功用是
4. 镇肝息风汤的功用是

A. 活血利水
B. 清热解毒
C. 引血下行，补益肝肾
D. 活血通经
E. 利尿通淋

5. 天麻钩藤饮配伍益母草意在
6. 天麻钩藤饮配伍牛膝意在

A. 肝阳上亢头痛
B. 瘀血阻络头痛
C. 外感风邪头痛
D. 气虚不升头痛

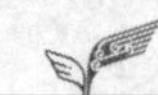

E. 风痰上扰头痛

7. 川芎茶调散主治

8. 天麻钩藤饮主治

二、参考答案

A1 型题

1. E	2. B	3. A	4. E	5. A
6. A	7. B	8. D	9. D	10. A
11. D	12. B	13. C	14. A	15. A
16. E	17. B	18. E	19. A	20. C
21. A	22. E	23. D		

A2 型题

1. C	2. A	3. C	4. C	5. D
6. C	7. C	8. B	9. C	10. E

B1 型题

1. B	2. D	3. E	4. C	5. A
6. C	7. C	8. A		

三、重点解析

A1 型题

4. E 羚角钩藤汤凉肝息风，增液舒筋，主治肝热生风证。地黄饮子滋肾阴，补肾阳，化痰开窍，主治瘖痱。大定风珠滋阴息风，主治阴虚风动证。天麻钩藤饮平肝息风，清热活血，补益肝肾，主治肝阳偏亢，肝风上扰证。镇肝熄风汤镇肝息风，滋阴潜阳，主治肝阳上亢，气血上逆之类中风。

17. B 羚角钩藤汤主治肝经热盛，热极动风证。方中羚羊角、钩藤凉肝息风、清热解痉；霜桑叶、滁菊花散肝热、平肝阳；白芍、生地滋阴养液，养肝柔筋；川贝、竹茹清热化痰而通络。临床应用以高热不退、手足抽搐为辨证要点。

20. C 牵正散——风痰阻于头面经络之口眼歪斜；风寒湿邪留阻经络、痰湿瘀血留阻经络—小活络丹；气虚脉络瘀阻—补阳还五汤；风邪初中经络—大秦艽汤。

B1 型题

5. A 6. C 天麻钩藤饮主治肝阳偏亢，肝风上扰证。临床应用以眩晕、头痛、失眠，舌红脉弦为使用依据。方中天麻、钩藤、石决明平肝息风，山栀、黄芩清泻肝热；益母草活血利水；牛膝引血下行，配合桑寄生、杜仲能补益肝肾，夜交藤、茯神安神定志。共奏平肝息风、清热活血、补益肝肾之效。

7. C 8. A 川芎茶调散疏风止痛，主治外感风邪头痛。天麻钩藤饮平肝息风、清热活血、补益肝肾，主治肝阳偏亢、肝风上扰之头痛、眩晕、失眠等症。瘀血阻络头痛——血府逐瘀汤，气虚不升头痛——补中益气汤，风痰上扰头痛——半夏白术天麻汤。

第十六单元 治 燥 剂

一、习 题

A1 型题

1. 麦门冬汤中配伍粳米、大枣、甘草的意义是

A. 佐金平木 B. 培土生金

C. 扶土抑木 D. 滋水涵木

E. 益火补土

2. 杏苏散与苏子降气汤中均含有的药物是

A. 半夏、白前 B. 桔梗、枳壳

C. 半夏、前胡 D. 桔梗、甘草

E. 半夏、厚朴

3. 以轻宣凉燥，理肺化痰为主要功用的方剂是

A. 杏苏散 B. 养阴清肺汤 C. 桑杏汤

D. 增液汤 E. 清燥救肺汤

4. 增液汤的组成药物中含有

A. 党参 B. 白参 C. 玄参

D. 沙参 E. 丹参

5. 桑菊饮与桑杏汤中均含有的药物是

A. 杏仁 B. 桔梗 C. 象贝

D. 连翘 E. 苇根

6. 以轻宣温燥，润肺止咳为主要功用的方剂是

A. 杏苏散 B. 养阴清肺汤

C. 桑杏汤 D. 增液汤

E. 清燥救肺汤

7. 清燥救肺汤中少佐人参的主要用意是

A. 扶正祛邪 B. 益气安神

C. 益气生津 D. 补气固表

E. 防止伤正

8. 以清肺润燥，益气养阴为主要功用的方剂是
A. 清暑益气汤　B. 白虎加人参汤
C. 养阴清肺汤　D. 桑杏汤
E. 清燥救肺汤

9. 不属于麦门冬汤组成药物的是
A. 麦冬　B. 桔梗　C. 人参
D. 粳米　E. 半夏

10. 不属于玉液汤组成药物的是
A. 生山药、生黄芪　B. 知母、天花粉
C. 生鸡内金、葛根　D. 五味子、葛根
E. 麦冬、玄参

11. 以滋养肺胃，降逆和中为主要功效的方剂是
A. 麦门冬汤　B. 清燥救肺汤
C. 炙甘草汤　D. 玉液汤
E. 桑杏汤

A2 型题

1. 患者头微痛，恶寒无汗，咳嗽痰稀，鼻塞咽干，苔白，脉弦。治疗应首选的方剂是
A. 清燥救肺汤　B. 杏苏散
C. 桑杏汤　D. 麦门冬汤
E. 百合固金汤

2. 患者咳唾涎沫，短气喘促，咽喉干燥，舌干红少苔，脉虚数。治疗应首选的方剂是
A. 清燥救肺汤　B. 杏苏散
C. 桑杏汤　D. 麦门冬汤
E. 百合固金汤

3. 患者女，36 岁。时值深秋，患者头微痛，恶寒无汗，咳嗽痰稀，鼻塞咽干已 2 日，苔白，脉弦。治疗应首选的方剂是
A. 桑杏汤　B. 麻黄汤
C. 杏苏散　D. 清燥救肺汤
E. 桑菊饮

4. 患者男，49 岁。症见：头痛身热，干咳无痰，气逆而喘，咽喉干燥，鼻燥，口渴，舌干少苔，脉虚大而数。治疗应首选的方剂是
A. 桑杏汤　B. 贝母瓜蒌散
C. 清燥救肺汤　D. 麦门冬汤
E. 九仙散

5. 患者于某，女，症见大便秘结，口渴舌干红，脉沉无力、细数。治疗应首选的方剂是
A. 玉液汤　B. 增液汤
C. 调胃承气汤　D. 玉女煎
E. 增液承气汤

6. 患者证见头痛，身热不甚，口渴咽干鼻燥，干咳无痰，舌红，苔薄白而干，脉浮数而右脉大者。治疗应首选的方剂是
A. 九仙散　B. 桑杏汤　C. 杏苏散
D. 止嗽散　E. 清燥救肺汤

B1 型题

A. 杏苏散
B. 清燥救肺汤
C. 桑杏汤
D. 麦门冬汤
E. 养阴清肺汤

1. 含有半夏、麦冬、人参的方剂是
2. 含有杏仁、人参、麦冬的方剂是

二、参考答案

A1 型题

1. B　2. C　3. A　4. C　5. A
6. C　7. C　8. E　9. B　10. E
11. A

A2 型题

1. B　2. D　3. C　4. C　5. B
6. B

B1 型题

1. D　2. B

三、重点解析

A1 型题

1. B　本题考查麦门冬汤的配伍意义。甘草、粳米、大枣益胃气，养胃阴，中气充盛，则津液自能上归于肺，健脾养胃补肺为培土生金，虚则补其母之法。

A2 型题

4. C　温燥以头痛身热、干咳无痰，或痰少而黏，不易咳出，咽干鼻燥口渴为主症。题目中“头痛身热，干咳无痰，咽喉干燥，鼻燥”——外感温燥，“舌干少苔，脉虚大而数”——气阴两虚。清燥救肺汤主治外感温燥，气阴两虚证，所以选清燥救肺汤。桑杏汤与清燥救肺汤均适用于外感温燥，清燥救肺汤以清宣燥热与养气阴的药组成治疗温燥重证，桑杏汤治疗温燥轻证。贝母瓜蒌散与麦门冬汤均可以治疗肺阴不足之咳嗽，即干咳少痰，痰少而黏、不易咯出，但无头痛身热等外感温燥之象。治疗外感温燥时，需用桑叶清宣温燥而不是单纯的滋养肺阴。九仙散与清燥救肺汤均能益气养阴，九仙散主治久咳肺虚，气阴不足证。

第十七单元 祛 湿 剂

一、习 题

A1型题

1. 八正散的组成药物中**不含有**
   A. 木通 B. 车前子 C. 滑石
   D. 栀子 E. 枳壳

2. 平胃散与藿香正气散组成中均含有的药物是
   A. 陈皮、白术 B. 陈皮、厚朴 C. 陈皮、苍术
   D. 厚朴、苍术 E. 白术、厚朴

3. 二妙散的功用是
   A. 清热利水 B. 清热燥湿 C. 清热养阴
   D. 利湿消肿 E. 解毒化湿

4. 实脾散的功用是
   A. 健脾和胃，消食止泻 B. 益气健脾，渗湿止泻
   C. 健脾和胃，消痞除满 D. 温阳健脾，行气利水
   E. 燥湿运脾，行气和胃

5. 羌活胜湿汤与九味羌活汤的组成药物中均含有的是
   A. 防风、川芎 B. 黄芩、川芎 C. 羌活、藁本
   D. 羌活、独活 E. 羌活、蔓荆子

6. 组成药物中**不含有**甘草的方剂是
   A. 蒿芩清胆汤 B. 小蓟饮子
   C. 猪苓汤 D. 桂苓甘露散
   E. 八正散

7. 胸胁支满，目眩心悸，短气而咳，舌苔白滑，脉弦滑者，治疗应选用
   A. 十枣汤 B. 五苓散 C. 真武汤
   D. 五皮散 E. 苓桂术甘汤

8. 三仁汤中具有“宣上、畅中、渗下”作用的药物是
   A. 杏仁、草蔻仁、薏苡仁
   B. 杏仁、白蔻仁、冬瓜仁
   C. 杏仁、白蔻仁、薏苡仁
   D. 杏仁、桃仁、薏苡仁
   E. 桃仁、白蔻仁、薏苡仁

9. 实脾散的组成药物中含有
   A. 草豆蔻 B. 干姜 C. 人参
   D. 苍术 E. 猪苓

10. 猪苓汤与五苓散两方的组成药物中均含有
    A. 白术、茯苓 B. 滑石、甘草
    C. 泽泻、猪苓 D. 茯苓、桂枝
    E. 滑石、阿胶

11. 关于真武汤中配伍芍药的用意**不包括**
    A. 利小便而去水气
    B. 益阴缓急而止腹痛
    C. 滋阴养血平肝
    D. 敛阴舒筋以解筋肉瞤动
    E. 防止温燥辛散渗利伤阴

12. 当归拈痛汤的功用是
    A. 清热活血，通络止痛
    B. 清热化湿，化瘀止痛
    C. 化痰通络，和血止痛
    D. 利湿清热，疏风止痛
    E. 祛风除湿，和血止痛

13. 独活寄生汤与天麻钩藤饮中均含有
    A. 桑寄生、杜仲、牛膝
    B. 桑寄生、独活、牛膝
    C. 黄芩、杜仲、益母草
    D. 桑寄生、独活、甘草
    E. 桑寄生、杜仲、独活

14. 连朴饮方中重用的药物是
    A. 厚朴 B. 石菖蒲 C. 芦根
    D. 香豉 E. 黄连

15. 下列选项中，**不属于**二妙散主治的是
    A. 筋骨疼痛 B. 两足痿软无力
    C. 足膝红肿疼痛 D. 寒湿带下
    E. 下部湿疮湿疹

16. 具有“利水渗湿，温阳化气”功用的方剂是
    A. 真武汤 B. 五苓散 C. 猪苓汤
    D. 苓桂术甘汤 E. 实脾饮

17. 甘露消毒丹与三仁汤均含有
    A. 白蔻仁、木通 B. 滑石、白通草
    C. 白蔻仁、白通草 D. 滑石、白蔻仁
    E. 滑石、木通

18. 甘露消毒丹中配伍连翘、射干、贝母、薄荷意在
    A. 清热解毒，散结消肿

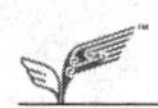

B. 行气化湿，悦脾和中
C. 利湿化浊，清热解毒
D. 利水渗湿，清热解毒
E. 清热化湿，理气和中

19. 八正散与小蓟饮子均含有
A. 生地、滑石 B. 栀子、大黄 C. 木通、小蓟
D. 木通、滑石 E. 竹叶、甘草

A2 型题

1. 患者男，35 岁。头痛恶寒，身重疼痛，肢体倦怠，面色淡黄，胸闷不饥，午后身热，苔白不渴，脉弦细而濡。治疗应首选的方剂是
A. 桂枝汤 B. 三仁汤 C. 五苓散
D. 实脾散 E. 真武汤

2. 患者一身面目俱黄，黄色鲜明，发热，无汗，口渴欲饮，小便短赤，大便秘结，舌红苔黄腻，脉沉数有力。治疗应首选的方剂是
A. 三仁汤 B. 甘露消毒丹 C. 茵陈术附汤
D. 茵陈五苓散 E. 茵陈蒿汤

3. 患者男，65 岁。久痹不愈，腰膝疼痛，肢节屈伸不利，或麻木不仁，畏寒喜温，心悸气短，舌淡苔白，脉象细弱。治疗应首选的方剂是
A. 当归四逆汤 B. 小活络丹 C. 羌活胜湿汤
D. 独活寄生汤 E. 苓桂术甘汤

4. 患者男，40 岁。肢节烦痛，肩背沉重，胸膈不利，遍身酸重，足胫肿痛不可忍，苔腻微黄，脉弦数。治疗应首选的方剂是
A. 二妙散 B. 当归拈痛汤 C. 羌活胜湿汤
D. 独活寄生汤 E. 失笑散

5. 患者男，37 岁。发热倦怠，胸闷腹满，肢酸咽肿，身目发黄，颐肿口渴，小便短赤，舌淡苔白厚腻。治疗应首选的方剂是
A. 三仁汤 B. 茵陈蒿汤 C. 藿香正气散
D. 平胃散 E. 甘露消毒饮

6. 患者男，32 岁。小便频数，白如米泔，凝如膏糊，舌淡苔白，脉沉。治疗应首选的方剂是
A. 缩泉丸 B. 桑螵蛸散 C. 金锁固精丸
D. 完带汤 E. 萆薢分清饮

7. 患者正虚表气不固，外受风邪，汗出恶风，身重，小便不利，舌淡苔白，脉浮。治疗应首选的方剂是
A. 五苓散 B. 猪苓汤 C. 玉屏风散
D. 防己黄芪汤 E. 桂枝汤

8. 患者小便不利，畏寒肢厥，头目眩晕，四肢沉重疼痛，浮肿，腰以下为甚。舌质淡胖，舌边有齿痕，舌苔白滑，脉沉细。治疗应首选的方剂是
A. 五苓散 B. 苓桂术甘汤 C. 真武汤
D. 实脾散 E. 羌活胜湿汤

9. 患者女，24 岁。脘腹胀满，不思饮食，口淡无味，恶心呕吐，嗳气吞酸，脉缓。治疗应首选的方剂是
A. 藿香正气散 B. 平胃散 C. 连朴饮
D. 甘露消毒丹 E. 茵陈蒿汤

10. 患者男，63 岁。发热恶寒，头痛，胸膈满闷，恶心呕吐，肠鸣泄泻，舌苔白腻，脉濡或缓。治疗应首选的方剂是
A. 九味羌活汤 B. 麻黄汤 C. 三仁汤
D. 平胃散 E. 藿香正气散

11. 患者男，64 岁。上吐下泻，胸脘痞闷，心烦躁扰，小便短赤，舌苔黄腻。治疗应首选的方剂是
A. 藿香正气散 B. 平胃散
C. 连朴饮 D. 甘露消毒饮
E. 茵陈蒿汤

12. 患者女，29 岁。不慎外受风邪，遍身肢节烦疼，肩背沉重，舌苔白腻微黄。治疗应首选的方剂是
A. 二妙散 B. 独活寄生汤
C. 九味羌活汤 D. 羌活胜湿汤
E. 当归拈痛汤

13. 患者因湿热下注所致，筋骨疼痛，两足痿软，足膝红肿疼痛，小便短赤，舌苔黄腻。治疗应首选的方剂是
A. 三仁汤 B. 茵陈蒿汤
C. 八正散 D. 独活寄生汤
E. 二妙散

14. 患者女，52 岁。遍身水肿。身半以下肿甚，手足不温，口中不渴，胸腹胀满，大便溏薄，舌苔厚腻，脉沉迟。治疗应首选的方剂是
A. 苓桂术甘汤 B. 五苓散
C. 猪苓汤 D. 实脾散
E. 防己茯苓汤

15. 患者男，23 岁。6 月 23 日就诊。近来天气炎热，大量食用冷饮，昨夜通宵在空调低温下休息，早起感发热恶寒，头痛，胸膈满闷，恶心，呕吐 1 次，腹泻 3 次，舌苔白腻，脉濡或缓。治疗应首选的方剂是
A. 九味羌活汤 B. 麻黄汤
C. 三仁汤 D. 平胃散
E. 藿香正气散

B1 型题

A. 萆薢分清饮
B. 参苓白术散

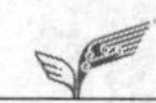

C. 完带汤
D. 桑螵蛸散
E. 易黄汤

1. 证属脾虚肝郁，湿浊下注的带下，治疗应选用
2. 证属下焦虚寒之膏淋、白浊，治疗应选用

A. 猪苓汤
B. 五苓散
C. 防己黄芪汤
D. 实脾散
E. 真武汤

3. 小便不利，发热，口渴欲饮，心烦不寐，治疗应选用
4. 小便不利，头痛发热，烦渴引饮，水入即吐，舌苔白，脉浮，治疗应选用

A. 温阳化饮，健脾利湿
B. 利水渗湿，温阳化气
C. 温肾祛湿，分清化浊
D. 温阳健脾，化气行水
E. 益气祛风，健脾利水

5. 苓桂术甘汤的功用是
6. 防己黄芪汤的功用是

二、参考答案

A1 型题

1. E　2. B　3. B　4. D　5. A
6. C　7. E　8. C　9. B　10. C
11. C　12. D　13. A　14. C　15. D
16. B　17. D　18. A　19. D

A2 型题

1. B　2. E　3. D　4. B　5. E
6. E　7. D　8. C　9. B　10. E
11. C　12. E　13. E　14. D　15. E

B1 型题

1. C　2. A　3. A　4. B　5. A
6. E

三、重点解析

A1 型题

2. B　本题考查平胃散与藿香正气散的药物组成。平胃散：苍术、厚朴、陈皮、甘草。藿香正气散：大腹皮、白芷、紫苏、茯苓、半夏曲、白术、陈皮、厚朴、姜汁、苦桔梗、藿香、甘草。

4. D　实脾散温阳健脾，行气利水，主治脾肾阳虚，水气内停之阴水。

5. A　羌活胜湿汤的药物组成：羌活、独活、藁本、防风、甘草、川芎、蔓荆子、生姜。九味羌活汤的药物组成：羌活、防风、苍术、细辛、川芎、白芷、生地、黄芩、甘草。

6. C　猪苓汤的药物组成为猪苓、茯苓、泽泻、阿胶、滑石。蒿芩清胆汤的药物组成为青蒿脑、淡竹茹、仙半夏、赤茯苓、青子芩、生枳壳、广陈皮、碧玉散（滑石、青黛、甘草）。小蓟饮子的药物组成为生地黄、小蓟、滑石、木通、蒲黄、藕节、淡竹叶、当归、山栀子、炙甘草。桂苓甘露散的药物组成为茯苓、甘草、白术、泽泻、官桂、石膏、寒水石、滑石、猪苓。八正散的药物组成为车前子、瞿麦、萹蓄、滑石、山栀子仁、炙甘草、木通、大黄、灯心草。

7. E　苓桂术甘汤温化痰饮，健脾利湿，主治中阳不足之痰饮，症见形体消瘦，胸脘胀满，纳呆呕吐，胃中振水音或肠鸣辘辘，便溏或背部寒冷，头昏目眩，心悸气短，舌苔白润，脉弦滑等。十枣汤攻逐水饮，主治悬饮、实水。五苓散利水渗湿，温阳化气，主治伤寒太阳膀胱蓄水证、水湿内停之水肿、痰饮内停证。真武汤温阳利水，主治脾肾阳虚，水饮内停证。五皮散利水消肿，行气祛湿，主治水停气滞之皮水证。

8. C　三仁汤中，杏仁苦辛，宣利上焦肺气，气化则湿化；白蔻仁芳香化湿，行气，调中；薏苡仁甘淡，渗利下焦湿热，健脾。此三仁合用，能宣上、畅中、渗下而具清利湿热，宣畅三焦气机之功。

11. C　真武汤主治肾阳虚衰，水气泛滥之证。方中附子温壮肾阳为君，使水有所主。臣以茯苓渗湿利水、白术健脾燥湿，使水有所制。佐以生姜温阳散寒，宣散水气，白芍用意有四：①利小便而行水气；②益阴缓急而止腹痛；③敛阴舒筋以解筋肉瞤动；④防止温燥辛散渗利伤阴，以利久服缓治。诸药合用共成温阳利水之剂。

A2 型题

3. D　本题考查独活寄生汤的主治。“畏寒喜温、心悸气短、舌淡苔白、脉细弱”——气血不足。独活寄生汤所治乃风寒湿三气痹着日久，肝肾两亏，气血不足所致。小活络丹祛风胜湿，化痰通络、活血止痛，治疗风湿寒痹，麻木不仁，无正气不足之象，以舌淡紫苔白为使用依据。羌活胜湿汤祛风胜湿止痛，治疗风湿在表之痹症，临床以头痛身重，难以转侧为使用依据。

B1 型题

5. A　6. E　本题考查各方剂的功用。温阳化饮，健脾利湿——苓桂术甘汤；利水渗湿，温阳化气——五苓散；温肾祛湿，分清化浊——萆薢分清饮；温阳健脾，化气行水——实脾散；益气祛风，健脾利水——防己黄芪汤。

第十八单元 祛痰剂

一、习题

A1 型题

1. 小陷胸汤的主治证候中有
   A. 痰白而稀　B. 干咳无痰
   C. 咳痰黄稠　D. 痰中带血
   E. 咳嗽痰多

2. 清气化痰丸与贝母瓜蒌散中均含有的药物是
   A. 半夏　B. 枳实　C. 茯苓
   D. 甘草　E. 桔梗

3. 下列方剂中有乌梅的是
   A. 平胃散　B. 止嗽散　C. 清燥救肺汤
   D. 玉液汤　E. 二陈汤

4. 二陈汤主治之咳嗽属于
   A. 湿痰　B. 寒痰　C. 热痰
   D. 风痰　E. 燥痰

5. 心悸失眠，夜多异梦，平素胆怯易惊，苔白腻，脉弦滑者，治疗应选用
   A. 二陈汤　B. 温胆汤　C. 导痰汤
   D. 酸枣仁汤　E. 半夏白术天麻汤

6. 眩晕头痛，胸膈痞闷，恶心呕吐，舌苔白腻，脉弦滑者，治疗应选用
   A. 温胆汤　B. 镇肝熄风汤
   C. 羚角钩藤汤　D. 天麻钩藤饮
   E. 半夏白术天麻汤

7. 苓甘五味姜辛汤的功用是
   A. 温肺化饮　B. 化痰息风　C. 利水消痰
   D. 燥湿化痰　E. 润肺化痰

8. 下列选项中<u>不包含</u>半夏、陈皮、茯苓的方剂是
   A. 半夏白术天麻汤　B. 温胆汤
   C. 二陈汤　D. 清气化痰丸
   E. 贝母瓜蒌散

9. 二陈汤煎煮时加乌梅一个，其用意为
   A. 敛肺涩肠，以防肺气下泄
   B. 生津润燥，以防辛燥伤阴
   C. 收敛肺气，以防燥散伤正
   D. 收敛肺气，以助排痰之力
   E. 润肺止咳，以增止咳之效

10. 功效为理气化痰，和胃利胆的方剂是
   A. 温胆汤　B. 蒿芩清胆汤
   C. 贝母瓜蒌散　D. 清气化痰丸
   E. 小柴胡汤

A2 型题

1. 患者症见咳嗽痰多，色白易咯，恶心呕吐，胸膈痞闷，肢体困重，舌苔白滑，脉滑。治疗应首选的方剂是
   A. 止嗽散　B. 泻白散
   C. 二陈汤　D. 苏子降气汤
   E. 贝母瓜蒌散

2. 患者症见胸脘痞闷，按之则痛，咳痰黄稠，苔黄腻，脉滑数。治疗应首选的方剂是
   A. 温胆汤　B. 滚痰丸
   C. 小陷胸汤　D. 大陷胸汤
   E. 清气化痰丸

3. 患者症见咳嗽痰黄，咳之不爽，胸膈痞闷，小便短少，诊其为痰热内结。治疗应首选的方剂是
   A. 温胆汤　B. 清气化痰丸
   C. 茯苓丸　D. 半夏白术天麻汤
   E. 三子养亲汤

4. 患者胆怯易惊，虚烦不眠，偶有眩晕，苔白腻，脉弦滑。治疗应首选的方剂是
   A. 温胆汤　B 清气化痰丸
   C. 茯苓丸　D. 半夏白术天麻汤
   E. 三子养亲汤

5. 患者近日出现咳嗽，且咳痰量多，清稀色白，胸膈不快，诊其舌苔白滑，脉弦滑。治疗应首选的方剂是
   A. 小青龙汤
   B. 苓甘五味姜辛汤
   C. 半夏白术天麻汤
   D. 贝母瓜蒌散
   E. 清气化痰丸

6. 患者咳嗽喘逆，痰多胸痞，食少难消，舌苔白腻，脉滑。治疗应首选的方剂是
   A. 小青龙汤
   B. 苓甘五味姜辛汤
   C. 三子养亲汤

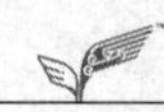

D. 参苏饮
E. 二陈汤

7. 患者咯痰不爽，涩而难出，咽喉干燥哽痛，偶甚呛咳气急，苔白而干。治疗应首选的方剂是
A. 小青龙汤 B. 苓甘五味姜辛汤
C. 半夏白术天麻汤 D. 贝母瓜蒌散
E. 清气化痰丸

B1 型题

A. 清热化痰，平肝息风
B. 清肺化痰，散结排脓
C. 疏风宣肺，化痰止咳
D. 润肺清热，理气化痰
E. 化痰息风，健脾祛湿

1. 贝母瓜蒌散的功用是
2. 半夏白术天麻汤的功用是

A. 温阳化饮，健脾利湿
B. 清热化痰，理气止咳
C. 温肺化痰，降气消食
D. 润肺清热，理气化痰
E. 理气化痰，和胃利胆

3. 三子养亲汤的功用是
4. 清气化痰丸的功用是

A. 二陈汤
B. 温胆汤
C. 定喘汤
D. 贝母瓜蒌散
E. 清气化痰丸

5. 治疗燥痰咳嗽，应首选
6. 治疗热痰咳嗽，应首选

二、参考答案

A1 型题

1. C 2. C 3. E 4. A 5. B
6. E 7. A 8. E 9. C 10. A

A2 型题

1. C 2. C 3. B 4. A 5. B
6. C 7. D

B1 型题

1. D 2. E 3. C 4. B 5. D
6. E

三、重点解析

A1 型题

1. C 小陷胸汤主治证候有胸脘痞闷，按之则痛，咳痰黄稠，舌苔黄腻，脉滑数等。

4. A 二陈汤主治湿痰证。证见咳嗽痰多，色白易咯，恶心呕吐，胸膈痞闷，肢体困重，或头眩心悸，舌苔白滑或腻，脉滑。

5. B 温胆汤理气化痰，和胃利胆，主治胆胃不和，胆郁痰扰证。二陈汤燥湿化痰、理气和中，主治湿痰证。导痰汤燥湿豁痰，行气开郁，主治痰涎壅盛，胸膈痞塞，或咳嗽恶心，饮食少思。酸枣仁汤养血安神，清热除烦，主治肝血不足，虚热内扰之证。半夏白术天麻汤化痰息风，健脾祛湿，主治风痰上扰证。

6. E 半夏白术天麻汤燥湿化痰，平肝息风，主治风痰上扰证。

第十九单元 消 食 剂

一、习 题

A1 型题

1. 保和丸的组成中有
A. 陈皮、甘草 B. 茯苓、白术
C. 半夏、生姜 D. 神曲、银花
E. 山楂、连翘

2. 健脾丸的组成中有
A. 薏苡仁 B. 莱菔子 C. 鸡内金
D. 黄芪 E. 黄连

3. 保和丸中配伍莱菔子的主要用意是
A. 消食止泻 B. 下气消食 C. 消食导滞
D. 化滞解酒 E. 消积和胃

4. 健脾丸的主要配伍特点是
A. 补气健脾与渗湿止泻同用
B. 补气健脾与涩肠止泻同用
C. 补气健脾与行气利湿同用
D. 补气健脾与消食行气同用
E. 补气健脾与清热除湿同用

5. 保和丸主治证中常见症状是
A. 食少难消　B. 腹痛下利　C. 胸满胁痛
D. 嗳腐吞酸　E. 脘闷不饥

6. 枳实导滞丸的功用是
A. 消导化积，清热利湿
B. 健脾和胃，消食止泻
C. 消痞除满，健脾和胃
D. 行气导滞，攻积泄热
E. 分消酒湿，理气健脾

7. 连翘在保和丸中的用意是
A. 清热解毒　B. 疏散内热　C. 消肿散结
D. 清热散结　E. 消食导积

8. 枳实导滞丸的组成药物中<u>不包含</u>
A. 木香、半夏　B. 枳实、黄芩　C. 白术、茯苓
D. 黄芩、黄连　E. 大黄、泽泻

9. 下列选项中，<u>不属于</u>枳实导滞丸主治的是
A. 脘腹胀闷　B. 下痢　C. 泄泻
D. 大便秘结　E. 饮食不消

10. 健脾丸中配伍黄连的意义是
A. 清热燥湿　B. 清热消毒　C. 清热泻火
D. 清热止痢　E. 泻火除烦

A2 型题

1. 某患者因饮食不节，近日出现脘腹痞胀，嗳腐吞酸，恶食呕吐，大便泄泻，舌苔厚腻，脉滑。治疗应首选的方剂是
A. 保和丸　B. 健脾丸　C. 枳实消痞丸
D. 枳实导滞丸　E. 木香槟榔丸

2. 患者素日脾胃虚弱，食少难消，脘腹痞闷，大便溏薄，苔薄腻，脉虚弱。治疗应首选的方剂是
A. 健脾丸　B. 保和丸
C. 枳实消痞丸　D. 真人养脏汤
E. 葛花解酲汤

3. 患者脘腹胀满，大便失常，小便短赤，苔黄腻，脉沉有力。治疗应首选的方剂是
A. 健脾丸　B. 保和丸
C. 枳实导滞丸　D. 真人养脏汤
E. 葛花解酲汤

4. 脘腹痞闷，食少难消，大便溏薄，倦怠乏力，苔腻微黄，脉虚弱者，治疗应选用
A. 越鞠丸　B. 健脾丸
C. 半夏泻心汤　D. 参苓白术散
E. 厚朴温中汤

B1 型题

A. 健脾和胃，消食止泻
B. 消食和胃，益气健脾
C. 消食导滞，清热祛湿
D. 行气导滞，攻积泻热
E. 益气健脾，渗湿止泻

1. 健脾丸的功用是
2. 枳实导滞丸的功用是

A. 健脾丸
B. 保和丸
C. 四逆散
D. 痛泻要方
E. 葛根黄芩黄连汤

3. 脘腹痞闷、食少难消、大便溏薄、倦怠乏力、苔腻微黄、脉虚弱，治疗应选用
4. 肠鸣腹痛、大便泄泻、泻必腹痛、泻后痛缓、舌苔薄白、脉两关不调、左弦而右缓，治疗应选用

二、参考答案

A1 型题

1. E　2. E　3. B　4. D　5. D
6. A　7. D　8. A　9. E　10. A

A2 型题

1. A　2. A　3. C　4. B

B1 型题

1. A　2. C　3. A　4. D

三、重点解析

A1 型题

9. E　枳实导滞丸可用于以下三症：①脘腹胀痛；②下痢泄泻；③大便秘结。三者均属于湿热食滞所致，以舌苔黄腻为辨证依据，若无苔腻不可妄投。

A2 型题

2. A　健脾丸为健脾消食之剂，临床应用以食少难消，脘腹痞闷，大便溏薄为辨证要点。

B1 型题

3. A　4. D　健脾丸健脾和胃，消食止泻，主治脾胃虚弱，食积内停证。痛泻要方补脾泻肝，缓急止痛，主治脾虚肝强之痛泻证。保和丸消食，导滞，和胃。四逆散透邪解郁，疏肝理脾，主治阳郁厥逆证及肝郁脾滞之证。葛根黄芩黄连汤清解里热，解肌散邪，主治表证未解，邪热入里之证。

 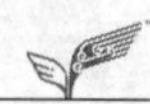

第二十单元 驱 虫 剂

一、习 题

A1 型题

1. 乌梅丸的功用是
   A. 温脏安蛔 B. 温脾益肾 C. 和胃止呕
   D. 清热益气 E. 降逆化痰

2. 组成药物中含有桂枝的方剂是
   A. 乌梅丸 B. 芍药汤 C. 暖肝煎
   D. 阳和汤 E. 地黄饮子

A2 型题

1. 患者肠道失固，症见久泻久痢者，诊其为寒热错杂，虚实夹杂证。治疗应首选的方剂是
   A. 乌梅丸 B. 芍药汤
   C. 温脾汤 D. 阳和汤
   E. 痛泻要方

2. 患者脘腹阵痛，烦闷呕吐，时发时止，得食则呕，甚则吐蛔，手足厥冷。治疗应首选的方剂是
   A. 乌梅丸 B. 小建中汤
   C. 真人养脏汤 D. 木香槟榔丸
   E. 理中安蛔丸

二、参考答案

A1 型题

1. A 2. A

A2 型题

1. A 2. A

三、重点解析

A1 型题

1. A 乌梅丸功能温脏驱蛔。主治脏寒，蛔上入膈，烦闷不安，手足厥冷，得食而呕，腹痛，吐蛔，时发时止，或久痢不止。

2. A 乌梅丸的药物组成有乌梅、细辛、干姜、黄连、当归、附子、蜀椒、桂枝、人参、黄柏。

A2 型题

1. A 乌梅丸适用于久泄久痢，多呈脾胃虚寒，肠滑失禁，气血不足而湿热积滞未去之寒热虚实错杂证候，本方集酸收涩肠、温阳补虚、清热燥湿诸法于一方，切中病机，故每可奏效。

第二十一单元 痈 疡 剂

一、习 题

A1 型题

1. 被誉为“疮疡之圣药，外科之首方”的是
   A. 五味消毒饮 B. 阳和汤
   C. 仙方活命饮 D. 黄连解毒汤
   E. 四妙勇安汤

2. 仙方活命饮主治
   A. 脱疽 B. 脓疡破溃，疮口不收
   C. 阴证疮疡 D. 疔疮
   E. 阳证痈疡肿毒初起

3. 仙方活命饮的君药为
   A. 没药 B. 当归 C. 乳香
   D. 金银花 E. 地丁

4. 仙方活命饮体现了什么治法？
   A. 消法 B. 补法 C. 清法
   D. 和法 E. 下法

5. 阳和汤主治
   A. 脱疽 B. 脓疡破溃，疮口不收
   C. 阴疽 D. 疔疮
   E. 阳证痈疡肿毒初起

6. 阳和汤的君药为
   A. 麻黄 熟地 B. 麻黄 鹿角胶

C. 炮姜炭　麻黄　D. 白芥子　麻黄
E. 熟地　鹿角胶

7. 阳和汤功效为
A. 化痰除湿，祛瘀通络　B. 温阳补血，散寒通滞
C. 清热解毒，消肿散结　D. 活血通络，散寒化瘀
E. 消肿散结，活血止痛

8. 大黄牡丹汤的功效为
A. 活血解毒，滋阴泻火　B. 荡涤胃肠积热
C. 消肿散结，活血止痛　D. 泻热破瘀，散结消肿
E. 行气导滞，活血祛瘀

9. 大黄牡丹汤主治
A. 肠痈初起，湿热瘀滞证
B. 阳明腑实证
C. 里热实证之热厥、痉病或发狂
D. 阳明腑实兼阴津不足证
E. 热结旁流证

10. 大黄牡丹汤君药为
A. 丹皮，瓜仁　B. 大黄，桃仁　C. 大黄，丹皮
D. 大黄，芒硝　E. 大黄，瓜仁

11. 苇茎汤的君药是
A. 苇茎　B. 瓜瓣　C. 薏苡仁
D. 白芍　E. 桃仁

12. 苇茎汤的功效为
A. 活血排脓，滋阴泻火　B. 消肿散结，活血消痈
C. 清肺化痰，逐瘀排脓　D. 泻热清肺，散结消肿
E. 行气导滞，化痰祛瘀

A2 型题

1. 某患者症见皮肤红肿焮痛，身热凛寒，苔薄黄，脉数有力。治疗应首选的方剂是
A. 五味消毒饮　B. 阳和汤
C. 仙方活命饮　D. 黄连解毒汤
E. 四妙勇安汤

2. 某患者患处漫肿无头，皮色不变，酸痛无热，口中不渴，舌淡苔白，脉沉细。治疗应首选的方剂是
A. 阳和汤　B. 五味消毒饮
C. 四妙勇安汤　D. 黄连解毒汤
E. 仙方活命饮

3. 某患者右下腹肿痞，疼痛拒按，按之痛如淋，小便自调，时时发热，自汗恶寒，苔黄腻，脉滑数。治疗应首选的方剂是
A. 八正散　B. 大黄牡丹汤
C. 身痛逐瘀汤　D. 桃核承气汤
E. 大承气汤

4. 某患者身微热，咳嗽痰多，甚则咳吐腥臭脓血，胸中隐隐作痛，舌红苔黄腻，脉滑数。治疗应首选的方剂是
A. 败毒散　B. 苇茎汤　C. 桔梗汤
D. 银翘散　E. 仙方活命饮

B1 型题

A. 熟地
B. 金银花
C. 地丁
D. 芦根
E. 肉桂

1. 仙方活命饮的君药为
2. 阳和汤的君药为

A. 苇茎
B. 大黄
C. 瓜瓣
D. 金银花
E. 白芍

3. 大黄牡丹汤君药为
4. 苇茎汤君药为

A. 化痰除湿，祛瘀通络
B. 温阳补血，散寒通滞
C. 清热解毒，消肿散结
D. 活血通络，散寒化瘀
E. 消肿散结，活血止痛

5. 仙方活命饮的功效为
6. 阳和汤的功效为

A. 活血排脓，滋阴泻火
B. 消肿散结，活血消痈
C. 清肺化痰，逐瘀排脓
D. 泻热破瘀，散结消肿
E. 行气导滞，化痰祛瘀

7. 大黄牡丹汤功效为
8. 苇茎汤功效为

二、参考答案

A1 型题

1. C　2. E　3. D　4. A　5. C
6. E　7. B　8. D　9. A　10. B
11. A　12. C

A2 型题

1. C　2. A　3. B　4. B

B1 型题

1. B　2. A　3. B　4. A　5. C
6. B　7. D　8. C

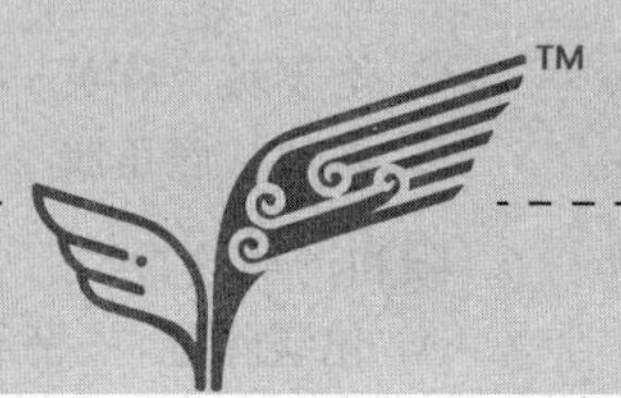

中医经典

一、习　题

A1 型题

1.《素问·阴阳应象大论》提出“治病必求于本”。此“本”的含义是
  A. 发病的原因　B. 病机的变化
  C. 阴阳的盛衰变化　D. 脏腑的功能调节
  E. 气血的运行情况

2.《素问·举痛论》言“百病皆生于气”。其基本含义是
  A. 疾病的发生与正气虚相关
  B. 邪气过盛是发病的因素
  C. 多种疾病变化与正气虚相关
  D. 疾病的发生源于气机失调
  E. 疾病的发生与变化因于气血不调

3.《素问·至真要大论》言“审察病机，无失气宜”，对中医临床治疗的指导意义是
  A. 强调辨证是基础，治疗要关注气机
  B. 奠定了因时制宜治则形成的理论基础
  C. 强调辨证论治要关注气的运行变化
  D. 突出临证治疗时重视病机变化的重要性
  E. 处方用药要随气的运行而加减变化

4.《素问·四气调神大论》提出“春夏养阳，秋冬养阴”的养生原则。其本义指的是
  A. 春夏宜食寒凉以养阳；秋冬宜食温热以养阴
  B. 春夏阳外盛内虚要养阳；秋冬阴外盛内虚要养阴
  C. 阳以阴生，阴以阳长；养阳以助阴，养阴以育阳
  D. 春夏养阳养生长；秋冬养阴养收藏，养生要顺时
  E. 用药调养，春夏宜辛温辛热；秋冬宜酸温苦寒

5. 依据《素问·痹论》所述，诊断为肾痹的主要症状特点是
  A. 烦闷、喘促、呃逆
  B. 心烦、阵咳喘、时觉气逆恐惧
  C. 腹胀满、身体佝偻不伸
  D. 夜卧惊惕、多饮小便频、腹胀
  E. 咳而呕清水、脘腹痞满

6.《素问·生气通天论》“阴者藏精而起亟也，阳者卫外而为固也”所说明的是
  A. 阴阳相互对立　B. 阴阳相互为用
  C. 阴阳互为消长　D. 阴阳可以转化
  E. 阴阳相互协调

7.《素问·经脉别论》“府精神明，留于四脏”之“四脏”指的是
  A. 心、肺、肝、脾　B. 心、肺、肝、肾
  C. 心、肝、脾、肾　D. 心、肺、脾、肾
  E. 肺、肝、脾、肾

8.《素问·经脉别论》所言“毛脉合精，行气于府”之“毛脉合精”指的是
  A. 血与精相合
  B. 精血合于脉
  C. 精气与皮毛、经脉相合
  D. 气与血相合
  E. 精血滋养皮毛、经脉

9.《灵枢·百病始生》“两虚相得”句中，“两虚”指的是
  A. 虚乡之邪与人体气虚
  B. 外感之邪与人体正虚
  C. 虚邪之风与阴阳失调
  D. 人体阳虚与外界虚邪
  E. 卫气虚弱与阴寒过盛

10. 对《素问·举痛论》“喜则气缓”句中的“缓”字，从病理上解释可理解为
  A. 气行缓慢　B. 气机和缓　C. 脉呈缓象
  D. 气机涣散　E. 精神松弛

11.《素问·举痛论》指出，“劳则气耗”的机理是“外内皆越”，其症状特点是

A. 喘息、汗出 B. 汗大泄乏力 C. 畏寒而喘息
D. 喘息而气促 E. 气逆且咳喘

12.《素问·汤液醪醴论》中"开鬼门"指的是
A. 利小便 B. 通大便 C. 发汗
D. 刺络放血 E. 催吐法

13. 太阳病提纲条文强调恶寒、不提发热的主要原因叙述最正确的是
A. 突出强调太阳病在表的性质特征
B. 恶寒是太阳病出现最早、贯穿始终的症状
C. 太阳之气主表主外,发病即为表寒证
D. 外感伤寒卫阳被遏,初起即恶寒,发热有早晚
E. 有一分恶寒,就有一分表证,太阳主表,恶寒为主

14. 葛根芩连汤证与麻黄汤证在症状上的鉴别要点是
A. 前者身热微恶寒,后者身痛发热
B. 前者喘而汗出,后者无汗而喘
C. 前者身热伴心烦,后者发热伴身痛
D. 前者以下利为主,后者以身痛为主
E. 前者微恶寒,后者以恶风为主

15. 临证运用小青龙汤的审证要点是
A. 无汗,干呕、咳嗽时喘
B. 发热恶寒,咳嗽时渴伴喘息
C. 发热恶寒,无汗而烦躁
D. 干呕,发热、咳嗽,有痰量少
E. 咳嗽,咯吐清稀,白色痰涎量多

16.《伤寒论》桂枝汤证的审证要点是
A. 患者汗出而微烦躁
B. 患者头痛发热汗出恶风
C. 患者自汗出、脉浮弱
D. 患者时发热而自汗出
E. 患者常自汗出脉沉弱

17. 旋覆代赭汤主治的症状特点是
A. 心下痞硬,干噫食臭 B. 心下痞硬,噫气频作
C. 心下痞塞,按之则痛 D. 心下痞满,伴有呃逆
E. 心下痞塞,干呕下利

18. 下列选项中,<u>不属于</u>少阳病柴胡证最主要的症状的是
A. 往来寒热 B. 胸胁苦满
C. 心烦喜呕 D. 呃逆胃胀
E. 默默不欲饮食

19. 下列选项中,见于大青龙汤证中的症状是
A. 虚烦不得眠 B. 心烦不得安
C. 短气又烦满 D. 烦躁而无汗
E. 心下满而烦

20.《金匮要略》言:"夫人禀五常,因风气而生长"。此"风气"的含义是
A. 五行风木之气 B. 自然界之气候
C. 人体元阳之气 D. 肝木疏泄生发之气
E. 春季天阳生发之气

21.《金匮要略》所言之"血痹",脉见"寸口关上微,尺中小紧"提示其病理基础是
A. 人体正气虚,血脉受寒
B. 肝脾不和,气血输布不利
C. 脾阳虚损,运化无力
D. 肺脾气血虚,经脉不通利
E. 阳气不足,阴血涩滞

22.《金匮要略》对"湿痹之候,小便不利,大便反快"所采取的治疗方法是
A. 健脾化湿除痹
B. 芳香通络祛湿
C. 行气健脾除湿
D. 健脾胃化湿邪
E. 利小便除湿邪

23. 据《金匮要略》水气病脉证所言,与"皮水"发病相关的脏腑是
A. 肺、肾 B. 三焦 C. 肺、脾
D. 脾、肾 E. 肺

24. 据《金匮要略》水气病脉证所言,对"皮水"的治疗方法是
A. 利小便为主 B. 发汗为宜
C. 发汗利小便 D. 健脾燥湿
E. 宣肺健脾利湿

25. 妇人产后好发痉病的常见原因是
A. 津液不足,复感寒邪
B. 津液不足,复感风邪
C. 血虚多汗,感受寒邪
D. 外感风邪,误汗致痉
E. 外感风邪,误下致痉

26. 提出"温邪上受,首先犯肺"的医家是
A. 吴又可 B. 王孟英 C. 叶天士
D. 吴鞠通 E. 薛雪

27. 对温病"邪留三焦"的治疗,叶天士倡导的是
A. 和解表里 B. 开达募原 C. 辛开苦降
D. 芳香宣化 E. 分消上下

28. 风温病的发病,其所感受的常见外邪是
A. 温热病邪 B. 风寒病邪 C. 风热病邪
D. 燥热病邪 E. 暑热病邪

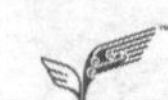

29. 温病大家吴鞠通治疗温邪初犯卫分证，选用辛凉法或辛温法的主要依据是
   A. 症见有汗还是无汗
   B. 症见恶风还是恶寒
   C. 症见恶风寒和不恶风寒
   D. 症见无汗恶寒和汗出恶风
   E. 症见发热恶寒和无热而寒

30. 阳明温病经证的主要临床症状特点是
   A. 面红目赤，腹软无压痛
   B. 面红目赤，腹部胀满疼痛
   C. 腹软无压痛，大便不秘结
   D. 腹部胀满疼痛，大便秘结
   E. 脉沉数有力，腹软无压痛

31. 下列选项中，不宜用大承气汤的是
   A. 腹胀满，不大便，蒸蒸发热
   B. 腹胀满痛，大便燥结，潮热
   C. 腹胀绕脐痛，大便热结旁流
   D. 腹痛胀满重，便干秘结不通
   E. 痞满重伴腹痛，大便干燥结

B1 型题

   A. 浊气归心，上归于脾
   B. 经气归于肺，肺朝百脉
   C. 上归于肺，肺朝百脉
   D. 通调水道，下输膀胱
   E. 经气归于肺，通调水道

1. 依据《素问·经脉别论》所论，属于谷食传化过程中的环节是
2. 依据《素问·经脉别论》所论，属于水饮传化过程中的环节是

   A. 诸湿肿满
   B. 诸痉项强
   C. 诸厥固泄
   D. 诸禁鼓栗，如丧神守
   E. 诸转反戾，水液混浊

3. 依据《素问·至真要大论》所论与火有关的病症是
4. 依据《素问·至真要大论》所论与湿有关的病症是

   A. 郁冒
   B. 产后痉病
   C. 妇人脏躁
   D. 癃闭
   E. 漏下

5. 产后血虚津亏，头昏烦闷不适、头汗出、呕而不能食、脉微弱。其病为
6. 产后血虚津亏，出汗多、复感风邪。其病为

   A. 神昏、耳聋、目瞑、不欲言
   B. 泻下无度
   C. 食后腹泻，完谷不化
   D. 中满不饥
   E. 午后身热较重

7. 湿温病误下后常见的症状是
8. 湿温病误汗后常见到的症状是

   A. 清泄里热祛邪
   B. 辛寒清热透邪
   C. 清热解毒，通降祛邪
   D. 苦寒攻下祛邪
   E. 发汗泄热祛邪

9. 阳明温病经证的常用治法是
10. 阳明温病腑证的常用治法是

   A. 其病机特点为痞满较盛，燥热实邪结聚次之
   B. 其病机特点为燥热初结于胃肠，痞满不重
   C. 其病机特点为燥热结于胃肠，大便不通
   D. 其病机特点为阳明燥热实邪内阻，痞满燥实俱备
   E. 其病机特点为阳明腑实热邪气亢盛，邪热郁结

11. 大承气汤枳实、厚朴、芒硝、大黄同用，其理论依据是
12. 小承气汤用枳实、厚朴、大黄，不用芒硝的理论依据是

二、参考答案

A1 型题

1. C	2. D	3. B	4. D	5. C
6. B	7. C	8. D	9. B	10. D
11. A	12. C	13. D	14. B	15. E
16. C	17. B	18. D	19. D	20. B
21. E	22. E	23. C	24. B	25. B
26. C	27. E	28. C	29. C	30. C
31. A				

B1 型题

1. B	2. D	3. D	4. B	5. A
6. B	7. B	8. A	9. B	10. D
11. D	12. A			

三、重点解析

A1 型题

1. C。"治病必求于本"意为诊治疾病必须要推求阴阳的盛衰。一是人有脏腑经络气血，又分表里上下内外。这些统属于阴阳范畴而有阴阳之分。二是在病因上，

外感六淫内伤七情也有阴阳之别。三是在诊断上，中医的四诊八纲，首先要辨别阴阳。四是在病机上，人体疾病的形成不外乎阴阳的偏盛偏衰。在治疗上药物的升降气味、用针的补泻等，皆不出阴阳之理。所以说，疾病发生的实质就是人体阴阳失去了相对协调的关系。因此在治疗上也必须从阴阳入手，针对阴阳的盛衰不同来进行治疗。故此“本”，指的是阴阳的盛衰变化。

2.D 许多疾病的发生都是由于各种因素导致气机失调所致。张介宾注“气之在人，和则为正气，不和则为邪气。凡表里虚实，逆顺缓急，无不因气而致，故百病皆生于气”。这里的“气”，指气机失调，此谓病机而言。“百病皆生于气”的基本含义是许多疾病的发生都是由于各种内外致病因素使气机失调所致。

3.B 气宜，指的是六气之所宜，即与自然季节变化相结合。病机变化与自然气候变化关系密切，其变化与转归受气候季节的寒温变化影响。《素问·至真要大论》提出观察分析病机时要与自然季节气候变化相结合。证候为疾病某一阶段的病机的概括，是辨证施治的依据。因此，“审察病机，无失气宜”为后世因时制宜治则奠定了理论基础。

4.D 春夏养阳，秋冬养阴——春夏顺应生长之气，以养护阳气，秋冬顺应收藏之气，以养护阴气。春夏养阳养生养长，秋冬养阴养收养藏。

6.B 阴精和阳气的作用分别是藏精和卫外。阴藏精于内，不断为阳气的功能活动提供物质基础。阳气卫外固护并推动阴精的气化。说明阴阳互用，才能保持阴阳协调，维持正常生命活动。无阳则阴无以化，无阴则阳无以生。

8.D 肺主气，外合皮毛，心主血脉。因此，毛脉合精指的是气血相合。

9.B 两虚，指天时之虚与人体正气虚弱。疾病发生必须具备两个条件，一是内有人体正气虚弱。一是外有邪气侵袭。如果有邪气侵袭人体，正气不虚，也不会使人生病；正气虚时，又受邪气侵袭就可以使人生病。所以《灵枢·百病始生》言：“两虚相得，乃客其形”

11.A 过度劳累会导致正气耗伤，出现喘息、汗出的症状。喘息不止，是肺气内耗；汗出过多，气随津液而泄于外。所以“劳则气耗”导致“外内皆越”的症状特点是喘息、汗出。

13.D 太阳病是外感病初起，在风寒束表之时，卫阳被遏制，失于温煦，即见恶寒，卫阳奋起抗邪，正邪相争才有发热。一般恶寒的症状，起病即有，然而发热往往出现比较迟，因为阳被风寒所闭郁，未能及时达表抗邪，则暂时不发热。所以说发热有早有晚。因此，提纲条文将恶寒列为太阳病证候的主症，正是为了突出太阳病初起之时的症状特点。

14.B 葛根芩连汤证的病机是邪热内迫大肠，大肠传导失司，以下利为主，并且伴见喘而汗出，或兼表证不解。麻黄汤证是由于风寒外束，皮毛腠理闭塞；肺气不得宣降而上逆，所以患者无汗出，还见到喘。无汗而喘是太阳伤寒证的重要特点。所以说，葛根芩连汤证是喘而汗出，麻黄汤证是无汗而喘，是两证互相鉴别的症状要点。

15.E 小青龙汤的病机是表寒里饮。病为风寒外感，内有水饮停蓄心下胃脘所致，所以临床以咳吐清稀、白色痰涎量多为审证要点，治疗以发汗解表、温化水饮为要。

16.C 桂枝汤证不等于中风表虚证。在《伤寒论》中，桂枝汤用来治疗风寒表虚证，除具有头痛、发热、恶风寒等表证症状外，其审证要点是自汗出、脉浮弱。

17.B 旋覆代赭汤针对的是胃虚痰浊阻滞气逆致痞的证候。病起于伤寒发汗，若吐若下，解后，脾胃之气已伤，中虚不运，痰气交阻，升降失常则心下痞硬。痰阻气滞，胃失和降，嗳气频频发作。旋覆代赭汤主治的症状特点是心下痞硬、嗳气频作。

18.D 少阳病得之外邪侵犯少阳，气机郁滞，枢机不利，胆火上炎，正邪分争于半表半里，影响脾胃功能而致。所以出现往来寒热，胸胁苦满，默默不欲饮食，心烦喜呕。此又简称为“柴胡四证”。

20.B 人禀五常，五常指五行，也可以理解为五行之气，就是自然之气。人禀五常指出了天人合一的整体观念，说明人与自然密切相关。人禀受五行之气，也就是禀受正常的自然之气。正常的自然气候能够生养万物，不正常的气候可以伤害万物。风木为五行之首，“因风气而生长”说明人禀受正常的自然气候才能够生长。这里的“风气”指自然界的气候。

22.E 湿痹见到小便不利，大便泄泻，是湿邪侵犯太阳之表后，内趋于里，形成内外合邪之证。此处小便不利，说明里湿影响膀胱气化功能；大便反快，说明湿结于脾胃。这属于表里兼证，内湿不除，阳气郁遏于里，外湿难以祛除，所以应当利小便。小便利，里湿去除，阳气通达，则内外兼治而病愈。

23.C 《金匮要略》水气病脉证中，将水气病分为风水、皮水、正水和石水四种。此四种水气病的基本病机都是由于水湿停滞。皮水，可视为风水的进一步发展所致。起初是由于肺气虚，失于通调水道；其后则是脾气虚，运化失司。所以皮水的发病与肺、脾相关，属上焦。

24.B 皮水的发病与肺、脾相关。此时正虚为主不兼风邪，肺气虚，通调水道功能失责；脾气虚，运化失司，故水湿内停，泛溢肌肤一身浮肿，腹胀如鼓，不口渴，水

 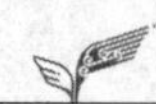

停仍在上、中焦，故应该因势利导，治疗以发汗为宜。

25.B 新产妇人本就耗血伤津，气血不足，复感风邪，化燥伤阴，经脉失去濡养，容易中风，好发痉病。

27.E 温病邪留三焦为湿热阻遏三焦，气化失司，痰湿内阻。症见寒热起伏，胸满腹胀，小便短，舌苔腻。治疗宜分消走泄、宣通三焦，也就是分消上下。

29.C 吴鞠通在《温病条辨》上说，初起恶风寒者，桂枝汤主之，但热不恶寒而渴者，辛凉平剂银翘散主之，因此，吴鞠通是以恶风寒和不恶风寒作为选用辛温法和辛凉法的重要依据。

30.C 阳明温病分为经证和腑证，临床上可以通过腹部触诊及观察大便情况鉴别经证和腑证，比如腹软无压痛、大便不秘结则多为经证；反之，腹部胀满疼痛便秘或热结旁流则属于腑证。

31.A 大承气汤用于阳明腑实证，其病机特点是阳明燥热实邪严重内阻，痞满亦盛，腑气不通，症状表现有潮热，谵语，心烦不解，喘不得卧，目中不了了，循衣摸床，惕而不安，大便燥结或热结旁流，腹部胀满疼痛或绕脐痛，舌红，苔老黄焦燥起刺，脉沉实有力。大承气汤的辨治要点主要是燥热与有形糟粕相结，临证以腹满硬痛或绕脐疼痛，痞满重，大便秘结不通，潮热，为主要的症状特点。

B1 型题

1.B 2.D 《素问·经脉别论》讨论了谷食与水饮在人体内的传输过程。原文说，“食气入胃，散精于肝，淫气于筋。食气入胃，浊气归心，淫精于脉，脉气流经，经气归于肺，肺朝百脉，输精于皮毛。……饮入于胃，游溢精气，上输于脾，脾气散精，上归于肺，通调水道下输膀胱”。所以“经气归于肺，肺朝百脉”属于谷食传化过程中的环节；“通调水道，下输膀胱”属于水饮传化过程中的环节。

5.A 6.B 妇女产后有痉病、郁冒和大便难三大病症。其中郁冒是因为产后血虚多汗，腠理开泄，自体阳气虚，故感受寒邪，寒邪闭表，阳郁上冲，胃失和降则郁冒。临床表现为郁闷不舒，但头汗出，呕而不能食，脉微弱。新产妇人本就耗血伤津，气血不足，复感风邪，化燥伤阴，经脉失去濡养而发痉病。临床表现为出汗多、怕风、容易感受风邪等。

7.B 8.A 湿温病多发于夏秋之际，有起病缓传变慢、病情缠绵难愈的特点。湿温病的治疗有三大禁忌——禁汗、禁下、禁润。如果误用汗法，则耗损心阳，湿邪随发汗药的升散之性而上扰心窍、清窍，心窍被湿邪所蒙而见神昏，清窍被湿邪所蒙而见耳聋、目瞑、不欲言等症。如果误用下法，则耗伤阴精，或损伤脾阳，下后脾阳受损，脾气不升而下陷，湿邪则乘虚内犯而泻下无度，称之为洞泄。

9.B 10.D 阳明温病分为经证和腑证。阳明温病经证是热邪袭肺，肺失宣降；或邪热阻结膀胱，气化不利之证。阳明温病腑证是里热炽盛，邪热内阻，腑气不通之证。临床上也可以通过腹部触诊及观察大便情况鉴别经证和腑证，比如腹软无压痛，大便不秘结则多为经证；反之，腹部胀满疼痛便秘或热结旁流则属于腑证。所以阳明温病经证的治疗以辛寒清热透邪为法，治疗的代表方为白虎汤。阳明温病腑证治疗以苦寒攻下为法，治疗的代表方为大承气汤。

11.D 12.A 大承气汤用于阳明腑实证和少阴水竭土燥，病机特点是阳明燥热实邪严重内阻，临证以痞满、腑气不通、大便燥结，或热结旁流、腹满硬痛或绕脐疼痛、潮热、谵语、心烦不解、喘不得卧、目中不了了、循衣摸床、惕而不安、舌红、苔老黄焦燥起刺、脉沉实有力为主。大承气汤证痞、满、燥、实俱备，故用枳实行气消痞、厚朴宽中除满、芒硝软坚润燥、大黄泻热荡实；芒硝、大黄同用，重在峻下热结；其泻下之力较小承气汤峻猛，全方重在峻下热结。

小承气汤用于治疗阳明腑实证和厥阴热利，病机特点是痞满较甚而燥热与实邪积聚较轻，症状以腹胀为主，大便硬结不通，小便次数增加，舌红苔黄厚，而干脉滑数或数。小承气汤证以痞满为主，燥实次之，故少用枳实、厚朴，用大黄、不用芒硝，重在破滞除满通便，其泻下之力较大承气汤缓和。

中医内科学

第一单元　肺系病证

一、习　题

A1 型题

1. 感冒的内因是
   A. 感邪的轻重　B. 卫气之强弱
   C. 肺气壅遏　D. 肺阴不足
   E. 湿困中焦

2. 下列各项中，属于感冒病位的是
   A. 肺卫　B. 肝　C. 脾
   D. 肾　E. 心

3. 感冒应首先辨别的是
   A. 虚实　B. 风寒、风热
   C. 普通、时行　D. 气虚、阴虚
   E. 风热、暑湿

4. 感冒的治疗原则是
   A. 祛邪止咳　B. 解表达邪
   C. 祛邪达肺　D. 扶正补虚
   E. 化痰止咳

5. 治疗常人感冒之风寒束表证，应遵循的治疗原则是
   A. 辛凉解表　B. 清暑化湿解表
   C. 益气解表　D. 辛温解表
   E. 滋阴解表

6. 治疗常人感冒之风热犯表证，应首选的方剂是
   A. 荆防败毒散　B. 人参败毒散
   C. 葱豉桔梗汤　D. 新加香薷饮
   E. 参苏散

7. 感冒实证初期一般应忌用的药物是
   A. 发散之品　B. 寒凉之品
   C. 辛温之品　D. 清暑之品
   E. 补敛之品

8. 下列各项中，常用于暑湿伤表证的药物是
   A. 香薷、扁豆花　B. 丹参、人参
   C. 桔梗、橘红　D. 桑白皮、地骨皮
   E. 茯苓、甘草

9. 下列各项中，对于鉴别普通感冒与时行感冒<u>无意义</u>的是
   A. 有无发热　B. 全身症状轻重
   C. 有无传染性　D. 有无流行性
   E. 病情轻重

10. 下列各项中，关于感冒转归预后叙述<u>错误</u>的是
    A. 在感冒病程中，可以出现寒热等不同证候之间的转化错杂
    B. 感冒病程较短而易愈
    C. 反复感冒易伤正气
    D. 少数可因感冒诱发其他宿疾而致病情恶化
    E. 老人、婴幼儿及体弱感冒患者以及时行感冒重症，不会发生传变

11. 感冒之暑湿伤表证的治法是
    A. 辛温解表　B. 清暑祛湿解表
    C. 益气解表　D. 辛凉解表
    E. 滋阴解表

12. 下列各项中，<u>不属于</u>暑湿伤表证主症的是
    A. 肢体酸重　B. 头昏重胀痛

C. 平素神疲体弱 D. 渴不多饮
E. 舌苔黄而腻

13. 新加香薷饮可用于治疗的病证是
A. 感冒暑湿伤表证 B. 咳嗽痰湿蕴肺证
C. 感冒风寒束肺证 D. 喘证肾虚不纳证
E. 肺痨阴阳两虚证

14. 辛凉解表法常用于治疗的病证是
A. 咳嗽风热犯肺证 B. 咳嗽风燥伤肺证
C. 感冒风热犯表证 D. 感冒暑湿伤表证
E. 哮病热哮证

15. 参苏饮可用于治疗的病证是
A. 咳嗽肝火犯肺证 B. 感冒之气虚感冒
C. 感冒之阳虚感冒 D. 感冒之阴虚感冒
E. 喘证肺气虚耗证

16. 风寒外束，入里化热，热为寒遏，治疗时为了内清肺热、外散表寒可选用的药物是
A. 桔梗合杏仁 B. 当归合黄芪
C. 麻黄合桂枝 D. 白芍合甘草
E. 石膏合麻黄

17. 咳嗽的基本病机是
A. 邪犯于肺，肺气上逆
B. 肺阴亏虚，肺失润降
C. 肝郁化火，上逆侮肺
D. 痰热郁肺，肺失肃降
E. 风燥伤肺，肺失清润

18. 下列各项中，与咳嗽<u>无关</u>的脏腑是
A. 肝 B. 心 C. 脾
D. 肺 E. 肾

19. 下列关于咳嗽的叙述中，正确的是
A. 有声无痰为嗽
B. 有痰无声为咳
C. 一般多为痰声并见，可以截然分开
D. 病位在肺，与其他脏腑无关
E. 由于肺失宣降，肺气上逆作声导致

20. 下列各项中，对于鉴别咳嗽与肺痨<u>无意义</u>的是
A. 有无潮热 B. 有无盗汗
C. 有无咯血 D. 有无咳痰
E. 有无消瘦

21. 下列各项中，常出现咳嗽，咳痰有热腥味或腥臭气的证型是
A. 痰湿 B. 阴虚
C. 痰热 D. 肾虚
E. 燥热

22. 下列各项中，常出现咳嗽，饮食肥甘生冷加重的证型是
A. 痰湿 B. 虚寒
C. 阴虚 D. 痰热
E. 气虚

23. 治疗咳嗽之风热犯肺证，应首选的方剂是
A. 止嗽散 B. 桑菊饮
C. 桑杏汤 D. 清金化痰汤
E. 泻白散

24. 治疗咳嗽之肝火犯肺证，应首选的方剂是
A. 三拗汤合止嗽散
B. 二陈平胃散合三子养亲汤
C. 黛蛤散合加减泻白散
D. 桑菊饮合止嗽散
E. 桑杏汤合清金化痰汤

25. 治疗咳嗽之风燥伤肺证，应首选的方剂是
A. 桑菊饮 B. 三拗汤
C. 二陈平胃散 D. 清金化痰汤
E. 桑杏汤

26. 治疗咳嗽之风燥伤肺证，常用的中医治法是
A. 疏风清热，润燥止咳
B. 疏风散寒，宣肺止咳
C. 滋阴润肺，化痰止咳
D. 疏风清肺，润燥止咳
E. 疏风清肺，化痰止咳

27. 咳嗽之痰湿蕴肺证的证机概要是
A. 风寒袭肺，肺气失宣
B. 脾湿生痰，上渍于肺，壅遏肺气
C. 痰热壅肺，肺失肃降
D. 肝郁化火，上逆侮肺
E. 肺阴亏虚，虚热内灼，肺失润降

28. 治疗咳嗽之肺阴亏耗证，常用的中医治法是
A. 滋阴润肺，化痰止咳
B. 滋阴宣肺，化痰止咳
C. 疏风清热，润燥止咳
D. 疏风清热，宣肺止咳
E. 疏风清热，化痰止咳

29. 治疗咳嗽之风寒袭肺证，常用的中医治法是
A. 疏风清热，宣肺止咳
B. 宣肺散寒，化痰平喘
C. 疏风散寒，宣肺止咳
D. 疏风清肺，润燥止咳
E. 祛风涤痰，降气平喘

30. 下列各项中，会由肺阴亏虚咳嗽迁延失治发展而成的是

A. 痰饮咳喘　B. 肺痨
C. 喘证　D. 劳损
E. 哮病

31. 咳嗽缓解期的治疗应坚持的原则是
A. 补肾固脱　B. 滋阴润肺
C. 补气健脾　D. 清肝泻火
E. 缓则治本

32. 咳嗽，咯吐粉红色泡沫痰，咳而气喘，呼吸困难者，多属的中医证型是
A. 肺阴亏虚　B. 肺热炽盛
C. 心肺阳虚　D. 心肾不交
E. 肾阳亏虚

33. 下列关于哮病的各项叙述中，**错误**的是
A. 哮病是一种发作性的痰鸣气喘疾患
B. 哮病发作时喉中有哮鸣声，呼吸气促困难，甚则不能平卧
C. 哮病呈反复发作性，常为突然发作，可见鼻痒、喷嚏、咳嗽、胸闷等先兆
D. 常因气候突变、环境因素、饮食不当、情志失调、劳累等诱发
E. 以喘促短气、呼吸困难，甚至张口抬肩，鼻翼扇动，不能平卧，口唇发绀为特征

34. 下列各项中，属哮病主要病理因素的是
A. 风　B. 痰　C. 湿
D. 瘀血　E. 气滞

35. 哮病发作时的病理性质是
A. 痰阻气闭　B. 脾肾两虚
C. 伏痰引触　D. 肺失宣降
E. 痰热内郁

36. 哮病发作时的基本病理变化是
A. 痰阻气闭　B. 脾肾两虚
C. 伏痰引触　D. 肺失宣降
E. 痰热内郁

37. 下列各项中，对于鉴别哮病与喘证**无意义**的是
A. 是否反复发作
B. 是否喉中哮鸣有声
C. 是否有“夙根”
D. 是否有呼吸急促、困难
E. 是否有肺系疾患

38. 哮病治疗的基本原则是
A. 温化宣肺　B. 清化肃肺
C. 化痰定喘　D. 降气平喘
E. 发时治标，平时治本

39. 治疗哮病发作期热哮证，应首选的方剂是
A. 射干麻黄汤　B. 定喘汤
C. 厚朴麻黄汤　D. 三子养亲汤
E. 平喘固本汤

40. 治疗哮病发作期寒包热哮证，应遵循的治法是
A. 解表散寒，清化痰热
B. 祛风涤痰，降气平喘
C. 补肺纳肾，降气化痰
D. 宣肺散寒，化痰平喘
E. 清热宣肺，化痰定喘

41. 治疗哮病缓解期肺脾气虚证，应首选的方剂是
A. 平喘固本汤　B. 三子养亲汤
C. 六君子汤　D. 八珍汤
E. 小青龙汤

42. 下列各项中，关于哮病的预后转归叙述**错误**的是
A. 哮病大发作，可发生喘脱危候
B. 哮病长期不愈，可发展成为肺胀
C. 青少年哮病患者经治疗可终止发作
D. 中老年哮病患者不易根除
E. 哮病进一步发展可致肺叶腐败

43. 下列各项中，关于寒哮叙述**错误**的是
A. 寒饮伏肺，遇感引发　B. 呼吸气促
C. 喉中哮鸣　D. 痰鸣如吼
E. 痰白清稀

44. 下列各项中，关于哮病的预防调护叙述**错误**的是
A. 饮食宜清淡　B. 可食用海膻发物
C. 避免烟尘味　D. 保持心情舒畅
E. 防止过度疲劳

45. 下列各项中，与哮病关系密切的脏器是
A. 肺、心　B. 心、肾　C. 脾、肾
D. 心、肝　E. 肝、肾

46. 与喘脱危候的发生有关的脏器是
A. 心、肝、肺　B. 肺、肾、心
C. 心、肝、肾　D. 肺、脾、肾
E. 心、脾、肾

47. 若哮病的发作与饮食密切相关，则与下列因素有关的是
A. 气虚血瘀　B. 胃失和降
C. 肝肾阴虚　D. 血虚痰阻
E. 脾虚痰蕴

48. 哮病冷哮证的治法是
A. 清热宣肺，化痰定喘
B. 解表散寒，化痰定喘

C. 宣肺散寒，降气平喘
D. 宣肺散寒，化痰定喘
E. 祛风涤痰，降气平喘

49. 哮病长期不愈，可进一步发展成的病证是
A. 肺胀 B. 肺痿 C. 肺痨
D. 喘证 E. 肺痈

50. 下列各项中，不属于喘证病因的是
A. 外邪侵袭 B. 痰郁内阻 C. 饮食不当
D. 情志所伤 E. 劳欲久病

51. 下列各项中，不属于喘证病位的是
A. 肝 B. 心 C. 脾
D. 肺 E. 肾

52. 下列各项中，关于喘证叙述错误的是
A. 喘证可有慢性咳嗽、哮病、肺痨、心悸等病史
B. 喘证每遇外感及劳累而诱发
C. 喘证患者可表现为喘促短气，呼吸困难
D. 喘证患者可见喉中有哮鸣音
E. 喘证严重的患者可表现为张口抬肩，鼻翼扇动，不能平卧，口唇发绀

53. 喘证的辨证，应首当辨别的是
A. 外感内伤 B. 病变脏腑
C. 阴阳 D. 寒热
E. 虚实

54. 下列各项中，关于喘证的治疗叙述错误的是
A. 临床上治疗喘证时须见喘治喘
B. 喘证的治疗应分清虚实邪正
C. 实喘治肺，以祛邪利气为主
D. 虚喘以培补摄纳为主
E. 虚实夹杂者应辨证选方用药

55. 治疗实喘表寒肺热证，应首选的方剂是
A. 麻黄汤 B. 桑白皮汤
C. 五磨饮子 D. 麻杏石甘汤
E. 射干麻黄汤

56. 治疗实喘肺气郁痹证，应首选的方剂是
A. 麻黄汤 B. 定喘汤
C. 五磨饮子 D. 麻杏石甘汤
E. 柴胡疏肝散

57. 治疗虚喘肺气虚耗证，应首选的方剂是
A. 六君子汤
B. 生脉地黄汤合金水六君煎
C. 生脉散合补肺汤
D. 金匮肾气丸合参蛤散
E. 平喘固本汤

58. 虚喘脱证的证机概要是
A. 肾气欲绝，心肺气虚
B. 肺气欲绝，心肾阳衰
C. 肺气欲绝，脾肾阳衰
D. 肾气欲绝，心脾气虚
E. 心气欲绝，肝肾阴亏

59. 下列各项中，不属于虚喘危候的是
A. 汗出如油如珠 B. 足冷头汗
C. 面赤躁扰 D. 脉浮大无根
E. 呼吸窘迫

60. 下列各项中，不属于喘证之痰热郁肺证的证候主症的是
A. 喘促气涌，胸部胀满
B. 咳嗽痰多，质黏色黄
C. 口渴喜冷饮
D. 因情志刺激而发作
E. 舌质红，舌苔薄黄或腻

61. 喘证的基本病机是
A. 肺气上逆，宣降失职
B. 邪犯于肺，肺气上逆
C. 卫表不和，肺失宣肃
D. 虚体虫侵，阴虚火旺
E. 邪扰心神，心神不宁

62. 虚喘者，喘息持续不已，伴有发绀，心悸，浮肿，脉结代。其病变脏腑主要是
A. 肺 B. 肾 C. 心
D. 脾 E. 肝

63. 喘证反复发作，可转变成的病证是
A. 水肿 B. 虚劳 C. 心悸
D. 肺胀 E. 血证

64. 喘证表寒肺热证者，表寒加重，应加用的药物是
A. 射干 B. 桂枝 C. 细辛
D. 生姜 E. 贝母

65. 下列各项中，关于肺痈的临床表现叙述错误的是
A. 咳嗽 B. 胸痛
C. 咯吐黄黏痰 D. 发热
E. 咯吐脓血腥臭痰

66. 下列各项中，不属于肺痈的病理表现阶段的是
A. 表证期 B. 成痈期 C. 成脓期
D. 溃脓期 E. 恢复期

67. 下列各项中，关于肺痈的诊断依据叙述错误的是
A. 肺痈患者咳吐的脓血浊痰腥臭，吐在水中，沉者是痈脓，浮者是痰

B. 肺痈患者吃生黄豆或生豆汁可觉其腥
C. 发病多急，常突然寒战高热，咳嗽胸痛，咯吐黏浊痰
D. 咯吐大量腥臭浓痰，或脓血相兼，身热遂降，经数周逐渐恢复
E. 如脓毒不净，持续咳嗽，咯吐脓血腥臭痰，低烧，消瘦，则转成慢性

68. 下列各项中，对于鉴别肺痈与风温有意义的是
A. 是否发热
B. 是否咳嗽
C. 是否烦渴
D. 是否伴气急胸痛
E. 是否咯吐浊痰，喉中有腥味

69. 肺痈病情转归的关键点是
A. 溃脓期　B. 表证期
C. 成痈期　D. 成脓期
E. 恢复期

70. 下列各项中，属于肺痈溃脓后病情向愈的临床表现是
A. 声音清朗　B. 脓血如败卤
C. 腥臭异常　D. 气喘鼻扇
E. 饮食少进

71. 治疗肺痈初期，应首选的方剂是
A. 苇茎汤　B. 加味桔梗汤
C. 沙参清肺汤　D. 银翘散
E. 桔梗杏仁煎

72. 治疗肺痈溃脓期，应首选的方剂是
A. 如金解毒散　B. 加味桔梗汤
C. 沙参清肺汤　D. 桑杏汤
E. 银翘散

73. 肺痈溃脓期应选择的排脓主药是
A. 鱼腥草　B. 败酱草
C. 桔梗　D. 芦根
E. 天花粉

74. 下列各项中，属于肺痈顺证表现的是
A. 溃后音嘎无力　B. 脓血如败卤
C. 爪甲青紫带弯　D. 脉短涩
E. 饮食知味

75. 下列各项中，属于肺痈逆证表现的是
A. 溃后声音清朗　B. 脓血稀而渐少
C. 饮食知味　D. 爪甲青紫带弯
E. 脉象缓滑

76. 下列各项中，属于咳嗽与肺痈辨证要点的是
A. 是否咯吐腥臭脓血浊痰
B. 是否咯血
C. 是否有发热
D. 是否胸痛
E. 是否咯吐脓痰

77. 肺痈忌用的药物是
A. 发汗药　B. 泻下药
C. 排脓之品　D. 清热养阴药
E. 益气补肺药

78. 肺痈溃脓期，若气虚不能托脓，气短，自汗，脓出不爽，可加用的药物是
A. 桔梗　B. 大枣
C. 麦冬　D. 生黄芪
E. 鱼腥草

79. 肺痈溃脓期，若服用桔梗白散后下不止，可加服的是
A. 热米粥　B. 冷开水
C. 温水　D. 枣汤
E. 黄芪水

80. 下列各项中，<u>不属于</u>肺痨主要临床特征的是
A. 咳嗽　B. 咯血
C. 神疲　D. 潮热
E. 盗汗

81. 肺痨的主要病理因素是
A. 瘀血　B. 痨虫
C. 痰浊　D. 火热
E. 湿邪

82. 肺痨的基本病机是
A. 虚体虫侵，阴阳两虚
B. 虚体虫侵，瘀血内停
C. 虚体虫侵，痰浊阻滞
D. 虚体虫侵，阳气虚衰
E. 虚体虫侵，阴虚火旺

83. 肺痨患者，症见咳嗽、咳痰、咯血、胸痛，兼有乏力、纳少、腹胀便溏。其病变部位是
A. 肺、脾　B. 肺、肾
C. 心、肝　D. 脾、肾
E. 肺、肝

84. 肺痨的治疗原则是
A. 补虚培元，抗痨杀虫
B. 补益脾肾，抗痨杀虫
C. 滋阴润肺，抗痨杀虫
D. 滋阴降火，抗痨杀虫
E. 益气养阴，抗痨杀虫

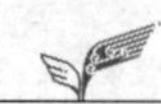

85. 下列各项中，不属于肺痨演变规律的是
A. 阴虚失润 B. 阴虚火旺
C. 日久耗气 D. 因虚致瘀
E. 阴损及阳

86. 治疗肺痨虚火灼肺证，应首选的方剂是
A. 月华丸合左归丸
B. 百合固金汤合秦艽鳖甲汤
C. 保真汤合大补元煎
D. 参苓白术散合四物汤
E. 补天大造丸合清金化痰汤

87. 治疗肺痨阴阳两虚证，应首选的方剂是
A. 月华丸 B. 地黄饮子
C. 保真汤 D. 八珍汤
E. 补天大造丸

88. 下列各项中，不属于肺痨难治恶候的是
A. 喉疮声哑，咯血浅红色，似肉非肉
B. 久泻不能自制，腹部冷痛
C. 咳嗽无力，声短气低
D. 猝然胸痛，喘息胸高，不能平卧
E. 喘息短气，口如鱼口

89. 肺痨之肺阴亏耗证的证机概要是
A. 阴伤及阳，精气虚竭，肺、脾、肾俱损
B. 阴伤气耗，肺脾两虚，肺气不清，脾气不健
C. 阴虚肺燥，肺失滋润，肺伤络损
D. 肺肾阴伤，水亏火旺，燥热内灼，络损血溢
E. 热壅血瘀，血败肉腐，痈肿内溃，脓液外泄

90. 治疗肺痨肺阴亏耗证应选用的中医治法是
A. 滋阴降火 B. 滋阴宣肺
C. 清热解毒 D. 滋阴润肺
E. 滋阴清热

91. 肺痨的病理性质是
A. 实证 B. 虚实夹杂
C. 瘀血阻络 D. 肺阴亏虚
E. 气阴两虚

92. 肺痨与虚劳的鉴别要点是
A. 是否为慢性疾病 B. 是否为虚弱性疾病
C. 是否发热 D. 是否咳嗽
E. 是否有传染性

93. 肺痨的主要病变部位是
A. 肝 B. 心 C. 肺
D. 肾 E. 脾

94. 下列各项中，与肺痿发病无关的脏腑是
A. 肺 B. 心 C. 脾
D. 胃 E. 肾

95. 肺痿的基本病机是
A. 肺虚，津气大伤，失于濡润，以致肺叶枯萎
B. 久病肺虚，六淫侵袭，以致痰饮瘀血，结于肺间
C. 虚体虫侵，阴虚火旺
D. 肺气上逆，宣降失职
E. 气无所主，肾失摄纳

96. 下列各项中，属于肺痿主症的是
A. 神疲，头晕 B. 时有寒热
C. 久咳，久嗽 D. 咳吐浊唾涎沫
E. 潮热、盗汗

97. 下列各项中，不属于肺痿与肺痈鉴别要点的是
A. 是否咳吐浊唾涎沫 B. 是否胸痛
C. 是否咳嗽 D. 是否吐痰腥臭
E. 是否咳吐脓血

98. 肺痿的治疗原则是
A. 清热生津 B. 温肺益气
C. 调理脾胃 D. 滋阴清热
E. 补肺生津

99. 治疗肺痿之虚热证，应首选的方剂是
A. 月华丸合麦门冬汤
B. 麦门冬汤合清燥救肺汤
C. 甘草干姜汤合清燥救肺汤
D. 小青龙汤合养阴清肺丸
E. 麻黄升麻汤合麦门冬汤

100. 治疗肺痿之虚寒证，应首选的方剂是
A. 甘草干姜汤 B. 麦门冬汤
C. 金匮肾气丸 D. 真武汤
E. 实脾饮

101. 下列各项中，不属于肺痿预后不良的表现的是
A. 张口短气 B. 喉哑声嘶
C. 咳吐浊唾涎沫 D. 皮肤干枯
E. 脉沉涩而急

102. 下列各项中，在肺痿的治疗中不正确的是
A. 忌妄投燥热之药，以免助火伤津
B. 忌妄用温燥之药
C. 忌苦寒滋腻碍胃
D. 忌峻剂攻逐痰涎
E. 使用祛痰峻剂

103. 治疗肺痿之肾虚血瘀证，应首选的方剂是
A. 七味都气丸合柴胡疏肝散
B. 补肺汤合血府逐瘀汤

C. 平喘固本汤合复元活血汤
D. 五磨饮子合四物汤
E. 三子养亲汤合四物汤

104. 肺痿之虚寒证的证机概要是
A. 肺气虚寒，气不化津，津反为涎
B. 肺阴亏耗，虚火内炽，灼津为痰
C. 阴损及阳，阳损及阴，终致阴阳两虚
D. 肺肾两虚，气不摄纳，气虚血瘀
E. 心肾阳虚，水饮内停

105. 下列各项病证中，**较少**发展为肺痿的是
A. 肺痨　B. 肺痈
C. 肺胀　D. 咳嗽
E. 血证

106. 肺痿虚寒证的中医治法是
A. 生津润肺　B. 温肺化痰
C. 活血化瘀　D. 温肺益气
E. 滋阴清热

107. 下列关于肺胀的病位，叙述**错误**的是
A. 肺　B. 肝　C. 心
D. 肾　E. 脾

108. 肺胀痰浊壅肺证若出现痰浊夹瘀，唇甲紫暗，舌苔浊腻者，可酌加
A. 人参、茯苓等　B. 桃仁、红花等
C. 鱼腥草、瓜蒌皮等　D. 射干、麻黄等
E. 肉桂、干姜等

A2 型题

1. 林某，女，57 岁。发热半天，微恶风，汗少，肢体疼痛，头昏重胀痛，咳嗽痰黏，鼻流浊涕，口中黏腻，胸闷脘痞，泛恶，大便溏，小便短赤，舌苔薄黄而腻，脉濡数。其最可能的中医诊断是
A. 常人感冒之风寒束表证
B. 常人感冒之暑湿伤表证
C. 常人感冒之风热犯表证
D. 虚体感冒之气虚感冒证
E. 虚体感冒之阴虚感冒证

2. 陈某，男，26 岁。体温 39.2℃，微恶风，汗泄不畅，头胀痛，咳嗽，痰黏，咽燥，鼻塞，流黄浊涕，口干欲饮，舌微黄，舌边尖红，脉浮数。其最可能的中医诊断是
A. 咳嗽之风热犯肺证
B. 感冒之风寒束表证
C. 咳嗽之痰热郁肺证
D. 咳嗽之肝火犯肺证
E. 感冒之风热犯肺证

3. 张某，男，45 岁。恶寒重，发热轻，无汗，头痛，肢节酸痛，鼻痒喷嚏，时流清涕，咽痒，咳嗽，咳痰稀薄色白，口不渴，舌苔薄白而润，脉浮紧。其治疗应首选的方剂是
A. 荆防达表汤　B. 银翘散
C. 新加香薷饮　D. 参苏饮
E. 加减葳蕤汤

4. 王某，女，60 岁。3 个月以来反复感冒，平素神疲体弱，气短懒言。1 天前外出感寒，现症见：恶寒较甚，发热，无汗，头痛身楚，咳嗽，痰白，咳痰无力，舌淡苔白，脉浮无力。其中医治法是
A. 滋阴解表　B. 益气解表
C. 清暑祛湿解表　D. 辛凉解表
E. 辛温解表

5. 李某，女，45 岁。体温 37.8℃，微恶风寒，少汗，头昏，心烦，口干咽燥，干咳少痰，舌红少苔，脉细数。其治疗应首选的方剂是
A. 左归丸　B. 炙甘草汤
C. 加减葳蕤汤　D. 参苏饮
E. 补肺汤

6. 李某，女，23 岁。咳嗽 3 天，气急，咽痒，咳痰稀薄色白，伴鼻塞，流清涕，头痛，肢体酸楚，舌苔薄白，脉浮紧。其治疗应首选的方剂是
A. 三拗汤合止嗽散　B. 桑菊饮
C. 桑杏汤　D. 清金化痰汤
E. 二陈平胃散合三子养亲汤

7. 张某，男，17 岁。咳嗽 5 天，咳声嘶哑，喉燥咽痛，咳痰不爽，痰黄黏稠，咳时汗出，伴鼻流黄涕，口渴，头痛，身楚。其中医治法是
A. 疏风散寒，宣肺止咳
B. 疏风清肺，润燥止咳
C. 燥湿化痰，理气止咳
D. 疏风清热，宣肺止咳
E. 清热肃肺，豁痰止咳

8. 陈某，男，36 岁。咳嗽反复发作 3 个月，咳声重浊，痰多，因痰而嗽，痰出咳平，痰黏腻色白，每于早晨咳甚痰多，进甘甜油腻食物加重，胸闷脘痞，呕恶食少，体倦，大便时溏，舌苔白腻，脉濡滑。其治疗应首选的方剂是
A. 桑菊饮合黛蛤散
B. 二陈平胃散合三子养亲汤
C. 清金化痰汤合泻白散
D. 六君子汤合二陈汤
E. 桑杏汤合养阴清肺丸

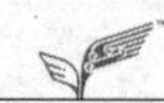

9. 王某，女，45岁。干咳，咳声气促，痰中带血丝，口干咽燥，午后潮热，颧红，盗汗，日渐消瘦，神疲，舌质红少苔，脉细数。其证候诊断是
A. 痰热郁肺证 B. 肝火犯肺证
C. 肺阴亏耗证 D. 风燥伤肺证
E. 风热犯肺证

10. 谢某，男，33岁。咳嗽，气息粗促，痰多质黏厚，咯吐不爽，胸胁胀满，咳时引痛，面赤，口干而黏，欲饮水，舌质红，舌苔薄黄而腻，脉滑数。其治疗应首选的方剂是
A. 清金化痰汤 B. 定喘汤
C. 苇茎汤 D. 桑白皮汤
E. 泻白散

11. 王某，女，58岁。反复发作气急痰鸣10年余。1小时前，受寒复发，先喉中痰鸣如水鸡声，呼吸急促，喘憋气逆，胸膈满闷，痰少咳吐不爽，色白而多泡沫，形寒怕冷，面色青晦，舌苔白滑，脉浮紧。其治疗应首选的方剂是
A. 定喘汤 B. 三子养亲汤
C. 六君子汤 D. 射干麻黄汤
E. 小青龙汤

12. 张某，女，38岁。反复发作气急痰鸣10余年。半小时前，因外出感寒后，又出现喉中哮鸣有声，胸膈烦闷，呼吸急促，喘咳气逆，咳痰不爽，痰黏色黄，发热，恶寒，口干欲饮，大便偏干，舌苔白腻，舌尖边红，脉弦紧。其中医病证诊断是
A. 喘证痰热郁肺证
B. 哮病发作期热哮证
C. 喘证表寒肺热证
D. 哮病发作期寒哮证
E. 哮病发作期寒包热哮证

13. 吴某，女，80岁。反复发作气急痰鸣27年。喉中痰鸣如鼾，声低气短息促，动则喘甚，口唇、爪甲青紫，咳痰无力，痰涎清稀，面色苍白，口不渴，形寒肢冷，舌质淡，脉沉细。其中医病证诊断是
A. 喘证正虚喘脱证 B. 哮病虚哮证
C. 哮病脾肺气虚证 D. 哮病肺肾两虚证
E. 喘证肺气虚耗证

14. 张某，男，57岁。反复发作气急痰鸣30余年，平素易感冒，倦怠无力。现症见：气短声低，自汗，怕风，食少便溏，痰多质稀色白，舌质淡，苔白，脉细弱。其中医治法是
A. 健脾益气，补土生金
B. 补肺益肾，化痰止咳
C. 补肺纳肾，降气化痰
D. 祛风涤痰，降气平喘
E. 补肾纳气，降气平喘

15. 李某，男，23岁。反复发作气急痰鸣8年余。半小时前感寒后，自觉鼻、咽、眼、耳发痒，喷嚏，鼻塞，流涕，胸部憋塞，随之迅即发作。现症见：喉中痰涎壅盛，声如拽锯，喘急胸满，但坐不得卧，咳痰黏腻难出，面色青暗，舌苔厚浊，脉滑实。其治疗应首选的方剂是
A. 苏子降气汤 B. 定喘汤
C. 三子养亲汤 D. 二陈平胃散
E. 桑白皮汤

16. 李某，男，34岁。有慢性咳喘病史5年，外出感寒后，出现咳逆喘息。现症见：喘息咳逆，呼吸急促，胸部胀闷，痰多稀薄而带泡沫，色白质稀，头痛，恶寒，无汗，舌苔薄白而滑，脉浮紧。治疗应首选的方剂是
A. 麻黄汤合华盖散 B. 麻杏石甘汤
C. 定喘汤 D. 射干麻黄汤
E. 小青龙汤

17. 王某，女，45岁。平素性情急躁易怒，1小时前，因吵架突然出现呼吸短促，息粗气憋，胸闷胸痛，咽中如窒，苔薄，脉弦。其中医病证诊断是
A. 喘证痰浊阻肺证 B. 喘证肺气郁痹证
C. 喘证痰热郁肺证 D. 哮病寒包热哮证
E. 喘证风寒壅肺证

18. 张某，男，43岁。有慢性肺病史，因饮食不当，而诱发喘促。现症见：喘而胸满闷塞，咳嗽，痰多黏腻色白，咯吐不利，食少，口黏不渴，舌苔白腻，脉象滑。其治疗应首选的方剂是
A. 桑白皮汤合定喘汤
B. 六君子汤合三子养亲汤
C. 五苓散合黑锡丹
D. 二陈平胃散合三子养亲汤
E. 五皮饮合参蛤散

19. 贾某，男，80岁。反复咳喘20余年，1天前外出感寒而诱发喘促。现动则喘甚，呼多吸少，气不得续，形瘦神疲，跗肿，汗出肢冷，面青唇紫，舌淡苔白，脉微细。其中医治法是
A. 扶阳固脱 B. 补肺益气养阴
C. 补肾纳气 D. 开郁降气平喘
E. 宣肺平喘

20. 张某，男，79岁。反复咳喘30年，喘促短气加重2天。现症见：喘逆剧甚，张口抬肩，鼻翼扇动，端坐不能平卧，稍动则咳喘欲绝，心慌动悸，烦躁不安，

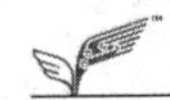

面青唇紫，汗出如珠，肢冷，脉浮大无根。其中医治法是

A. 扶阳固脱，镇摄肾气　B. 补肾纳气，补肺平喘
C. 开郁降逆，补肺平喘　D. 解表清里，化痰平喘
E. 温肺散寒，扶阳固脱

21. 张某，男，30岁。恶寒发热，咳嗽，咯白色黏痰，胸痛，口干鼻燥，舌苔薄黄，脉浮数而滑。其中医病证诊断是

A. 肺痈溃脓期　B. 肺痈表证期
C. 肺痈成痈期　D. 肺痈成脓期
E. 肺痈恢复期

22. 朱某，男，35岁。5天前因外出淋雨，现体温39℃，时时振寒，汗出烦躁，咳嗽气急，胸满作痛，转侧不利，咳吐黄绿色痰，自觉喉间有腥味，口干咽燥，舌苔黄腻，脉滑数。其中医病证诊断是

A. 肺痈溃脓期　B. 肺痈表证期
C. 肺痈成痈期　D. 肺痈成脓期
E. 肺痈恢复期

23. 王某，女，29岁。咳吐大量脓痰，如米粥，腥臭异常，胸中烦满而痛，身热面赤，烦渴喜饮。舌苔黄腻，舌质红，脉滑数。此病证的治法是

A. 疏风散热，清热化痰
B. 清肺解毒，化瘀消痈
C. 滋阴润肺
D. 排脓解毒
E. 清热养阴，益气补肺

24. 乌某，女，35岁。1周前，咳吐大量脓血腥臭痰，现身热渐退，咳嗽减轻，咯吐脓痰渐少，臭味亦减，痰液转为清稀，精神渐振，食纳好转，舌质红，苔薄，脉细。其治疗应首选的方剂是

A. 苇茎汤　B. 加味桔梗汤
C. 沙参清肺汤　D. 银翘散
E. 桔梗杏仁煎

25. 张某，男，30岁。恶寒发热，咳嗽，咯白色黏痰，痰量日渐增多，胸痛，咳则痛甚，口干鼻燥，舌苔薄黄，脉浮数而滑。此病证的证机概要是

A. 阴虚肺燥，肺失滋润，肺伤络损
B. 邪毒渐去，肺体损伤，阴伤气耗
C. 风热外袭，卫表不和，邪热壅肺，肺失清肃
D. 热毒蕴肺，蒸液成痰，热壅血瘀，酝酿成脓
E. 热壅血瘀，血败肉腐，痈脓内溃，脓液外泄

26. 张某，男，34岁。干咳2个月。咳声短促，痰少色鲜红，胸部隐隐闷痛，午后自觉手足心热，皮肤干灼，口干咽燥，近期曾有与肺痨患者接触史。舌苔薄白，舌边尖红，脉细数。其治疗应首选的方剂是

A. 月华丸　B. 秦艽鳖甲汤
C. 左归丸　D. 银翘散
E. 补天大造丸

27. 顾某，女，38岁。咳嗽2个月。现症见：呛咳气急，痰少质黏，时时咯血，血色鲜红，混有泡沫痰涎，午后潮热，五心烦热，盗汗量多，口渴心烦，性情急躁易怒，月经不调，形体日渐消瘦。近期曾有与肺痨患者接触史。舌干而红，苔薄黄而剥，脉细数。其中医病证诊断是

A. 肺痨之肺阴亏损证
B. 肺痿之肾虚血瘀证
C. 肺痨之气阴亏耗证
D. 肺痨之虚火灼肺证
E. 肺痨之阴阳两虚证

28. 赵某，男，47岁。咳嗽半年余。现症见：咳嗽无力，气短声低，咳痰清稀色白，量较多，午后潮热，伴有畏风，怕冷，自汗与盗汗并见，纳少神疲，便溏。舌质淡，边有齿印，苔薄，脉细弱而数。其治疗应首选的方剂是

A. 保真汤　B. 月华丸
C. 百合固金汤　D. 补天大造丸
E. 麦门冬汤

29. 李某，女，65岁。有肺结核病史3年。现症见：咳逆喘息，少气，咳痰色白有沫，夹有血丝，血色暗淡，潮热，盗汗，声嘶，面浮肢肿，唇紫，肢冷形寒，舌质光淡隐紫，少津，苔黄而剥，脉微细而数。其中医治法是

A. 滋阴润肺　B. 滋阴降火
C. 益气养阴　D. 滋阴补阳
E. 温肺益气

30. 张某，男，50岁。肺痨病史，治疗后好转。现症见：咳吐浊唾涎沫，其质较黏稠，咳声不扬，气急喘促，口渴咽燥，午后潮热，形体消瘦，皮毛干枯，舌红而干，脉虚数。其中医治法是

A. 滋阴降火，润肺生津
B. 益气养阴，清热生津
C. 滋阴补阳，清热润肺
D. 滋阴清热，润肺生津
E. 温肺益气，润肺生津

31. 李某，女，65岁。肺胀病史5年。现咯吐涎沫，其质清稀量多，口不渴，短气不足以息，头晕，神疲乏力，食少，形寒，小便数，舌质淡，脉虚弱。其中医病证诊断是

A. 肺痿虚寒证　B. 肺痿肾虚血瘀证

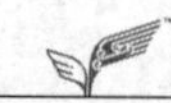

C. 肺痿虚热证　　D. 肺胀阳虚水泛证
E. 肺胀肺肾气虚证

32. 王某，女，72岁。反复咳喘18年。现咯吐涎沫，喘促短气，呼多吸少，动辄尤甚，唇面青紫，舌质暗红，脉虚而涩。其中医病证诊断是
A. 肺痿虚热证
B. 肺痿肾虚血瘀证
C. 肺痿虚寒证
D. 肺痿上热下寒证
E. 肺胀肺肾气虚证

33. 齐某，男，67岁。反复咳喘24年。现咯吐涎沫，喘促短气，咽干而燥，下利泄泻，形寒肢凉，舌淡红，苔薄白，脉细弱。其治疗应首选的方剂是
A. 月华丸
B. 麦门冬汤合清燥救肺汤
C. 甘草干姜汤
D. 小青龙加石膏汤
E. 麻黄升麻汤

34. 陈某，男，56岁。咳逆，喘息气粗，胸部膨满，烦躁，痰黄，黏稠难咯，有汗不多，口渴欲饮，便干，舌边尖红，苔黄腻，脉滑数。其证型属
A. 痰热郁肺证
B. 痰蒙神窍证
C. 痰浊壅肺证
D. 外寒里饮证
E. 肺肾气虚证

35. 王某，女，72岁。胸部膨满，神志恍惚，伴肢体瞤动，咳逆喘促，舌质暗红，苔白腻，脉滑数，治法当拟
A. 清肺化痰，降逆平喘
B. 温肺散寒，化痰降逆
C. 化痰降气，健脾益肺
D. 涤痰，开窍，息风
E. 温肾健脾，化饮利水

B1 型题

A. 麻黄、桂枝
B. 地黄、当归
C. 沙参、麦冬
D. 桑叶、菊花
E. 羌活、独活

1. 常人感冒风热犯表证，风热上壅，头胀痛较甚。应加用的药物是
2. 虚体感冒阴虚感冒证，血虚，面色无华，唇甲色淡，脉细。应加用的药物是

A. 恶寒重，发热轻，鼻涕、痰液清稀色白，咽不痛
B. 恶寒轻，发热重，鼻涕、痰液稠厚色黄，咽痛
C. 身热不扬，恶风少汗，头晕身重，胸闷纳呆
D. 除感冒症状外，兼有平素神疲体弱，气短懒言
E. 除感冒症状外，兼有口干咽燥，干咳少痰，舌红少苔

3. 常人感冒风寒束表证的主症特点是
4. 虚体感冒阴虚感冒证的主症特点是

A. 辛凉药物
B. 辛温药物
C. 补敛药物
D. 发汗之品
E. 活血药物

5. 治疗感冒之风寒束表证，应慎用的药物是
6. 治疗感冒之风热犯表证，应避免过用的药物是

A. 银翘散
B. 荆防达表汤
C. 止嗽散
D. 桑菊饮
E. 桑杏汤

7. 治疗感冒风热犯表证，应首选的方剂是
8. 治疗肺痈表证期，应首选的方剂是

A. 咳声重浊，痰多，痰出咳平，痰黏腻色白
B. 干咳无痰，咽喉干痛，唇鼻干燥
C. 干咳，咳声短促，痰中带血丝
D. 咳嗽痰多，质稠色黄
E. 咳嗽呈阵发性，咽干口苦，胸胁胀痛

9. 咳嗽肝火犯肺证的主症特点是
10. 咳嗽风燥伤肺证的主症特点是

A. 黄芩、知母
B. 干姜、细辛、白芥子
C. 北沙参、天冬、花粉
D. 海浮石、知母、贝母
E. 丹皮、山栀、藕节

11. 咳嗽肺阴亏耗证，热伤肺络，痰中带血，应加用的药物是
12. 咳嗽痰湿蕴肺证，寒痰较重，痰黏白如沫，怯寒背冷，应加用的药物是

A. 外感风寒
B. 阴虚、气虚
C. 痰热伤津
D. 痰湿、虚寒
E. 肺燥阴虚

13. 咳嗽，劳累、受凉后加重者，多属的证型是
14. 夜间有单声咳嗽，咳声轻微短促者，多属的证型是

A. 六君子汤
B. 平喘固本汤
C. 三子养亲汤
D. 小青龙加石膏汤
E. 定喘汤

15. 治疗哮病缓解期的脾肺气虚证,应首选的方剂是
16. 治疗哮病发作期的寒包热哮证,应首选的方剂是

A. 黄芪、沙参、百合
B. 桂枝、白芍、制附片
C. 桃仁、苏木
D. 黄芩、前胡、瓜蒌皮
E. 桂枝、细辛

17. 哮病缓解期的肺肾两虚证,以肺气阴两虚为主者,应加用的药物是
18. 哮病发作期的寒包热哮证,表寒重者,应加用的药物是

A. 肺虚
B. 肾虚
C. 气虚
D. 血虚
E. 脾虚

19. 哮病辨肺脾肾虚损时,有自汗畏风,少气乏力,极易感冒症状者,辨证为
20. 哮病辨肺脾肾虚损时,有食少便溏,痰多症状者,辨证为

A. 呼吸深长有余,呼出为快,声低气怯
B. 呼吸深长有余,呼出为快,声高气粗
C. 呼吸深长有余,深吸为快,声低气怯
D. 呼吸短促难续,深吸为快,声低气怯
E. 呼吸短促难续,呼出为快,声低气怯

21. 实喘的特点是
22. 虚喘的特点是

A. 瓜蒌、贝母
B. 干姜、细辛
C. 紫河车、胡桃肉
D. 沙参、麦冬
E. 合欢皮、酸枣仁

23. 虚喘肺气虚耗证,偏阴虚者,应加用的药物是
24. 实喘表寒肺热证,痰热重,痰黄黏稠量多者,应加用的药物是

A. 橘红、杏仁
B. 细辛、生姜
C. 葶苈子、射干
D. 大黄、风化硝
E. 合欢皮、酸枣仁

25. 实喘风寒壅肺证,寒痰较重,痰白清稀,量多起沫,应加用的药物是
26. 实喘表寒肺热证,痰鸣息涌,应加用的药物是

A. 恶寒,发热,咳嗽,痰多
B. 高热,振寒,咳嗽,气急,胸痛,咳痰黄稠量多,带有腥味
C. 身热渐退,咳嗽减轻,咯吐脓痰渐少,臭味亦淡
D. 咳吐大量腥臭脓痰或脓血痰
E. 咳嗽,咯血,潮热,盗汗

27. 肺痈表证期的特点是
28. 肺痈恢复期的特点是

A. 薄荷、豆豉
B. 郁金、桃仁
C. 三七、白及
D. 沙参、麦冬
E. 功劳叶、青蒿

29. 肺痈恢复期,阴虚发热,低烧不退,应加用的药物是
30. 肺痈表证期,胸痛,应加用的药物是

A. 清肺散邪
B. 清热解毒
C. 排脓解毒
D. 养阴益气
E. 扶正祛邪

31. 肺痈初期,风热侵犯肺卫,宜选用的治法是
32. 肺痈恢复期阴伤气耗,宜选用的治法是

A. 火
B. 痰热
C. 湿痰
D. 寒痰
E. 瘀

33. 肺痨患者,兼痰黄量多,多兼夹的是
34. 肺痨患者,兼唇紫色暗,多兼夹的是

A. 川贝母、甜杏仁
B. 秦艽、白薇
C. 丹皮、黑山栀
D. 姜半夏、橘红
E. 紫石英、丹参

35. 肺痨之肺阴亏损证,咳嗽频而痰少质黏者,应加用的药物是
36. 肺痨之气阴耗伤证,夹有湿痰者,应加用的药物是

A. 阴虚为主
B. 气阴两虚

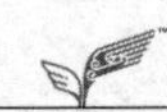

C. 阴阳两虚
D. 阳虚为主
E. 气虚为主

37. 肺痨临床以咳嗽、咯血、潮热、盗汗、消瘦、舌红、脉细为主症，辨证主要是
38. 肺痨病情进展，兼有少气，咯血暗淡，形寒肢冷，脉虚大无力，辨证主要是

A. 竹茹、竹叶
B. 天花粉、知母
C. 沙参、玉竹
D. 钟乳石、五味子
E. 银柴胡、地骨皮

39. 肺痿热证，咳吐浊黏痰，口干欲饮，应加用的药物是
40. 肺痿热证，津伤者，应加用的药物是

A. 竹茹、竹叶
B. 天花粉、知母
C. 沙参、玉竹
D. 钟乳石、五味子
E. 银柴胡、地骨皮

41. 肺痿虚热证，潮热者，应加用的药物是
42. 肺痿虚寒证，肾虚不能纳气，喘息，短气者，应加用的药物是

A. 小青龙汤
B. 苏子降气汤合三子养亲汤
C. 越婢加半夏汤
D. 真武汤合五苓散
E. 平喘固本汤合补肺汤

43. 肺胀痰浊壅肺证首选的方剂是
44. 肺胀痰热郁肺证首选的方剂是

A. 化痰降气，健脾益肺
B. 清肺化痰，降逆平喘
C. 温肺散寒，化痰降逆
D. 补肺纳肾，降气平喘
E. 温肾健脾，化饮利水

45. 肺胀阳虚水泛证的治法是
46. 肺胀外寒里饮证的治法是

二、参考答案

A1 型题

1. B　2. A　3. C　4. B　5. D
6. C　7. E　8. A　9. A　10. E
11. B　12. C　13. A　14. C　15. B
16. E　17. A　18. B　19. E　20. D
21. C　22. A　23. B　24. C　25. E
26. D　27. B　28. A　29. C　30. D
31. E　32. C　33. E　34. B　35. A
36. C　37. D　38. E　39. B　40. A
41. C　42. E　43. D　44. B　45. C
46. B　47. E　48. D　49. A　50. B
51. B　52. D　53. E　54. A　55. D
56. C　57. C　58. B　59. E　60. D
61. A　62. C　63. D　64. B　65. C
66. C　67. B　68. E　69. A　70. A
71. D　72. B　73. C　74. E　75. D
76. A　77. A　78. D　79. B　80. C
81. B　82. E　83. A　84. A　85. D
86. B　87. E　88. C　89. C　90. D
91. B　92. E　93. C　94. B　95. A
96. D　97. C　98. E　99. B　100. A
101. C　102. E　103. A　104. A　105. E
106. D　107. B　108. B

A2 型题

1. B　2. E　3. A　4. B　5. C
6. A　7. D　8. B　9. C　10. A
11. D　12. E　13. B　14. A　15. C
16. A　17. B　18. D　19. C　20. A
21. B　22. C　23. D　24. E　25. C
26. A　27. D　28. A　29. D　30. D
31. A　32. B　33. E　34. A　35. D

B1 型题

1. D　2. B　3. A　4. E　5. A
6. B　7. A　8. A　9. E　10. B
11. E　12. B　13. D　14. E　15. A
16. D　17. A　18. E　19. A　20. E
21. B　22. D　23. D　24. A　25. B
26. C　27. A　28. C　29. E　30. B
31. A　32. D　33. B　34. E　35. A
36. D　37. A　38. C　39. B　40. C
41. E　42. D　43. B　44. C　45. E
46. C

三、重点解析

A1 型题

1. B　感冒发病是由于外邪侵袭人体，但是否发病的内因在于卫气之强弱，外因在于感邪的轻重。

3. C　感冒首辨普通、时行感冒，次辨虚体、实体感冒，三辨风寒、风热、暑湿感冒。

7. E　感冒实证初期一般忌用补敛之品，以免留邪。

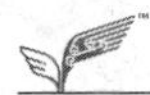

而发散、辛凉、温热、清暑之品可用于感冒的不同证型。

9. A　普通感冒、时行感冒都可见发热。而流行感冒病情一般多重，有广泛的流行性、传染性，全身症状显著，这些都可和感冒相鉴别。

12. C　平素神疲体弱为气虚感冒的证候主症。肢体酸重、头昏重胀痛、渴不多饮、舌苔黄而腻为暑湿伤表证的主要症状。

16. E　桔梗、杏仁宣降肺气，当归、黄芪补气生血，麻黄、桂枝解表散寒，白芍、甘草酸甘化阴。唯有用麻黄、石膏可外散表寒，内清里热。

17. A　咳嗽的基本病机是邪犯于肺，肺气上逆。肺阴亏虚，肺失润降；肝郁化火，上逆侮肺；痰热郁肺，肺失肃降；风燥伤肺，肺失清润为咳嗽不同证型的证机概要。

18. B　咳嗽的病位在肺，与肝、脾有关，久则及肾。

19. E　有声无痰为咳，有痰无声为嗽。且咳嗽一般多为痰声并见，难以截然分开。并且咳嗽的病位不仅在于肺，且与肝、脾、肾相关。但咳嗽是由于肺失宣降，肺气上逆作声导致。

20. D　潮热、盗汗、咯血、消瘦为肺痨的主要特征表现，但咳嗽没有这些表现。咳痰是肺痨、咳嗽均有的表现。

21. C　咳痰有热腥味或腥臭气者为痰热，味甜者属痰湿，味咸者属肾虚。

30. D　肺阴亏虚咳嗽，虽然初起轻微，但如迁延失治，则往往逐渐加重，成为劳损。

31. E　咳嗽缓解期应坚持“缓则治本”的原则，补虚固本以图根治。补肾固脱、滋阴润肺、补气健脾、清肝泻火为咳嗽不同证型的治疗原则。

33. E　喘促短气、呼吸困难，甚至张口抬肩，鼻翼扇动，不能平卧，口唇发绀为喘证特征，而非哮病。

37. D　哮病为反复发作、喉中哮鸣有声，有痰为“夙根”；喘证为多种肺系疾患的一个症状。呼吸急促、困难为哮病与喘证的共同表现。

42. E　哮病大发作，可发生喘脱危候；哮病长期不愈，可发展成为肺胀；青少年哮病患者经治疗可终止发作；中老年哮病患者不易根除，故此四项正确。肺叶腐败为肺痈之逆证，而非哮病进一步发展而得。

43. D　寒饮伏肺、遇感引发，呼吸气促，喉中哮鸣，痰白清稀为冷哮证的证候主症。痰鸣如吼为热哮证的证候主症。

44. B　饮食宜清淡，避免烟尘味，保持心情舒畅，防止过度疲劳，不可食用海膻发物。

45. C　哮病的病位在肺，与脾、肾密切相关。

46. B　大发作时邪实与正虚错综并见，肺肾两虚，痰浊壅盛，严重者肺不能治理调节心血的运行，肾虚命门之火不能上济于心，则心阳亦同时受累，甚至发生“喘脱”危候。故与喘脱危证发生有关的脏器是肺、肾、心三脏。

49. A　哮喘长期不愈，反复发作，病由肺脏影响及肺、脾、肾、心，可导致肺气胀满，不能敛降之肺胀重证。

52. D　喘证可有慢性咳嗽、哮病、肺痨、心悸等病史；喘证每遇外感及劳累而诱发；喘证患者可表现为喘促短气，呼吸困难；喘证严重的患者可表现为张口抬肩，鼻翼扇动，不能平卧，口唇发绀。而哮病患者可见喉中有哮鸣音。

53. E　喘证辨证首当分清虚实，实喘又当辨外感内伤，虚喘应辨病变脏腑。

54. A　喘证的治疗应分清虚实邪正。实喘治肺，以祛邪利气为主；虚喘以培补摄纳为主；虚实夹杂者应辨证选方用药。由于喘证多继发于各种慢性疾病中，因此临床上治疗喘证不可见喘治喘，还应当注意积极治疗原发病。

59. E　汗出如油如珠，足冷头汗，面赤躁扰，脉浮大无根均为虚喘危候的症状。呼吸窘迫是实喘危候的症状。

60. D　喘促气涌，胸部胀满；咳嗽痰多，质黏色黄；口渴喜冷饮；舌质红，舌苔薄黄或腻，为喘证之痰热郁肺证的证候主症。喘促症状每遇情志刺激而诱发，是喘证肺气郁痹证的证候主症。

61. A　喘证的病机是：肺气上逆，宣降失职；咳嗽的病机是：邪犯于肺，肺气上逆；感冒的病机是：卫表不和，肺失宣肃；肺痨的病机是：虚体虫侵，阴虚火旺；心悸的病机是：邪扰心神，心神不宁。

63. D　若喘证反复发作，导致肺气胀满，不能敛降，可转变为肺胀。

64. B　喘证风寒壅肺证，寒痰较重，痰白清稀，量多起沫，加细辛、生姜温肺化饮。喘证表寒肺热证，表寒加重加桂枝解表散寒；痰鸣息涌加射干泻肺消痰；痰热重，痰黄黏稠量多，加贝母清热化痰。

65. C　肺痈咳痰为咳吐脓血腥臭痰，咳吐黄黏痰为肺热的表现。

66. C　肺痈四期为：初期（表证期）、成痈期、溃脓期、恢复期。成脓期不属于肺痈的病理表现阶段。

67. B　肺痈患者咳吐的脓血浊痰腥臭，吐在水中，沉者是痈脓，浮者是痰。肺痈患者吃生黄豆或生豆汁不觉其腥。发病多急，常突然寒战高热，咳嗽胸痛，咯吐黏浊痰；咯吐大量腥臭脓痰，或脓血相兼，身热遂降，经数周逐渐恢复。如脓毒不净，持续咳嗽，咯吐脓血腥臭痰，低烧，消瘦，则转成慢性。所以 B 选项叙述错误。

69. A　溃脓期是病情顺与逆的转折点，如溃后声音清

朗，脓血稀而渐少，腥臭味减淡，饮食知味，身体不热，脉象缓滑，则病情向愈。若溃后音嘎无力，脓血如败卤，腥臭异常，气喘，鼻扇，胸痛，坐卧不安，饮食少进，身热不退，颧红，爪甲青紫带弯，脉短涩或弦急，为肺叶腐败之恶候。

73. C 溃脓期宜选用桔梗作为排脓主药，且用量宜大。桔梗宣肺排脓。

74. E 肺痈顺证的表现是：溃后声音清朗，脓血稀而渐少，腥臭味减淡，饮食知味，胸胁消痛，身体不热，坐卧如常，脉象缓滑。

75. D 肺痈逆证的表现是：溃后音嘎无力，脓血如败卤，腥臭异常，气喘，鼻扇，胸痛，坐卧不安，身热不退，颧红，爪甲青紫带弯，脉短涩或弦急，为肺叶腐败之恶候。

77. A 肺痈忌发汗损伤肺气。泻下药、排脓之品、清热养阴药、益气补肺药可用于肺痈不同阶段。

80. C 肺痨以咳嗽、咯血、潮热、盗汗及身体逐渐消瘦为主要临床特征。神疲为气虚的主要临床表现。

82. E 肺痨的基本病机为虚体虫侵，阴虚火旺。

83. A 肺痨常见咳嗽、咳痰、咯血、胸痛症状，病变主要脏器为肺。若兼有乏力、纳少、腹胀、便溏，则病及脾。

84. A 肺痨治疗当以补虚培元和抗痨杀虫为原则，尤须重视补虚培元，增强正气。

85. D 肺痨的演变规律为：阴虚为本、阴虚失调、阴虚火旺、日久耗气、阴损及阳。没有因虚致瘀。

88. C 如喉疮声哑，咯血浅红色，似肉似肺；久泻不能自制，腹部冷痛，或有结块；猝然胸痛，喘息胸高，不能平卧；喘息短气，口如鱼口，面浮足肿，面色青晦；内热不退，或时寒时热，汗出如水；脉小数疾者，俱属难治的恶候。

91. B 肺痨的病理性质为虚实夹杂，以虚为主。

92. E 肺痨具有传染特点，是一个独立的慢性传染性疾患；虚劳病缘内伤亏损，是多种慢性疾病虚损证候的总称。虚劳、肺痨都为慢性疾病、虚弱性疾病，都有发热、咳嗽的症状。而肺痨具有传染性，虚劳没有。

93. C 肺痨病变部位主要在肺，与脾、肾两脏关系密切，同时也可涉及心、肝。

94. B 肺痿病位在肺，但与脾、胃、肾等脏密切相关，与心无关。

96. D 肺痿临床上以咳吐浊唾涎沫为主症，唾呈细沫稠黏，或白如雪，或带白丝，咳嗽，或不咳，气短，动则气喘。

97. C 肺痿以咳吐浊唾涎沫为主症，而肺痈以咳而胸痛，吐痰腥臭，甚则咳吐脓血为主症。而咳嗽为两者均有的临床表现。

101. C 咳吐浊唾涎沫为肺痿之主症。若见张口短气，喉哑声嘶，咯血，皮肤干枯，脉沉涩而急或细数无神者，属于预后不良。

102. E 治疗肺痿不可妄投燥热，以免助火伤津，忌苦寒滋腻碍胃。忌妄用温燥之药，消灼肺津，忌峻剂攻逐痰涎，慎用祛痰峻剂。

105. E 肺痿为多种慢性肺系疾病转化而来。肺痨、肺痈、肺胀、咳嗽均属于肺系疾病，但血证不属于。

B1 型题

5. A 6. B 风寒束表证慎用辛凉，因辛凉之品可致不易汗出，病邪难以外达，反之不能速解，甚或发生变证。风热之证不可过用辛温，以防助热燥液动血之弊，或引起传变。

9. E 10. B 咳嗽呈阵发性，咽干口苦，胸胁胀痛为咳嗽肝火犯肺证的主症特点。咳声重浊，痰多，痰出咳平，痰黏腻色白为痰湿蕴肺证的主症特点；干咳无痰，咽喉干痛，唇鼻干燥为风燥伤肺证的主症特点。

13. D 14. E 咳嗽劳累，受凉后加重者，多为痰湿、虚寒。夜间有单声咳嗽，咳声轻微短促者，多肺燥阴虚。

第二单元 心系病证

一、习 题

A1 型题

1. 下列选项中，属于心悸病因的是
   A. 跌仆损伤 B. 感受外邪
   C. 气血阴阳亏虚 D. 先天遗传
   E. 久病入络

2. 下列选项中，不属心悸病理因素的是
   A. 气滞 B. 痰浊 C. 血瘀
   D. 寒凝 E. 水饮

3. 在心悸的辨证论治过程中，应首辨的要点是
   A. 脉象变化 B. 寒热 C. 表里

D. 虚实　　E. 病变脏腑

4. 惊悸与怔忡的鉴别要点是
A. 怔忡日久不愈，可转化为惊悸
B. 惊悸为持续性，怔忡为阵发性
C. 惊悸不能自控，活动后加重
D. 怔忡为上下冲逆，发自少腹
E. 惊悸发生多与情绪有关，怔忡无精神因素亦可发生

5. 脉来更代，几至一止，止有定数者是
A. 结脉　　B. 代脉
C. 促脉　　D. 迟脉
E. 数脉

6. 脉象见数时一止，止无定数者是
A. 结脉　　B. 代脉
C. 促脉　　D. 迟脉
E. 数脉

7. 脉象见缓时一止，止无定数者是
A. 结脉　　B. 代脉
C. 促脉　　D. 迟脉
E. 数脉

8. 下列选项中，<u>不属于</u>心悸诊断依据的是
A. 自觉心中悸动不安，心搏异常
B. 伴有上下冲逆，发自少腹
C. 伴有胸闷不舒，易激动
D. 呈阵发性或持续不解
E. 劳倦、饱食等因素可诱发

9. 治疗心悸瘀阻心脉证，应首选的方剂是
A. 通窍活血汤合甘麦大枣汤
B. 半夏泻心汤合当归活血饮
C. 黄连温胆汤合炙甘草汤
D. 桂枝甘草龙骨牡蛎汤合参附汤
E. 桃仁红花煎合桂枝甘草龙骨牡蛎汤

10. 心悸与奔豚的鉴别要点是
A. 奔豚日久不愈，可转化为心悸
B. 心悸为持续性，奔豚为阵发性
C. 奔豚不能自控，活动后加重
D. 奔豚为上下冲逆，发自少腹
E. 心悸病情轻，奔豚病情重

11. 胸痹的病位在
A. 肺　　B. 肝　　C. 心
D. 肾　　E. 脾

12. 胸痹的辨证，应首辨的要点是
A. 病情轻重　　B. 标本虚实
C. 寒热虚实　　D. 外感内伤
E. 脉象变化

13. 胸痹的主要病机为
A. 痰浊瘀阻　　B. 气血阴阳亏虚
C. 心脉痹阻　　D. 寒凝气滞
E. 胸阳不振

14. 胸痹病性为本虚标实，虚实夹杂，下列选项中，<u>不属于</u>标实的是
A. 血瘀　　B. 寒凝
C. 气滞　　D. 痰浊
E. 湿阻

15. 下列选项中，属于胸痹主症的是
A. 胸部闷痛甚则胸痛彻背，休息或用药后可缓解
B. 自觉心中悸动不安，心搏异常
C. 咳嗽，胸痛，脓血痰
D. 胸胁胀痛，持续不解，多伴有咳唾
E. 心下有气攻冲作痛

16. 下列关于胸痹患者调护的各项措施中，<u>错误</u>的是
A. 避免临厕努挣
B. 避免情绪过度兴奋
C. 要避免突然受寒
D. 勿食过饱
E. 发作期患者应坚持适当活动

17. 治疗胸痹，纠正脏腑偏衰时，尤其应重视
A. 补气温阳　　B. 滋阴益肾
C. 温中健脾　　D. 补益心气
E. 宣肺益气

18. 治疗胸痹心血瘀阻证，若伴气虚自汗者，可选用的方剂为
A. 四君子汤合复方丹参滴丸
B. 人参养营汤合桃红四物汤
C. 补中益气汤合失笑散
D. 生脉散合失笑散
E. 补中益气汤合当归活血饮

19. 以下<u>不属于</u>不寐主要表现的为
A. 睡眠时间、深度不足　B. 入睡困难
C. 时寐时醒　　D. 心烦惊悸
E. 重者彻夜不寐

20. 不寐总的病机为
A. 阳盛阴衰，阴阳失交
B. 脾虚不运，心神失养
C. 阴虚火旺，心肾不交
D. 邪扰心神，心神不宁
E. 气血阴阳亏虚，心失所养

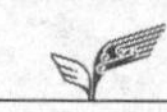

21. 不寐的病位主要为
A. 肝 B. 脑
C. 肾 D. 脾
E. 心

22. 对于不寐的辨证，下列选项正确的是
A. 首分病位，次辨虚实
B. 首分虚实，次辨病位
C. 首分标本，次辨病位
D. 首分虚实，次辨寒热
E. 首分病位，次辨久暂

23. 以下**不属于**不寐诊断依据的是
A. 入寐困难或寐而易醒，醒后不寐，连续3周以上
B. 重者彻夜难眠
C. 老年人少寐早醒
D. 伴有头痛、头昏、心悸、健忘等症
E. 有病后，体虚等病史

24. 不寐的治疗原则为
A. 益气养血，补益肝肾
B. 清热化痰，安神定志
C. 补虚泻实，调整阴阳
D. 先治其标，后治其本
E. 补虚扶正，充髓养脑

25. 治疗不寐肝火扰心证，首选的方剂是
A. 柴胡疏肝散 B. 龙胆泻肝汤
C. 四逆散 D. 羚角钩藤汤
E. 黄连温胆汤

26. 心衰的气虚血瘀证首选的方剂是
A. 保元汤合血府逐瘀汤
B. 生脉散合血府逐瘀汤
C. 补阳还五汤
D. 参附龙骨牡蛎汤
E. 补中益气汤合桃红四物汤

27. 心衰的病因**不包括**
A. 久病耗伤 B. 感受外邪
C. 七情所伤 D. 劳倦内伤
E. 跌打损伤

28. 下列关于心衰的描述，**错误**的是
A. 其病位在心，涉及肝、肺、脾、肾
B. 其病性属本虚标实，以心阳不振为本，瘀血、水饮为标
C. 以心悸、气喘、肢体水肿为主症
D. 治疗原则为补气温阳，活血利水，兼顾阴津
E. 其根本病机是心气不足、心阳亏虚

A2 型题

1. 王某，男，52岁。2年来心中悸动不安，眩晕，胸闷痞满，渴不欲饮，恶心，流涎，舌淡胖，苔白，脉沉细而滑。其诊断是
A. 眩晕痰湿中阻证 B. 心悸水饮凌心证
C. 眩晕气血亏虚证 D. 心悸心阳不振证
E. 眩晕肾精不足证

2. 患者女，60岁。有心悸病史8年余，平素心悸气短，面色无华，倦怠乏力，纳呆食少，舌淡红，脉细弱。治疗应选用的方剂为
A. 炙甘草汤 B. 参苓白术散
C. 当归补血汤 D. 六味地黄丸
E. 归脾汤

3. 患者男，72岁。3日来心悸不安，胸闷气短，动则尤甚，面色苍白，形寒肢冷，舌淡苔白，脉沉细无力。此病证的治法是
A. 温补心阳，安神定悸
B. 化痰祛湿，健脾和胃
C. 回阳救逆，益气固脱
D. 补血养心，益气安神
E. 振奋心阳，化气行水

4. 患者女，36岁。平素胆小易惊，1周前因受惊吓而心悸不宁，坐卧不安，不寐多梦，恶闻声响，食少纳呆，苔薄白，脉细弦。其治疗应首选的方剂是
A. 甘麦大枣汤 B. 归脾汤
C. 安神定志丸 D. 黄连温胆汤
E. 酸枣仁汤

5. 患者男，38岁。胸闷反复发作4年。近日胸闷重而心痛微，痰多气短，肢体沉重，倦怠乏力，纳呆便溏，舌体胖大且边有齿痕，苔白滑，脉滑。其治疗应首选方剂是
A. 半夏厚朴汤合黄连温胆汤
B. 栝蒌薤白半夏汤合涤痰汤
C. 枳实薤白桂枝汤合当归四逆汤
D. 参苓白术散合二陈汤
E. 生脉散合人参养荣汤

6. 患者男，52岁。胸部闷痛1年。今日因受寒而猝然心痛如绞，心痛彻背，喘不得卧，手足不温，冷汗自出，面色苍白，苔薄白，脉沉紧。其治疗的首选方剂是
A. 枳实薤白桂枝汤合当归四逆汤
B. 生脉散合人参养荣汤
C. 天王补心丹合炙甘草汤
D. 人参养营汤合桃红四物汤
E. 参附汤合右归饮

7. 患者男，64 岁。冠心病史 5 年。近几日来心痛憋闷，心悸盗汗，虚烦不寐，腰酸膝软，舌红少津，苔薄，脉细数。此病证的治法为
   A. 温补阳气，振奋心阳　B. 疏肝理气，活血通络
   C. 益气养阴，活血通脉　D. 辛温散寒，宣通心阳
   E. 滋阴清火，养心和络
8. 患者女，70 岁。有冠心病史 10 年。近日来心胸隐痛，时作时休，心悸气短，动则益甚，伴倦怠乏力，声息低微，面色㿠白，易汗出，舌质淡红，舌体胖且边有齿痕，苔薄白，脉沉细缓。此病证诊断为
   A. 心悸心血不足证　B. 胸痹气阴两虚证
   C. 胸痹心肾阳虚证　D. 胸痹痰浊闭阻证
   E. 心悸心阳不振证
9. 患者男，80 岁。反复胸闷 10 余年，近期发作频繁，胸闷气短，动则更甚，自汗，面色㿠白，四肢欠温，舌质淡胖，边有齿痕，苔白，脉沉细迟。此病证诊断为
   A. 心悸心血不足证
   B. 胸痹气阴两虚证
   C. 胸痹心肾阳虚证
   D. 胸痹痰浊闭阻证
   E. 心悸心阳不振证
10. 患者女，50 岁。失眠多年，心烦不寐，入睡困难，心悸多梦，伴头晕耳鸣，腰膝酸软，潮热盗汗，五心烦热，咽干少津，舌红少苔，脉细数。此病证的证机概要是
   A. 肾水亏虚，心火亢盛，心肾不交
   B. 脾虚血亏，心神失养，神不安舍
   C. 心胆虚怯，心神失养，神魂不安
   D. 肝郁化火，上扰心神
   E. 湿食生痰，郁痰生热，扰动心神
11. 患者男，58 岁。近年易入睡，多梦易醒，心悸健忘，神疲食少，伴头晕目眩，四肢倦怠，腹胀便溏，治疗此病证的首选方剂是
   A. 左归丸合酸枣仁汤
   B. 安神定志丸
   C. 安神定志丸合酸枣仁汤
   D. 归脾汤
   E. 当归补血汤
12. 患者男，40 岁。失眠 2 周。症见：心烦不寐，胸闷脘痞，泛恶嗳气，伴口苦，头重，目眩，舌偏红，苔黄腻，脉滑数。其证候诊断是
   A. 肝阳上亢证　B. 痰浊中阻证
   C. 心肾不交证　D. 肝火扰心证
   E. 痰热扰心证
13. 王某，男，53 岁。出现失眠半年余。症见：不寐多梦，甚则彻夜不眠，急躁易怒，伴头晕头胀，口干而苦，不思饮食，便秘溲赤，舌红苔黄，脉弦而数。此病证的治法
   A. 补益心脾，养血安神
   B. 补血养心，益气安神
   C. 滋阴降火，交通心肾
   D. 疏肝泻火，镇心安神
   E. 通阳泄浊，豁痰清心
14. 苗某，女，69 岁。虚烦不寐，触事易惊，终日惕惕，胆怯心悸，伴气短自汗，倦怠乏力，舌淡，脉弦细。治疗此病证的首选方剂是
   A. 安神定志丸合酸枣仁汤
   B. 六味地黄丸合交泰丸
   C. 安神定志丸合左归丸
   D. 安神定志丸合右归丸
   E. 天王补心丹
15. 患者女，52 岁，有慢性心系疾病病史 10 余年。近日感胸闷气短，心悸，动则加剧，神疲乏力，口干，五心烦热，两颧潮红，腰膝酸软，头晕耳鸣，尿少肢肿，舌暗红少津，脉细数。治疗首选的方剂是
   A. 六味地黄丸合真武汤
   B. 生脉散合血府逐瘀汤
   C. 苓桂术甘汤合生脉散
   D. 金匮肾气丸合猪苓汤
   E. 保元汤合葶苈大枣泻肺汤
16. 患者男，50 岁，冠心病病史 5 年余。近日出现心悸，喘息不得卧，面浮肢肿，尿少，神疲乏力，畏寒肢冷，腹胀，便溏，口唇发绀，胸部刺痛，舌淡胖有齿痕，舌边可见瘀点，脉结。治疗首选的方剂是
   A. 金匮肾气丸合真武汤
   B. 真武汤合血府逐瘀汤
   C. 苓桂术甘汤合生脉散
   D. 真武汤合葶苈大枣泻肺汤
   E. 实脾饮合葶苈大枣泻肺汤

B1 型题

A. 归脾汤
B. 炙甘草汤
C. 生脉散
D. 知柏地黄丸
E. 天王补心丹

1. 治疗心悸，若患者阴虚而火热不明显者，治疗应选的方剂为
2. 热病后期损及心阴而致心悸者，其治疗应选的方剂为

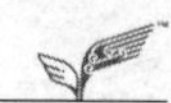

A. 乳香、没药
B. 瓜蒌、薤白
C. 煅龙骨、煅牡蛎
D. 炙麻黄、补骨脂
E. 合欢皮、夜交藤

3. 治疗心悸瘀阻心脉证，若胸痛甚，应加用
4. 治疗心悸心阳不振证，若心动过缓，应加用

A. 失笑散
B. 黄连温胆汤
C. 丹栀逍遥散
D. 乌头赤石脂丸
E. 苏合香丸

5. 治疗胸痹气滞心胸证，若胸痛明显者，应选用的方剂为
6. 治疗胸痹阴寒极盛之重症，应选用的方剂为

A. 心脉瘀滞
B. 寒凝心脉
C. 心气不足
D. 气滞心胸
E. 气阴两虚

7. 胸痛如绞，遇寒则发，畏寒肢冷，舌淡苔白，脉细，其病机是
8. 胸部隐痛缠绵不休，动则多发，口干，舌淡红少苔，脉沉细数，其病机是

A. 左归丸
B. 天王补心丹
C. 安神定志丸
D. 归脾汤
E. 涤痰汤

9. 不寐心脾两虚证，治疗应选用
10. 不寐心胆气虚证，若胆气不足为主者，治疗可用

A. 柴胡、陈皮
B. 朱砂、磁石
C. 夜交藤、合欢皮
D. 苍术、半夏
E. 熟地、芍药

11. 不寐心胆气虚证，若见胸闷，善太息，纳呆腹胀者，应加
12. 不寐心脾两虚证，若心血不足较甚者，应加

A. 心烦不寐，触事易惊
B. 面色少华，肢倦神疲而不寐
C. 心烦心悸，头晕健忘而不寐
D. 脘闷苔腻而不寐
E. 急躁易怒而不寐

13. 阴虚火旺，心肾不交常见
14. 胃痰热内盛常见

A. 保元汤合血府逐瘀汤
B. 生脉散合血府逐瘀汤
C. 苓桂术甘汤合生脉汤
D. 真武汤合葶苈大枣泻肺汤
E. 参附龙骨牡蛎汤

15. 治疗心衰气阴两虚证首选
16. 治疗心衰喘脱危证首选

A. 补益心肺，活血化瘀
B. 益气养阴，活血化瘀
C. 益气温阳，化瘀利水
D. 回阳固脱
E. 益气养阴，化瘀利水

17. 心衰气阴两虚证的治法是
18. 心衰阳虚水泛证的治法是

二、参考答案

A1 型题

1. B	2. D	3. D	4. E	5. B
6. C	7. A	8. B	9. E	10. D
11. C	12. A	13. C	14. E	15. A
16. E	17. D	18. B	19. D	20. A
21. E	22. B	23. C	24. C	25. B
26. A	27. E	28. B		

A2 型题

1. B	2. E	3. A	4. C	5. B
6. A	7. E	8. B	9. C	10. A
11. D	12. E	13. D	14. A	15. B
16. D				

B1 型题

1. E	2. C	3. A	4. D	5. A
6. D	7. B	8. E	9. D	10. C
11. A	12. E	13. C	14. D	15. B
16. E	17. B	18. C		

三、重点解析

A1 型题

1. B　心悸的病因包括体虚劳倦、七情所伤、感受外邪、药食不当。而气血阴阳亏虚是心悸的基本病机之一，是诸多病因的结果。

2. D　心悸的病理因素包括气滞、血瘀、痰浊、水饮。阴虚者常兼火盛或痰热；阳虚易夹水饮、痰湿；气血不足者，易见气血瘀滞、痰浊。

3. D　心悸的辨证论治要点应当首辨虚实，次辨脉象变化。

4.E　惊悸应当与怔忡鉴别。心悸是指患者自觉心中悸动、惊惕不安甚则不能自主的一种病证。病情较轻者为惊悸，病情较重者为怔忡。惊悸发病，多与情绪因素有关，可由骤遇惊恐、忧思恼怒、悲哀过极或过度紧张而诱发，多为阵发性，病来虽速，病情较轻，实证居多，病势轻浅，可自行缓解，不发时如常人。怔忡多由久病体虚，心脏受损所致，无精神等因素亦可发生，常持续心悸，心中惕惕，不能自控，活动后加重，多属虚证，或虚中夹实，病来虽渐，病情较重，不发时亦可兼见脏腑虚损症状。心悸日久不愈，亦可形成怔忡。

5.B　心悸的辨证论治要点：应当首辨虚实，次辨脉象变化。临证应仔细体会结、代、促、数、缓、迟等脉。一息六至为数脉，一息四至为缓脉，一息三至为迟脉；脉象见数时一止，止无定数为促脉；脉象见缓时一止，止无定数为结脉；脉来更代，几至一止，止有定数为代脉。

8.B　心悸自觉心中悸动不安，心搏异常，或快速，或缓慢，或跳动过重，或忽跳忽止，呈阵发性或持续不解，神情紧张，心慌不安，不能自主。常伴有胸闷不舒，易激动，心烦寐差，颤抖乏力，头晕等症。中老年患者，可伴有心胸疼痛，甚则喘促，汗出肢冷，或见晕厥。可见数、促、结、代、缓、沉、迟等脉象。常由情志刺激(如惊恐、紧张)、劳倦、饮酒、饱食等因素而诱发。心悸发作于心，并非发自少腹。

11.C　胸痹病位在心，涉及肝、肺、脾、肾等脏。

12.A　胸痹的辨证要点应首先辨病情轻重，其次辨标本虚实。

14.E　胸痹病性为本虚标实，虚实夹杂。本虚有气虚、气阴两虚及阳气虚衰；标实有血瘀、寒凝、痰浊、气滞，且可相兼为病。故答案选择E。

15.A　胸痹以胸部闷痛为主症，患者多见膻中或心前区憋闷疼痛，甚则痛彻左肩背、咽喉、胃脘部、左上臂内侧等部位，呈反复发作性，一般持续几秒到几十分钟，休息或用药后可缓解。

17.D　胸痹本虚宜补，权衡心脏阴阳气血之不足，有无兼见肺、肝、脾、肾等脏之亏虚，补气温阳，滋阴益肾，纠正脏腑之偏衰，尤其重视补益心气之不足。

19.D　不寐主要表现为睡眠时间、深度不足，轻者入睡困难，或寐而不酣，时寐时醒，或醒后不能再寐，重者彻夜不寐，常影响人们的正常工作、生活、学习和健康。

21.E　不寐的病位主要在心，与肝、脾、肾密切相关。

23.C　不寐的诊断依据为轻者入寐困难或寐而易醒，醒后不寐，连续3周以上，重者彻夜难眠，常伴有头痛、头昏、心悸、健忘、神疲乏力、心神不宁、多梦等症。本病证常有饮食不节，情志失常，劳倦、思虑过度，病后，体虚等病史。

28.B　心衰的病性属本虚标实，总以心气亏虚为本，瘀血、水饮为标。故此题选B。

第三单元　脑系病证

一、习　　题

A1型题

1. 头痛的病理因素有
   A. 血瘀、寒湿、气滞
   B. 水湿、风毒、气滞
   C. 痰湿、风火、血瘀
   D. 水湿、风火、气滞
   E. 气滞、湿浊、血瘀

2. 颞部疼痛或连目系者，经络归属为
   A. 厥阴经　B. 阳明经　C. 少阴经
   D. 少阳经　E. 太阳经

3. 内伤头痛之实证的治疗应
   A. 清心、疏肝、化痰　B. 清心、疏肝、化湿
   C. 清肝、化湿、涤痰　D. 平肝、化痰、行瘀
   E. 清心、平肝、化湿

4. 头痛的辨证，应首辨的要点是
   A. 虚实缓急　B. 脏腑经络
   C. 外感内伤　D. 寒热缓急
   E. 寒热虚实

5. 治疗风热头痛，首选的方剂是
   A. 通窍活血汤
   B. 加味四物汤
   C. 天麻钩藤饮
   D. 芎芷石膏汤
   E. 半夏白术天麻汤

6. 治疗肝阳头痛，首选的方剂是
   A. 天麻钩藤饮
   B. 加味四物汤

C. 通窍活血汤
D. 半夏白术天麻汤
E. 芎芷石膏汤

7. 阳明经可选的引经药物
A. 柴胡、黄芩　B. 吴茱萸、藁本
C. 细辛、葛根　D. 白芷、葛根
E. 羌活、川芎

8. 若痰湿头痛久郁化热，口苦便秘，舌红苔黄腻，脉滑数者，可加用
A. 半夏、陈皮、茯苓　B. 远志、茯神、白术
C. 黄芩、竹茹、胆星　D. 当归、白芍、陈皮
E. 全蝎、蜈蚣、僵蚕

9. 下列各项，属于外感头痛病机的是
A. 气血不足，不能上荣，窍络失养
B. 肝失条达，气郁化火，阳亢风动
C. 瘀血阻窍，络脉滞涩，不通则痛
D. 脾失健运，痰浊中阻，上蒙清窍
E. 风湿之邪，上蒙头窍，困遏清阳

10. 下列各项，属于内伤头痛病机的是
A. 风热外袭，上扰清空，窍络失和
B. 脾失健运，痰浊中阻，上蒙清窍
C. 风寒上袭，上犯颠部，凝滞经脉
D. 痰热阻滞，风痰上扰，腑气不通
E. 风湿之邪，上蒙头窍，困遏清阳

11. 头痛的问诊要点**不包括**
A. 疼痛的部位及性质
B. 疼痛的伴随症状
C. 疼痛发生的环境
D. 疼痛的发作形式
E. 疼痛的持续时间

12. 外感头痛，治疗祛风以外还应配合的治法有
A. 散寒、清热、祛湿
B. 清心、疏肝、祛湿
C. 清肝、化湿、涤痰
D. 散寒、化痰、行瘀
E. 清心、平肝、涤痰

13. 以下关于眩晕主症特点的叙述中，**不正确**的是
A. 眩是指眼花或眼前发黑
B. 突然昏仆，不省人事，四肢厥冷
C. 轻者闭目即止，重者如坐车船，旋转不定，不能站立
D. 晕是指头晕甚或感觉自身或外界景物旋转
E. 可伴有恶心、呕吐、汗出，甚则昏倒等症状

14. 下列各项中**不属**眩晕病因的是
A. 饮食不节　B. 情志不遂
C. 外感风湿　D. 跌仆损伤
E. 年高肾亏

15. 眩晕的病变脏腑涉及
A. 肝、脾、肾　B. 肺、脾、肾
C. 心、肝、肾　D. 心、肝、肺
E. 心、肺、脾

16. 眩晕的病理因素是
A. 风、热、寒、湿　B. 风、寒、湿、瘀
C. 风、火、痰、瘀　D. 风、痰、饮、瘀
E. 热、毒、痰、瘀

17. 眩晕的辨证中，应首辨的要点是
A. 外感内伤　B. 寒热虚实
C. 虚实缓急　D. 标本虚实
E. 病变脏腑

18. 眩晕的证候分类中，**不包括**
A. 风湿阻络证　B. 瘀血阻窍证
C. 肾精不足证　D. 肝阳上亢证
E. 气血两虚证

19. 眩晕的治疗原则是
A. 补益气血
B. 平肝潜阳
C. 祛瘀生新，活血通络
D. 滋养肝肾，填精生髓
E. 补虚泻实，调整阴阳

20. 眩晕痰湿中阻证，若痰郁化火，应首选的方剂是
A. 龙胆泻肝汤　B. 半夏厚朴汤
C. 清金化痰汤　D. 黄连温胆汤
E. 苓桂术甘汤

21. 眩晕与中风的鉴别要点是
A. 神昏与抽搐出现的前后
B. 发作时有无口吐白沫
C. 发作时有无四肢厥冷
D. 发作时有无四肢抽搐
E. 有无半身不遂及口眼歪斜

22. 眩晕与厥证的鉴别要点是
A. 发作时有无四肢抽搐
B. 发作时有无神志昏迷
C. 发作时有无四肢厥冷
D. 神昏与抽搐出现的前后
E. 发作时有无口吐白沫

23. 眩晕的病位在
A. 肾　B. 心　C. 清窍
D. 脑　E. 脾

24. 眩是指
A. 眼花或眼前发黑 B. 视物旋转
C. 头痛 D. 头晕
E. 眼球震颤

25. 眩晕病实证的基本病机是
A. 气血亏虚,清窍失养
B. 痰火上逆,扰动清窍
C. 补虚泻实,调整阴阳
D. 髓海空虚,清窍失养
E. 肝肾阴虚,风阳上扰

26. 眩晕病虚证的基本病机是
A. 补益气血
B. 痰火上逆,扰动清窍
C. 补虚泻实,调整阴阳
D. 髓海空虚,清窍失养
E. 平肝潜阳,化痰行瘀

27. 中风病因<u>不包括</u>下列选项中的
A. 饮食不节 B. 内伤积损
C. 疮毒内侵 D. 气虚邪中
E. 劳欲过度

28. 中风的病理因素是
A. 风、火、痰、瘀 B. 风、火、气、瘀
C. 痰、气、火、瘀 D. 火、湿、痰、瘀
E. 风、痰、湿、瘀

29. 与中风密切相关的脏腑是
A. 肺、脾、肾、肝 B. 心、肺、肝、脾
C. 心、肺、肝、肾 D. 心、肝、脾、肾
E. 心、肺、脾、肾

30. 中风的基本病机是
A. 外邪阻滞经络,脑窍失养
B. 阴阳失调,气血逆乱,上犯于脑
C. 痰火上逆,扰动清窍
D. 阴阳失调,神机逆乱
E. 脑髓空虚,清窍失养

31. 下列各项属于中风先兆症状的是
A. 眩晕、胸闷
B. 鼻痒、胸闷
C. 高热、寒战
D. 头晕、头痛、一侧肢体麻木
E. 头痛、恶心呕吐、眼球震颤

32. 下列关于中风辨证要点的叙述中,<u>不正确</u>的是
A. 首辨中经络与中脏腑
B. 中脏腑者辨闭证与脱证
C. 闭证常骤然起病
D. 中经络者意识清楚,中脏腑者神志昏迷
E. 中经络者仅出现肢体不用,无口眼歪斜

33. 以下各项,属于中风与痉证鉴别要点的是
A. 发作时有无四肢厥冷
B. 发作时有无四肢抽搐
C. 发作时有无口吐白沫
D. 发作时有无神志昏迷
E. 神昏与抽搐出现的前后

34. 治疗中风闭证痰热腑实证,首选的方剂是
A. 涤痰汤 B. 二陈汤
C. 大柴胡汤 D. 黄连温胆汤
E. 桃仁承气汤

35. 治疗中风中经络肝阳上扰证,首选的方剂是
A. 解语丹 B. 天麻钩藤饮
C. 地黄饮子 D. 镇肝熄风汤
E. 羚角钩藤汤

36. 用真方白丸子治疗中风风痰入络证,若言语不清者,应加
A. 远志、菖蒲 B. 厚朴、元明粉
C. 龙胆草、栀子 D. 生地、沙参
E. 熟地、山药

37. 中风的主症<u>不包括</u>
A. 半身不遂 B. 四肢抽搐
C. 不省人事 D. 语言不利
E. 猝然昏仆

38. 中风临证应首辨
A. 寒热虚实 B. 外感与内伤
C. 病性虚实 D. 中经络与中脏腑
E. 脱证与闭证

39. 中风的临床特征是
A. 双下肢或四肢瘫痪,或肌肉萎缩
B. 伴有四肢逆冷,移时多可自行苏醒
C. 时常口中作声,四肢频抽,口吐白沫
D. 四肢抽搐,项背强直,甚至角弓反张猝发仆地
E. 昏仆倒地,不省人事,半身不遂,舌强言謇

40. 中风之中脏腑需辨别
A. 闭证与脱证 B. 外感与内伤
C. 病性虚实 D. 中经络与中脏腑
E. 病情轻重

41. 中脏腑之闭证当辨别
A. 闭证与脱证 B. 外感与内伤
C. 病性虚实 D. 阳闭和阴闭
E. 病情轻重

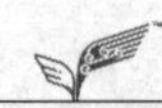

42. 下列不属于中风阳闭表现的是
A. 四肢不温 B. 舌体卷缩
C. 舌苔黄腻 D. 身热面赤
E. 痰声如拽锯

43. 中风阴闭的表现不包括
A. 四肢不温 B. 舌体卷缩
C. 舌苔白腻 D. 面白唇紫
E. 脉沉滑

44. 中风病程分期为
A. 临床加重期、临床缓解期
B. 发作期、缓解期、后遗症期
C. 急性期、恢复期、后遗症期
D. 发作期、间歇期、加重期
E. 急性发作期、临床缓解期

45. 癫狂的病理因素主要是
A. 风、痰、火、气 B. 风、痰、气、瘀
C. 风、火、痰、瘀 D. 风、气、火、瘀
E. 气、痰、火、瘀

46. 癫狂的诊断依据不包括
A. 神情抑郁，表情淡漠，喃喃自语为癫
B. 有癫狂的家族史，或脑外伤史
C. 突然昏仆，不省人事，半身不遂
D. 突然狂奔，呼号打骂，不避亲疏为狂
E. 多发于青壮年女性，平素性格内向，近期情志不遂

47. 癫狂的关键病机是
A. 痰气郁而化火
B. 痰火上扰，神明失主
C. 痰气郁结，蒙蔽神机
D. 郁火宣泄而痰气留结
E. 脏气不平，阴阳失调，脑之神机逆乱

48. 治疗癫证痰气郁结证，应首选的方剂是
A. 苏合香丸
B. 控涎丹
C. 半夏厚朴汤
D. 逍遥散合顺气导痰汤
E. 养心汤合越鞠丸

49. 治疗狂证痰火扰神证，应首选的方剂是
A. 癫狂梦醒汤
B. 养心汤合越鞠丸
C. 生铁落饮
D. 二阴煎合琥珀养心丹
E. 逍遥散合顺气导痰汤

50. 癫狂的病位主要在
A. 肝、肾 B. 脾、胃
C. 脾、肾 D. 心、肾
E. 心、肝

51. 癫的基本病机是
A. 痰气郁而化火
B. 痰火上扰，神明失主
C. 痰气郁结，蒙蔽神机
D. 郁火宣泄而痰气留结
E. 脏气不平，阴阳失调

52. 狂的基本病机是
A. 痰气郁而化火
B. 痰火上扰，神明失主
C. 痰气郁结，蒙蔽神机
D. 郁火宣泄而痰气留结
E. 脏气不平，阴阳失调

53. 痫病的病因不包括
A. 先天遗传 B. 劳欲过度
C. 脑部外伤 D. 饮食失调
E. 七情失调

54. 与痫病密切相关的脏腑为
A. 肝、脾、心、肾
B. 肝、脾、肺、肾
C. 肝、心、脾、肺
D. 肝、肺、心、肾
E. 肺、脾、心、肾

55. 痫病最重要的病理因素是
A. 风 B. 气 C. 瘀
D. 痰 E. 火

56. 痫病发作期的治疗原则是
A. 清肝泻火，豁痰息风
B. 平肝潜阳，活血通络
C. 益气养血，健脾化痰
D. 清肺泻火，豁痰息风
E. 滋补肝肾，宁心安神

57. 对于痫病的辨证，应首先辨别的要点是
A. 寒热虚实 B. 病情轻重
C. 证候虚实 D. 外感内伤
E. 脏腑经络

58. 下列各项，属于痫病与痉证鉴别要点的是
A. 是否四肢抽搐
B. 痉证醒后如常人
C. 痫病抽搐多为持续状态
D. 痫病口吐白沫，两目上视
E. 痉证面色苍白，四肢厥冷

59. 下列选项中，与痫病病情轻重**无关**的是
A. 痰浊的浅深
B. 起病的急缓
C. 正气的盛衰
D. 发作间隔时间的久暂
E. 病发持续时间的长短

60. 治疗痫病风痰闭阻证，首选的方剂是
A. 二陈汤　B. 定痫丸
C. 苏合香丸　D. 清金化痰汤
E. 半夏厚朴汤

61. 内伤头痛实证的治法是
A. 散寒、清热、祛湿　B. 清心、疏肝、祛湿
C. 清肝、化湿、涤痰　D. 平肝、化痰、行瘀
E. 清心、平肝、涤痰

62. 下列选项中，属于痴呆病因的是
A. 七情内伤　B. 感受外邪
C. 劳欲过度　D. 饮食不节
E. 跌仆损伤

63. 痴呆的病位在
A. 肝　B. 脑　C. 脾
D. 心　E. 肾

64. 痴呆的基本病机为
A. 气滞血瘀，痰浊内阻
B. 本虚标实，虚实夹杂
C. 脏腑亏虚，痰瘀内阻
D. 髓海不足，神机失用
E. 阴精不足，气血亏虚

65. 下列选项中，**不属于**痴呆诊断依据的是
A. 抽象思维能力下降
B. 无理由地欣快，易于激动或暴怒
C. 记忆力减退，理解力下降
D. 性情孤僻，表情淡漠，语言重复
E. 精神错乱，语无伦次，静而多喜

66. 痴呆的辨证，首先辨别的要点是
A. 外感内伤　B. 病变脏腑
C. 标本虚实　D. 先天与后天
E. 病情轻重

67. 痴呆与脏躁的鉴别要点**不包括**
A. 是否呈间歇性发作
B. 年龄或性别的差异
C. 不发作时是否如常人
D. 是否沉默寡言，情感淡漠，静而多喜
E. 是否出现智能、人格、情感方面的变化

68. 痴呆瘀血内阻证，若气滞血瘀者，应选用的方剂是
A. 天麻钩藤饮
B. 血府逐瘀汤
C. 二陈汤
D. 黄连温胆汤
E. 当归补血汤

A2 型题

1. 张某，男，65 岁。头胀痛，头晕目眩，心烦易怒，面红目赤，口苦胁痛，失眠多梦，舌质红，苔薄黄，脉弦。其中医诊断是
A. 肝阳头痛　B. 血虚头痛
C. 肾虚头痛　D. 瘀血头痛
E. 痰浊头痛

2. 崔某，男，45 岁。头昏胀痛，两侧为重，脾气暴躁，心烦不寐，躁扰不宁，口苦面红，胁痛，舌红苔黄，脉弦数。其中医治法是
A. 祛风胜湿通窍
B. 疏风清热和络
C. 平肝潜阳息风
D. 养血滋阴，和络止痛
E. 疏风散寒，通络止痛

3. 李某，女，50 岁。时常感到头痛，头痛隐隐，心悸失眠，面色少华，神疲乏力，遇劳加重，舌淡，苔薄白，脉细弱。其治疗应首选的方剂是
A. 大补元煎　B. 加味四物汤
C. 当归补血汤　D. 通窍活血汤
E. 天麻钩藤饮

4. 赵某，女，38 岁。头痛昏蒙，胸脘满闷，纳呆呕恶，舌苔白腻，脉弦滑。此病证的证机概要是
A. 气血不足，不能上荣，窍络失养
B. 肝失条达，气郁化火，阳亢风动
C. 瘀血阻窍，络脉滞涩，不通则痛
D. 脾失健运，痰浊中阻，上蒙清窍
E. 风湿之邪，上蒙头窍，困遏清阳

5. 患者男，40 岁。平素性情急躁，今日饮酒后出现头昏胀痛，两侧为重，心烦易怒，夜寐不宁，口苦面红，舌红苔黄，脉弦数。其治疗应首选的方剂是
A. 大补元煎　B. 当归补血汤
C. 天麻钩藤饮　D. 通窍活血汤
E. 加味四物汤

6. 田某，女，55 岁。头部外伤史 3 年，后头痛经久不愈，痛处固定不移，痛如锥刺，舌紫暗，有瘀斑，苔薄白，脉细涩。其中医治法是

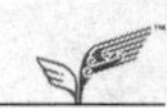

A. 祛风胜湿通窍
B. 疏风清热和络
C. 养血滋阴，和络止痛
D. 活血化瘀，通窍止痛
E. 疏风散寒，通络止痛

7. 患者女，50岁。平素脾胃虚弱，近1年来头痛如裹，肢体困重，胸闷纳呆，大便溏，苔白腻，脉濡。其中医治法是
A. 疏风散寒，通络止痛
B. 养血滋阴，和络止痛
C. 活血化瘀，通窍止痛
D. 疏风清热，和络止痛
E. 祛风胜湿通窍

8. 王某，女，49岁。头痛隐隐，时时昏晕，心悸失眠，面色少华，神疲乏力，遇劳加重，月经量少，色淡，舌质淡，苔薄白，脉细弱。其中医治法为
A. 养血滋阴，和络止痛
B. 活血化瘀，通窍止痛
C. 祛风胜湿，通窍止痛
D. 疏风散寒，通络止痛
E. 疏风清热，和络止痛

9. 患者男，50岁。头痛而胀，头胀如裂，发热，口渴喜饮，便秘，溲赤，舌尖红，苔薄黄，脉浮数。治疗应首选的方剂是
A. 大补元煎 B. 当归补血汤
C. 芎芷石膏汤 D. 通窍活血汤
E. 加味四物汤

10. 陈某，女，45岁。头痛隐隐，时发时止，遇劳加重，头晕，神疲乏力，气短懒言、自汗，舌淡红、边有齿印，苔薄白。其中医诊断是
A. 血虚头痛 B. 气虚头痛
C. 肾虚头痛 D. 瘀血头痛
E. 痰浊头痛

11. 张某，男，55岁。头痛且空，眩晕耳鸣，腰膝酸软，神疲乏力，滑精，舌红少苔，脉细无力。其治疗首选的方剂是
A. 通窍活血汤 B. 当归补血汤
C. 芎芷石膏汤 D. 大补元煎
E. 加味四物汤

12. 陈某，女，52岁。头痛昏蒙，胸脘满闷，倦怠无力，舌苔白腻，脉滑。治疗首选的方剂是
A. 通窍活血汤 B. 半夏白术天麻汤
C. 芎芷石膏汤 D. 参苓白术散
E. 天麻钩藤饮

13. 姚某，男，50岁。头痛隐隐，时发时止，神疲乏力，气短懒言，自汗，舌淡红、边有齿印，苔薄白。治疗首选的方剂是
A. 顺气和中汤
B. 加味四物汤
C. 补中益气汤
D. 四君子汤
E. 八珍汤

14. 郑某，男，41岁。3年来头晕伴头目胀痛，口苦，遇郁怒则加重，颜面潮红，急躁易怒，肢麻震颤，舌红苔黄，脉弦数。其证候诊断是
A. 瘀血阻窍 B. 痰湿中阻
C. 气血亏虚 D. 肾精不足
E. 肝阳上亢

15. 李某，女，38岁。1年来眩晕，劳累即发，面色少华，神疲乏力，倦怠懒言，唇甲不华，纳少腹胀，舌淡苔薄白，脉细弱。其病证诊断是
A. 厥证之血厥
B. 中风肝肾亏虚证
C. 眩晕气血亏虚证
D. 眩晕肾精不足证
E. 中风中经络之阴虚风动证

16. 田某，男，31岁。1年前因工受伤后，眩晕时作，头痛如刺，固定不移，精神不振，面唇紫暗，舌暗有瘀斑，脉细涩。其治疗应首选的方剂是
A. 半夏白术天麻汤 B. 归脾汤
C. 左归丸 D. 通窍活血汤
E. 天麻钩藤饮

17. 赵某，男，70岁。5年来时感眼前发黑，周围景物旋转，腰酸膝软，两目干涩，耳鸣如蝉，舌红少苔，脉细数。其治疗应首选的方剂是
A. 归脾汤 B. 左归丸
C. 通窍活血汤 D. 天麻钩藤饮
E. 半夏白术天麻汤

18. 李某，男，32岁。眩晕，耳鸣，头目胀痛，口苦，失眠多梦，遇烦劳郁怒而加重，急躁易怒，肢麻震颤，舌红苔黄，脉弦数。治疗首选的方剂是
A. 归脾汤 B. 左归丸
C. 通窍活血汤 D. 天麻钩藤饮
E. 半夏白术天麻汤

19. 张某，男，40岁。平素嗜食肥甘厚味，眩晕，头重昏蒙，伴视物旋转，胸闷恶心，呕吐痰涎，食少多寐，舌苔白腻，脉濡滑。其中医治法为
A. 化痰祛湿，健脾和胃

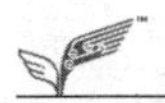

B. 补益气血，调养心脾
C. 活血通窍，祛瘀生新
D. 滋养肝肾，益精填髓
E. 平肝潜阳，清火息风

20. 陈某，女，45 岁。眩晕动则加剧，劳累即发，面色淡白，神疲乏力，倦怠懒言，唇甲不华，心悸少寐，纳少腹胀，舌淡苔薄白，脉细弱。其诊断是
A. 眩晕，气血亏虚证
B. 眩晕，脾肾不足证
C. 虚劳，气血不足证
D. 眩晕，肾精不足证
E. 心悸，气血亏虚证

21. 田某，男，63 岁。眩晕日久不愈，精神萎靡，腰酸膝软，健忘，视力减退，遗精滑泄，耳鸣齿摇，颧红咽干，五心烦热，舌红少苔，脉细数。辨证为眩晕之
A. 瘀血阻窍证　B. 肾精不足证
C. 肝阳上亢证　D. 气血亏虚证
E. 痰浊中阻证

22. 患者男，60 岁。眩晕时作，头痛如刺，唇紫暗，舌暗有瘀斑，脉涩。辨证为
A. 痰浊中阻　B. 气血亏虚
C. 瘀血阻窍　D. 肾精不足
E. 肝阳上亢

23. 眩晕虚证常见的证型**不包括**
A. 肝肾亏虚　B. 肾精不足
C. 髓海空虚　D. 气血亏虚
E. 痰浊中阻

24. 陈某，女，60 岁。头晕伴头目胀痛，口苦，遇郁怒则加重，颜面潮红，急躁易怒，舌红苔黄，脉弦。其中医治法是
A. 化痰祛湿，健脾和胃
B. 益气健脾，升阳除热
C. 补益气血，调养心脾
D. 滋养肝肾，益精填髓
E. 平肝潜阳，清火息风

25. 陈某，女，45 岁。眩晕动则加剧，劳累即发，面色淡白，神疲乏力，倦怠懒言，心悸少寐，纳少腹胀，舌淡苔薄白，脉细弱。其中医治法是
A. 化痰祛湿，健脾和胃
B. 益气健脾，升阳除热
C. 补益气血，调养心脾
D. 滋养肝肾，益精填髓
E. 平肝潜阳，清火息风

26. 赵某，男，60 岁。眩晕，头重昏蒙，胸闷，食少多寐，舌苔白腻，脉濡滑。治疗首选的方剂是
A. 归脾汤　B. 左归丸
C. 通窍活血汤　D. 天麻钩藤饮
E. 半夏白术天麻汤

27. 王某，男，45 岁。眩晕日久不愈，精神萎靡，腰酸膝软，少寐多梦，健忘，两目干涩，遗精滑泄，颧红咽干，舌红少苔，脉细数。治疗首选的方剂是
A. 归脾汤　B. 左归丸
C. 通窍活血汤　D. 天麻钩藤饮
E. 半夏白术天麻汤

28. 方某，男，43 岁。眩晕 10 余年，腰酸膝软，少寐多梦，两目干涩，遗精滑泄，颧红咽干，五心烦热，舌红少苔，脉细数。其中医治法是
A. 化痰祛湿，健脾和胃
B. 益气健脾，温补肾阳
C. 补益气血，调养心脾
D. 滋养肝肾，益精填髓
E. 平肝潜阳，清火息风

29. 患者男，50 岁。症见眩晕时作，头痛如刺，唇紫暗，舌暗有瘀斑，脉涩或细涩。证属眩晕之
A. 肝阳上亢证　B. 痰浊中阻证
C. 髓海空虚证　D. 气血亏虚证
E. 瘀血阻窍证

30. 患者男，30 岁。眩晕 1 年，伴头痛头胀，心烦口苦，渴不欲饮，舌红苔黄腻，脉弦滑者。治疗方剂宜用
A. 藿香正气散
B. 黄连温胆汤
C. 通窍活血汤
D. 天麻钩藤饮
E. 四君子汤

31. 眩晕之变证**不包括**
A. 耳鸣　B. 狂证　C. 中风
D. 失明　E. 中风危证

32. 陈某，男，56 岁。平素头晕耳鸣，腰酸，突然发生口眼歪斜，言语不利，半身不遂，舌质红，苔腻，脉弦细数。其中医诊断是
A. 眩晕痰湿中阻证
B. 眩晕肾精不足证
C. 中风中脏腑脱证
D. 中风中经络阴虚风动证
E. 中风中经络风痰入络证

33. 张某，男，62 岁。今日因情绪激动后突然发病，半身不遂，口舌歪斜，痰多而黏，伴腹胀，舌质暗红，

 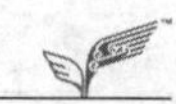

苔黄腻，脉弦滑。此病证的证机概要是
A. 风痰阻络，气血运行不利
B. 肝火偏旺，阳亢化风，横窜络脉
C. 痰热阻滞，风痰上扰，腑气不通
D. 痰浊偏盛，上壅清窍，内蒙心神，神机闭塞
E. 肝阳暴张，痰火壅盛，气血上逆，神窍闭阻

34. 王某，男，49岁。平素身体虚弱，今日突然昏仆，不省人事，目合口张，手撒肢冷，汗多，小便自遗，肢体软瘫，舌痿，脉细弱。治疗应首选的方剂是
A. 肾气丸　B. 归脾汤
C. 六味地黄丸　D. 参附汤合生脉散
E. 补阳还五汤

35. 黄某，女，85岁。中风病史6年。现症见口舌歪斜，舌强语謇，半身不遂，肢体麻木，舌紫暗，苔滑腻，脉弦滑。其治疗首选方是
A. 解语丹
B. 天麻钩藤饮
C. 羚角钩藤汤
D. 补阳还五汤
E. 涤痰汤

36. 李某，男，60岁。5个月前患中风，现左侧肢体偏枯不用，肢软无力，面色萎黄，舌质淡紫，苔薄白，脉细涩。其中风分期为
A. 急性期　B. 恢复期
C. 缓解期　D. 迁延期
E. 后遗症期

37. 陈某，男，58岁。1小时前突然发生口眼歪斜，语言不利，口角流涎，舌强语謇，肌肤不仁，手足拘挛，舌苔薄白，脉浮数。中医诊断为
A. 中风之痰湿中阻证
B. 中风之肾精不足证
C. 中风中脏腑脱证
D. 中风中经络阴虚风动证
E. 中风中经络风痰入络证

38. 曾某，女，70岁。上午突然发生口眼歪斜，语言不利，口角流涎，舌强语謇，手足麻木，兼见手足拘挛，关节酸痛，舌苔薄白，脉浮数。其证机概要是
A. 风痰阻络，气血运行不利
B. 肝火偏旺，阳亢化风，横窜络脉
C. 痰热阻滞，风痰上扰，腑气不通
D. 痰浊偏盛，上壅清窍，内蒙心神，神机闭塞
E. 肝阳暴张，痰火壅盛，气血上逆，神窍闭阻

39. 陈某，女，58岁。突然发生口眼歪斜，语言不利，口角流涎，舌强语謇，肌肤不仁，手足拘挛，关节酸痛，舌苔薄白，脉浮数。治疗首选的方剂是
A. 羚角钩藤汤
B. 天麻钩藤饮
C. 真方白丸子
D. 桃仁承气汤
E. 镇肝熄风汤

40. 段某，男，70岁。高血压病史21年。2小时前突然昏仆，不省人事，牙关紧闭，两手握固，肢体强痉，面赤身热，苔黄腻，脉弦滑而数。治疗首选方剂是
A. 天麻钩藤饮合安宫牛黄丸
B. 羚角钩藤汤合安宫牛黄丸
C. 镇肝熄风汤合安宫牛黄丸
D. 镇肝熄风汤合苏合香丸
E. 涤痰汤合安宫牛黄丸

41. 史某，男，72岁。中风病史30年。现症见失语，半身不遂，肢体麻木，苔滑腻，舌暗红，边有瘀斑，脉弦滑。其中医治法为
A. 搜风化痰，行瘀通络
B. 益气养血，化瘀通络
C. 豁痰息风，辛温开窍
D. 益气养阴，活血化瘀
E. 化痰熄风，活血化瘀

42. 石某，男，49岁。今日突然昏仆，不省人事，手撒肢冷，面色苍白汗多，大小便自遗，肢体软瘫，脉细弱。其中医辨证是
A. 中风之痰湿中阻证
B. 中风闭证痰火瘀闭证
C. 中风脱证之阴竭阳亡证
D. 中风中脏腑痰浊瘀闭证
E. 中风中脏腑痰热腑实证

43. 王某，男，38岁。素有头痛眩晕，心烦易怒，突然发病，半身不遂，口舌歪斜，舌强语謇，肢体强急，痰多而黏，伴腹胀，便秘，舌质暗红，有瘀点，苔黄腻，脉弦滑。治疗首选方剂是
A. 羚角钩藤汤
B. 天麻钩藤饮
C. 真方白丸子
D. 桃仁承气汤
E. 镇肝熄风汤

44. 李某，女，65岁。突然昏仆，不省人事，牙关紧闭，肢体抽搐，面红身热，气粗口臭，舌质红，苔黄腻，脉弦滑有力。其中医辨证为
A. 中风中经络风阳上扰证

B. 中风中经络风痰瘀阻证
C. 中风中脏腑脱证
D. 中风中脏腑阴闭证
E. 中风中脏腑阳闭证

45. 李某，中风病史1年，现肢体偏枯不用，肢软无力，面色萎黄，舌质淡紫，苔薄白，脉细涩。中医辨证为
A. 中风之气虚络瘀证
B. 中风闭证痰火瘀闭证
C. 中风脱证之阴竭阳脱证
D. 中风中脏腑痰浊瘀闭证
E. 中风中脏腑痰热腑实证

46. 黄某，中风病史5年。现肢体偏枯不用，肢软无力，面色萎黄，舌质淡紫，苔薄白，脉细涩。治疗首选的方剂是
A. 解语丹 B. 天麻钩藤饮
C. 真方白丸子 D. 补阳还五汤
E. 镇肝熄风汤

47. 闫某，男，68岁。患肢僵硬，拘挛变形，舌强不语，肢体肌肉萎缩，舌红，脉沉细。中医诊断为
A. 中风之气虚络瘀证
B. 中风闭证痰火瘀闭证
C. 中风脱证之阴竭阳脱证
D. 中风中脏腑痰浊瘀闭证
E. 中风后遗症期肝肾亏虚

48. 患者肢体偏枯不用，肢软无力，面色萎黄，舌质淡紫，苔薄白，脉细涩。其中医治法为
A. 益气活血，化瘀通络
B. 搜风化痰，行瘀通络
C. 滋阴潜阳，息风通络
D. 化痰息风，宣郁开窍
E. 息风清火，豁痰开窍

49. 陈某，女，79岁。患肢僵硬，拘挛变形，肢体肌肉萎缩，舌红，苔薄白，脉细。治疗首选的方剂是
A. 解语丹 B. 左归丸合地黄饮子
C. 真方白丸子 D. 补阳还五汤
E. 镇肝熄风汤

50. 王某，男，68岁，素有头痛眩晕，心烦易怒，突然发病，半身不遂，口舌歪斜，神志欠清，气粗口臭，痰黄而黏，舌质暗红，苔黄腻，脉弦滑。其中医治法为
A. 化瘀通络
B. 行瘀通络
C. 通腑泄热
D. 化痰熄风
E. 熄风清火

51. 吴某，女，58岁。突然昏仆，不省人事，牙关紧闭，口噤不开，两手握固，大小便闭，肢体强痉，面白唇暗，静卧不烦，四肢不温，痰涎壅盛，苔白腻，脉沉滑缓。其中医诊断为
A. 中风之气虚络瘀证
B. 中风闭证痰火瘀闭证
C. 中风脱证之阴竭阳脱证
D. 中风中脏腑痰浊瘀闭证
E. 中风中脏腑痰热腑实证

52. 张某，男，68岁。1小时前突然昏仆，牙关紧闭，口噤不开，大小便闭，肢体强痉，面白唇暗，静卧不烦，四肢不温，苔白腻，脉沉滑。其中医治法是
A. 益气活血，化瘀通络
B. 搜风化痰，行瘀通络
C. 通腑泄热，息风化痰
D. 化痰息风，宣郁开窍
E. 息风清火，豁痰开窍

53. 陈某，女，72岁。突然昏仆，牙关紧闭，大小便闭，抽搐，面白唇暗，静卧不烦，四肢不温，痰涎壅盛，苔白腻，脉沉滑缓。治疗首选的方剂是
A. 涤痰汤
B. 地黄饮子
C. 真方白丸子
D. 羚角钩藤汤
E. 镇肝熄风汤

54. 谭某，男，39岁。癫狂日久不愈，面色晦滞而秽，情绪躁扰不安，多言不序，恼怒不休，弃衣而走，妄见妄闻，头痛，心悸而烦，舌质紫暗、有瘀斑，薄黄苔，脉弦细。治疗首选的方剂是
A. 生铁落饮
B. 逍遥散合顺气导痰汤
C. 朱砂安神丸
D. 癫狂梦醒汤
E. 白金丸

55. 李某，男，32岁。平素急躁易怒，头痛失眠1个月余。今日突发狂乱无知，骂詈号叫，不避亲疏，不食不眠，舌质红绛，苔黄腻，脉滑数。其诊断为
A. 癫证痰气郁结证
B. 狂证痰热瘀结证
C. 肝阳头痛
D. 狂证痰火扰神证
E. 狂证火盛阴伤证

56. 赵某，女，29 岁。1 年前因家庭变故而沉默寡言，时而喃喃自语。近日神思恍惚，心悸易惊，肢体困乏，饮食锐减，言语无序，舌淡，苔薄白，脉沉细无力。此病证的证机概要为
A. 气郁痰结，血气凝滞，瘀热互结，神窍被塞
B. 心肾失调，阴虚火旺，神明受扰
C. 五志化火，痰随火升，痰热上扰清窍，神明昏乱
D. 肝气郁滞，脾失健运，痰郁气结，蒙蔽神窍
E. 癫证日久，脾失健运，生化乏源，心神失养

57. 王某，女，36 岁。精神抑郁，表情淡漠，沉默痴呆，时时太息，言语无序，多疑多虑，喜怒无常，秽洁不分，不思饮食，舌红苔腻而白，脉弦滑。其中医辨证为
A. 癫证痰气郁结证　B. 狂证痰热瘀结证
C. 肝阳头痛　D. 狂证痰火扰神证
E. 狂证火盛阴伤证

58. 王某，女，36 岁。精神抑郁，表情淡漠，沉默痴呆，时时太息，言语无序，多疑多虑，喜怒无常，秽洁不分，不思饮食，舌红苔腻而白，脉弦滑。其中医治法是
A. 理气解郁，化痰醒神
B. 健脾益气，养心安神
C. 清心泻火，涤痰醒神
D. 豁痰化瘀，调畅气血
E. 育阴潜阳，交通心肾

59. 王某，女，36 岁。精神抑郁，表情淡漠，沉默痴呆，时时太息，言语无序，多疑多虑，喜怒无常，秽洁不分，不思饮食，舌红苔腻而白，脉弦滑。其治疗首选的方剂是
A. 生铁落饮　B. 逍遥散合顺气导痰汤
C. 朱砂安神丸　D. 癫狂梦醒汤
E. 白金丸

60. 李某，男，32 岁。平素急躁易怒，头痛失眠 7 日。今日突发狂乱无知，骂詈号叫，不避亲疏，不食不眠，舌质红绛，苔黄腻，脉滑数。其治法为
A. 理气解郁，化痰醒神
B. 健脾益气，养心安神
C. 清心泻火，涤痰醒神
D. 豁痰化瘀，调畅气血
E. 育阴潜阳，交通心肾

61. 陈某，男，42 岁。平素急躁易怒。今日突发狂乱无知，骂詈号叫，不避亲疏，不食不眠，舌质红绛，苔黄腻，脉滑数。其首选的方剂是
A. 生铁落饮　B. 逍遥散合顺气导痰汤
C. 朱砂安神丸　D. 癫狂梦醒汤
E. 白金丸

62. 陈某，女，86 岁。癫狂久延，时作时止，势已较缓，妄言妄为，呼之已能自制，但有疲惫之象，寝不安寐，烦惋焦躁，形瘦，面红而秽，口干便难，舌尖红无苔，有剥裂，脉细数。其中医诊断为
A. 癫证痰气郁结证　B. 狂证痰热瘀结证
C. 肝阳头痛　D. 狂证痰火扰神证
E. 狂证火盛阴伤证

63. 陈某，女，86 岁。癫狂久延，时作时止，势已较缓，妄言妄为，呼之已能自制，但有疲惫之象，寝不安寐，烦惋焦躁，形瘦，面红而秽，口干便难，舌尖红无苔，有剥裂，脉细数。其治法为
A. 理气解郁，化痰醒神
B. 健脾益气，养心安神
C. 清心泻火，涤痰醒神
D. 豁痰化瘀，调畅气血
E. 育阴潜阳，交通心肾

64. 张某，女，68 岁。癫狂久延，时作时止，势已较缓，妄言妄为，呼之已能自制，但有疲惫之象，寝不安寐，烦惋焦躁，形瘦，面红而秽，口干便难，舌尖红无苔，有剥裂，脉细数。治疗首选的方剂是
A. 地黄饮子　B. 二阴煎合琥珀养心丹
C. 朱砂安神丸　D. 癫狂梦醒汤
E. 白金丸

65. 张某，男，49 岁。有痫病史 15 年余。近年来痫病频发，神思恍惚，心悸，健忘失眠，两目干涩，腰膝酸软，大便干燥，舌质淡红，脉沉细而数。中医证候是
A. 阴虚风动证　B. 肝肾亏虚证
C. 心脾两虚证　D. 心肾亏虚证
E. 髓海不足证

66. 赵某，男，31 岁。平素急躁易怒，口苦咽干。今日突然仆倒，四肢抽搐，口吐白沫，舌红，苔黄腻，脉数。此病证的证机概要是
A. 心肾精血亏虚，髓海不足，脑失所养
B. 瘀血阻窍，脑络闭塞，脑神失养
C. 气血耗伤，心脾两伤，心神失养
D. 痰浊蕴结，气郁化火，上扰脑神
E. 痰浊中阻，上蒙清窍，清阳不升

67. 陈某，男，29 岁。有痫病史 5 年。平素头晕头痛，痛有定处，颜面口唇青紫，舌质暗红，舌苔薄白，脉涩。此病证的治法是
A. 活血化瘀，息风通络
B. 清热泻火，化痰开窍
C. 涤痰息风，开窍定痫
D. 平肝潜阳，清火息风
E. 化痰祛湿，健脾和胃

68. 李某，女，28岁。有痫病史8年。反复发作不愈，神疲乏力，心悸气短，面色苍白，体瘦纳呆，舌质淡，苔白腻，脉沉细而弱。其治疗应首选的方剂是
A. 定痫丸合涤痰汤　B. 血府逐瘀汤
C. 当归活血汤　D. 通窍活血汤
E. 六君子汤合归脾汤

69. 王某，女，38岁。发病前常有头昏，乏力，痰多。发作时突然跌倒，神志不清，抽搐吐涎，舌质红，苔白腻，脉弦滑有力。其中医治法为
A. 活血化瘀，息风通络
B. 清热泻火，化痰开窍
C. 涤痰息风，开窍定痫
D. 平肝潜阳，清火息风
E. 化痰祛湿，健脾和胃

70. 陈某，女，45岁。平素常有眩晕，胸闷，乏力，心情不悦。发作突然跌倒，神志不清，抽搐吐涎，舌质红，苔白腻，脉弦滑有力。治疗首选的方剂是
A. 定痫丸　B. 血府逐瘀汤
C. 当归活血汤　D. 通窍活血汤
E. 六君子汤合归脾汤

71. 张某，男，58岁。2小时前眩晕，胸闷。10分钟前突然跌倒，神志不清，抽搐吐涎，舌质红，苔白腻，脉弦滑有力。其中医证候为
A. 阴虚风动证
B. 肝肾亏虚证
C. 心脾两虚证
D. 风痰闭阻证
E. 髓海不足证

72. 陈某，男，30岁。1小时前突然昏仆抽搐，流涎。平时急躁易怒，心烦失眠，咳痰不爽，口苦咽干，便秘；舌红，苔黄腻，脉弦滑而数。其中医诊断为
A. 阴虚风动证
B. 痫病痰火扰神证
C. 心脾两虚证
D. 风痰闭阻证
E. 髓海不足证

73. 张某，女，32岁。发作时昏仆抽搐，流涎。平时心烦失眠，咳痰不爽，口苦咽干，便秘溲黄，目赤，舌红，苔黄腻，脉弦滑。治疗首选的方剂是
A. 定痫丸合涤痰汤
B. 血府逐瘀汤
C. 当归活血汤
D. 通窍活血汤
E. 龙胆泻肝汤合涤痰汤

74. 李某，女，35岁。发作时昏仆抽搐，流涎；平时急躁易怒，心烦失眠，咳痰不爽，口苦咽干，便秘溲黄；病发后，症情加重，彻夜难眠，目赤，舌红，苔黄腻，脉弦滑而数。其治疗方法是
A. 活血化瘀，息风通络
B. 清热泻火，化痰开窍
C. 涤痰息风，开窍定痫
D. 平肝潜阳，清火息风
E. 化痰祛湿，健脾和胃

75. 王某，女，76岁。平素时常头晕，沉默寡言。近年来智力衰退，终日无语，不思饮食，痞满不适，头重如裹，舌质淡，苔白腻，脉滑。其诊断为
A. 癫证心脾两虚证　B. 郁证痰气郁结证
C. 痴呆髓海不足证　D. 癫证痰气郁结证
E. 痴呆痰浊蒙窍证

76. 崔某，男，81岁。有健忘病史10多年。如今计算力、定向力明显减退，神情呆钝，词不达意，头晕耳鸣，舌瘦色淡，苔薄白，脉沉细弱。其治疗首选的方剂是
A. 还少丹　B. 七福饮
C. 转呆汤　D. 人参养荣汤
E. 补阳还五汤

77. 陈某，男，72岁。表情呆滞，沉默寡言，记忆减退，失认失算，口齿含糊，伴腰膝酸软，食少纳呆，气短懒言，口涎外溢，四肢不温，腹痛喜按，鸡鸣泄泻，舌质淡白，舌体胖大，苔白，脉沉细弱。其中医诊断为
A. 癫证心脾两虚证
B. 郁证痰气郁结证
C. 痴呆髓海不足证
D. 痴呆脾肾两虚证
E. 痴呆痰浊蒙窍证

78. 陈某，男，72岁。表情呆滞，沉默寡言，记忆减退，失认失算，伴腰膝酸软，气短懒言，四肢不温，腹痛喜按，鸡鸣泄泻，舌质淡白，舌体胖大，苔白，脉沉细弱。治疗首选的方剂是
A. 还少丹　B. 七福饮
C. 转呆汤　D. 人参养荣汤
E. 补阳还五汤

79. 陈某，男，72岁。表情呆滞，沉默寡言，记忆减退，失认失算，口齿含糊，词不达意，伴腰膝酸软，肌肉萎缩，气短懒言，口涎外溢，四肢不温，腹痛喜按，鸡鸣泄泻，舌质淡白，舌体胖大，苔白。其中医治法是
A. 补肾益髓，填精养神
B. 补肾健脾，益气生精

C. 豁痰开窍，健脾化浊
D. 养血活血，健脾补肾
E. 活血化瘀，开窍醒脑

80. 王某，男，68岁。表情呆钝，智力衰退，终日无语，呆若木鸡，伴不思饮食，脘腹胀痛，痞满不适，头重如裹，舌质淡，苔白腻，脉滑。中医诊断为
A. 癫证心脾两虚证 B. 郁证痰气郁结证
C. 痴呆髓海不足证 D. 痴呆脾肾两虚证
E. 痴呆痰浊蒙窍证

81. 张某，男，48岁。表情呆钝，智力衰退，终日无语，呆若木鸡，伴不思饮食，脘腹胀痛，痞满不适，口多涎沫，头重如裹，舌质淡，苔白腻，脉滑。其中医治法为
A. 补肾益髓，填精养神
B. 补肾健脾，益气生精
C. 豁痰开窍，健脾化浊
D. 养血活血，健脾补肾
E. 活血化瘀，开窍醒脑

82. 孙某，男，58岁。表情呆钝，智力衰退，终日无语，呆若木鸡，伴不思饮食，脘腹胀痛，痞满不适，口多涎沫，头重如裹，舌质淡，苔白腻，脉滑。其首选的方剂是
A. 涤痰汤 B. 七福饮
C. 转呆汤 D. 人参养荣汤
E. 补阳还五汤

83. 王某，男，58岁。表情迟钝，言语不利，善忘，易惊恐，行为古怪，伴肌肤甲错，口干不欲饮，双目晦暗，舌质暗，脉细涩。其中医治法为
A. 补肾益髓，填精养神
B. 补肾健脾，益气生精
C. 豁痰开窍，健脾化浊
D. 养血活血，健脾补肾
E. 活血化瘀，开窍醒脑

84. 张某，女，68岁。表情迟钝，言语不利，善忘，易惊恐，伴肌肤甲错，口干不欲饮，舌质暗有瘀点，脉细涩。其中医诊断为
A. 癫证心脾两虚证
B. 痴呆瘀血内阻证
C. 痴呆髓海不足证
D. 痴呆脾肾两虚证
E. 痴呆痰浊蒙窍证

85. 王某，男，58岁。表情迟钝，言语不利，善忘，易惊恐，伴肌肤甲错，口干不欲饮，双日晦暗，舌质暗或有瘀点瘀斑，脉细涩。其治疗首选方剂是
A. 涤痰汤 B. 七福饮
C. 转呆汤 D. 通窍活血汤
E. 补阳还五汤

86. 李某，男，80岁。智能减退，记忆力、定向力、判断力明显减退，伴头晕耳鸣，怠惰思卧，腰酸腿软，步履艰难，舌瘦色淡，苔薄白，脉沉细弱。其中医治法为
A. 豁痰开窍，健脾化浊
B. 补肾健脾，益气生精
C. 补肾益髓，填精养神
D. 养血活血，健脾补肾
E. 活血化瘀，开窍醒脑

87. 李某，女，76岁。智能减退，记忆力、计算力、定向力、判断力明显减退，头晕耳鸣，怠惰思卧，腰酸腿软，步履艰难，舌淡，苔薄白，脉沉细弱。其首选的方剂是
A. 涤痰汤 B. 七福饮
C. 转呆汤 D. 通窍活血汤
E. 补阳还五汤

88. 韩某，女，78岁。智能减退，记忆力、计算力、定向力、判断力明显减退，头晕耳鸣，齿枯发焦，腰酸腿软，舌瘦色淡，苔薄白，脉沉细弱。其中医诊断是
A. 癫证心脾两虚证
B. 痴呆瘀血内阻证
C. 痴呆髓海不足证
D. 痴呆脾肾两虚证
E. 痴呆痰浊蒙窍证

B1型题

A. 头痛如裹
B. 头昏胀痛
C. 昏蒙重痛
D. 头痛且空，腰膝酸软
E. 刺痛、痛处固定不移
1. 风湿头痛的特点是
2. 痰浊头痛的特点是

A. 黄芩、竹茹、枳实
B. 知母、黄柏、生地
C. 全蝎、蜈蚣、地鳖虫
D. 党参、黄芪、白术
E. 厚朴、陈皮、藿香梗
3. 瘀血头痛较剧，久痛不已者，应加用
4. 风湿头痛胸闷脘痞、腹胀便溏显著者，应加用

A. 半夏白术天麻汤
B. 加味四物汤

C. 川芎茶调散
D. 羌活胜湿汤
E. 天麻钩藤饮
5. 治疗风湿头痛首选的方剂是
6. 治疗痰浊头痛首选的方剂是

A. 半夏白术天麻汤
B. 大补元煎
C. 天麻钩藤饮
D. 川芎茶调散
E. 通窍活血汤
7. 治疗肾虚头痛首选的方剂是
8. 治疗瘀血头痛首选的方剂是

A. 半夏白术天麻汤
B. 芎芷石膏汤
C. 天麻钩藤饮
D. 川芎茶调散
E. 通窍活血汤
9. 治疗风热头痛首选的方剂是
10. 治疗风寒头痛首选的方剂是

A. 疏风散寒止痛
B. 健脾化湿和胃
C. 解表散寒除湿
D. 清热解毒除湿
E. 疏风清热和络
11. 风热头痛的治法是
12. 风寒头痛的治法是

A. 眩晕时作，头痛如刺
B. 眩晕动则加剧，劳累即发
C. 眩晕日久不愈，腰酸膝软
D. 头重昏蒙，伴视物旋转
E. 头晕胀痛，遇烦劳郁怒而加重
13. 眩晕瘀血阻窍证的临床特点是
14. 眩晕痰湿中阻证的临床特点是

A. 补益气血
B. 滋养肝肾
C. 补虚泻实，调整阴阳
D. 髓海空虚，清窍失养
E. 平肝潜阳，化痰行瘀
15. 眩晕病属于实证的治法是
16. 眩晕病虚证的基本病机是

A. 脑髓空虚，清窍失养
B. 脾肾不足，水湿上泛
C. 心肾阴虚，虚火上炎
D. 痰火上逆，扰动清窍
E. 痰火上扰，神明失主
17. 眩晕虚证的基本病机是
18. 眩晕实证的基本病机是

A. 归脾汤
B. 左归丸
C. 通窍活血汤
D. 天麻钩藤饮
E. 半夏白术天麻汤
19. 痰浊中阻之眩晕的治疗首选方剂是
20. 痰浊头痛的治疗首选方剂是

A. 归脾汤
B. 黄连温胆汤
C. 通窍活血汤
D. 龙胆草、丹皮、夏枯草
E. 半夏白术天麻汤
21. 眩晕肝火上炎证，头痛头胀，心烦口苦，渴不欲饮，舌红苔黄腻，脉弦滑者，治疗宜用
22. 眩晕之肝火上炎证，口苦目赤，烦躁易怒者，应酌加

A. 解语丹
B. 补阳还五汤
C. 血府逐瘀汤
D. 左归丸合地黄饮子
E. 右归丸
23. 治疗中风恢复期肝肾亏虚证，应首选的方剂是
24. 治疗中风恢复期气虚络瘀证，应首选的方剂是

A. 双下肢或四肢瘫痪，或肌肉萎缩
B. 伴有四肢逆冷，移时多可自行苏醒
C. 四肢抽搐，项背强直，甚至角弓反张，猝发仆地
D. 昏仆倒地，不省人事，半身不遂，舌强言謇
E. 时常口中作声，四肢频抽，口吐白沫
25. 中风的临床特征是
26. 痫证的临床特征是

A. 闭证与脱证
B. 外感与内伤
C. 病性虚实
D. 阳闭与阴闭
E. 病情轻重
27. 中脏腑之闭证当辨别
28. 中风之中脏腑需辨别

A. 益气活血，化瘀通络
B. 平肝息风，化痰祛瘀通络
C. 息风清火，豁痰开窍，通腑泄热
D. 化痰息风，宣郁开窍

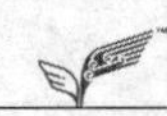

E. 平肝潜阳，滋养肝肾

29. 中经络的治法是
30. 中风脏腑闭证的治法是

A. 干姜、附子
B. 黄连、黄柏
C. 牡丹皮、赤芍
D. 怀小麦、大枣
E. 生石膏、知母

31. 治疗癫证心脾两虚证，若心气耗伤者应加
32. 治疗狂证痰火扰神证，若烦热渴饮者应加

A. 救阴回阳固脱
B. 降火豁痰，化瘀通窍
C. 补虚泻实，调整阴阳
D. 补益心脾，育阴养血，调整阴阳
E. 平肝潜阳，清肝泻火

33. 癫狂初期治疗原则是
34. 癫狂后期治疗原则是

A. 涤痰醒神
B. 搜风化痰
C. 豁痰化瘀
D. 辛热开破
E. 平肝潜阳

35. 属于中风恢复期治法的是
36. 针对痫痰难化这一特点而制订的治法为

A. 石决明、钩藤
B. 川乌、南星
C. 全蝎、蜈蚣
D. 生龙骨、生牡蛎
E. 石菖蒲、旋覆花

37. 上述药物中，最能促进胶痼顽痰消散的是
38. 上述药物中，最能有效减轻痫病反复发作的是

A. 半夏、天麻
B. 蜈蚣、僵蚕
C. 天花粉、玉竹
D. 紫河车、阿胶
E. 灶心土、白豆蔻

39. 治疗痴呆脾肾两虚证，若出现肌肉萎缩，应加用
40. 治疗痴呆痰浊蒙窍证，若风痰瘀阻者，应加用

A. 还少丹
B. 七福饮
C. 当归活血汤
D. 涤痰汤
E. 半夏白术天麻汤

41. 治疗痴呆髓海不足证，应首选的方剂是
42. 治疗痴呆痰浊蒙窍证，应首选的方剂是

二、参考答案

A1 型题

1. C	2. A	3. D	4. C	5. D
6. A	7. D	8. C	9. E	10. B
11. C	12. A	13. B	14. C	15. A
16. C	17. E	18. A	19. E	20. D
21. E	22. B	23. C	24. A	25. B
26. D	27. C	28. A	29. D	30. B
31. D	32. E	33. B	34. E	35. B
36. A	37. B	38. D	39. E	40. A
41. D	42. A	43. B	44. C	45. E
46. C	47. E	48. D	49. C	50. E
51. C	52. B	53. B	54. A	55. D
56. A	57. B	58. D	59. B	60. B
61. D	62. A	63. B	64. D	65. E
66. D	67. D	68. B		

A2 型题

1. A	2. C	3. B	4. D	5. C
6. D	7. E	8. A	9. C	10. B
11. D	12. B	13. A	14. E	15. C
16. D	17. B	18. D	19. A	20. A
21. B	22. C	23. E	24. E	25. C
26. E	27. B	28. D	29. E	30. B
31. B	32. D	33. C	34. D	35. A
36. B	37. E	38. A	39. C	40. B
41. A	42. C	43. D	44. E	45. A
46. D	47. E	48. A	49. B	50. C
51. D	52. D	53. A	54. D	55. D
56. E	57. A	58. A	59. B	60. C
61. A	62. E	63. E	64. B	65. D
66. D	67. A	68. E	69. C	70. A
71. D	72. B	73. A	74. B	75. E
76. B	77. D	78. A	79. B	80. E
81. C	82. A	83. E	84. B	85. D
86. C	87. B	88. C		

B1 型题

1. A	2. C	3. C	4. E	5. D
6. A	7. B	8. E	9. B	10. D
11. A	12. E	13. A	14. D	15. E
16. D	17. A	18. D	19. E	20. E
21. B	22. D	23. D	24. B	25. D
26. E	27. D	28. A	29. B	30. C
31. D	32. C	33. B	34. D	35. B

36.D　37.B　38.C　39.A　40.D
41.B　42.D

三、重点解析

A1 型题

7.D　参照经络循行路线，选择引经药，从而提高疗效。如太阳头痛选用羌活、蔓荆子、川芎；阳明头痛选用葛根、白芷、知母；少阳头痛选用柴胡、黄芩、川芎；厥阴头痛选用吴茱萸、藁本等。

8.C　痰湿郁久可化热，则转变为湿热证，故应加用清热祛湿之品，则选用黄芩、竹茹、胆星。

9.E　头痛可分为外感和内伤两大类。外感者基本病机为外邪上扰清空，壅滞经络，络脉不通，有风寒头痛、风湿头痛、风热头痛；内伤头痛或肝阳上亢，或痰蒙清窍，或瘀血阻络，或头目失荣。故应辨别外感与内伤，本题中"风湿之邪，上蒙头窍，困遏清阳"属于外感头痛中的风湿头痛病机。

11.C　头痛应询问头痛的部位、性质、诱因、发作形式、持续时间、缓解方式等。头痛部位可发生在前额、两颞、颠部、枕项或全头部。疼痛性质可为跳痛、刺痛、胀痛、灼痛、重痛、空痛、昏痛、隐痛等。头痛发作形式可为突然发作，或缓慢起病，或反复发作，时痛时止。疼痛的持续时间可长可短，可数分钟、数小时或数天、数周，甚则长期疼痛不已。

12.A　外感头痛，因外邪致病，属实证，以风邪为主，分为风湿、风寒、风热，故治疗主以疏风，兼以散寒、清热、祛湿。

14.C　眩晕不同于头痛，头痛分外感与内伤，而眩晕则以内伤为主，故其病因中无外感风湿。

16.C　风主动，火炎上，痰蒙清窍，瘀阻脑络，均可致眩晕发作，故眩晕的病理因素为风、火、痰、瘀。

32.E　中经络与中脏腑者均能出现肢体不用，口眼歪斜，中经络者意识清楚，中脏腑者神志昏迷。中风首辨中经络与中脏腑，中脏腑则要辨闭证与脱证。

33.B　痉证以四肢抽搐、项背强直甚至角弓反张为主症，发病时也可伴有神昏，需与中风闭证相鉴别。但痉证之神昏多出现在抽搐之后，而中风患者多在起病时即有神昏，而后可出现抽搐。痉证抽搐时间长，中风抽搐时间短。痉证患者无半身不遂、口眼㖞斜等症状。

36.A　风痰入络见言语不清者为痰浊阻滞口窍，故应使用远志、菖蒲化湿开窍。

40.A　闭证当辨阳闭和阴闭。阳闭有瘀热痰火之象，如身热面赤，气粗鼻鼾，痰声如拽锯，便秘溲黄，舌苔黄腻，舌绛干，甚则舌体卷缩，脉弦滑而数。阴闭有寒湿痰浊之征，如面白唇紫，痰涎壅盛，四肢不温，舌苔白腻，脉沉滑等。

41.D　阳闭有瘀热痰火之象，如气粗鼻鼾，痰声如拽锯，便秘溲黄，舌苔黄腻，舌绛干，甚则舌体卷缩，脉弦滑而数。阴闭有寒湿痰浊之征，如痰涎壅盛，四肢不温，舌苔白腻，脉沉滑等。

44.C　中风患者根据病程长短，分为 3 期。急性期为发病后 2 周以内，中脏腑可至 1 个月；恢复期指发病 2 周后或 1 个月至半年内；后遗症期指发病半年以上。

46.C　癫狂的诊断依据为神情抑郁，表情淡漠，静而少动，沉默痴呆，或喃喃自语，语无伦次；或突然狂奔，躁扰不宁，呼号打骂，不避亲疏；有癫狂家族史，或脑外伤史。多发于青壮年女性，平素性格内向，近期情志不遂，或突遭变故，惊恐而心绪不宁。排除药物、中毒、热病原因所致。

48.D　痰气郁结者为肝气郁滞，脾失健运而致痰气蒙蔽清窍，故用逍遥散理气解郁，合顺气导痰汤化痰醒神。

62.A　痴呆的病因有七情内伤、年高体虚、久病耗损。

66.D　痴呆应首先辨先天与后天。先天性痴呆多于幼年起病，与先天禀赋不足有关，治疗一般困难；后天多与年老体虚，久病有关，起病多在成年。辨先天、后天为临床治疗提供方向。

67.D　痴呆的神志异常需与郁证中的脏躁相鉴别。脏躁多发于青中年女性，多在精神因素的刺激下呈间歇性发作，不发作时可如常人，且无智能、人格、情感方面的变化。而痴呆多见于老年人，男女发病无明显差别，且病程迁延，其心神失常症状不能自行缓解，并伴有明显的记忆力、计算力减退甚至人格情感的变化。

68.B　痴呆瘀血内阻证，若为气虚血瘀者，应选用补阳还五汤，若为气滞血瘀者，应选用血府逐瘀汤。

A2 型题

2.C　头胀痛以两侧为重、胁痛均为厥阴肝经循行所过之处的病症，结合心烦不寐、躁扰不宁、口苦面红、舌红苔黄、脉弦数，辨证为肝阳上亢。故其治法应平肝潜阳息风。

16.D　患者有外伤史，且眩晕阵发性发作，头痛呈刺痛，部位固定不移，面唇紫暗，舌暗有瘀斑，脉细涩，均符合瘀血阻络之证。故选用通窍活血汤以祛瘀生新、活血通窍。

34.D　中年男性，突然昏仆，不省人事，属于中风范畴。根据目合口张，手撒肢冷，汗多，小便自遗，肢体软瘫，舌痿，脉细弱，可辨证为脱证。故应用参附汤合生脉散回阳救阴、益气固脱。

36.B　根据病程长短，中风分为三期。①急性期为发病后 2 周以内，中脏腑可至 1 个月；②恢复期指发病 2 周后或 1 个月至半年内；③后遗症期指发病半年以上。

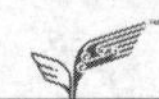

B1 型题

1. A 2. C 风湿头痛属外感头痛，风为阳邪，易袭阳位，湿邪重着黏滞，故风湿上蒙头窍，困遏清阳，故表现为头痛如裹。痰浊头痛属内伤头痛，素体脾虚，加之肥甘厚味而致痰浊中阻，上蒙清窍，故表现为昏、重、痛等特点。

3. C 4. E 若瘀血头痛较剧，久痛不已，病邪入络，故可加全蝎、蜈蚣、地鳖虫等，搜风剔络止痛。若风湿头痛胸闷脘痞、腹胀便溏显著者，可加苍术、厚朴、陈皮、藿梗以燥湿宽中、理气消胀。

25. D 26. E 中风患者昏仆倒地，其神昏症状严重，持续时间长，难以自行苏醒，需及时治疗方可逐渐清醒。中风多伴有半身不遂、口眼㖞斜等症，亦与痫证不同。痫证发作时起病急骤，突然昏仆倒地，与中风相似。但痫证为阵发性神志异常的疾病，猝发仆地时常口中作声，如猪羊啼叫，四肢频抽而口吐白沫；中风则仆地无声，一般无四肢抽搐及口吐涎沫的表现。痫证之神昏多为时短暂，移时可自行苏醒，醒后一如常人，但可再发。

33. B 34. D 癫狂初期——邪实为主，治当理气解郁、畅达神机、降（泄）火豁痰、化瘀通窍。癫狂后期——正虚为主，治当补益心脾、育阴养血、调整阴阳。

35. B 36. D 恢复期及后遗症期多为虚实夹杂，当扶正祛邪、标本兼顾，平肝息风、化痰祛瘀与滋养肝肾、益气养血并用。针对痫痰难化的治法是辛热开破。痫病的核心病机是痰浊闭阻，气机逆乱，故治疗多以涤痰、行痰、豁痰为大法。

39. A 40. D 痴呆脾肾两虚，脾主四肢肌肉，脾主运化水谷，脾虚则运化无力，肌肉失养，而肾为后天之本，故应予以紫河车、阿胶健脾养血补肾等治疗。若痰浊兼见风痰者，应考虑祛风化痰，故应选用天麻、半夏。

第四单元 脾胃病证

一、习 题

A1 型题

1. 下列关于胃痛的各项叙述中，**错误**的是
   A. 以上腹胃脘部近心窝处疼痛为主症
   B. 常伴食欲不振、恶心呕吐、嘈杂泛酸、嗳气吞腐等上消化道症状
   C. 多有反复发作病史
   D. 以老年人居多
   E. 其疼痛有胀痛、刺痛、隐痛、剧痛等不同的性质

2. 下列各项，**不属**胃痛诱因的是
   A. 天气变化
   B. 过度劳累
   C. 进食海鲜
   D. 进食生冷干硬辛辣醇酒
   E. 情志不畅

3. 胃痛的主要病变脏腑在胃，与胃痛关系最密切的脏腑是
   A. 脾、肾　B. 肺、脾　C. 脾、肝
   D. 肝、肾　E. 心、肝

4. 下列各项，对于鉴别胃痛与真心痛**无意义**的是
   A. 疼痛部位
   B. 疼痛性质
   C. 有无恶寒、发热
   D. 有无嗳气、泛酸、嘈杂等脾胃证候
   E. 有无心悸气短、汗出肢冷

5. 胃痛总的治疗原则是
   A. 温胃理气止痛　B. 理气和胃止痛
   C. 疏肝理气止痛　D. 通络理气和胃
   E. 健脾和胃止痛

6. 治疗胃痛寒邪客胃证，应首选的方剂是
   A. 吴茱萸汤　B. 良附丸
   C. 桂枝芍药汤　D. 大建中汤
   E. 黄芪建中汤

7. 治疗胃痛胃阴亏耗证，应首选的方剂是
   A. 沙参麦冬汤
   B. 黄芪建中汤
   C. 一贯煎合芍药甘草汤
   D. 小建中汤
   E. 炙甘草汤

8. 下列各项**不属于**胃痛变证的是
   A. 便血、吐血　B. 噎膈
   C. 呕吐反胃　D. 便秘
   E. 厥脱

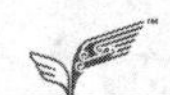

9. 胃痛的辨证要点是
A. 辨疼痛部位
B. 辨疼痛性质
C. 辨病程新旧
D. 辨虚实寒热，在气在血
E. 辨脏腑偏盛偏衰

10. 胃痛的基本病机正确的是
A. 肝郁脾虚，肝气犯胃
B. 胃气阻滞，胃失和降，不通则痛
C. 胃火炽盛，火热灼络
D. 脾胃虚弱
E. 脾胃虚寒

11. 以下各项中**不是**胃痛的病理因素是
A. 阳虚 B. 寒凝 C. 热郁
D. 湿阻 E. 血瘀

12. 下列关于胃痞主症的各项叙述，**错误**的是
A. 自觉心下痞塞，胸膈胀满
B. 胸闷、气短
C. 压之无痛
D. 触之无形
E. 按之柔软

13. 胃痞发生的基本病机是
A. 胃气阻滞，胃失和降，不通则痛
B. 脾胃肝肾功能失调，津枯血燥，气痰瘀互结
C. 中焦气机不利，脾胃升降失职
D. 胃失和降，膈间气机不利
E. 胃失和降，胃气上逆

14. 下列各项，**不属**胃痞病理因素的是
A. 食积 B. 痰湿 C. 瘀血
D. 气滞 E. 外邪

15. 下列各项，对于鉴别胃痞与鼓胀**无意义**的是
A. 腹壁青筋暴露 B. 目睛黄染
C. 自觉腹部胀满 D. 胁下癥积坚硬
E. 腹部按之绷急

16. 胃痞的辨证要点是
A. 首辨虚实，次辨寒热
B. 首辨虚实，次辨外感内伤
C. 首辨急缓，次辨虚实
D. 首辨虚实，次辨脏腑
E. 首辨表里，次辨寒热

17. 胃痞的基本治疗原则是
A. 疏肝解郁行气，化湿和胃消痞
B. 理气宽胸止呕，补泻升降并用
C. 清热化湿行气，健脾和胃消痞
D. 补气健脾化温，升清降浊和胃
E. 调理脾胃升降，行气除痞消满

18. 治疗胃痞湿热阻胃证，首选的方剂是
A. 三仁汤 B. 连朴饮
C. 左金丸 D. 龙胆泻肝汤
E. 清胃散

19. 治疗胃痞痰湿中阻证，应首选的方剂是
A. 二陈平胃汤 B. 保和丸
C. 枳术丸 D. 柴平汤
E. 三仁汤

20. 越鞠丸合枳术丸适合治疗痞满的证型是
A. 饮食内停证 B. 痰湿中阻证
C. 肝胃不和证 D. 脾胃虚弱证
E. 胃阴不足证

21. 保和丸适合治疗胃痞的证型是
A. 饮食内停证 B. 痰湿中阻证
C. 肝胃不和证 D. 脾胃虚弱证
E. 胃阴不足证

22. 补中益气汤适合治疗胃痞的证型是
A. 饮食内停证 B. 痰湿中阻证
C. 肝胃不和证 D. 脾胃虚弱证
E. 胃阴不足证

23. 呕吐总的发病机理是
A. 中焦气机不利，脾胃升降失职
B. 胃气阻滞，胃失和降，不通则痛
C. 胃失和降，膈间气机不利
D. 胃失和降，胃气上逆
E. 痰饮内停，中阳不振，胃气上逆

24. 与呕吐发病相关的主要脏腑是
A. 胃、脾、肺 B. 胃、脾、肝 C. 脾、肾、肝
D. 脾、肝、胆 E. 脾、胃、肾

25. 下列各项，**不属**呕吐病因的是
A. 内伤饮食 B. 病后体虚
C. 情志不调 D. 外感六淫
E. 先天禀赋不足

26. 下列各项，属于虚证呕吐特点的是
A. 起病较急，病程较短 B. 发病因素不甚明显
C. 呕吐量较多 D. 吐出物多酸臭
E. 脉实而有力

27. 肝热犯胃型呕吐物的性状及气味是
A. 苦水、黄水 B. 酸水、绿水
C. 浊痰涎沫 D. 清水
E. 酸腐量多，气味难闻

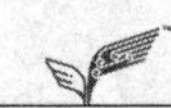

28. 胆热犯胃型呕吐物的性状及气味是
A. 苦水、黄水　B. 酸水、绿水
C. 浊痰涎沫　D. 清水
E. 酸腐量多，气味难闻

29. 痰饮中阻型呕吐物的性状及气味是
A. 苦水、黄水　B. 酸水、绿水
C. 浊痰涎沫　D. 清水
E. 酸腐量多，气味难闻

30. 脾胃虚寒型呕吐物的性状及气味是
A. 苦水、黄水　B. 酸水、绿水
C. 浊痰涎沫　D. 清水
E. 酸腐量多，气味难闻

31. 治疗呕吐脾胃气虚证，首选的方剂是
A. 香砂六君子汤　B. 参苓白术散
C. 七味白术散　D. 理中汤
E. 黄芪建中汤

32. 治疗呕吐肝气犯胃证，首选的方剂是
A. 柴胡疏肝散　B. 四七汤
C. 四磨汤　D. 逍遥散
E. 金铃子散

33. 治疗呕吐脾胃阳虚证，首选的方剂是
A. 香砂六君子汤　B. 参苓白术散
C. 七味白术散　D. 理中汤
E. 黄芪建中汤

34. 下列关于呕吐的预防调护，**错误**的是
A. 服药应少量频服为佳
B. 起居有节，生活有常
C. 选择刺激性、气味小的药物
D. 胃中有热者，禁服温燥药物
E. 服药前，药汁中可加入少量蒜汁

35. 与噎膈发病相关的主要脏腑是
A. 胃、脾、肺、肝　B. 胃、脾、肝、肾
C. 脾、胃、肾、胆　D. 脾、肝、胆、肾
E. 脾、肾、肝、肺

36. 噎膈的病位在
A. 喉　B. 食管　C. 咽
D. 胃　E. 脾

37. 噎膈的病理因素主要是
A. 痰、湿、瘀　B. 气、湿、痰
C. 气、火、瘀　D. 气、痰、瘀
E. 风、火、痰

38. 噎膈与梅核气最主要的鉴别点是
A. 有无吞咽困难
B. 有无胸骨后不适，呈烧灼感
C. 有无进行性消瘦
D. 有无情志不畅、酒食不节史
E. 有无自觉咽中梗塞不舒

39. 治疗噎膈痰气交阻证，首选的方剂是
A. 启膈散　B. 通幽汤
C. 沙参麦冬汤　D. 补气运脾汤
E. 玉枢丹

40. 治疗噎膈瘀血内结证，首选的方剂是
A. 启膈散　B. 通幽汤
C. 沙参麦冬汤　D. 补气运脾汤
E. 玉枢丹

41. 治疗噎膈津亏内结证，首选的方剂是
A. 启膈散　B. 通幽汤
C. 沙参麦冬汤　D. 补气运脾汤
E. 玉枢丹

42. 治疗噎膈气虚阳微证，首选的方剂是
A. 启膈散　B. 通幽汤
C. 沙参麦冬汤　D. 补气运脾汤
E. 玉枢丹

43. 下列各项，**不属于**噎膈变证的是
A. 积聚　B. 水肿　C. 黄疸
D. 关格　E. 虚劳

44. 下列关于噎膈的预防调护叙述中，**错误**的是
A. 多食新鲜蔬菜、水果
B. 戒烟酒
C. 及时治疗食管慢性炎症
D. 避免食用发霉的食物
E. 每餐进食后不宜立即喝水

45. 下列关于呃逆的各项叙述中，**错误**的是
A. 病机是胃气上逆冲膈
B. 主症为喉间呃呃连声
C. 常伴有胸膈痞闷、脘中不适、情绪不安等症状
D. 主症能自我控制
E. 多有受凉、饮食不当之诱因

46. 呃逆的病位在
A. 食管　B. 膈　C. 胃
D. 脾　E. 肝

47. 呃逆病变的关键脏腑是
A. 胃　B. 脾　C. 肝
D. 胆　E. 肾

48. 以下**不属于**呃逆表现的是
A. 气从膈间上逆

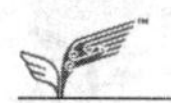

B. 气冲喉间，呃呃连声
C. 有声无物的呕吐
D. 不能自制
E. 声短而频

49. 以下**不属于**呃逆辨证要点的是
A. 虚　B. 实　C. 寒
D. 热　E. 火

50. 呃逆属虚证时，其特征是
A. 呃逆声高，气涌有力，连续发作
B. 呃逆时断时续，气怯声低乏力
C. 呃逆断续不继，呃声低微，气不得续，饮食难进
D. 呃声沉缓有力，得寒则甚，得热则减
E. 一时气逆而发的呃逆

51. 呃逆的基本治法是
A. 调理脾胃升降，行气消痞
B. 理气开郁，化痰消瘀，滋阴养血润燥
C. 和胃降逆
D. 理气和胃，降逆止呃
E. 理气和胃止痛

52. 治疗呃逆胃火上逆证，首选的方剂是
A. 一贯煎　B. 竹叶石膏汤
C. 理中丸　D. 益胃汤
E. 五磨饮子

53. 腹痛的位置为
A. 胃脘以下、耻骨毛际以上部位
B. 两胁下　C. 剑突下
D. 少腹部位　E. 胃脘部分

54. 下列各项，**不属**腹痛常见病因的是
A. 外感时邪　B. 饮食不节
C. 腹部术后　D. 素体阳虚
E. 跌仆损伤

55. 下列各项，**不属**腹痛病理因素的是
A. 寒凝　B. 瘀血　C. 火郁
D. 风邪　E. 食积

56. 下列各项，属于慢性腹痛特点的是
A. 腹痛剧烈，常有明显诱发因素
B. 起病缓慢，病程迁延
C. 伴有呕吐，嗳腐酸臭等症状者
D. 多因外感时邪、饮食不节、虫积内扰所致
E. 突然起病

57. 脐腹疼痛的病变脏腑主要是
A. 肝、胆　B. 大小肠
C. 肾、膀胱　D. 脾、胃
E. 胞宫

58. 胁腹、两侧少腹痛的病变脏腑主要是
A. 肝、胆　B. 大小肠
C. 肾、膀胱　D. 脾、胃
E. 胞宫

59. 治疗腹痛肝郁气滞证是
A. 加味逍遥散　B. 正气天香散
C. 枳实导滞丸　D. 四逆散
E. 肝郁气滞证

60. 治疗腹痛瘀血内停证首选的方剂是
A. 通幽汤　B. 丹参饮
C. 温经汤　D. 少腹逐瘀汤
E. 柴胡疏肝散

61. 腹痛治疗不及时，可能出现的变证是
A. 痈疽　B. 水肿
C. 中风　D. 胸痹
E. 厥脱

62. 腹痛发生的基本病机是
A. 外邪内传，阻塞气机
B. 脏腑气机阻滞，气血运行不畅
C. 肝脾湿热，络脉不和
D. 肝气郁结，胃失和降
E. 食滞肠胃，痞塞不通

63. 泄泻的基本病机是
A. 肝气郁结，胃失和降
B. 肝脾湿热，络脉不和
C. 邪滞于肠，气血壅滞，肠道传化失司
D. 脾虚湿盛，肠道功能失司
E. 脏腑气机阻滞，经脉痹阻

64. 泄泻的病理因素主要是
A. 湿　B. 虚火
C. 痰　D. 风邪
E. 寒邪

65. 泄泻与痢疾主要的鉴别点是
A. 有无发热
B. 有无大便不成形
C. 有无便下赤白脓血
D. 有无腹泻
E. 有无腹痛

66. 治疗泄泻肝气乘脾证，首选方剂是
A. 柴胡疏肝散　B. 痛泻要方
C. 五磨饮子　D. 四七汤
E. 参苓白术散

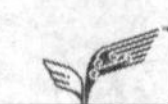

67. 下列各项，**不属于**泄泻变证的是
A. 黄疸 B. 虚劳
C. 水肿 D. 闭证
E. 厥脱

68. 下列各项，**不属于**《医宗必读》中治泻九法的是
A. 清凉 B. 疏利
C. 燥脾 D. 酸收
E. 解表

69. 泄泻的辨证要点中，首先要辨别的是
A. 辨泻下之物 B. 辨暴泻与久泻
C. 辨有无腹痛 D. 辨脏腑定位
E. 辨外感内伤

70. 对于久泻的治疗上，**不可以**
A. 骤用补涩 B. 升提中气
C. 温补脾肾 D. 分利太过
E. 甘缓和中

71. 治疗泄泻食滞肠胃证，首选方剂为
A. 保和丸 B. 参苓白术散
C. 痛泻要方 D. 藿香正气散
E. 葛根芩连汤

72. 治疗泄泻脾胃虚弱证，首选方剂为
A. 保和丸 B. 参苓白术散
C. 痛泻要方 D. 藿香正气散
E. 葛根芩连汤

73. 下列各项，**不属于**痢疾主症的是
A. 痢下赤白黏冻 B. 腹痛
C. 呕吐 D. 多里急后重
E. 大便次数增多

74. 以下**不属于**痢疾病因的是
A. 饮食不节 B. 脾胃虚弱
C. 外感时邪疫毒 D. 夏暑感寒伤湿
E. 情志内伤

75. 痢疾的病理因素主要是
A. 湿热疫毒 B. 虚火 C. 浊瘀
D. 湿邪 E. 气滞

76. 下列各项，属于痢疾湿邪伤及气分特点的是
A. 发病急，病程短
B. 腹痛胀满，痛而拒按
C. 下利白多赤少
D. 便后里急后重暂时减轻
E. 下利赤多白少

77. 下列关于痢疾治疗原则的叙述中，**错误**的是
A. 忌过早补涩
B. 热痢清之，寒痢温之
C. 分利小便
D. 寒热交错者清温并用
E. 初痢实则通之，久痢虚则补之

78. 若痢疾下利时发时止，迁延不愈，常因饮食不当、受凉、劳累而发，治疗首选的方剂是
A. 葛根芩连汤 B. 藿香正气丸
C. 芍药汤 D. 连理汤
E. 香连丸

79. 治疗阴虚痢首选的方剂是
A. 驻车丸 B. 不换金正气散
C. 白头翁汤 D. 芍药汤
E. 真人养脏汤

80. 若痢疾痢下赤白，日久不愈，脓血黏稠，首选的方剂是
A. 葛根芩连汤 B. 驻车丸
C. 芍药汤 D. 连理汤
E. 香连丸

81. 关于痢疾基本病机的叙述中，**错误**的是
A. 邪滞于肠 B. 气血壅滞
C. 肠道传化失司 D. 血络受伤
E. 腐败化为脓血

82. 根据刘河间治疗痢疾的理论，里急后重症状显著者加用
A. 养血药 B. 活血药
C. 理气药 D. 补气药
E. 升提中气药

83. 以下关于便秘的概念论述中，**不正确**的是
A. 排便周期延长
B. 排便不规律，时干时溏
C. 粪便在肠内滞留过久，秘结不通
D. 虽有便意，但便而不畅
E. 排便周期不长，但粪质干结，排出艰难

84. 便秘的基本病机是
A. 脾失运化 B. 大肠传导失常
C. 肝胃不和 D. 大肠湿热
E. 脾虚湿困

85. 下列各项，**不属于**便秘病因的是
A. 饮食不节 B. 情志失调
C. 外伤 D. 年老体虚
E. 感受外邪

86. 以下**不属于**便秘的病理性质的为
A. 暑湿 B. 寒

C. 热　D. 虚
E. 实

87. 下列关于便秘的叙述中,**错误**的是
A. 常伴腹胀、纳差等症状
B. 两次排便时间间隔 3 天以上
C. 欲大便而艰涩不畅
D. 大便粪质干结,排出艰难
E. 两次排便时间间隔 2 天以上

88. 实秘的证机概要是
A. 脾肺气虚,传送无力
B. 肝脾气滞,腑气不通
C. 阴津不足,肠失濡润
D. 邪滞肠胃,壅塞不通
E. 阴寒内盛,凝滞胃肠

89. 治疗气虚秘首选的方剂是
A. 麻子仁丸　B. 生脉饮　C. 黄芪汤
D. 当归补血汤　E. 济川煎

90. 冷秘的治则是
A. 温里散寒,通便止痛
B. 温中和胃
C. 益气润肠温阳
D. 温阳通便
E. 顺气导滞

91. 以下不是虚秘治疗大法的是
A. 益气　B. 温阳　C. 滋阴
D. 养血　E. 健脾

92. 阴虚秘可用
A. 左归丸　B. 麻仁润肠丸
C. 六味地黄丸　D. 增液汤
E. 大补阴丸

A2 型题

1. 患者女,50 岁。1 周前因情志不舒而出现胃脘胀痛,痛连两胁,嗳气、矢气则痛舒,胸闷嗳气,喜长叹息,大便不畅,舌苔薄白,脉弦。其诊断是
A. 胃痛饮食伤胃证　B. 胃痛脾胃虚寒证
C. 胃痛肝气犯胃证　D. 胁痛肝气郁滞证
E. 胁痛肝络失养证

2. 患者男,45 岁。反复胃脘疼痛 10 年,近 2 天,胃脘疼痛,似刀割,痛有定处,按之痛甚,痛时持久,食后加剧,入夜尤甚,黑便,舌质紫暗,脉涩。其治疗应首选的方剂是
A. 血府逐瘀汤　B. 身痛逐瘀汤
C. 桃核承气汤　D. 失笑散合丹参饮
E. 复元活血汤

3. 患者女,45 岁。反复胃脘疼痛 6 年,胃脘隐隐灼痛,似饥而不欲食,口燥咽干,五心烦热,大便干结,舌红少津,脉细数。此病证的证机概要是
A. 胃阴亏耗,胃失濡养
B. 脾虚胃寒,失于温养
C. 寒凝胃脘,阳气被遏,气机阻滞
D. 湿热蕴结,胃气痞滞
E. 肝气郁结,横逆犯胃,胃气阻滞

4. 患者男,46 岁。反复胃脘疼痛 3 年,胃痛隐隐,绵绵不休,喜温喜按,空腹痛甚,得食则缓,受凉后发作,泛吐清水,神疲纳呆,四肢倦怠,大便溏薄,舌淡苔白,脉迟缓。其证候诊断是
A. 饮食伤胃证　B. 寒邪客胃证
C. 胃阴亏耗证　D. 脾胃虚寒证
E. 瘀血停胃证

5. 患者男,23 岁。昨晚因朋友聚会暴饮暴食,今日脘腹痞闷而胀,进食尤甚,拒按,嗳腐吞酸,矢气频作,味臭如败卵,舌苔厚腻,脉滑。其诊断是
A. 胃痛饮食内伤证　B. 胃痛肝气犯胃证
C. 胃痞肝胃不和证　D. 胃痞饮食内停证
E. 胃痞痰湿中阻证

6. 患者女,45 岁。反复脘闷不舒 2 年,脘腹痞闷,胸胁胀满,心烦易怒,大便不爽,舌质淡红,苔薄白,脉弦。治疗应首选的方剂是
A. 柴胡疏肝散　B. 越鞠丸
C. 金铃子散　D. 平胃散
E. 旋覆代赭汤

7. 患者女,45 岁。反复脘闷不舒 5 年,脘腹满闷,时轻时重,纳呆便溏,神疲乏力,少气懒言,舌质淡,苔薄白,脉细弱。此病证的证机概要是
A. 胃阴亏虚,胃失濡养,和降失司
B. 脾胃虚弱,健运失职,升降失司
C. 饮食停滞,胃腑失和,气机壅塞
D. 脾虚胃寒,失于温养
E. 痰浊阻滞,脾失健运,气机不和

8. 患者男,67 岁。反复脘闷 2 年,脘腹痞闷,嘈杂,饥不欲食,恶心嗳气,口燥咽干,大便秘结,舌红少苔,脉细数。其证候诊断是
A. 饮食内停证　B. 湿热阻胃证
C. 痰湿中阻证　D. 肝胃不和证
E. 胃阴不足证

9. 患者男,30 岁。昨日不慎受凉,今日突然呕吐,胸脘满闷,发热恶寒,头身疼痛,舌苔白腻,脉濡缓。其诊断是

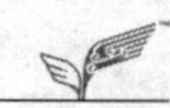

A. 呕吐外邪犯胃证　B. 呕吐痰饮内阻证
C. 呕吐脾胃阳虚证　D. 痞满痰湿中阻证
E. 感冒风寒证

10. 患者男，57岁。反复呕吐2周，呕吐清水痰涎，脘闷不食，头眩心悸，舌苔白腻，脉滑。治疗应首选的方剂是
A. 半夏白术天麻汤
B. 平胃散合甘草干姜茯苓白术汤
C. 实脾饮
D. 小半夏汤合苓桂术甘汤
E. 藿香正气散

11. 患者女，60岁。反复呕吐、纳差2个月，恶心呕吐，食欲不振，食入难化，脘部痞闷，大便不畅，舌淡胖，苔薄，脉细。此病证的证机概要是
A. 肝气不疏，横逆犯胃，胃失和降
B. 脾胃虚寒，失于温煦，运化失职
C. 脾胃气虚，纳运无力，胃虚气逆
D. 胃阴不足，胃失濡润，和降失司
E. 痰饮内停，中阳不振，胃气上逆

12. 患者男，46岁。初起恶寒发热，咽痛，呕吐，腹泻，经治后，表虽解，腹泻已止，但呕吐反复发作，似饥而不欲食，口燥咽干，舌红少津，脉细数。其证候诊断是
A. 外邪犯胃证　B. 肝气犯胃证
C. 痰饮内阻证　D. 脾胃气虚证
E. 胃阴不足证

13. 患者男，66岁。反复吞咽梗阻感3个月，现症：吞咽困难，胸膈痞满，情志舒畅时稍可减轻，情志抑郁时则加重，嗳气呃逆，呕吐痰涎，口干咽燥，大便艰涩，舌质红，苔薄腻，脉弦滑。其诊断是
A. 呕吐肝气犯胃证　B. 呕吐胃阴不足证
C. 噎膈痰气交阻证　D. 噎膈津亏热结证
E. 噎膈瘀血内结证

14. 患者女，55岁。进行性吞咽困难伴消瘦1年，现症：食入格拒不下，入而复出，心烦口干，胃脘灼热，大便干结如羊屎，形体消瘦，皮肤干枯，小便短赤，舌质光红，干裂少津，脉细数。治疗此病证的治法是
A. 滋阴养血，润燥生津
B. 滋阴养血，破血行瘀
C. 温补脾肾
D. 清热凉血
E. 开郁化痰，润燥降气

15. 患者女，71岁。进行性吞咽困难6个月，现症：咽食难下，胸骨后疼痛，固定不移，形体消瘦，舌质紫暗，脉细涩。此病证的证机概要是
A. 肝气郁结，痰气交阻，胃气上逆
B. 蓄瘀留着，阻滞食管，通降失司
C. 气郁化火，阴津枯竭，虚火上逆
D. 胃阴不足，胃失濡润，和降失司
E. 脾肾阳虚，中阳衰微，温煦失职，气不化津

16. 患者男，75岁。吞咽困难1年，水饮不下，泛吐多量黏液白沫，面浮足肿，面色㿠白，形寒气短，精神疲惫，腹胀，舌质淡，苔白，脉细弱。其证候诊断是
A. 脾胃气虚证　B. 痰气交阻证
C. 津亏热结证　D. 瘀血内结证
E. 气虚阳微证

17. 患者女，30岁。常因情志不畅而诱发呃逆连声，胸胁满闷，脘腹胀满，嗳气纳减，肠鸣矢气，苔薄白，脉弦。其诊断是
A. 呃逆胃中寒冷证　B. 胃痛脾胃虚寒证
C. 呃逆胃火上逆证　D. 呃逆脾胃阳虚证
E. 呃逆气机郁滞证

18. 患者男，45岁。食冰淇凌后5分钟出现呃逆，呃声沉缓有力，胸膈及胃脘不舒，得热则减，遇寒更甚，口淡不渴，舌苔白润，脉迟缓。治疗应首选的方剂是
A. 丁香散　B. 五磨饮子
C. 益胃汤　D. 竹叶石膏汤
E. 清胃散

19. 患者女，55岁。呃声低长无力，气不得续，泛吐清水，脘腹不舒，喜温喜按，手足不温，食少乏力，大便溏薄，舌质淡，苔薄白，脉细弱。此病证的证机概要是
A. 肝气郁滞，横逆犯胃，胃气上逆
B. 脾肾阳虚
C. 寒蓄中焦
D. 阴液不足
E. 中阳不足

20. 患者男，63岁。呃声洪亮有力，冲逆而出，口臭烦渴，多喜冷饮，脘腹满闷，大便秘结，小便短赤，苔黄燥，脉滑数。该病证的治法是
A. 温中散寒，降逆止呃
B. 顺气解郁，和胃降逆
C. 益胃生津，降逆止呃
D. 清胃泻热，降逆止呃
E. 温补脾胃，降逆止呃

21. 李某，女，30岁。饱食后出现脘腹胀满疼痛，拒按，嗳腐吞酸，厌食呕恶，痛而欲泄，泄后痛减，或大便

秘结，舌苔厚腻，脉滑实。其治法应是
A. 消食导滞，理气止痛
B. 散寒温里，理气止痛
C. 疏肝解郁，理气止痛
D. 活血化瘀，和络止痛
E. 温中补虚，缓急止痛

22. 白某，男，55 岁。反复腹痛 1 年，近 2 天腹痛绵绵，时作时止，喜温喜按，形寒肢冷，气短懒言，胃纳不佳，舌质淡，苔薄白，脉沉细。其治疗应首选的方剂是
A. 理中丸　　B. 吴茱萸汤
C. 良附丸　　D. 小建中汤
E. 参苓白术散

23. 陈某，女，50 岁。平素心情抑郁，腹痛胀闷，痛无定处，痛引少腹，时作时止，得嗳气则舒，遇忧思恼怒则剧，舌淡红，苔薄白，脉弦。此病证的证机概要是
A. 湿热内结，气机壅滞，腑气不通
B. 食滞内停，运化失司，胃肠不和
C. 肝气郁结，气机不畅，疏泄失司
D. 寒凝胃脘，阳气被遏，气机阻滞
E. 肝气郁结，横逆犯胃，胃气阻滞

24. 宋某，女，33 岁。腹痛较剧，痛如针刺，痛处固定，经久不愈，舌质紫暗，脉细涩。该病证的治法是
A. 散寒温里，理气止痛
B. 消食导滞，理气止痛
C. 疏肝解郁，理气止痛
D. 活血化瘀，和络止痛
E. 温中补虚，缓急止痛

25. 患者女，40 岁。昨日晚上贪凉饮冷，今日早上出现腹泻，泄泻清稀如水样，脘闷食少，腹痛肠鸣，头痛，肢体酸痛，舌苔白腻，脉濡缓。其诊断是
A. 腹痛寒邪内阻证　　B. 胃痛脾胃虚寒证
C. 泄泻寒湿内停证　　D. 腹痛中虚脏寒证
E. 泄泻肾阳虚衰证

26. 患者男，45 岁。正值夏季盛暑之季，今日在户外劳动 2 小时后即出现泄泻腹痛，泻下急迫，粪色黄褐，气味臭秽，肛门灼热，烦热口渴，小便短黄，舌质红，苔黄腻，脉滑数。其治疗应首选的方剂是
A. 芍药汤　　B. 白头翁汤
C. 枳实导滞丸　　D. 藿香正气散
E. 葛根芩连汤

27. 患者女，35 岁。1 年来，大便时溏时泻，迁延反复，稍进油腻食物，则腹泻，面色萎黄，纳差，食后脘闷不舒，神疲倦怠，舌质淡，苔白，脉细弱。此病证的治法是
A. 温肾健脾，固涩止泻
B. 健脾益气，化湿止泻
C. 温中健脾，和中止泻
D. 消食导滞
E. 升提中气

28. 患者男，18 岁。昨日骤然痢下鲜紫脓血，腹痛剧烈，壮热口渴，头痛烦躁，恶心呕吐，舌质红绛，舌苔黄燥，脉滑数。其诊断是
A. 泄泻湿热伤中证　　B. 疫毒痢
C. 胃痛肝气犯胃证　　D. 湿热痢
E. 泄泻食滞肠胃证

29. 患者女，14 岁。3 天前因饮食不洁后出现痢下赤白脓血，黏稠如胶冻，腥臭，腹部疼痛，里急后重，肛门灼热，小便短赤，舌苔黄腻，脉滑数。治疗应首选的方剂是
A. 白芍汤　　B. 白头翁汤
C. 驻车丸　　D. 葛根芩连汤
E. 芍药汤

30. 患者女，56 岁。下利时发时止，迁延不愈，常因饮食不当、受凉、劳累而发，发时大便次数增多，夹有赤白黏冻，腹胀食少，倦怠嗜卧，舌质淡苔腻，脉濡软。此病证的证机概要是
A. 病久正伤，邪恋肠腑，传导不利
B. 脾虚胃寒，失于温养
C. 脾肾阳虚，寒湿内生，阻滞肠腑
D. 寒凝胃脘，阳气被遏，气机阻滞
E. 命门火衰，脾失温煦，传导失利

31. 患者男，18 岁。3 天来，症见下利赤白黏冻脓血，胸闷，呕逆不食，气秽臭，苔黄腻，脉滑数。其诊断是
A. 疫毒痢　　B. 奇恒痢　　C. 噤口痢
D. 寒湿痢　　E. 湿热痢

32. 患者女，34 岁。痢下赤白清稀，无腥臭，或为白冻，甚则滑脱不禁，肛门坠胀，便后更甚，腹部隐痛，缠绵不已，喜按喜温，形寒畏冷，食少神疲，腰膝酸软，舌淡，苔薄白，脉沉细而弱。治疗应首选的方剂是
A. 白芍汤
B. 桃花汤合真人养脏汤
C. 驻车丸
D. 葛根芩连汤
E. 芍药汤

33. 患者女，27岁。1周前因情绪不畅出现大便干结，肠鸣矢气，腹中胀痛，嗳气频作，纳食减少，胸胁痞满，舌苔薄腻，脉弦。其诊断是
A. 冷秘 B. 热秘 C. 阴虚秘
D. 阳虚秘 E. 气秘

34. 患者女，40岁。反复便秘3个月余，大便艰涩，腹痛胀满拒按，胁下痛甚，手足不温，呃逆呕吐，舌苔白腻，脉弦紧。治疗应首选的方剂是
A. 麻子仁丸 B. 更衣丸 C. 附子理中汤
D. 温脾汤 E. 六磨汤

35. 患者男，80岁。反复便秘10余年，大便干或不干，排出困难，小便清长，面色苍白，四肢不温，腹中冷痛，舌淡苔白，脉沉迟。此病证的证机概要是
A. 阳气虚衰，阴寒凝结
B. 脾虚胃寒，失于温养
C. 阴寒内盛，凝滞胃肠
D. 寒凝胃脘，气机阻滞
E. 脾肺气虚，传送无力

B1型题

A. 半夏泻心汤
B. 葛根芩连汤
C. 枳术丸
D. 枳实导滞丸
E. 小柴胡汤
1. 胃痛寒邪客胃证，寒邪郁久化热，寒热错杂者，治疗可用
2. 胃痛饮食伤胃证，胃脘胀痛而便秘者，治疗可用

A. 大腹皮、枳实
B. 香橼、佛手
C. 檀香、乌药
D. 郁金、延胡索
E. 青皮、薤白
3. 胃痛肝胃郁热证，理气应选用
4. 胃痛瘀血停胃证，胃痛甚者，应选用

A. 二陈平胃汤
B. 香砂六君子汤
C. 一贯煎
D. 黄连温胆汤
E. 补中益气汤
5. 胃痞痰湿郁久化热者，其治疗首选的方剂是
6. 胃痞脾胃虚弱证兼有湿浊内蕴者，其治疗首选的方剂是

A. 枳壳、厚朴
B. 乌药、川楝子
C. 香附、青皮
D. 竹茹、沉香
E. 郁金、大腹皮
7. 胃痞肝胃不和证，嗳气甚者，应加用
8. 胃痞脾胃虚弱证，胀闷较重者，应加用

A. 小承气汤
B. 黄连温胆汤
C. 三仁汤
D. 黄连香薷饮
E. 五磨饮子
9. 夏令感受暑湿，呕吐而并见心烦口渴者，首选的方剂是
10. 呕吐食滞内停证，若积滞较多，腹满便秘者，应合用的方剂是

A. 山豆根、栀子
B. 地骨皮、金果榄
C. 芦根、丹皮
D. 天花粉、郁金
E. 栀子、黄连
11. 噎膈痰气交阻证，若心烦口干，气郁化火，应加
12. 噎膈津亏热结证，胃火甚者，应加

A. 胸膈痞胀，嗳气则舒
B. 胸膈刺痛，痛处固定不移
C. 食管干涩，饮食难下
D. 泛吐痰涎，胸膈满闷
E. 水饮不下，面浮足肿
13. 噎膈瘀血内结者的主症特点是
14. 噎膈痰浊内阻者的主症特点是

A. 小建中汤
B. 良附丸
C. 益胃汤
D. 理中丸
E. 五磨饮子
15. 治疗呃逆气机郁滞证首选的方剂是
16. 治疗呃逆胃阴不足证首选的方剂是

A. 石斛、芦根
B. 金银花、连翘
C. 石膏、郁金
D. 黄芩、桑白皮
E. 栀子、黄连
17. 呃逆胃阴不足证，若咽喉不利，胃火上炎者，应加用
18. 呃逆气机郁滞证，若心烦口苦，气郁化热者，应加用

A. 喉中痰鸣
B. 发出沉缓的嗳气声，常伴酸腐气味，食后多发

C. 肠鸣辘辘
D. 喉间气逆而发出的呃呃之声
E. 有声无物的呕吐
19. 呃逆的主症为
20. 嗳气的主症为

A. 枳实导滞丸
B. 枳实消痞丸
C. 柴胡疏肝散
D. 逍遥散
E. 正气天香散
21. 治疗腹痛饮食积滞证,应首选的方剂是
22. 治疗腹痛肝郁气滞证,应首选的方剂是

A. 大承气汤
B. 龙胆泻肝汤
C. 大黄附子汤
D. 小柴胡汤
E. 大柴胡汤
23. 腹痛寒邪内阻证,若寒实积聚,大便不通者,可改用
24. 腹痛湿热壅滞证,若腹痛剧烈,寒热往来,大便秘结者,可改用

A. 腹痛拘急,疼痛暴作,痛无间断,坚满急痛,遇冷痛剧,得热则减者
B. 痛在脐腹,痛处有热感,时轻时重,或伴有便秘,得凉痛减者
C. 腹痛时轻时重,痛处不定,攻冲作痛,伴胸胁不舒,腹胀,嗳气或矢气则胀痛减轻
D. 少腹刺痛,痛无休止,痛处不移,痛处拒按,经常夜间加剧,伴面色晦暗
E. 因饮食不慎,脘腹胀痛,嗳气频作,嗳后稍舒,痛甚欲便,便后痛减者
25. 伤食腹痛证见
26. 血瘀腹痛证见

A. 藿香正气散
B. 理中丸
C. 参苓白术散
D. 四神丸
E. 痛泻要方
27. 治疗泄泻寒湿内盛证首选的方剂是
28. 治疗泄泻肾阳虚衰证首选的方剂是

A. 泻下粪便臭如败卵,泻后痛减
B. 腹中雷鸣,攻窜作痛,矢气频作
C. 黎明前脐腹作痛,肠鸣即泻
D. 大便时溏时泄,迁延反复
E. 泄泻清稀,甚则如水样
29. 肝气乘脾证泄泻的特点是
30. 肾阳虚衰证泄泻的特点是

A. 白头翁汤
B. 芍药汤
C. 沙参麦冬汤
D. 保和丸
E. 驻车丸
31. 治疗湿热痢首选的方剂是
32. 治疗疫毒痢首选的方剂是

A. 下利时发时止,夹有赤白黏冻
B. 痢下赤白黏冻,白多赤少
C. 下利日久不愈,脓血黏稠
D. 痢下赤白清稀,无腥臭
E. 痢下赤白脓血,黏稠如胶冻,腥臭
33. 阴虚痢下利的特点是
34. 虚寒痢下利的特点是

A. 清热解毒,凉血除积
B. 温中燥湿,调气和血
C. 养阴和营,清肠化湿
D. 温补脾肾,收涩固脱
E. 温中清肠,调气化滞
35. 休息痢的治则为
36. 虚寒痢的治则为

A. 黄芪汤
B. 麻子仁丸
C. 温脾汤
D. 增液汤
E. 更衣丸
37. 治疗热秘首选的方剂是
38. 治疗阴虚秘首选的方剂是

A. 更衣丸
B. 半硫丸
C. 青麟丸
D. 补中益气汤
E. 生脉散
39. 热秘若兼郁怒伤肝,易怒目赤者可合用
40. 气虚秘若排便困难,腹部坠胀者可合用

A. 泻热导滞,润肠通便
B. 顺气导滞
C. 温里散寒,通便止痛
D. 益气润肠
E. 滋阴通便
41. 气秘的治则为
42. 阴虚秘的治则为

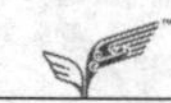

二、参考答案

A1 型题

1. D	2. C	3. C	4. A	5. B
6. B	7. C	8. D	9. D	10. B
11. A	12. B	13. C	14. C	15. C
16. A	17. E	18. B	19. A	20. C
21. A	22. D	23. D	24. B	25. E
26. B	27. B	28. A	29. C	30. D
31. A	32. B	33. D	34. E	35. B
36. B	37. D	38. A	39. A	40. B
41. C	42. D	43. C	44. E	45. D
46. B	47. A	48. C	49. E	50. B
51. D	52. B	53. A	54. D	55. C
56. B	57. B	58. A	59. E	60. D
61. E	62. B	63. D	64. A	65. C
66. B	67. A	68. E	69. B	70. D
71. A	72. B	73. C	74. E	75. A
76. C	77. C	78. D	79. A	80. B
81. D	82. C	83. B	84. B	85. C
86. A	87. E	88. D	89. C	90. A
91. E	92. D			

A2 型题

1. C	2. D	3. A	4. D	5. D
6. A	7. B	8. E	9. A	10. D
11. C	12. E	13. C	14. A	15. B
16. E	17. E	18. A	19. B	20. D
21. A	22. D	23. C	24. D	25. C
26. E	27. B	28. B	29. E	30. D
31. C	32. B	33. E	34. D	35. E

B1 型题

1. A	2. D	3. B	4. D	5. D
6. B	7. D	8. A	9. D	10. A
11. A	12. E	13. B	14. D	15. E
16. C	17. A	18. E	19. D	20. B
21. A	22. C	23. C	24. E	25. E
26. D	27. A	28. D	29. B	30. C
31. B	32. A	33. C	34. D	35. E
36. D	37. B	38. D	39. A	40. D
41. B	42. E			

三、重点解析

A1 型题

1. D　胃痛，又称胃脘痛，是指以上腹胃脘部近心窝处疼痛为主症的病证。其疼痛有胀痛、刺痛、隐痛、剧痛等不同的性质。常伴食欲不振、恶心呕吐、嘈杂泛酸、嗳气吞腐等上消化道症状。以中青年居多，多有反复发作病史。

2. C　胃痛发病前多有明显的诱因，如天气变化、恼怒、劳累、暴饮暴食、饥饿、进食生冷干硬辛辣醇酒，或服用有损脾胃的药物等。

3. C　胃痛的病变部位在胃，但与肝、脾关系极为密切。

4. A　临床上正是因为一部分真心痛患者发作时疼痛部位在胃脘部，所以更需鉴别。

8. D　胃痛可以衍生变证，如胃热炽盛，迫血妄行，或瘀血阻滞，血不循经，或脾气虚弱，不能统血，而致便血、呕血。大量出血，可致气随血脱，危及生命。若脾胃运化失职，湿浊内生，郁而化热，火热内结，腑气不通，腹痛剧烈拒按，导致大汗淋漓、四肢厥逆的厥脱危证。或日久成瘀，气机壅塞，胃失和降，胃气上逆，致呕吐反胃。若胃痛日久，痰瘀互结，壅塞胃脘，可形成噎膈。

11. A　胃痛病理因素主要有气滞、寒凝、热郁、湿阻、血瘀。

23. D　呕吐是指胃失和降，气逆于上，迫使胃中之物从口中吐出的一种病证。一般有物有声为呕，有物无声为吐，无物有声为干呕，临床呕与吐常同时发生，故合称为呕吐。呕吐的发病机理总为胃失和降，胃气上逆。

24. B　呕吐病变脏腑主要在胃，还与肝、脾有密切的关系。

25. E　呕吐的病因有外感六淫、内伤饮食、情志不调、病后体虚。

26. B　实证呕吐一般起病较急，病程较短，发病因素明显，多为感受外邪、伤于饮食、情志失调等，呕吐量较多，吐出物多酸臭，形体壮实，脉多实而有力；虚证呕吐，大多起病较缓，病程较长，或表现为时作时止，发病因素不甚明显，吐出物不多，无酸臭，常伴精神疲乏、倦怠乏力、脉弱无力等症。

27. B　详审呕吐物的性状及气味，可帮助辨证。若呕吐物酸腐量多，气味难闻者，多属食积内腐；若呕吐出苦水、黄水者，多由胆热犯胃；若呕吐物为酸水、绿水者，多因肝热犯胃；若呕吐物为浊痰涎沫者，多属痰饮中阻；呕吐清水者，多因脾胃虚寒；泛吐少量黏沫者，多为胃阴不足。

35. B　病位在食管，属胃所主，病变脏腑与肝、脾、肾三脏有关。

38. A　噎膈与梅核气均有咽中梗塞不舒的症状。噎膈系有有形之物瘀阻于食管，吞咽困难。梅核气则系气逆痰阻于咽喉，为无形之气，咽中有梗塞不舒的感觉，但无吞咽困难和饮食不下的症状。

43.C 噎膈日久，常可变生他证。如脾肾亏损，精气并耗，化源不足，可合并虚劳；如长期饮食不入，脾失充养，致脾肾阳亏，水湿不运，泛滥肌肤，可成水肿；如气滞血瘀痰凝日久，局部气血不通，为积为聚，可成积聚；噎膈发展至后期，因阳竭于上而水谷不入，阴竭于下而二便不通，则转成关格。本病的预后，与病情发展有关。如病情始终停留在噎证的阶段，只表现为吞咽之时梗噎不顺的痰气交阻证，不向膈证发展，一般预后尚好。如病情继续发展成膈，后期阴津枯槁，阴伤及阳，中气衰败，胃虚不能受纳，脾虚失其健运，后天之气败绝，以致正气不支者预后极差。

44.E 应嘱患者每餐进食后，可喝少量的温开水或淡盐水，以冲淡食管内积存的食物和黏液，预防食管黏膜损伤和水肿。

45.D 呃逆是指胃气上逆动膈，以气逆上冲，喉间呃呃连声，声短而频，难以自制为主要表现的病证。

48.C 呃逆与干呕两者同属胃气上逆的表现，干呕属于有声无物的呕吐，乃胃气上逆，冲咽而出，发出呕吐之声。呃逆则气从膈间上逆，气冲喉间，呃呃连声，声短而频，不能自制。

49.E 呃逆的辨证首当分清虚、实、寒、热，其次辨病情轻重。

50.B 如呃逆声高，气涌有力，连续发作，多属实证；呃逆时断时续，气怯声低乏力，多属虚证；呃声洪亮，冲逆而出，口臭烦渴，多属热证；呃声沉缓有力，得寒则甚，得热则减，多属寒证。

51.D 呃逆均为胃气上逆动膈而成，治疗以理气和胃，降逆止呃为基本治疗原则。

53.A 腹痛是指胃脘以下、耻骨毛际以上部位发生疼痛为主症的病证。

54.D 腹痛病因为外感时邪、饮食不节、情志失调及素体阳虚等可导致本病。此外，跌仆损伤，络脉瘀阻，或腹部术后也可致腹痛。

55.C 腹痛的病理因素主要有寒凝、火郁、食积、气滞、血瘀。

56.B 起病缓慢，病程迁延，腹痛时作时止，痛势不甚，经久缠绵，属慢性腹痛。

57.B 胁腹、两侧少腹痛多属肝经病证，为足厥阴、足少阳经脉所主；大腹疼痛，多为脾胃病证，为足太阴、足阳明经脉所主；脐腹疼痛多为大小肠病证，为手阳明、手太阳经脉所主；脐以下小腹痛多属肾、膀胱、胞宫病证，为足少阴、足太阳经脉及冲、任、带脉所主。

58.A 胁腹、两侧少腹痛多属肝经病证，为足厥阴、足少阳经脉所主；大腹疼痛，多为脾胃病证，为足太阴、足阳明经脉所主；脐腹疼痛多为大小肠病证，为手阳明、手太阳经脉所主；脐以下小腹痛多属肾、膀胱、胞宫病证，为足少阴、足太阳经脉及冲、任、带脉所主。

63.D 泄泻的病机特点是脾虚湿盛，肠道功能失司。分而言之，外邪致泻以湿邪最为重要，其他诸多邪气多需与湿邪兼夹，方易成泻；内因则以脾虚最为关键。

64.A 病理因素主要是湿。病理性质有虚实之分。一般来说，暴泻以湿盛为主，多因湿盛伤脾，或食滞生湿，壅滞中焦，脾为湿困所致，病属实证。久泻多偏于虚证，由脾虚不运而生湿，或他脏及脾，如肝木乘脾，或肾虚火不暖脾，水谷不化所致。而湿邪与脾虚往往相互影响，互为因果，湿盛可困遏脾运，脾虚又可生湿。虚实之间又可相互转化夹杂。

65.C 泄泻与痢疾两者均为大便次数增多、粪质稀薄的病证。泄泻以大便次数增加，粪质稀溏，甚则如水样，或完谷不化为主症，大便不带脓血，也无里急后重，或无腹痛。而痢疾以腹痛、里急后重、便下赤白脓血为特征。

67.A 有少数患者，暴泄不止，损气伤津耗液，可成痉、厥、闭、脱等危证。泄泻日久，亦常可变生他证。如脾胃虚弱，气血化生乏源，耗伤津液，可出现萎黄、虚劳；泄泻日久，精微流失，不能充养，致脾肾阳亏，水湿不得运化，泛滥全身，而变为水肿之证。若泄泻经久，病趋下焦，脂血伤败，变为痢疾。泄泻反复不愈还常可因气血亏虚，心神不宁，而合并郁证、不寐、心悸等证。泄泻无度，中气下陷，又可合并有脱肛之证。

68.E 《医宗必读》中的治泻九法包括淡渗、升提、清凉、疏利、甘缓、酸收、燥脾、温肾、固涩。

69.B 泄泻的辨证要点是首辨暴泻与久泻，次辨泻下之物，再辨脏腑定位。

73.C 痢疾是以大便次数增多、腹痛、里急后重、痢下赤白黏冻为主症的病证，是夏秋季见的肠道传染病。

75.A 痢疾病机主要是邪滞于肠，气血壅滞，肠道传化失司，脂络受伤，腐败化为脓血而为痢。病位在肠，与脾胃密切相关，可涉及肾。病理因素以湿热疫毒为主，病理性质分寒热虚实。

77.C 治疗痢疾之禁忌，如忌过早补涩、忌峻下攻伐、忌分利小便等。

83.B 便秘是指粪便在肠内滞留过久，秘结不通，排便周期延长，或周期不长，但粪质干结，排出艰难，或粪质不硬，虽有便意，但便而不畅的病证。

84.B 便秘基本病机属大肠传导失常，气机不畅，糟粕内停。同时与肺、脾、胃、肝、肾等脏的功能失调有关。

85.C 便秘的病因为饮食不节、情志失调、年老体虚、感受外邪。

86.A 便秘病理性质可概括为寒、热、虚、实四个方面。

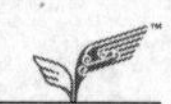

87. E 便秘的诊断依据：排便间隔时间超过自己的习惯1天以上，或两次排便时间间隔3天以上；大便粪质干结，排出艰难，或欲大便而艰涩不畅。常伴腹胀、腹痛、口臭、纳差及神疲乏力、头眩心悸等症。本病常有饮食不节、情志内伤、劳倦过度等病史。

第五单元 肝胆病证

一、习 题

A1 型题

1. 下列各项，属于胁痛病因的是
A. 外感风寒 B. 外感燥热
C. 外感暑热 D. 外感湿热
E. 外感风湿

2. 属于胁痛病的病理因素是
A. 热毒 B. 痰饮 C. 水湿
D. 气滞 E. 风热

3. 胁痛病的基本病机是
A. 肝郁气滞 B. 瘀血停着
C. 肝络失养 D. 肝络失和
E. 湿热蕴结

4. 胁痛病的治疗原则是
A. 疏肝理气止痛 B. 活血化瘀止痛
C. 清热化湿利胆 D. 疏肝和络止痛
E. 养血柔肝止痛

5. 治疗胁痛瘀血阻络证，首选的方剂是
A. 一贯煎 B. 柴胡疏肝散
C. 复元活血汤 D. 龙胆泻肝汤
E. 茵陈蒿汤

6. 治疗胁痛肝郁气滞证，首选的方剂是
A. 一贯煎 B. 柴胡疏肝散
C. 复元活血汤 D. 龙胆泻肝汤
E. 茵陈蒿汤

7. 治疗胁痛肝胆湿热证，首选的方剂是
A. 一贯煎 B. 柴胡疏肝散
C. 复元活血汤 D. 龙胆泻肝汤
E. 茵陈蒿汤

8. 治疗胁痛肝络失养证，首选的方剂是
A. 一贯煎 B. 柴胡疏肝散
C. 复元活血汤 D. 龙胆泻肝汤
E. 茵陈蒿汤

9. 下列各项，不符合胁痛肝郁气滞证主症特点的是
A. 胁肋胀痛
B. 嗳气而胀痛稍舒
C. 痛处拒按
D. 胁痛部位走窜不定
E. 胁痛因情志变化而增减

10. 下列各项，属于胁痛变证的是
A. 血证 B. 鼓胀 C. 胃痛
D. 眩晕 E. 中风

11. 胁痛病变相关脏腑有
A. 心、肺、脾、胃、大肠
B. 肝、胆、脾、胃、肾
C. 肝、胆、脾、胃、肺
D. 心、肝、胆、脾、胃
E. 肝、胆、肾、胃、三焦

12. 以下关于黄疸的描述，不正确的是
A. 可分为阳黄、急黄、阴黄
B. 目黄
C. 身黄
D. 必伴有低热，乏力，消瘦
E. 小便黄

13. 下列各项，不属于黄疸病因的是
A. 情志内伤 B. 内伤饮食
C. 外感湿热 D. 劳倦
E. 外感疫毒

14. 黄疸最重要的临床特征是
A. 皮肤黄 B. 尿黄
C. 目睛黄染 D. 小便黄
E. 舌苔黄

15. 不属于黄疸的病理因素是
A. 湿邪 B. 痰浊
C. 瘀血 D. 疫毒
E. 气滞

16. 阴黄的颜色特征是
A. 淡黄色 B. 深黄色

C. 金黄色　　D. 黄色鲜明
E. 黄色晦暗

17. 急黄的颜色特征是
A. 淡黄色　　B. 深黄色
C. 金黄色　　D. 黄色鲜明
E. 黄色晦暗

18. 黄疸病的治疗原则是
A. 清热化湿退黄　　B. 清热解毒退黄
C. 健脾温化退黄　　D. 化湿，利小便
E. 健脾养血，利湿退黄

19. 治疗阳黄胆腑郁热证，首选的方剂是
A. 茵陈蒿汤　　B. 甘露消毒丹
C. 《千金》犀角散　　D. 龙胆泻肝汤
E. 大柴胡汤

20. 下列各项，<u>不属于</u>黄疸辨证要点是
A. 辨阴黄之病因　　B. 辨黄疸病势轻重
C. 辨病位在气在血　　D. 辨阳黄、阴黄
E. 辨阳黄湿热之轻重

21. 治疗黄疸消退后气滞血瘀证，首选的方剂是
A. 逍遥散合鳖甲煎丸
B. 归芍六君子汤
C. 茵陈五苓散
D. 茵陈四苓散
E. 黄连温胆汤

22. 治疗黄疸(阳黄)湿重于热证，首选的方剂是
A. 茵陈术附汤　　B. 大柴胡汤
C. 茵陈五苓散　　D. 茵陈蒿汤
E. 龙胆泻肝汤

23. 积证是指结块出现在
A. 身体任何部位　　B. 颈部
C. 胸腔内　　D. 腹腔内
E. 腹壁上

24. 以下<u>不属于</u>积证病因的是
A. 情志失调　　B. 饮食所伤
C. 感受疫毒　　D. 感受寒邪
E. 他病续发

25. 聚证的病位主要在
A. 肝、脾　　B. 肺、肾　　C. 心、肺
D. 肝、肾　　E. 脾、肾

26. 聚证的基本病机是
A. 痰凝、血瘀　　B. 气机阻滞
C. 痰饮内停　　D. 痰气交阻
E. 气滞、痰凝、血瘀

27. 聚证与鼓胀的鉴别点是
A. 有无结块可扪及　　B. 有无腹痛
C. 有无嗳气、腹胀　　D. 有无腹水
E. 有无腹部胀大

28. 以下关于积证的论述中，<u>错误</u>的是
A. 基本病机是气机阻滞，瘀血内结
B. 积证以血瘀为主
C. 病位主要在于肝脾
D. 其主要的病理因素为气滞、血瘀
E. 其病理性质为本虚标实

29. 积证初、中、末三个阶段的治疗原则分别是
A. 理气、活血、补肝肾
B. 消散、消补兼施、养正除积
C. 化痰、祛瘀、扶正
D. 活血、祛瘀、补脾肾
E. 活血、祛瘀、养血

30. 治疗聚证的食滞痰阻证，首选的方剂是
A. 木香顺气散
B. 柴胡疏肝散合失笑散
C. 八珍汤合化积丸
D. 膈下逐瘀汤合六君子汤
E. 六磨汤

31. 治疗聚证的食滞痰阻证，若因蛔虫结聚，阻于肠道所致者，可加
A. 百部、白及
B. 常山、草果
C. 雷丸、使君子
D. 白头翁、马齿苋
E. 黄连、黄柏

32. 下列各项，<u>不属于</u>鼓胀病临床特征的是
A. 腹部胀大如鼓
B. 腹壁青筋显露，脐孔突起
C. 可有尿少、肢体浮肿
D. 浮肿都从眼睑开始
E. 可见黄疸、朱砂掌、面颈胸部红丝赤缕

33. 鼓胀的基本病机是
A. 肝、脾、肾受损，气、瘀、水停腹中
B. 肝、脾、肾受损，痰、瘀、水停腹中
C. 肝、脾受损，气、瘀、水停腹中
D. 肺、脾、肾受损，水、瘀、饮停腹中
E. 脾、肾受损，瘀、水停腹中

34. 下列各项，<u>不属于</u>鼓胀病因的是
A. 感受湿邪
B. 虫毒感染

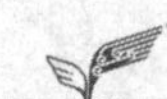

C. 酒食不节
D. 黄疸病病后续发
E. 情志内伤

35. 攻逐法主要适用于鼓胀病的
A. 气滞湿阻证 B. 水热蕴结证
C. 瘀结水留证 D. 阳虚水盛证
E. 阴虚水停证

36. 攻逐法治疗鼓胀病，一疗程是
A. 2～3天 B. 5～7天
C. 8～10天 D. 15～20天
E. 1～2个月

37. 下列各项，属于鼓胀病严重变证的是
A. 虚劳 B. 泄泻
C. 水肿 D. 大出血
E. 关格

38. 鼓胀病若痰热内扰，蒙蔽心窍而致昏迷，其治疗首选的方剂是
A. 参附龙牡汤
B. 涤痰汤
C.《千金》犀角散
D. 苏合香丸合菖蒲郁金汤
E. 安宫牛黄丸合龙胆泻肝汤

39. 鼓胀患者<u>不合适</u>的饮食是
A. 清淡饮食 B. 富于营养的饮食
C. 易消化的饮食 D. 低盐饮食
E. 粗纤维饮食

40. 下列关于疟疾病的叙述中，**错误**的是
A. 发作性寒战，高热，汗出、热退
B. 每周发作一次
C. 多发于夏秋季节
D. 反复发作后可出现脾脏肿大
E. 发病与被疟蚊叮咬有关

41. 疟疾的基本病机是
A. 暑湿伏于少阳，出入营卫，邪正交争
B. 湿毒伏于阳明，出入营卫，邪正交争
C. 疟邪伏于少阳，出入营卫，邪正交争
D. 疟邪伏于阳明，出入营卫，邪正交争
E. 暑湿伏于半表半里，邪正交争

42. 病情最凶险的疟疾种类是
A. 正疟 B. 温疟 C. 劳疟
D. 冷疟 E. 瘴疟

43. 疟疾的病理因素是
A. 疟邪、瘴毒 B. 风寒、风热
C. 暑湿、热毒 D. 风痰、瘀血
E. 疟蚊

44. 疟疾的治疗原则是
A. 祛邪截疟 B. 扶正截疟
C. 解毒除瘴 D. 祛瘀化痰软坚
E. 灭蚊截疟

45. 具有截疟作用的中药是
A. 百部、白及 B. 使君子、南瓜子
C. 常山、青蒿 D. 鸦胆子、大蒜
E. 丹参、苦参

46. 治疗疟母首选的方剂是
A. 八珍汤 B. 十全大补汤
C. 膈下逐瘀汤 D. 玉枢丹
E. 鳖甲煎丸

47. 下列预防疟疾发病的措施中，最重要的是
A. 防暑降温
B. 灭蚊、防蚊
C. 做好食品卫生
D. 避免到人群集中的地方去
E. 避免过度疲劳

48. 治疗正疟的首选方剂是
A. 柴胡桂枝干姜汤合截疟七宝饮
B. 白虎加桂枝汤
C. 截疟七宝饮
D. 何人饮
E. 鳖甲煎丸

49. 治疗温疟的首选方剂是
A. 柴胡桂枝干姜汤合截疟七宝饮
B. 白虎加桂枝汤
C. 截疟七宝饮
D. 何人饮
E. 鳖甲煎丸

50. 治疗寒疟的首选方剂是
A. 柴胡桂枝干姜汤合截疟七宝饮
B. 白虎加桂枝汤
C. 截疟七宝饮
D. 何人饮
E. 鳖甲煎丸

51. 治疗劳疟的首选方剂是
A. 柴胡桂枝干姜汤合截疟七宝饮
B. 白虎加桂枝汤
C. 截疟七宝饮
D. 何人饮
E. 鳖甲煎丸

52. 下列关于瘿病病因的描述,**错误**的是
    A. 情志内伤　　B. 饮食失宜
    C. 跌扑损伤　　D. 水土失宜
    E. 体质因素
53. 瘿病的基本病机是
    A. 气滞、痰凝、血瘀壅结颈前
    B. 气机郁滞
    C. 血脉瘀阻
    D. 津凝痰聚
    E. 气滞血瘀
54. 瘿病的治疗原则是
    A. 行气止痛,活血化瘀
    B. 理气化痰,消瘿散结
    C. 理气化痰,活血消瘿
    D. 行气活血,化痰散结
    E. 滋阴降火,活血化瘀

A2 型题

1. 患者女,26 岁。胁肋胀痛,走窜不定,疼痛每因情志变化而增减,嗳气则胀痛稍舒,胸闷腹胀,纳少口苦,舌苔薄白,脉弦。其诊断是
    A. 胁痛瘀血阻络证　　B. 胁痛肝郁气滞证
    C. 胁痛肝胆湿热证　　D. 胸痹气滞心胸证
    E. 痰饮病悬饮证
2. 患者男,32 岁。2 天来胁肋刺痛,痛有定处,痛处拒按,入夜痛甚,舌质紫暗,脉沉涩。此病证的证机概要是
    A. 瘀血停滞,络脉痹阻
    B. 肝肾阴亏,精血耗伤,肝络失养
    C. 湿热蕴结,肝胆失疏,络脉失和
    D. 肝失条达,气机郁滞,络脉失和
    E. 瘀结不消,正气渐损,脾运不健
3. 患者女,78 岁。胁肋隐痛,悠悠不休,遇劳加重,头晕目眩,舌红少苔,脉细弦而数。治疗此病证首选的方剂是
    A. 生脉散　　B. 鳖甲煎丸
    C. 左归丸　　D. 一贯煎
    E. 天麻钩藤汤
4. 患者女,49 岁。昨日过食油腻食物,今日胁肋重着疼痛,痛有定处,触痛明显,口苦口黏,纳呆恶心,小便黄赤,舌红苔黄腻,脉弦滑数。该病证的治法是
    A. 疏肝理气　　B. 健脾和胃
    C. 清热利湿　　D. 消食导滞
    E. 祛瘀通络
5. 赵某,女,25 岁。3 天来身目发黄,黄色鲜明,上腹、右胁胀闷疼痛,牵引肩背,身热不退,口苦咽干,呕吐呃逆,小便黄赤,大便秘,苔黄舌红,脉弦滑数。其诊断是
    A. 黄疸(阳黄)湿重于热证
    B. 黄疸(阳黄)热重于湿证
    C. 黄疸(阳黄)疫毒炽盛证
    D. 黄疸(阳黄)胆腑郁热证
    E. 黄疸(阴黄)脾虚湿滞证
6. 杜某,女,46 岁。1 周来身目俱黄,黄色鲜明,发热口渴,腹部胀闷,口干而苦,恶心呕吐,小便短少黄赤,大便秘结,舌苔黄腻,脉象弦数。其诊断是
    A. 黄疸(阳黄)湿重于热证
    B. 黄疸(阳黄)热重于湿证
    C. 黄疸(阳黄)疫毒炽盛证
    D. 黄疸(阳黄)胆腑郁热证
    E. 黄疸(阴黄)脾虚湿滞证
7. 程某,女,54 岁。6 年来面目及肌肤淡黄,晦暗不泽,肢软乏力,心悸气短,大便溏薄,舌淡苔薄,脉濡细。治疗此病证首选的方剂是
    A. 黄芪建中汤　　B. 归芍六君子汤
    C. 茵陈术附汤　　D. 逍遥散合鳖甲煎丸
    E. 茵陈四苓散
8. 祁某,女,53 岁。1 年来身目俱黄,黄色晦暗如烟熏,脘腹痞胀,纳谷减少,大便不实,神疲畏寒,口淡不渴,舌淡苔腻,脉濡缓。该病证的治法是
    A. 健脾养血,利湿退黄
    B. 调和肝脾,理气助运
    C. 利湿化浊运脾
    D. 温中化湿,健脾和胃
    E. 疏肝理气,活血化瘀
9. 都某,女,42 岁。黄疸消退后,脘腹痞闷,肢倦乏力,胁肋隐痛不适,饮食欠香,大便不调,苔薄白,脉弦细。其证候诊断是
    A. 湿热留恋证　　B. 脾虚湿滞证
    C. 寒湿阻遏证　　D. 气滞血瘀证
    E. 肝脾不调证
10. 佘某,女,45 岁。腹部积块明显,质地较硬,固定不移,隐痛,形体消瘦,纳谷减少,面色晦暗黧黑,面颈胸臂红丝赤缕,舌质紫,脉细涩。此病证的证机概要是
    A. 肝失疏泄,气结成块
    B. 痰浊交阻,气聚不散,结而成块
    C. 瘀结不消,正气渐损,脾运不健
    D. 气滞血瘀,脉络不和,积而成块

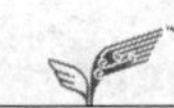

E. 癥积日久，中虚失运，气血衰少

11. 佟某，男，33岁。两天来腹胀时痛，腹部时有条索状物聚起，按之胀痛更甚，便秘，纳呆，苔腻，脉弦滑。其诊断是
A. 聚证，肝气郁结证
B. 聚证，食滞痰阻证
C. 积证，气滞血阻证
D. 积证，肝气郁结证
E. 积证，正虚瘀结证

12. 艾某，女，39岁。腹中结块柔软，时聚时散，攻窜胀痛，脘胁胀闷不适，苔薄，脉弦。治疗此病证首选的方剂是
A. 木香顺气散　B. 膈下逐瘀汤
C. 柴胡疏肝散　D. 逍遥散
E. 八珍汤

13. 艾某，女，69岁。患者久病体弱，积块坚硬，近日隐痛，饮食大减，肌肉瘦削，神倦乏力，面色萎黄，甚则面肢浮肿，舌质淡紫，无苔，脉弦细。治疗此病证首选的方剂是
A. 木香顺气散合二陈汤
B. 膈下逐瘀汤合六君子汤
C. 柴胡疏肝散合失笑散
D. 逍遥散合鳖甲煎丸
E. 八珍汤合化积丸

14. 患者女，48岁。素有黄疸反复发作史12年。腹大坚满，膨如蛙腹，按之如囊裹水，烦热口苦，面、目发黄，小便赤涩，大便秘结，舌边尖红，苔黄腻，脉弦数。其诊断是
A. 鼓胀病水湿困脾证
B. 鼓胀病水热蕴结证
C. 鼓胀病阳虚水盛证
D. 黄疸(阳黄)湿重于热证
E. 黄疸(阴黄)脾虚湿滞证

15. 患者男，45岁。鼓胀病史6年，昨日起神志昏迷，烦躁不安，怒目狂叫，四肢抽搐颤动，口臭便秘，舌红苔黄，脉弦滑数。其病机是
A. 痰热内扰，蒙蔽心窍
B. 痰浊壅盛，蒙蔽心窍
C. 肝阳暴张，神窍闭阻
D. 肝肾阴虚，风阳上扰
E. 气血上逆，神窍闭阻

16. 患者女，46岁。1年来腹大胀满，形似蛙腹，朝宽暮急，面色苍黄，脘闷纳呆，肢冷浮肿，小便短少不利，舌淡胖，苔淡白，脉沉细无力。治疗此病证首选的方剂是
A. 实脾饮
B. 调营饮
C. 茵陈术附汤
D. 柴胡疏肝散合胃苓汤
E. 附子理苓汤

17. 患者女，54岁。癥积病史3年。脘腹坚满，青筋显露，胁下痛如针刺，面色晦暗黧黑，口干不欲饮水，舌质紫暗，脉细涩。其证机概要是
A. 肝郁气滞，脾运不健，湿浊中阻
B. 肝脾瘀结，络脉滞涩，水气停留
C. 湿热壅盛，蕴结中焦，浊水内停
D. 脾肾阳虚，不能温运，水湿内聚
E. 肝肾阴虚，津液失布，水湿内停

18. 患者女，28岁。1周来每两天出现一次寒战、高热，发作时热多寒少，汗出不畅，头痛，骨节酸痛，口渴引饮，便秘尿赤，舌红苔黄，脉弦数。其诊断是
A. 疟疾病正疟
B. 疟疾病冷疟
C. 疟疾病温疟
D. 疟疾病冷瘴疟
E. 风温初期

19. 患者女，22岁。1周来每日出现一次寒战、发热，寒甚热微，呕吐腹泻，神志昏蒙，舌苔厚腻色白，脉弦。3周前曾去云南旅游。治疗此病证首选方剂是
A. 截疟七宝饮
B. 何人饮
C. 清瘴汤
D. 加味不换金正气散
E. 柴胡截疟饮

20. 患者男，40岁。疟疾迁延日久，每遇劳累辄易发作，发时寒热较轻，面色萎黄，倦怠乏力，短气懒言，纳少，自汗，舌质淡，脉细弱。该病证的治法是
A. 解毒除瘴，芳化湿浊
B. 益气养血，扶正祛邪
C. 和解表里，温阳达邪
D. 祛邪截疟，和解表里
E. 软坚散结，祛瘀化痰

21. 患者女，48岁。颈前喉结两旁轻度肿大，柔软光滑，烦热，容易出汗，性情急躁易怒，眼球突出，手指颤抖，口苦，舌质红，苔薄黄，脉弦数。治疗当拟
A. 理气舒郁，化痰消瘿

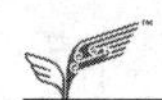

B. 清肝泻火，消瘿散结
C. 滋阴降火，宁心柔肝
D. 理气活血，化痰消瘿
E. 疏肝理气，泻火除烦

22. 患者女，35 岁。症见颈前喉结两旁结块肿大，质软不痛，颈部觉胀，胸闷，喜太息，胸胁窜痛，苔薄白，脉弦。治疗首选的方剂是
A. 四海舒郁丸　　B. 柴胡疏肝散
C. 逍遥散　　D. 海藻玉壶汤
E. 四逆散

B1 型题

A. 胀痛，走窜不定
B. 隐痛，悠悠不休
C. 刺痛，痛有定处
D. 重着或灼热疼痛，触痛明显
E. 剧痛，连及肩背

1. 胁痛瘀血阻络证的疼痛特点是
2. 胁痛肝络失养证的疼痛特点是

A. 延胡索、川楝子
B. 茵陈、黄柏
C. 大黄、芒硝
D. 黄芩、黄连
E. 金钱草、海金沙

3. 胁痛肝胆湿热证，若兼见发热、黄疸，应加用
4. 胁痛肝胆湿热证，如砂石阻滞胆道，应加用

A. 茵陈蒿汤
B. 大柴胡汤
C. 茵陈术附汤
D. 《千金》犀角散
E. 茵陈五苓散

5. 治疗黄疸(急黄)疫毒炽盛证，首选的方剂是
6. 治疗黄疸(阳黄)热重于湿证，首选的方剂是

A. 身目俱黄，黄色鲜明，腹胀纳呆
B. 身目发黄，黄色鲜明，右胁胀闷疼痛，牵引肩背
C. 黄疸迅速加深，其色如金
D. 身目俱黄，黄色晦暗如烟熏
E. 面目及肌肤淡黄不泽

7. 黄疸(阳黄)胆腑郁热证的临床特征是
8. 黄疸(阳黄)疫毒炽盛证的临床特征是

A. 健脾养血，利湿退黄
B. 清热利湿
C. 利湿化浊运脾
D. 疏肝泄热，利胆退黄
E. 疏肝理气，活血化瘀

9. 阳黄胆腑郁热证的治则是
10. 黄疸恢复期湿热留恋证的治则是

A. 逍遥散
B. 六磨汤
C. 枳实导滞丸
D. 膈下逐瘀汤合六君子汤
E. 血府逐瘀汤

11. 治疗聚证食滞痰阻证，首选的方剂是
12. 治疗积证瘀血内结证，首选的方剂是

A. 腹内结块聚散无常，痛无定处
B. 自觉腹部胀满，无块物触及
C. 腹内结块有形可征，固定不移，痛有定处
D. 腹部胀满，叩诊呈浊音
E. 左下腹时有结块，大便后消失

13. 积证的临床特征是
14. 聚证的临床特征是

A. 疏肝解郁，行气散结
B. 理气化痰，导滞散结
C. 理气消积，活血散瘀
D. 祛瘀软坚，佐以扶正健脾
E. 补益气血，活血化瘀

15. 聚证肝气郁结证的治则为
16. 积证气滞血阻证的治则为

A. 中满分消丸合茵陈蒿汤
B. 柴胡疏肝散合胃苓汤
C. 实脾饮
D. 附子理苓汤
E. 茵陈五苓散

17. 治疗鼓胀病水热蕴结证，首选的方剂是
18. 治疗鼓胀病水湿困脾证，首选的方剂是

A. 腹胀坚满，脉络怒张
B. 腹胀按之坚满，叩之呈浊音
C. 腹胀按之坚满，两胁刺痛
D. 腹胀按之不坚，叩之呈鼓音
E. 腹部胀满，外观无胀形

19. 鼓胀病气鼓的临床特征是
20. 鼓胀病水鼓的临床特征是

A. 何人饮
B. 柴胡桂枝干姜汤合截疟七宝饮
C. 加味不换金正气散
D. 柴胡截疟饮
E. 鳖甲煎丸

21. 治疗疟疾病的正疟，首选的方剂是
22. 治疗疟疾病的劳疟，首选的方剂是

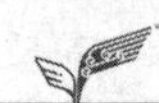

A. 热少寒多
B. 热多寒少
C. 先寒后热，寒热相当
D. 热甚寒微，甚至壮热不寒
E. 寒甚热微，甚至但寒不热

23. 疟疾病正疟的寒热特征是
24. 疟疾病热瘴的寒热特征是

A. 四海舒郁丸
B. 海藻玉壶汤
C. 血府逐瘀汤
D. 天王补心丹
E. 六味地黄丸

25. 治疗瘿病心肝阴虚证首选的方剂是
26. 治疗瘿病痰结血瘀证首选的方剂是

A. 清肝泻火，消瘿散结
B. 滋阴降火，宁心柔肝
C. 理气活血，化痰消瘿
D. 理气舒郁，化痰消瘿
E. 理气化痰，活血化瘀

27. 瘿病气郁痰阻证的治法是
28. 瘿病痰结血瘀证的治法是

二、参考答案

A1 型题

1. D	2. D	3. D	4. D	5. C
6. B	7. D	8. A	9. C	10. B
11. B	12. D	13. A	14. C	15. B
16. E	17. C	18. D	19. E	20. C
21. A	22. C	23. D	24. C	25. A
26. B	27. D	28. E	29. B	30. E
31. C	32. D	33. A	34. A	35. C
36. B	37. D	38. E	39. E	40. A
41. C	42. E	43. A	44. A	45. C
46. E	47. B	48. C	49. B	50. A
51. D	52. C	53. A	54. B	

A2 型题

1. B	2. A	3. D	4. C	5. D
6. A	7. A	8. D	9. E	10. C
11. B	12. D	13. E	14. B	15. A
16. E	17. B	18. C	19. D	20. B
21. B	22. C			

B1 型题

1. C	2. B	3. B	4. E	5. D
6. A	7. B	8. C	9. D	10. B
11. B	12. D	13. C	14. A	15. A
16. C	17. A	18. C	19. D	20. B
21. D	22. A	23. C	24. D	25. D
26. B	27. D	28. C		

三、重点解析

A1 型题

1. D　胁痛的病因有情志不遂、跌仆损伤、饮食所伤、外感湿热、劳欲久病。

2. D　胁痛病理因素有气滞、血瘀、湿热。

10. B　胁痛可与黄疸、积聚、鼓胀之间相互兼见，相互转化，互为因果。湿热蕴阻肝胆，脉络受阻之胁痛，因湿热交蒸，逼胆汁外溢，则可同时合并黄疸。肝郁气滞所致胁痛，经久不愈，瘀血停滞，胁下积块则可转为积聚。因肝失疏泄，脾失健运，久而影响及肾，导致气血水内停腹中，则可转为鼓胀等。

11. B　病变脏腑主要在于肝胆，又与脾胃及肾相关。

12. D　黄疸是以目黄、身黄、小便黄为主症的一种病证，其中目睛黄染尤为本病的重要特征。

13. A　黄疸的病因为外感湿热疫毒、内伤饮食、劳倦、病后续发。

14. C　黄疸是以目黄、身黄、小便黄为主症的一种病证，其中目睛黄染尤为黄疸的重要特征。

15. B　黄疸的病位主要在脾、胃、肝、胆。其病理因素有湿邪、热邪、寒邪、疫毒、气滞、瘀血六种，但其中以湿邪为主。

18. D　黄疸的治疗大法主要为化湿、利小便。

20. C　黄疸的辨证原则：应首辨阳黄、阴黄；次辨阳黄湿热之轻重、胆腑郁热及疫毒炽盛；三辨阴黄之病因；四辨黄疸病势轻重。

24. C　积证的病因为情志失调、饮食所伤、感受寒邪、他病续发。

27. D　鼓胀与聚证都可见腹内积块。鼓胀是以腹部胀大，鼓之如鼓，甚者腹皮青筋暴露、四肢微肿等为临床特征，鼓胀除腹内积块以外，更有水液停聚于腹内，肚腹胀大，而聚证一般腹内尚无停水，但聚证日久可转化为鼓胀。

28. E　积证的基本病机是气机阻滞，瘀血内结。两者比较，积证以血瘀为主，又有一定区别。病位主要在于肝脾。其主要的病理因素为气滞、血瘀。其病理性质初起多实，后期转以正虚为主。

29. B　积证初期属邪实，应予消散；中期邪实正虚，予消补兼施；后期以正虚为主，应予养正除积。聚证多实，治疗以行气散结为主。

32. D　鼓胀是指腹部胀大如鼓的一类病证，临床以腹大胀满，绷急如鼓，皮色苍黄，脉络显露为特征，故名鼓胀。常伴乏力、纳差、尿少及齿衄、鼻衄、皮肤紫斑等出血现象，可见面色萎黄、黄疸、手掌殷红、面颈胸部红丝赤缕、血痣及蟹爪纹。

34. A　鼓胀病因为酒食不节、情志刺激、虫毒感染、病后续发。

第六单元　肾系疾病

一、习　题

A1 题型

1. 水肿风水相搏证，其病位在
   A. 心　B. 肝　C. 脾
   D. 肺　E. 肾

2. 下列各项，不属水肿病因的是
   A. 风邪袭表　B. 外感水湿
   C. 疮毒内犯　D. 情志内伤
   E. 久病劳倦

3. 下列各项，不属水肿病理因素的是
   A. 风邪　B. 水湿
   C. 痰浊　D. 疮毒
   E. 瘀血

4. 下列各项，对于鉴别水肿与鼓胀无意义的是
   A. 有无腹壁青筋暴露
   B. 有无目睛黄染
   C. 水肿与腹水出现的先后
   D. 有无胁下癥积坚硬
   E. 有无头面浮肿

5. 下列关于水肿阳水的各项叙述中，错误的是
   A. 发病急，病程短
   B. 水肿多从头面开始，由上而下，继及全身
   C. 治疗以发汗、利水或攻逐为主
   D. 兼有表证
   E. 肿处皮肤松弛，按之凹陷不易恢复

6. 治疗水肿肾阳衰微证，首选的方剂是
   A. 实脾饮　B. 五皮饮合胃苓汤
   C. 疏凿饮子　D. 麻黄连翘赤小豆汤
   E. 济生肾气丸合真武汤

7. 治疗水肿湿热壅盛证，应首选的方剂是
   A. 疏凿饮子　B. 木防己汤
   C. 舟车丸　D. 己椒苈黄丸
   E. 八正散

8. 下列关于采用攻逐法治疗水肿的各项叙述中，错误的是
   A. 用于病初水肿严重，正气尚旺者
   B. 适用于发汗、利水法无效者
   C. 代表方剂为十枣汤
   D. 疗程宜长，用药宜重
   E. 水肿退后，即行调补脾胃

9. 轻度水肿患者每日适宜的食盐摄入量是
   A. 1～2 克　B. 3～4 克
   C. 5～6 克　D. 7～8 克
   E. 9～10 克

10. 以下各项关于淋证的论述中，不正确的是
    A. 小便清长　B. 小便淋沥刺痛
    C. 小便频数短涩　D. 小腹拘急
    E. 痛引腰腹

11. 以下关于淋证论述不正确的是
    A. 基本病理变化为湿热蕴结下焦，肾与膀胱气化不利
    B. 淋证有六淋之分
    C. 其病理因素主要为湿热之邪
    D. 无尿痛，每日排尿量少于正常，严重时甚至无尿
    E. 其病位在膀胱与肾

12. 下列各项，不属淋证病因的是
    A. 外感湿热　B. 禀赋不足
    C. 劳伤久病　D. 情志失调
    E. 瘀浊内停

13. 下列各项，不属淋证是
    A. 劳淋　B. 膏淋　C. 痰淋
    D. 石淋　E. 热淋

14. 下列关于热淋的各项叙述中，错误的是
    A. 起病多急骤
    B. 并常伴见纳差、乏力
    C. 小便赤热，溲时灼痛
    D. 伴有发热
    E. 腰痛拒按

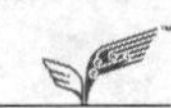

15. 血淋的治疗原则是
A. 补脾益肾固涩
B. 补中益气，升阳举陷
C. 清热利湿，分清泄浊
D. 清热通淋，凉血止血
E. 清热利湿通淋

16. 治疗淋证之热淋，应首选的方剂是
A. 小蓟饮子　B. 补中益气汤
C. 八正散　D. 无比山药丸
E. 程氏萆薢分清饮

17. 治疗淋证之气淋，应首选的方剂是
A. 左归丸　B. 右归丸
C. 八正散　D. 知柏地黄丸
E. 沉香散

18. 下列关于血淋的各项叙述中，**错误**的是
A. 小便出血，尿色红赤，甚至溺出纯血
B. 多为湿热蕴结下焦，膀胱气化失司所致
C. 小便时多无疼痛之感
D. 小便滴沥而疼痛难忍
E. 一般以痛者为血淋

19. 下列关于淋证患者的预防调护中，**错误**的是
A. 饮食宜清淡，忌肥腻辛辣酒醇之品
B. 注意外阴清洁
C. 长期口服抗生素，提高机体抗病能力
D. 妇女在月经期、妊娠期、产后更应注意外阴卫生
E. 提高机体抗病能力

20. 癃闭的病位主要在
A. 膀胱与肾　B. 肺、脾、肾
C. 心、肝、肾　D. 肺、脾、肝
E. 肾与精室

21. 下列各项，对于诊断癃闭**无意义**的是
A. 排尿点滴不畅　B. 每次尿量减少
C. 每日尿量减少　D. 有水蓄膀胱之证候
E. 多见于老年男性

22. 下列各项，**不属**癃闭病理因素的是
A. 湿热　B. 热毒　C. 气滞
D. 疮毒　E. 痰瘀

23. 癃闭的基本病机是
A. 膀胱气化不利　B. 膀胱气化失调
C. 膀胱气化无权　D. 肾失封藏
E. 肾脏分清泌浊失常

24. 治疗癃闭脾气不升证，应首选的方剂是
A. 实脾饮　B. 补中益气汤合春泽汤
C. 济生肾气丸　D. 八正散
E. 沉香散

25. 治疗癃闭肺热壅盛证，应首选的方剂是
A. 麻黄连翘赤小豆汤
B. 沉香散
C. 八正散
D. 葶苈大枣泻肺汤
E. 清肺饮

26. 治疗癃闭膀胱湿热证，应首选的方剂是
A. 实脾饮　B. 补中益气汤合春泽汤
C. 济生肾气丸　D. 八正散
E. 沉香散

27. 治疗癃闭浊瘀阻塞证，应首选的方剂是
A. 代抵当丸　B. 补中益气汤合春泽汤
C. 济生肾气丸　D. 八正散
E. 沉香散

28. 治疗癃闭肝郁气滞证，应首选的方剂是
A. 实脾饮　B. 补中益气汤合春泽汤
C. 济生肾气丸　D. 八正散
E. 沉香散

29. 治疗癃闭肾阳衰惫证，应首选的方剂是
A. 实脾饮　B. 补中益气汤合春泽汤
C. 济生肾气丸　D. 八正散
E. 沉香散

30. 下列关于癃闭的证型中，可用导尿法治疗的是
A. 肾阳衰惫证
B. 水蓄膀胱急症
C. 浊瘀阻塞证
D. 肺热壅盛证
E. 膀胱湿热证

31. 下列各症状中，**不属于**癃闭肝郁气滞证主症的是
A. 小便不通或通而不爽
B. 情志抑郁
C. 小便短赤灼热
D. 胁腹胀满
E. 多烦善怒

32. 下列关于阳痿的描述，**错误**的是
A. 阳痿是指成年男子性交时，由于阴茎痿软不举，或举而不坚，或坚而不久，无法进行正常性生活的病证
B. 其基本病机是肝、肾、心、脾受损，气血阴阳亏虚，阴络失荣，或肝郁湿阻，经络失畅，导致宗筋不用而成
C. 其病位在肾

D. 病理性质有虚实之分,且多虚实相兼
E. 本病的病情重于早泄

33. 阳痿的病因**不包括**
A. 禀赋不足　B. 劳伤久病
C. 外感湿热　D. 情志失调
E. 外感风寒

34. 关于阳痿的辨证,下列叙述正确的是
A. 首当辨虚实　B. 首当辨脏腑
C. 首当辨病位　D. 首当辨阴阳
E. 首当辨病情轻重

A2 题型

1. 患者男,38 岁。反复肢体浮肿 5 年。腰以下为甚,按之凹陷不易恢复,纳减便溏,神疲乏力,四肢倦怠,小便短少,舌质淡,苔白腻,脉沉缓。其诊断是
A. 水肿水湿浸渍证
B. 癃闭脾气不升证
C. 水肿脾阳虚衰证
D. 癃闭膀胱湿热证
E. 淋证劳淋

2. 患者男,45 岁。水肿延久不退 10 年,肿势轻重不一,以下肢为主,腰部刺痛,伴血尿,舌紫暗,苔白,脉沉细涩。其治疗应首选的方剂是
A. 济生肾气丸合真武汤
B. 桃红四物汤合五苓散
C. 实脾饮
D. 疏凿饮子
E. 五皮饮合胃苓汤加减

3. 患者女,17 岁。两周前身发疮痍,恶风发热。前天起眼睑浮肿,继而延及全身,皮肤光亮,尿少色赤,舌质红,苔薄黄,脉浮数。此病证的证机概要是
A. 湿热内盛,三焦壅滞,气滞水停
B. 风邪袭表,肺气闭塞,通调失职,风遏水阻
C. 水湿内侵,脾气受困,脾阳不振
D. 疮毒内归脾肺,三焦气化不利,水湿内停
E. 水停湿阻,气滞血瘀,三焦气化不利

4. 患者男,30 岁。初起恶寒发热,咽痛,眼睑浮肿,小便不利,经治后,表虽解,但肿势未退。身重困倦,胸闷,纳呆,泛恶,苔白腻,脉沉缓。其证候诊断是
A. 水湿浸渍证
B. 湿毒浸淫证
C. 湿热壅盛证
D. 风水相搏证
E. 脾阳虚衰证

5. 郭某,女,48 岁。因情绪变化后出现小便涩滞,淋沥不畅,少腹胀满疼痛,苔薄白,脉弦。治疗应首选的方剂是
A. 八正散　B. 沉香散
C. 六味地黄丸　D. 知柏地黄丸
E. 无比山药丸

6. 鞠某,女,65 岁。慢性肾盂肾炎病史 20 余年,近 3 天出现小便浑浊,上有浮油,置之沉淀,尿道热涩疼痛,尿时阻塞不畅,口干,苔黄腻,舌质红,脉濡数。此病证的治法是
A. 清热利湿　B. 利气疏导
C. 健脾益气　D. 补虚益肾
E. 分清泄浊

7. 邓某,女,63 岁。小便不甚赤涩,溺痛不甚,但淋沥不已,时作时止,遇劳即发,腰膝酸软,神疲乏力,病程缠绵,舌质淡,脉细弱。其证候诊断是
A. 气淋实证　B. 气淋虚证
C. 膏淋实证　D. 膏淋虚证
E. 劳淋

8. 张某,男,76 岁。小便热涩刺痛,尿色深红,疼痛满急加剧,舌尖红,苔黄,脉滑数。此病证的证机概要是
A. 气机郁结,膀胱气化不利
B. 脾虚运化无力,升清降浊失职
C. 三焦气机失宣,膀胱气化不利
D. 湿热下注膀胱,热甚灼络,迫血妄行
E. 湿热蕴结下焦,尿液煎熬成石,膀胱气化失司

9. 陈某,男,62 岁。突发尿中夹砂石,排尿涩痛,排尿时突然中断,尿道窘迫疼痛,少腹拘急,尿中带血,舌红,苔薄黄,脉弦。治疗应首选的方剂是
A. 小蓟饮子
B. 补中益气汤
C. 石韦散
D. 八正散
E. 程氏萆薢分清饮

10. 患者男,67 岁。前列腺肥大病史 8 年。近 1 年小便不畅,尿如细线,甚则阻塞不通,小腹胀满疼痛,舌紫暗,脉涩。其诊断是
A. 淋证石淋
B. 淋证劳淋
C. 癃闭脾气不升证
D. 癃闭膀胱湿热证
E. 癃闭浊瘀阻塞证

11. 患者男，45岁。1周来小便不畅，点滴而下，每日尿量极少而短赤灼热，小腹胀满，口苦口黏，大便不畅，舌质红，苔黄腻，脉数。其诊断是
A. 癃闭膀胱湿热证
B. 癃闭浊瘀阻塞证
C. 癃闭肺热壅盛证
D. 淋证热淋
E. 淋证石淋

12. 患者女，35岁。5小时前与同事吵架，随而出现小便不通，情志抑郁，胁腹胀满，舌红，苔薄黄，脉弦。此病证的证机概要是
A. 肺热壅盛，失于肃降，不能通调水道，无以下输膀胱
B. 湿热壅结下焦，膀胱气化不利
C. 肝气失于疏泄，三焦气机失宣，膀胱气化不利
D. 脾虚运化无力，升清降浊失职
E. 水停湿阻，气滞血瘀，三焦气化不利

13. 患者男，76岁。3年来小便点滴不爽，排出无力，神气怯弱，畏寒肢冷，腰膝酸软，舌淡胖，苔薄白，脉沉细。该病证的治法是
A. 升清降浊，化气行水
B. 温补肾阳，化气利水
C. 行瘀散结，通利水道
D. 清利湿热，通利小便
E. 疏利气机，通利小便

14. 患者男，38岁。症见阳痿不举，心悸，失眠多梦，神疲乏力，面色萎黄，食少纳呆，腹胀便溏，舌淡，苔薄白，脉细弱。辨证当属
A. 命门火衰证
B. 心脾两虚证
C. 脾气不足证
D. 脾肾阳虚证
E. 肝郁不舒证

15. 患者男，30岁。症见阳事不起，心情抑郁，胸胁胀痛，脘闷不舒，食少便溏，苔薄白，脉弦。治疗首选的方剂是
A. 四海舒郁丸
B. 海藻玉壶汤
C. 柴胡疏肝散
D. 逍遥散
E. 四逆散

B1题型

A. 遍体浮肿，皮肤绷急光亮
B. 面浮身肿，腰以下甚，按之凹陷不起
C. 全身水肿，下肢明显，按之没指
D. 身发疮痍，眼睑浮肿
E. 初起眼睑浮肿，继则四肢及全身皆肿
1. 水肿风水相搏证的水肿特点是
2. 水肿湿热壅盛证的水肿特点是

A. 麻黄、杏仁
B. 苏子、葶苈子
C. 白鲜皮、地肤子
D. 苦参、土茯苓
E. 茯苓、泽泻
3. 水肿湿毒浸淫证，疮痍湿盛糜烂者，应加用
4. 水肿水湿浸渍证，兼有外感风邪，肿甚而喘，应加用

A. 小便赤热，尿时灼痛
B. 排尿时突然中断，尿道窘迫疼痛
C. 少腹满闷胀痛，小便艰涩疼痛，尿后余沥不尽
D. 尿道热涩疼痛，尿色如米泔水
E. 小便量少，排出不畅，点滴而短少
5. 膏淋的主症特点是
6. 石淋的主症特点是

A. 黄芪、党参、白术
B. 杜仲、续断、补骨脂
C. 川楝子、小茴香、广郁金
D. 桃仁、红花、皂角刺
E. 芍药、甘草
7. 石淋，腰腹绞痛者，应加用
8. 气淋，少腹胀满，上及胁者，应加用

A. 小蓟饮子
B. 补中益气汤
C. 无比山药丸
D. 八正散
E. 程氏萆薢分清饮
9. 治疗热淋应首选的方剂是
10. 治疗膏淋应首选的方剂是

A. 小便量少，但能点滴而出
B. 由“癃”转“闭”者
C. 由“闭”转“癃”者
D. 小便闭塞不通，水蓄膀胱者
E. 虚实夹杂之证者
11. 癃闭中属于急病的是
12. 癃闭中属于病势加重的是

A. 导尿法
B. 外敷法
C. 流水诱导法
D. 针刺中极穴
E. 取嚏法

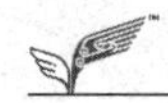

13. 癃闭水蓄膀胱急症的外治法中，具有开肺气而通利小便的方法是
14. 癃闭水蓄膀胱急症的外治法中，错误的是

A. 赞育丸
B. 五子衍宗丸
C. 金匮肾气丸
D. 启阳娱心丹
E. 六味地黄丸

15. 阳痿命门火衰证首选的方剂是
16. 阳痿惊恐伤肾证首选的方剂是

A. 清肝泻火
B. 宁心柔肝
C. 理气活血
D. 理气舒郁
E. 益肾宁神

17. 阳痿惊恐伤肾证的治法是
18. 阳痿肝郁不舒证的治法是

二、参考答案

A1 型题

1. D	2. D	3. C	4. C	5. E
6. E	7. A	8. D	9. B	10. A
11. D	12. E	13. C	14. B	15. D
16. C	17. E	18. C	19. C	20. A
21. C	22. D	23. B	24. B	25. E
26. D	27. A	28. E	29. C	30. B
31. C	32. C	33. E	34. A	

A2 型题

1. C	2. B	3. D	4. A	5. B
6. E	7. E	8. D	9. C	10. E
11. A	12. C	13. B	14. B	15. C

B1 型题

1. E	2. A	3. D	4. A	5. D
6. B	7. E	8. C	9. D	10. E
11. D	12. B	13. E	14. D	15. A
16. D	17. E	18. D		

三、重点解析

A1 型题

1. D　水肿病位在肺、脾、肾。风水相搏证属阳水，症见眼睑浮肿，继则四肢及全身皆肿，来势迅速，多有恶寒、发热、肢节酸楚、小便不利等症。偏于风热者，伴咽喉红肿疼痛，舌质红，脉浮滑数。偏于风寒者，兼恶寒、咳喘，舌苔薄白，脉浮滑或浮紧。病在上焦属肺，故选择 D。

2. D　水肿病因主要有风邪袭表、疮毒内犯、外感水湿、饮食不节及禀赋不足、久病劳倦。

3. C　水肿的病理因素为风邪、水湿、疮毒、瘀血。

5. E　水肿可分为阳水与阴水。阳水病因多为风邪、疮毒、水湿。发病较急，每成于数日之间，肿多由面目开始，自上而下，继及全身，肿处皮肤绷急光亮，按之凹陷即起，兼有寒热等表证，属表、属实，一般病程较短。阴水病因多为饮食劳倦、先天或后天因素所致的脏腑亏损。发病缓慢，肿多由足踝开始，自下而上，继及全身，肿处皮肤松弛，按之凹陷不易恢复，甚则按之如泥，属里、属虚或虚实夹杂，病程较长。

10. A　淋证是指以小便频数短涩，淋沥刺痛，小腹拘急或痛引腰腹为主症的病证。

11. D　淋证的基本病理变化为湿热蕴结下焦，肾与膀胱气化不利。其病位在膀胱与肾。其病理因素主要为湿热之邪。

12. E　淋证的病因为外感湿热、饮食不节、情志失调、禀赋不足或劳伤久病。

13. C　六淋分热淋、血淋、气淋、劳淋、膏淋、石淋。

14. B　热淋起病多急骤，小便赤热，溲时灼痛，或伴有发热，腰痛拒按。

18. C　血淋与尿血都有小便出血，尿色红赤，甚至溺出纯血等症状。其鉴别的要点是有无尿痛。尿血多无疼痛之感，虽亦间有轻微的胀痛或热痛，但终不若血淋的小便滴沥而疼痛难忍，故一般以痛者为血淋，不痛者为尿血。

19. C　淋证的调护为注意外阴清洁，不憋尿，多饮水，每 2～3 小时排尿一次。房事后即行排尿，防止秽浊之邪从下阴上犯膀胱。妇女在月经期、妊娠期、产后更应注意外阴卫生，以免虚体受邪；养成良好的饮食起居习惯，饮食宜清淡，忌肥腻辛辣醇酒之品；避免纵欲过劳，保持心情舒畅，以提高机体抗病能力。

20. A　病位主要在膀胱与肾，但与三焦、肺、脾、肝密切相关。

21. C　癃闭是以小便量少，排尿困难，甚则小便闭塞不通为主症的一种病证，与每日总尿量无关。

22. D　癃闭病理因素有湿热、热毒、气滞及痰瘀。

32. C　阳痿的病位在宗筋，病变脏腑主要在于肝、肾、心、脾，故本题选 C。

34. A　因阳痿有虚有实，亦有虚实夹杂者，故首当辨虚实。标实者需区别气滞、湿热；本虚者应辨气血阴阳虚损之差别，病变脏腑之不同；虚实夹杂者，先别虚损之脏腑，后辨夹杂之病邪。

第七单元 气血津液病证

一、习 题

A1型题

1. 郁证主要的病因是
   A. 七情所伤 B. 正气亏虚
   C. 饮食所伤 D. 外感湿邪
   E. 外感燥热

2. 郁证的主要病位是
   A. 心 B. 肺 C. 脾
   D. 肝 E. 肾

3. 下列各项，**不符合**郁证临床表现的是
   A. 忧郁不畅，情绪不宁，胸胁胀满疼痛
   B. 咽中如有异物梗塞
   C. 病情的反复常与情志因素密切相关
   D. 大多数有情志内伤的病史
   E. 多发于老年男性

4. 郁证实证的治疗原则是
   A. 活血化瘀 B. 理气开郁
   C. 消食化痰 D. 清肝泻火
   E. 养心安神

5. 治疗郁证心肾阴虚证，应首选的方剂是
   A. 天王补心丹合六味地黄丸
   B. 安神定志丸合左归丸
   C. 丹栀逍遥散合朱砂安神丸
   D. 泻心汤合左归丸
   E. 龙胆泻肝汤合半夏厚朴汤

6. 治疗“梅核气”，应首选方剂是
   A. 柴胡疏肝散 B. 甘麦大枣汤
   C. 五磨饮子 D. 半夏厚朴汤
   E. 丹栀逍遥散

7. 下列关于“脏躁”的主症描述中，**错误**的是
   A. 精神恍惚
   B. 多疑易惊
   C. 悲忧善哭，喜怒无常
   D. 时时欠伸
   E. 咽中如有物，吞之不下，咯之不出

8. 郁证中的梅核气与噎膈的主要鉴别点是
   A. 患者的年龄与性别
   B. 有无咽喉阻塞感
   C. 有无吞咽困难
   D. 有无咽干、灼热、咽痒
   E. 有无长期吸烟饮酒史

9. 下列各项中，**不属于**血证病机的是
   A. 气虚不摄，血溢脉外
   B. 外感热毒，迫血妄行
   C. 瘀血阻络，血不循经
   D. 肝郁化火，火灼血络
   E. 卫气不固，血溢脉外

10. 下列各项中，鼻衄涉及的病变脏腑是
    A. 肺、胃、肝
    B. 胃、肝、三焦
    C. 脾、胃、肝
    D. 脾、胃、肾
    E. 脾、胃、肺

11. 下列各项中，**不符合**紫斑临床特征的是
    A. 好发于四肢
    B. 紫斑小如针尖，大者融合成片
    C. 压之退色
    D. 不高出皮肤
    E. 常反复发作

12. 下列各项，**不属于**血证治疗原则的是
    A. 治火 B. 治气 C. 治虚
    D. 治血 E. 治瘀

13. 尿血与血淋的鉴别点是
    A. 尿色的深浅
    B. 尿中有无红细胞
    C. 是否有排尿疼痛
    D. 是否伴有全身症状
    E. 是否伴有水肿

14. 治疗鼻衄热邪犯肺证，应首选的方剂是
    A. 桑菊饮 B. 玉女煎
    C. 清营汤 D. 龙胆泻肝汤
    E. 泻心汤

15. 治疗吐血肝火犯胃证应首选的方剂是
    A. 桑菊饮 B. 玉女煎
    C. 清营汤 D. 龙胆泻肝汤
    E. 泻心汤

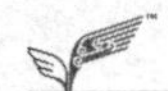

16. 治疗咳血肝火犯肺证应首选的方剂是
A. 桑菊饮　B. 玉女煎
C. 清营汤　D. 龙胆泻肝汤
E. 泻白散合黛蛤散

17. 治疗尿血肾气不固证应首选的方剂是
A. 黄土汤　B. 右归丸
C. 六味地黄汤　D. 无比山药丸
E. 金匮肾气丸

18. 治疗便血脾胃虚寒证应首选的方剂是
A. 黄土汤　B. 归脾汤
C. 六味地黄汤　D. 六君子汤
E. 当归四逆汤

19. 下列各项中，**不属于**痰饮病因的是
A. 外感寒湿　B. 外感湿热
C. 饮食不当　D. 劳欲太过
E. 久病体虚

20. 按痰饮停积的部位分类，饮留胃肠的是
A. 痰饮　B. 支饮　C. 溢饮
D. 悬饮　E. 伏饮

21. 按痰饮停积的部位分类，饮流胁下的是
A. 痰饮　B. 支饮　C. 溢饮
D. 悬饮　E. 伏饮

22. 支饮，饮邪停积的部位是
A. 胃肠　B. 胁下　C. 肢体
D. 胸肺　E. 腹内

23. 治疗痰饮病的主要原则是
A. 清热　B. 化痰　C. 温化
D. 利水　E. 逐饮

24. 下列各项中，**不属于**十枣汤正确服法的是
A. 剂量均从小量递增
B. 中病即止
C. 必须注意顾护胃气
D. 药后出现呕吐、腹痛可续服
E. 一般连服 3～5 日，必要时停两三日再服

25. 下列各项中，符合痰饮病主症的是
A. 心下满闷，呕吐清水痰涎
B. 胸胁饱满，咳唾引痛
C. 咳逆倚息，短气不得平卧
D. 身体沉重，肢体浮肿
E. 胃肠沥沥有声

26. 治疗悬饮邪犯胸肺证，应首选的方剂是
A. 香附旋覆花汤
B. 柴枳半夏汤加减
C. 椒目瓜蒌汤
D. 己椒苈黄丸
E. 苓桂术甘汤合小半夏加茯苓汤

27. 治疗支饮寒饮伏肺证，应首选的方剂是
A. 柴枳半夏汤　B. 小青龙汤
C. 香附旋覆花汤　D. 甘遂半夏汤
E. 金匮肾气丸

28. 消渴的基本病机主要是
A. 胃热炽盛　B. 肺热津伤
C. 肾阴亏损　D. 阴虚燥热
E. 阴阳两虚

29. 消渴的病变脏腑主要是
A. 肝、脾、肾　B. 脾、胃、肾
C. 心、肝、肾　D. 肺、脾、肾
E. 肺、胃、肾

30. 消渴的治疗原则是
A. 健脾补肾
B. 滋阴温阳
C. 滋阴清热，益气健脾
D. 清热润燥，养阴生津
E. 滋阴益气，活血化瘀

31. 下列各项，**不属于**消渴并发症的是
A. 肺胀　B. 疮疖痈疽
C. 雀目、夜盲　D. 水肿
E. 中风

32. 消渴“下消”的突出症状是
A. 消谷善饥　B. 烦热多汗
C. 腰膝酸软　D. 烦渴引饮
E. 尿频量多

33. 消渴病合理的饮食是
A. 少食多餐　B. 定时定量进餐
C. 粗纤维饮食　D. 低脂饮食
E. 无糖饮食

34. 下列各项中，**不属**内伤发热病因的是
A. 感受外邪　B. 久病体虚
C. 饮食劳倦　D. 情志失调
E. 失血

35. 甘温除热治法的代表方剂是
A. 大建中汤　B. 小建中汤
C. 黄芪建中汤　D. 补中益气汤
E. 人参养荣汤

36. 治疗内伤发热阴虚发热证，首选的方剂是
A. 清营汤　B. 清骨散

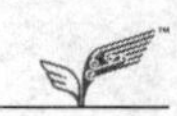

C. 归脾汤　D. 补中益气汤
E. 青蒿鳖甲汤

37. 治疗内伤发热血虚发热证，首选的方剂是
A. 清营汤　B. 清骨散
C. 归脾汤　D. 补中益气汤
E. 青蒿鳖甲汤

38. 治疗内伤发热痰湿郁热证，首选的方剂是
A. 苓桂术甘汤　B. 龙胆泻肝汤
C. 丹栀逍遥散　D. 藿香正气散
E. 黄连温胆汤合中和汤

39. 治疗内伤发热血瘀发热证，首选的方剂是
A. 复元活血汤　B. 桂枝茯苓丸
C. 天台乌药散　D. 血府逐瘀汤
E. 黄连温胆汤

40. 内伤发热病证的基本病机是
A. 血行瘀滞，瘀热内生
B. 气郁日久，化火生热
C. 气血阴阳亏虚，脏腑功能失调
D. 中气不足，阴火内生
E. 血虚失养，阴不配阳

41. 下列各项，不符合内伤发热临床特征的是
A. 起病缓慢，病程较长
B. 多为低热，亦有高热
C. 测量体温都升高
D. 可有气、血、阴、阳亏虚的症状
E. 可有气郁、血瘀、湿阻的症状

42. 下列各项中，不是虚劳病因的是
A. 禀赋薄弱　B. 情志失调
C. 饮食不节　D. 烦劳过度
E. 大病久病

43. 下列各项中，不符合虚劳诊断依据的是
A. 多见形神衰败、身体羸瘦、食少厌食等虚证症状
B. 兼有其他病证的主要症状
C. 病程长，症状可呈进行性加重
D. 具有引起虚劳的致病因素
E. 应着重排除其他病证中的虚证

44. 虚劳辨证中，首先要辨别的要点是
A. 辨别五脏气血阴阳亏虚
B. 辨本症与并发症
C. 是否兼夹外邪
D. 辨明有无因虚致实的表现
E. 辨明原有疾病是否还继续存在

45. 血虚证的治疗中，以益气生血为特点的经典方剂是
A. 归脾汤　B. 四物汤
C. 当归补血汤　D. 保元汤
E. 炙甘草汤

46. 下列各项中，不是虚劳逆证表现的是
A. 肉脱骨痿，不思饮食
B. 喘急气促，声哑息微
C. 有热而治之能解
D. 形神衰惫，泄泻不止
E. 脉急促细弦或浮大无根

47. 虚劳与肺痨的鉴别中，最有意义的是
A. 有无咳血　B. 有无午后低热
C. 有无盗汗　D. 有无消瘦
E. 有无传染性

48. 不是癌病的常见临床表现的是
A. 局部皮肤红肿热痛
B. 并常伴见纳差、乏力
C. 时有疼痛
D. 发热日渐消瘦等全身症状
E. 肿块逐渐增大

49. 下列各项，不属于癌病病因的是
A. 年老体衰　B. 七情怫郁
C. 饮食失调　D. 误治失治
E. 宿有旧疾

50. 下列各项，不是癌病的基本病理变化的是
A. 正气内虚　B. 气滞
C. 疫毒入脏腑　D. 湿聚
E. 痰结

51. 以下不是癌病病机本虚证的是
A. 肝肾亏虚　B. 气血两亏
C. 气阻、瘀血、痰浊　D. 脾肾两虚
E. 气阴两虚

52. 膀胱癌的典型临床表现为
A. 蛋白尿、尿频、尿急
B. 血尿、腰腹绞痛、排尿中断
C. 血尿、尿急、尿频、尿痛，或持续性尿意感
D. 尿频、尿痛、尿急
E. 血尿、排尿射程短、排尿不畅

53. 大脑枕叶部肿瘤的定位征是
A. 视野缺损
B. 运动性失语
C. 对侧偏瘫
D. 精神障碍，出现性格改变
E. 听觉障碍

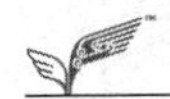

54. 小脑部肿瘤的定位征是
A. 交叉性偏瘫
B. 运动失调
C. 感觉障碍
D. 精神障碍
E. 运动性失语

55. 下列各项,**不符合**肺癌描述的是
A. 不明原因的顽固性胸痛、气急、发热
B. 伴消瘦、疲乏
C. 反复咯血痰
D. 有长期吸烟史的 40 岁以上男性
E. 咳吐大量脓臭痰

56. 下列各项,**不属于**大肠癌高危表现的是
A. 原因不明的贫血或体重减轻
B. 近期出现持续性腹部不适、隐痛、胀气,经一般治疗症状不缓解
C. 腹痛腹泻,里急后重,排赤白脓血便,多伴发热
D. 结肠部位出现肿块
E. 无明显诱因的大便习惯改变

57. 治疗脑瘤痰瘀阻窍证,首选的方剂是
A. 镇肝熄风汤
B. 通窍活血汤
C. 血府逐瘀汤
D. 温胆汤
E. 羚角钩藤汤

58. 治疗肺癌气阴两虚证,首选的方剂是
A. 益气养阴汤
B. 六味地黄丸
C. 百合固金汤合黄连解毒汤
D. 生脉散合百合固金汤
E. 左归丸合败毒散

59. 下列各项,**不属**癌病辨证要点的是
A. 辨各种癌病的脏腑病位
B. 辨病邪的性质
C. 辨标本虚实
D. 辨病程的阶段
E. 辨疫毒强弱

60. 下列关于厥证描述中,**错误**的是
A. 伴有号叫、抽搐、口吐涎沫、两目上视、小便失禁等
B. 昏厥时间较长,甚至一厥不复
C. 短时内苏醒,醒后无偏瘫
D. 突然昏倒,不省人事
E. 发病前或有精神刺激,或有大失血病史

61. 以下**不属于**厥证病因的是
A. 情志内伤
B. 饮食不节
C. 亡血失津
D. 体虚劳倦
E. 感受疫毒

62. 厥证的基本病机是
A. 气机逆乱,升降失常
B. 阴阳失调,气血逆乱
C. 痰湿壅盛,气血逆乱
D. 肝肾阴虚,气血衰少
E. 痰气郁结,蒙蔽神机

63. 气厥虚证的治疗原则是
A. 补气,回阳,醒神
B. 益气、回阳、救逆而醒神
C. 清心,泻火,涤痰,醒神
D. 解郁,化痰,醒神
E. 平肝,潜阳,理气,通瘀

64. 厥证与中风的鉴别中,主要的区别是
A. 患者的年龄
B. 发病时有无四肢厥冷
C. 神昏时间的长短
D. 醒后有无后遗症
E. 发病时有无牙关紧闭

65. 厥证与痫病的鉴别中,主要的区别是
A. 患者的年龄
B. 发病时有无叫吼、吐沫、抽搐等症
C. 神昏时间的长短
D. 醒后有无后遗症
E. 发病时有无四肢厥冷

66. 下列选项中,属于厥证实证的主症是
A. 面红气粗
B. 眩晕昏厥,面色苍白
C. 声低息微
D. 汗出肢冷
E. 脉细弱无力

67. 治疗厥证之气厥虚证,首选的方剂是
A. 导痰汤
B. 羚角钩藤汤
C. 参附汤
D. 人参养营汤
E. 四味回阳饮

68. 血厥实证的证机概要是
A. 肝阳暴张,痰火壅盛,气血上逆
B. 风痰阻络,气血运行不利
C. 元气素虚,清阳不升,神明失养
D. 肝郁不舒,气机上逆,壅阻心胸,内闭神机
E. 痰瘀阻络,气血不畅,脑失所养

69. 下列各项,**不属**痰厥特征的是
A. 突然昏厥,不省人事
B. 素有咳喘宿痰,剧烈咳嗽后发作
C. 喉有痰声,或呕吐涎沫

D. 自汗肢冷，目陷口张，呼吸微弱
E. 呼吸气粗，舌苔白腻，脉沉滑

70. 下列各项中，符合自汗特点的是
A. 突然恶寒战栗，全身汗出，汗出之后，热退脉静
B. 大汗淋漓，汗出如珠，声低息微，四肢厥冷
C. 汗出色黄，染衣着色
D. 不因外界环境因素的影响，昼日汗出溱溱，动则益甚
E. 睡眠中汗出津津，醒后汗止

71. 汗证属虚证者的治疗原则是
A. 温肾固摄 B. 清化湿热
C. 清肝泄热 D. 化湿和营
E. 调和营卫

72. 下列关于汗证的病机描述中，错误的是
A. 自汗多为气虚
B. 盗汗多为阴虚
C. 病理性质虚多实少
D. 实证者多由外感风热及肝火所致
E. 基本病机为阴阳失调，腠理不固，营卫失和

73. 治疗汗证阴虚火旺证的首选方剂是
A. 青蒿鳖甲汤 B. 知柏地黄丸
C. 当归六黄汤 D. 天王补心丹
E. 犀角地黄汤

74. 汗证可加用固涩敛汗的药物是
A. 秦艽、银柴胡、白薇
B. 五味子、瘪桃干、牡蛎
C. 甘麦、大枣
D. 黄芪、白术、防风
E. 麦冬、五味子

A2 型题

1. 患者女，58 岁。2 年前出现精神抑郁，情绪不宁，胸部满闷，胁肋胀痛，痛无定处，脘闷嗳气，不思饮食，大便不调，苔薄腻，脉弦。此病证候诊断是
A. 气郁化火 B. 肝气郁结
C. 阴虚火旺 D. 心脾两虚
E. 心神失养

2. 患者女，33 岁。产后抑郁多年，长期自觉咽中有物梗塞，但无咽痛及吞咽困难，在心情愉快时，症状可减轻，而当心情抑郁时，则梗塞感觉加重，苔白腻，脉弦滑。本证候的证机概要是
A. 肝郁化火，上扰心神
B. 肝郁化火，横逆犯胃
C. 肝郁气滞，脾胃失和
D. 气郁痰凝，阻滞胸咽
E. 肝郁不舒，气机上逆

3. 患者女，42 岁。长期情绪不宁，多思善疑，头晕神疲，心悸胆怯，失眠健忘，纳差，面色不华，舌质淡，苔薄白，脉细。本病的治法是
A. 健脾养心，补益气血
B. 补肾益气，养心安神
C. 清热化痰，宁心安神
D. 活血化瘀，理气通络
E. 甘润缓急，养心安神

4. 患者男，25 岁。自觉情绪不宁，急躁易怒，胸胁胀满近 2 个月，伴口苦而干，头痛，目赤，耳鸣，嘈杂吞酸，大便秘结，舌质红，苔黄，脉弦数。治疗本病首选的方剂是
A. 柴胡疏肝散 B. 丹栀逍遥散
C. 五磨饮子 D. 半夏厚朴汤
E. 甘麦大枣汤

5. 患者男，55 岁。平素喜烟酒，嗜辛辣。齿衄 3 日，血色鲜红，齿龈红肿疼痛，头痛，口臭，舌红，苔黄，脉洪数。本病的治法是
A. 滋阴降火，凉血止血
B. 清胃泻火，凉血止血
C. 清胃泻火，化瘀止血
D. 清化湿热，凉血止血
E. 清热解毒，凉血止血

6. 患者男，36 岁。2 日内数次便血，色红黏稠，大便不畅，腹痛，口苦，舌质红，苔黄腻，脉濡数。本证候的证机概要是
A. 肝火横逆，胃络损伤
B. 湿热蕴结，脉络受损，血溢肠道
C. 中焦虚寒，统摄无力，血溢胃肠
D. 中气亏虚，气不摄血，血溢胃肠
E. 风热内盛，灼伤血络，血溢胃肠

7. 患者男，32 岁。皮肤出现青紫斑点 5 日，伴有鼻衄，口渴，便秘，舌质红，苔黄，脉弦数。治疗本病首选的方剂是
A. 泻白散 B. 十灰散
C. 茜根散 D. 归脾汤
E. 黄土汤

8. 患者男，34 岁。反复发生肌衄，久病不愈，神疲乏力，头晕目眩，面色苍白，食欲不振，舌质淡，脉细弱。治疗本病首选的方剂是
A. 泻白散 B. 十灰散 C. 茜根散
D. 归脾汤 E. 黄土汤

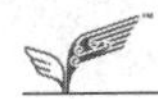

9. 患者女，68 岁。4 日前外感风寒后，自觉身体沉重而疼痛，恶寒，无汗，伴咳喘，痰多白沫，胸闷，干呕，口不渴，苔白，脉弦紧。本病的诊断是
A. 痰饮 B. 支饮
C. 溢饮 D. 悬饮
E. 伏饮

10. 患者女，42 岁。平素嗜食生冷。近期心下坚满，自利，利后反快，虽利，心下续坚满，肠间沥沥有声，腹满，便秘，口舌干燥，舌苔黄腻，脉沉弦。本病的证候诊断是
A. 痰饮脾阳虚弱证 B. 痰饮饮留胃肠证
C. 悬饮邪犯胸肺证 D. 悬饮饮停胸胁证
E. 支饮脾肾阳虚证

11. 患者男，76 岁。既往有慢性咳嗽病史 20 余年。自觉胸胁疼痛，咳唾引痛 2 年。近期痛势逐渐减轻，而呼吸困难加重，咳逆气喘，息促不能平卧，一侧肋间胀满，舌苔白，脉沉弦。本证候的证机概要是
A. 邪犯胸肺，枢机不利，肺失宣降
B. 饮停胸胁，脉络受阻，肺气郁滞
C. 饮邪久郁，气机不利，络脉痹阻
D. 寒饮伏肺，遇感引动，肺失宣降
E. 支饮日久，脾肾阳虚，饮凌心肺

12. 患者男，56 岁。反复咳嗽咳痰 10 年，近半年咳呛时作，咳吐少量黏痰，口干咽燥，午后潮热，颧红，盗汗，形体消瘦，舌质偏红，少苔，脉小数。治疗本病首选的方剂是
A. 左归丸
B. 七福饮
C. 大味地黄丸
D. 葶苈大枣泻肺汤
E. 沙参麦冬汤合泻白散

13. 患者女，45 岁。肥胖。平素喜肥甘厚味，近半年觉胸胁支满，心下痞闷，胃中有振水音，脘腹喜温畏冷，泛吐清水痰涎，饮入易吐，口渴不欲饮水，头晕目眩，心悸气短，食少，大便溏，形体逐渐消瘦，舌苔白滑，脉弦细而滑。本病的治法是
A. 温脾化饮 B. 攻下逐饮
C. 泻肺祛饮 D. 理气和络
E. 宣肺化饮

14. 患者男，52 岁。口渴多饮 2 年，目前自觉口舌干燥，尿频量多，烦热多汗，舌边尖红，苔薄黄，脉洪数。其证候诊断是
A. 上消肺热津伤证 B. 中消胃热炽盛证
C. 中消气阴亏虚证 D. 下消肾阴亏虚证
E. 下消阴阳两虚证

15. 患者女，66 岁。发现血糖升高 10 年，目前多食易饥，口渴，尿多，形体消瘦，大便干燥，苔黄，脉滑实有力。本证候的证机概要是
A. 肺脏燥热，津液失布
B. 胃火内炽，胃热消谷，耗伤津液
C. 气阴不足，脾失健运
D. 肾阴亏虚，肾失固摄
E. 肾精不足，失于濡养

16. 患者男，69 岁。发现血糖升高近 12 年，小便频数，混浊如膏，甚至饮一溲一，面容憔悴，耳轮干枯，腰膝酸软，四肢欠温，畏寒肢冷，阳痿，舌淡白而干，脉沉细无力。治疗本病的首选方剂是
A. 六味地黄丸 B. 金匮肾气丸
C. 杞菊地黄丸 D. 知柏地黄丸
E. 右归丸

17. 患者男，70 岁。尿频量多，混浊如膏脂，腰膝酸软，乏力，头晕耳鸣，口干唇燥，皮肤干燥，瘙痒，舌红苔少，脉细数。本病的治法是
A. 滋阴固肾
B. 固精缩尿，收敛固摄
C. 补肾填精，活血化瘀
D. 滋阴清热，健脾祛风
E. 清泻肺胃，生津止渴

18. 患者男，73 岁。发热而欲近衣，形寒怯冷，四肢不温，少气懒言，头晕嗜卧，腰膝酸软，纳少便溏，面色㿠白，舌质淡胖、边有齿痕，脉沉细无力。此时的证候诊断是
A. 气虚发热证 B. 血虚发热证
C. 阴虚发热证 D. 阳虚发热证
E. 气郁发热证

19. 患者女，42 岁。自觉发热近 1 年，多为低热，热势常随情绪波动而起伏，精神抑郁，胁肋胀满，烦躁易怒，口干而苦，纳食减少，舌红苔黄，脉弦数。治疗本病首选的方剂是
A. 清肝饮 B. 龙胆泻肝汤
C. 丹栀逍遥散 D. 一贯煎
E. 黄连温胆汤

20. 患者女，36 岁。低热半个月，午后热甚，心内烦热，胸闷脘痞，不思饮食，渴不欲饮，呕恶，大便黏滞不爽，舌苔黄腻，脉濡数。本病的治法是
A. 滋阴清热
B. 活血化瘀
C. 燥湿化痰，清热和中
D. 疏肝理气，解郁泄热
E. 温补阳气，引火归原

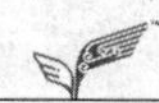

21. 患者女，50岁。自觉午后发热近2个月，口燥咽干，但不多饮，肢体有固定痛处，面色晦暗，舌质青紫，有瘀点，脉涩。本证候的证机概要是
A. 血行瘀滞，瘀热内生
B. 痰瘀互结，壅遏化热
C. 气郁日久，化火生热
D. 痰湿内蕴，郁而化热
E. 阴虚阳盛，虚火内炽

22. 患者女，40岁。平素多病，自觉头晕、目眩加重半个月，胁痛，肢体麻木，筋脉拘急，闭经，面色不华，唇、指甲色淡，肌肤粗糙，舌质淡红，苔少，脉细。本证候的证机概要是
A. 肝肾阴虚，瘀血阻络
B. 阴虚阳亢，上扰清空
C. 肝血亏虚，筋脉失养
D. 肝阳上亢，神窍闭阻
E. 气虚血瘀，脉络失养

23. 患者女，60岁。年老体虚，近1年来，心悸气短，劳则尤甚，自汗，面色㿠白，头昏神疲，肢体无力，舌苔淡白，脉细软弱。治疗本病的首选方剂是
A. 天王补心丹　B. 养心汤
C. 大补元煎　D. 七福饮
E. 加味四君子汤

24. 患者男，56岁。自觉近期口干唇燥，不思饮食，大便燥结，甚则干呕，呃逆，面颧红赤，唇红，午后潮热，盗汗，口干，舌质光红少津，脉细数无力。此时的证候诊断是
A. 脾阳虚　B. 心血虚
C. 脾气虚　D. 脾胃阴虚
E. 脾血虚

25. 患者男，38岁。平素长期熬夜工作，自觉腰背酸痛多年，近期腰痛加重，遗精，阳痿，夜多尿，下利清谷，怕冷，手足不温，出冷汗，精神疲倦，面色苍白，舌质胖嫩，边有齿印，苔淡白而润，脉沉迟。本病的治法是
A. 健脾益气　B. 滋补肾阴
C. 补血养肝　D. 温中健脾
E. 温补肾阳

26. 患者女，67岁。出现头痛头晕、视物不清近2周，CT检查发现颅内占位。近日出现呕吐，面红目赤，失眠健忘，肢体麻木，咽干，大便干燥，舌质红，苔黄，脉弦。其诊断是
A. 痫病风痰闭阻证　B. 脑瘤风毒上扰证
C. 脑瘤阴虚风动证　D. 脑瘤痰瘀阻窍证
E. 痫病痰火扰神证

27. 患者男，76岁。有40年吸烟病史。反复咳嗽咳痰30余年，胸闷胸痛近半年伴咯血，肺部X线提示右上肺占位。目前咳嗽不畅，胸痛有定处，如锥如刺，痰血暗红，口唇紫暗，舌质暗有瘀点，苔薄，脉细弦。本病的治法是
A. 行气活血，散瘀消结
B. 息风化痰，祛瘀通络
C. 养阴益气，活血止咳
D. 行气祛痰，解毒散结
E. 活血化瘀，通络止痛

28. 患者男，59岁。嗜酒30余年，既往有肝硬化病史近10年。近期出现不明原因的右胁不适，原有肝病症状加重，伴全身不适、胃纳减退、乏力、体重减轻，查体发现右胁部肝脏进行性肿大，质地坚硬而拒按，表面有结节隆起。最可能的诊断是
A. 肝硬化　B. 酒精肝
C. 病毒性肝炎　D. 肝癌晚期
E. 肿瘤肝转移

29. 患者女，61岁。大便习惯改变，腹内触及包块1年余。目前患者腹痛隐隐，腹内结块，便秘，大便带血，腰膝酸软，头晕耳鸣，口咽干燥，盗汗，舌红少苔，脉弦细数。治疗本病首选的方剂是
A. 左归丸　B. 沙参麦冬汤
C. 归脾汤　D. 生脉散
E. 知柏地黄丸

30. 患者女，45岁。泌尿系B超发现右肾占位性病变，右侧腰痛，腰腹坠胀不适，尿血，尿急，尿频，尿痛，发热，消瘦，纳差，舌红，苔黄腻，脉濡数。治疗本病首选的治则是
A. 活血化瘀，理气散结
B. 清热利湿，解毒通淋
C. 活血化瘀，清热解毒
D. 清热利湿，化瘀解毒
E. 清热利胆，泻火解毒

31. 刘某，女，59岁。2小时前因打麻将时急躁恼怒，突然昏倒，不知人事，牙关紧闭，面赤唇紫，舌暗红，脉弦有力。其诊断是
A. 气厥实证　B. 气厥虚证
C. 血厥实证　D. 血厥虚证
E. 痰厥

32. 沈某，女，42岁。因家中琐事与家人争吵后突然昏倒，不知人事，呼吸气粗，口噤拳握，舌苔薄白，脉沉弦。其诊断是
A. 气厥实证　B. 气厥虚证

C. 血厥实证　　D. 血厥虚证
E. 痰厥

33. 患者女，46岁。因情绪紧张，出现眩晕昏仆，面色苍白，呼吸微弱，汗出肢冷，舌淡，脉沉细微。本病的证机概要是
A. 肝阳暴张，痰火壅盛，气血上逆
B. 元气素虚，清阳不升，神明失养
C. 痰浊中阻，上蒙清窍，清阳不升
D. 肝郁肺痹，痰随气升，上闭清窍
E. 风痰阻络，气血运行不利

34. 薛某，男，63岁。素有咳喘宿痰，今与家人争执后突然昏厥，喉有痰声，呼吸气粗，舌苔白腻，脉沉滑。治疗本病应首选的方剂是
A. 五磨饮子　　B. 导痰汤
C. 人参养营汤　　D. 生脉饮
E. 通瘀煎

35. 患者女，26岁。因急躁恼怒而突然昏倒，不知人事，牙关紧闭，面赤唇紫，舌暗红，脉弦有力。其治法是
A. 补养气血
B. 补气，回阳，醒神
C. 平肝潜阳，理气通瘀
D. 益气养血，化瘀通络
E. 平肝潜阳，理气通瘀

36. 患者男，65岁。平素有咳喘宿疾。近两年汗出恶风，稍劳汗出尤甚，头部出汗为主，易于感冒，体倦乏力，周身酸楚，面白少华，舌苔薄白，脉细弱。其治法是
A. 调和营卫　　B. 益气固表
C. 清热养阴生津　　D. 补血养心
E. 补益肺肾

37. 张某，男，48岁。白昼时时汗出近1年，动辄益甚，心悸少寐，神疲气短，面色不华，舌质淡，脉细。此时的证候诊断是
A. 肺卫不固证　　B. 心血不足证
C. 阴虚火旺证　　D. 邪热郁蒸证
E. 脾胃虚弱证

38. 患者女，60岁。1周来，夜寐盗汗，五心烦热，两颧色红，口渴，舌红少苔，脉细数。治疗本病首选的方剂是
A. 当归六黄汤　　B. 六味地黄丸
C. 金匮肾气丸　　D. 都气丸
E. 归脾汤

39. 患者女，30岁。近1个月蒸蒸汗出，汗黏，汗液易使衣服黄染，面赤烘热，口中黏苦，渴不欲饮，苔薄黄，脉弦数。本病证候的证机概要是
A. 营卫不和，表卫失司，汗液外泄
B. 肝郁化火，逼津外泄
C. 湿热内蕴，逼津外泄
D. 心血耗伤，心液不藏
E. 邪热耗阴，逼津外泄

B1 型题

A. 心
B. 肝
C. 脾
D. 肾
E. 三焦

1. 与气郁、血郁、火郁关系最密切的脏腑是
2. 与郁证的虚证关系最密切的脏腑是

A. 菊花、钩藤
B. 黄连、肉桂
C. 金樱子、芡实
D. 女贞子、旱莲草
E. 黄连、吴茱萸

3. 郁证心肾阴虚证，伴见心烦失眠、多梦遗精者，应加用的药物是
4. 郁证气郁化火证，伴见胁肋疼痛、口苦、嘈杂吞酸、嗳气、呕吐者，应加用的药物是

A. 白茅根、仙鹤草、藕节
B. 银花、连翘、牛蒡子
C. 麦冬、玄参、天冬
D. 黄芩、白茅根、芦根
E. 代赭石、竹茹、旋覆花

5. 咳血燥热伤肺证，若津伤较甚，见痰黏不易咳出，苔少，舌红乏津者，应加用
6. 咳血燥热伤肺证者，若见热势较甚，咳血较多，应加用

A. 清脏汤
B. 泻白散
C. 玉女煎
D. 桑菊饮
E. 犀角地黄汤

7. 便血肠道湿热证者，若便血日久，湿热未尽而营阴已亏，应选用的方剂是
8. 咳血肝火犯肺证者，若咳血量较多，纯血鲜红，应选用的方剂是

A. 小青龙汤
B. 苓桂术甘汤
C. 苓甘五味姜辛汤
D. 葶苈大枣泻肺汤

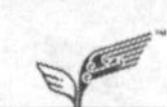

E. 真武汤

9. 治疗支饮无寒热、身痛等表证，见动则喘甚，易汗，应选用的方剂是
10. 治疗支饮热多寒少，外无表证，喘咳痰稀或不得息，胸满气逆，应选用的方剂是

A. 麻黄、杏仁、石膏
B. 桂枝、白术、甘草
C. 干姜、吴茱萸、川椒目
D. 黄连、半夏、瓜蒌
E. 通草、路路通、冬瓜皮

11. 悬饮，若出现水饮久停难去，胸胁支满，体弱，食少者，应加用的药物是
12. 悬饮，若出现心下痞硬，口苦，干呕者，应加用的药物是

A. 二冬汤
B. 二陈汤
C. 生脉散
D. 白虎汤
E. 金匮肾气丸

13. 消渴上消证，若出现烦渴不止，小便频数，而脉数乏力者，宜选用的方剂是
14. 消渴下消肾阴亏虚证，若出现烦渴，头痛，唇红舌干，呼吸深快，宜选用的方剂是

A. 清热解毒，养阴生津
B. 滋补肝肾，益精补血
C. 清热解毒，消散痈肿
D. 滋阴补肾，活血化瘀
E. 清热解毒，活血化瘀

15. 消渴病，并发白内障、雀盲、耳聋者，其治法是
16. 消渴病，并发疮毒痈疽者，其治法是

A. 秦艽、白薇
B. 龙胆草、黄芩
C. 青蒿、黄芩
D. 竹茹、藿香、白蔻仁
E. 郁金、香附、青皮

17. 内伤发热痰湿郁热证，若出现寒热如疟，寒轻热重，口苦呕逆者，应加用
18. 内伤发热痰湿郁热证，若呕恶明显者，应加用

A. 肝
B. 脾胃
C. 心
D. 肺
E. 肾

19. 内伤发热患者，发热每因劳累而起，伴乏力、自汗、食少、便溏，其病位在
20. 内伤发热患者，发热常因郁怒而起，伴胸胁胀满，叹气得舒，口苦便干，其病位在

A. 肺、脾
B. 心、肝
C. 脾、肾
D. 心、肾
E. 肾、肝、肺

21. 血虚主要涉及的脏腑是
22. 气虚主要涉及的脏腑是

A. 黄芪、党参、白术
B. 沙参、五味子、百合
C. 肉豆蔻、补骨脂
D. 补骨脂、五味子、蛤蚧
E. 菟丝子、五味子、益智仁

23. 肾气虚证者，若出现尿频较甚及小便失禁，应加用的药物是
24. 肾阳虚证患者，若出现喘促短气，动则更甚，应加用的药物是

A. 桃红四物汤
B. 血府逐瘀汤
C. 少腹逐瘀汤
D. 通窍活血汤
E. 膈下逐瘀汤

25. 治疗脑瘤痰瘀阻窍证，首选的方剂是
26. 治疗肾癌、膀胱癌瘀血内阻证，首选的方剂是

A. 行气散结
B. 益气养阴
C. 温阳益精
D. 滋肾养肝
E. 健脾益肾，软坚散结

27. 大肠癌脾肾双亏证的治法是
28. 肾癌脾肾两虚证的治法是

A. 精神障碍，出现性格改变，进行性痴呆，癫痫发作等
B. 感觉障碍
C. 交叉性偏瘫、交叉性感觉麻木及眼球垂直性震颤与展神经麻痹
D. 视野缺损
E. 运动性失语

29. 大脑顶叶部肿瘤定位征为
30. 额下回后部肿瘤定位征为

A. 胆南星、贝母、橘红
B. 远志、柏子仁、酸枣仁
C. 钩藤、石决明、磁石

D. 菊花、丹皮、龙胆草
E. 麦冬、玉竹、沙参

31. 气厥实证肝阳偏亢者，可加用
32. 血厥实证急躁易怒，肝热甚者，可加用

A. 补养气血
B. 补气，回阳，醒神
C. 行气豁痰
D. 益气养血，化瘀通络
E. 平肝潜阳，理气通瘀

33. 痰厥的治则是
34. 气厥虚证的治则是

A. 苍术、牛膝、黄柏、薏苡仁
B. 秦艽、银柴胡、白薇
C. 黄芩、栀子、柴胡
D. 五味子、牡蛎、浮小麦
E. 党参、白术

35. 盗汗阴虚火旺证，潮热甚者，应加用的药物是
36. 自汗肺卫不固证，气虚甚者，应加用的药物是

二、参考答案

A1 型题

1. A	2. D	3. E	4. B	5. A
6. D	7. E	8. C	9. E	10. A
11. C	12. E	13. C	14. A	15. D
16. E	17. D	18. A	19. B	20. A
21. D	22. D	23. C	24. D	25. E
26. B	27. B	28. D	29. E	30. D
31. A	32. E	33. B	34. A	35. D
36. B	37. C	38. E	39. D	40. C
41. C	42. B	43. B	44. A	45. C
46. C	47. E	48. A	49. D	50. C
51. C	52. C	53. A	54. B	55. E
56. C	57. B	58. D	59. E	60. A
61. E	62. A	63. B	64. D	65. B
66. A	67. E	68. A	69. D	70. D
71. E	72. D	73. C	74. B	

A2 型题

1. B	2. D	3. E	4. B	5. B
6. B	7. B	8. D	9. C	10. B
11. B	12. E	13. A	14. A	15. B
16. B	17. A	18. D	19. C	20. C
21. A	22. C	23. D	24. D	25. E
26. B	27. A	28. D	29. E	30. B
31. C	32. A	33. B	34. B	35. C
36. B	37. B	38. A	39. B	

B1 型题

1. B	2. A	3. B	4. E	5. C
6. D	7. A	8. E	9. C	10. D
11. B	12. D	13. A	14. C	15. B
16. C	17. C	18. D	19. B	20. A
21. B	22. A	23. E	24. D	25. D
26. A	27. C	28. E	29. B	30. E
31. C	32. D	33. C	34. B	35. B
36. E				

三、重点解析

A1 型题

1. A　郁证的病因有七情所伤、思虑劳倦、脏气素虚，其中以七情所伤最为主要。

2. D　郁证的发病与肝的关系最为密切，其次涉及心、脾。

3. E　郁证是由情志不舒、气机郁滞所致，以心情抑郁、情绪不宁、胸部满闷、胁肋胀痛，或易怒喜哭，或咽中如有异物梗塞等症为主要临床表现的一类病证。患者大多数有忧愁、焦虑、悲哀、恐惧、愤懑等情志内伤的病史。并且郁证病情的反复常与情志因素密切相关。多发于青中年女性。

4. B　理气开郁、调畅气机、怡情易性是治疗郁病的基本原则。对于实证，首当理气开郁，并应根据是否兼有血瘀、火郁、痰结、湿滞、食积等而分别采用活血、降火、祛痰、化湿、消食等法。虚证则应根据损及的脏腑及气血阴精亏虚的不同情况而补之，或养心安神，或补益心脾，或滋养肝肾。对于虚实夹杂者，则又当视虚实的偏重而虚实兼顾。

7. E　《金匮要略·妇人杂病脉证并治》"脏躁"表现为精神恍惚，心神不宁，多疑易惊，悲忧善哭，喜怒无常，或时时欠伸，或手舞足蹈，骂詈喊叫等，舌质淡，脉弦。此种证候多见于女性，常因精神刺激而诱发。临床表现多种多样，但同一患者每次发作多为同样几种症状的重复。

8. C　郁证梅核气与噎膈两者皆有咽中有物梗塞感觉。梅核气咽中梗塞的感觉与情绪波动有关，当心情抑郁或注意力集中于咽部时，则梗塞感觉加重，但无吞咽困难。噎膈多见于中老年人，男性居多，梗塞的感觉主要在胸骨后的部位，与情绪波动无关，吞咽困难的程度日渐加重，食管检查常有异常发现。

9. E　血证病机归结为三类。①火热熏灼，迫血妄行；②气虚不摄，血溢脉外；③瘀血阻络，血不循经。在火热之中，又有实火及虚火之分，外感风热燥火、湿热内蕴、肝郁化火等均属实火，而阴虚火旺之火则属虚火。

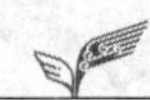

11. C 紫斑表现为肌肤出现青紫斑点，小如针尖，大者融合成片，压之不退色。紫斑好发于四肢，尤以下肢为甚，常反复发作。重者可伴有鼻衄、齿衄、尿血、便血及崩漏。小儿及成人皆可患此病，但以女性为多见。

12. E 血证的治疗可归纳为治火、治气、治血、治虚四个原则。实火当清热泻火，虚火当滋阴降火；实证当清气降气，虚证当补气益气。另要适当地选用凉血止血、收敛止血或祛瘀止血的方药。应针对各种血证的病因病机及损伤脏腑的不同，结合证候虚实及病情轻重而辨证论治。

13. C 血淋与尿血均表现为血由尿道而出，两者以小便时痛与不痛为其鉴别要点，不痛者为尿血，痛（滴沥刺痛）者为血淋。

19. B 痰饮的病因包括外感寒湿、饮食不当、劳欲体虚。

20. A 按痰饮停积的部位来分：①痰饮：心下满闷，呕吐清水痰涎，胃肠沥沥有声，形体昔肥今瘦，属饮停胃肠。②悬饮：胸胁饱满，咳唾引痛，喘促不能平卧，或有肺痨病史，属饮流胁下。③溢饮：身体疼痛而沉重，甚则肢体浮肿，当汗出而不汗出，或伴咳喘，属饮溢肢体。④支饮：咳逆倚息，短气不得平卧，其形如肿，属饮邪支撑胸肺。

23. C 痰饮的治疗以温化为原则，即所谓“病痰饮者，当以温药和之”。同时还应根据表里虚实的不同，采取相应的处理措施。

28. D 消渴的病机是阴津亏损，燥热偏胜。

29. E 消渴病的病变脏腑主要在肺、胃、肾，尤以肾为关键。

30. D 消渴病的基本病机是阴虚为本，燥热为标，故清热润燥、养阴生津为本病的治疗大法。

31. A 消渴病常病及多个脏腑，病变影响广泛，未及时医治以及病情严重的患者，常可并发多种病证。如肺失滋养，日久可并发肺痨；肾阴亏损，肝失濡养，肝肾精血不能上承于耳目，则可并发白内障、雀目、耳聋；燥热内结，营阴被灼，脉络瘀阻，蕴毒成脓，则发为疮疖痈疽；阴虚燥热，炼液成痰，以及血脉瘀滞，痰瘀阻络，脑脉闭阻或血溢脉外，发为中风偏瘫；阴损及阳，脾肾衰败，水湿潴留，泛滥肌肤，则发为水肿。

33. B 本病除药物治疗外，注意生活调摄具有十分重要的意义，尤其是节制饮食，具有基础治疗的重要作用。在保证机体合理需要的情况下，应限制粮食、油脂的摄入，忌食糖类，饮食宜以适量米、麦、杂粮，配以蔬菜、豆类、瘦肉、鸡蛋等，定时定量进餐。

48. A 癌病临床表现主要为肿块逐渐增大，表面高低不平，质地坚硬，时有疼痛，发热，并常伴见纳差、乏力、日渐消瘦等全身症状。

49. D 癌病病因的是六淫邪毒、七情怫郁、饮食失调、宿有旧疾、久病伤正、年老体衰。

50. C 癌病的基本病理变化为正气内虚，气滞、血瘀、痰结、湿聚、热毒等相互纠结，日久积滞而成有形之肿块。

51. C 癌病病机为本虚证。脑瘤的本虚以肝肾亏虚、气血两亏多见；肺癌之本虚以阴虚、气阴两虚多见；大肠癌的本虚则以脾肾双亏、肝肾阴虚为多见；肾癌及膀胱癌的本虚以脾肾两虚、肝肾阴虚多见。

55. E 肺癌的诊断依据为近期发生的呛咳，顽固性干咳持续数周不愈，或反复咯血痰，或不明原因的顽固性胸痛、气急、发热，或伴消瘦、疲乏等。多发生于年龄在40岁以上，有长期吸烟史的男性。

56. C 凡30岁以上的患者有下列症状时需高度重视，考虑有大肠癌的可能：①近期出现持续性腹部不适，隐痛，胀气，经一般治疗症状不缓解；②无明显诱因的大便习惯改变，如腹泻或便秘等；③粪便带脓血、黏液或血便，而无痢疾、肠道慢性炎症等病史；④结肠部位出现肿块；⑤原因不明的贫血或体重减轻。

59. E 癌病的辨证论治要点为辨癌病的脏腑病位；辨病邪的性质，分清痰结、湿聚、气滞、血瘀、热毒的不同，以及有无兼夹；辨标本虚实，分清虚实标本的主次；辨脏腑阴阳，分清受病脏腑、气血阴阳失调的不同；辨病程的阶段，明确患者处于早、中、晚期的不同，以选择适当的治法和估计预后。

60. A 厥证是以突然昏倒，不省人事，或伴有四肢逆冷为主要临床表现的一种急性病证。病情轻者，一般在短时内苏醒，醒后无偏瘫、失语及口眼歪斜等后遗症；病情重者，昏厥时间较长，甚至一厥不复而导致死亡。

61. E 厥证病因为情志内伤（恼怒致厥为多）、饮食不节（过度饥饿或暴饮暴食）、亡血失津、体虚劳倦。

62. A 厥证的基本病机为气机逆乱，升降乖戾，气血阴阳不相顺接。

64. D 中风与厥证均可出现猝然昏仆。中风以中老年人为多见，常有素体肝阳亢盛。其中脏腑者，突然昏仆，并伴有口眼㖞斜、偏瘫等症，神昏时间较长，苏醒后有偏瘫、口眼㖞斜及失语等后遗症。厥证可发生于任何年龄，昏倒时间较短，醒后无后遗症。但血厥之实证重者可发展为中风。

65. B 厥证与痫病均有突然昏仆，不省人事的症状。痫病常有先天因素，以青少年为多见。病情重者，虽亦为突然昏仆，不省人事，但发作时间短暂，且发作时常伴有号叫、抽搐、口吐涎沫、两目上视、小便失禁等。常反复发作，每次症状均相类似，苏醒缓解后可如常人。厥证之昏倒，仅表现为四肢厥冷，无叫吼、吐沫、抽搐等症。可做脑电图检查，以资鉴别。

66. A 厥证的实证者表现为突然昏仆，面红气粗，声高息促，口噤握拳，或夹痰涎壅盛，舌红苔黄腻，脉洪大有力。

第八单元　肢体经络病证

一、习　　题

A1 型题

1. 引起着痹最主要的外邪是
A. 风邪　　B. 寒邪
C. 湿邪　　D. 热邪
E. 燥邪

2. 痹证的病机根本为
A. 邪气痹阻经脉　　B. 气滞血瘀
C. 络脉瘀阻　　D. 肝肾亏虚
E. 筋骨失养

3. 痹证日久出现皮肤瘀斑、关节周围结节、关节肿大畸形、屈伸不利的病机是
A. 气血不足　　B. 瘀血痰浊痹阻经络
C. 肝肾亏虚　　D. 寒湿留滞经脉
E. 湿热壅滞经脉

4. 下列各项，**不属**痹证病理因素的是
A. 风邪　　B. 湿邪
C. 寒邪　　D. 热邪
E. 燥邪

5. 下列关于痹证的各项叙述中，**错误**的是
A. 病情的轻重常与劳累相关
B. 肢体关节疼痛游走不定，甚则关节剧痛、肿大、强硬
C. 痹证晚期不会出现肌肉萎缩
D. 发病与天气变化有关
E. 本病可发生于任何年龄

6. 以下**不属于**痹证诊断要点的是肢体关节、肌肉
A. 疼痛　　B. 肿大
C. 强硬　　D. 变形
E. 活动无力

7. 痹证日久病邪可累及脏腑，最常见的脏腑痹是
A. 肺痹　　B. 心痹
C. 肝痹　　D. 肾痹
E. 脾痹

8. 治疗痹证的痛痹，应首选的方剂是
A. 薏苡仁汤　　B. 宣痹汤　　C. 乌头汤
D. 防风汤　　E. 独活寄生汤

9. 治疗痹证痰瘀痹阻证的首选方剂是
A. 双合汤　　B. 独活寄生汤
C. 左归丸　　D. 乌头汤
E. 白虎加桂枝汤

10. 治疗累及颈椎的痹证，应加用的药物是
A. 桑寄生、杜仲、巴戟天
B. 土茯苓、车前子、薏苡仁
C. 土贝母、猫眼草、蜂房
D. 独活、川牛膝、木瓜
E. 葛根、伸筋草、桂枝、羌活

11. 颤证的主要临床表现为
A. 肢体活动不利
B. 头部或肢体摇动颤抖，不能自制
C. 抽搐多呈持续性，有时伴短阵性间歇
D. 手足屈伸牵引
E. 肢体僵直

12. 下列各项，**不属于**颤证病因的是
A. 年老体虚　　B. 情志过极
C. 饮食不节　　D. 劳逸失当
E. 跌仆损伤

13. 颤证的基本病机为
A. 阳亢风动，筋脉失养
B. 阴虚生风，筋脉失养
C. 痰热化风，筋脉失养
D. 肝风内动，筋脉失养
E. 阴虚生热化火，筋脉失养

14. 下列各项，**不符合**颤证临床特征的是
A. 四肢抽搐
B. 颤动不止，四肢强急
C. 动作笨拙，活动减少
D. 多发生于中老年人，隐袭起病，逐渐加重
E. 头部及肢体颤抖不能自制

15. 颤证的病位是
A. 心、脑　　B. 关节
C. 筋脉　　D. 经络
E. 肌肉

16. 下列关于颤证病机的叙述中，**错误**的是
A. 病理性质总属本虚标实
B. 基本病机为肝风内动，筋脉失养

C. 病理因素为风、火、痰、瘀
D. 本为气血阴阳亏虚，其中以阴津精血亏虚为主实
E. 与肝、肾、心关系密切

17. 治疗颤证气血亏虚证，应首选的方剂是
A. 人参养荣汤 B. 附子理中丸
C. 金匮肾气丸 D. 十全大补汤
E. 地黄饮子

18. 治疗颤证风阳内动证，应首选的方剂是
A. 大定风珠
B. 天麻钩藤饮合镇肝熄风汤
C. 导痰汤合羚角钩藤汤
D. 地黄饮子
E. 黄连温胆汤

19. 下列各项，<u>不符合</u>颤证髓海不足证主症特点的是
A. 头摇肢颤，持物不稳
B. 腰膝酸软，失眠心烦
C. 表情淡漠，神疲乏力
D. 舌质红，舌苔薄白，或红绛无苔，脉象细数
E. 老年患者常兼有神呆、痴傻头晕，耳鸣，善忘

20. 下列各项，<u>不符合</u>颤证痰热风动证主症特点的是
A. 头摇不止，肢麻震颤
B. 手不能持物
C. 口苦口黏，甚则口吐痰涎
D. 舌体胖大，有齿痕，舌质红，舌苔黄腻，脉弦滑
E. 表情淡漠

21. 颤证中虚证的临床表现是
A. 震颤较剧
B. 颤抖无力
C. 肢体僵硬
D. 胸闷体胖
E. 遇郁怒而发者缠绵难愈

22. 下列各项，属于腰痛病因的是
A. 体虚年衰 B. 情志过极
C. 饮食不节 D. 外感风热
E. 劳逸失当

23. 外伤腰痛的治法是
A. 补肾填精，壮腰止痛
B. 清热利湿，舒筋止痛
C. 散寒行湿，温经通络
D. 活血祛瘀，通络止痛
E. 补肾壮阳，温煦经脉

24. 与腰痛<u>无关</u>的经络是
A. 足少阴肾经 B. 足厥阴肝经
C. 督脉经 D. 任脉经
E. 冲脉

25. 腰痛病的基本病机是
A. 风、寒、湿邪痹阻经脉
B. 筋脉痹阻，腰府失养
C. 肾精亏虚，腰府失养
D. 劳力扭伤，经脉不通
E. 气滞血瘀，经脉不通

26. 治疗瘀血腰痛，首选的方剂是
A. 身痛逐瘀汤 B. 大七气汤
C. 复元活血汤 D. 少腹逐瘀汤
E. 血府逐瘀汤

27. 治疗肾阴虚腰痛者，应首选的方剂是
A. 青娥丸 B. 左归丸
C. 四妙丸 D. 地黄饮子
E. 右归丸

28. 下列各项，<u>不符合</u>寒湿腰痛主症特点的是
A. 腰部冷痛重着
B. 腰转侧不利
C. 静卧腰痛减轻
D. 寒冷和阴雨天则加重
E. 脉沉而迟缓

29. 腰痛日久，屡次复发者，治疗时可用活血化瘀药配合
A. 补益肝肾药 B. 健脾养血药
C. 搜风通络药 D. 化痰通络药
E. 祛风胜湿药

30. 下列各项，<u>不属</u>痿证病因的是
A. 湿热 B. 情志内伤
C. 跌仆瘀阻 D. 毒物所伤
E. 温毒

31. 下列各项，<u>不符合</u>痿证临床特征的是
A. 肢体筋脉弛缓 B. 肢体软弱无力
C. 肢体运动不利 D. 肢体关节疼痛
E. 可有肌肉萎缩

32. 痿证的病理因素主要是
A. 湿、热 B. 风、湿
C. 燥、热 D. 痰、瘀
E. 寒、湿

33. 下列关于痿证病机的叙述中，<u>错误</u>的是
A. 病位在筋脉、肌肉
B. 病理性质虚少实多
C. 与肝、肾、肺、胃关系最为密切

D. 常呈现因实致虚
E. 虚证可夹湿、夹热

34.《内经》提出的“治痿者独取阳明”是指
A. 益气、养血、活血
B. 补肾精、清心火
C. 补脾胃、清胃火、祛湿热
D. 益气、养血、通络
E. 补肝肾、强筋骨

35. 治疗痿证肺热津伤证，应首选的方剂是
A. 加味二妙散　B. 圣愈汤
C. 补中益气汤　D. 清金化痰汤
E. 清燥救肺汤

36. 下列各项，符合痿证湿热浸淫证主症特点的是
A. 发病急
B. 高热后马上出现肢体痿软无力
C. 以下肢或两足痿弱为甚
D. 四肢青筋显露
E. 舌红少苔

37. 下列痿证的各项护理措施中，**错误**的是
A. 居住环境不宜潮湿
B. 饮食宜清淡富有营养
C. 患肢避免活动
D. 瘫痪者注意患肢保暖
E. 瘫痪肢体保持功能体位

A2 型题

1. 万某，女，18 岁。1 周来双侧肩、肘、膝关节肢体疼痛，痛势较剧，部位固定，遇寒则痛甚，得热则痛缓，关节屈伸不利，局部皮肤有寒冷感，舌质淡，舌苔薄白，脉弦紧。其诊断是
A. 痹证的行痹　B. 痹证的着痹
C. 痹证的痛痹　D. 痹证的风湿热痹
E. 痹证痰瘀痹阻证

2. 张某，男，25 岁。1 个月来双膝关节游走性疼痛，肢体关节、肌肉疼痛酸楚，屈伸不利，疼痛呈游走性，舌苔薄白，脉浮。此病证的证机概要是
A. 湿邪兼夹风寒，留滞经脉，闭阻气血
B. 风邪兼夹寒湿，留滞经脉，闭阻气血
C. 风湿热邪壅滞经脉，气血闭阻不通
D. 寒邪兼夹风湿，留滞经脉，闭阻气血
E. 痰瘀互结，留滞肌肤，闭阻经脉

3. 李某，男，55 岁。关节、肌肉疼痛，屈伸不利 25 年。现症：关节肌肤紫暗、肿胀，按之较硬，肢体顽麻，关节僵硬变形，屈伸不利，面色暗黧，眼睑浮肿，舌质紫暗舌苔白腻，脉弦涩。此病证的治法是
A. 除湿通络，祛风散寒
B. 培补肝肾，舒筋止痛
C. 化痰行瘀，蠲痹通络
D. 清热通络，祛风除湿
E. 散寒通络，祛风除湿

4. 宁某，女，66 岁。肢体关节、肌肉酸楚、重着、疼痛，肿胀散漫，关节活动不利，肌肤麻木不仁，舌质淡，舌苔白腻，脉濡缓。其治疗应首选的方剂是
A. 宣痹汤　B. 薏苡仁汤
C. 防风汤　D. 乌头汤
E. 双合汤

5. 赵某，女，56 岁。关节疼痛活动不利 15 年，关节屈伸不利，肌肉瘦削，腰膝酸软，心烦口干，舌质淡红，舌苔薄白，脉沉细弱。其辨证属于痹证的证型是
A. 肝肾亏虚证　B. 痰瘀痹阻证
C. 风温热痹　D. 行痹
E. 痛痹

6. 于某，男，81 岁。头摇肢颤，筋脉拘挛，面色㿠白，畏寒肢冷，四肢麻木，心悸懒言，动则气短，自汗，小便清长，大便溏，舌质淡，舌苔薄白，脉沉迟无力。其诊断是
A. 颤证风阳内动证　B. 颤证痰热风动证
C. 颤证阳气虚衰证　D. 眩晕肝阳上亢证
E. 中风风痰瘀阻证

7. 汪某，女，69 岁。三年来头摇肢颤，持物不稳，腰膝酸软，失眠心烦，头晕，耳鸣，善忘，兼有神呆、痴傻，舌质红，舌苔薄白，脉象细数。此病证的证机概要是
A. 阳气虚衰，失于温煦，筋脉不用
B. 髓海不足，神机失养，肢体筋脉失主
C. 气血两虚，筋脉失养，虚风内动
D. 肝郁阳亢，化火生风，扰动筋脉
E. 肝肾亏虚，阴精不足，筋脉失养

8. 王某，男，82 岁。头摇不止，肢颤，面色淡白，表情淡漠，神疲乏力，动则气短，心悸健忘，眩晕，纳呆，舌体胖大，舌质淡红，舌苔薄白滑，脉沉濡无力。治疗此病证首选的方剂是
A. 地黄饮子
B. 龟鹿二仙膏合大定风珠
C. 人参养荣汤
D. 导痰汤合羚角钩藤汤
E. 天麻钩藤饮合镇肝熄风汤加减

9. 宋某，男，83 岁。肢体颤动粗大，程度较重，不能自制，眩晕耳鸣，面赤烦躁，易激动，心情紧张时颤动加重，伴有肢体麻木，口苦而干，语言迟缓不清，流涎，尿赤，大便干，舌质红，苔黄，脉弦。该病证的治法是
A. 补肾助阳，温煦筋脉
B. 养精补髓，育阴息风
C. 补中益气，健脾升清
D. 益气养血，濡养筋脉
E. 镇肝息风，舒筋止颤

10. 任某，女，75 岁。头摇不止，肢麻震颤，手不能持物，头晕目眩，胸脘痞闷，口苦口黏，舌体胖大，有齿痕，舌苔黄腻，脉弦滑数。该病证的治法是
A. 补肾助阳，温煦筋脉
B. 养精补髓，育阴息风
C. 补中益气，健脾升清
D. 清热化痰，平肝息风
E. 镇肝息风，舒筋止颤

11. 患者男，28 岁。近 1 周来暑湿阴雨天气连绵，患者腰部疼痛，重着而热，身体困重，小便短赤，苔黄腻，脉濡数。其诊断是
A. 寒湿腰痛
B. 湿热腰痛
C. 痹证的风湿热痹
D. 痹证的着痹
E. 淋证的热淋

12. 患者男，29 岁。2 天前有腰扭伤史，现症：腰痛如刺，痛有定处，痛处拒按，腰不能转侧。舌质暗紫，脉涩。此病证的证机概要是
A. 寒湿闭阻，滞碍气血，经脉不利
B. 肾阳不足，不能温煦筋脉
C. 肝肾亏虚，阴精不足，筋脉失养
D. 湿热壅遏，经气不畅，筋脉失舒
E. 瘀血阻滞，经脉痹阻，不通则痛

13. 患者女，70 岁。症见：腰部隐隐作痛，酸软无力，缠绵不愈，手足心热。舌红少苔，脉弦细数。治疗此病证首选的方剂是
A. 青娥丸 B. 右归丸
C. 左归丸 D. 杜仲丸
E. 独活寄生汤

14. 患者男，83 岁。症见：腰部酸痛，缠绵不愈，喜温喜按，遇劳更甚，卧则减轻，肢冷畏寒，舌质淡，脉沉细无力。该病证的治法是
A. 培补肝肾，舒筋止痛
B. 散寒行湿，温经通络
C. 活血化瘀，通络止痛
D. 补肾壮阳，温煦经脉
E. 益气养血，濡养筋脉

15. 患者男，65 岁。症见：双侧肢体软弱无力逐渐加重 1 年，肌肉萎缩，神疲肢倦，少气懒言，纳呆便溏，舌淡，苔薄白，脉细弱。其诊断是
A. 痿证湿热浸淫证 B. 痿证脾胃虚弱证
C. 痿证肝肾亏损证 D. 中风肝肾亏虚证
E. 中风风痰瘀阻证

16. 患者男，18 岁。发热 2 周后，突然出现肢体软弱无力，并很快出现肌肉萎缩，皮肤干燥，咳呛少痰，咽干不利，小便黄赤，大便干燥，舌质红，苔黄，脉细数。此病证的证机概要是
A. 痰瘀互结，留滞肌肤，闭阻经脉
B. 风湿热邪壅滞经脉，气血闭阻不通
C. 肺燥伤津，五脏失润，筋脉失养
D. 湿热浸渍，壅遏经脉，营卫受阻
E. 肝肾亏虚，阴精不足，筋脉失养

17. 患者女，76 岁。1 年来渐见肢体痿软无力，尤以下肢明显，腰膝酸软，不能久立，腿胫肌肉萎缩，伴有眩晕耳鸣，舌咽干燥，舌红少苔，脉细数。治疗此病证首选的方剂是
A. 补中益气汤
B. 虎潜丸
C. 补阳还五汤
D. 双合汤
E. 清燥救肺汤

18. 患者男，78 岁。久病体虚，四肢痿弱，肌肉瘦削，四肢青筋显露，伴有肌肉活动时隐痛不适，舌痿不能伸缩，舌质暗淡，脉细涩。该病证的治法是
A. 益气养营，活血行瘀
B. 补益肝肾，滋阴清热
C. 补中益气，健脾升清
D. 清热利湿，通利经脉
E. 化痰行瘀，蠲痹通络

B1 型题

A. 疼痛关节游走不定
B. 痛有定处，遇寒加重
C. 关节酸痛、重着
D. 关节灼热疼痛
E. 关节僵硬，疼痛不移

1. 痹证痛痹的主症特点是
2. 痹证行痹的主症特点是

A. 养血活血药
B. 温阳补火药

C. 活血化瘀药
D. 补益肝肾药
E. 健脾益气药
3. 治疗痹证肝肾亏虚证时，应加用
4. 治疗痹证痰瘀痹阻证时，应加用

A. 姜黄、羌活、桂枝
B. 独活、川牛膝、木瓜
C. 葛根、伸筋草、桂枝、羌活
D. 桑寄生、杜仲、巴戟天、淫羊藿、䗪虫
E. 土贝母、猫眼草、蜂房、威灵仙
5. 痹在上肢可选用
6. 痹证四肢小关节疼痛、肿胀、灼热者可选用

A. 手足抽搐，两目上视
B. 肌肉、关节疼痛
C. 头颈、手足不自主颤动、振摇
D. 肢体痿软，肌肉萎缩
E. 肢体偏瘫
7. 颤证的主症特点是
8. 瘛疭的主症特点是

A. 皂角、白芥子
B. 地龙、丝瓜络
C. 石菖蒲、远志
D. 龙胆草、夏枯草
E. 僵蚕、全蝎
9. 颤证患者肢体颤动不止，应加用
10. 颤证患者神志呆滞，应加用

A. 清热、化痰、息风
B. 益气养血、调补阴阳
C. 活血通脉
D. 镇肝息风
E. 平肝潜阳
11. 风火相搏、痰热壅阻之标实证治以
12. 年老体弱，其肝肾亏虚、气血不足证治以

A. 腰部刺痛，痛处固定
B. 腰膝冷痛，喜温喜按，遇劳更甚
C. 腰部隐痛，五心烦热
D. 热痛重着，活动后或可减轻
E. 腰部冷痛重着，转侧不利
13. 湿热腰痛的主症特点是
14. 肾阳虚腰痛的主症特点是

A. 四妙丸
B. 二妙丸
C. 乌头汤
D. 独活寄生汤
E. 甘姜苓术汤
15. 治疗寒湿腰痛首选的方剂是
16. 治疗湿热腰痛首选的方剂是

A. 虎潜丸
B. 独活寄生汤
C. 补中益气汤
D. 六君子汤
E. 鹿角胶丸
17. 治疗痿证脾虚湿盛者，应首选的方剂是
18. 治疗痿证病久阴损及阳，阴阳两虚者，应首选的方剂是

A. 祛邪和络
B. 清热利湿
C. 活血行瘀
D. 扶正补虚
E. 益气健脾
19. 痿证虚证的治疗原则是
20. 痿证实证的治疗原则是

二、参考答案

A1 型题

1. C	2. A	3. B	4. E	5. C
6. E	7. B	8. C	9. A	10. E
11. B	12. E	13. D	14. A	15. C
16. E	17. A	18. B	19. C	20. E
21. B	22. A	23. D	24. B	25. B
26. A	27. B	28. C	29. C	30. B
31. D	32. A	33. B	34. C	35. E
36. C	37. C			

A2 型题

1. C	2. B	3. C	4. B	5. A
6. C	7. E	8. C	9. E	10. D
11. B	12. E	13. C	14. D	15. B
16. C	17. B	18. A		

B1 型题

1. D	2. A	3. D	4. C	5. A
6. E	7. A	8. D	9. E	10. C
11. A	12. B	13. D	14. B	15. E
16. A	17. D	18. E	19. D	20. A

三、重点解析

A1 型题

1. C 痹证病机根本为邪气痹阻经脉，即风、寒、湿、热、痰、瘀等邪气滞留于肢体筋脉、关节、肌肉、经脉，气血

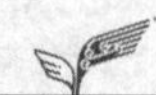

痹阻不通，不通则痛。病理因素为风、寒、湿、热。

3. B 风寒湿痹或热痹日久不愈，气血运行不畅日甚，瘀血痰浊阻痹经络，出现皮肤瘀斑、关节周围结节，关节肿大畸形、屈伸不利。

4. E 痹证病理因素为风、寒、湿、热。

5. C 痹证诊断依据为临床表现有肢体关节、肌肉疼痛，屈伸不利，或疼痛游走不定，甚则关节剧痛、肿大、强硬、变形；发病及病情的轻重常与劳累以及季节、气候的寒冷、潮湿等天气变化有关，某些痹证的发生和加重可与饮食不当有关；本病可发生于任何年龄，但不同年龄的发病与疾病的类型有一定的关系。

6. E 痹证与痿证鉴别要点首先在于痛与不痛，痹证以关节疼痛为主，而痿证则为肢体力弱，无疼痛症状；其次要观察肢体的活动障碍，痿证是无力运动，痹证是因痛而影响活动。

7. B 痹证日久不愈，病邪由经络而累及脏腑，出现脏腑痹的证候。其中以心痹较为多见。

12. E 颤证的病因为年老体虚、情志过极、饮食不节、劳逸失当。

14. A 颤证的诊断依据为头部及肢体颤抖、摇动，不能自制，甚者颤动不止，四肢强急，常伴动作笨拙，活动减少，多汗流涎，语言缓慢不清，烦躁不寐，神志呆滞等症状。多发生于中老年人，一般呈隐袭起病，逐渐加重，不能自行缓解。部分患者发病与情志有关，或继发于脑部病变。

15. C 颤证病位在筋脉，与肝、肾、脾等脏关系密切。

16. E 颤证的基本病机为肝风内动，筋脉失养。病理因素为风、火、痰、瘀。病理性质总属本虚标实。本为气血阴阳亏虚，其中以阴津精血亏虚为主；标为风、火、痰、瘀为患。

19. C 颤证髓海不足证可见头摇肢颤，持物不稳，腰膝酸软，失眠心烦，头晕，耳鸣，善忘，老年患者常兼有神呆、痴傻，舌质红，舌苔薄白，或红绛无苔，脉象细数。

20. E 颤证痰热风动证可见头摇不止，肢麻震颤，重则手不能持物，头晕目眩，胸脘痞闷，口苦口黏，甚则口吐痰涎，舌体胖大，有齿痕，舌质红，舌苔黄腻，脉弦滑数。

21. B 颤证虚证见颤抖无力，缠绵难愈，腰膝酸软，体瘦眩晕，遇烦劳而加重者，多为虚证。

中医外科学

第一单元　中医外科疾病的病因病机

一、习　　题

A1 型题

1. 寒邪所致外科疾病常发作于
   A. 头面部　B. 胸部
   C. 腹部　D. 背部
   E. 四肢

2. 外科疾病的发生，最常见的致病因素是
   A. 风毒、湿毒　B. 热毒、火毒
   C. 寒毒、湿毒　D. 暑毒、火毒
   E. 风毒、热毒

3. 情志内伤致病多循行的部位是
   A. 心经　B. 肝经
   C. 脾经　D. 胃经
   E. 肾经

4. 饮食不节致病的病理特点是
   A. 气血凝滞，血脉运行异常
   B. 脾胃功能失调，湿热火毒内生
   C. 脏腑气血受损，阴阳失和
   D. 毒邪走散，内攻脏腑
   E. 气滞血瘀、湿痰火热

5. 下列对特殊之毒致病的叙述，<u>不正确</u>的是
   A. 多为外来因素所致
   B. 一般发病迅速
   C. 有些具有传染性
   D. 不同人对同一特殊之毒反应性相同
   E. 疫毒亦属特殊之毒

6. 下列关于外科所涉及之痰的叙述，正确的是
   A. 痰与瘀互为因果
   B. 为无形之痰
   C. 起病迅速
   D. 早期即可有明显症状
   E. 痰饮多单独致病

7. 下列<u>不属于</u>外科发病机理的是
   A. 邪正盛衰　B. 气血凝滞
   C. 经络阻塞　D. 脏腑失和
   E. 痰饮瘀血

8. 下列疾病属因痰致病的是
   A. 脱疽　B. 水肿
   C. 瘿瘤　D. 淋病
   E. 丹毒

9. 患部皮色或红或不变，痛无定处，走注甚速，其病因是
   A. 风毒　B. 火毒
   C. 寒毒　D. 暑毒
   E. 湿毒

10. 其病因属"感受特殊之毒"的疾病是
    A. 红丝疔　B. 丹毒
    C. 漆疮　D. 烫伤
    E. 乳岩

11. 其病因属"外来伤害"的疾病是
    A. 红丝疔　B. 丹毒

C. 漆疮 D. 破伤风
E. 乳岩

12. 其病因<u>不属于</u>典型血瘀为病的是
A. 白疕 B. 痈肿 C. 脱疽
D. 漆疮 E. 肾岩

B1 型题

A. 红丝疔
B. 失荣
C. 漆疮
D. 水火烫伤
E. 酒渣鼻

1. 其病因属“感受特殊之毒”的是
2. 其病因属“外来伤害”的是

A. 外感六淫邪毒
B. 外来伤害
C. 情志内伤
D. 饮食不节
E. 感受特殊之毒

3. 疫疔的致病因素，属
4. 乳岩的致病因素，属

A. 皮、肉
B. 筋、骨
C. 皮下、关节
D. 皮里膜外
E. 筋脉、关节

5. 因火而致的疮疡好发部位是
6. 因痰而致的疮疡好发部位是

二、参考答案

A1 型题

1. E 2. B 3. B 4. B 5. D
6. A 7. E 8. C 9. A 10. C
11. D 12. D

B1 型题

1. C 2. D 3. A 4. C 5. A
6. D

三、重点解析

A1 型题

5. D 特殊之毒不仅包括虫毒、蛇毒、药毒、食物毒，还包括疫毒。一般发病迅速，有的可具传染性，常伴有局部症状和全身症状。不同人秉性不同，对特殊之毒的反应亦不同。

6. A 痰饮、瘀血均是脏腑功能失调的病理产物，在一定条件下，又能作用于某些器官而导致新的病理变化，产生继发病症。痰饮、瘀血多共同致病。外科所涉及之痰主要指凝聚于肌肉、经络、骨节之间，有征可凭的有形之痰，所致疾病具有起病缓慢、病程较长、早期症状多不明显等特点。西医所称的一些囊肿性疾病，中医认为也与痰有关。

第二单元 中医外科疾病辨证

一、习 题

A1 型题

1. 阳证的肿块常表现为
A. 形势高起，坚硬如石 B. 平坦下陷，根脚散漫
C. 形势高起，根脚收束 D. 平坦下陷，坚硬如石
E. 平坦下陷，柔软如棉

2. 阳证的脓液表现为
A. 稠厚 B. 稀薄 C. 血性
D. 洗肉水样 E. 稀水样

3. 发生于上部的外科疾病的病因多为
A. 风温、风热 B. 凉燥、温燥
C. 气郁、火郁 D. 暑热、风湿
E. 寒湿、湿热

4. 发生于中部的外科疾病的病因多为
A. 风温、风热 B. 凉燥、温燥
C. 气郁、火郁 D. 暑热、风湿
E. 寒湿、湿热

5. 发生于下部的外科疾病的病因多为
A. 风温、风热 B. 凉燥、温燥
C. 气郁、火郁 D. 暑热、风湿
E. 寒湿、湿热

6. 肿而色红，皮薄光泽，焮热疼痛，肿势急剧的，称为
A. 气肿 B. 热肿 C. 寒肿
D. 虚肿 E. 湿肿

7. 肿而不硬，皮色不泽，苍白或紫暗，皮肤清冷的，为
A. 气肿　　B. 热肿
C. 寒肿　　D. 虚肿
E. 湿肿

8. 疼痛表现为皮色不红、不热，酸痛，得温则痛缓，为
A. 热痛　　B. 寒痛
C. 风痛　　D. 气痛
E. 湿痛

9. 疼痛表现为皮色焮红、灼热疼痛，遇冷则痛减，为
A. 热痛　　B. 寒痛
C. 风痛　　D. 气痛
E. 湿痛

10. 痒表现为走窜无定，遍体作痒，抓破血溢，随破随收，为
A. 风胜　　B. 湿胜
C. 热胜　　D. 虫淫
E. 血虚

11. 痒表现为浸淫四窜，黄水淋漓，易沿表皮蚀烂，越腐越痒，为
A. 风胜　　B. 湿胜
C. 热胜　　D. 虫淫
E. 血虚

12. 下列关于辨脓的方法，<u>不正确</u>的是
A. 按触法　　B. 透光法
C. 切开法　　D. 穿刺法
E. 点压法

13. 溃疡表现为疮面边沿整齐，周围皮肤微有红肿，一般口大底小，内有少量脓性分泌物，为
A. 化脓性溃疡
B. 压迫性溃疡
C. 疮痨性溃疡
D. 梅毒性溃疡
E. 岩性溃疡

14. 溃疡表现为疮口有空腔或伴漏管，疮面肉色不鲜，脓水清稀，并夹有败絮状物，经久难愈，为
A. 化脓性溃疡
B. 压迫性溃疡
C. 疮痨性溃疡
D. 梅毒性溃疡
E. 岩性溃疡

B1 型题

A. 气肿
B. 热肿
C. 寒肿
D. 虚肿
E. 风肿

1. 肿表现为肿势皮宽内软，不红不热，常随喜怒消长的是
2. 肿表现为漫肿宣浮，或游走不定，不红微热，轻微疼痛的是

A. 热痛
B. 寒痛
C. 风痛
D. 气痛
E. 湿痛

3. 痛表现为痛无定处，忽彼忽此，走注甚速的是
4. 痛表现为痛而酸胀，肢体沉重，按之出现可凹性水肿或见糜烂流滋的是

A. 风胜
B. 湿胜
C. 热胜
D. 虫淫
E. 血虚

5. 痒表现为浸淫蔓延，黄水频流，状如虫行皮中，其痒尤甚，最易传染的是
6. 痒表现为皮肤变厚、干燥、脱屑、作痒，很少糜烂滋水的是

A. 化脓性溃疡
B. 压迫性溃疡
C. 疮痨性溃疡
D. 梅毒性溃疡
E. 岩性溃疡

7. 溃疡表现为初期皮肤暗紫，很快变黑并坏死，滋水、液化、腐烂，脓液有臭味，可深及筋膜、肌肉、骨膜的是
8. 溃疡表现为疮面多呈翻花如岩穴，有的在溃疡底部见有珍珠样结节，内有紫黑坏死组织，渗流血水的是

二、参考答案

A1 型题

1. C　2. A　3. A　4. C　5. E
6. B　7. C　8. B　9. A　10. A
11. B　12. C　13. A　14. C

B1 型题

1. A　2. E　3. C　4. E　5. D
6. E　7. B　8. E

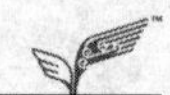

三、重点解析

A1 型题

12. C 辨脓的方法包括按触法、透光法、点压法、穿刺法和B超。

B1 型题

7. B 8. E 化脓性溃疡，疮面边缘整齐，周围皮肤微有红肿，一般口大底小，内有少量脓性分泌物。压迫性溃疡(缺血性溃疡)，初期皮肤暗紫，很快变黑并坏死，滋水、液化、腐烂，脓液有臭味，可深及筋膜、肌肉、骨膜，多见于压疮。疮痨性溃疡，疮口有空腔或伴漏管，疮面肉色不鲜，脓水清稀，并夹有败絮状物，经久难愈。岩性溃疡，疮面多呈翻花如岩穴，有的在溃疡底部见有珍珠样结节，内有紫黑坏死组织，渗流血水。梅毒性溃疡，多呈半月形，边缘整齐，其边缘削直而如凿成或略微内凹，基底高低不平。

第三单元 中医外科疾病治法

一、习 题

A1 型题

1. 用于治疗疮疡阳证的首选外用成药是
   A. 阳和膏 B. 冲和膏
   C. 玉露油膏 D. 生肌玉红膏
   E. 回阳玉龙膏

2. 适用于局部红、肿、热、痛，伴发热的疮疡疾病的内治法是
   A. 清热解毒法 B. 清气分热法
   C. 养阴清热法 D. 活血化瘀法
   E. 活血逐瘀法

3. 适用于经络阻塞、气血凝滞引起的外科疾病的内治法是
   A. 清热解毒法 B. 清气分热法
   C. 养阴清热法 D. 活血化瘀法
   E. 活血逐瘀法

4. 太乙膏的功效是
   A. 温经和阳，祛风散寒
   B. 消肿清火，解毒生肌
   C. 消肿止痛，提脓去腐
   D. 活血祛腐，解毒止痛
   E. 清热解毒，散瘀化痰

5. 适用于溃疡腐肉已净，疮口不敛者的油膏是
   A. 阳和膏 B. 冲和膏
   C. 玉露油膏 D. 生肌白玉膏
   E. 回阳玉龙膏

6. 欲散瘀解毒，宜与箍围药粉调配的液体是
   A. 醋 B. 黄酒
   C. 姜汁 D. 丝瓜汁
   E. 冷茶汁

7. 下列属于提脓去腐药的是
   A. 金黄散 B. 红油膏
   C. 九一丹 D. 红灵丹
   E. 白降丹

8. 不含升丹的提脓去腐药是
   A. 黑虎丹 B. 九黄丹
   C. 九一丹 D. 红灵丹
   E. 白降丹

9. 适用于溃疡日久，腐肉难脱，新肉不生的掺药是
   A. 消散药 B. 提脓去腐药
   C. 腐蚀药 D. 祛腐生肌药
   E. 生肌收口药

10. 下列药物有外用止血作用的是
    A. 金黄散 B. 玉露散
    C. 生肌散 D. 桃花散
    E. 青黛散

11. 下列关于切开法的描述中，正确的是
    A. 在透脓点出现前应及早切开
    B. 应高位引流
    C. 宜循经直开
    D. 进刀宜深
    E. 关节区脓肿宜纵向切开

12. 常用挂线法治疗的疾病是
    A. 内痔 B. 肛裂
    C. 肛瘘 D. 肛旁脓肿
    E. 直肠息肉

13. 药线引流常用的外粘药物是
A. 消散药 B. 提脓去腐药
C. 腐蚀药 D. 祛腐生肌药
E. 生肌收口药

A2 型题

1. 患者女,61 岁。下肢溃疡后期,毒势已去,元气虚弱,精神衰疲,新肌不生。应给予的治法为
A. 消法 B. 托法 C. 补法
D. 温通法 E. 祛痰法

2. 患者男,55 岁。背部疮疡初起,肿势散漫不聚。为促使疮形缩小,趋于局限,早日成脓和破溃,治疗应首选
A. 消散药 B. 膏药 C. 箍围药
D. 掺药 E. 草药

B1 型题

A. 砭镰法
B. 切开法
C. 挑治法
D. 引流法
E. 挂线法

1. 适用于确已成脓的疮疡的治法是
2. 适用于疮疡溃后形成瘘管的治法是

A. 冲和膏
B. 玉露膏
C. 阳和膏
D. 回阳玉龙膏
E. 生肌玉红膏

3. 适用于疮疡半阳半阴证的是
4. 适用于疮疡阳证的是

A. 膏药
B. 油膏
C. 箍围药
D. 掺药
E. 洗剂

5. 肿疡、溃疡、皮肤病糜烂结痂渗液不多者,治疗常用
6. 肿疡初期为促其消散,治疗常用

A. 八宝丹
B. 小升丹
C. 小金丹
D. 红灵丹
E. 白降丹

7. 具有腐蚀作用的药物是
8. 具有提脓去腐作用的药物是

A. 生肌散
B. 八宝丹
C. 金黄散
D. 青黛散
E. 回阳玉龙散

9. 溃疡腐肉已脱,新肉不生,可选用的外用药是
10. 溃疡腐肉难脱,肉芽暗红,可选用的外用药是

二、参考答案

A1 型题

1. C	2. A	3. D	4. B	5. D
6. A	7. C	8. A	9. D	10. D
11. C	12. C	13. B		

A2 型题

1. C 2. C

B1 型题

1. B	2. E	3. A	4. B	5. B
6. C	7. E	8. B	9. A	10. E

三、重点解析

A1 型题

11. C 切开法,适用于一切外疡确已成脓者。当肿疡成脓之后,脓肿中央出现透脓点(脓腔中央最软的一点),此时予以切开最为适宜。切口选择:以低位引流为原则。一般疮疡宜循经直开,刀头向上,免伤血络;乳房部应以乳头为中心,放射形切开,免伤乳囊;面部脓肿应尽量沿皮肤的自然纹理切开;手指脓肿,应从侧方切开;关节区附近的脓肿,切口尽量避免损坏关节;若为关节区脓肿,一般施行横切口,因为纵切口在瘢痕形成后易影响关节功能;肛旁低位脓肿应以肛门为中心做放射状切开。进刀深浅必须适度。一般切口不能过大,以免损伤好肉筋络,愈合后瘢痕较大;但切口也不能过小,以免脓水难出,延长治愈日期。

B1 型题

1. B 2. E 砭镰法,适用于急性阳证疮疡;切开法,适用于确已成脓的疮疡;挑治法,适用于内痔出血、肛裂、脱肛、肛门瘙痒、颈部多发性疖肿等;引流法,适用于脓肿切开或自行溃破后;挂线法,适用于疮疡溃后形成瘘管或窦道者。

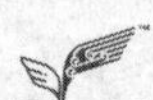

第四单元 疮 疡

一、习 题

A1 型题

1. 发生于肌肤浅表部位、范围较小的急性化脓性疾病是
A. 疖 B. 疔 C. 痈
D. 发 E. 丹毒

2. 疖的分类，<u>不正确</u>的是
A. 有头疖 B. 无头疖 C. 蝼蛄疖
D. 疖病 E. 粉刺

3. 好发于儿童头部，溃脓后疮口不敛或敛后反复发作的疖是
A. 有头疖 B. 无头疖 C. 蝼蛄疖
D. 疖病 E. 粉刺

4. 颜面部疖和疔的鉴别要点是
A. 起病速度 B. 根脚深浅
C. 脓的性质 D. 皮肤颜色
E. 发热程度

5. 蛇眼疔的好发部位是
A. 手指甲一侧 B. 手指头
C. 手指腹 D. 手掌
E. 足底

6. 托盘疔的好发部位是
A. 手指甲一侧 B. 手指头
C. 手指腹 D. 手掌
E. 足底

7. 应在手指侧面做纵形切口切开引流的疾病是
A. 蛇眼疔 B. 蛇头疔 C. 蛇肚疔
D. 托盘疔 E. 足底疔

8. 红丝疔的好发部位是
A. 头面 B. 颈项 C. 胸腹
D. 四肢 E. 会阴

9. 疔的内治宜
A. 活血化瘀 B. 清热解毒
C. 泻火消毒 D. 凉血活血
E. 和营解毒

10. 相当于西医的浅表脓肿、急性化脓性淋巴结炎的疾病是
A. 疖 B. 疔 C. 痈
D. 发 E. 丹毒

11. 痈初起，局部突然肿胀，光软无头，迅速结块，皮肤焮红，灼热疼痛。治疗应选
A. 五味消毒饮 B. 仙方活命饮
C. 托里消毒散 D. 牛蒡解肌汤
E. 银翘散

12. 下列关于颈痈的特点，正确的是
A. 好发于儿童
B. 夏秋宜发
C. 初起时无明显疼痛
D. 结块边界不清
E. 皮色多有改变

13. 可引起窒息的疾病是
A. 颈痈 B. 锁喉痈 C. 脐痈
D. 胯腹痈 E. 臀痈

14. 发相当于是西医学的
A. 急性淋巴结炎
B. 气性坏疽
C. 脓毒症
D. 急性网状淋巴管炎
E. 急性蜂窝织炎

15. 有头疽的好发部位是
A. 头面 B. 项背 C. 胸腹
D. 四肢 E. 会阴

16. 有头疽初起时的症状是
A. 粟粒样脓头 B. 肿硬如钉丁
C. 漫肿而无头 D. 腐烂如莲蓬
E. 腐烂大于尺

17. 关于有头疽的病因病机，<u>不正确</u>的是
A. 外感风温、湿热 B. 情志内伤
C. 感受特殊之毒 D. 劳伤虚损
E. 恣食膏粱厚味

18. 有头疽伴消渴病，易出现
A. 走黄 B. 失荣 C. 窒息
D. 内陷 E. 红丝疔

19. 流注的好发部位是
A. 头面部

B. 骨关节
C. 四肢躯干的肌肉深部
D. 项部
E. 会阴

20. 有头疽相当于西医学的
A. 疖 B. 痈
C. 急性蜂窝织炎 D. 丹毒
E. 脓肿

21. 因患疔疮、疖、痈失治误治引起的流注称为
A. 暑湿流注 B. 余毒流注
C. 瘀血流注 D. 湿痰流注
E. 髂窝流注

22. 暑湿流注,治法应选
A. 清热解毒,凉血通络
B. 解毒清暑化湿
C. 和营活血,祛瘀通络
D. 滋阴生津,清热托毒
E. 清热解毒,和营化湿

23. 治疗瘀血流注,应选方药为
A. 黄连解毒汤 B. 犀角地黄汤
C. 清暑汤 D. 活血散瘀汤
E. 仙方活命饮

24. 发于小腿足部的丹毒称为
A. 内发丹毒 B. 抱头火丹
C. 流火 D. 赤游丹毒
E. 缠腰火丹

25. 发于新生儿臀部的丹毒称为
A. 内发丹毒 B. 抱头火丹
C. 流火 D. 赤游丹毒
E. 缠腰火丹

26. 丹毒的病因病机是
A. 外感风热 B. 湿热火毒
C. 气血瘀滞 D. 气血不和
E. 肝郁脾虚

27. 抱头火丹的中医治法是
A. 疏风清热解毒 B. 清肝泻火利湿
C. 清热利湿解毒 D. 凉血清热解毒
E. 健脾利湿解毒

28. 干陷证多发生于
A. 1候 B. 2～3候 C. 4候
D. 5候 E. 6候

29. 虚陷证多发生于
A. 1候 B. 2～3候 C. 4候
D. 5候 E. 6候

30. 下列选项<u>不属于</u>走黄的病因是
A. 早期失治 B. 挤压碰伤
C. 过早切开 D. 误食辛热之品
E. 麻疸余毒未清

A2 型题

1. 患者女,30岁。腋下皮肤上有一色红灼热之肿块,约3cm大小,疼痛,突起根浅,中央有一小脓头。考虑诊断为
A. 有头疖 B. 无头疖
C. 蝼蛄疖 D. 疖病
E. 粉刺

2. 患儿男,3岁。生疖于头顶部,引流不畅,疮口不收,头皮窜空。考虑诊断为
A. 有头疖 B. 无头疖
C. 蝼蛄疖 D. 疖病
E. 粉刺

3. 患者男,56岁。平素体虚,项背部、臀部等处多发肿块,皆约2～3cm大小,色暗红,疼痛,脓水稀薄,伴面色萎黄,神疲乏力,反复发作,缠绵不愈。其治疗首选
A. 五味消毒饮合黄连解毒汤
B. 清暑汤
C. 仙方活命饮合增液汤
D. 五神汤合参苓白术散
E. 牛蒡解肌汤

4. 患者男,48岁。颈部前区突发肿痛,红肿绕喉,肿势散漫不聚,坚硬灼热疼痛,伴壮热口渴。须警惕患者出现
A. 昏迷 B. 窒息
C. 呕血 D. 咯血
E. 休克

5. 患者男,12岁。右足第一趾甲旁肿痛3天,查体可见局部红肿、触痛,有脓液流出。考虑诊断为
A. 蛇眼疔 B. 蛇头疔
C. 蛇肚疔 D. 托盘疔
E. 足底疔

6. 患者女,30岁。右手掌外伤1周失治,现右手肿痛明显,查体可见右手掌肿胀高突,失去生理凹陷。考虑诊断为
A. 蛇眼疔 B. 蛇头疔
C. 蛇肚疔 D. 托盘疔
E. 足底疔

7. 患者男,27岁。右手皮肤外伤1周,未系统诊治。1天前发现右侧前臂起红丝两条,向肘部发展,红丝

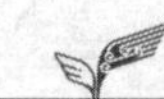

处皮肤质硬，触痛，伴发热、乏力。可选的外治法为
A. 切开法 B. 挑治法
C. 砭镰法 D. 挂线法
E. 垫棉法

8. 患者男，12岁。颈部结块．形如鸡卵，皮色不变，灼热疼痛，边界清楚，伴风温外感症状。治法应为
A. 清热利湿，和营消肿 B. 清热利湿，和营托毒
C. 散风清热，化痰消肿 D. 清热解毒，和营消肿
E. 清热解毒，活血化瘀

9. 患者男，38岁。右侧臀部有肌内注射史5天，右侧臀部结块，肿胀疼痛，皮肤灼热，中心红肿明显，四周较淡，边缘不清。考虑诊断为
A. 丹毒 B. 流注
C. 臀痈 D. 有头疽
E. 疔

10. 患者男，50岁。结喉正中肿痛2天，起病迅速，肿势散漫不聚，坚硬灼热疼痛，伴壮热口渴，吞咽困难。考虑诊断为
A. 颈痈 B. 流注 C. 丹毒
D. 有头疽 E. 锁喉痈

11. 患者男，71岁。背部起一肿块，上有粟粒样脓头，肿块渐向四周扩大，脓头增多，色红灼热，高肿疼痛，伴发热恶寒、头痛纳差。考虑诊断为
A. 疔 B. 流注 C. 丹毒
D. 有头疽 E. 发

12. 患者男，67岁。有消渴病史，背部肿块2个月，上有粟粒样脓头，疮形平塌，根脚散漫，疮色紫滞，疼痛剧烈，脓腐难化，脓水稀少，舌质红，苔黄燥，脉细数。治疗应选用的方药为
A. 黄连解毒汤合仙方活命饮
B. 仙方活命饮
C. 竹叶黄芪汤
D. 八珍汤合仙方活命饮
E. 清暑汤

13. 患者女，49岁。右侧面部突发肿痛，查体可见右侧面部皮肤鲜红成片，色如涂丹，灼热肿胀。考虑诊断为
A. 疖 B. 流注 C. 丹毒
D. 有头疽 E. 痈

14. 患者女，52岁。有左侧足癣病史，左小腿肿痛3天，查体可见左侧小腿前区皮肤肿胀，鲜红成片，边界清楚，灼热，触痛。治疗应选择的方药是
A. 普济消毒饮
B. 柴胡清肝汤
C. 五神汤合萆薢渗湿汤
D. 化斑解毒汤
E. 犀角地黄汤合黄连解毒汤

B1 型题

A. 疖
B. 疔
C. 痈
D. 流注
E. 丹毒

1. 发生在皮肉之间的急性化脓性疾病称为
2. 发生在肌肉深部的急性化脓性疾病称为

A. 毛囊炎
B. 急性淋巴结炎
C. 急性蜂窝织炎
D. 痈
E. 肌肉深部脓肿

3. 发相当于西医的
4. 有头疽相当于西医的

A. 蛇眼疔
B. 蛇头疔
C. 蛇肚疔
D. 托盘疔
E. 足底疔

5. 发于手指末节的疔为
6. 发于指腹的疔为

A. 暑湿流注
B. 余毒流注
C. 瘀血流注
D. 湿痰流注
E. 髂窝流注

7. 因夏秋季节感受暑湿，客于营卫，阻于肌肉而成的流注是
8. 由会阴、肛门、外阴、下肢皮肤破损或生疮疖，邪毒流窜，阻滞经络而成的流注是

A. 风热毒蕴证
B. 肝脾湿火证
C. 湿热毒蕴证
D. 胎火蕴毒证
E. 瘀血凝滞证

9. 发于头面部的丹毒多属
10. 发于下肢的丹毒多属

二、参考答案

A1 型题

1. A 2. E 3. C 4. B 5. A

6.D 7.C 8.D 9.B 10.C
11.B 12.A 13.B 14.E 15.B
16.A 17.C 18.D 19.C 20.B
21.B 22.B 23.D 24.C 25.D
26.B 27.A 28.B 29.C 30.E

A2 型题

1.A 2.C 3.D 4.B 5.A
6.D 7.C 8.C 9.C 10.E
11.D 12.C 13.C 14.C

B1 型题

1.C 2.D 3.C 4.D 5.B
6.C 7.A 8.E 9.A 10.C

三、重点解析

A1 型题

4.B 颜面部疖和疔的鉴别要点是疔疮形如粟，坚硬根深，状如钉丁之状；疖突起根浅，肿势限局，无明显根脚，一般无全身症状。

13.B 锁喉痈是指发生在结喉正中处的急性化脓性疾病，其特点是来势暴急，肿势散漫，范围较大，其症状发生变化很快，可并发喉风、重舌等险证，可出现窒息、死亡。

A2 型题

7.C 红丝疔的外治法：红丝细者宜用砭镰法；初期可外敷金黄膏、玉露散；成脓宜切开排脓，外敷红油膏；脓尽用生肌散、白玉膏收口。

B1 型题

7.A 8.E 暑湿流注因夏秋季节感受暑湿，客于营卫，阻于肌肉而成。余毒流注因患疔疮、疖、痈失治误治，或温热病失于诊治，火热之毒流注入于血分，稽留于肌肉之中而发。瘀血流注多因跌打损伤，瘀血停留，或产后恶露停滞，经络为气血壅滞而成。髂窝流注除由感受暑湿之邪外，还可由会阴、肛门、外阴、下肢皮肤破损或生疮疖，邪毒流窜，阻滞经络而成。

第五单元 乳房疾病

一、习 题

A1 型题

1. 乳痈热毒炽盛证常用的方药是
   A. 瓜蒌牛蒡汤 B. 透脓散
   C. 托里消毒散 D. 橘叶散
   E. 柴胡疏肝散

2. 乳痈切开引流最常用的切口是
   A. 横切口 B. 纵切口
   C. 放射状切口 D. 弧形切口
   E. “S”形切口

3. 关于乳痈的预防和调护，<u>不正确</u>的是
   A. 时常擦洗乳头
   B. 保持乳汁排出通畅
   C. 乳头内陷者，不要提拉矫正
   D. 不可让婴儿口含乳头睡觉
   E. 避免情绪过度激动

4. 粉刺性乳痈相当于西医学的
   A. 急性乳腺炎 B. 化脓性乳腺炎
   C. 浆细胞性乳腺炎 D. 结核性乳腺炎
   E. 淋巴细胞性乳腺炎

5. 乳痈切开引流术损伤乳络，易出现
   A. 乳衄 B. 乳漏
   C. 乳癖 D. 乳核
   E. 乳岩

6. 下列<u>不属于</u>乳漏外治法的是
   A. 腐蚀法 B. 垫棉法
   C. 切开疗法 D. 挂线疗法
   E. 结扎疗法

7. 乳癖疼痛的特点是
   A. 持续性疼痛 B. 与月经周期相关
   C. 哺乳期疼痛加重 D. 运动后加重
   E. 夏秋季加重

8. 乳癖冲任失调证首选的方药是
   A. 瓜蒌牛蒡汤 B. 透脓散
   C. 托里消毒散 D. 逍遥蒌贝散
   E. 二仙汤合四物汤

9. 乳腺小叶内纤维组织和腺上皮的良性肿瘤，称为
   A. 乳痈 B. 乳漏

C. 乳癖 D. 乳核
E. 乳岩

10. 乳核的好发年龄是
A. 20～25岁
B. 30～35岁
C. 40～45岁
D. 45～50岁
E. 40～60岁

11. 乳岩的好发年龄是
A. 20～25岁
B. 30～35岁
C. 40～45岁
D. 45～50岁
E. 40～60岁

12. 乳岩淋巴结转移最初多见于
A. 对侧乳房 B. 腋窝
C. 锁骨上 D. 颈部
E. 胸骨旁

13. 下列<u>不属于</u>乳岩肿块特点的是
A. 无痛不热 B. 皮色不变
C. 表面光滑 D. 质地坚硬
E. 推之不移

A2型题

1. 患者女，27岁。产后1个月，哺乳期，右侧乳房肿胀疼痛1天，并出现乳房硬块，伴寒战发热。考虑诊断为
A. 乳痈 B. 乳漏
C. 乳癖 D. 乳核
E. 乳岩

2. 患者女，29岁。产后哺乳期2个月，右侧乳房肿胀疼痛2天，乳汁郁结成块，皮色微红，伴恶寒发热，周身疼痛，苔薄，脉数。治疗应首选的方药为
A. 瓜蒌牛蒡汤
B. 透脓散
C. 托里消毒散
D. 橘叶散
E. 柴胡疏肝散

3. 患者女，30岁。产后1年半，已断乳，左侧乳晕外上方肿块并破溃2个月，溃破后脓中可见脂质样物质，反复发作，局部疼痛轻微，无发热。考虑诊断为
A. 乳衄
B. 炎性乳癌
C. 乳晕部疖
D. 乳房部漏管
E. 粉刺性乳痈

4. 患者女，28岁。产后哺乳期2个月，因右侧乳痈行切开引流术2周，术后乳汁从疮口溢出，长期溢乳。考虑诊断为
A. 粉刺性乳痈 B. 乳漏
C. 乳癖 D. 乳核
E. 乳岩

5. 患者女，37岁。双侧乳房肿块伴疼痛1年，疼痛常在月经前加剧，经后疼痛减轻，查体两侧乳房内发生多发大小不一的肿块，其形态不规则，伴压痛。考虑诊断为
A. 乳痈 B. 乳漏
C. 乳癖 D. 乳核
E. 乳岩

6. 患者女，40岁。双侧乳房肿块伴疼痛半年，乳房胀痛，乳房肿块随喜怒消长；伴胸闷胁胀，善郁易怒，失眠多梦；苔薄黄，脉弦滑。其中医证型为
A. 气滞热壅证 B. 热毒炽盛证
C. 正虚毒恋证 D. 肝郁痰凝证
E. 冲任失调证

7. 患者女，25岁。发现左乳肿物1个月，肿物单发，约3cm×3cm大小，质韧，边界清，光滑，无疼痛。考虑诊断为
A. 乳痈 B. 乳漏
C. 乳癖 D. 乳核
E. 乳岩

8. 患者女，23岁。发现左乳肿物3个月，肿物单发，约1.5cm×1.5cm大小，质韧，边界清，光滑，无疼痛，生长缓慢，伴胸闷，苔薄白，脉弦。治疗应首选的方药是
A. 逍遥散 B. 桃红四物汤
C. 二仙汤 D. 透脓汤
E. 托里解毒汤

9. 患者女，52岁。发现左乳肿物1个月，肿物位于外上象限，质硬，不易推动，表面皮肤出现凹陷，皮肤呈橘皮样。考虑诊断为
A. 乳痈 B. 乳漏
C. 乳癖 D. 乳核
E. 乳岩

10. 患者女，46岁。婚后未生育，素有经前期乳房胀痛，发现右乳肿物3周，乳房肿块坚硬，伴月经不调，舌淡，苔薄，脉弦细。其中医证型为
A. 肝郁痰凝证
B. 冲任失调证
C. 正虚毒盛证

D. 气血两亏证
E. 脾虚胃弱证

B1 型题

A. 横切口
B. 纵切口
C. 放射状切口
D. 弧形切口
E. "S"形切口

1. 乳痈切开引流最常用的切口是
2. 乳房后部的脓肿应选用的切口是

A. 肝、肾
B. 肝、脾
C. 肝、胃
D. 脾、肾
E. 脾、胃

3. 男子乳头和乳房分属的经络是
4. 女子乳头和乳房分属的经络是

A. 乳痈
B. 乳漏
C. 乳癖
D. 乳核
E. 乳岩

5. 乳腺肿块单发，形似丸卵，质地坚实，表面光滑，活动度好，边界清楚，与皮肤无粘连的是
6. 乳腺肿块单发，质地坚硬，凹凸不平，边界不清，推之不移，按之不痛，可与皮肤粘连的是

A. 乳痈
B. 乳漏
C. 乳癖
D. 乳核
E. 乳岩

7. 好发于青年妇女的乳房疾病是
8. 好发于绝经期妇女的乳房疾病是

A. 粉刺性乳痈
B. 乳晕部疖
C. 炎性乳腺癌
D. 乳衄
E. 乳房部漏管

9. 肿块多位于乳晕部，溃破后脓中夹有脂质样物质，易反复发作，经久难愈，全身炎症反应轻的乳房疾病是
10. 乳房迅速弥漫性增大，发热，皮肤呈红色，无明显肿块，同侧腋窝淋巴结肿大，质硬固定，病变进展迅速，预后不良的乳房疾病是

二、参考答案

A1 型题

1. B	2. C	3. C	4. C	5. B
6. E	7. B	8. E	9. D	10. A
11. E	12. B	13. C		

A2 型题

1. A	2. A	3. E	4. B	5. C
6. D	7. D	8. A	9. E	10. B

B1 型题

1. C	2. D	3. A	4. C	5. D
6. E	7. D	8. E	9. A	10. C

三、重点解析

A1 型题

2. C　乳痈切开引流，一般采用与乳头方向呈放射状的切口，切口位置选择脓肿稍低的部位，切口长度与脓腔基底的大小基本一致，使引流通畅不致袋脓，但需避免手术损伤乳络形成乳漏。而乳晕部的浅表脓肿、乳房后的脓肿或乳房周边脓肿，则可在乳晕边缘或乳房周边做弧形切口。若脓腔较大者，必要时可在脓腔最低部位做对口引流。

3. C　乳痈的预防和调护，包括以下方面：孕妇有乳头内陷者，应经常提拉矫正；保持乳汁排出通畅；保持乳头清洁；不可让婴儿口含乳头睡觉；乳母应保持精神舒畅，避免情绪过度激动。

A2 型题

4. B　乳漏的病因病机：由于乳痈、乳发失治，脓出不畅；或切开不当，损伤乳络，乳汁从疮口溢出，以致长期流脓、溢乳；或因乳痨溃后，身体虚弱，日久不愈，形成乳房部漏管。

B1 型题

9. A　10. C　粉刺性乳痈，肿块多位于乳晕部，溃破后脓中夹有脂质样物质，易反复发作，经久难愈，全身炎症反应轻；乳晕部疖，为单发毛囊或皮脂腺感染，急性期局部有红肿热痛，较易治愈；炎性乳腺癌，乳房迅速弥漫性增大，发热，皮肤呈红色，无明显肿块，同侧腋窝淋巴结肿大，质硬固定，病变进展迅速，预后不良；乳衄，又称为导管内乳头状瘤，有乳头溢液，呈血性及淡黄色液体，不化脓；乳房部漏管，多为急性乳腺炎溃后形成，瘘管与乳孔多不相通，无乳头凹陷畸形。

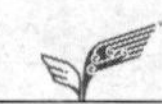

第六单元 瘿

一、习 题

A1 型题

1. 患部肿块柔软无痛，可随喜怒而消长的瘿病是
A. 气瘿 B. 肉瘿 C. 筋瘿
D. 血瘿 E. 石瘿

2. 气瘿的特点是
A. 肿块坚硬 B. 疼痛
C. 随喜怒消长 D. 肿块局限
E. 红肿热痛

3. 气瘿所属的中医证型为
A. 肝郁气滞证 B. 气滞痰凝证
C. 气阴两虚证 D. 风热痰凝证
E. 气滞血瘀证

4. 下列<u>不属于</u>肉瘿特点的是
A. 如肉之团 B. 发展缓慢
C. 柔韧而圆 D. 漫肿质软
E. 结喉一侧或两侧结块

5. 瘿痈相当于西医学的
A. 结节性甲状腺肿
B. 急性、亚急性甲状腺炎
C. 甲状腺囊肿
D. 甲状腺腺瘤
E. 甲状腺癌

6. 结喉两侧结块，色红灼热，疼痛肿胀，伴发热的瘿病是
A. 气瘿 B. 肉瘿 C. 筋瘿
D. 瘿痈 E. 石瘿

7. 石瘿的好发年龄为
A. 儿童 B. 青春期
C. 20～30 岁 D. 20～30 岁
E. 40 岁以上

8. 治疗肉瘿气滞痰凝证首选的方药是
A. 四海舒郁丸
B. 逍遥散合海藻玉壶汤
C. 生脉散合海藻玉壶汤
D. 牛蒡解肌汤
E. 柴胡清肝汤

A2 型题

1. 患者女，31 岁。长期居住于高原地区，颈部肿物 1 年，查体可见甲状腺弥漫性肿大，边缘不清，随喜怒消长，皮色如常，质软无压痛。考虑诊断为
A. 气瘿 B. 肉瘿
C. 筋瘿 D. 瘿痈
E. 石瘿

2. 患者女，40 岁。右侧甲状腺肿物半年，甲状腺肿块柔韧，随吞咽上下移动，伴有急躁易怒、汗出心悸、失眠多梦、月经不调，舌红，苔薄，脉弦。治疗应选择的方药是
A. 四海舒郁丸
B. 逍遥散合海藻玉壶汤
C. 生脉散合海藻玉壶汤
D. 牛蒡解肌汤
E. 柴胡清肝汤

3. 患者女，36 岁。1 周前有上呼吸道感染病史，突发颈部肿物伴疼痛 1 天，疼痛掣引耳后枕部，活动或吞咽时加重。查体：甲状腺肿大，触痛。考虑诊断为
A. 气瘿 B. 肉瘿
C. 筋瘿 D. 瘿痈
E. 石瘿

4. 患者女，53 岁。发现颈部肿物 2 周，无疼痛，查体甲状腺右叶肿物，质硬，高低不平，甲状腺同位素^{131}碘扫描，显示为冷结节。治疗应首选
A. 中医辨证论治 B. 针灸治疗
C. 外用油膏 D. 手术治疗
E. 冷冻治疗

B1 型题

A. 结节性甲状腺肿
B. 急性、亚急性甲状腺炎
C. 甲状腺功能亢进
D. 甲状腺腺瘤
E. 甲状腺癌

1. 肉瘿相当于西医学的
2. 石瘿相当于西医学的

A. 气瘿
B. 肉瘿

C. 筋瘿
D. 瘿痈
E. 石瘿

3. 颈前结喉一侧或两侧结块，柔韧而圆，如肉之团，随吞咽上下移动，发展缓慢的瘿病是
4. 结喉两侧结块，坚硬如石，推之不移，凹凸不平的瘿病是

A. 肝郁气滞证
B. 气滞痰凝证
C. 气阴两虚证
D. 风热痰凝证
E. 气滞血瘀证

5. 肉瘿，不红、不热，随吞咽上下移动，苔薄腻，脉弦滑。所属的中医证型是
6. 肉瘿，肿块柔韧，随吞咽上下移动，伴有急躁易怒、汗出心悸、形体消瘦、月经不调，舌红，苔薄，脉弦。所属的中医证型是

A. 四海舒郁丸
B. 逍遥散合海藻玉壶汤
C. 生脉散合海藻玉壶汤
D. 牛蒡解肌汤
E. 柴胡疏肝汤

7. 颈部结块疼痛，色红灼热，伴寒战高热，头痛，咽干，苔薄黄，脉浮数或滑数。治疗首选的方药是
8. 颈前肿块坚实，轻度胀痛，按压肿块疼痛反射至后枕部，有时伴见喉间梗塞感，苔黄腻，脉弦滑。治疗首选的方药是

A. 饮食缺碘
B. 体质虚弱
C. 情志不畅
D. 外感邪毒
E. 肾气亏损

9. 引起气瘿的内因主要是
10. 引起气瘿的外因主要是

二、参考答案

A1 型题

1. A　2. C　3. A　4. D　5. B
6. D　7. E　8. B

A2 型题

1. A　2. C　3. D　4. D

B1 型题

1. D　2. E　3. B　4. E　5. B
6. C　7. D　8. E　9. C　10. A

三、重点解析

A1 型题

4. D　肉瘿的特点是颈前结喉一侧或两侧结块，柔韧而圆，如肉之团，随吞咽上下移动，发展缓慢。

A2 型题

4. D　石瘿一经确诊，宜早期施行根治性切除术。

第七单元　瘤、岩

一、习　题

A1 型题

1. 皮脂腺中皮脂郁积而形成的囊肿，称为
A. 脂瘤　B. 肉瘤
C. 血瘤　D. 气瘤
E. 筋瘤

2. 脂瘤的特点是
A. 肿块表面皮肤常可见针头大开口
B. 表现为皮肤红色丘疹或小的红斑
C. 质地柔软似海绵
D. 与皮肤无粘连
E. 呈多个圆形或卵圆形痛性结节

3. 脂瘤未染毒时，治疗应首选
A. 金黄膏外敷　B. 切开引流
C. 药线引流　D. 生肌散外敷
E. 完整切除

4. 体表血络扩张，纵横交集而形成的肿瘤，称为
A. 脂瘤　B. 肉瘤　C. 血瘤
D. 气瘤　E. 筋瘤

5. 血瘤发于头面部，肿块呈结节状，表面色红，易出血，伴心烦易怒、咽干口苦，舌质红，苔微黄，脉弦

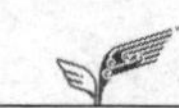

数。其中医证型为

A. 心肾火毒证　　B. 肝经火旺证

C. 脾失统血证　　D. 气郁痰结证

E. 阴毒结聚证

6. 浅表较小的血瘤首选的治疗方法是

A. 手术切除　　B. 切开引流

C. 冷冻疗法　　D. 放射治疗

E. 针灸疗法

7. 最常见的良性肿瘤是

A. 脂瘤　　B. 肉瘤

C. 血瘤　　D. 气瘤

E. 筋瘤

8. 相当于西医学颈部恶性淋巴瘤或淋巴结转移癌的疾病是

A. 颈痈　　B. 肉瘤

C. 石瘿　　D. 锁喉痈

E. 失荣

9. 失荣后期首选的方药是

A. 化坚二陈丸合开郁散

B. 阳和汤

C. 黄连解毒汤合化坚二陈丸

D. 八珍汤合四妙汤

E. 顺气归脾丸

A2 型题

1. 患者男，21 岁。背部肿物 1 年，查体：肿块约 2cm×2cm 大小，位于皮肤浅层内，呈半球状隆起，肿块表面皮肤可见针头大黑色开口。考虑诊断为

A. 脂瘤　　B. 肉瘤

C. 血瘤　　D. 气瘤

E. 筋瘤

2. 患者女，30 岁。右下肢肿物 5 年，瘤体约 2cm×2cm 大小，边界尚清，表面紫红，质地柔软易出血，无疼痛，伴纳呆便溏，舌质淡，苔白，脉细。治疗首选的方药是

A. 芩连二母丸合凉血地黄汤

B. 丹栀逍遥散合清肝芦荟丸

C. 黄连解毒汤合化坚二陈丸

D. 八珍汤合四妙汤

E. 顺气归脾丸

3. 患者女，36 岁。腹壁肿物 2 年，肿物单发，约 5cm×5cm 大小，柔软，可以移动，与皮肤无粘连，无压痛。考虑诊断为

A. 脂瘤　　B. 肉瘤　　C. 血瘤

D. 气瘤　　E. 筋瘤

4. 患者男，56 岁。右侧耳后肿块 1 个月，形如栗子，顶突根深，按之坚硬，推之不移，皮色不变，局部无热及疼痛。考虑诊断为

A. 颈痈　　B. 肉瘤

C. 石瘿　　D. 锁喉痈

E. 失荣

5. 患者男，70 岁。右侧耳后肿块 4 个月，肿块增长较快，中央变软破溃，溃后渗流血水，状如翻花，并向四周漫肿，伴发热、消瘦，舌质红，苔黄，脉数。治疗首选的方药是

A. 化坚二陈丸合开郁散

B. 阳和汤

C. 黄连解毒汤合化坚二陈丸

D. 八珍汤合四妙汤

E. 顺气归脾丸

B1 型题

A. 皮脂腺囊肿

B. 脂肪瘤

C. 血管瘤

D. 急性淋巴结炎

E. 恶性淋巴瘤

1. 中医学肉瘤相当于西医学的疾病是

2. 中医学失荣相当于西医学的疾病是

A. 脂瘤

B. 肉瘤

C. 血瘤

D. 气瘤

E. 筋瘤

3. 体表血络扩张，纵横交集而形成的肿瘤是

4. 发于皮里膜外，由脂肪组织过度增生而形成的良性肿瘤是

A. 曲张静脉团

B. 毛细血管瘤

C. 蔓状血管瘤

D. 海绵状血管瘤

E. 动脉瘤

5. 多在出生后 1～2 个月内出现，表现为皮肤红色丘疹或小的红斑，逐渐长大，界限清楚，色泽鲜红或紫红，压之可退，抬手复原的血瘤是

6. 质地柔软似海绵，常伴局限性半球形或扁平高出皮面的隆起物，有很大的伸缩性的血瘤是

A. 手术切除

B. 切开引流

C. 冷冻疗法

D. 放射治疗

E. 针灸疗法

7. 浅表较小的血瘤可采用

8. 范围较大的血瘤可采用

A. 气郁痰结证

B. 阴毒结聚证

C. 瘀毒化热证

D. 气血两亏证

E. 脾失统血证

9. 失荣表现为颈部或耳前后肿块如栗，凝结成团，与周围组织粘连固定，轻度刺痛或胀痛，伴心烦、胸闷、胁痛。其中医证型是

10. 失荣表现为肿块溃后腐烂无脓，时流血水，不能愈合，肉芽苍白水肿，凹凸不平，伴低热、乏力、消瘦。其中医证型是

二、参考答案

A1 型题

1. A　2. A　3. E　4. C　5. B
6. C　7. B　8. E　9. D

A2 型题

1. A　2. E　3. B　4. E　5. C

B1 型题

1. B　2. E　3. C　4. B　5. B
6. D　7. C　8. D　9. A　10. D

三、重点解析

A1 型题

3. E　脂瘤未染毒时，最有效、最简单的治疗方法是将其完整切除。染毒而未成脓者，予金黄膏、玉露膏外敷；染毒成脓者，予行切开引流，清除皮脂、脓液后，药线引流，待囊壁腐蚀脱落后，再予生肌散生肌收口，以免复发。

6. C　孤立的血瘤可行手术切除，浅表较小的血瘤可采用冷冻疗法，范围较大的血瘤可放射治疗。

B1 型题

1. B　2. E　中医学脂瘤相当于西医学皮脂腺囊肿，肉瘤相当于西医学脂肪瘤，血瘤相当于西医学血管瘤，内痈相当于西医学急性淋巴结炎，失荣相当于西医学颈部恶性淋巴瘤或淋巴结转移癌。

第八单元　皮肤病及性传播疾病

一、习　　题

A1 型题

1. 在皮肤黏膜交界处所发生的急性疱疹性疾病称为

A. 热疮　B. 蛇串疮

C. 黄水疮　D. 瘾疹

E. 尖锐湿疣

2. 治疗口唇部热疮首选的方药是

A. 辛夷清肺饮合竹叶石膏汤

B. 龙胆泻肝汤

C. 增液汤

D. 除湿胃苓汤

E. 柴胡疏肝散合桃红四物汤

3. 蛇串疮的典型临床表现是

A. 全身散在分布的浆液性小水疱

B. 沿某一周围神经分布的带状集簇性皮疹

C. 皮肤、黏膜交界处的集簇性小水疱

D. 散在分布的乳头瘤样增生

E. 局部皮肤色素脱失斑

4. 蛇串疮皮疹消退后局部疼痛不止，其治法应为

A. 清泄肝火，解毒止痛

B. 健脾利湿，解毒止痛

C. 理气活血，通络止痛

D. 养血活血，清热解毒

E. 清化湿热，活血化瘀

5. 鼠乳的皮损特点是

A. 扁平丘疹，色淡红，淡褐色

B. 发于颜面、躯干有脐窝的丘疹

C. 细柔的丝状突起，表面粗糙

D. 发于外阴部的刺状物

E. 发于颈周围及眼睑部位，呈细软丝状突起者

6. 可自身接种的疣是

A. 疣目　B. 扁瘊　C. 鼠乳

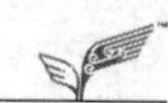

D. 跖疣 E. 丝状疣

7. 引发癣的病原是
A. 病毒 B. 细菌 C. 真菌
D. 螺旋体 E. 寄生虫

8. 关于脚湿气的描述，不正确的是
A. 多见于成人
B. 冬春病重，夏秋病减
C. 趾间浸渍糜烂
D. 可有脱屑
E. 可分为水疱型、糜烂型、脱屑型

9. 下列选项中，多见于儿童，青春期可自愈，不留瘢痕的是
A. 花斑癣 B. 圆癣 C. 脚湿气
D. 肥疮 E. 白秃疮

10. 下列关于癣的治疗，不正确的是
A. 以杀虫止痒为主要治法
B. 必须彻底治疗
C. 以内治为主
D. 抓破染毒者须内治、外治相结合
E. 抗真菌治疗有优势

11. 发生在皮脂溢出部位的慢性炎症性疾病称为
A. 皮脂腺囊肿 B. 热疮
C. 油风 D. 脂溢性皮炎
E. 湿疮

12. 出现突发斑片性脱发的疾病是
A. 肥疮 B. 热疮 C. 油风
D. 白秃疮 E. 湿疮

13. 关于黄水疮的描述，正确的是
A. 皮损主要表现为浅在性脓疱
B. 无传染性
C. 不可自身接种
D. 脓疱溃后不结痂
E. 相当于西医学的急性蜂窝织炎

14. 虫咬皮炎所属的中医证型是
A. 血热风燥证 B. 气滞血瘀证
C. 气血两虚证 D. 肝肾不足证
E. 热毒蕴结证

15. 引发疥疮的病原是
A. 病毒 B. 细菌 C. 真菌
D. 螺旋体 E. 寄生虫

16. 疥疮的特异性皮损是
A. 丘疹 B. 丘疱疹 C. 小水疱
D. 隧道 E. 结节

17. 下列可出现苔藓样变的疾病是
A. 急性湿疮 B. 慢性湿疮
C. 疥疮 D. 黄水疮
E. 热疮

18. 急性湿疹属于下列证候中的
A. 湿热蕴肤证 B. 脾虚湿蕴证
C. 血虚风燥证 D. 热毒蕴结证
E. 肝肾不足证

19. 下列关于婴儿湿疹的病因，不正确的是
A. 秉性不耐 B. 消化不良
C. 食物过敏 D. 衣服摩擦
E. 特殊之毒

20. 治疗接触性皮炎，首先应
A. 外用硫黄 B. 硼酸溶液浸泡
C. 去除刺激物 D. 切开引流
E. 外用金黄膏

21. 下列关于药毒特点的描述，不正确的是
A. 发病前有用药史
B. 有一定的潜伏期
C. 皮损分布局限在躯干部
D. 皮损形态多样
E. 血常规检查可见嗜酸性粒细胞比例增高

22. 表现为皮肤出现风团的过敏性皮肤病是
A. 花斑癣 B. 疥疮
C. 湿疮 D. 瘾疹
E. 白疕

23. 瘾疹相当于西医学的
A. 湿疹 B. 单纯疱疹
C. 带状疱疹 D. 荨麻疹
E. 药疹

24. 关于牛皮癣的描述，不正确的是
A. 皮肤增厚
B. 扁平丘疹融合成片
C. 极易形成苔藓样变
D. 皮质较硬
E. 不伴瘙痒

25. 有点状出血现象的皮肤病是
A. 花斑癣 B. 疥疮 C. 湿疮
D. 瘾疹 E. 白疕

26. 白疕进行期常用的方药是
A. 消风散合犀角地黄汤
B. 当归饮子
C. 桃红四物汤

D. 革薢渗湿汤
E. 五味消毒饮

27. 淋病的病原体是
A. 革兰氏阴性球菌　B. 螺旋体
C. 病毒　D. 支原体
E. 革兰氏阳性球菌

28. 表现为尿道口溢脓的疾病是
A. 热疮　B. 黄水疮
C. 淋病　D. 梅毒
E. 尖锐湿疣

29. 淋病的主要传播途径是
A. 粪口传播　B. 飞沫传播
C. 血液传播　D. 性接触传播
E. 虫媒传播

30. 二期梅毒的主要表现是
A. 硬下疳　B. 杨梅疮
C. 树胶样肿　D. 主动脉瘤
E. 麻痹性痴呆

31. 治疗梅毒首选抗菌药物为
A. 青霉素类　B. 万古霉素
C. 红霉素　D. 喹诺酮类
E. 氨基糖苷类

32. 下列<u>不属于</u>尖锐湿疣好发部位的是
A. 肛门　B. 阴茎龟头
C. 女阴　D. 阴茎系带
E. 结膜

33. 关于尖锐湿疣的描述，<u>不正确</u>的是
A. 有不洁性接触史
B. 表现为表皮赘生物
C. 常无自觉症状
D. 不会恶变
E. 病理学检查有特异性

A2 型题

1. 患者女，40 岁。口唇部皮肤、黏膜交界处疱疹伴疼痛 3 天，皮损为群集小水疱，伴轻度周身不适，心烦郁闷，考虑诊断为
A. 热疮　B. 蛇串疮
C. 黄水疮　D. 瘾疹
E. 尖锐湿疣

2. 患者男，54 岁。右侧腰部串珠状丘疱疹 2 天，皮损排列呈带状，鲜红，疱壁紧张，灼热刺痛，伴口苦咽干，烦躁易怒，舌质红，苔薄黄，脉滑数。治疗首选的方药是
A. 辛夷清肺饮合竹叶石膏汤
B. 龙胆泻肝汤
C. 增液汤
D. 除湿胃苓汤
E. 柴胡疏肝散

3. 患者男，13 岁。右手拇指皮肤赘生物 1 个月，如豆大小，坚硬粗糙，高出皮肤，生长缓慢，色黄舌红，苔薄，脉弦数。考虑诊断为
A. 疣目　B. 扁瘊　C. 鼠乳
D. 跖疣　E. 丝状疣

4. 患者男，23 岁。左侧第 4、5 趾间瘙痒，查体可见局部潮湿，皮肤浸渍发白，真菌镜检阳性。考虑诊断为
A. 足底疔　B. 跖疣　C. 脚湿气
D. 疥疮　E. 虫咬皮炎

5. 患者男，31 岁。面部红斑反复发作，呈淡红色，干燥、脱屑、瘙痒，受风加重，伴口干口渴，大便干燥，舌质红，苔薄白，脉细数。其中医证型为
A. 风热郁结证　B. 热郁互结证
C. 风热血燥证　D. 肠胃湿热证
E. 气滞血瘀证

6. 患者女，26 岁。产后头发斑块状脱落，并呈进行性加重，无疼痛，伴唇白，心悸，气短懒言，倦怠乏力。治疗首选的方药是
A. 消风散合当归饮子
B. 茵陈蒿汤合平胃散
C. 四物汤合六味地黄汤
D. 通窍活血汤
E. 八珍汤

7. 患者男，18 岁。左前臂被虫类叮咬，叮咬处呈丘疹样风团，上有针头大的瘀点，治疗应首选的方药是
A. 消风散合当归饮子
B. 茵陈蒿汤合平胃散
C. 四物汤合六味地黄汤
D. 通窍活血汤
E. 五味消毒饮合黄连解毒汤

8. 患者女，47 岁。左侧前臂皮肤破溃伴瘙痒 1 周，急性发病，皮损为密集的粟粒大小的丘疹、丘疱疹，基底潮红，有抓痕，有结痂。诊断为急性湿疹。其治法应为
A. 清热利湿止痒
B. 健脾利湿止痒
C. 养血润肤，祛风止痒
D. 疏风解热止痒
E. 清热祛湿，凉血解毒

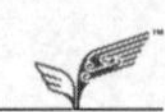

9. 患者男，25岁。背部外敷膏药1天后出现局部皮肤红斑，有水疱形成，水疱部分破溃，有渗液。考虑诊断为

A. 黄水疮　　B. 接触性皮炎
C. 药毒　　D. 急性湿疹
E. 丹毒

10. 患者女，24岁。进食海鲜后出现全身散在多发皮肤风团，色红，大小不等，瘙痒明显。考虑诊断为

A. 黄水疮　　B. 接触性皮炎
C. 药毒　　D. 瘾疹
E. 梅毒

11. 患者男，36岁。近2年躯干部多发皮疹，曾有薄膜现象和点状出血。现皮疹呈斑片状，颜色淡红，鳞屑少，干燥皲裂，自觉瘙痒，伴口干，舌淡红，苔少，脉沉细。其中医证型为

A. 血热内蕴证　　B. 血虚风燥证
C. 气血瘀滞证　　D. 湿毒蕴积证
E. 肝郁化火证

12. 患者男，37岁。有冶游史，2天前出现尿道口红肿，伴溢脓，污染内裤，晨起时重，尿道涂片可见革兰氏阴性球菌，诊断为淋病。该患者属于以下证候中的

A. 肝经郁热证　　B. 脾虚湿蕴证
C. 气滞血瘀证　　D. 湿热毒蕴证
E. 阴虚毒恋证

13. 患者男，34岁。有冶游史，胸壁、腹壁广泛多发皮疹1个月，轻度瘙痒，无疼痛。梅毒螺旋体检查和梅毒血清试验阳性。考虑诊断为

A. 一期梅毒　　B. 二期梅毒
C. 三期梅毒　　D. 隐性梅毒
E. 先天性梅毒

14. 患者女，27岁。有不洁性接触史，会阴区皮肤多发菜花状突起2周，无瘙痒，无疼痛，易擦破出血。考虑诊断为

A. 湿疹　　B. 股癣　　C. 梅毒
D. 尖锐湿疣　　E. 皮脂腺囊肿

B1型题

A. 热疮
B. 蛇串疮
C. 湿疮
D. 黄水疮
E. 疥疮

1. 皮疹多沿某一周围神经分布，排列呈带状，发于身体一侧，不超过正中线，疼痛剧烈的是
2. 高热过程中在皮肤黏膜交界处所发生的疱疹是

A. 传染性软疣
B. 湿疹
C. 带状疱疹
D. 单纯疱疹
E. 脓疱疮

3. 鼠乳相当于西医学的
4. 黄水疮相当于西医学的

A. 脂溢性皮炎
B. 白疕
C. 湿疮
D. 白秃疮
E. 肥疮

5. 多发于儿童头皮，局部覆盖有不规则形的灰白色鳞屑的斑片，头发干枯易断，无疼痛，青春期可自愈，新发再生，不留瘢痕的疾病是
6. 多发于儿童头皮，局部黄癣痂堆积，有特殊的鼠尿臭，伴瘙痒，痊愈后留下瘢痕的疾病是

A. 龙胆泻肝汤合萆薢渗湿汤
B. 除湿胃苓汤或参苓白术散
C. 当归饮子或四物消风饮
D. 消风导赤汤
E. 小儿化湿汤

7. 治疗湿疮湿热蕴肤证，首选的方药是
8. 治疗湿疮脾虚湿蕴证，首选的方药是

A. 疥疮
B. 接触性皮炎
C. 急性湿疹
D. 丹毒
E. 脂溢性皮炎

9. 有过敏物接触史，表现为接触处皮肤红斑、丘疹、水疱，破后糜烂、渗液的疾病是
10. 无异物接触史，局部皮肤肿痛，形如云片，色若涂丹，全身症状严重，常有发热的疾病是

A. 一期梅毒
B. 二期梅毒
C. 三期梅毒
D. 隐性梅毒
E. 先天性梅毒

11. 主要表现为外生殖器硬下疳的梅毒是
12. 主要表现为杨梅疮的梅毒是

二、参考答案

A1型题

1. A　2. A　3. B　4. C　5. B

6. A	7. C	8. B	9. E	10. C
11. D	12. C	13. A	14. E	15. E
16. D	17. B	18. A	19. E	20. C
21. C	22. D	23. D	24. E	25. E
26. A	27. A	28. C	29. D	30. B
31. A	32. E	33. D		

A2 型题

1. A	2. B	3. A	4. C	5. C
6. E	7. E	8. A	9. B	10. D
11. B	12. D	13. B	14. D	

B1 型题

1. B	2. A	3. A	4. E	5. D
6. E	7. A	8. B	9. B	10. D
11. A	12. B			

三、重点解析

A1 型题

19. E　婴儿湿疹，由于秉性不耐，脾胃运化失职，内有胎火湿热，外受风湿热邪，两者蕴阻肌肤而成；或因消化不良、食物过敏、衣服摩擦、肥皂水洗涤刺激等而诱发。

25. E　白疕（寻常型），皮损初起为红斑、丘疹，逐渐扩大融合成片，边缘清楚，上覆以多层银白色糠秕状鳞屑，轻轻刮去鳞屑。可见一层淡红色发亮的薄膜，称薄膜现象；刮除薄膜后可见小出血点，称为点状出血现象，为本病特征性皮损，在进行期皮肤外伤或注射针孔处常出现相同损害，称为同形反应；皮损发生在皱褶部位则易造成浸渍、皲裂。皮损可累及全身，但以头皮、躯干、四肢伸侧多见。

A2 型题

9. B　接触性皮炎的特点：有明确的接触史，有一定的潜伏期，皮损主要表现为红斑、丘疹、水疱，破后糜烂、渗液，去除病因后多可好转。

B1 型题

11. A　12. B　一期梅毒主要表现为疳疮（硬下疳）和横痃（硬化性淋巴结炎）；二期梅毒主要表现为杨梅疮；三期梅毒主要表现为杨梅结毒；潜伏梅毒（隐性梅毒）无临床症状，血清反应阳性；胎传梅毒（先天梅毒）是母体内的梅毒螺旋体通过胎盘传入到胎儿。

第九单元　肛门直肠疾病

一、习　　题

A1 型题

1. 内痔的首发症状常为
   A. 疼痛　　B. 痔块脱出
   C. 便血　　D. 瘙痒
   E. 便秘

2. 混合痔的好发部位是
   A. 截石位 3、7、11 点
   B. 截石位 6、12 点
   C. 截石位 3、9 点
   D. 截石位 5、7 点
   E. 截石位 2、5 点

3. 下列<u>不属于</u>痔的外治法的是
   A. 熏洗法　　B. 外敷法
   C. 塞药法　　D. 枯痔法
   E. 挂线法

4. 关于痔的注射治疗，下列<u>不属于</u>其禁忌证的是
   A. 外痔
   B. 内痔伴腹泻
   C. 临产孕妇内痔
   D. 内痔伴前列腺增生
   E. 内痔伴肝癌

5. 发生于直肠黏膜上的赘生物，称为
   A. 内痔　　B. 血栓痔　　C. 息肉痔
   D. 混合痔　　E. 锁肛痔

6. 直肠肛管周围间隙发生感染而形成脓肿，称为
   A. 肛隐窝炎　　B. 肛痈　　C. 肛漏
   D. 肛裂　　E. 脱肛

7. 一次性切开挂线疗法治疗肛痈，适用于
   A. 浅部脓肿
   B. 高位脓肿
   C. 肛门旁皮下脓肿
   D. 所有类型肛痈
   E. 体质虚弱患者的深部脓肿

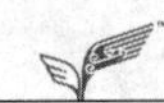

8. 表现为肛周反复流脓水，久不收口的疾病是
A. 外痔 B. 肛隐窝炎
C. 肛痈 D. 肛漏
E. 肛裂

9. 肛漏常用的外治法为
A. 熏洗法 B. 外敷法
C. 塞药法 D. 枯痔法
E. 挂线法

10. 肛裂疼痛的特点是
A. 周期性疼痛 B. 间歇性疼痛
C. 持续性疼痛 D. 阵发性疼痛
E. 转移性疼痛

11. 下列不属于肛裂并发症的是
A. 肛窦炎 B. 单口内瘘
C. 哨兵痔 D. 肛乳头肥大
E. 血栓痔

12. 陈旧性肛裂伴有肛管狭窄者，手术方式宜选择
A. 挂线法 B. 纵切横缝法
C. 肛裂侧切术 D. 切开疗法
E. 扩肛法

13. 脱肛的主要临床表现是
A. 便秘 B. 大便失禁
C. 腹泻 D. 肛门部肿物脱出
E. 疼痛

14. 二度脱肛为
A. 肛管黏膜下静脉丛脱出
B. 直肠黏膜脱出
C. 直肠全层脱出
D. 直肠及部分乙状结肠脱出
E. 全部大肠脱出

15. 锁肛痔的检查，首先应行
A. 直肠指检 B. B超
C. CT D. 气钡双重对比造影检查
E. 纤维结肠镜

A2 型题

1. 患者女，31岁。无痛性便血3天，肛查时见齿线上黏膜呈半球状隆起，色鲜红，大便时脱出肛外，便后能自行还纳。考虑诊断为
A. 内痔 B. 混合痔
C. 息肉痔 D. 脱肛
E. 锁肛痔

2. 患者男，75岁。肛门松弛、痔核脱出2年余，需用手托还，大便带血，面色少华，神疲乏力，舌淡，边有齿痕，苔薄白，脉弱。首选的方药是
A. 凉血地黄汤 B. 脏连丸
C. 止痛如神汤 D. 补中益气汤
E. 黄连解毒汤

3. 患者女，51岁。无痛性便血2周，纤维结肠镜检查示肛管无异常肿物，距肛门约7cm直肠黏膜后壁可见赘生物，色红，边界清，有蒂。考虑诊断为
A. 内痔 B. 混合痔
C. 息肉痔 D. 脱肛
E. 锁肛痔

4. 患者男，37岁。无痛性便血10天，纤维结肠镜检查示距肛门约4cm直肠黏膜左侧壁可见赘生物，色红，边界清，有蒂。治疗方式应首选
A. 注射疗法 B. 结扎疗法
C. 塞药法 D. 电烙法
E. 枯痔法

5. 患者男，43岁。肛门坠胀疼痛1周，肛镜下可见肛窦、肛门瓣和肛乳头红肿。考虑诊断为
A. 血栓痔 B. 肛痈
C. 肛隐窝炎 D. 肛裂
E. 脱肛

6. 患者男，51岁。肛门部坠胀疼痛3天，逐渐加重，伴发热，查体可见肛门右侧肛周皮肤红肿，肛门指检右侧直肠壁饱满，压痛明显，可有波动感。考虑诊断为
A. 肛门旁皮下脓肿
B. 坐骨直肠窝脓肿
C. 骨盆直肠间隙脓肿
D. 直肠后间隙脓肿
E. 盆腔脓肿

7. 患者男，33岁。肛门部肿痛1天，逐渐加重，伴发热，口干，尿黄，舌红，苔薄黄，脉数。其中医证型为
A. 风伤肠络证 B. 气滞血郁证
C. 热毒蕴结证 D. 火热炽盛证
E. 阴虚毒恋证

8. 患者男，49岁。1个月前因肛痈行切开引流术，疮口不愈，查体：肛门右侧皮肤可见开口、渗液，肛查截石位6点肛隐窝处可触及凹陷性硬结。考虑诊断为
A. 低位单纯肛漏 B. 高位单纯肛漏
C. 低位普通肛漏 D. 高位普通肛漏
E. 低位复杂肛漏

9. 患者女，43岁。左侧肛旁反复破溃、渗液1年，伴疼痛，查体：肛门左侧皮肤可见开口、渗液，肛查截石

位6点距齿状线约3cm处可触及凹陷性硬结。治疗应首选

A. 注射疗法　B. 结扎疗法
C. 塞药法　D. 挂线疗法
E. 切开疗法

10. 患者男，21岁。排便时肛门疼痛2天，排便后数分钟内疼痛减轻，随之疼痛又复加重，考虑诊断为

A. 血栓痔　B. 肛痈
C. 肛隐窝炎　D. 肛裂
E. 脱肛

11. 患者男，29岁。排便时肛门疼痛半年，疼痛呈周期性疼痛，查体可见肛裂创面色灰白，创缘增厚，可见哨兵痔和肛乳头肥大。手术方式宜选择

A. 挂线法　B. 纵切横缝法
C. 肛裂侧切术　D. 切开疗法
E. 扩肛法

12. 患者男，83岁。排便后可见肛门部肿物脱出，肿物呈圆锥状，表面有环状的黏膜皱襞。考虑诊断为

A. 外痔　B. 混合痔　C. 肛漏
D. 脱肛　E. 锁肛痔

13. 患者男，79岁。直肠脱出难纳，渗液流滋，肛门胀痛，舌红，苔黄腻，脉弦数。其中医证型为

A. 血热肠燥证　B. 阴虚津亏证
C. 气滞血郁证　D. 脾虚气陷证
E. 湿热下注证

14. 患者女，53岁。间断便血半年，未诊治，2天前出现排便困难，伴腹胀，肛查距齿状线5cm处可触及直肠肿物，质硬，阻塞肠腔。考虑诊断为

A. 外痔　B. 混合痔　C. 肛漏
D. 脱肛　E. 锁肛痔

B1 型题

A. 内痔
B. 混合痔
C. 外痔
D. 息肉痔
E. 锁肛痔

1. 生于肛门齿线以上，直肠末端黏膜下的曲张静脉团是
2. 肛门皮肤因反复炎症刺激增生而成的疾病是

A. 内痔
B. 混合痔
C. 外痔
D. 息肉痔
E. 锁肛痔

3. 相当于西医学直肠息肉的是
4. 相当于西医学直肠癌的是

A. 内痔
B. 外痔
C. 肛漏
D. 息肉痔
E. 锁肛痔

5. 适合应用硬化注射疗法的是
6. 适合应用挂线疗法的是

A. 息肉痔
B. 肛窦炎
C. 肛漏
D. 肛痈
E. 锁肛痔

7. 发生在肛隐窝、肛门瓣的炎症性疾病是
8. 直肠肛管周围间隙发生的脓肿，称为

A. 挂线法
B. 纵切横缝法
C. 肛裂侧切术
D. 切开疗法
E. 扩肛法

9. 适用于早期肛裂，且无结缔组织外痔、肛乳头肥大者的是
10. 适用于不伴有哨兵痔、皮下瘘等的陈旧性肛裂的是

二、参考答案

A1 型题

1. C	2. A	3. E	4. D	5. C
6. B	7. B	8. D	9. E	10. A
11. E	12. B	13. D	14. C	15. A

A2 型题

1. A	2. D	3. C	4. B	5. C
6. B	7. C	8. A	9. D	10. D
11. D	12. D	13. E	14. E	

B1 型题

1. A	2. C	3. D	4. E	5. A
6. C	7. B	8. D	9. E	10. C

三、重点解析

A1 型题

10. A　肛裂的主要症状为排便时肛门疼痛，排便后数分钟内疼痛减轻或消失，称疼痛间歇期，随后又因括约

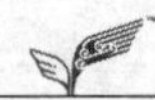

肌痉挛而剧烈疼痛。疼痛持续数小时至十多小时。每次排便时这一疼痛过程称周期性疼痛。

A2 型题

9. D 肛漏的挂线疗法适用于距肛门 4cm 以内，有内、外口的低位肛漏；亦作为复杂性肛漏切开疗法或切除疗法的辅助方法；切开疗法适用于低位肛漏。

第十单元 泌尿男性疾病

一、习 题

A1 型题

1. 与子痈发病相关的经络是
   A. 肝、胃　B. 肝、肾　C. 脾、胃　D. 脾、肺　E. 肝、肺
2. 睾丸及附睾的感染性疾病，称为
   A. 子痈　B. 子痰　C. 阴茎痰核　D. 精浊　E. 囊痈
3. 慢性子痈首选的方药是
   A. 枸橘汤　B. 龙胆泻肝汤　C. 普济消毒饮　D. 金铃子散　E. 橘核丸
4. 需要抗结核治疗的疾病是
   A. 子痈　B. 子痰　C. 阴茎痰核　D. 精浊　E. 精癃
5. 阴茎痰核所属的中医证型是
   A. 阴虚内热证　B. 气血两亏证　C. 湿热下注证　D. 痰浊凝结证　E. 瘟毒下注证
6. 阴茎海绵体白膜发生纤维化硬结的疾病是
   A. 子痈　B. 子痰　C. 阴茎痰核　D. 精浊　E. 囊痈
7. 典型症状是排尿中断的疾病是
   A. 肾结石　B. 输尿管结石　C. 膀胱结石　D. 尿道结石　E. 前列腺结石
8. 与尿石症病机关系最密切的是
   A. 风热　B. 寒湿　C. 劳损　D. 痰凝　E. 湿热
9. 中药排石的适应证是结石直径小于
   A. 0.6cm　B. 1.0cm　C. 1.4cm　D. 2.0cm　E. 2.5cm
10. 主要症状为尿频，排尿后尿道口有白色分泌物溢出的疾病是
    A. 淋病　B. 石淋　C. 子痈　D. 慢性前列腺炎　E. 前列腺增生症
11. 前列腺增生症的主要特点是
    A. 尿道口溢脓　B. 肾绞痛　C. 血尿　D. 排尿困难　E. 尿道口滴白

A2 型题

1. 患者男，40 岁。右侧阴囊疼痛 6 小时，疼痛剧烈，恶寒发热，查体可见右侧阴囊肿胀，皮肤红，皮温高，睾丸、附睾肿大，拒按。考虑诊断为
   A. 子痈　B. 子痰　C. 阴茎痰核　D. 精浊　E. 囊痈
2. 患者男，36 岁。无明显诱因出现左侧阴囊肿大疼痛 1 天，阴囊皮肤红肿，皱纹消失，焮热疼痛，少腹抽痛，局部压痛明显，伴恶寒发热，苔黄腻，脉滑数。所属的中医证型是
   A. 浊痰凝结证　B. 阴虚内热证　C. 湿热下注证　D. 瘟毒下注证　E. 气滞痰凝证
3. 患者男，28 岁。阴囊坠胀不适半年，无明显疼痛，既往有结核病史，查体可见附睾硬结，输精管呈条索状肿硬，苔薄，脉滑。考虑诊断为
   A. 子痈　B. 子痰　C. 阴茎痰核　D. 精浊　E. 囊痈

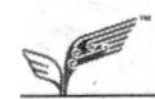

4. 患者男，56 岁。阴茎硬结 1 年，无疼痛，无破溃，无排尿困难，发展缓慢。查体：阴茎背侧可触及硬结，无压痛，多发，大小不一。考虑诊断为

A. 子痈　　B. 子痰

C. 阴茎痰核　　D. 精浊

E. 囊痈

5. 患者女，24 岁。突发右侧腰痛半小时，疼痛向下腹、会阴区放射，伴恶心。查体右侧肾区叩痛，血常规示 WBC 6.4×10^9/L，尿常规示 WBC(－)，RBC 满视野。考虑诊断是

A. 肠痈　　B. 上尿路结石

C. 膀胱结石　　D. 胆石症

E. 尿道结石

6. 患者男，10 岁。排尿中断 1 个月，伴下腹部疼痛，放射至阴茎头，跳跃活动后又可排尿。考虑诊断为

A. 慢性前列腺炎

B. 上尿路结石

C. 膀胱结石

D. 前列腺增生症

E. 尿道结石

7. 患者女，42 岁。突发左侧腰痛 1 天，疼痛向下腹、会阴区放射，左侧肾区叩痛，B 超示左侧输尿管中、上端结石，直径约 0.6cm。首选的治疗方法是

A. 针灸疗法

B. 中药排石

C. 体外震波碎石

D. 按摩疗法

E. 手术疗法

8. 患者男，24 岁，未婚。尿频 2 个月，伴小腹酸痛，排尿时尿道有白浊溢出，苔黄腻，脉滑数，诊为慢性前列腺炎。治疗应首选的方药是

A. 八正散或龙胆泻肝汤

B. 前列腺汤

C. 知柏地黄汤

D. 济生肾气丸

E. 沉香散

9. 患者男，78 岁。进行性排尿困难 5 年，尿流变细，尿后有不尽感，直肠指检示前列腺增大，质韧，质地均匀，中间沟消失。首先考虑的诊断为

A. 慢性前列腺炎

B. 上尿路结石

C. 膀胱结石

D. 前列腺增生症

E. 尿道结石

10. 患者男，75 岁。排尿困难 3 年，诊为前列腺增生症，给予中药治疗，近 2 个月出现 3 次急性尿潴留，导尿后好转。该患者下一步治疗应首选

A. 继续长期口服中药

B. 物理疗法

C. 经尿道前列腺电切术

D. 针灸疗法

E. 长期留置导尿管

B1 型题

A. 子痈

B. 子痰

C. 阴茎痰核

D. 精浊

E. 囊痈

1. 相当于西医学急慢性睾丸炎、附睾炎的是
2. 相当于西医学附睾结核的是

A. 肠痈

B. 上尿路结石

C. 膀胱结石

D. 胆石症

E. 尿道结石

3. 典型症状是突然发作的腰部或腰腹部绞痛和血尿的疾病是
4. 典型症状是排尿中断的疾病是

A. 幼儿

B. 儿童

C. 青少年

D. 中青年

E. 老年

5. 慢性前列腺炎好发于
6. 前列腺增生症好发于

A. 八正散

B. 龙胆泻肝汤

C. 前列腺汤

D. 知柏地黄汤

E. 济生肾气丸

7. 慢性前列腺炎阴虚火旺证，宜用
8. 慢性前列腺炎肾阳虚损证，宜用

A. 湿热下注证

B. 脾肾气虚证

C. 气滞血瘀证

D. 肾阴亏虚证

E. 肾阳不足证

9. 前列腺增生症，症见小便努责方出或点滴全无，会阴、小腹胀痛，偶有血尿、血精，舌紫暗，有瘀点瘀

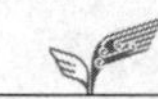

斑，苔白，脉弦。所属的中医证型是

10. 前列腺增生症，症见排尿无力，失禁，面色无华，神倦畏寒，腰膝酸软无力，四肢不温；舌质淡润，苔薄白，脉沉细。所属的中医证型是

二、参考答案

A1 型题

1. B　2. A　3. E　4. B　5. D
6. C　7. C　8. E　9. B　10. D
11. D

A2 型题

1. A　2. C　3. B　4. C　5. B
6. C　7. B　8. A　9. D　10. C

B1 型题

1. A　2. B　3. B　4. C　5. D
6. E　7. D　8. E　9. C　10. E

三、重点解析

A1 型题

8. E　尿石症多由下焦湿热、气滞血瘀或肾气不足引起，病变在肾、膀胱和溺窍，肾虚为本，湿热、气滞血瘀为标。肾虚则膀胱气化不利，致尿液生成与排泄失常，加之摄生不慎，感受湿热之邪，或饮食不节，嗜食辛辣肥甘醇酒之品，致湿热内生，蕴结膀胱，煎熬尿液，结为砂石；气滞血瘀，气机不利，石阻脉络，不通则痛；结石损伤血络，可引起血尿。

A2 型题

10. C　前列腺增生症的手术指征：①反复尿潴留；②反复血尿；③反复泌尿系感染；④合并膀胱结石；⑤继发性上尿路积水。经尿道前列腺电切术是前列腺增生症手术治疗的金标准。

第十一单元　周围血管疾病

一、习　　题

A1 型题

1. 股肿最大的危害是
   A. 肿胀　B. 疼痛　C. 坏疽
   D. 肺栓塞　E. 心肌梗死

2. 手术后长期卧床，容易出现的周围血管疾病是
   A. 股肿　B. 血栓性浅静脉炎
   C. 筋瘤　D. 臁疮
   E. 脱疽

3. 治疗股肿湿热下注证，首选的方药是
   A. 血府逐瘀汤　B. 四妙勇安汤
   C. 活血通脉汤　D. 参苓白术散
   E. 复元活血汤

4. 血栓性浅静脉炎最常见的发病部位是
   A. 胸腹　B. 头面
   C. 颈项　D. 四肢
   E. 会阴

5. 以筋脉色紫，盘曲突起，状如蚯蚓，形成团块为主要表现的浅表静脉病变是
   A. 股肿　B. 血栓性浅静脉炎
   C. 筋瘤　D. 臁疮
   E. 脱疽

6. 弹力绷带包扎的方法，可以治疗
   A. 股肿　B. 血栓性浅静脉炎
   C. 筋瘤　D. 臁疮
   E. 脱疽

7. 臁疮的基本病机是
   A. 肝气郁结　B. 痰湿凝结
   C. 寒湿外伤　D. 脾肾亏虚
   E. 气虚血瘀

8. 久治不愈，有发生恶变的可能的周围血管疾病是
   A. 股肿　B. 血栓性浅静脉炎
   C. 筋瘤　D. 臁疮
   E. 脱疽

9. 脱疽的早期表现是
   A. 发凉　B. 静息痛　C. 溃疡
   D. 坏疽　E. 感染

10. 脱疽(营养障碍期)出现的典型症状是
    A. 发凉　B. 间歇性跛行
    C. 麻木　D. 静息痛
    E. 坏疽

A2 型题

1. 患者女，27 岁。剖宫产术后 4 天。左下肢胀痛 1 天，查体可见左下肢肿胀，皮色红，皮温升高。首先考虑诊断为

A. 股肿　　B. 血栓性浅静脉炎
C. 筋瘤　　D. 臁疮
E. 脱疽

2. 患者男，44 岁，教师。小腿青筋怒张、迂曲 5 年，久站后加重，伴酸胀感。首先考虑的诊断是

A. 股肿　　B. 血栓性浅静脉炎
C. 筋瘤　　D. 臁疮
E. 脱疽

3. 患者女，50 岁。下肢酸胀感近 10 年，加重伴疼痛 1 年，双侧下肢内侧可见曲张静脉，静脉盘曲，状如蚯蚓，表面色青紫，舌有瘀点，脉细涩，诊为筋瘤。其中医证型是

A. 劳倦伤气证　　B. 寒湿凝筋证
C. 外伤瘀滞证　　D. 血脉瘀阻证
E. 热毒伤阴证

4. 患者男，50 岁。有双下肢筋瘤病史近 10 年。2 天前左小腿内侧出现质硬条索状柱，疼痛，局部皮肤发红，皮温升高，按压疼痛明显，肢体沉重。考虑诊断为

A. 股肿　　B. 血栓性浅静脉炎
C. 筋瘤　　D. 臁疮
E. 脱疽

5. 患者女，42 岁。无明显诱因出现右侧胸腹壁索状物，胀痛，固定不移，伴胸闷、嗳气，舌质淡红，苔薄，脉弦。其中医治法应为

A. 清热利湿，解毒通络
B. 活血化瘀，行气散结
C. 疏肝解郁，活血解毒
D. 温阳散寒，活血通络
E. 清热解毒，养阴活血

6. 患者男，62 岁，有吸烟史。近 5 年出现双侧小腿、足部发凉、麻木，2 年前出现行走时双下肢疼痛，休息片刻后疼痛可减轻。查体双下肢皮温减低，双侧足背动脉搏动减弱。首先考虑的诊断是

A. 股肿　　B. 血栓性浅静脉炎
C. 筋瘤　　D. 臁疮
E. 脱疽

7. 患者男，71 岁。有糖尿病史 10 余年，血糖控制不佳。左足麻木、疼痛 2 年，疼痛较重，呈持续性，夜难入寐，步履艰难，查体可见左足趾皮色紫暗，皮肤发凉干燥，足背动脉搏动触不清，舌暗红，苔薄白，脉弦涩。首选的方药是

A. 阳和汤　　B. 桃红四物汤
C. 四妙勇安汤　　D. 顾步汤
E. 黄芪鳖甲汤

B1 型题

A. 股肿
B. 血栓性浅静脉炎
C. 筋瘤
D. 臁疮
E. 脱疽

1. 血液在深静脉血管内发生异常凝固，从而引起静脉阻塞、血液回流障碍的疾病，称为
2. 以筋脉色紫，盘曲突起，状如蚯蚓，形成团块为主要表现的浅表静脉病变，称为

A. 股肿
B. 血栓性浅静脉炎
C. 筋瘤
D. 动脉硬化性闭塞症
E. 血栓闭塞性脉管炎

3. 好发于青壮年的动脉病变是
4. 好发于老年人的动脉病变是

A. 溃疡
B. 间歇性跛行
C. 麻木
D. 静息痛
E. 坏疽

5. 脱疽（局部缺血期）的典型表现是
6. 脱疽（营养障碍期）的典型表现是

A. 阳和汤
B. 桃红四物汤
C. 活血通脉汤
D. 参苓白术散
E. 黄芪鳖甲汤

7. 治疗股肿血脉瘀阻证，首选的方药是
8. 治疗股肿气虚湿阻证，首选的方药是

二、参考答案

A1 型题

1. D　2. A　3. B　4. D　5. C
6. C　7. E　8. D　9. A　10. D

A2 型题

1. A　2. C　3. C　4. B　5. C
6. E　7. B

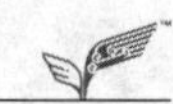

B1 型题

1. A 2. C 3. E 4. D 5. B
6. D 7. C 8. D

三、重点解析

A1 型题

9. A 脱疽根据疾病发展过程，可分为局部缺血期、营养障碍期和坏死期。局部缺血期的典型表现是患肢发凉和间歇性跛行，营养障碍期的典型表现是静息痛，坏死期的典型表现是患肢糜烂坏死。其中，患肢发凉是脱疽最早的临床表现。

A2 型题

4. B 血栓性浅静脉炎多发于青壮年，多见于筋瘤后期，表现为在浅层脉络（静脉）径路上出现条索状柱，患处疼痛，皮肤发红，触之较硬，皮温升高，按压疼痛明显，肢体沉重，一般无全身症状。

第十二单元 其他外科疾病

一、习 题

A1 型题

1. 关于严重冻疮的复温措施，<u>不正确</u>的是
A. 口服姜汤
B. 口服少量温酒
C. 吸氧
D. 用雪搓洗
E. 输入加温葡萄糖溶液

2. 五指并拢时，一只手掌的面积约占全身体表面积的比例是
A. 0.5% B. 1% C. 1.5%
D. 2% E. 2.5%

3. 下面烧伤分度<u>不正确</u>的是
A. Ⅰ度烧伤 B. 深Ⅱ度烧伤
C. 浅Ⅱ度烧伤 D. Ⅲ度烧伤
E. 深Ⅲ度烧伤

4. 左侧头颈部烧伤，九分法面积是
A. 2% B. 4.5% C. 6%
D. 7.6% E. 9%

5. 分泌神经毒的毒蛇是
A. 竹叶青蛇 B. 金环蛇
C. 蝮蛇 D. 五步蛇
E. 眼镜蛇

6. 毒蛇咬伤后，下列局部处理方法中，<u>不正确</u>的是
A. 早期结扎 B. 扩创排毒
C. 冷冻疗法 D. 火罐排毒
E. 封闭疗法

7. 破伤风的潜伏期是
A. 24 小时 B. 1～3 天
C. 4～14 天 D. 15～20 天
E. 21～30 天

8. 破伤风发病最早累及的肌肉是
A. 表情肌 B. 颈、背肌
C. 腹肌 D. 咀嚼肌
E. 四肢肌群

9. 肠痈初期最典型的症状是
A. 腹痛 B. 腹泻 C. 发热
D. 便秘 E. 呕吐

10. 肠痈最有意义的体征是
A. 墨菲征 B. 腹部包块
C. 肾区叩痛 D. 脐周压痛
E. 右下腹压痛

A2 型题

1. 患者男，46 岁。不慎跌入 80℃热水池中，池水淹没下半身超过臀部，初步估计烧伤面积是
A. 35%～39% B. 40%～44%
C. 45%～49% D. 50%～54%
E. >55%

2. 患者女，28 岁。右侧小腿及右足被开水烫伤 2 天，查体可见创面痛觉迟钝，有水疱，基底部苍白，间有红色斑点、潮湿。其烧伤深度为
A. Ⅰ度烧伤 B. 深Ⅱ度烧伤
C. 浅Ⅱ度烧伤 D. Ⅲ度烧伤
E. 深Ⅲ度烧伤

3. 患者男，14 岁。1 周前左足底被铁钉刺伤，自行包扎，近期感全身乏力，头痛，伤口处疼痛，晨起张口

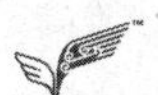

困难。应首先考虑的诊断是

A. 足底疔　B. 破伤风　C. 丹毒

D. 走黄　E. 癫痫

4. 患者女，39 岁。转移性右下腹痛 1 天，疼痛为持续性，查体右下腹压痛、反跳痛，伴恶心纳差，苔白腻，脉弦滑。考虑诊断为

A. 上尿路结石　B. 胆石症

C. 胃溃疡穿孔　D. 胰腺炎

E. 肠痈

B1 型题

A. 9%

B. 18%

C. 27%

D. 36%

E. 45%

1. 双上肢烧伤，约占体表面积的比例是
2. 躯干前后及会阴烧伤，约占体表面积的比例是

A. Ⅰ度烧伤

B. 深Ⅱ度烧伤

C. 浅Ⅱ度烧伤

D. Ⅲ度烧伤

E. 深Ⅲ度烧伤

3. 烧伤部位局部疼痛明显，呈红斑状，干燥无渗出，烧伤深度为
4. 烧伤部位无疼痛，创面呈蜡白色，无水疱，触之如皮革，烧伤深度为

A. 竹叶青

B. 海蛇

C. 尖吻蝮蛇

D. 蝰蛇

E. 眼镜蛇

5. 分泌的蛇毒属神经毒的是
6. 分泌的蛇毒属混合毒的是

A. 仙方活命饮

B. 黄连解毒汤合五味消毒饮

C. 大黄牡丹汤

D. 复方大柴胡汤

E. 大黄牡丹汤合透毒散

7. 治疗肠痈湿毒证的代表方剂是
8. 治疗肠痈热毒证的代表方剂是

二、参考答案

A1 型题

1. D　2. B　3. E　4. B　5. B
6. C　7. C　8. D　9. A　10. E

A2 型题

1. C　2. B　3. B　4. E

B1 型题

1. B　2. C　3. A　4. D　5. B
6. E　7. D　8. E

三、重点解析

A1 型题

1. D　严重全身性冻伤患者，应采取急救措施，首先使患者迅速脱离寒冷环境，脱去冰冷潮湿的衣服鞋袜，给予热饮料、热茶、温酒等，根据病情可行人工呼吸、给氧和抗休克治疗。对冻僵患者要进行快速复温，宜将患者浸放在 40℃左右温水中，一直到指(趾)甲床出现潮红、神志清楚，移出擦干并继续保温。宜配合静脉给葡萄糖液等，所输液体温度以 25～32℃为宜，以补充糖、电解质。严禁用雪搓、火烤及冷水浴。

6. C　蛇毒的急救，包括早期结扎、扩创排毒、烧灼、针刺、火罐排毒、封闭疗法、局部用药和口服解毒药等。

中医妇科学

第一单元　绪　　论

一、习　　题

A1 型题

1. 下列各项，属《邯郸遗稿》学术观点的是
   A. 胎前善养血健脾、清热舒气
   B. 重视调理气血，补益脾胃
   C. 妊娠期以养胎、保胎为要
   D. 重视脾肾，倡命门学说
   E. 培补气血，调理脾胃

2.《景岳全书》的作者是
   A. 薛己　　B. 张介宾　　C. 赵献可
   D. 陈修园　　E. 陈自明

3. 下列各项，属《女科要旨》学术观点的是
   A. 重视调理气血，补益脾胃
   B. 培补气血，调理脾胃
   C. 胎前善养血健脾、清热舒气
   D. 强调阴阳相互作用
   E. 重视脾胃，倡命门学说

4. 下列各项，属张介宾学术观点的是
   A. 调经重脾胃
   B. "阳非有余，阴常不足"
   C. 重视脾肾，倡命门学说
   D. 培补气血，调理脾胃
   E. 妊娠期以养胎、保胎为要

5. 下列各项，属我国现存的第一部产科专著的是
   A.《女科要旨》　　B.《经效产宝》
   C.《妇人大全良方》　　D.《脉经》
   E.《景岳全书》

B1 型题

A. 调经重脾胃
B. 培补气血，调理脾胃
C. 重视脾肾，倡命门学说
D. "阳非有余，阴常不足"
E. 重视调理气血、补益脾肾

1. 以上各项，属《邯郸遗稿》学术观点的是
2. 以上各项，属《傅青主女科》学术观点的是

二、参考答案

A1 型题

1. D　　2. B　　3. C　　4. B　　5. B

B1 型题

1. C　　2. D

三、重点解析

A1 型题

1. D　《邯郸遗稿》为明代赵献可所著。该书重视脾肾，倡命门学说，认为妇科病与气血失调、中气虚弱、肝脾肾三脏功能失调有关，而以命门水火的盛衰为主。

3. C　《女科要旨》为清代陈修园所著。该书调经重脾胃，胎前善养血健脾、清热舒气，产后、杂病多效法《金匮要略》。

4.B　张介宾，明代医学家，其总结前人及毕生经验，博采众说，于晚年写成《景岳全书》。其学术观点“阳非有余，阴常不足”是张介宾对人体阴阳状态的著名观点，强调阴阳相互为用，相互转化。

第二单元　女性生殖器官

一、习　　题

A1 型题

1. 子宫的功能是
   A. 排出月经、娩出胎儿
   B. 排出月经、分泌带液
   C. 产生月经、阴阳交合
   D. 产生月经、孕育胎儿
   E. 排出月经、产生恶露

2. 下列关于子宫位置的描述，<u>错误</u>的是
   A. 位于直肠之前　　B. 位于膀胱之后
   C. 位于带脉之下　　D. 位于耻骨上方
   E. 位于小腹正中

3. 下列各项中，称为“子门”的是
   A. 阴道　　B. 子宫
   C. 卵巢　　D. 宫颈口
   E. 输卵管

B1 型题

A. 排出月经、孕育胎儿
B. 排出月经的通道
C. 娩出胎儿的产门
D. 防御外邪入侵的第一道门户
E. 排出恶露之出口

1. 以上各项，属子宫功能的是
2. 以上各项，属阴道功能的是

二、参考答案

A1 型题

1.A　2.D　3.D

B1 型题

1.A　2.B

三、重点解析

A1 型题

2.D　子宫位于带脉之下，小腹正中，膀胱之后，直肠之前，下口连接阴道。形如合钵，如倒置的梨形。

3.D　子门又名子户，指的是宫颈口的部位。

B1 型题

1.A　子宫的主要功能是产生、排出月经；孕育、分娩胎儿。

2.B　阴道是防御外邪入侵的关口，是排出月经、分泌带下的通道，是阴阳交合的器官，又是娩出胎儿的路径，故亦称产道。

第三单元　女性生殖生理

一、习　　题

A1 型题

1. 下列各项，属孕初按月有少量月经而无损于胎儿的是
   A. 垢胎　　B. 避年　　C. 漏胎
   D. 季经　　E. 居经

2. 下列各项，属身体无病而月经 2 个月一至的是
   A. 季经　　B. 并月　　C. 漏胎
   D. 垢胎　　E. 避年

3. 终身不行经而能受孕者，称为
   A. 避年　　B. 激经　　C. 垢胎
   D. 盛胎　　E. 暗经

4. 月经3个月一至者，称为
A. 并月 B. 居经 C. 避年
D. 盛胎 E. 暗经

5. 性成熟期一般自
A. 14岁左右开始 B. 16岁左右开始
C. 18岁左右开始 D. 19岁左右开始
E. 21岁左右开始

6. 下列各项，属女性青春期开始的重要标志的是
A. 第二性征发育
B. 月经来潮
C. 已渐发育为女性特有的体型
D. 内生殖器官发育渐趋成熟
E. 外生殖器官发育渐趋成熟

7. 参与月经周期、经期、经量调节的脏腑是
A. 肝 B. 肾
C. 脾 D. 心
E. 肺

8. 下列关于对月经的描述，**错误**的是
A. 一次经血总量为50～80ml
B. 月经周期28～30天
C. 经期为3～7天
D. 初潮约14岁
E. 经血无臭味，夹有血块

9. 下列各项，与月经产生关系最密切的脏腑是
A. 肾、肺、脾 B. 肾、肝、心
C. 肾、肝、脾 D. 心、肝、肺
E. 心、肝、脾

10. 下列关于对天癸的叙述，**错误**的是
A. 男女皆有
B. 源于先天，属阴精
C. 任通冲盛，天癸方至
D. 是月经产生的动力
E. 藏之于肾

11. 下列各项，属于天癸来源的是
A. 水谷精气 B. 先天肾气
C. 肾中之阴 D. 肾中之阳
E. 肝肾精血

12. 下列关于带下生理的叙述，**错误**的是
A. 带下属津液
B. 带下有周期性月节律
C. 带下量妊娠期增多
D. 带下淖泽胞宫、阴道
E. 带下质浊，有异味

13. 下列关于预产期的日期计算，正确的是
A. 末次性生活算起
B. 末次月经第1天算起
C. 末次月经前15天算起
D. 末次月经第14天算起
E. 受孕前的排卵期算起

14. 下列关于妊娠期生理的描述，**错误**的是
A. 月经停止来潮
B. 脉象滑疾流利
C. 常有恶心、呕吐等反应
D. 孕四五个月后，可挤出少量乳汁
E. 孕4个月后在耻骨上方可扪及宫底

15. 下列各项，**不属**正常妊娠生理现象的是
A. 乳头乳晕着色
B. 月经停闭
C. 晨起恶心呕吐
D. 脉滑疾流利，尺脉按之不绝
E. 腹胀便秘

16. 下列各项关于新产后的定义，正确的是
A. 产后7天
B. 产后10天
C. 产后14天
D. 产后21天
E. 产后28天

17. 下列各项，属产褥期生理特点的是
A. 多虚多瘀 B. 气血两虚
C. 阴虚内热 D. 血瘀内阻
E. 气阴两虚

B1型题

A. 妊娠9个月，胎位下移，有释重感，小便频数
B. 妊娠八九个月，出现腹中痛，可自行缓解
C. 妊娠足月，腰腹阵阵作痛，小腹坠胀而有便意，子门渐开
D. 妊娠足月，腹痛时作时止，腰不痛
E. 妊娠足月，阴道有少量血性黏液排出

1. 弄胎是指
2. 见红是指

二、参考答案

A1型题

1. A 2. B 3. E 4. B 5. C
6. B 7. A 8. E 9. C 10. C
11. B 12. E 13. B 14. E 15. E
16. A 17. A

B1 型题

1. D 2. E

三、重点解析

A1 型题

5. C 性成熟期又称生育期，一般自 18 岁左右开始，即中医从“三七”至“七七”之年。此期生殖功能由成熟、旺盛，至后期又从旺盛逐渐走向衰退。

8. E 此题考的是月经的生理现象。月经自 14 岁初潮，周期一般为 28～30 天，正常经期为 3～7 天。经色暗红，经质不稀不稠，不凝固，无血块，无特殊臭气。

13. B 此题考的是预产期的计算方法。预产期的计算，现代的推算公式是：从末次月经的第 1 天算起，月数加 9(或减 3)，日数加 7(阴历则加 14)。

第四单元 妇科疾病的病因病机

一、习 题

A1 型题

1. 下列各项，不属妇科疾病常见病因的是
   A. 寒热湿邪 B. 社会因素
   C. 情志因素 D. 生活因素
   E. 体质因素

2. 下列各项，不属内热导致的妇科疾病是
   A. 胎漏 B. 痛经
   C. 月经过多 D. 经行吐衄
   E. 子痫

3. 下列各项，属外湿导致的妇科疾病是
   A. 阴痒 B. 产后身痛
   C. 经行泄泻 D. 闭经
   E. 子肿

4. 下列各项，属内寒导致的妇科疾病是
   A. 痛经 B. 经行泄泻
   C. 子痫 D. 月经先期
   E. 月经过多

5. 下列各项，不属湿邪导致的妇科疾病是
   A. 子肿 B. 子满
   C. 痛经 D. 带下病
   E. 闭经

6. 容易引起妇科病的常见情志因素是
   A. 忧思、悲伤 B. 惊恐、悲伤、郁怒
   C. 烦恼、焦虑 D. 郁怒、惊恐、忧思
   E. 大喜、大悲

7. 下列各项，由抑郁忿怒导致的妇科疾病是
   A. 闭经 B. 经期延长
   C. 月经过多 D. 月经先期
   E. 经间期出血

8. 下列各项，由惊恐伤肾所致的妇科疾病是
   A. 经间期出血 B. 月经后期
   C. 崩漏 D. 月经过少
   E. 月经先期

9. 下列各项，不属妇科病因生活因素的是
   A. 忧思不解 B. 房劳多产
   C. 饮食不节 D. 劳逸失常
   E. 调摄失宜

10. 下列各项，不属饮食不节所导致的妇科疾病是
    A. 月经过少 B. 妊娠贫血
    C. 闭经 D. 胎萎不长
    E. 子肿

11. 下列各项，属产后过劳导致的妇科疾病是
    A. 产后抑郁 B. 恶露不绝
    C. 产后血晕 D. 产后身痛
    E. 产后发热

12. 下列各项，不属导致妇科常见病的病机是
    A. 肝气郁结 B. 脾虚下陷
    C. 肾气虚 D. 心阳虚
    E. 肾阴虚

13. 下列各项，属肾气虚所导致的妇科疾病是
    A. 子肿 B. 子痫
    C. 滑胎 D. 带下病
    E. 癥瘕

14. 下列各项，属于肾阴虚，冲任、胞宫胞脉失养所致的妇科疾病是
    A. 痛经 B. 月经过多

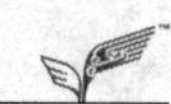

C. 月经过少　　D. 子痫
E. 月经先期

15. 下列各项，<u>不属</u>肝气郁结所导致的妇科疾病是
A. 经行乳房胀痛　　B. 闭经
C. 不孕症　　D. 带下病
E. 盆腔炎

16. 下列各项，属脾虚下陷所致的妇科疾病是
A. 月经过少　　B. 月经先期
C. 月经后期　　D. 子宫脱垂
E. 经间期出血

17. 下列各项，<u>不属</u>妇科气分病机的是
A. 气虚　　B. 气滞
C. 气脱　　D. 气逆
E. 气陷

18. 下列各项，<u>不属</u>妇科血分病机的是
A. 血虚　　B. 血燥
C. 血瘀　　D. 血热
E. 血寒

19. 下列各项，由肺气虚，卫外不固所导致的妇科疾病是
A. 产后自汗　　B. 子宫脱垂
C. 月经过多　　D. 月经先期
E. 产后抑郁

20. 下列各项，<u>不属</u>血瘀所导致的妇科疾病是
A. 闭经　　B. 痛经
C. 异位妊娠　　D. 崩漏
E. 子肿

21. 下列各项，<u>不属</u>带脉失约导致的妇科疾病是
A. 带下病　　B. 滑胎
C. 崩漏　　D. 胎动不安
E. 子宫脱垂

B1 型题

A. 经行浮肿
B. 盆腔炎
C. 闭经
D. 崩漏
E. 癥瘕

1. 以上各项，由内湿导致的妇科疾病是
2. 以上各项，由外湿导致的妇科疾病是

A. 经行感冒
B. 经行头痛
C. 经行身痛
D. 带下病
E. 经间期出血

3. 以上各项，由内寒导致的妇科疾病是
4. 以上各项，由外寒导致的妇科疾病是

A. 子肿
B. 子满
C. 恶阻
D. 胎漏
E. 子宫脱垂

5. 以上各项，由脾失统摄导致的妇科疾病是
6. 以上各项，由脾虚下陷导致的妇科疾病是

A. 经期延长
B. 乳汁自出
C. 妊娠恶阻
D. 经间期出血
E. 产后恶露不绝

7. 以上各项，由肝郁化热化火，火热之邪下扰冲任，导致的妇科疾病是
8. 以上各项，由肝郁化热化火，气火上炎，导致的妇科疾病是

A. 产后缺乳
B. 恶露不绝
C. 子晕
D. 子痫
E. 产后乳汁自出

9. 以上各项，由血虚导致的妇科疾病是
10. 以上各项，由血瘀导致的妇科疾病是

二、参考答案

A1 型题

1. B	2. B	3. A	4. A	5. C
6. D	7. A	8. C	9. A	10. E
11. B	12. D	13. C	14. A	15. D
16. D	17. C	18. B	19. A	20. E
21. C				

B1 型

1. A	2. B	3. D	4. C	5. D
6. E	7. E	8. B	9. A	10. B

三、重点解析

A1 型题

2. B　热邪致病，有内热、外热之异。若内热伤及冲任，迫血妄行，可发为月经先期、月经过多、经行吐衄、经行头痛、经行情志异常、恶阻、胎漏、子烦、子痫、产后发

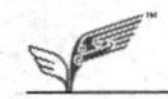

热、阴疮等病证。

3. A　外湿多与气候环境有关，如气候潮湿，阴雨连绵，或久居湿地，或经期、产后冒雨涉水，湿邪内渗致病。湿留体内日久，又可随体质的阴阳盛衰而发生寒化或热化，易产生带下、阴痒、盆腔炎等病证。

4. A　内寒多因机体阳气虚衰，命火不足，或阴寒之气不散，故内寒的产生，与肾脾阳虚关系最大，易导致闭经、多囊卵巢综合征、月经后期、痛经、带下病、子肿、宫寒不孕等病证。

5. C　湿邪分内湿、外湿。外湿多与气候环境有关，如气候潮湿，阴雨连绵，或久居湿地，或经期、产后冒雨涉水，湿邪内渗致病。湿留体内日久，又可随体质的阴阳盛衰而发生寒化或热化，导致带下、阴痒、盆腔炎等。内湿主要是由脾的运化和输布津液的功能下降引起水湿痰浊在体内蓄积停滞致病，易导致经行浮肿、经行泄泻、闭经、多囊卵巢综合征、带下病、子肿、子满、产后身痛、不孕症等病证。

7. A　抑郁忿怒，使气郁气逆，可致月经后期、闭经、痛经、不孕、癥瘕等病证。

8. C　惊恐伤肾，每使气下，可致月经过多、闭经、崩漏、胎动不安、不孕等病证。

10. E　凡过食寒凉生冷、辛辣燥热、暴饮暴食、偏食嗜食均可导致脏腑功能失常。易发生月经过少、闭经、胎萎不长、妊娠贫血等。故本题 E 选项不属于饮食不节导致的疾病。

15. D　肝气郁结，则血为气滞，冲任不畅，发生月经先后无定期、痛经、经行乳房胀痛、闭经、妊娠腹痛、缺乳、不孕症、盆腔炎等病证。故本题选项 D 不属于肝气郁结所导致的疾病。

20. E　血瘀是指血液停积、血流不畅或停滞，血液循环障碍的发生、发展及继发变化的全部病理过程。血寒、血热、血虚、气滞、气虚、出血、久病、肾虚等均可导致血瘀，进而发生痛经、闭经、崩漏、月经过多、经期延长、胎动不安、异位妊娠、产后腹痛、恶露不绝、产后发热、不孕、癥瘕等病证。本题选项 E 不属于血瘀所导致的疾病。

第五单元　妇科疾病的诊断与辨证

一、习　　题

A1 型题

1. 问月经史首先要注意月经的
   A. 量、色、质、气味
   B. 初潮年龄
   C. 就诊时年龄
   D. 期、量、色、质
   E. 绝经年龄

2. 对继发性痛经的患者，应注意询问的是
   A. 居住环境
   B. 有无家族遗传史
   C. 有无盆腔炎史
   D. 有无结核病史
   E. 饮食嗜好

3. 望神形若见头晕眼花，甚至昏不知人，多属妇科
   A. 血证　B. 痛证　C. 寒证
   D. 痫证　E. 虚证

4. 望阴户见肌肤色白粗糙增厚者，其辨证属
   A. 肾精亏损证　B. 肝经湿热证
   C. 肾阳亏虚证　D. 气血亏损证
   E. 寒湿凝滞证

5. 阳虚水泛患者的面色是
   A. 面色苍白　B. 面色萎黄
   C. 面色淡白无华　D. 面色晦暗
   E. 面色白

6. 带下色黄，量多，质黏稠的辨证是
   A. 湿热证　B. 热毒证
   C. 血热证　D. 肾虚证
   E. 脾虚证

7. 月经、带下、恶露秽臭，其辨证是
   A. 热毒证　B. 湿热证
   C. 气滞血瘀证　D. 肝经湿热证
   E. 肝肾不足证

8. 属月经将至时的常脉是
   A. 虚　B. 滑　C. 弦
   D. 沉　E. 数

9. 属临产脉的表现是
   A. 中指两旁从中节至末节，均可扪及脉之搏动
   B. 脉常滑数而重按无力

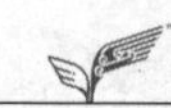

C. 脉渐平和而呈虚缓之势
D. 脉滑有力或滑数，尺脉按之不绝
E. 脉细软或欠滑利

10. 属月经延后，色淡红质稀的辨证是
A. 气虚证 B. 肾虚证 C. 血虚证
D. 血瘀证 E. 气滞证

11. 恶露量多或少、色紫红、有块的辨证是
A. 血热证 B. 血瘀证 C. 血虚证
D. 气虚证 E. 血寒证

B1型题

A. 病变之虚实
B. 津液之盛衰
C. 病变之寒热
D. 邪气之深浅
E. 病邪之性质

1. 望诊观察舌苔的厚薄，可测
2. 望诊观察舌苔的润燥，可测

A. 虚证
B. 实证
C. 癥证
D. 瘕证
E. 瘀证

3. 以上各项，属下腹包块质坚，推之不动的辨证是
4. 以上各项，属腹块时有时不明显，按之不坚，推之可动的辨证是

A. 血瘀
B. 血热
C. 气滞
D. 气虚
E. 血寒

5. 以上各项，属月经过少与月经过多共同病因的是
6. 以上各项，属妊娠腹痛与子肿共同病因的是

二、参考答案

A1型题

1. D 2. C 3. A 4. A 5. E
6. A 7. B 8. B 9. A 10. C
11. B

B1型题

1. D 2. B 3. C 4. D 5. A
6. C

三、重点解析

A1型题

1. D　问月经需询问月经初潮年龄、月经周期、月经持续时间、经量多少、经色、经质稀或稠或有无血块、气味，末次月经日期及伴随月经周期而出现的症状。

2. C　继发性痛经的患者应询问有无人流术、剖宫产术、盆腔炎史，因这些均可能导致继发性痛经。

5. E　白虚浮，多属阳虚水泛，可见于妊娠肿胀、经行浮肿、经行泄泻等。

8. B　月经将至或正值月经期，脉多显滑象，为月经常脉。

9. A　《产孕集》云："尺脉转急，如切绳转珠者，欲产也。"若孕妇双手中指两旁从中节至末节，均可扪及脉之搏动，亦为临产之脉。

B1型题

5. A　月经过多的病因有气虚、血热、血瘀，月经过少的病因有肾虚、血虚、血瘀、痰湿，故月经过多与月经过少共同的病因为血瘀。

6. C　妊娠腹痛的病因有血虚、气滞、虚寒、血瘀，子肿的病因有脾虚、肾虚、气滞，故妊娠腹痛和子肿相同的病因为气滞。

第六单元　妇科疾病的治疗

一、习　题

A1型题

1. 下列各项，不属妇科常用治法的是
A. 调补脏腑 B. 调理气血
C. 温经散寒 D. 峻下逐水
E. 调理冲任督带

2. 下列各项，不属调经常用治法的是
A. 调理气血 B. 养心
C. 扶脾 D. 疏肝
E. 补肾

3. 属月经病治疗原则的是
A. 补肾扶脾　B. 重在调经
C. 调理气血　D. 调理冲任
E. 补肾养肝

4. 下列各项，<u>不属</u>温经散寒法适应证的是
A. 月经先期　B. 月经后期
C. 痛经　D. 闭经
E. 不孕症

5. 下列各项，<u>不属</u>利湿祛痰法的代表方剂是
A. 止带方　B. 苍附导痰汤
C. 白术散　D. 启宫丸
E. 龙胆泻肝汤

6. 下列各项，属健脾和胃法适应证的是
A. 逆经　B. 崩漏
C. 经间期出血　D. 月经先后无定期
E. 恶阻

7. 下列各项，属寿胎丸治法的是
A. 温补肾阳　B. 补益肾气
C. 滋肾益阴　D. 补肾扶脾
E. 滋肾养肝

8. 下列各项，属右归丸治法的是
A. 补益肾气　B. 滋肾益阴
C. 温补肾阳　D. 滋肾填精
E. 补肾扶脾

9. 下列各项，属柴胡疏肝散治法的是
A. 疏肝解郁　B. 疏肝清热
C. 养血柔肝　D. 育阴潜阳
E. 清热利湿

10. 下列各项，属龙胆泻肝汤治法的是
A. 疏肝解郁　B. 疏肝清热
C. 养血柔肝　D. 育阴潜阳
E. 疏肝清热利湿

11. 下列各项，属举元煎治法的是
A. 健脾养血　B. 健脾除湿　C. 补气摄血
D. 健脾升阳　E. 健脾和胃

12. 下列各项，属清经散治法的是
A. 补气养血　B. 清热凉血　C. 清热解毒
D. 清热除湿　E. 活血化瘀

13. 下列各项，属滋肾益阴法代表方剂的是
A. 肾气丸　B. 右归丸　C. 左归丸
D. 寿胎丸　E. 归肾丸

14. 外阴血肿，宜首选的外治法是
A. 坐浴　B. 外阴冲洗　C. 阴道纳药
D. 贴敷　E. 介入治疗

15. 下列各项，属中药离子导入治疗的适应病证是
A. 胞阻　B. 输卵管阻塞
C. 宫颈炎　D. 带下病
E. 闭经

16. 宫颈糜烂常用的外治法是
A. 外阴冲洗　B. 宫腔注入　C. 阴道纳药
D. 中药灌肠　E. 坐浴

17. 下列各项，<u>不属</u>妇科外治法的适应病证是
A. 阴疮　B. 阴痒　C. 带下病
D. 阴挺　E. 月经病

B1 型题

A. 温胞饮
B. 归肾丸
C. 左归丸
D. 肾气丸
E. 寿胎丸
1. 以上各项，属滋肾益阴法的代表方剂是
2. 以上各项，属温补肾阳法的代表方剂是

A. 白术散
B. 补中益气汤
C. 圣愈汤
D. 八珍汤
E. 人参养营丸
3. 以上各项，属健脾除湿法的代表方剂是
4. 以上各项，属健脾升阳法的代表方剂是

A. 子宫肌瘤
B. 痛经
C. 阴道炎
D. 妊娠腹痛
E. 不孕症
5. 以上各项，适用于贴敷法治疗的妇科病证是
6. 以上各项，适用于阴道纳药法治疗的妇科病证是

二、参考答案

A1 型题

1. D	2. B	3. B	4. A	5. C
6. E	7. B	8. C	9. A	10. E
11. D	12. B	13. C	14. D	15. B
16. C	17. E			

B1 型题

1. C	2. A	3. A	4. B	5. B
6. C				

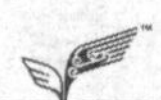

三、重点解析

A1 型题

1. D 妇科常用内治法为：调补脏腑、调理气血、温经散寒、利湿祛痰、调理冲任督带、调治胞宫、调节肾-天癸-冲任-胞宫生殖轴。D选项不属于妇科常用内治法。

4. A 寒邪客于冲任、胞络，影响血气运行，致瘀血形成或不通则痛，诱发月经后期、月经过少、闭经、痛经、妊娠腹痛、产后腹痛、恶露不下、癥瘕等病证，应以温经散寒法主之。A选项不属于温经散寒法常治的妇科疾病。

5. C 利湿祛痰法常用的方剂为止带方、萆薢渗湿汤、龙胆泻肝汤、四逆四妙散、三妙红藤汤、苍附导痰汤、启宫丸。选项C不属于利湿祛痰法的常用方剂。

15. B 中药离子导入适用于治疗慢性盆腔炎、输卵管阻塞、妇科术后盆腔粘连、子宫内膜异位症、陈旧性宫外孕、外阴炎等疾病。

B1 型题

5. B 中药贴敷法适用于用于外阴血肿、溃疡、脓肿切开，也可用于乳痈或回乳，还应用于痛经、产后腹痛、妇产科术后腹痛、不孕症、癥瘕等疾病。

6. C 常用于带下病、阴痒、阴道炎、宫颈糜烂或肥大、宫颈原位癌、子宫脱垂等疾病。

第七单元 月 经 病

细目一 概 述

一、习 题

A1 型题

1. 下列各项，<u>不属</u>月经病的常见病因是
   A. 内伤七情 B. 寒热湿邪 C. 跌仆损伤
   D. 饮食不节 E. 体质因素

2. 青春期女性调经重在
   A. 治肾 B. 治肝 C. 养血
   D. 治脾 E. 益气

3. 下列各项，属月经病的治疗原则是
   A. 疏肝健脾 B. 益气养血 C. 调理冲任
   D. 治本调经 E. 补肾健脾

二、参考答案

A1 型题

1. C 2. A 3. D

三、重点解析

A1 型题

1. C 月经病的主要病因是寒热湿邪侵袭、内伤七情、房劳多产、饮食不节、劳倦过度和体质因素。选项C不属于月经病的主要病因。

细目二 月 经 先 期

一、习 题

A1 型题

1. 下列各项，<u>不属</u>月经先期病因的是
   A. 阳盛血热 B. 脾气虚 C. 血瘀
   D. 肝郁血热 E. 肾气虚

2. 月经先期的主要病机是
   A. 肾虚封藏失职，冲任不固
   B. 冲任不固，经血失于制约
   C. 肝旺疏泄太过
   D. 瘀血内阻，新血不得归经
   E. 气滞冲任不畅，血海不宁

3. 月经先期肝郁血热证的主要证候是
   A. 经量多，色淡红，质清稀
   B. 神疲肢倦
   C. 经色深红，质稠
   D. 腰膝酸软
   E. 纳少便溏

4. 下列各项,不属月经先期脾气虚证的主要证候是
A. 经色淡红,质清稀 B. 两颧潮红
C. 神疲肢倦 D. 气短懒言
E. 舌淡红,脉细弱

5. 治疗月经先期阳盛血热证,应首选的方剂是
A. 保阴煎 B. 两地汤
C. 清经散 D. 二至丸
E. 丹栀逍遥散

6. 下列各项,属月经先期阴虚血热证的经血特点是
A. 色红,质黏稠 B. 色淡红,质清稀
C. 色深红,质稀 D. 色淡暗,质清稀
E. 色深红,有血块

7. 月经先期肾气虚证的治法是
A. 补益肾气,固经止血
B. 温补肾气,固冲调经
C. 补肾益气,收敛止血
D. 补益肾气,固冲调经
E. 滋阴益肾,固冲调经

8. 治疗月经先期肝郁血热证,应首选的方剂是
A. 两地汤 B. 逍遥散
C. 清经散 D. 固阴煎
E. 丹栀逍遥散

A2 型题

1. 患者月经 20 天一行,经量时多时少,经色紫红,有血块,经前乳房、胸胁胀满疼痛,情志抑郁,口苦咽干,舌红,苔薄黄,脉弦数。治疗应首选的方剂是
A. 两地汤 B. 柴胡疏肝散
C. 丹栀逍遥散 D. 八物汤
E. 加减一阴煎

2. 患者月经 18 天一行,量多,色深红,质稠,经行不畅,有块,时有少腹胀痛,乳房胀痛,口苦咽干,经期烦躁易怒,舌红,苔黄,脉弦数。首先应考虑的诊断是
A. 经行乳房胀痛 B. 月经先期
C. 痛经 D. 月经过多
E. 经行情志异常

3. 患者月经提前 10 天,量多,经色深红,质稠,经行不畅,有块,少腹胀痛,烦躁易怒,口苦咽干,舌红,苔薄黄,脉弦数。其治法是
A. 疏肝清热,凉血调经 B. 清热凉血,调经止血
C. 养阴清热,收敛止血 D. 疏肝健脾,养血调经
E. 补脾益气,摄血调经

4. 患者经来先期,量多,色紫红,质黏稠,伴心烦,面红口干,小便黄,大便燥结,舌质红,苔黄,脉滑数。其证候是
A. 肝郁血热证 B. 阴虚血热证
C. 血瘀证 D. 阳盛血热证
E. 肝经湿热证

5. 患者月经周期提前 10 天,经血量多,色淡红,质清稀,神疲肢倦,气短懒言,小腹空坠,纳少便溏,舌淡红,脉细弱。治疗应首选的方剂是
A. 固阴煎 B. 肾气丸
C. 补中益气汤 D. 人参养荣丸
E. 清经汤

B1 型题

A. 清经散
B. 两地汤
C. 保阴煎
D. 清热固经汤
E. 固阴煎

1. 治疗月经先期阴虚血热证,应首选的方剂是
2. 治疗月经先期阳盛血热证,应首选的方剂是

A. 脾气虚证
B. 肾气虚证
C. 阳盛血热证
D. 阴虚血热证
E. 肝郁血热证

3. 患者月经周期提前,经血量多,色淡红,质清稀,神疲肢倦,气短懒言,小腹空坠,纳少便溏,舌淡红,脉细弱。其证候是
4. 患者月经周期提前,经量时多时少,色淡暗,质清稀,腰膝酸软,头晕耳鸣,面色晦暗,舌淡暗,苔白润,脉沉细。其证候是

A. 补中益气汤
B. 逍遥散
C. 清经散
D. 加味逍遥散
E. 两地汤

5. 患者经来先期,量多,色紫红,质黏稠,伴心烦,面红口干,小便黄,大便燥结,舌质红,苔黄,脉滑数。治疗应首选的方剂是
6. 患者经来先期,量多,色红,质稠,伴两颧潮红,手足心热,咽干口燥,舌质红,少苔,脉细数。治疗应首选的方剂是

二、参考答案

A1 型题

1. C 2. B 3. C 4. B 5. C
6. A 7. D 8. E

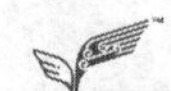

A2 型题

1. C 2. B 3. A 4. D 5. C

B1 型题

1. B 2. A 3. A 4. B 5. C
6. E

三、重点解析

A1 型题

2. B 月经先期的病因主要是气虚和血热。气虚则统摄无力，冲任不固；血热则热伏冲任，伤及子宫，血海不宁，均可使月经先期而至。

A2 型题

1. C 该题根据主要证候可以辨为月经先期的肝郁血热证，故首选的方剂为丹栀逍遥散。

3. A 该题根据主要证候可以辨为月经先期的肝郁血热证，应首选的治法为疏肝清热，凉血调经。

5. C 该题根据主要证候可以辨为月经先期的脾气虚证，故首选的方剂为归脾汤。

B1 型题

5. C 6. E 这两题首先得根据主要证候辨别出证候，然后选出适合的方剂。以上分别是阳盛血热证和阴虚血热证，故应分别选择清经散和两地汤。

细目三 月经后期

一、习 题

A1 型题

1. 下列各项，<u>不属</u>月经后期病因的是
A. 肾虚 B. 血虚 C. 气滞
D. 脾虚 E. 血寒

2. 下列各项，属月经后期常见的证候是
A. 气滞证 B. 脾气虚证 C. 肺气虚证
D. 血瘀证 E. 血热证

3. 月经后期肾虚证的治法是
A. 补肾养血调经 B. 滋补肝肾调经
C. 扶阳祛寒调经 D. 温肾助阳调经
E. 益气补肾调经

4. 月经后期气滞证舌脉特点是
A. 舌淡，苔薄白，脉沉细
B. 舌质淡红，脉细弱
C. 舌淡，苔白，脉沉迟
D. 舌淡胖，苔白腻，脉滑
E. 舌质正常，苔薄白，脉弦或弦数

5. 月经后期痰湿证的治法是
A. 补肾养血，祛痰调经
B. 燥湿化痰，活血调经
C. 健脾化痰，养血调经
D. 温经除痰，养血调经
E. 燥湿除痰，化瘀调经

6. 乌药汤治疗月经后期的适应证候是
A. 气滞证 B. 肝郁证 C. 肾虚证
D. 痰湿证 E. 虚寒证

7. 治疗月经后期气滞证，应首选的方剂是
A. 当归地黄饮 B. 柴胡疏肝散
C. 乌药汤 D. 大补元煎
E. 逍遥散

8. 大补元煎治疗月经后期的适应证候是
A. 肾虚证 B. 血虚证 C. 气虚证
D. 脾虚证 E. 虚寒证

9. 下列各项，<u>不属</u>月经后期虚寒证的主要证候是
A. 经量少，色淡红，质清稀
B. 小腹隐痛，喜温按
C. 腰膝酸软
D. 小便清长，大便稀溏
E. 舌淡，苔白，脉沉迟

10. 治疗月经后期痰湿证，应首选的方剂是
A. 芎归二陈汤 B. 苍附导痰汤
C. 二妙散 D. 乌药汤
E. 二陈汤

A2 型题

1. 患者月经 40～50 天一行，量少，色淡，质稀，腰膝酸软，性欲淡漠，小腹隐痛，喜暖喜按，小便清长，大便溏泄，舌淡，苔白，脉沉迟无力。首先应考虑的诊断是
A. 月经量少 B. 经行泄泻 C. 经行腹痛
D. 经行身痛 E. 月经后期

2. 患者近 3 个月经期延后，量少，色淡，质稀，头晕气短，腰膝酸软，性欲淡漠，小腹隐痛，喜暖喜按，大便溏泄，小便清长，舌淡，苔白，脉沉迟无力。其治法是
A. 温肾助阳调经 B. 扶阳祛寒调经

C. 散寒祛瘀调经　　D. 温中散寒调经
E. 温中健脾调经

3. 患者月经周期延后，量少，色淡红，质清稀，小腹绵绵作痛，头晕眼花，心悸少寐，面色苍白，舌质淡红，脉细弱。其证候是
A. 气虚证　B. 肾虚证　C. 血寒证
D. 血虚证　E. 脾虚证

4. 患者经期错后，量少，色淡，质黏，头晕体胖，心悸气短，脘闷恶心，带下量多，舌淡胖，苔白腻，脉滑。其证候是
A. 痰湿证　B. 气滞证　C. 湿热证
D. 血虚证　E. 气虚证

5. 患者近半年月经 40 天一行，量少，色暗有块，小腹冷痛拒按，得热痛减，畏寒肢冷，面色青白，舌质淡暗，苔白，脉沉紧。其证候是
A. 肾虚证　B. 血虚证　C. 阳虚证
D. 虚寒证　E. 实寒证

6. 患者月经周期延后，量少，色淡红，质清稀，小腹绵绵作痛，头晕眼花，心悸少寐，面色苍白，舌质淡红，脉细弱。其治法是
A. 滋肾养血调经　B. 补益脾肾调经
C. 滋补肝肾调经　D. 健脾益气调经
E. 补血益气调经

7. 患者近一年周期延后，量少，色暗淡，质清稀，带下清稀，腰膝酸软，头晕耳鸣，面色晦暗，舌淡，苔薄白，脉沉细。治疗应首选的方剂是
A. 温经汤(《金匮要略》)
B. 大补元煎
C. 左归丸
D. 当归地黄饮
E. 右归丸

8. 患者平素情绪抑郁，近 3 个月因情绪波动出现月经周期延后，量少，色暗红，有血块，小腹胀痛，精神抑郁，胸胁乳房胀痛，舌质正常，苔薄白，脉弦。治疗应首选的方剂是
A. 逍遥散　B. 乌药汤
C. 龙胆泻肝汤　D. 当归地黄饮
E. 柴胡疏肝散

B1 型题

A. 肾虚证
B. 血虚证
C. 虚寒证
D. 实寒证
E. 痰湿证

1. 患者月经延后，量少，色淡红，质清稀，小腹隐痛，喜暖喜按，腰酸无力，小便清长，大便稀溏，舌淡，苔白，脉细弱。其证候是
2. 患者周期延后，量少，色暗淡，质清稀，带下清稀，腰膝酸软，头晕耳鸣，面色晦暗，舌淡，苔薄白，脉沉细。其证候是

A. 补肾养血调经
B. 补血益气调经
C. 扶阳祛寒调经
D. 温经散寒调经
E. 健脾养血调经

3. 月经后期血虚证的治法是
4. 月经后期肾虚证的治法是

A. 左归丸
B. 归肾丸
C. 温经汤(《妇人大全良方》)
D. 温经汤(《金匮要略》)
E. 大补元煎

5. 治疗月经后期实寒证，应首选的方剂是
6. 治疗月经后期虚寒证，应首选的方剂是

A. 当归地黄饮
B. 六味地黄丸
C. 大补元煎
D. 八珍汤
E. 滋血汤

7. 患者周期延后，量少，色暗淡，质清稀，带下清稀，腰膝酸软，头晕耳鸣，面部有暗斑，舌淡，苔薄白，脉沉细。治疗应首选的方剂是
8. 患者周期延后，量少，色淡红，质清稀，小腹绵绵作痛，头晕眼花，心悸少寐，面色萎黄，舌质淡红，脉细弱。治疗应首选的方剂是

二、参考答案

A1 型题

1. D　2. A　3. A　4. E　5. B
6. A　7. C　8. B　9. C　10. A

A2 型题

1. E　2. B　3. D　4. A　5. E
6. E　7. D　8. B

B1 型题

1. C　2. A　3. B　4. A　5. C
6. D　7. A　8. C

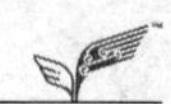

三、重点解析

A1 型题

9. C　月经后期虚寒证的主要证候为月经延后，量少，色淡红，质清稀，小腹隐痛，喜暖喜按；腰酸无力，小便清长，大便稀溏；舌淡，苔白，脉沉迟或细弱。故选项C不属于虚寒证的证候。

A2 型题

2. B　该患者的主要证候属虚寒证，故治法应为扶阳祛寒调经。

6. E　通过主要证候分析可知此证候为月经后期的血虚证，故治法为补血益气调经。

7. D　通过主要证候分析可知此证候为月经后期的肾虚证，故治疗首选的方剂为当归地黄饮。

8. B　通过主要证候分析可知此证候为月经后期的气滞证，故治法首选的方剂为乌药汤。

B1 型题

7. A　8. C　此两题是月经后期肾虚证和血虚证的一个辨别，其治疗的方剂分别为当归地黄饮和大补元煎。

细目四　月经先后无定期

一、习　　题

A1 型题

1. 月经先后无定期的常见病因是
A. 肝郁　B. 血虚　C. 血瘀
D. 气滞　E. 虚寒

2. 月经先后无定期的常见证候是
A. 血虚证　B. 气滞证　C. 血瘀证
D. 肾虚证　E. 实寒证

3. 下列各项，需与月经先后无定期相鉴别的疾病是
A. 崩漏　B. 经间期出血
C. 月经先期　D. 月经过多
E. 月经后期

4. 治疗月经先后无定期肝郁证，应首选的方剂是
A. 乌药汤　B. 柴胡疏肝散
C. 逍遥散　D. 八物汤
E. 一贯煎

5. 月经先后无定期肾虚证的治法是
A. 益肾调经　B. 理气调经　C. 活血调经
D. 温阳调经　E. 补肾调经

6. 固阴煎治疗月经先后无定期的适应证候是
A. 阳虚证　B. 肝郁证　C. 血虚证
D. 气滞证　E. 肾虚证

7. 下列各项，<u>不属</u>月经先后无定期肾虚证的主要证候是
A. 量少，色暗淡　B. 脘腹胀满　C. 面色晦暗
D. 腰膝酸软　E. 带下清稀

8. 下列各项，与月经先后无定期关系密切的脏腑是
A. 肝、脾、肾　B. 心、肺、脾　C. 心、肝、脾
D. 肝、肾、肺　E. 肺、脾、肾

9. 逍遥散治疗月经先后无定期的适应证候是
A. 脾虚证　B. 肾虚证　C. 肝郁证
D. 虚寒证　E. 气虚证

A2 型题

1. 患者经来先后无定，经量时多时少，色暗红，有血块，胸胁、乳房、少腹胀痛，脘闷不舒，时叹息，嗳气食少，苔薄白，脉弦。治疗应首选的方剂是
A. 乌药汤　B. 柴胡疏肝散
C. 逍遥散　D. 龙胆泻肝汤
E. 固阴煎

2. 患者经行或先或后，量少，色淡暗，质清，腰骶酸痛，头晕耳鸣，舌淡，苔白，脉细弱。其治法是
A. 滋阴益肾　B. 补肾调经
C. 温阳补肾　D. 养血调经
E. 补肾活血

B1 型题

A. 肾虚证
B. 肝郁证
C. 气虚证
D. 血虚证
E. 气滞证

1. 患者经行或先或后，量少，色淡暗，质清，腰骶酸痛，头晕耳鸣，舌淡，苔白，脉细弱。其证候是
2. 患者经行或先或后，量少，色暗红，有血块，胸胁、乳房、少腹胀痛，脘闷不舒，时叹息，嗳气食少，苔薄白，脉弦。其证候是

A. 补中益气汤
B. 八珍汤
C. 大补元煎
D. 逍遥散
E. 固阴煎

3. 患者经行或先或后，量少，色淡暗，质清，腰骶酸痛，头晕耳鸣，舌淡，苔白，脉细弱。治疗应首选的方剂是

4. 患者经行或先或后，量少，色暗红，有血块，胸胁、乳房、少腹胀痛，脘闷不舒，时叹息，嗳气食少，苔薄白，脉弦。治疗应首选的方剂是

二、参考答案

A1 型题

1. A　2. D　3. A　4. C　5. E
6. E　7. B　8. A　9. C

A2 型题

1. C　2. B

B1 型题

1. A　2. B　3. E　4. D

三、重点解析

A1 型题

8. A　月经先后无定期的病因分别是肝郁、肾虚和脾虚，故与其关系密切的脏腑是肝、脾、肾。

A2 型题

1. C　依据此题描述的主要证候，考虑该患者是月经先后无定期的肝郁证，故治疗首选的方剂是逍遥散。

2. B　依据此题描述的主要证候，考虑该患者是月经先后无定期的肾虚证，故治法是补肾调经。

B1 型题

细目五　月经过多

一、习　　题

A1 型题

1. 月经过多的常见病因是
A. 血热、肝郁、气虚
B. 气虚、血热、肾虚
C. 气虚、血热、血瘀
D. 气虚、血瘀、气滞
E. 血热、血虚、血瘀

2. 月经过多的常见证候是
A. 血热证　B. 肾虚证　C. 肝郁证
D. 痰湿证　E. 血虚证

3. 月经过多气虚证的治法是
A. 益气养血调经　B. 补气摄血固冲
C. 健脾益气止血　D. 补肾健脾固冲
E. 健脾养血固冲

4. 下列各项，不属月经过多血瘀证的主要证候的是
A. 经行量多，色紫暗，有血块
B. 经行腹痛
C. 平时小腹胀痛
D. 舌紫暗，或有瘀点
E. 气短懒言，口渴心烦

5. 下列各项，属月经过多气虚证的月经特点是
A. 经行量多，色鲜红
B. 经量时多时少，色深红，有小血块
C. 经行量多，色淡红，质清稀
D. 经行量多，色紫暗，有血块
E. 经行量多或少，色淡红，质清稀

6. 月经过多血热证的治法是
A. 清热凉血，固冲止血
B. 清热解毒，固冲止血
C. 养血凉血，调经止血
D. 清热凉血，收敛止血
E. 养阴清热，养血止血

7. 治疗月经过多血瘀证，应首选的方剂是
A. 生化汤　B. 少腹逐瘀汤
C. 血府逐瘀汤　D. 失笑散加味
E. 桃红四物汤

8. 举元煎治疗月经过多的适应证候是
A. 气虚证　B. 血虚证　C. 肾虚证
D. 血瘀证　E. 血热证

A2 型题

1. 患者经行量多，色紫暗，有血块，经行腹痛，平时小腹胀痛，舌紫暗有瘀点，脉涩。其证候是
A. 气滞证　B. 血热证　C. 血瘀证
D. 痰湿证　E. 气虚证

2. 患者经行量多，色深红，质黏稠，有小血块，伴口渴心烦，尿黄便结，舌红，苔黄，脉滑数。其治法是
A. 清热凉血，固冲止血
B. 益气养血，清热止血
C. 凉血止血，固冲调经
D. 活血化瘀，止血调经
E. 清热凉血，养血止血

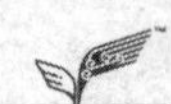

3. 患者经行量多，色淡红，质清稀，神疲肢倦，气短懒言，小腹空坠，面色白，舌淡，苔薄，脉细弱。治疗应首选的方剂是
A. 举元煎　B. 大补元煎　C. 固阴煎
D. 归脾汤　E. 补中益气汤

4. 患者经行量多，色紫暗，有血块，经行腹痛，平时小腹胀痛，舌紫暗有瘀点，脉涩。治疗应首选的方剂是
A. 血府逐瘀汤　B. 桃红四物汤
C. 生化汤　D. 失笑散加味
E. 逐瘀止血汤

B1 型题

A. 安冲汤
B. 圣愈汤
C. 补中益气汤
D. 保阴煎加味
E. 清经散加味

1. 治疗月经过多气虚证，应首选的方剂是
2. 治疗月经过多血热证，应首选的方剂是

A. 养阴清热止血
B. 清热凉血，固冲止血
C. 理气化瘀，固冲止血
D. 活血化瘀止血
E. 凉血化瘀止血

3. 患者经行量多，色紫暗，有血块，经行腹痛，平时小腹胀痛，舌紫暗，脉涩。其治法是
4. 患者经行量多，色鲜红，质黏稠，有小血块，伴口渴心烦，尿黄便结，舌红，苔黄，脉滑数。其治法是

A. 气虚证
B. 气滞证
C. 血虚证
D. 血瘀证
E. 肾虚证

5. 患者经行量多，色淡红，质清稀，神疲肢倦，气短懒言，小腹空坠，面色无华，舌淡，苔薄，脉细弱。其证候是
6. 患者经行量多，色紫暗，有血块，经行腹痛，平时小腹胀痛，舌紫暗，脉涩。其证候是

二、参考答案

A1 型题

1. C　2. A　3. B　4. E　5. C
6. A　7. D　8. A

A2 型题

1. C　2. A　3. A　4. D

B1 型题

1. A　2. D　3. D　4. B　5. A
6. D

三、重点解析

A1 型题

1. C　月经过多的3个病因分别为气虚、血热、血瘀，故选项为C。

4. E　月经过多血瘀证的主要证候是经行量多，色紫暗，有血块；经行腹痛，或平时小腹胀痛；舌紫暗或有瘀点，脉涩。故气短懒言不属于血瘀证的主要证候。

5. C　月经过多气虚证的主要证候是经行量多，色淡红，质清稀；神疲肢倦，气短懒言，小腹空坠，面色白；舌淡，苔薄，脉细弱。故其月经特点是量多，色淡红，质清稀。

A2 型题

3. A　依据描述的主要证候，该患者是月经过多的气虚证，其治疗方剂是举元煎。

4. D　依据描述的主要证候，该患者是月经过多的血瘀证，其治疗方剂是失笑散加味。

B1 型题

3. D　依据描述的主要证候，该患者是月经过多的血瘀证，其治法是活血化瘀止血。

4. B　依据描述的主要证候，该患者是月经过多的血热证，其治法是清热凉血，固冲止血。

细目六　月经过少

一、习　题

A1 型题

1. 下列各项，需和月经过少鉴别的妇科疾病是
A. 崩漏　B. 经间期出血
C. 激经　D. 赤带
E. 异位妊娠

2. 下列各项，不属月经过少常见病因的是
A. 肾虚　B. 血虚　C. 脾虚
D. 血瘀　E. 痰湿

3. 治疗月经过少肾虚证,应首选的方剂是
A. 归肾丸 B. 左归丸 C. 右归丸
D. 固阴煎 E. 六味地黄丸

4. 下列各项,不属月经过少血虚证的主要证候是
A. 经量渐少,色淡,质稀
B. 腰膝酸软
C. 小腹空坠
D. 头晕眼花
E. 心悸怔忡

5. 月经过少痰湿证的治法是
A. 健脾利湿调经 B. 健脾化痰调经
C. 化痰燥湿调经 D. 益气祛痰调经
E. 疏肝除痰调经

6. 月经过少血瘀证的月经特点是
A. 经量渐少,色暗淡,质稀
B. 经量点滴即净,色淡,质稀
C. 经量渐少,色暗红,质稀
D. 经行涩少,色紫暗,有血块
E. 经行量少,色淡红,质黏腻如痰

7. 苍附导痰汤治疗月经过少的适应证候是
A. 肾虚证 B. 血虚证 C. 脾虚证
D. 血瘀证 E. 痰湿证

8. 治疗月经过少血瘀证,应首选的方剂是
A. 桃红四物汤 B. 血府逐瘀汤
C. 抵当汤 D. 少腹逐瘀汤
E. 桂枝茯苓丸

9. 月经过少肾虚证的治法是
A. 补肾益精,养血调经
B. 滋阴益肾,固冲调经
C. 健脾补肾,养血调经
D. 温补肾阳,固冲调经
E. 补肾健脾,活血调经

10. 通瘀煎治疗月经过少的适应证候是
A. 肾虚证 B. 气滞证 C. 血瘀证
D. 血虚证 E. 血寒证

A2 型题

1. 患者经量渐少,色暗淡,质稀,腰膝酸软,头晕耳鸣,足跟痛,小腹冷,夜尿多,舌淡,脉沉迟。其证候是
A. 虚寒证 B. 肾虚证 C. 脾虚证
D. 气虚证 E. 实寒证

2. 患者近一年经行量少,色淡红,质黏腻如痰,形体肥胖,胸闷呕恶,带多黏腻,舌淡,苔白腻,脉滑。其证候是
A. 气滞证 B. 血瘀证 C. 血虚证
D. 痰湿证 E. 肾虚证

3. 患者经来血量渐少,点滴即净,色淡,质稀,伴小腹空坠,头晕眼花,心悸怔忡,面色萎黄,舌淡红,脉细。其治法是
A. 养血益气调经 B. 健脾固冲调经
C. 益气健脾调经 D. 养血固冲调经
E. 疏肝健脾调经

4. 患者经行涩少,色紫暗,有血块,小腹胀痛,血块排出后胀痛减轻,舌紫暗,有瘀斑、瘀点,脉沉弦。治疗应首选的方剂是
A. 通瘀煎 B. 血府逐瘀汤
C. 失笑散 D. 少腹逐瘀汤
E. 抵当汤

5. 患者经来血量渐少,色淡,质稀,伴小腹空坠,头晕眼花,心悸怔忡,面色萎黄,舌淡红,脉细。治疗应首选的方剂是
A. 四物汤 B. 八珍汤 C. 滋血汤
D. 大补元煎 E. 归脾汤

B1 型题

A. 肾虚证
B. 血虚证
C. 血瘀证
D. 痰湿证
E. 气虚证

1. 患者经来血量渐少,色淡,质稀,伴小腹空坠,头晕眼花,心悸怔忡,面色萎黄,舌淡红,脉细。其证候是
2. 患者经行涩少,色紫暗,有血块,小腹胀痛,血块排出后胀痛减轻,舌紫暗有瘀点,脉沉弦。其证候是

A. 当归地黄饮
B. 小营煎
C. 艾附暖宫丸
D. 归脾汤
E. 左归丸

3. 治疗月经过少肾虚证,应首选的方剂是
4. 治疗月经过少血虚证,应首选的方剂是

A. 苍附导痰汤
B. 滋血汤
C. 桃红四物汤
D. 当归地黄饮
E. 补肾丸

5. 患者经行量少,色淡红,质黏腻如痰,形体肥胖,胸闷呕恶,带多黏腻,舌淡,苔白腻,脉滑。治疗应首选的方剂是

6. 患者经行涩少，色紫暗，有血块，小腹胀痛，血块排出后胀痛减轻，舌紫暗，脉沉弦。治疗应首选的方剂是

二、参考答案

A1 型题

1. C 2. C 3. A 4. B 5. C
6. D 7. E 8. A 9. A 10. C

A2 型题

1. B 2. D 3. A 4. A 5. C

B1 型题

1. B 2. C 3. A 4. B 5. A
6. C

三、重点解析

A1 型题

1. C 月经过少应与激经相鉴别。激经是受孕早期，月经仍按月来潮，血量少，无损胎儿发育，可伴有早孕反应，妊娠试验阳性，B超检查可见子宫腔内有孕囊、胚芽或胎心搏动等。

4. B 月经过少血虚证的主要证候是经来血量渐少，或点滴即净，色淡，质稀；或伴小腹空坠，头晕眼花，心悸怔忡，面色萎黄；舌淡红，脉细。故选项B腰膝酸软不属于血虚证的主要证候。

6. D 月经过少血瘀证的主要证候是经行涩少，色紫暗，有血块；小腹胀痛，血块排出后胀痛减轻；舌紫暗，或有瘀斑、瘀点，脉沉弦或沉涩。故其月经特点是经行涩少，色紫暗，有血块。

A2 型题

3. A 根据主要证候的描述，该患者是月经过少的血虚证，故其治疗是养血益气调经。

4. A 根据主要证候的描述，该患者是月经过少的血瘀证，故其治疗方剂是通瘀煎。

5. C 根据主要证候的描述，该患者是月经过少的血虚证，故其治疗方剂是滋血汤。

B1 型题

5. A 根据主要证候的描述，该患者是月经过少的痰湿证，故其治疗方剂是苍附导痰汤。

6. C 根据主要证候的描述，该患者是月经过少的血瘀证，故其治疗方剂是桃红四物汤。

细目七 经期延长

一、习 题

A1 型题

1. 经期延长常见的病因是
A. 气虚 B. 肾虚 C. 肝郁
D. 虚寒 E. 实寒

2. 经期延长气虚证的月经特点是
A. 经量少，色鲜红，质稠
B. 经量或多或少，色紫暗
C. 经量多，色淡，质稀
D. 经量或多或少，质稠，有血块
E. 经量多，色深红，质稠

3. 下列各项，<u>不属</u>经期延长血瘀证的主要证候是
A. 咽干口燥
B. 经行小腹疼痛，拒按
C. 经量或多或少，色紫暗
D. 经行有血块
E. 舌紫暗，有瘀点

4. 经期延长虚热证的治法是
A. 滋阴凉血止血 B. 疏肝清热止血
C. 补肾滋阴止血 D. 养阴清热止血
E. 补肾固冲止血

5. 治疗经期延长气虚证，应首选的方剂是
A. 大补元煎加味 B. 举元煎加味
C. 补中益气汤加味 D. 八珍汤加味
E. 归脾汤加味

6. 治疗经期延长血瘀证，应首选的方剂是
A. 桃红四物汤合失笑散
B. 血府逐瘀汤
C. 少腹逐瘀汤加味
D. 抵当汤
E. 通瘀煎加味

7. 两地汤合二至丸治疗经期延长的适应证候是
A. 实热证 B. 虚热证 C. 血虚证
D. 肾虚证 E. 脾虚证

A2 型题

1. 患者经行时间延长，量少，色鲜红，质稠，咽干口燥，潮热颧红，舌红，少苔，脉细数。其证候是
A. 血虚证 B. 实热证 C. 肾虚证
D. 虚热证 E. 痰湿证

2. 患者近半年经血过期不净，量多，色淡，质稀，倦怠乏力，气短懒言，小腹空坠，面色无华，舌淡，苔薄，脉缓弱。其治法是
   A. 健脾益气，养血止血
   B. 补血益气，固冲止血
   C. 补气摄血，固冲调经
   D. 健脾止血，固冲调经
   E. 补气养血，固冲调经

3. 患者经行时间延长，量时多时少，经色紫暗，有块，经行小腹疼痛，拒按，舌质紫暗，脉弦涩。治疗应首选的方剂是
   A. 桃红四物汤合失笑散
   B. 通瘀煎
   C. 抵当汤
   D. 血府逐瘀汤
   E. 少腹逐瘀汤

4. 患者近 2 年经血过期不净，量多，色淡，质稀，倦怠乏力，气短懒言，小腹空坠，面色无华，舌淡，苔薄，脉缓弱。治疗应首选的方剂是
   A. 补中益气汤加味　B. 大补元煎加味
   C. 八珍汤　D. 举元煎加味
   E. 归脾汤加味

B1 型题

A. 保阴煎
B. 两地汤合二至丸
C. 举元煎
D. 大补元煎
E. 归脾汤

1. 治疗经期延长虚热证，应首选的方剂是
2. 治疗经期延长气虚证，应首选的方剂是

A. 气虚证
B. 虚寒证
C. 虚热证
D. 肾虚证
E. 血瘀证

3. 患者经血过期不净，量多，色淡，质稀，倦怠乏力，气短懒言，小腹空坠，面色无华，舌淡，苔薄，脉缓弱。其证候是
4. 患者经行时间延长，量少，色鲜红，质稠，咽干口燥，潮热颧红，舌红，少苔，脉细数。其证候是

二、参考答案

A1 型题

1. A　2. C　3. A　4. D　5. B
6. A　7. B

A2 型题

1. D　2. C　3. A　4. D

B1 型题

1. B　2. C　3. A　4. C

三、重点解析

A1 型题

2. C　经期延长气虚证的主要证候是经血过期不净，量多，色淡，质稀；倦怠乏力，气短懒言，小腹空坠，面色白；舌淡，苔薄，脉缓弱。故其月经特点为经行时间延长，量多，色淡，质稀。

3. A　经期延长血瘀证的主要证候是经行时间延长，量或多或少，经色紫暗，有块，经行小腹疼痛，拒按，舌质紫暗或有瘀点，脉弦涩。故选项 A 咽干口燥不属于其主要证候。

A2 型题

2. C　根据描述的主要证候，该患者为经期延长气虚证，故治法是补气摄血，固冲调经。

3. A　根据描述的主要证候，该患者为经期延长血瘀证，故治疗的方剂是桂枝茯苓丸加味。

4. D　根据描述的主要证候，该患者为经期延长气虚证，故治疗的方剂是举元煎加味。

细目八　经间期出血

一、习　　题

A1 型题

1. 下列各项，需与经间期出血鉴别诊断的病证是
   A. 崩漏　B. 月经过少　C. 胎动不安
   D. 异位妊娠　E. 经期延长

2. 下列各项，<u>不属</u>经间期出血常见的病因是
   A. 肾阴虚　B. 脾气虚　C. 肝郁
   D. 湿热　E. 血瘀

3. 下列各项，属经间期出血常见证候的是
   A. 肝郁证　B. 肾气虚证　C. 肾阳虚证
   D. 肾阴虚证　E. 痰湿证

4. 治疗经间期出血肾阴虚证，应首选的方剂是
   A. 加减一阴煎　　B. 左归丸
   C. 归肾丸　　D. 当归地黄饮
   E. 右归丸

5. 经间期出血湿热证的治法是
   A. 疏肝清热，利湿止血
   B. 清热利湿，健脾止血
   C. 清利湿热，固冲止血
   D. 健脾利湿，清热止血
   E. 疏肝除湿，固冲止血

6. 下列各项，不属经间期出血脾气虚证的主要证候的是
   A. 出血量少，色鲜红，质稠
   B. 神疲体倦
   C. 气短懒言
   D. 食少腹胀
   E. 舌淡，苔薄，脉缓弱

7. 下列各项，属经间期出血血瘀证月经特点的是
   A. 经量少或多，色鲜红，质稠
   B. 经量少，色淡，质稀
   C. 经量稍多，色深红，质黏稠
   D. 经色紫黑，有血块
   E. 经量多，色淡，质黏稠

8. 清肝止淋汤治疗经间期出血的适应证候是
   A. 肾阴虚证　　B. 肝郁证
   C. 脾气虚证　　D. 湿热证
   E. 血瘀证

9. 治疗经间期出血血瘀证，应首选的方剂是
   A. 抵当汤　　B. 通瘀煎
   C. 桃红四物汤　　D. 血府逐瘀汤
   E. 逐瘀止血汤

A2 型题

1. 患者两次月经中间，阴道出血量稍多，色深红，质黏腻，无血块，平时带下量多色黄，小腹时痛，神疲乏力，骨节酸楚，胸闷烦躁，口苦咽干，纳呆腹胀，小便短赤，舌质红，苔黄腻，脉细弦。其证候是
   A. 肾气虚证　　B. 气滞证
   C. 湿热证　　D. 痰湿证
   E. 脾气虚证

2. 患者半年来出现经间期出血，量少，色淡，质稀，神疲体倦，气短懒言，食少腹胀，舌淡，苔薄，脉缓弱。其治法是
   A. 疏肝健脾，固冲止血
   B. 健脾养血，固冲止血
   C. 健脾益气，固冲摄血
   D. 补肾健脾，固冲摄血
   E. 疏肝健脾，养血止血

3. 患者两次月经中间，阴道少量出血，色鲜红，质稍稠，头晕腰酸，夜寐不宁，五心烦热，便艰尿黄，舌体偏小质红，脉细数。其证候是
   A. 肾阴虚证　　B. 肾气虚证
   C. 肾阳虚证　　D. 脾气虚证
   E. 肝郁证

4. 患者经间期出血，量少，色淡，质稀，神疲体倦，气短懒言，食少腹胀，舌淡，苔薄，脉缓弱。治疗应首选的方剂是
   A. 大补元煎　　B. 举元煎
   C. 补中益气汤　　D. 归脾汤
   E. 八珍汤

5. 患者两次月经中间，阴道少量出血，色鲜红，质稍稠，头晕腰酸，夜寐不宁，五心烦热，便艰尿黄，舌体偏小质红，脉细数。治疗应首选的方剂是
   A. 左归丸　　B. 两地汤合二至丸
   C. 当归地黄饮　　D. 归肾丸
   E. 六味地黄丸

B1 型题

A. 两地汤合二至丸
B. 归脾汤
C. 左归丸
D. 举元煎
E. 固阴煎

1. 治疗经间期出血肾阴虚证，应首选的方剂是
2. 治疗经间期出血脾气虚证，应首选的方剂是

A. 肾阴虚证
B. 脾气虚证
C. 肝郁证
D. 湿热证
E. 血瘀证

3. 患者两次月经中间，阴道出血量稍多，色深红，质黏腻，无血块，平时带下量多色黄，小腹时痛，神疲乏力，骨节酸楚，胸闷烦躁，口苦咽干，纳呆腹胀，小便短赤，舌质红，苔黄腻，脉滑数。其证候是
4. 患者经间期出血量少，色紫黑有血块，少腹两侧胀痛，情志抑郁，胸闷烦躁，舌紫暗，脉细弦。其证候是

二、参考答案

A1 型题

1. B　2. C　3. D　4. A　5. C

6. A 7. D 8. D 9. E

A2 型题

1. C 2. C 3. A 4. D 5. B

B1 型题

1. A 2. B 3. D 4. E

三、重点解析

A1 型题

1. B 经间期出血需与月经过少鉴别。月经过少周期尚正常，仅量少，甚或点滴即净；经间期出血，常发生在两次月经的中间。

6. A 经间期出血脾气虚的主要证候是经间期出血，量少，色淡，质稀，神疲体倦，气短懒言，食少腹胀，舌淡，苔薄，脉缓弱。故选项 A 经间期阴道少量出血，色鲜红，质稠，不属于经间期出血脾气虚证。

7. D 经间期出血血瘀证的主要证候是经间期出血量少或多少不一，色紫黑或有血块，少腹两侧或一侧胀痛或刺痛；情志抑郁，胸闷烦躁；舌紫暗或有瘀点，脉细弦。故其月经特点是：经间期出血，色紫黑，或有血块。

A2 型题

2. C 根据其主要证候的描述，该患者属于经间期出血的脾气虚证，故其治法是健脾益气，固冲摄血。

4. D 根据其主要证候的描述，该患者属于经间期出血的脾气虚证，故其治疗方剂是归脾汤。

5. B 根据其主要证候的描述，该患者属于经间期出血的肾阴虚证，故其治疗方剂是两地汤合二至丸。

细目九 崩 漏

一、习 题

A1 型题

1. 下列各项，属崩漏诊断依据的是
   A. 月经周期、经期、经量的严重紊乱
   B. 经血淋漓不净
   C. 经血暴下不止
   D. 伴有不同程度贫血
   E. 崩与漏交替出现

2. 下列各项，属崩漏主要病机的是
   A. 脾虚气不统血
   B. 冲任不固，不能制约经血
   C. 瘀阻冲任
   D. 肾虚封藏失职
   E. 血热迫血妄行

3. 下列各项，不属崩漏常见病因的是
   A. 肾虚 B. 脾虚 C. 血瘀
   D. 血热 E. 肝郁

4. 崩漏的治疗原则是
   A. 急则治其标，缓则治其本
   B. 滋肾养阴，凉血固冲
   C. 补肾、扶脾、疏肝
   D. 塞流、澄源、复旧
   E. 补肾健脾，固冲止崩

5. 崩漏的常见证候是
   A. 脾虚证、肾虚证、肝郁证、血热证
   B. 湿热证、肾虚证、血热证、血瘀证
   C. 脾虚证、肾虚证、血热证、血瘀证
   D. 脾虚证、肾虚证、血热证、气滞证
   E. 气虚证、肾虚证、瘀热证、血虚证

6. 下列各项，不属应与崩漏鉴别的疾病是
   A. 月经先期 B. 月经过多
   C. 经间期出血 D. 经期延长
   E. 月经过少

7. 治疗崩漏的治崩三法是
   A. 补肾、疏肝、健脾
   B. 塞流、澄源、复旧
   C. 疏肝、健脾、补肾
   D. 止血、澄源、复旧
   E. 止血、固冲、补肾

8. 下列各项，不属崩漏脾虚证的主要证候是
   A. 经色淡，质清稀 B. 神疲气短
   C. 面浮肢肿 D. 五心烦热
   E. 纳呆便溏

9. 下列各项，属崩漏虚热证的经血特点是
   A. 经来无期，量多势急，血色鲜红
   B. 经血非时而下，经色暗，有血块
   C. 经血淋漓不尽，血色淡，质清稀
   D. 经血势多如崩，色淡暗，质清稀
   E. 经血淋漓不尽，色淡红，质清稀

10. 崩漏肾气虚证的治法是
    A. 温肾益气，固冲止血
    B. 滋肾益阴，固冲止血

C. 补肾益气，固冲止血
D. 补肾健脾，养血止血
E. 温肾助阳，固冲止血

11. 上下相资汤治疗崩漏的适应证候是
A. 实热证 B. 虚热证
C. 肾气虚证 D. 肾阴虚证
E. 肾阳虚证

12. 治疗崩漏血瘀证，应首选的方剂是
A. 逐瘀止血汤 B. 桃红四物汤
C. 小营煎 D. 失笑散
E. 血府逐瘀汤

13. 治疗崩漏的实热证，应首选的方剂是
A. 上下相资汤 B. 固阴煎
C. 两地汤 D. 清热固经汤
E. 举元煎

14. 下列各项，不属崩漏急症处理的是
A. 温阳止崩 B. 祛瘀止崩
C. 清热凉血止崩 D. 滋阴固气止崩
E. 补气摄血止崩

15. 崩漏虚热证的治法是
A. 滋肾养血，凉血固冲
B. 清热养阴，固冲调经
C. 清热凉血，固冲止血
D. 滋肾养阴，固冲止血
E. 养阴清热，固冲止血

A2 型题

1. 患者经乱无期，出血量多或淋漓不尽，血色淡红，面色晦暗，肢冷畏寒，腰膝酸软，小便清长，夜尿多，眼眶暗，舌淡暗，苔白润，脉沉细无力。其证候是
A. 肾气虚证 B. 肾阴虚证
C. 脾气虚证 D. 肾阳虚证
E. 肝郁证

2. 患者近6个月经来无期，经血突然暴崩如注，血色深红，质稠，口渴烦热，便秘溺黄，舌红，苔黄，脉滑数。其证候是
A. 血瘀证 B. 实热证 C. 虚热证
D. 湿热证 E. 痰湿证

3. 患者经乱无期，出血淋漓不尽，血色淡红，面色晦暗，肢冷畏寒，腰膝酸软，小便清长，夜尿多，眼眶暗，舌淡暗，苔白润，脉沉细无力。其治法是
A. 温肾益气，固冲止血
B. 滋阴益肾，固冲止血
C. 补肾益气，固冲止血
D. 补肾健脾，固冲止血
E. 补肾助阳，调经止血

4. 患者经来无期，经血突然暴崩如注，血色深红，质稠，口渴烦热，便秘溺黄，舌红，苔黄，脉滑数。其治法是
A. 滋肾益阴，固冲止血
B. 养阴清热，固冲止血
C. 清热凉血，固冲止血
D. 清热利湿，凉血止血
E. 清热益阴，凉血止血

5. 患者经血非时而下，量时多时少，时出时止，经色暗，有血块，小腹疼痛，舌质紫暗，尖边有瘀点，脉弦细。治疗应首选的方剂是
A. 桃红四物汤 B. 固冲汤
C. 逐瘀止血汤 D. 血府逐瘀汤
E. 失笑散

6. 患者经乱无期，停闭数月后又突然暴崩下血，经色鲜红，质稍稠，头晕耳鸣，腰膝酸软，五心烦热，夜寐不宁，舌红，少苔，脉细数。治疗应首选的方剂是
A. 右归丸 B. 补肾丸
C. 六味地黄丸 D. 左归丸合二至丸
E. 当归地黄饮

B1 型题

A. 肾气虚证
B. 肾阴虚证
C. 肾阳虚证
D. 脾虚证
E. 血瘀证

1. 患者经乱无期，出血量多势急如崩，色淡红，质清稀，面色晦暗，眼眶暗，小腹空坠，腰膝酸软，舌淡暗，苔白润，脉沉弱。其证候是
2. 患者经乱无期，停经数月后又暴下不止，血色淡红，面色晦暗，肢冷畏寒，腰膝酸软，小便清长，夜尿多，眼眶暗，舌淡暗，苔白润，脉沉细无力。其证候是

A. 左归丸合二至丸
B. 右归丸加味
C. 加减苁蓉菟丝子丸
D. 归肾丸
E. 当归地黄饮

3. 治疗崩漏肾气虚证，应首选的方剂是
4. 治疗崩漏肾阳虚证，应首选的方剂是

A. 上下相资汤
B. 固阴煎
C. 清热固经汤

D. 两地汤
E. 固冲汤
5. 患者经来无期，淋漓日久难止，血色深红，质稠，口渴烦热，便秘溺黄，舌红，苔黄，脉滑数。治疗应首选的方剂是
6. 患者经来无期，量少淋漓不尽，血色鲜红，面颊潮红，烦热少寐，咽干口燥，便结，舌红，少苔，脉细数。治疗应首选的方剂是

二、参考答案

A1 型题

1. A	2. B	3. E	4. A	5. C
6. E	7. B	8. D	9. A	10. C
11. B	12. A	13. D	14. C	15. E

A2 型题

1. D	2. B	3. A	4. C	5. C
6. D				

B1 型题

1. A	2. C	3. C	4. B	5. C
6. A				

三、重点解析

A1 型题

1. A　此题考查的是崩漏的诊断，崩漏的主要临床表现是月经周期紊乱，行经时间超过半月以上，甚或数月断续不休；亦有停闭数月又突然暴下不止或淋漓不尽；常有不同程度的贫血。故其诊断依据是月经周期、经期、经量的严重紊乱。

2. B　崩漏的发病是肾-天癸-冲任-胞宫生殖轴的严重失调。其主要病机是冲任不固，不能制约经血，使子宫藏泻失常。

4. A　崩漏的治疗，多根据发病的缓急和出血的新久，本着“急则治其标，缓则治其本”的原则。

7. B　塞流、澄源、复旧是治崩三法。塞流：即是止血，用于暴崩之际，急当塞流止血防脱；澄源：正本清源，亦是求因治本，是治疗崩漏的重要阶段。复旧：固本善后，是巩固崩漏治疗的重要阶段，用于止血后恢复健康，调整月经周期，或促排卵。治法或补肾，或扶脾，或疏肝。

8. D　崩漏脾虚证的主要证候是经血非时暴下不止，或淋漓日久不尽，血色淡，质清稀；面色白，神疲气短，或面浮肢肿，小腹空坠，四肢不温，纳呆便溏；舌质淡胖，边有齿印，苔白，脉沉弱。故选项 D 五心烦热不属于脾虚证的主要证候。

9. A　崩漏虚热证的主要证候是经来无期，量少淋漓不尽或量多势急，血色鲜红；面颊潮红，烦热少寐，咽干口燥，便结，舌红，少苔，脉细数。故其经血特点是经来无期，量多势急，血色鲜红。

14. C　崩漏的急症处理有：补气摄血止崩、温阳止崩、滋阴固气止崩、祛瘀止崩、针灸止血和西药或手术治疗。故选项 C 清热凉血止崩不属于崩漏急症处理。

A2 型题

3. A　根据主要证候的描述，该患者属于崩漏的肾阳虚证，故其治法是温肾益气，固冲止血。

4. C　根据主要证候的描述，该患者属于崩漏的实热证，故其治法是清热凉血，固冲止血。

5. C　根据主要证候的描述，该患者属于崩漏的血瘀证，故其治疗方剂是逐瘀止血汤。

6. D　根据主要证候的描述，该患者属于崩漏的肾阴虚证，故其治疗方剂是左归丸合二至丸。

B1 型题

5. C　根据主要证候的描述，该患者属于血热崩漏的实热证，故其治疗方剂是清热固经汤。

6. A　根据主要证候的描述，该患者属于血热崩漏的虚热证，故其治疗方剂是上下相资汤。

细目十　闭　　经

一、习　　题

A1 型题

1. 下列各项，<u>不属</u>闭经的常见证候是
   A. 气血虚弱证　　B. 肾气亏损证
   C. 肝郁气滞证　　D. 阴虚血燥证
   E. 痰湿阻滞证
2. 闭经的常见病因是
   A. 脾气虚　　B. 肾阳虚
   C. 肝郁气滞　　D. 瘀血内阻
   E. 痰湿阻滞
3. 闭经的治疗原则是
   A. 虚者补而通之，实者泻而通之
   B. 急则治其标，缓则治其本
   C. 补肾健脾，益气通经

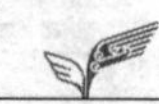

D. 疏肝健脾，固冲通经
E. 益气养血，补肾通经

4. 闭经虚证的主要病机是
A. 肾气不足，冲任虚弱
B. 源断其流，无血可下
C. 脾胃虚弱，气血乏源
D. 肝肾亏损，经血不足
E. 脾肾阳虚，化源不足

5. 闭经实证的主要病机是
A. 痰湿下注，气滞血瘀
B. 肝郁气滞，血行不畅
C. 血海阻隔，经血不得下行
D. 湿热瘀阻，冲任阻滞
E. 气血阻滞，气滞血瘀

6. 下列各项，<u>不属</u>生理性闭经的是
A. 妊娠期闭经 B. 哺乳期闭经
C. 围绝经期闭经 D. 育龄期闭经
E. 绝经期闭经

7. 下列各项，属闭经气滞血瘀证主要证候的是
A. 少腹胀痛拒按 B. 小腹冷痛拒按
C. 五心烦热 D. 形寒肢冷
E. 神疲肢倦

8. 闭经气血虚弱证的治法是
A. 健脾益气调经
B. 疏肝健脾调经
C. 补肾益气调经
D. 益气养血调经
E. 健脾养血调经

9. 闭经寒凝血瘀证的治法是
A. 温经散寒，活血调经
B. 补肾温阳，养血调经
C. 温阳散寒，补肾通经
D. 温阳散寒，养血通经
E. 健脾养血，散寒通经

10. 下列各项，<u>不属</u>闭经痰湿阻滞证的主要证候是
A. 经量少，色淡质黏腻
B. 形体肥胖，胸闷泛恶
C. 烦躁易怒，心悸气短
D. 神疲倦怠，纳少，痰多
E. 带下量多，色白

11. 治疗闭经阴虚血燥证，应首选的方剂是
A. 加减一阴煎 B. 左归丸
C. 当归地黄饮 D. 六味地黄丸
E. 固阴煎加味

12. 治疗闭经气滞血瘀证，应首选的方剂是
A. 通瘀煎 B. 少腹逐瘀汤
C. 抵当汤 D. 血府逐瘀汤
E. 桃红四物汤

13. 加减苁蓉菟丝子丸治疗闭经的适应证候是
A. 肾阴虚证 B. 肾阳虚证
C. 气血虚弱证 D. 寒凝血瘀证
E. 肾气亏损证

14. 四君子汤合苍附导痰汤加味治疗闭经的适应证候是
A. 痰湿阻滞证 B. 寒凝血瘀证
C. 阴虚血燥证 D. 肾气亏损证
E. 气血虚弱证

15. 下列各项，属闭经痰湿阻滞证的主要证候是
A. 形体肥胖，头晕耳鸣
B. 形体肥胖，胸闷痰多
C. 肢倦神疲，食欲不振
D. 气短懒言，神疲肢软
E. 小腹冷痛，形寒肢冷

A2 型题

1. 患者月经周期延迟，量少，色淡红，质薄，渐至经闭不行，神疲肢倦，头晕眼花，心悸气短，面色萎黄，舌淡，苔薄，脉沉缓。其证候是
A. 肾气亏损证 B. 气滞血瘀证
C. 气血虚弱证 D. 肾阳虚证
E. 肾阴虚证

2. 患者月经周期延后，经量少，色红质稠，渐至月经停闭不行，五心烦热，颧红唇干，盗汗干咳，舌红，少苔，脉细数。其证候是
A. 阴虚血燥证 B. 肾气亏损证
C. 肾阳虚证 D. 肾阴虚证
E. 气血虚弱证

3. 患者年逾16岁尚未行经，全身发育欠佳，第二性征发育不良，腰腿酸软，头晕耳鸣，倦怠乏力，夜尿频多，舌淡暗，苔薄白，脉沉细。其治法是
A. 温阳补肾，调理冲任
B. 滋阴补肾，调理冲任
C. 补肾益气，调理冲任
D. 温阳补肾，益气通经
E. 滋阴补肾，益气通经

4. 患者因与家人生气后出现月经停闭不行，胸胁、乳房胀痛，精神抑郁，少腹胀痛拒按，烦躁易怒，舌紫暗，有瘀点，脉沉弦而涩。其治法是
A. 健脾疏肝，活血通经

B. 疏肝理气,活血通经
C. 理气活血,调理冲任
D. 理气活血,祛瘀通经
E. 健脾疏肝,调理冲任

5. 患者月经停闭数月,小腹冷痛拒按,得热则痛缓,形寒肢冷,面色青白,舌紫暗,苔白,脉沉紧。治疗应首选的方剂是
A. 温经汤(《金匮要略》)
B. 温经汤《(妇人大全良方)》
C. 艾附暖宫丸
D. 八珍汤
E. 大补元煎

6. 患者形体肥胖,近半年月经延后,经量少,色淡质黏腻,渐至月经停闭,胸闷泛恶,神疲倦怠,纳少痰多,色白,苔腻,脉滑。治疗应首选的方剂是
A. 四君子汤合二陈汤
B. 二陈汤合苍附导痰汤
C. 启宫丸合四君子汤
D. 二陈汤合启宫丸
E. 四君子汤合苍附导痰汤

7. 患者月经周期延迟,量少,色淡红,质薄,渐至经闭不行,神疲肢倦,头晕眼花,心悸气短,面色萎黄,舌淡,苔薄,脉沉缓。治疗应首选的方剂是
A. 大补元煎　B. 归脾汤
C. 人参养荣汤　D. 举元煎
E. 八珍汤

8. 患者18岁尚未行经,全身发育欠佳,第二性征发育不良,腰腿酸软,头晕耳鸣,倦怠乏力,夜尿频多,舌淡暗,苔薄白,脉沉细。其证候是
A. 肾气亏损证　B. 肾阳虚衰证
C. 气血虚弱证　D. 肝郁脾虚证
E. 气滞血瘀证

B1 型题

A. 肾气亏损证
B. 气血虚弱证
C. 阴虚血燥证
D. 气滞血瘀证
E. 寒凝血瘀证

1. 患者18岁月经来潮,近1年月经周期延后,经量减少渐至月经停闭,体质虚弱,全身发育欠佳,腰腿酸软,头晕耳鸣,倦怠乏力,夜尿频多,舌淡暗,苔薄白,脉沉细。其证候是
2. 患者近半年出现月经周期延迟,量少,色淡红,质薄,渐至经闭不行,神疲肢倦,头晕眼花,心悸气短,面色萎黄,舌淡,苔薄,脉细弱。其证候是

A. 大补元煎
B. 加减一阴煎
C. 人参养荣汤
D. 固阴煎
E. 举元煎

3. 治疗闭经气血虚弱证,应首选的方剂是
4. 治疗闭经阴虚血燥证,应首选的方剂是

A. 补肾疏肝,调理冲任
B. 理气活血,祛瘀通经
C. 滋肾养阴,调理冲任
D. 补肾益气,调理冲任
E. 疏肝清热,活血调经

5. 闭经肾气亏损证的治法是
6. 闭经气滞血瘀证的治法是

二、参考答案

A1 型题

1. C	2. E	3. A	4. B	5. C
6. D	7. A	8. D	9. A	10. C
11. A	12. D	13. E	14. A	15. B

A2 型题

1. C	2. A	3. C	4. D	5. B
6. E	7. C	8. A		

B1 型题

1. A	2. B	3. C	4. B	5. D
6. B				

三、重点解析

A1 型题

3. A　闭经的治疗原则应根据病证,虚者补而通之,实者泻而通之。通过补益之法,使气血恢复,脏腑平衡,血海充盛,则经自行。若因病而致经闭,又当先治原发疾病,待病愈则经可复行;经仍未复潮者,再辨证治之。

6. D　对于青春期前、妊娠期、哺乳期、绝经前后的月经停闭不行,或月经初潮后1年内月经不行,又无其他不适者,均属于生理性闭经。

7. A　闭经气滞血瘀证的主要证候是月经停闭不行,胸胁、乳房胀痛,精神抑郁,少腹胀痛拒按,烦躁易怒,舌紫暗,有瘀点,脉沉弦而涩。

10. C　闭经痰湿阻滞证的主要证候是月经延后,经量少,色淡质黏腻,渐至月经停闭;伴形体肥胖,胸闷泛恶,神疲倦怠,纳少痰多或带下量多,色白;苔腻,脉滑。故选项C烦躁易怒不属于痰湿阻滞的临床表现。

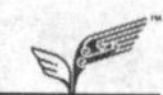

A2 型题

3.C 根据主要证候的描述，该患者属于闭经的肾气亏损证，故其治法是补肾益气，调理冲任。

4.D 根据主要证候的描述，该患者属于闭经的气滞血瘀证，故其治法是理气活血、祛瘀通经。

5.B 根据主要证候的描述，该患者属于闭经的寒凝血瘀证，故其治疗方剂是《妇人大全良方》的温经汤。

6.E 根据主要证候的描述，该患者属于闭经的痰湿阻滞证，故其治疗方剂是四君子汤合苍附导痰汤。

7.C 根据主要证候的描述，该患者属于闭经的气血虚弱证，故其治疗方剂是人参养荣汤。

B1 型题

1.A 根据题干描述的主要证候，可以推出该患者属于闭经的肾气亏损证。

2.B 根据题干描述的主要证候，可以推出该患者属于闭经的气血虚弱证。

细目十一 痛 经

一、习 题

A1 型题

1. 痛经的常见病因是
   A. 肝郁气滞 B. 气血虚弱
   C. 痰湿阻滞 D. 肝郁脾虚
   E. 肾阳不足

2. 下列各项，不属痛经的常见证候是
   A. 寒凝血瘀证 B. 气滞血瘀证
   C. 气血虚弱证 D. 肝郁气滞证
   E. 湿热瘀阻证

3. 痛经的主要病机是
   A. 气郁不舒，血行失畅
   B. 气血虚弱，失于濡养
   C. 寒邪内犯，与血相搏
   D. 肾气亏损，精血不足
   E. 不通则痛，不荣则痛

4. 痛经寒凝血瘀证的腹痛特点是
   A. 小腹胀痛，有灼热感
   B. 小腹隐隐作痛，喜按
   C. 小腹绵绵作痛，伴腰骶酸痛
   D. 小腹冷痛拒按，得热痛减
   E. 小腹胀痛拒按，矢气则舒

5. 痛经气血虚弱证的腹痛特点是
   A. 小腹绵绵作痛，伴腰骶酸痛
   B. 小腹隐隐作痛，喜按
   C. 小腹胀痛不适，有灼热感
   D. 小腹冷痛，喜按，得热则舒
   E. 小腹胀痛，拒按

6. 痛经气滞血瘀证的治法是
   A. 理气活血，化瘀止痛
   B. 疏肝行气，化瘀止痛
   C. 疏肝健脾，活血止痛
   D. 疏肝理气，活血止痛
   E. 理气行滞，化瘀止痛

7. 痛经湿热瘀阻证的治法是
   A. 健脾利湿，活血止痛
   B. 活血除湿，化瘀止痛
   C. 清热除湿，化瘀止痛
   D. 疏肝清热，化湿止痛
   E. 健脾化湿，清热止痛

8. 痛经肾气亏损证的治法是
   A. 温肾助阳，调经止痛
   B. 补肾益精，养血止痛
   C. 滋阴益肾，调经止痛
   D. 补肾益气，养血止痛
   E. 补肾益气，活血止痛

9. 下列各项，不属痛经阳虚内寒证的主要证候是
   A. 小腹冷痛，喜按，得热则舒
   B. 经量少，经色暗淡
   C. 腰腿酸软，小便清长
   D. 舌胖淡，苔白润，脉沉
   E. 平素带下量多，色黄稠有臭味

10. 下列各项，属痛经气滞血瘀证的主要证候是
    A. 经行小腹冷痛，喜按喜揉
    B. 经行小腹疼痛，有灼热感
    C. 经行小腹胀痛拒按，乳胀胁痛
    D. 经行小腹绵绵作痛，经血量少
    E. 经行小腹隐痛，腰膝酸软

11. 治疗痛经阳虚内寒证，应首选方剂的是
    A. 艾附暖宫丸
    B. 温经汤（《妇人大全良方》）
    C. 温经汤（《金匮要略》）
    D. 大补元煎
    E. 举元煎

12. 治疗痛经气滞血瘀证，应首选的方剂是
A. 少腹逐瘀汤　B. 血府逐瘀汤
C. 失笑散　D. 桃红四物汤
E. 膈下逐瘀汤

13. 调肝汤治疗痛经适应的证候是
A. 气滞血瘀证　B. 肝郁气滞证
C. 肾气亏损证　D. 肝胃不和证
E. 阳虚内寒证

A2 型题

1. 患者经后小腹隐隐作痛，喜按，月经量少，色淡，质清稀，面色无华，头晕心悸，神疲乏力，舌质淡，脉细无力。其证候是
A. 气血虚弱证　B. 气滞血瘀证
C. 肝脾不和证　D. 脾虚气陷证
E. 肾气亏损证

2. 患者近5年经后1～2天内小腹绵绵作痛，伴腰骶酸痛，经色暗淡，量少，质稀薄，头晕耳鸣，面色晦暗，健忘失眠，舌质淡红，苔薄，脉沉细。其证候是
A. 脾气虚证　B. 肾阳虚证
C. 肾阴虚证　D. 肾气亏损证
E. 气血虚弱证

3. 患者经前小腹冷痛拒按，得热痛减，月经推后，量少，经色暗而有瘀块，面色青白，肢冷畏寒，舌暗，苔白，脉沉紧。其治法是
A. 温经扶阳，暖宫止痛
B. 温经散寒，化瘀止痛
C. 补肾温阳，散寒止痛
D. 补肾益气，散寒止痛
E. 温经补肾，暖宫止痛

4. 患者经后小腹隐隐作痛，喜按，月经量少，色淡，质清稀，面色无华，头晕心悸，神疲乏力，舌质淡，脉细无力。其治法是
A. 益气养血，调经止痛
B. 健脾益气，调经止痛
C. 健脾养血，调经止痛
D. 补肾益气，养血止痛
E. 益气活血，调经止痛

5. 患者经后小腹隐隐作痛，喜按，伴小腹及阴部空坠不适，月经量少，色淡，质清稀，面色无华，头晕心悸，神疲乏力，舌质淡，脉细无力。治疗应首选的方剂是
A. 八珍汤　B. 举元煎　C. 圣愈汤
D. 大补元煎　E. 人参养荣丸

6. 患者经期小腹胀痛不适，有灼热感，平时小腹疼痛，经前加剧，经血量多，色暗红，质稠，平素带下量多，色黄质稠有臭味，舌质红，苔黄腻，脉滑数。治疗应首选的方剂是
A. 苍附导痰汤　B. 膈下逐瘀汤
C. 两地汤　D. 清热调血汤
E. 清经散

B1 型题

A. 气滞血瘀证
B. 寒凝血瘀证
C. 气血虚弱证
D. 肾气亏损证
E. 阳虚内寒证

1. 患者经期小腹冷痛拒按，得热痛减，月经推后，量少，经色暗而有瘀块，面色青白，肢冷畏寒，舌暗，苔白，脉沉紧。其证候是
2. 患者经后小腹冷痛，喜按，得热则舒，经量少，经色暗淡，腰腿酸软，小便清长，舌淡胖，苔白润，脉沉。其证候是

A. 圣愈汤
B. 举元煎
C. 调肝汤
D. 温经汤(《金匮要略》)
E. 温经散寒汤

3. 治疗痛经肾气亏损证，应首选的方剂是
4. 治疗痛经阳虚内寒证，应首选的方剂是

A. 补肾益精，养血止痛
B. 补肾疏肝，行气止痛
C. 滋肾养阴，清热止痛
D. 疏肝清热，化瘀止痛
E. 理气行滞，化瘀止痛

5. 患者经行小腹绵绵作痛，伴腰骶酸痛，经色暗淡，量少，质稀薄，头晕耳鸣，面色晦暗，健忘失眠，舌质淡红，苔薄，脉沉细。其治法是
6. 患者经前小腹胀痛拒按，经血量少，行而不畅，血色紫暗有块，块下痛暂减，乳房胀痛，胸闷不舒，舌质紫暗，脉弦。其治法是

二、参考答案

A1 型题

1. B　2. D　3. E　4. D　5. B
6. E　7. C　8. B　9. E　10. C
11. C　12. E　13. C

A2 型题

1. A　2. D　3. B　4. A　5. C
6. D

 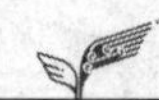

B1 型题

1. B 2. E 3. C 4. D 5. A
6. E

三、重点解析

A1 型题

3. E 痛经病位在子宫、冲任，以“不通则痛”或“不荣则痛”为主要病机。故选项为 E。

9. E 痛经阳虚内寒证的主要证候是：经期或经后小腹冷痛，喜按，得热则舒，经量少，经色暗淡，腰腿酸软，小便清长，舌淡胖，苔白润，脉沉。故选项 E 带下量多，色黄稠有臭味，不属于此证候。

10. C 痛经气滞血瘀证的主要证候是：经前或经期小腹胀痛拒按，经血量少，行而不畅，血色紫暗有块，块下痛暂减；乳房胀痛，胸闷不舒；舌质紫暗或有瘀点，脉弦。故选 C。

A2 型题

3. B 根据该题主要证候的描述，该患者属于痛经寒凝血瘀证，故其治法为温经散寒，化瘀止痛。

4. A 根据该题主要证候的描述，该患者属于痛经气血虚弱证，故其治法为益气养血，调经止痛。

5. C 根据该题主要证候的描述，该患者属于痛经气血虚弱证，故其治疗方剂是圣愈汤。

6. D 根据该题主要证候的描述，该患者属于痛经湿热瘀阻证，故其治疗方剂是清热调血汤。

B1 型题

5. A 根据该题主要证候的描述，该患者属于痛经肾气亏损证，故其治法为补肾益气，养血止痛。

6. E 根据该题主要证候的描述，该患者属于痛经气滞血瘀证，故其治法为理气行滞，化瘀止痛。

细目十二 经行乳房胀痛

一、习 题

A1 型题

1. 经行乳房胀痛的常见证候是
   A. 气滞血瘀证 B. 肝气郁结证
   C. 肾气亏损证 D. 肝胃不和证
   E. 肝郁脾虚证

2. 下列各项，<u>不属</u>经行乳房胀痛肝肾亏虚证的主要证候是
   A. 经后两乳作胀作痛
   B. 乳房按之柔软无块
   C. 乳头痒痛，甚则痛不可触衣
   D. 月经量少，色淡
   E. 两目干涩，咽干口燥

3. 经行乳房胀痛胃虚痰滞证的治法是
   A. 疏肝健脾，活血止痛
   B. 健胃祛痰，活血止痛
   C. 健脾和胃，活血止痛
   D. 疏肝健脾，祛痰止痛
   E. 健脾和胃，祛痰止痛

4. 治疗经行乳房胀痛肝气郁结证，应首选的方剂是
   A. 逍遥散 B. 龙胆泻肝肠
   C. 柴胡疏肝散 D. 血府逐瘀汤
   E. 调肝汤

5. 治疗经行乳房胀痛肝肾亏虚证，应首选的方剂是
   A. 当归地黄饮 B. 调肝汤
   C. 一贯煎 D. 六味地黄丸
   E. 归肾丸

6. 四物汤合二陈汤治疗经行乳房胀痛的适应证候是
   A. 肝气郁结证 B. 痰湿阻滞证
   C. 气滞血瘀证 D. 肝肾亏虚证
   E. 胃虚痰滞证

A2 型题

1. 患者经前乳房胀满疼痛，乳头痒痛，甚则痛不可触衣，经行不畅，血色暗红，小腹胀痛，胸闷胁胀，精神抑郁，时叹息，苔薄白，脉弦。其证候是
   A. 气滞血瘀证 B. 肝气郁结证
   C. 肝胃不和证 D. 肝郁脾虚证
   E. 肝肾亏虚证

2. 患者经前乳头痒痛，痛甚不可触衣，胸闷痰多，食少纳呆，平素带下量多，色白稠黏，月经量少，色淡，舌淡胖，苔白腻，脉缓滑。其证候是
   A. 湿热瘀阻证 B. 痰湿阻滞证
   C. 胃虚痰滞证 D. 脾虚痰湿证
   E. 肝郁气结证

3. 患者经后两乳作胀作痛，乳房按之柔软无块，月经量少，色淡，两目干涩，咽干口燥，五心烦热，舌淡，少苔，脉细数。其治法是
   A. 滋阴益肾，柔肝通络 B. 补肾益气，理气通络
   C. 疏肝和胃，养阴通络 D. 滋肾养肝，和胃通络
   E. 疏肝健脾，和胃通络

4. 患者近期因工作压力大，出现经行乳房胀满疼痛，伴乳头痒痛，甚则痛不可触衣，经行不畅，血色暗红，小腹胀痛，胸闷胁胀，精神抑郁，苔薄白，脉弦。治疗应首选的方剂是
   A. 逍遥散
   B. 柴胡疏肝散
   C. 龙胆泻肝汤
   D. 血府逐瘀汤
   E. 调肝汤

B1 型题

A. 肝气郁结证
B. 气滞血瘀证
C. 肝肾亏虚证
D. 胃虚痰滞证
E. 肝胃不和证

1. 患者经期乳房胀痛，痛甚不可触衣，胸闷痰多，食少纳呆，平素带下量多，色白稠黏，月经量少，色淡，舌淡胖，苔白腻，脉缓滑。其证候是
2. 患者经行乳头痒痛，甚则痛不可触衣，经行不畅，血色暗红，小腹胀痛，胸闷胁胀，精神抑郁，苔薄白，脉弦。其证候是 、

A. 一贯煎
B. 逍遥散
C. 四物汤合二陈汤
D. 柴胡疏肝散
E. 调肝汤

3. 治疗经行乳房胀痛肝气郁结证，应首选的方剂是
4. 治疗经行乳房胀痛胃虚痰滞证，应首选的方剂是

二、参考答案

A1 型题

1. B　2. C　3. B　4. A　5. C
6. C

A2 型题

1. B　2. C　3. D　4. A

B1 型题

1. D　2. A　3. B　4. C

三、重点解析

A1 型题

2. C　经行乳房胀痛肝肾亏虚证的主要证候是：经前或经行乳房胀满疼痛，或乳头痒痛，甚则痛不可触衣；经行不畅，血色暗红，小腹胀痛；胸闷胁胀，精神抑郁，时叹息；苔薄白，脉弦。故选项 B 属于其主要证候。

A2 型题

3. D　根据该题主要证候的描述，该患者属于经行乳房胀痛肝肾亏虚证，故其治法是滋肾养肝，和胃通络。

4. A　根据该题主要证候的描述，该患者属于经行乳房胀痛肝气郁结证，故其治疗方剂为逍遥散加味。

细目十三　经 行 头 痛

一、习　　题

A1 型题

1. 经行头痛的常见病因是
   A. 痰湿中阻　B. 气滞血瘀　C. 湿热瘀结
   D. 肝气郁结　E. 肝肾亏虚
2. 下列各项，<u>不属</u>经行头痛的常见证候是
   A. 肝火证　B. 肾虚证　C. 血瘀证
   D. 痰湿中阻证　E. 血虚证
3. 经行头痛痰湿中阻证的治法是
   A. 健脾化湿，通络止痛
   B. 疏肝健脾，化湿止痛
   C. 健脾益气，化湿止痛
   D. 燥湿化痰，通络止痛
   E. 健脾利湿，化痰止痛
4. 下列各项，<u>不属</u>经行头痛血瘀证的主要证候是
   A. 经期头痛，痛如锥刺
   B. 经色紫暗有块
   C. 形体肥胖，胸闷泛恶
   D. 小腹疼痛拒按
   E. 舌暗，边尖有瘀点
5. 经行头痛血虚证的头痛特点是
   A. 头痛剧烈，痛如锥刺
   B. 头部绵绵作痛
   C. 颠部掣痛，头晕目眩
   D. 头部胀痛，头晕目眩
   E. 头部隐隐作痛
6. 治疗经行头痛血瘀证，应首选的方剂是
   A. 逐瘀止痛汤　B. 血府逐瘀汤
   C. 桃红四物汤　D. 抵当汤
   E. 通窍活血汤

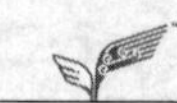

7. 治疗经行头痛血虚证，应首选的方剂是
   A. 八珍汤加味 B. 大补元煎加味
   C. 举元煎加味 D. 人参养荣汤加味
   E. 四物汤加味
8. 半夏白术天麻汤治疗经行头痛的适应证候是
   A. 肝火证 B. 血虚证
   C. 血瘀证 D. 肝郁气结证
   E. 痰湿中阻证

A2 型题

1. 患者经行头痛，甚或颠部掣痛，头晕目眩，月经量稍多，色鲜红，烦躁易怒，口苦咽干，舌质红，苔薄黄，脉弦细数。其证候是
   A. 气滞血瘀证 B. 肝气郁结证
   C. 血热证 D. 肝火证
   E. 肝肾亏虚证
2. 患者近半年出现经后头晕，头部绵绵作痛，月经量少，色淡，质稀，心悸少寐，神疲乏力，舌淡，苔薄，脉虚细。其证候是
   A. 肝肾亏虚证 B. 气血虚弱证
   C. 心脾两虚证 D. 阴虚火旺证
   E. 血虚证
3. 患者经期头痛，头晕目眩，形体肥胖，胸闷泛恶，平日带多稠黏，月经量少，色淡，面色不华，舌淡胖，苔白腻，脉滑。其治法是
   A. 健脾化湿，通络止痛 B. 燥湿化痰，通络止痛
   C. 健脾化湿，化痰止痛 D. 疏肝和胃，化痰止痛
   E. 健脾化痰，通络止痛
4. 患者因与家人争吵后出现经行头痛，甚或颠部掣痛，头晕目眩，月经量稍多，色鲜红，烦躁易怒，口苦咽干，舌质红，苔薄黄，脉弦细数。治疗应首选的方剂是
   A. 羚角钩藤汤 B. 半夏白术天麻汤
   C. 通窍活血汤 D. 柴胡疏肝散
   E. 丹栀逍遥散
5. 患者每逢经期头痛剧烈，痛如锥刺，经色紫暗有块，伴小腹疼痛拒按，胸闷不舒，舌暗尖边有瘀点，脉细涩。治疗应首选的方剂是
   A. 血府逐瘀汤 B. 逐瘀止痛汤
   C. 失笑散 D. 通窍活血汤
   E. 补阳还五汤

B1 型题

A. 肝火证
B. 血瘀证
C. 痰湿中阻证
D. 血虚证
E. 肾虚证

1. 患者经期头晕，头部绵绵作痛，月经量少，色淡，质稀，心悸少寐，神疲乏力，舌淡，苔薄，脉虚细。其证候是
2. 患者每逢经前、经期头痛剧烈，痛如锥刺，经色紫暗有块，伴小腹疼痛拒按，胸闷不舒，舌暗，脉弦涩。其证候是

A. 半夏白术天麻汤
B. 加味逍遥丸
C. 羚角钩藤汤
D. 通窍活血汤
E. 八珍汤

3. 患者经期头痛，头晕目眩，形体肥胖，胸闷泛恶，平日带多稠黏，月经量少，色淡，面色不华，形体肥胖，舌淡胖，苔白腻，脉滑。治疗应首选的方剂是
4. 患者经行头痛，甚或颠部掣痛，头晕目眩，月经量稍多，色鲜红，烦躁易怒，口苦咽干，舌质红，苔薄黄，脉弦细数。治疗应首选的方剂是

二、参考答案

A1 型题

1. A 2. B 3. D 4. C 5. B
6. E 7. A 8. E

A2 型题

1. D 2. E 3. B 4. A 5. D

B1 型题

1. D 2. B 3. A 4. C

三、重点解析

A1 型题

4. C 经行头痛血瘀证的主要证候是：每逢经前、经期头痛剧烈，痛如锥刺，经色紫暗有块；伴小腹疼痛拒按，胸闷不舒；舌暗或尖边有瘀点，脉细涩或弦涩。故选项C形体肥胖、胸闷泛恶不属于此证候。

A2 型题

3. B 根据该题主要证候的描述，该患者属于经行头痛痰湿中阻证，故其治法是燥湿化痰，通络止痛。

5. D 根据该题主要证候的描述，该患者属于经行头痛血瘀证，故其治疗方剂是通窍活血汤。

B1 型题

3. A 根据该题主要证候的描述，该患者属于经行头痛痰湿中阻证，故其治疗方剂是半夏白术天麻汤。

4. C 根据该题主要证候的描述，该患者属于经行头痛肝火证，故其治疗方剂是羚角钩藤汤。

细目十四 经行感冒

一、习 题

A1 型题

1. 经行感冒的常见病因是
   A. 风寒　B. 虚寒　C. 气虚
   D. 脾虚　E. 实寒

2. 下列各项，不属经行感冒邪入少阳证的主要证候是
   A. 经期出现寒热往来
   B. 经行期间，发热身痛，微恶寒
   C. 胸胁苦闷，口苦咽干
   D. 心烦欲呕，头晕目眩
   E. 默默不欲饮食

3. 下列各项，属于经行感冒风热证的发热特点是
   A. 经行期间，发热，恶寒，无汗
   B. 经期出现寒热往来
   C. 经行期间出现高热、大汗
   D. 经行期间，发热身痛，微恶风
   E. 经行期间出现日晡潮热

4. 经行邪入少阳的治法是
   A. 解表散寒　B. 疏风解表　C. 疏风清热
   D. 解风散寒　E. 和解表里

5. 治疗经行感冒风寒证，应首选的方剂是
   A. 麻黄汤　B. 桂枝汤　C. 小柴胡汤
   D. 荆穗四物汤　E. 桑菊饮

6. 桑菊饮治疗经行感冒的适应证候是
   A. 风寒证　B. 风热证　C. 暑热证
   D. 暑湿证　E. 邪入少阳证

A2 型题

1. 患者每于经行期间，发热身痛，微恶风，头痛汗出，鼻塞咳嗽，痰稠，口渴欲饮，舌红，苔黄，脉浮数。其证候是
   A. 风寒证　B. 肺气虚证　C. 暑湿证
   D. 风热证　E. 邪入少阳证

2. 患者每至经行期间，发热，恶寒，无汗，鼻塞流涕，咽喉痒痛，咳嗽痰稀，头痛身痛，舌淡红，苔薄白，脉浮紧。其治法是
   A. 解表散寒，和血调经　B. 疏风散寒，和血调经
   C. 疏风清热，和血调经　D. 和解表里，和血调经
   E. 疏风解表，和血调经

3. 患者每于经期即出现寒热往来，胸胁苦满，口苦咽干，心烦欲呕，头晕目眩，默默不欲饮食，舌红，苔薄黄，脉弦。治疗应首选的方剂是
   A. 荆穗四物汤　B. 桑菊饮　C. 麻黄汤
   D. 桂枝汤　E. 小柴胡汤

B1 型题

A. 荆穗四物汤
B. 小柴胡汤
C. 桑菊饮
D. 大柴胡汤
E. 桂枝汤

1. 治疗经行感冒风寒证，应首选的方剂是
2. 治疗经行感冒风热证，应首选的方剂是

二、参考答案

A1 型题

1. A　2. B　3. D　4. E　5. D
6. B

A2 型题

1. D　2. A　3. E

B1 型题

1. A　2. C

三、重点解析

A1 型题

2. B　经行感冒邪入少阳的主要证候是：每于经期即出现寒热往来，胸胁苦满，口苦咽干，心烦欲呕，头晕目眩，默默不欲饮食，舌红，苔薄白或薄黄，脉弦或弦数。故选项B经行期间，发热身痛，微恶寒，不属于其主要证候。

3. D　经行感冒中风寒的发热特点是经行发热，恶寒，无汗；风热证的发热特点是经行期间，发热身痛，微恶风；邪入少阳的发热特点是经期寒热往来。

A2 型题

2. A　根据主要证候的描述，该患者属于经行感冒风寒证，故其治法是解表散寒，和血调经。

3. E　根据主要证候的描述，该患者属于经行感冒邪入少阳证，故其治疗方剂是小柴胡汤。

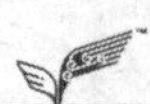

细目十五 经行身痛

一、习 题

A1型题

1. 经行身痛的常见病因是
   A. 血虚 B. 肾虚
   C. 气滞 D. 肝郁
   E. 脾虚

2. 经行身痛的常见证候是
   A. 气滞证 B. 肾虚证
   C. 血瘀证 D. 脾虚证
   E. 肝郁证

3. 经行身痛血虚证的治法是
   A. 健脾养血，柔筋止痛
   B. 养血益气，柔筋止痛
   C. 补气养血，活血止痛
   D. 疏肝行气，养血止痛
   E. 健脾益气，养血止痛

4. 治疗经行身痛血瘀证，应首选的方剂是
   A. 逐瘀止痛汤 B. 通窍活血汤
   C. 身痛逐瘀汤 D. 趁痛散
   E. 血府逐瘀汤

5. 当归补血汤治疗经行身痛的适应证候是
   A. 血虚证 B. 脾虚证
   C. 肾虚证 D. 血瘀证
   E. 气滞证

6. 下列各项，不属经行身痛血虚证的主要证候是
   A. 经行时肢体疼痛麻木
   B. 肢软乏力
   C. 月经量少，色淡，质薄
   D. 面色无华
   E. 舌紫暗，脉细涩

A2型题

1. 患者经行时肢体疼痛麻木，肢软乏力，月经量少，色淡，质薄，面色无华，舌质淡红，苔白，脉细弱。其证候是
   A. 脾虚证 B. 肾虚证 C. 肝郁证
   D. 血瘀证 E. 血虚证

2. 患者近一年出现经行时腰膝、肢体、关节疼痛，得热痛减，遇寒疼甚，月经推迟，经量少，色暗，有血块，舌紫暗，苔薄白，脉沉紧。治疗应首选的方剂是
   A. 通窍活血汤
   B. 逐瘀止痛汤
   C. 血府逐瘀汤
   D. 趁痛散
   E. 桃红四物汤

B1型题

A. 补肾疏肝，通络止痛
B. 行气活血，通络止痛
C. 养血益气，柔筋止痛
D. 疏肝理气，通络止痛
E. 活血通络，益气散寒止痛

1. 经行身痛血瘀证的治法是
2. 经行身痛血虚证的治法是

二、参考答案

A1型题

1. A 2. C 3. B 4. D 5. A
6. C

A2型题

1. E 2. D

B1型题

1. E 2. C

三、重点解析

A1型题

6. C 经行身痛血虚证的主要证候是经行时肢体疼痛麻木，肢软乏力，月经量少，色淡，质薄，面色无华；舌质淡红，苔白，脉细弱。故选项E舌紫暗、有瘀斑不属于此证候。

A2型题

2. D 根据主要证候的描述，该患者属于经行身痛血瘀证，故其治疗方剂是趁痛散。

细目十六 经行泄泻

一、习 题

A1 型题

1. 经行泄泻的常见病因是
   A. 脾虚　B. 肝郁　C. 血虚
   D. 血瘀　E. 气滞

2. 下列各项，不属经行泄泻肾虚证的主要证候是
   A. 经行五更泄泻
   B. 经色淡，质清稀
   C. 腰膝酸软，大便溏泄
   D. 脘腹胀满，神疲肢软
   E. 头晕耳鸣，畏寒肢冷

3. 经行泄泻脾虚证的治法是
   A. 疏肝健脾，淡渗利湿
   B. 健脾渗湿，理气调经
   C. 健脾利湿，调经止泻
   D. 补肾健脾，理气调经
   E. 疏肝健脾，理气调经

4. 治疗经行泄泻肾虚证，应首选的方剂是
   A. 参苓白术散　B. 当归地黄饮
   C. 健固汤合四神丸　D. 归肾丸
   E. 右归丸

A2 型题

1. 患者经行大便泄泻，经色淡，质清稀，腰膝酸软，头晕耳鸣，畏寒肢冷，舌淡，苔白，脉沉迟。其证候是
   A. 脾虚证　B. 血虚证　C. 肾虚证
   D. 血瘀证　E. 气滞证

2. 患者近5个月正值经期，大便溏泄，脘腹胀满，经行量多，色淡质薄，神疲肢软，面浮肢肿，舌淡红，苔白，脉濡缓。其治法是
   A. 疏肝健脾，淡渗利湿
   B. 健脾渗湿，理气调经
   C. 健脾利湿，调经止泻
   D. 补肾健脾，理气调经
   E. 疏肝健脾，理气调经

B1 型题

A. 参苓白术散
B. 大补元煎
C. 人参健脾丸
D. 健固汤合四神丸
E. 金匮肾气丸

1. 治疗经行泄泻脾虚证，应首选的方剂是
2. 治疗经行泄泻肾虚证，应首选的方剂是

二、参考答案

A1 型题

1. A　2. D　3. B　4. C

A2 型题

1. C　2. B

B1 型题

1. A　2. D

三、重点解析

A1 型题

2. D　经行泄泻肾虚证的主要证候是：经行或经后，大便泄泻，或五更泄泻，经色淡，质清稀；腰膝酸软，头晕耳鸣，畏寒肢冷；舌淡，苔白，脉沉迟。故选项D脘腹胀满、神疲肢软不属于此证候。

A2 型题

2. B　根据主要证候的描述，该患者属于经行泄泻的脾虚证，故其治法是健脾渗湿，理气调经。

细目十七 经行浮肿

一、习 题

A1 型题

1. 经行浮肿的常见病因是
   A. 肝郁气滞　B. 气滞血瘀　C. 肾气亏损
   D. 脾气虚　E. 肺气虚

2. 下列各项，不属经行浮肿脾肾阳虚证的主要证候是
   A. 经行面浮肢肿，按之没指
   B. 晨起头面肿甚
   C. 脘闷胁胀，善叹息

D. 经量多，色淡，质薄
E. 腹胀纳减，腰膝酸软

3. 经行浮肿气滞血瘀证的治法是
A. 理气行滞，养血调经
B. 疏肝行气，健脾调经
C. 疏肝健脾，养血调经
D. 疏肝健脾，行气调经
E. 理气养血，疏肝调经

4. 治疗经行浮肿脾肾阳虚证，应首选的方剂是
A. 右归丸合四君子汤
B. 肾气丸合四君子汤
C. 右归丸合苓桂术甘汤
D. 肾气丸合苓桂术甘汤
E. 当归地黄饮合四神丸

A2 型题

1. 患者经行面浮肢肿，按之没指，晨起头面肿甚，月经推迟，经行量多，色淡，质薄，腹胀纳减，腰膝酸软，大便溏薄，舌淡，苔白腻，脉濡细。其证候是
A. 肝郁气滞证
B. 气滞血瘀证
C. 脾虚湿盛证
D. 肾气亏损证
E. 脾肾阳虚证

2. 患者经行肢体肿胀，按之随手而起，经血色暗有块，脘闷胁胀，善叹息，舌紫暗，苔薄白，脉弦涩。治疗应首选的方剂是
A. 桃红四物汤 B. 八物汤
C. 逍遥散 D. 柴胡疏肝散
E. 血府逐瘀汤

B1 型题

A. 理气行滞，养血调经
B. 健脾渗湿，理气调经
C. 温肾化气，健脾利水
D. 活血化瘀，理气调经
E. 温化湿浊，健脾利水

1. 经行浮肿脾肾阳虚证的治法是
2. 经行浮肿气滞血瘀证的治法是

二、参考答案

A1 型题

1. B 2. C 3. A 4. D

A2 型题

1. E 2. B

B1 型题

1. C 2. A

三、重点解析

A1 型题

2. C 经行浮肿脾肾阳虚证的主要证候是：经行面浮肢肿，按之没指，晨起头面肿甚，月经推迟，经行量多，色淡，质薄；腹胀纳减，腰膝酸软，大便溏薄；舌淡，苔白腻，脉沉缓，或濡细。故选项C脘闷胁胀、善叹息不属于此证候。

A2 型题

2. B 根据主要证候的描述，该患者属于经行浮肿气滞血瘀证，故其治疗方剂是八物汤加味。

细目十八 经行吐衄

一、习 题

A1 型题

1. 经行吐衄的常见证候是
A. 气滞血瘀证
B. 肝郁气滞证
C. 肝经郁火证
D. 肺气虚证
E. 脾肾阳虚证

2. 下列各项，属经行吐衄肺肾阴虚证的主要证候是
A. 经期衄血，量少，色暗红
B. 心烦易怒
C. 两胁胀痛
D. 口苦咽干
E. 尿黄便结

3. 经行吐衄肝经郁火证的治法是
A. 降火调经 B. 疏肝调经 C. 清肝调经
D. 清肝降火 E. 清热调经

4. 治疗经行吐衄肺肾阴虚证，应首选的方剂是
A. 百合固金汤 B. 归肾丸
C. 当归地黄饮 D. 加味麦门冬汤
E. 调肝汤

5. 清肝引经汤治疗经行吐衄的适应证候是
A. 肺肾阴虚证 B. 湿热瘀结证

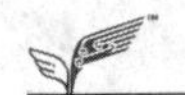

C. 肝经湿热证　　D. 肝经郁火证
E. 气滞血瘀证

A2 型题

1. 患者经前吐血、衄血，量较多，色鲜红，月经提前、量少，心烦易怒，两胁胀痛，口苦咽干，头晕耳鸣，尿黄便结，舌红，苔黄，脉弦数。治疗应首选的方剂是
A. 清肝引经汤　　B. 加味逍遥散
C. 柴胡疏肝散　　D. 血府逐瘀汤
E. 调肝汤

2. 患者经期衄血，量少，色暗红，月经先期，量少，头晕耳鸣，手足心热，两颧潮红，咽干口渴，舌红，无苔，脉细数。其治法是
A. 清肺调经　　B. 养阴调经
C. 滋阴养肺　　D. 养肺调经
E. 滋阴调经

B1 型题

A. 肝郁气滞证
B. 气滞血瘀证
C. 肝经郁火证
D. 肺肾阴虚证
E. 脾肾阳虚证

1. 患者经期吐血，量少，色暗红，月经每先期，量少，头晕耳鸣，两颧潮红，咽干咳嗽，舌红，无苔，脉细数。其证候是
2. 患者经前衄血，量较多，色鲜红，月经提前，量少，心烦易怒，两胁胀痛，口苦咽干，头晕耳鸣，尿黄便结，舌红，苔黄，脉弦数。其证候是

二、参考答案

A1 型题

1. C　　2. A　　3. C　　4. D　　5. D

A2 型题

1. A　　2. C

B1 型题

1. D　　2. C

三、重点解析

A1 型题

2. A　经行吐衄肺肾阴虚证的主要证候是：经前或经期吐血、衄血，量少，色暗红，月经每先期、量少；平素可有头晕耳鸣，手足心热，两颧潮红，潮热咳嗽，咽干口渴；舌红或绛，苔滑剥或无苔，脉细数。

A2 型题

1. A　根据主要证候的描述，该患者属于经行吐衄的肝经郁火证，故治疗应首选的方剂是清肝引经汤。
2. C　根据主要证候的描述，该患者属于经行吐衄的肺肾阴虚证，故其治法是滋阴养肺。

细目十九　经行口糜

一、习　题

A1 型题

1. 经行口糜的常见病因是
A. 肺肾阴虚　　B. 肝经郁火
C. 气滞血瘀　　D. 阴虚火旺
E. 湿热瘀结

2. 下列各项，属经行口糜胃热熏蒸的主要证候是
A. 口燥咽干　　B. 经行口舌生疮，口臭
C. 月经量少，色红　　D. 五心烦热
E. 尿少色黄

3. 经行口糜阴虚火旺证的治法是
A. 滋阴降火　　B. 补肾养阴
C. 疏肝清热　　D. 补肾清火
E. 养阴清心

4. 治疗经行口糜胃热熏蒸证，应首选的方剂是
A. 龙胆泻肝汤　　B. 牛黄解毒丸
C. 凉膈散　　D. 清胃散
E. 玉女煎

5. 知柏地黄汤治疗经行口糜的适应证候是
A. 胃热熏蒸证　　B. 肝肾阴虚证
C. 肾阴不足证　　D. 湿热瘀结证
E. 阴虚火旺证

A2 型题

1. 患者经行口舌生疮，口臭，月经量多，色深红，口干喜饮，尿黄便结，舌苔黄厚，脉滑数。其证候是
A. 肾阴不足证　B. 阴虚火旺证　C. 胃热熏蒸证
D. 肝经郁火证　E. 肝肾阴虚证

2. 患者近半年经期口舌糜烂，口燥咽干，月经量少，色红，五心烦热，尿少色黄，舌红，少苔，脉细数。治疗应首选的方剂是

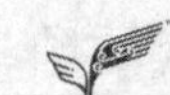

A. 知柏地黄汤　　B. 归肾丸
C. 当归地黄饮　　D. 左归丸
E. 凉膈散

B1 型题

A. 补肾滋阴
B. 清胃泄热
C. 滋阴降火
D. 疏肝清热
E. 清热利湿

1. 治疗经行口糜阴虚火旺证的治法是
2. 治疗经行口糜胃热熏蒸证的治法是

二、参考答案

A1 型题

1. D　2. B　3. A　4. C　5. E

A2 型题

1. C　2. A

B1 型题

1. C　2. B

三、重点解析

A1 型题

2. B　经行口糜胃热熏蒸的主要证候是：经行口舌生疮，口臭，月经量多，色深红；口干喜饮，尿黄便结；舌苔黄厚，脉滑数。

A2 型题

2. A　根据主要证候的描述，该患者属于经行口糜的阴虚火旺证，故治疗方剂是知柏地黄汤。

细目二十　经行风疹块

一、习　题

A1 型题

1. 经行风疹块的常见病因是
A. 血虚　B. 血热　C. 虚热
D. 气滞　E. 肾虚

2. 下列各项，属经行风疹块风热证的主要证候是
A. 月经多推迟，量少色淡
B. 面色不华
C. 肌肤枯燥
D. 经行红色风团，瘙痒不堪，感风尤甚
E. 舌淡红，苔薄，脉虚数

3. 经行风疹块血虚证的经血特点是
A. 月经推迟，量少色淡
B. 月经推迟，量多色淡
C. 月经推迟，量少色红
D. 月经提前，量多色红
E. 月经提前，量少色暗

4. 经行风疹块血虚证的治法是
A. 益气养血　　B. 养血止痒
C. 疏肝祛风　　D. 养血祛风
E. 疏风清热

5. 治疗经行风疹块血虚证，应首选的方剂是
A. 八珍汤　B. 四物汤　C. 举元煎
D. 人参养荣丸　E. 当归饮子

6. 消风散治疗经行风疹块的适应证候是
A. 湿热证　　B. 血虚证
C. 阴虚证　　D. 血热证
E. 风热证

A2 型题

1. 患者经行风疹频发，瘙痒难忍，入夜尤甚，月经延后，量少，色淡，面色不华，肌肤枯燥，舌淡红，苔薄，脉虚数。其证候是
A. 血热证　　B. 风热证
C. 血虚证　　D. 湿热证
E. 气虚证

2. 患者经行身发红色风团、疹块，瘙痒不堪，感风遇热，其痒尤甚，月经多提前，量多，色红，口干喜饮，尿黄便结，舌红，苔黄，脉浮数。其治法是
A. 疏风清热　　B. 祛风散寒
C. 疏风化湿　　D. 清热利湿
E. 健脾利湿

B1 型题

A. 养血止痒
B. 滋阴祛风
C. 养血祛风
D. 疏风清热
E. 祛风止痒

1. 经行风疹块血虚证的治法是
2. 经行风疹块风热证的治法是

A. 当归饮子
B. 消风散
C. 举元煎
D. 桑菊饮
E. 羌活胜湿汤

3. 患者经行身发红色风团、疹块，瘙痒不堪，感风遇热，其痒尤甚，月经多提前，量多，色红，口干喜饮，尿黄便结，舌红，苔黄，脉浮数。治疗首选的方剂是

4. 患者经行风疹频发，瘙痒难忍，入夜尤甚，月经多推迟，量少，色淡，面色不华，肌肤枯燥，舌淡红，苔薄，脉虚数。治疗首选的方剂是

二、参考答案

A1 型题

1. A　2. D　3. A　4. D　5. E　6. E

A2 型题

1. C　2. A

B1 型题

1. C　2. D　3. B　4. A

三、重点解析

A1 型题

2. D　经行风疹块风热证的主要证候是：经行身发红色风团、疹块，瘙痒不堪，感风遇热，其痒尤甚，月经多提前，量多色红；口干喜饮，尿黄便结；舌红苔黄，脉浮数。

3. A　经行风疹块血虚证的主要证候是：经行风疹频发，瘙痒难忍，入夜尤甚，月经多推迟、量少色淡；面色不华、肌肤枯燥；舌淡红，苔薄，脉虚数。故其经血特点是月经多推迟，量少色淡。

A2 型题

2. A　根据主要证候的描述，该患者属于经行风疹块的风热证，故其治法是疏风清热。

B1 型题

3. B　根据主要证候的描述，该患者属于经行风疹块的风热证，故其治疗首选的方剂是消风散。

4. A　根据主要证候的描述，该患者属于经行风疹块的血虚证，故其治疗首选的方剂是当归饮子。

细目二十一　经行发热

一、习　　题

A1 型题

1. 下列各项，属于经行发热常见的证候是
A. 气滞血瘀证　B. 湿热壅盛证
C. 血气虚弱证　D. 肾阴不足证
E. 肝经郁火证

2. 下列各项，<u>不属</u>经行发热肝肾阴虚证的主要证候是
A. 月经量少，色红　B. 两颧红赤
C. 五心烦热　D. 神疲肢倦，少气懒言
E. 舌红而干，脉细数

3. 下列各项，属经行发热血气虚弱证的发热特点是
A. 经后出现午后潮热
B. 经后发热，热势不扬
C. 经后寒热往来
D. 经行时出现身热大汗
E. 经行时出现日晡潮热

4. 治疗经行发热肝肾阴虚证的治法是
A. 滋阴补肾，疏肝清热
B. 疏肝补肾，育阴清热
C. 滋养肝肾，育阴清热
D. 疏肝补肾，养血清热
E. 滋阴补肾，调经清热

5. 治疗经行发热瘀热壅阻证，应首选的方剂是
A. 桃红四物汤　B. 失笑散
C. 血府逐瘀汤　D. 蒿芩地丹四物汤
E. 当归饮子

6. 补中益气汤治疗经行发热的适应证候是
A. 肝肾阴虚证　B. 脾气虚证
C. 肺气虚证　D. 肾气虚证
E. 血气虚弱证

A2 型题

1. 患者近一年出现月经期有午后潮热，月经量少，色红，两颧红赤，五心烦热，烦躁少寐，舌红而干，脉细数。其证候是
A. 肝肾阴虚证　B. 肾阴不足证
C. 肾气亏损证　D. 血气虚弱证
E. 瘀热壅阻证

2. 患者经行发热，热势不扬，动则自汗出，经量多，色淡质薄，神疲肢软，少气懒言，舌淡，苔白润，脉虚

 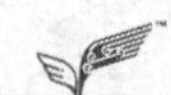

缓。其治法是

A. 养血益气，清热调经
B. 补肾益气，甘温除热
C. 补益血气，甘温除热
D. 滋养气血，育阴清热
E. 补气养血，育阴清热

3. 患者经期发热，腹痛，经色紫暗，夹有血块，舌暗，脉沉弦数。治疗应首选的方剂是

A. 血府逐瘀汤 B. 失笑散
C. 清经散 D. 膈下逐瘀汤
E. 桃红四物汤

B1 型题

A. 肝肾阴虚证
B. 血气虚弱证
C. 瘀热壅阻证
D. 气滞血瘀证
E. 肝经郁火证

1. 患者经前发热，腹痛，经色紫暗，夹有血块，舌暗、尖边有瘀点，脉沉弦数。其证候是
2. 患者经后出现午后潮热，月经量少，色红，两颧红赤，五心烦热，烦躁少寐，舌红而干，脉细数。其证候是

A. 疏肝补肾，育阴清热
B. 滋养肝肾，育阴清热
C. 化瘀清热，养血调经
D. 补益血气，甘温除热
E. 滋养肝肾，甘温除热

3. 治疗经行发热肝肾阴虚证的治法是
4. 治疗经行发热血气虚弱证的治法是

A. 补中益气汤
B. 大补元煎
C. 蒿芩地丹四物汤
D. 血府逐瘀汤
E. 举元煎

5. 患者经后，午后潮热，月经量少，色红，两颧红赤，五心烦热，烦躁少寐，舌红而干，脉细数。治疗应首选的方剂是
6. 患者经后发热，热势不扬，动则自汗出，经量多，色淡质薄，神疲肢软，少气懒言，舌淡，苔白润，脉虚缓。治疗应首选的方剂是

二、参考答案

A1 型题

1. C 2. D 3. B 4. C 5. C
6. E

A2 型题

1. A 2. C 3. A

B1 型题

1. C 2. A 3. B 4. D 5. C
6. A

三、重点解析

A1 型题

2. D 经行发热肝肾阴虚证的主要证候是：经期或经后，午后潮热，月经量少，色红；两颧红赤，五心烦热，烦躁少寐；舌红而干，脉细数。故选项D神疲肢倦、少气懒言不属于此证候。

3. B 经行发热血气虚弱证的主要证候是：经行或经后发热，热势不扬，动则自汗出，经量多，色淡质薄；神疲肢软，少气懒言；舌淡，苔白润，脉虚缓。故选项B经后发热、热势不扬是其发热特点。

A2 型题

2. C 根据描述的主要证候，该患者是经行发热血气虚弱证，故其治法是补益气血，甘温除热。

3. A 根据描述的主要证候，该患者是经行发热瘀热壅阻证，故其治疗首选方剂是血府逐瘀汤加丹皮。

B1 型题

5. C 根据描述的主要证候，该患者是经行发热肝肾阴虚证，故其治疗首选方剂是蒿芩地丹四物汤。

6. A 根据描述的主要证候，该患者是经行发热血气虚弱证，故其治疗首选方剂是补中益气汤。

细目二十二 经行情志异常

一、习　题

A1 型题

1. 下列各项，属于经行情志异常的常见病因是

A. 气血虚弱 B. 肝肾阴虚 C. 心血不足
D. 湿热瘀阻 E. 肝郁气滞

2. 下列各项，属于经行情志异常痰火扰心证的主要证候是

A. 经前烦躁易怒、抑郁不乐
B. 头晕目眩，口苦咽干

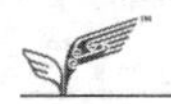

C. 月经量少，色淡
D. 面红目赤，溲黄便结
E. 胸胁胀满，不思饮食

3. 经行情志异常痰火上扰证的治法是
A. 清热化痰，宁心安神
B. 补血养心，安神定志
C. 清热祛痰，养血安神
D. 清肝泄热，宁心安神
E. 疏肝化痰，养血安神

4. 治疗经行情志异常心血不足证，应首选的方剂是
A. 大补元煎合养心汤
B. 举元煎合归脾丸
C. 甘麦大枣汤合养心汤
D. 八珍汤合柏子养心汤
E. 人参归脾丸合炙甘草汤

5. 丹栀逍遥散治疗经行情志异常的适应证候是
A. 心血不足证　B. 肝郁气滞证
C. 气滞血瘀证　D. 肝郁脾虚证
E. 肝经郁热证

6. 治疗经行情志异常痰火上扰证，应首选的方剂是
A. 丹栀逍遥散加味　B. 苍附导痰汤加味
C. 生铁落饮加味　D. 四妙丸加味
E. 温胆汤加味

A2 型题

1. 患者经前烦躁易怒，头晕目眩，口苦咽干，胸胁胀满，不思饮食，月经量多，色深红，舌红，苔黄，脉弦数。其证候是
A. 肝郁气滞证　B. 肝经郁热证
C. 气滞血瘀证　D. 痰火上扰证
E. 心血不足证

2. 患者经期精神狂躁，烦乱不安，头痛失眠，溲黄便结，心胸烦闷，不思饮食，月经量偏少，色深红，质稠黏，夹小血块，舌质红，苔黄腻，脉滑数有力。其治法是
A. 清热化痰，宁心安神
B. 疏肝理气，化痰安神
C. 疏肝健脾，化痰安神
D. 清热化痰，养血安神
E. 清热利湿，化痰安神

3. 患者经期精神恍惚，心神不宁，无故悲伤，心悸失眠，月经量少，色淡，舌淡，苔薄白，脉细。治疗应首选的方剂是
A. 大补元煎加减
B. 举元煎加减
C. 八珍汤加减
D. 甘麦大枣汤合养心汤加减
E. 生铁落饮加减

B1 型题

A. 丹栀逍遥散加味
B. 生铁落饮加味
C. 甘麦大枣汤加味
D. 柴胡疏肝散加味
E. 温胆汤

1. 治疗经行情志异常肝经郁热证，应首选的方剂是
2. 治疗经行情志异常痰火上扰证，应首选的方剂是

A. 心血不足证
B. 肝郁气滞证
C. 肝经郁热证
D. 痰火上扰证
E. 气滞血瘀证

3. 患者经期精神狂躁，烦乱不安，语无伦次，头痛失眠，面红目赤，溲黄便结，心胸烦闷，不思饮食，月经量偏少，色红，质稠黏，夹小血块，舌质红，苔黄腻，脉滑数有力。其证候是
4. 患者经期精神恍惚，心神不宁，无故悲伤，心悸失眠，月经量少，色淡，舌淡，苔薄白，脉细。其证候是

A. 补血养心，安神定志
B. 清肝泄热，解郁安神
C. 疏肝健脾，安神定志
D. 清热化痰，宁心安神
E. 益气养血，安神定志

5. 患者经期精神狂躁，烦乱不安，语无伦次，头痛失眠，面红目赤，溲黄便结，心胸烦闷，不思饮食，月经量偏少，色红，质稠黏，夹小血块，舌质红，苔黄腻，脉滑数有力。其治法是
6. 患者经期烦躁易怒，或抑郁不乐，头晕目眩，口苦咽干，胸胁胀满，不思饮食，月经量多，色深红，舌红，苔黄，脉弦数。其治法是

二、参考答案

A1 型题

1. C　2. D　3. A　4. C　5. E
6. C

A2 型题

1. B　2. A　3. D

B1 型题

1. A　2. B　3. D　4. A　5. D
6. B

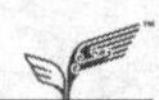

三、重点解析

A1 型题

2.D 经行情志异常痰火扰心证的主要证候是：经前或经期精神狂躁，烦乱不安，或语无伦次，头痛失眠，或面红目赤，溲黄便结，或心胸烦闷，不思饮食，月经量或偏少，色红或深红，质稠黏，或夹小血块，舌质红，苔黄腻，脉滑数有力。

A2 型题

3.D 根据主要证候的描述，该患者属于经行情志异常心血不足证，故其治疗方剂是甘麦大枣汤合养心汤。

B1 型题

5.D 根据主要证候的描述，该患者属于经行情志异常痰火上扰证，故其治法是清热化痰，宁心安神。

6.B 根据主要证候的描述，该患者属于经行情志异常肝经郁热证，故其治法是清肝泄热，解郁安神。

细目二十三 绝经前后诸证

一、习 题

A1 型题

1. 下列各项，属于绝经前后诸证常见的病因是
   A. 肾阴虚 B. 肾气亏损 C. 脾气虚
   D. 肝肾阴虚 E. 气滞血瘀

2. 下列各项，属绝经前后诸证肾阳虚证的主要证候是
   A. 头晕目眩，经色淡暗
   B. 经行量多，经色淡暗
   C. 五心烦热，腰膝酸痛
   D. 舌红，少苔，脉细数
   E. 头部面颊阵发性烘热汗出

3. 治疗绝经前后诸证肾阴阳俱虚证的治法是
   A. 温肾扶阳
   B. 滋养肾阴，佐以潜阳
   C. 温补肾阳，佐以滋阴
   D. 阴阳双补
   E. 滋阴补肾

4. 治疗绝经前后诸证肾阳虚证，应首选的方剂是
   A. 左归丸 B. 右归丸 C. 温胞饮
   D. 二仙汤 E. 归肾丸

5. 二仙汤合二至丸治疗绝经前后诸证的适应证候是
   A. 肾阴虚证 B. 肾阳虚证
   C. 肾气亏损证 D. 肾阴阳俱虚证
   E. 气滞血瘀证

6. 治疗绝经前后诸证肾阴虚证，应首选的方剂是
   A. 左归丸合二至丸
   B. 当归地黄饮
   C. 右归丸合二至丸
   D. 二仙汤合二至丸
   E. 归肾丸

A2 型题

1. 患者女，50 岁。近一年出现月经紊乱，量少或多，乍寒乍热，烘热汗出，头晕耳鸣，健忘，腰背冷痛，舌淡，苔薄，脉沉弱。其证候是
   A. 肾阴阳俱虚证 B. 肾阴虚证
   C. 肾阳虚证 D. 肝肾阴虚证
   E. 肾气亏损证

2. 患者女，49 岁。近半年出现经行量多，经色淡暗，崩中漏下，精神萎靡，面色晦暗，腰背冷痛，小便清长，夜尿频数，面浮肢肿，舌胖嫩边有齿印，苔薄白，脉沉细弱。其治法是
   A. 滋养肾阴 B. 温肾扶阳
   C. 滋阴补肾 D. 阴阳双补
   E. 补益肾气

3. 患者绝经前后，月经紊乱，月经提前，量少，经色鲜红，头晕目眩，耳鸣，头部面颊阵发性烘热，汗出，五心烦热，腰膝酸疼，足跟疼痛，皮肤干燥、瘙痒，口干便结，尿少色黄，舌红，少苔，脉细数。治疗应首选的方剂是
   A. 左归丸合二至丸 B. 右归丸合二至丸
   C. 二仙汤合二至丸 D. 左归丸合二仙汤
   E. 归肾丸合二至丸

B1 型题

A. 肾阴虚证
B. 肾阳虚证
C. 肝肾阴虚证
D. 肝郁气滞证
E. 肾阴阳俱虚证

1. 患者绝经前后，月经紊乱，月经提前，量少，经色鲜红，头晕目眩，耳鸣，头部面颊阵发性烘热，汗出，五心烦热，腰膝酸疼，足跟疼痛，口干便结，尿少色黄，舌红，少苔，脉细数。其证候是
2. 患者绝经前后，经行量多，经色淡暗，精神萎靡，面

色晦暗，腰背冷痛，小便清长，夜尿频数，面浮肢肿，舌淡，胖嫩边有齿印，苔薄白，脉沉细弱。其证候是

A. 滋养肾阴，佐以潜阳
B. 温肾扶阳
C. 滋阴补肾
D. 阴阳双补
E. 温补肾阳，佐以滋阴

3. 绝经前后诸证肾阳虚证的治法是
4. 绝经前后诸证肾阴虚证的治法是

A. 左归丸合二至丸
B. 右归丸合二至丸
C. 二仙汤合二至丸
D. 左归丸合右归丸
E. 归肾丸合二至丸

5. 治疗绝经前后诸证的肾阴虚证，应首选的方剂是
6. 治疗绝经前后诸证的肾阴阳俱虚证，应首选的方剂是

二、参考答案

A1 型题

1. A　2. B　3. D　4. B　5. D
6. A

A2 型题

1. A　2. B　3. A

B1 型题

1. A　2. B　3. B　4. A　5. A
6. C

三、重点解析

A1 型题

2. B　绝经前后诸证肾阳虚证的主要证候是：经断前后，经行量多，经色淡暗，或崩中漏下；精神萎靡，面色晦暗，腰背冷痛，小便清长，夜尿频数，或面浮肢肿；舌淡，或胖嫩边有齿印，苔薄白，脉沉细弱。

A2 型题

2. B　根据主要证候的描述，该患者属于绝经前后诸证的肾阳虚证，故其治法是温肾扶阳。
3. C　根据主要证候的描述，该患者属于绝经前后诸证的肾阴虚证，故其治疗首选的方剂是左归丸合二至丸。

细目二十四　经断复来

一、习　题

A1 型题

1. 下列各项，须与经断复来鉴别诊断的疾病是
A. 子宫肌瘤　B. 月经过少　C. 胎漏
D. 崩漏　E. 子宫内膜癌

2. 下列各项，不属经断复来的证候是
A. 脾虚肝郁证　B. 湿热下注证
C. 气滞血瘀证　D. 血热证
E. 肾阴虚证

3. 下列各项，不属经断复来湿毒瘀结证的主要证候是
A. 绝经后阴道出血，量少，恶臭
B. 食少腹胀，潮热盗汗
C. 小腹疼痛
D. 低热起伏
E. 神疲，形体消瘦

4. 经断复来湿毒瘀结证的出血特点是
A. 色深红，质稠
B. 量少，色淡，质稀
C. 淋漓不断，夹有杂色带下，恶臭
D. 量少，色鲜红，质稠
E. 量多，色紫红，有味

5. 经断复来湿热下注证的治法是
A. 清热利湿，止血凉血
B. 健脾利湿，止血凉血
C. 清热利湿，安冲止血
D. 固阴清热，利湿止血
E. 利湿解毒，止血凉血

6. 治疗经断复来脾虚肝郁证，应首选的方剂是
A. 逍遥散　B. 举元煎
C. 加味逍遥丸　D. 安老汤
E. 易黄汤

7. 益阴煎治疗经断复来的适应证候是
A. 湿热下注证
B. 湿毒瘀结证
C. 肾阴虚证
D. 脾虚肝郁证
E. 血热证

8. 治疗经断复来肾阴虚证，应首选的方剂是
A. 滋阴煎 B. 左归丸 C. 知柏地黄丸
D. 地黄饮子 E. 两地汤

A2 型题

1. 患者女，58 岁。绝经 5 年，近 1 个月出现阴道出血，量少，色淡，质稀，气短懒言，神疲肢倦，食少腹胀，胁肋胀满，舌苔薄白，脉弦无力。其证候是
A. 脾虚肝郁证
B. 肾阴虚证
C. 湿热下注证
D. 血热证
E. 湿毒瘀结证

2. 患者女，61 岁。近半个月阴道出血，色深红，质稠，带下增多，色黄，有臭味，口苦口干，小便短赤，大便秘结，舌红，苔黄，脉弦滑。其证候是
A. 脾虚肝郁证
B. 肾阴虚证
C. 湿热下注证
D. 血热证
E. 湿毒瘀结证

3. 患者绝经后复见阴道出血，量少，淋漓不断，夹有杂色带下，恶臭，小腹疼痛，低热起伏，神疲，形体消瘦，舌质暗、有瘀斑，苔白腻，脉细弱。其治法是
A. 清热解毒，化瘀止血
B. 清热解毒，安冲止血
C. 清热解毒，止血凉血
D. 清热凉血，固冲止血
E. 利湿解毒，化瘀散结

4. 患者经断后阴道出血，量少，色淡，质稀，气短懒言，神疲肢倦，食少腹胀，胁肋胀满，舌苔薄白，脉弦无力。其治法是
A. 健脾调肝，安冲止血
B. 滋阴清热，安冲止血
C. 益气健脾，止血凉血
D. 补气健脾，固冲止血
E. 补中益气，化瘀止血

5. 患者女，59 岁。绝经 5 年后出现阴道出血，量少，色鲜红，质稠，腰膝酸软，潮热盗汗，头晕耳鸣，口咽干燥，舌质偏红，少苔，脉细数。治疗应首选的方剂是
A. 安老汤
B. 知柏地黄丸
C. 易黄汤
D. 益阴煎
E. 二至丸

6. 患者绝经后阴道出血，色紫红，量较多，平时带下色黄有臭味，外阴及阴道瘙痒，口苦咽干，疲惫无力，纳谷不馨，大便不爽，小便短赤，舌质偏红，苔黄腻，脉弦细数。治疗应首选的方剂是
A. 安老汤
B. 知柏地黄丸
C. 易黄汤
D. 益阴煎
E. 龙胆泻肝汤

B1 型题

A. 健脾调肝，安冲止血
B. 滋阴清热，安冲止血
C. 清热利湿，止血凉血
D. 清热凉血，固冲止血
E. 利湿解毒，化瘀散结

1. 经断复来血热证的治法是
2. 经断复来湿毒瘀结证的治法是

A. 安老汤
B. 知柏地黄丸
C. 易黄汤
D. 益阴煎
E. 圣愈汤

3. 患者绝经 6 年出现经水复来，色深红，质稠，带下增多，色黄，有臭味，口苦口干，小便短赤，大便秘结，舌红，苔黄，脉弦滑。治疗应首选的方剂是
4. 患者经断后阴道出血，量少，色淡，质稀，气短懒言，神疲肢倦，食少腹胀，胁肋胀满，舌苔薄白，脉弦无力。治疗应首选的方剂是

A. 脾虚肝郁证
B. 肾阴虚证
C. 湿热下注证
D. 血热证
E. 湿毒瘀结证

5. 患者绝经后阴道出血，色紫红，量较多，平时带下色黄有臭味，外阴及阴道瘙痒，口苦咽干，疲惫无力，纳谷不馨，大便不爽，小便短赤，舌质偏红，苔黄腻，脉弦细数。其证候是
6. 患者经断后阴道出血，量少，色鲜红，质稠，腰膝酸软，潮热盗汗，头晕耳鸣，口咽干燥，舌质偏红，少苔，脉细数。其证候是

二、参考答案

A1 型题

1. E 2. C 3. B 4. C 5. A

6. D　7. E　8. C

A2 型题

1. A　2. D　3. E　4. A　5. B
6. C

B1 型题

1. D　2. E　3. D　4. A　5. C
6. B

三、重点解析

A1 型题

3. B　经断复来湿毒瘀结证的主要证候是：绝经后复见阴道出血，量少，淋漓不断，夹有杂色带下，恶臭，小腹疼痛，低热起伏，神疲，形体消瘦；舌质暗、有瘀斑，苔白腻，脉细弱。故选项 B 舌苔薄白、脉弦无力不属于此证候。

4. C　经断复来湿毒瘀结证的主要证候是：绝经后复见阴道出血，量少，淋漓不断，夹有杂色带下，恶臭，小腹疼痛，低热起伏，神疲，形体消瘦；舌质暗，或有瘀斑，苔白腻，脉细弱。故其经血特点是：淋漓不断，夹有杂色带下，恶臭。

A2 型题

3. E　根据主要证候的描述，该患者属于经断复来湿毒瘀结证，故其治法是利湿解毒，化瘀散结。

4. A　根据主要证候的描述，该患者属于经断复来脾虚肝郁证，故其治法是健脾调肝，安冲止血。

5. B　根据主要证候的描述，该患者属于经断复来肾阴虚证，故其治疗首选方剂是知柏地黄汤。

6. C　根据主要证候的描述，该患者属于经断复来湿热下注证，故其治疗首选的方剂是易黄汤。

B1 型题

3. D　根据主要证候的描述，该患者属于经断复来血热证，故其治疗首选的方剂是益阴煎。

4. A　根据主要证候的描述，该患者属于经断复来脾虚肝郁证，故其治疗首选的方剂是安老汤。

第八单元　带　下　病

细目一　概　述

一、习　题

A1 型题

1. 下列各项，属导致带下过多的主要原因的是
   A. 热邪　B. 寒邪
   C. 湿邪　D. 暑邪
   E. 燥邪

2. 内补丸治疗带下过多的适应证候是
   A. 肾阳虚证　B. 脾阳虚证
   C. 寒湿证　D. 湿热证
   E. 湿毒证

3. 止带方治疗带下过多的适应证候是
   A. 肾阳虚证　B. 脾阳虚证
   C. 湿热下注证　D. 热毒蕴结证
   E. 肝郁脾虚证

B1 型题

A. 脾虚失运，痰浊内生
B. 脾胃虚弱，胃失和降
C. 脾失健运，水湿泛滥
D. 脾虚下陷，统摄无权
E. 脾虚失运，水湿内生

1. 带下脾虚证的病机是
2. 子肿脾虚证的病机是

A. 宜补、宜固、宜涩
B. 宜凉、宜宣、宜涩
C. 宜清、宜运、宜补
D. 宜泻、宜通、宜燥
E. 宜运、宜升、宜燥

3. 带下病治脾的主要治法是
4. 带下病治肾的主要治法是

二、参考答案

A1 型题

1. C　2. A　3. C

B1 型题

1. E　2. C　3. E　4. A

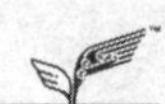

三、重点解析

A1 型题

1. C 带下过多的病因包括脾虚、肾阳虚、阴虚夹湿、湿热下注、热毒蕴结；带下过少的病因主要有肝肾亏损、血枯瘀阻。

B1 型题

1. E 2. C 带下病脾虚证的病机是脾虚湿盛，流注下焦；子肿脾虚证的病机是脾失健运，水湿泛滥。

3. E 4. A 带下病治脾宜运、宜升、宜燥；治肾宜补、宜固、宜涩。

细目二 带下过多

一、习 题

A1 型题

1. 带下过多的主要治疗原则是
   A. 除湿为主 B. 益气养血
   C. 治本止带 D. 疏肝养肝
   E. 调理任带

2. 下列各项，属带下过多脾虚证的主要证候是
   A. 腰酸如折，畏寒肢冷
   B. 带下赤白相兼，有异味
   C. 烘热汗出，失眠多梦
   D. 四肢倦怠，纳少便溏
   E. 烦热汗出，口苦咽干

3. 带下过多热毒蕴结证的带下特点是
   A. 带下色白或淡黄，质稀薄
   B. 带下黄绿如脓，臭秽难闻
   C. 带下绵绵不断，质清稀如水
   D. 带下色黄或赤白相兼，质稠
   E. 带下色白质黏，呈豆渣样

A2 型题

1. 患者带下量多，色淡黄，质黏稠，无味，面色无华，神疲肢倦，纳少便溏，舌淡，苔白腻，脉缓弱。其治法是
   A. 温肾培元，固涩止带
   B. 健脾疏肝，利湿止带
   C. 温补脾肾，除湿止带
   D. 健脾益气，升阳除湿
   E. 健脾清热，利湿止带

2. 患者带下量多，色淡黄，质黏稠，无臭气，面色萎黄，神疲纳呆，便溏足肿，舌淡，苔白，脉缓弱。治疗应首选的方剂是
   A. 二妙散 B. 易黄汤
   C. 完带汤 D. 内补丸
   E. 补中益气汤

3. 患者白带清冷，量多质稀，淋漓不断，腰痛如折，尿清便溏，舌淡，苔薄，脉沉迟。治疗应首选的方剂是
   A. 内补丸 B. 肾气丸
   C. 完带汤 D. 止带方
   E. 易黄汤

4. 患者带下赤白相兼，无味，阴部灼热，头晕目眩，五心烦热，舌红，少苔，脉细数。其治法是
   A. 健脾益气，升阳除湿
   B. 清热解毒，除湿止带
   C. 泻肝清热，利湿止带
   D. 滋肾益阴，清热利湿
   E. 健脾清热，利湿止带

5. 患者带下量多，色黄，质黏稠，有臭气，胸闷纳呆，口苦口腻，小便短赤，舌红，苔黄腻，脉滑数。其治法是
   A. 清热解毒，利湿止带
   B. 滋阴清热，除湿止带
   C. 清热利湿，解毒杀虫
   D. 益肾滋阴，清热止带
   E. 健脾益气，升阳除湿

6. 患者带下量多，赤白相兼，秽臭，腹痛，烦热口干，便结尿黄，舌红，苔黄干，脉数。治疗应首选的方剂是
   A. 完带汤 B. 易黄汤
   C. 五味消毒饮 D. 萆薢渗湿汤
   E. 止带方

7. 患者带下量多，清冷质稀，绵绵不断，腰痛如折，便溏尿清，舌淡，苔薄白，脉沉迟。其治法是
   A. 温肾扶阳，利湿止带
   B. 补肾益气，利湿止带
   C. 健脾益气，升阳除湿
   D. 温肾培元，固涩止带
   E. 温化寒湿，固涩止带

8. 患者带下量多，色黄如脓，有臭气，外阴瘙痒，小腹作痛，口苦口腻，舌红，苔黄腻，脉滑数。其证候是
   A. 脾虚肝郁证

B. 寒湿内停证
C. 湿毒蕴结证
D. 阴虚夹湿证
E. 湿热下注证

9. 患者带下量多，色白，质稀薄，绵绵不断，面色萎黄，四肢倦怠，纳少便溏，舌淡胖，苔腻，脉细缓。治疗应首选的方剂是
A. 止带方　B. 完带汤
C. 易黄汤　D. 内补丸
E. 二妙散

B1 型题

A. 脾虚证
B. 肾阳虚证
C. 湿热证
D. 湿毒证
E. 肝郁证

1. 带下量多，色淡黄，质稀薄，无臭气。其证候是
2. 带下量多，色黄，质黏稠，有臭气。其证候是

A. 易黄汤
B. 五味消毒饮
C. 完带汤
D. 内补丸
E. 肾气丸

3. 患者带下量多，黄绿如脓，质黏稠，臭秽难闻，小腹疼痛，腰骶酸痛，烦热头晕，大便干结，舌红，苔黄腻，脉滑数。治疗应首选的方剂是
4. 患者带下量多，绵绵不断，质清稀如水，腰酸如折，畏寒肢冷，面色晦暗，小便清长，舌质淡，苔白润，脉沉细。治疗应首选的方剂是

二、参考答案

A1 型题

1. A　2. D　3. B

A2 型题

1. D　2. C　3. A　4. D　5. C
6. C　7. D　8. E　9. B

B1 型题

1. A　2. C　3. B　4. D

三、重点解析

A2 型题

1. D　2. C　这两题描述的都是带下过多的脾虚证的主要证候，故治法为健脾益气，升阳除湿，首选方剂是完带汤。

7. D　题干描述的是带下过多的肾阳虚的主要证候，故其治法应选温肾培元，固涩止带。

9. B　题干描述的是带下过多的脾虚证的主要证候，故其首选治疗方剂是完带汤。

B1 型题

3. B　4. D　首先得根据主要证候辨别出证候，然后选出适当的方剂。以上分别是湿毒蕴结证和肾阳虚证。故治疗方剂分别为五味消毒饮和内补丸。

细目三　带下过少

一、习　题

A1 型题

1. 带下过少的常见病因是
A. 脾虚肝郁　B. 精血不足
C. 血枯瘀阻　D. 湿热下注
E. 脾肾两虚

2. 治疗带下过少血枯瘀阻证，应首选的方剂是
A. 左归丸　B. 右归丸　C. 四物汤
D. 小营煎　E. 六味地黄丸

3. 左归丸治疗带下过少的适应证候是
A. 血枯瘀阻证　B. 血枯风燥证
C. 气虚血瘀证　D. 肾阴虚证
E. 肝肾亏损证

A2 型题

1. 患者带下过少，阴部干涩灼痛，阴部萎缩，性交疼痛，头晕耳鸣，腰膝酸软，烘热汗出，夜寐不安，小便黄，大便干结，舌红，少苔，脉细数。其治法是
A. 益气养血，滋阴润燥
B. 补血益精，活血化瘀
C. 滋补肝肾，养精益血
D. 滋补肾阴，养精润燥
E. 滋补脾肾，养精益血

2. 患者带下全无，阴部萎缩，性交干涩困难，头晕耳鸣，腰膝酸软，烦热胸闷，夜寐不安，小便黄，大便干结，舌红，少苔，脉沉弦细。治疗应首选的方剂是
A. 左归丸　B. 一贯煎　C. 归肾丸
D. 小营煎　E. 固阴煎

3. 患者带下过少，阴中干涩，面色无华，头晕眼花，神疲乏力，经行腹痛，经色紫暗，有血块，舌质暗，边有瘀斑，脉细涩。其证候是
   A. 肝肾阴虚证
   B. 血枯风燥证
   C. 气虚血瘀证
   D. 血枯瘀阻证
   E. 肾精亏损证

4. 患者带下全无，阴中干涩，阴痒，头晕眼花，心悸失眠，神疲乏力，肌肤甲错，下腹有包块，舌质暗，尖边有瘀点，脉细涩。治疗应首选的方剂是
   A. 失笑散
   B. 小营煎
   C. 血府逐瘀汤
   D. 桃红四物汤
   E. 加减一阴煎

B1 型题

   A. 左归丸
   B. 归肾丸
   C. 小营煎
   D. 知柏地黄丸
   E. 一贯煎

1. 治疗带下过少肝肾亏损证，应首选的方剂是
2. 治疗带下过多阴虚夹湿证，应首选的方剂是

二、参考答案

A1 型题

1. C　2. D　3. E

A2 型题

1. C　2. A　3. D　4. B

B1 型题

1. A　2. D

三、重点解析

A1 型题

1. C　本病的主要病机是阴液不足，不能渗润阴道。肝肾亏损、血枯瘀阻是导致带下过少的主要原因。所以治疗以滋阴为主。

A2 型题

1. C　2. A　题干描述的带下过少的肝肾亏虚证的主要证候，故其治法为滋补肝肾，养精益血，首选方剂为左归丸。

3. D　4. B　题干描述的带下过少的血枯瘀阻证的主要证候，故其治法为补血益精，活血化瘀，首选方剂为小营煎。

第九单元　妊　娠　病

细目一　概　　述

一、习　　题

A1 型题

1. 下列各项，<u>不属</u>妊娠病的是
   A. 子嗽　B. 子脏　C. 恶阻
   D. 转胞　E. 胞阻

2. 胎元正常之妊娠病的治疗原则是
   A. 治病与安胎并举　B. 先治病后安胎
   C. 以安胎为主　D. 以治病为主
   E. 下胎以益母

3. 安胎之法，当以
   A. 益气养血，固冲安胎
   B. 滋补肝肾，调理冲任
   C. 补肾健脾，调理气血
   D. 疏肝解郁，和胃降逆
   E. 健脾升阳，调和气机

4. 下列各项，<u>不属</u>妊娠期用药慎用或禁用的药物是
   A. 耗气散气之品
   B. 峻下逐水之品
   C. 祛瘀破血之品
   D. 健脾和胃之品
   E. 辛热有毒之品

5. 下列疾病转归中，<u>错误</u>的是
   A. 月经后期——闭经
   B. 胎动不安——堕胎

C. 子晕——子痫
D. 经间期出血——崩漏
E. 胎动不安——宫外孕

二、参考答案

A1 型题

1. B　2. A　3. C　4. D　5. E

三、重点解析

A1 型题

1. B　妊娠病包括妊娠恶阻、妊娠腹痛、异位妊娠、胎漏、胎动不安、堕胎、小产、滑胎、胎萎不长、胎死不下、子满、子肿、子晕、子痫、子嗽、妊娠小便淋痛、妊娠小便不通、妊娠瘙痒症、妊娠贫血、难产等。

2. A　妊娠病的治疗以胎元的正常与否为前提。胎元正常者，宜治病与安胎并举。安胎之法，以补肾健脾、调理气血为主。若胎元不正，胎堕难留，或胎死不下，或孕妇有病不宜继续妊娠者，则宜从速下胎以益母。

4. D　凡峻下、滑利、祛瘀、破血、耗气、散气以及一切有毒药品，都应慎用或禁用。如果病情确实需要，亦可适当选用，但需严格掌握剂量和用药时间，“衰其大半而止”，以免动胎伤胎。

细目二　妊娠恶阻

一、习　题

A1 型题

1. 妊娠恶阻的主要病因是
A. 肝胃不和　B. 肝郁脾虚
C. 脾肾两虚　D. 肺胃阴虚
E. 痰浊中阻

2. 下列各项，不属妊娠恶阻的主要证候是
A. 恶心呕吐　B. 食入即吐
C. 恶心嗜酸　D. 头晕厌食
E. 呕吐酸水或苦水

3. 下列各项，属妊娠恶阻肝胃不和证的主要证候是
A. 口中泛酸
B. 呕吐痰涎
C. 呕吐酸腐
D. 呕吐酸水或苦水
E. 呕吐清涎

4. 妊娠恶阻的主要病机是
A. 冲气上逆，胃失和降
B. 胃气虚弱，痰浊上逆
C. 肝火犯胃，胃失和降
D. 痰浊中阻，冲气上逆
E. 胎体渐大，升降失调

A2 型题

1. 患者停经 42 天，尿妊娠试验阳性，恶心呕吐 5 天，食入即吐，呕吐物为食物及酸苦水，烦渴口苦，舌淡红，苔微黄，脉弦滑。治疗应首选的方剂是
A. 六君子汤　B. 香砂六君子汤
C. 小半夏加茯苓汤　D. 苏叶黄连汤
E. 柴胡疏肝散

2. 患者停经 45 天，尿妊娠试验阳性，恶心呕吐 1 周，呕吐清涎，神疲思睡，舌淡，苔白润，脉缓滑无力。其证候是
A. 肝胃不和证　B. 痰湿中阻证
C. 脾胃虚弱证　D. 气阴两亏证
E. 脾胃气滞证

3. 患者停经 55 天，尿妊娠试验阳性，恶心呕吐 10 天，食入即吐，口淡，脘痞腹胀，舌淡，苔白，脉缓滑无力。治疗应首选的方剂是
A. 大补元煎
B. 橘皮竹茹汤
C. 香砂六君子汤
D. 人参健脾汤
E. 生脉散合增液汤

4. 患者停经 55 天，尿妊娠试验阳性，恶心呕吐 3 天，食入即吐，呕吐物为食物及酸苦水，烦渴口苦，舌淡红，苔薄黄，脉弦滑。其治法是
A. 清肝和胃，降逆止呕
B. 益气健脾，和胃止呕
C. 柔肝养阴，和胃止呕
D. 疏肝健脾，降逆止呕
E. 健脾和胃，降逆止呕

5. 患者停经 40 天，尿妊娠试验阳性，恶心呕吐 3 天，头晕厌食，食入即吐。首先应考虑的诊断是
A. 胞阻　B. 子满　C. 转胞
D. 恶阻　E. 子气

B1 型题

A. 呕吐酸水或苦水
B. 恶心欲吐，晨起尤甚
C. 呕吐不食，或呕吐清涎
D. 呕吐痰涎，胸满胁胀
E. 食入即吐，恶闻油腻

1. 恶阻肝胃不和证的辨证要点是
2. 恶阻脾胃虚弱证的辨证要点是

A. 益气养阴，和胃止呕
B. 清肝和胃，降逆止呕
C. 健脾豁痰，降逆止呕
D. 健脾和胃，降逆止呕
E. 疏肝健脾，降逆止呕

3. 恶阻脾胃虚弱证的治法是
4. 恶阻肝胃不和证的治法是

二、参考答案

A1 型题

1. A 2. C 3. D 4. A

A2 型题

1. D 2. C 3. C 4. A 5. D

B1 型题

1. A 2. C 3. D 4. B

三、重点解析

A1 型题

1. A 妊娠恶阻的发生，主要由冲气上逆，胃失和降所致。所以治则为调气和中，降逆止呕。

4. A 妊娠恶阻的发生，主要由冲气上逆，胃失和降所致。临床常见的原因为脾胃虚弱、肝胃不和，并可继发气阴两虚的恶阻重症。

A2 型题

1. D 题干描述的是妊娠恶阻肝胃不和证的主要证候，故其治法为清肝和胃，降逆止呕，首选方剂为橘皮竹茹汤，或苏叶黄连汤加姜半夏、枇杷叶、竹茹、乌梅。

5. D 恶阻即妊娠早期出现的恶心呕吐，头晕倦怠，厌食，甚至食入即吐者。古称“子病”、“病儿”、“阻病”。

B1 型题

1. A 2. C 妊娠恶阻肝胃不和证的主症是呕吐酸水或苦水，而脾胃虚弱证的主症是呕吐不食，或呕吐清涎。

细目三 异位妊娠

一、习 题

A1 型题

1. 下列各项，<u>不属</u>异位妊娠的诊断要点是
A. 有停经史 B. 高热
C. 阴道出血 D. 腹痛
E. 尿 hCG 阳性

2. 异位妊娠未破损期治法是
A. 活血养血，佐以杀胚
B. 活血化瘀，消癥杀胚
C. 益气摄血，佐以止痛
D. 行气活血，化瘀止痛
E. 活血化瘀，消癥散结

3. 下列各项，属异位妊娠输卵管破裂时最主要的症状是
A. 停经史和早孕反应
B. 不规则阴道出血
C. 突感一侧下腹撕裂样剧痛
D. 晕厥与休克
E. 冷汗淋漓

4. 异位妊娠时，孕卵最易着床的部位是
A. 宫颈部 B. 腹腔
C. 阔韧带 D. 输卵管
E. 卵巢

5. 治疗宫外孕休克型，应首选的方剂是
A. 四逆散合宫外孕Ⅰ号方
B. 参附汤合宫外孕Ⅱ号方
C. 生脉散合宫外孕Ⅰ号方
D. 独参汤合宫外孕Ⅱ号方
E. 外敷消癥散合宫外孕Ⅰ号方

6. 治疗输卵管妊娠未破损期，应首选的方剂是
A. 宫外孕Ⅱ号方
B. 逐瘀消癥散
C. 脱花煎
D. 少腹逐瘀汤
E. 宫外孕Ⅰ号方

7. 下列各项，<u>不属</u>异位妊娠急症的处理原则是
A. 患者平卧，立即监测生命体征
B. 急查血常规、血型及交叉配血，备血
C. 立即给予吸氧、输液

D. 服用生脉散合宫外孕Ⅰ号方
E. 腹腔内出血多,可采用药物杀胚

A2 型题

1. 患者突发性下腹剧痛,肛门下坠感,面色苍白,四肢厥冷,冷汗淋漓,恶心呕吐,血压下降,时有烦躁不安,脉微欲绝,B超示左侧输卵管妊娠。其治法是
   A. 益气养血,杀胚止痛
   B. 活血化瘀,消癥杀胚
   C. 益气固脱,活血祛瘀
   D. 行气活血,化瘀杀胚
   E. 活血化瘀,消癥散结
2. 患者腹痛拒按,腹部有压痛及反跳痛,但逐步减轻,可触及界限不清的包块,时有少量阴道出血,血压平稳,脉细缓。治疗应首选的方剂是
   A. 宫外孕Ⅰ号方
   B. 宫外孕Ⅱ号方
   C. 生脉散
   D. 通瘀煎
   E. 外敷消癥散
3. 患者腹腔有血肿包块形成,腹痛逐步减轻,有下腹坠胀或便意感,阴道出血逐渐停止,脉细涩。其治法是
   A. 益气杀胚散结
   B. 化瘀消癥杀胚
   C. 益气活血祛瘀
   D. 活血祛瘀消癥
   E. 活血消癥散结

B1 型题

A. 妊娠期间腰酸、腹痛,小腹坠胀,阴道不时下血
B. 妊娠期,阴道少量出血、时下时止
C. 孕后不规则出血,晕厥,突然一侧小腹撕裂痛
D. 妊娠期间恶心呕吐,头晕目眩
E. 孕后小腹疼痛,时作时止,反复发作

1. 胎漏的主要证候是
2. 异位妊娠的主要证候是

A. 激经
B. 小产
C. 居经
D. 异位妊娠
E. 胎动不安

3. 孕卵在子宫腔以外着床发育者,称为
4. 受孕之初仍按月行经,量少而无损于胎儿者,称为

二、参考答案

A1 型题

1. B　2. B　3. C　4. D　5. C
6. A　7. E

A2 型题

1. C　2. A　3. D

B1 型题

1. B　2. C　3. D　4. A

三、重点解析

A1 型题

1. B　根据病史,临床表现有停经、阴道不规则出血、腹痛及相关体征,妇科检查、尿妊娠试验、B超、后穹隆穿刺可明确诊断异位妊娠。

3. C　异位妊娠当输卵管破裂时患者突感下腹一侧撕裂样剧痛,可波及下腹或全腹,有的还引起肩胛部放射性疼痛。

4. D　凡孕卵在子宫体腔以外着床发育,称为“异位妊娠”。以输卵管妊娠最为常见,约占90%～95%,可造成急性腹腔内出血,是妇产科常见急腹症之一,俗称“宫外孕”。

7. E　异位妊娠的急症处理:①患者平卧,立即监测生命体征,观察患者神志;②急查血常规、血型及交叉配血,备血,必要时输血;③立即给予吸氧、输液。可用丽参注射液10ml配50%的葡萄糖液20ml静推,或配5%的葡萄糖液500ml静滴;④有条件者可同时服用参附汤以回阳救逆,或服用生脉散合宫外孕Ⅰ号方以益气固脱,活血化瘀;⑤若腹腔内出血多,或经以上处理休克仍不能纠正者,应立即进行手术治疗。

B1 型题

1. B　2. C　妊娠期间阴道少量出血,时出时止,或淋漓不断,而无腰酸、腹痛、小腹下坠者,称为“胎漏”,亦称“胞漏”或“漏胎”。凡孕卵在子宫体腔以外着床发育,称为“异位妊娠”。

3. D　4. A　激经又叫“盛胎”或“垢胎”。指怀孕以后,“月经”仍按月来潮,且量、时间相对较短,而对孕妇、胎儿并无明显损害者,属生理现象。

细目四 胎漏、胎动不安

一、习 题

A1 型题

1. 下述各项，不属于胎漏、胎动不安的常见证候的是
A. 肾虚证 B. 血热证
C. 气血虚弱证 D. 湿热证
E. 血瘀证

2. 寿胎丸的药物组成是
A. 菟丝子、寄生、续断、杜仲
B. 菟丝子、续断、黄芩、白术
C. 菟丝子、续断、阿胶、白术
D. 寄生、续断、阿胶、白术
E. 寄生、菟丝子、续断、阿胶

3. 下列各项，不属胎漏、胎动不安的常见病因是
A. 肾虚 B. 气滞 C. 血热
D. 气血虚弱 E. 血瘀

4. 胎漏、胎动不安的治疗大法是
A. 养血安胎 B. 固冲安胎
C. 补气安胎 D. 补肾健脾
E. 补肾安胎

5. 治疗胎漏、胎动不安气血虚弱证，应首选的方剂是
A. 滋肾育胎丸 B. 胎元饮
C. 圣愈汤 D. 当归散
E. 补肾固冲丸

6. 保阴煎治疗胎漏、胎动不安的适应证候是
A. 气虚证 B. 肾虚证 C. 血热证
D. 血虚证 E. 血瘀证

A2 型题

1. 患者停经 46 天，阴道反复出血，量少，无小腹疼痛，尿妊娠试验阳性，B 超示：宫内早孕。首先应考虑的诊断是
A. 胎动不安 B. 胞阻 C. 胎漏
D. 胞转 E. 滑胎

2. 患者停经 45 天，尿妊娠试验阳性，近 2 天腰酸腹痛、阴道少量流血。B 超示：宫内早孕。首先应考虑的诊断是
A. 胎漏 B. 胎动不安 C. 妊娠腹痛
D. 堕胎 E. 胎死不下

3. 患者孕 2 个月，阴道有少许出血，色淡暗，腰酸腹坠痛，头晕耳鸣，面色暗斑，夜尿多，舌淡，苔白，脉细滑尺脉弱。其证候是
A. 气虚证 B. 血虚证 C. 阳虚证
D. 血瘀证 E. 肾虚证

4. 患者停经 48 天，阴道淋漓出血 3 天，腰酸，腹痛下坠，眼眶暗黑，夜尿频，舌淡，苔白，脉细滑尺弱，尿妊娠试验阳性。其治法是
A. 健脾益气，安胎止血 B. 益气养血，固肾安胎
C. 温肾助阳，安胎止血 D. 补血养血，益肾安胎
E. 补肾健脾，益气安胎

5. 患者孕 42 天，阴道少许出血 1 天，色淡红，质稀薄，小腹空坠而痛，神疲肢倦，心悸气短，舌淡，苔薄白，脉细弱略滑。治疗应首选的方剂是
A. 肾气丸 B. 寿胎丸
C. 圣愈汤 D. 胎元饮
E. 泰山磐石散

6. 患者孕 50 天，阴道淋漓出血 5 天，色淡暗，腰酸，腹痛下坠，头晕耳鸣，夜尿频数，舌淡，苔白，脉沉细滑尺弱。治疗应首选的方剂是
A. 滋肾育胎丸 B. 肾气丸
C. 圣愈汤 D. 胎元饮
E. 补肾固冲丸

7. 患者孕 52 天，阴道少许下血 7 天，色鲜红，质稠，腰酸，口苦咽干，心烦少寐，尿黄便结，舌红，苔黄，脉滑数。治疗应首选的方剂是
A. 胎元饮 B. 固阴煎
C. 圣愈汤 D. 当归散
E. 举元煎

8. 患者孕 2 个月余，不慎摔伤，腰酸腹坠痛，阴道不时少量出血，色暗红，脉弦滑。其治法是
A. 补肾固摄，止血安胎
B. 活血化瘀，补肾安胎
C. 补血养血，止血安胎
D. 健脾益气，化瘀安胎
E. 补气活血，固肾安胎

9. 患者孕 45 天，阴道少许出血 4 天，色淡红，神疲肢倦，面色不华，舌淡，苔薄白，脉细弱略滑。其治法是
A. 补血固冲，止血安胎
B. 益气健脾，和中安胎
C. 滋阴养血，固肾安胎
D. 健脾补肾，止血安胎
E. 补气养血，固肾安胎

B1 型题

A. 胎漏
B. 滑胎
C. 胎动不安
D. 小产
E. 堕胎

1. 孕早期,感小腹胀痛,腰酸,阴道有少量出血者,应首先考虑的诊断是
2. 连续发生堕胎或小产 3 次以上者,应首先考虑的诊断是

A. 孕期头晕目眩,呕吐
B. 孕期腰酸腹痛,小腹坠胀,阴道不时下血
C. 孕期腹痛,不规则阴道出血,晕厥
D. 孕期小腹疼痛,反复发作
E. 孕期小便不通,小腹胀痛,坐卧不宁

3. 胎动不安的主要证候是
4. 转胞的主要证候是

A. 胎元饮
B. 寿胎丸
C. 圣愈汤加味
D. 保阴煎
E. 泰山磐石散

5. 治疗胎动不安、胎漏肾虚证,应首选的方剂是
6. 治疗胎动不安、胎漏气血虚弱证,应首选的方剂是

二、参考答案

A1 型题

1. D　2. E　3. B　4. E　5. B
6. C

A2 型题

1. C　2. B　3. E　4. E　5. D
6. A　7. D　8. B　9. E

B1 型题

1. C　2. B　3. B　4. E　5. B
6. A

三、重点解析

A1 型题

1. D　妊娠期间阴道少量出血,时出时止,或淋漓不断,而无腰酸、腹痛、小腹下坠者,称为“胎漏”,亦称“胞漏”或“漏胎”。妊娠期间出现腰酸、腹痛、小腹下坠,或伴有少量阴道出血者,称为“胎动不安”。故不属于胎漏的症状是腹痛、阴道下血。

3. B　胎漏、胎动不安的主要病机是冲任损伤、胎元不固。常见病因有肾虚、血热、气血虚弱、血瘀。

B1 型题

1. C　2. B　妊娠期间阴道少量出血,时出时止,或淋漓不断,而无腰酸、腹痛、小腹下坠者,称为“胎漏”,亦称“胞漏”或“漏胎”。妊娠期间出现腰酸、腹痛、小腹下坠,或伴有少量阴道出血者,称为“胎动不安”。凡堕胎或小产连续发生 3 次或 3 次以上者,称为“滑胎”,亦称“屡孕屡堕”或“数堕胎”。

3. B　4. E　孕期腰腹疼痛,小腹坠胀,阴道下血,称为“胎动不安”。妊娠期间,小便不通,甚至小腹胀急疼痛,心烦不得卧,称为“妊娠小便不通”,又称“转胞”或“胞转”,以妊娠晚期 7～8 个月较为多见。

细目五　堕胎小产

一、习　　题

A1 型题

1. 妊娠 12 周以内,胚胎自然殒堕者称
A. 小产　B. 胎漏
C. 胞阻　D. 堕胎
E. 滑胎

2. 堕胎、小产的治疗原则是
A. 下胎益母　B. 治病安胎并举
C. 祛瘀下胎　D. 调理气血
E. 消癥逐瘀

3. 治疗堕胎、小产胎堕不全证,应首选的方剂是
A. 生化汤　B. 桃红四物汤
C. 脱花煎　D. 失笑散
E. 膈下逐瘀汤

A2 型题

1. 患者孕 85 天,阴道出血逐渐增多,色红有块,小腹坠胀疼痛,心悸气短,面色苍白,头晕目眩,舌边尖有瘀点,脉滑。其治法是
A. 下胎益母　B. 益气活血　C. 逐瘀止血
D. 调理气血　E. 祛瘀下胎

2. 患者胎殒之后,尚有部分组织残留于子宫,阴道流血不止,腹痛阵阵紧逼,舌淡红,苔薄白,脉沉细无

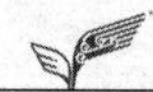

力。治疗应首选的方剂是

A. 生化汤　　B. 通瘀煎

C. 脱花煎　　D. 失笑散

E. 膈下逐瘀汤

二、参考答案

A1 型题

1. D　2. A　3. C

A2 型题

1. E　2. C

三、重点解析

A1 型题

1. D　凡妊娠12周内胚胎自然殒堕者，称为"堕胎"。妊娠12～28周内胎儿已成形而自然殒堕者，称为"小产"，或"半产"。分别相近于西医学的早期流产和晚期流产。

细目六　滑　胎

一、习　题

A1 型题

1. 下列各项，<u>不属</u>滑胎的常见病因是

A. 肾虚　B. 血热　C. 湿热

D. 血瘀　E. 气血两虚

2. 凡堕胎、小产连续发生3次以上者称

A. 小产　B. 半产　C. 胎漏

D. 胎动不安　E. 滑胎

3. 治疗滑胎肾气不足证，应首选的方剂是

A. 寿胎丸　　B. 补肾固冲丸

C. 肾气丸　　D. 六味地黄丸

E. 泰山磐石散

A2 型题

1. 患者妊娠两个多月，近日阴道少量出血，小腹坠及腰痛，夜尿多，神疲乏力，面色晦暗，曾自然流产2次，小产2次，舌淡，苔白，脉沉尺弱。首先应考虑的诊断是

A. 胎动不安　　B. 胎漏

C. 滑胎　　D. 堕胎

E. 小产

2. 患者屡孕屡堕3次，现孕43天，腰酸膝软，夜尿频多，头晕耳鸣，面色晦暗，舌质淡，苔薄白，脉细滑尺脉沉弱。其证候是

A. 肾气不足证　　B. 肾精亏虚证

C. 肾阳不足证　　D. 脾肾两虚证

E. 气血两虚证

3. 患者屡孕屡堕4次，现腰酸膝软，足跟痛，头晕耳鸣，手足心热，两颧潮红，大便秘结，舌红，少苔，脉细数。治疗应首选的方剂是

A. 保阴煎　B. 两地汤　C. 一阴煎

D. 育阴汤　E. 寿胎丸

4. 患者屡孕屡堕3次，现孕50天，腰膝酸软，小腹隐痛下坠，纳呆便溏，头晕耳鸣，夜尿多，眼眶暗黑，面色晦黄，舌淡胖，色暗，脉沉细滑，尺脉弱。其证候是

A. 肾气不足证　　B. 脾肾虚弱证

C. 肝肾不足证　　D. 肾虚血瘀证

E. 气血两虚证

5. 患者屡孕屡堕5次，现头晕目眩，神疲乏力，面色不华，心悸气短，舌质淡，苔薄白，脉细弱。治疗应首选的方剂是

A. 补肾固冲丸　　B. 安奠二天汤

C. 寿胎丸　　D. 胎元饮

E. 泰山磐石散

B1 型题

A. 补肾固冲丸

B. 泰山磐石散

C. 寿胎丸

D. 胎元饮

E. 安奠二天汤

1. 治疗胎漏、胎动不安气血虚弱证，应首选的方剂是

2. 治疗滑胎气血虚弱证，应首选的方剂是

A. 补肾固冲丸

B. 泰山磐石散

C. 寿胎丸合四君子汤

D. 胎元饮合八珍汤

E. 安奠二天汤

3. 治疗滑胎脾肾虚弱证，应首选的方剂是

4. 治疗胎萎不长脾肾不足证，应首选的方剂是

二、参考答案

A1 型题

1. C　2. E　3. B

A2 型题

1. C　2. A　3. D　4. B　5. E

B1 型题

1. D　2. B　3. E　4. C

三、重点解析

A1 型题

1. C　滑胎的发病机理主要是冲任损伤，胎结不实，胎元不固，以致胚胎、胎儿自然殒堕离宫而下。多由胎漏、胎动不安发展而来。常见病因有肾气虚弱、气血不足、热病伤胎和跌仆伤胎。

2. E　凡堕胎或小产连续发生3次或3次以上者，称为“滑胎”，亦称“屡孕屡堕”或“数堕胎”。

A2 型题

3. D　题干描述的是滑胎肾精亏虚证的主要证候，故其治法为补肾填精，固冲安胎，首选治疗方剂为育阴汤。

5. E　题干描述的是滑胎气血虚弱证的主要证候，故其治法为益气养血，固冲安胎，首选治疗方剂为泰山磐石散。

细目七　胎萎不长

一、习　　题

A1 型题

1. 治疗胎萎不长气血虚弱证，应首选的方剂是
   A. 胎元饮　B. 寿胎丸　C. 保阴煎
   D. 金匮肾气丸　E. 六味地黄丸

2. 胎萎不长的常见病因是
   A. 肾气不足　B. 肾虚血瘀　C. 肝肾不足
   D. 脾肾不足　E. 脾虚肝郁

3. 长胎白术散治疗胎萎不长的适应证候是
   A. 血寒宫冷证　B. 肾虚血瘀证
   C. 肝肾不足证　D. 脾肾不足证
   E. 气血虚弱证

A2 型题

1. 患者孕5个月，腹形小于妊娠月份，胎儿存活，身体羸弱，头晕心慌，少气懒言，舌淡嫩，少苔，脉稍滑细弱无力。其证候是
   A. 脾肾不足证　B. 血寒宫冷证
   C. 气血虚弱证　D. 肝郁脾虚证
   E. 阴阳两虚证

2. 患者孕5个月余，妊娠腹形明显小于妊娠月份，胎儿存活，形寒怕冷，腰腹冷痛，四肢不温，舌淡，苔白，脉沉迟滑。治疗应首选的方剂是
   A. 安奠二天汤　B. 寿胎丸
   C. 右归丸　D. 人参养荣丸
   E. 长胎白术散

3. 患者孕20周，腹形和宫体增大明显小于妊娠月份，胎儿存活，面色萎黄，身体羸弱，头晕心悸，少气懒言，舌质淡嫩，少苔，脉稍滑细弱无力。其治法是
   A. 温肾扶阳育胎　B. 滋阴养血固胎
   C. 补气益血安胎　D. 益气活血育胎
   E. 补益脾肾安胎

4. 患者孕4个月余，妊娠腹形明显小于妊娠月份，胎儿存活，腰膝酸软，纳少便溏，形寒畏冷，手足不温，舌质淡，苔白，脉沉迟。治疗应首选的方剂是
   A. 安奠二天汤合胎元饮
   B. 寿胎丸合四君子汤
   C. 右归丸合八珍汤
   D. 保阴煎合四物汤
   E. 长胎白术散

B1 型题

A. 胎萎不长
B. 胎动不安
C. 胎死不下
D. 胎漏
E. 小产

1. 孕5个月，腹形明显小于孕月，但胎儿尚存活者。其诊断是
2. 孕6个月，胎儿已成形而自然殒堕者。其诊断是

二、参考答案

A1 型题

1. A　2. D　3. A

A2 型题

1. C　2. E　3. C　4. B

B1 型题

1. A　2. E

三、重点解析

A1 型题

2. D 本病的主要机理是气血不足以荣养其胎，导致胎儿生长迟缓。主要病因有气血虚弱、脾肾不足、血寒宫冷。

A2 型题

2. E 题干描述的是胎萎不长血寒宫冷证的主要证候，故其治法为温肾扶阳，养血育胎，首选治疗方剂为长胎白术散加巴戟天、艾叶。

4. B 题干描述的是胎萎不长脾肾不足证的主要证候，故其治法为补益脾肾，养胎长胎，首选治疗方剂为寿胎丸合四君子汤。

B1 型题

1. A 2. E 妊娠12～28周内胎儿已成形而自然殒堕者，称为“小产”，或“半产”。妊娠四五个月后，孕妇腹形与宫体增大明显小于正常妊娠月份，胎儿存活而生长迟缓者，称为“胎萎不长”。亦可称为“妊娠胎萎燥”、“妊娠胎不长”。

细目八 子 满

一、习 题

A1 型题

1. 鲤鱼汤用于治疗的妇科病证是
   A. 子肿　B. 子满　C. 子晕
   D. 转胞　E. 恶阻

2. 下列各项，属子满主症的是
   A. 两脚浮肿，按之凹陷，小便短少
   B. 两脚肿胀，随按随起，小便如常
   C. 自膝至脚肿，皮色不变，小便如常
   D. 腹大异常，通身浮肿，小便短少
   E. 头面遍身浮肿，皮薄而光亮，小便短少

A2 型题

1. 患者孕7个月，腹部急剧增大，胸中满闷，喘逆不安。首先应考虑的诊断是
   A. 子满　B. 子肿　C. 子悬
   D. 子烦　E. 子气

2. 患者孕7个月，腹部增大异常，胸膈满闷，呼吸短促，神疲体倦，四肢不温，小便短少，甚则喘不得卧，舌淡胖，苔白，脉沉滑无力。治疗应首选的方剂是
   A. 五苓散　B. 参苓白术散
   C. 当归芍药散　D. 人参健脾丸
   E. 白术散

二、参考答案

A1 型题

1. B　2. D

A2 型题

1. A　2. C

三、重点解析

A1 型题

2. D 妊娠5～6个月后出现腹大异常，胸膈满闷，甚则遍身俱肿，喘息不得卧者，称“子满”。又称“胎水肿满”。

细目九 子 肿

一、习 题

A1 型题

1. 下列各项，<u>不属</u>妊娠肿胀脾虚证的主要证候是
   A. 孕数月，面目四肢浮肿
   B. 皮厚而色不变，随按随起
   C. 气短懒言，口淡无味
   D. 食欲不振，大便溏薄
   E. 舌质胖嫩，边有齿痕

2. 两脚肿而皮薄者，称为
   A. 子满　B. 脆脚　C. 皱脚
   D. 子病　E. 子气

3. 两脚肿而肤厚者，称为
   A. 子肿　B. 脆脚　C. 子满
   D. 皱脚　E. 子气

4. 下列各项，<u>不属</u>子肿慎用药物的是
   A. 寒凉之品　B. 滑利之品　C. 峻下之品
   D. 温燥之品　E. 皮类利水药

5. 健脾利水汤治疗妊娠肿胀的适应证候是
A. 脾虚证　B. 肾虚证　C. 气滞证
D. 寒湿证　E. 阳虚证

6. 治疗妊娠肿胀肾虚证,应首选的方剂是
A. 白术散　B. 右归丸　C. 真武汤
D. 五苓散　E. 苓桂术甘汤

A2 型题

1. 患者孕 6 个月余,面目四肢浮肿,下肢尤甚,按之没指,心悸气短,腰酸无力,舌淡,苔白润,脉沉细。治疗应首选的方剂是
A. 鲤鱼汤　B. 白术散　C. 真武汤
D. 健固汤　E. 五苓散

2. 患者孕 7 个月余,脚肿渐及于腿,皮色不变,按之即起,胸闷胁胀,头晕胀痛,舌苔薄腻,脉弦滑。其证候是
A. 脾虚证　B. 肾虚证　C. 血瘀证
D. 痰湿证　E. 气滞证

3. 患者孕 5 个月余,肢体肿胀,渐延于腿,皮色不变,随按随起,胸闷胁胀,舌苔薄腻,脉弦滑。治疗应首选的方剂是
A. 茯苓导水汤　B. 五苓散
C. 五皮散　D. 正气天香散
E. 防己黄芪汤

B1 型题

A. 脾虚证
B. 湿热证
C. 气滞证
D. 肾虚证
E. 阳虚证

1. 妊娠数月,面浮肢肿,下肢尤甚,按之如泥,腰酸乏力,下肢逆冷,舌淡,苔白腻,脉沉迟。其证候是

2. 妊娠数月,面浮肢肿,皮薄光亮,按之凹陷不起,气短懒言,纳呆腹胀,舌淡体胖,苔腻,脉缓滑。其证候是

A. 苓桂术甘汤
B. 右归丸
C. 五苓散
D. 肾气丸
E. 内补丸

3. 治疗子肿肾虚证,应首选的方剂是
4. 治疗妊娠小便不通肾虚证,应首选的方剂是

二、参考答案

A1 型题

1. B　2. B　3. D　4. E　5. A
6. C

A2 型题

1. C　2. E　3. D

B1 型题

1. D　2. A　3. D　4. D

三、重点解析

A1 型题

1. B　脾虚证主要证候为妊娠数月,面目四肢浮肿,或遍及全身,皮薄光亮,按之凹陷不起,面色白无华,神疲气短懒言,口淡而腻,脘腹胀满,食欲不振,小便短少,大便溏薄,舌淡体胖边有齿痕,舌苔白润或腻,脉缓滑。

4. E　妊娠肿胀的治疗应本着治病与安胎并举的原则,以运化水湿为主,适当加入养血安胎之品,慎用温燥、寒凉、峻下、滑利之品,择用皮类利水药,以免伤胎。

细目十　子　晕

一、习　题

A1 型题

1. 下列各项,属于子晕的常见证候是
A. 湿热下注证
B. 气滞血瘀证
C. 肝阳上亢证
D. 脾虚肝旺证
E. 脾肾两虚证

2. 治疗子晕阴虚肝旺证,应首选的方剂是
A. 苓桂术甘汤　B. 杞菊地黄丸
C. 羚角钩藤汤　D. 半夏白术天麻汤
E. 通窍活血汤

3. 下列关于子晕预防与调护的叙述,**错误**的是
A. 调情志,保持心情舒畅
B. 忌辛辣,低盐饮食
C. 测体重、血压、胎盘功能及尿蛋白
D. 安静环境,右侧卧位
E. 注意休息,充足睡眠

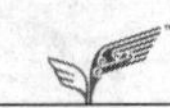

A2 型题

1. 患者孕 7 个月，头昏头重目眩，胸闷心烦，呕逆泛恶，面浮肢肿，倦怠嗜睡，舌苔白腻，脉弦滑。其治法是
   A. 清热养阴，安神除烦
   B. 育阴潜阳，平肝息风
   C. 清热涤痰，平肝潜阳
   D. 健脾化湿，平肝潜阳
   E. 疏肝扶脾，理气行滞

2. 患者妊娠 8 个月余，眼前发黑，少寐多梦，神疲乏力，气短懒言，面色苍白，舌淡，脉细弱。其证候是
   A. 痰湿上扰证　B. 气滞血瘀证
   C. 气血虚弱证　D. 脾虚肝旺证
   E. 脾肾两虚证

3. 患者妊娠 30 周，头晕目眩，视物模糊，耳鸣失眠，心中烦闷，颜面潮红，口干咽燥，手足心热，舌红，少苔，脉弦数。治疗应首选的方剂是
   A. 苓桂术甘汤　B. 通窍活血汤
   C. 羚角钩藤汤　D. 半夏白术天麻汤
   E. 杞菊地黄丸

4. 患者孕双胎 7 个月，眼前发黑，心悸健忘，神疲乏力，气短懒言，面色萎黄，舌淡，脉细弱。治疗应首选的方剂是
   A. 圣愈汤　B. 八珍汤　C. 举元煎
   D. 归脾汤　E. 固阴煎

B1 型题

A. 子痫
B. 子晕
C. 子肿
D. 子悬
E. 子满

1. 孕期头晕目眩，状若眩冒者，首先应考虑的诊断是
2. 孕期肢体面目肿胀者，首先应考虑的诊断是

二、参考答案

A1 型题

1. D　2. B　3. D

A2 型题

1. D　2. C　3. E　4. B

B1 型题

1. B　2. C

三、重点解析

A1 型题

3. D　预防与调控的主要措施：①调情志，保持心情舒畅，勿受精神刺激；②禁辛辣，宜服高蛋白、维生素类及富含钙、铁的营养丰富的食物，低盐饮食；③注意休息，充足睡眠，安静环境，左侧卧位；④测体重、血压、胎盘功能及尿蛋白。

A2 型题

3. E　题干描述的是子晕阴虚肝旺证的主要证候，故其治法为健脾化湿，平肝潜阳，首选治疗方剂为杞菊地黄丸。

4. B　题干描述的是子晕气血虚弱证的主要证候，故其治法为调补气血，首选治疗方剂为八珍汤加何首乌、钩藤、石决明。

细目十一　子　痫

一、习　题

A1 型题

1. 下列各项，<u>不属</u>子痫的急症处理原则是
   A. 解痉　B. 降压　C. 镇静
   D. 降温　E. 合理扩容

2. 下列各项，<u>不属</u>子痫的临床表现是
   A. 头晕目眩　B. 突然眩晕倒仆　C. 四肢抽搐
   D. 角弓反张　E. 昏迷不醒

3. 下列各项，<u>不属</u>子痫的常见病史是
   A. 糖尿病史　B. 肾病史
   C. 双胎妊娠　D. 葡萄胎病史
   E. 滑胎病史

二、参考答案

A1 型题

1. D　2. A　3. E

三、重点解析

A1 型题

1. D　子痫急症一经确诊，立即住院治疗，积极处理。治疗原则为解痉、降压、镇静、合理扩容、必要时利尿、

适时终止妊娠，中西医配合抢救。

3. E　大部分患者孕前可有或无高血压史、肾病史、糖尿病史、家族高血压病史；双胎、多胎妊娠，羊水过多，葡萄胎病史；子痫病史等。

细目十二　妊娠小便淋痛

一、习　　题

A1 型题

1. 妊娠小便淋痛心火偏亢证的治法是
   A. 清心泻火，润燥通淋
   B. 清心利湿，通淋止痛
   C. 滋阴清热，益气通淋
   D. 滋阴润肺，清心通淋
   E. 清热泻火，利湿通淋

2. 治疗子淋心火偏亢证，应首选的方剂是
   A. 知柏地黄汤　　B. 加味五苓散
   C. 八正散　　D. 导赤散
   E. 猪苓汤加味

3. 治疗子淋湿热下注证，应首选的方剂是
   A. 八正散　　B. 知柏地黄汤
   C. 龙胆泻肝汤　　D. 加味五苓散
   E. 导赤散

A2 型题

1. 患者孕 4 个月余，突感尿频、尿急，尿痛，小便短赤，小腹坠胀，胸闷食少，舌红，苔黄腻，脉弦滑数。治疗应首选的方剂是
   A. 导赤散　　B. 加味五苓散
   C. 龙胆泻肝汤　　D. 八正散
   E. 二妙散

2. 患者孕 6 个月，小便频数，淋沥涩痛，量少，色深黄，午后潮红，手足心热，大便干结，舌红，少苔，脉细滑数。其证候是
   A. 心火偏旺证　　B. 肝胆湿热证
   C. 阴虚津亏证　　D. 湿热下注证
   E. 热灼膀胱证

3. 患者孕 5 个月，小便频数，尿短赤，艰涩刺痛，面赤心烦，口舌生疮，舌红欠润，少苔，脉细数。治疗应首选的方剂是
   A. 保阴煎　　B. 猪苓汤
   C. 知柏地黄丸　　D. 导赤散
   E. 加味五淋散

4. 患者孕 6 个月，突感尿频，尿急，尿痛，欲解不能，胸闷食少，带下黄稠量多，舌红，苔黄腻，脉弦滑数。其治法是
   A. 滋阴清热，利湿通淋
   B. 益气养阴，润燥通淋
   C. 清心泻火，滋阴通淋
   D. 清热利湿，润燥通淋
   E. 清热通淋，养阴止痛

5. 患者孕 31 周，小便频数，淋沥涩痛，量少色黄，午后潮热，手足心热，大便干结，颧赤唇红，舌红，少苔，脉细滑而数。治疗应首选的方剂是
   A. 导赤散　　B. 知柏地黄丸
   C. 龙胆泻肝汤　　D. 萆薢渗湿汤
   E. 沉香散

B1 型题

A. 子淋
B. 难产
C. 子气
D. 子肿
E. 转胞

1. 胎气下压，压迫膀胱，水道不通，可导致的病证是
2. 热灼膀胱，气化失司，水道不利，可导致的病证是

二、参考答案

A1 型题

1. A　2. D　3. D

A2 型题

1. B　2. C　3. D　4. D　5. B

B1 型题

1. E　2. A

三、重点解析

B1 型题

1. E　2. A　妊娠小便淋痛病因总因于热，机理是热灼膀胱，气化失司，水道不利。其热有虚实之分。虚者阴虚内热；实者心火亢盛，湿热下注。而妊娠小便不通的病因病机主要是胎气下坠，压迫膀胱，致膀胱不利，水道不通，溺不得出。属本虚标实证，临床有肾虚、气虚之分。

 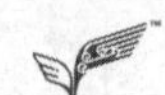

细目十三 妊娠小便不通

一、习 题

A1 型题

1. 妊娠小便不通的常见病因是
   A. 肾虚、湿热
   B. 气虚、气滞
   C. 寒湿、肾虚
   D. 气虚、湿热
   E. 肾虚、气虚

2. 治疗妊娠小便不通气虚证，应首选的方剂是
   A. 独参汤　B. 举元煎
   C. 四君子汤　D. 补中益气汤
   E. 益气导溺汤

3. 治疗妊娠小便不通肾虚证，应首选的方剂是
   A. 肾气丸　B. 真武汤
   C. 右归丸　D. 内补丸
   E. 固精丸

A2 型题

1. 患者孕 5 个月，小便不通，小腹胀急疼痛，心烦不得卧。首先应考虑的诊断是
   A. 子烦　B. 转胞
   C. 子满　D. 胞阻
   E. 子淋

2. 患者妊娠小便不通，小腹胀满而痛，坐卧不安，腰膝酸软，畏寒肢冷，舌淡，苔薄润，脉沉滑无力。其证候是
   A. 肾虚证　B. 气虚证
   C. 气滞证　D. 寒湿证
   E. 血虚证

3. 患者妊娠期间，小便频数量少，小腹胀急疼痛，坐卧不安，神疲倦怠，头重眩晕，舌淡，苔薄白，脉虚缓滑。治疗应首选的方剂是
   A. 参苓白术散
   B. 加味五淋散
   C. 益气导溺汤
   D. 补中益气汤
   E. 乌药汤

B1 型题

A. 子晕
B. 子满
C. 子烦
D. 子淋
E. 转胞

1. "妊娠小便不通"又称
2. "胎水肿满"又称

A. 温肾健脾，化湿利水
B. 温补肾气，健脾利水
C. 补肾益气，温中行水
D. 补肾温阳，化气行水
E. 温补肾阳，化气行水

3. 妊娠小便不通肾虚证的治法是
4. 子肿肾虚证的治法是

二、参考答案

A1 型题

1. E　2. E　3. A

A2 型题

1. B　2. A　3. C

B1 型题

1. E　2. B　3. E　4. D

三、重点解析

A1 型题

1. E　妊娠小便不通的病因病机主要是胎气下坠，压迫膀胱，致膀胱不利，水道不通，溺不得出。属本虚标实证，临床有肾虚、气虚之分。

A2 型题

1. B　题干描述的是妊娠小便不通的主要临床表现，而妊娠小便不通又称"转胞"或"胞转"。

第十单元 产 后 病

一、习 题

A1 型题

1. 古人所谓的“弥月为期”，指的是
A. 产后 7 天　B. 产后 10 天　C. 产后 1 个月
D. 产后 42 天　E. 产后 90 天

2. “产褥期”指的是
A. 产后 1 周　B. 产后 4 周　C. 产后 5 周
D. 产后 6 周　E. 产后 10 周

3. 产后“三冲”指的是
A. 冲肝、冲脾、冲心　B. 冲心、冲肺、冲胃
C. 冲肾、冲心、冲胃　D. 冲心、冲肾、冲肝
E. 冲胃、冲肺、冲脾

4. 产后“三急”指的是
A. 呕吐、盗汗、泄泻　B. 发热、惊厥、便难
C. 发热、呕吐、盗汗　D. 心悸、喘憋、下血
E. 心悸、泄泻、抽搐

5. 产后“三病”指的是
A. 惊厥、眩晕、泄泻　B. 郁冒、惊厥、大便难
C. 发热、郁冒、盗汗　D. 病痉、喘憋、腹痛
E. 病痉、郁冒、大便难

6. 产后用药“三禁”指的是
A. 禁温燥、禁峻下、禁耗散
B. 禁大汗、禁峻下、禁通利小便
C. 禁寒凉、禁峻下、禁通利小便
D. 禁大汗、禁攻逐、禁通利小便
E. 禁大汗、禁峻下、禁破血散结

7. 下列各项，<u>不属</u>血瘀导致的病证是
A. 产后发热　B. 产后恶露不绝
C. 产后缺乳　D. 产后身痛
E. 产后腹痛

8. 下列各项，<u>不属</u>产后出血的原因是
A. 子宫收缩乏力　B. 胎盘因素
C. 软产道损伤　D. 羊水过多
E. 凝血机制障碍

9. 产后发热血瘀证的证候特点是
A. 身有微热，头晕眼花
B. 乍寒乍热，恶露不下
C. 低热缠绵，唇红颧赤
D. 发热恶寒，口苦目眩
E. 发热恶寒，鼻塞流涕

10. 治疗产后发热感染邪毒证，应首选的方剂是
A. 五味消毒饮合失笑散
B. 大黄牡丹皮汤加败酱草
C. 仙方活命饮合失笑散
D. 生化汤合失笑散
E. 薏苡附子败酱散加益母草

11. 下列各项，<u>不属</u>产后发热预防与调护的是
A. 产程中严格无菌操作
B. 产褥期应避风寒，慎起居
C. 保持外阴清洁，严禁房事
D. 有感染者，应给予抗生素
E. 产后取平卧位，以利恶露排出

12. 产后腹痛的常见证候是
A. 气滞血瘀证、阳气虚损证
B. 气血不足证、寒凝血瘀证
C. 感染邪毒证、气虚血瘀证
D. 气血两虚证、瘀滞子宫证
E. 气血两虚证、湿热互结证

13. 下列各项，<u>不属</u>产后身痛病因病机的是
A. 血瘀　B. 血虚　C. 风寒
D. 肾虚　E. 湿热

14. 产后身痛风寒证的主要证候是
A. 肢体关节疼痛，屈伸不利
B. 遍身关节酸楚、疼痛
C. 下肢疼痛、麻木、重着
D. 肢体肿胀，小腿压痛
E. 腰酸空痛，足跟痛

15. 治疗产后身痛血瘀证，应首选的方剂是
A. 失笑散　B. 趁痛散
C. 身痛逐瘀汤　D. 血府逐瘀汤
E. 独活寄生汤

16. 下列各项，<u>不属</u>产后恶露不绝血瘀证的主要证候是
A. 恶露量少，色淡红
B. 小腹疼痛拒按
C. 恶露淋漓不畅，量少

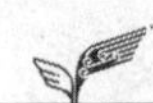

D. 恶露色暗有血块
E. 舌质暗，脉沉弦涩

17. 治疗产后恶露不绝血热证，应首选的方剂是
A. 生化汤 B. 保阴煎
C. 两地汤 D. 清热凉血汤
E. 固阴煎

18. 下列各项，不属血虚导致的病证是
A. 产后身痛 B. 缺乳
C. 产后腹痛 D. 产后恶露不绝
E. 产后发热

19. 治疗缺乳肝郁气滞证，应首选的方剂是
A. 通乳丹
B. 逍遥散
C. 下乳涌泉散
D. 柴胡疏肝散
E. 漏芦散

20. 产后缺乳肝郁气滞证的主要证候是
A. 产后乳汁甚少，乳房下垂不胀满
B. 产后乳汁甚少，乳房胀痛
C. 产后乳汁甚少，乳房柔软
D. 产后乳汁甚少，乳汁清稀
E. 产后乳汁甚少，乳房红肿热痛

21. 产后缺乳气血虚弱证的治法是
A. 补气养血，佐以通乳
B. 健脾益胃，通络下乳
C. 补脾疏肝，散结通乳
D. 滋补阴血，佐以下乳
E. 益气养血，化痰通乳

22. 产后抑郁的常见证候是
A. 脾虚肝郁证 B. 气血两虚证
C. 肝经火旺证 D. 心肾不交证
E. 瘀血内阻证

23. 产后抑郁的主要病机是
A. 肝气郁结 B. 瘀血扰心
C. 心肝火旺 D. 心神不宁
E. 心神失养

24. 治疗产后抑郁心脾两虚证，应首选的方剂是
A. 健脾丸 B. 养心汤
C. 八珍汤 D. 逍遥散
E. 芎归泻心汤

25. 产后小便不通的病因病机是
A. 气虚、血瘀、肾虚
B. 血寒、气虚、肾虚
C. 气滞、血瘀、脾虚
D. 气虚、气滞、血瘀
E. 气虚、肾虚、湿热

26. 治疗产后小便不通气虚证，应首选的方剂是
A. 加味四物汤 B. 人参健脾丸
C. 补中益气汤 D. 五苓散
E. 健脾利水汤

27. 产后小便淋痛的主要证候是
A. 瘀血内阻证 B. 肾阴亏虚证
C. 湿毒蕴结证 D. 气血两虚证
E. 心火偏亢证

28. 治疗产后小便淋痛湿热蕴结证，应首选的方剂是
A. 黄芪散 B. 化阴煎 C. 沉香散
D. 八物汤 E. 加味五淋散

A2 型题

1. 患者自然分娩 3 小时，突然头晕眼花，不能起坐，恶心呕吐，痰涌气急，心烦不安，渐至不省人事。首先应考虑的诊断是
A. 产后郁冒 B. 产后血晕
C. 产后痉病 D. 产后子痫
E. 产后眩晕

2. 患者剖宫产后 5 天，高热寒战，小腹疼痛拒按，恶露量时多时少，色暗紫如败酱，气臭秽，心烦口渴，大便燥结，舌红，苔黄，脉数有力。其证候是
A. 热毒瘀结证 B. 血瘀证
C. 感染邪毒证 D. 湿热瘀结证
E. 热入营血证

3. 患者因胎儿过大，产时失血过多，近日出现低热，体温 37.6℃，恶露量少，色淡质稀，小腹绵绵作痛，头晕心悸，舌质淡，苔薄白，脉细数。治疗应首选的方剂是
A. 举元煎 B. 生化汤
C. 保阴煎 D. 八珍汤
E. 四物汤加味

4. 患者产后 4 天恶寒发热，鼻流清涕，头痛，肢体酸痛，无汗，舌苔薄白，脉浮紧。其治法是
A. 疏风清表，和营退热 B. 辛温解表，和解少阳
C. 益气解表，养血祛风 D. 养血祛风，疏解表邪
E. 散寒解表，和营退热

5. 患者产后 5 天，小腹疼痛，拒按，得热痛减，恶露量少，涩滞不畅，色紫暗有块，面色青白，胸胁胀痛，舌紫暗，脉沉紧。其治法是
A. 理气活血，散寒止痛
B. 活血化瘀，温经止痛
C. 温经散寒，暖宫止痛

D. 益气养血,化瘀止痛
E. 养血暖宫,散寒止痛

6. 患者产后10天,周身关节疼痛,屈伸不利,痛无定处,冷痛剧烈,得热则舒,舌淡,苔薄白,脉濡细。治疗应首选的方剂是
A. 独活寄生汤 B. 身痛逐瘀汤
C. 黄芪桂枝五物汤 D. 温经汤
E. 黄芪建中汤

7. 患者产后腰膝、足跟疼痛,艰于俯仰,头晕耳鸣,夜尿多,舌淡暗,脉沉细弦。其证候是
A. 血瘀证 B. 血虚证 C. 脾虚证
D. 肾虚证 E. 气虚证

8. 患者产后7天,遍身疼痛,下肢尤甚,屈伸不利,恶露量少,色暗,夹有血块,小腹疼痛,拒按,舌暗,苔白,脉弦涩。治疗应首选的方剂是
A. 活络效灵丹 B. 身痛逐瘀汤
C. 加味四物汤 D. 生化汤
E. 血府逐瘀汤

9. 患者产后17日恶露不止,量多,色淡红,质稀,无臭味,神疲懒言,四肢无力,小腹空坠,舌淡,苔薄白,脉细弱。治疗应首选的方剂是
A. 人参养荣汤 B. 保阴煎
C. 补中益气汤 D. 胶艾汤
E. 生化汤

10. 患者产后20余天,恶露持续不净,量时多时少,色紫暗有块,小腹疼痛拒按,舌紫暗,边尖有瘀点,脉沉涩。其证候是
A. 血瘀证 B. 血热证 C. 气滞证
D. 湿热证 E. 血虚证

11. 患者产后乳汁分泌少,乳房胀硬、疼痛,乳汁稠,胸胁胀满,情志抑郁,食欲不振,舌质正常,苔薄黄,脉弦滑。治疗应首选的方剂是
A. 通乳丹 B. 逍遥散
C. 柴胡疏肝散 D. 漏芦散
E. 下乳涌泉散

12. 患者产后乳汁少,乳汁稀薄,乳房柔软无胀感,面色无华,倦怠乏力,舌淡,苔薄白,脉细弱。其治法是
A. 健脾化痰通乳 B. 补气养血通乳
C. 补肾益气通乳 D. 疏肝解郁通乳
E. 活血化瘀通乳

13. 患者产后乳汁甚少,乳房下垂不胀满,乳汁不稠,形体肥胖,胸闷痰多,纳少便溏,舌淡胖,苔腻,脉沉细。其证候是
A. 痰浊阻滞证 B. 湿浊中阻证
C. 肝郁气滞证 D. 气血虚弱证
E. 脾肾两虚证

14. 患者产后心情抑郁,心神不安,噩梦纷纭,惊恐易醒,恶露量时多时少,色紫暗有块,胸闷纳呆,善太息,苔薄,脉弦。治疗应首选的方剂是
A. 柴胡疏肝散 B. 八珍汤
C. 逍遥散 D. 芎归泻心汤
E. 养心汤

15. 患者产后焦虑,忧郁,心神不宁,常悲伤欲哭,情绪低落,健忘,失眠多梦,面色萎黄,纳少便溏,脘闷腹胀,舌淡,苔薄白,脉细弱。其证候是
A. 气血两虚证 B. 心脾两虚证
C. 肝郁气滞证 D. 精血亏损证
E. 肝郁脾虚证

16. 患者产后小便不通,小腹胀急疼痛,面色晦暗,腰膝酸软,舌质淡,苔白,脉沉细无力。其证候是
A. 阳虚证 B. 血瘀证
C. 气滞证 D. 脾虚证
E. 肾虚证

17. 患者难产后小便不通或点滴而下,尿色略混浊带血丝,小腹胀急疼痛,舌质暗,脉涩。治疗应首选的方剂是
A. 金匮肾气丸 B. 当归芍药散
C. 八物汤 D. 加味四物汤
E. 真武汤

18. 患者产时不顺,产后突感小便短涩,淋沥灼痛,尿黄赤,口渴不欲饮,心烦,舌红,苔黄腻,脉滑数。其证候是
A. 湿热蕴结证 B. 血瘀内阻证
C. 肾阴亏虚证 D. 心火内炽证
E. 感染邪毒证

19. 患者产后小便艰涩而痛,余沥不尽,尿色红赤,心烦易怒,小腹胀满,口苦而干,大便干结,舌红,苔黄,脉弦数。治疗应首选的方剂是
A. 加味逍遥丸 B. 沉香散
C. 五苓散 D. 凉膈散
E. 分清饮

B1型题

A. 血府逐瘀汤
B. 肠宁汤
C. 失笑散
D. 生化汤
E. 桃红四物汤

1. 治疗产后发热血瘀证，应首选的方剂是
2. 治疗产后腹痛瘀滞子宫证，应首选的方剂是

A. 产后恶露不绝
B. 产后身痛
C. 产后发热
D. 产后自汗
E. 产后缺乳

3. 产后营血亏虚，经脉失养可导致的上述病证是
4. 产后冲任不固，血海不宁可导致的上述病证是

A. 圣愈汤
B. 升举大补汤
C. 举元煎
D. 补中益气汤
E. 补气通脬饮

5. 治疗产后恶露不绝气虚证，应首选的方剂是
6. 治疗产后小便不通气虚证，应首选的方剂是

A. 气虚、血瘀、血热
B. 脾虚、血瘀、湿热
C. 气虚、肾虚、血热
D. 阳虚、血瘀、气滞
E. 气虚、血瘀、肾虚

7. 产后恶露不绝的主要病因是
8. 产后小便不通的主要病因是

A. 生化汤
B. 调经散
C. 身痛逐瘀汤
D. 失笑散
E. 趁痛散

9. 治疗产后身痛血瘀证，应首选的方剂是
10. 治疗产后抑郁瘀血内阻证，应首选的方剂是

二、参考答案

A1 型题

1. C	2. D	3. B	4. A	5. E
6. B	7. C	8. D	9. B	10. A
11. E	12. D	13. E	14. A	15. C
16. A	17. B	18. D	19. C	20. B
21. A	22. E	23. D	24. B	25. A
26. C	27. B	28. E		

A2 型题

1. B	2. C	3. D	4. D	5. B
6. A	7. D	8. B	9. C	10. A
11. E	12. B	13. A	14. C	15. B
16. E	17. D	18. A	19. B	

B1 型题

1. D	2. D	3. B	4. A	5. D
6. D	7. A	8. E	9. C	10. B

三、重点解析

A1 型题

1. C　古人有“弥月为期”，俗称“小满月”，即产后1个月。

7. C　产后发热、产后恶露不绝、产后身痛、产后腹痛的病因均有血瘀，而导致产后缺乳的病因仅有气血虚弱、肝郁气滞、痰浊阻滞，无血瘀。

8. D　结合西医有关“产后出血”的原因，即子宫收缩乏力、胎盘因素、软产道裂伤、凝血功能障碍，不包括羊水过多。

11. E　产后发热的预防和调护有：加强孕期保健，注意均衡营养，增强体质，孕晚期应禁房事；正确处理分娩，产程中严格无菌操作，尽量避免产道损伤和产后出血，有损伤者应及时仔细缝合；产褥期应避风寒，慎起居，保持外阴清洁，严禁房事，以防外邪入侵；产后取半卧位，有利于恶露排出；防患于未然，凡有产道污染、产道手术、胎膜早破、产后出血等有感染可能者，可给予抗生素或清热解毒之品，预防病邪入侵。不包含“产后取平卧位，以利于恶露排出”。

13. E　产后身痛的病因有血虚、风寒、肾虚、血瘀，不包含湿热。

16. A　产后恶露不绝血瘀证的主要证候是恶露过期不止，量时多时少，色紫暗有块，小腹疼痛拒按，舌紫暗，边尖有瘀斑、瘀点，脉沉涩。故选项A中恶露量少、色淡红，不属于产后恶露不绝血瘀证的证候。

18. D　产后身痛、缺乳、产后腹痛、产后发热的病因均有血虚，产后恶露不绝的病因为气虚、血瘀和血热。

A2 型题

3. D　该题根据描述的主要证候，考虑此患者应为产后发热的血虚证，故应首选的方剂是补中益气汤。

4. D　该题根据描述的主要证候，考虑此患者应为产后发热的外感证，故其治法为养血祛风，疏解表邪。

5. B　该题根据描述的主要证候，考虑此患者应为产后腹痛的瘀滞子宫证，故其治法为活血化瘀，温经止痛。

6. A　该题根据描述的主要证候，考虑此患者应为产后身痛的风寒证，故治疗应首选方剂是独活寄生汤。

8. B　该题根据描述的主要证候，考虑此患者应为产后身痛的血瘀证，故治疗应首选的方剂是身痛逐瘀汤。

9. C　该题根据描述的主要证候，考虑此患者应为产后恶露不绝气虚证，故治疗应首选的方剂是补中益气汤。

11. E　该题根据描述的主要证候，考虑此患者应为产后缺乳的肝郁气滞证，故治疗首选的方剂是下乳涌泉散。

12. B　该题根据描述的主要证候，考虑此患者应为产后缺乳的气血虚弱证，故其治疗是补气养血通乳。

14. C　该题根据描述的主要证候，考虑此患者应为产后郁证的肝郁气结证，故治疗应首选的方剂是逍遥散。

17. D　该题根据描述的主要证候，考虑此患者应为产后小便不通的血瘀证，故治疗应首选的方剂是加味四物汤。

19. B　该题根据描述的主要证候，考虑此患者应为产后小便淋痛的肝经郁热证，故治疗应首选的方剂是沉香散。

B1 型题

3. B　产后身痛的病机是产后营血亏虚，经脉失养或风寒湿邪乘虚而入，稽留关节、经络所致。

4. A　产后恶露不绝的病机是胞宫藏泻失度，冲任不固，血海不宁。

第十一单元　妇科杂病

细目一　概　　述

一、习　　题

A1 型题

1. 下列各项，<u>不属</u>妇科杂病范畴的是
   A. 不孕症　B. 胞转　C. 盆腔炎
   D. 阴挺　E. 脏躁

二、参考答案

A1 型题

1. B

三、重点解析

A1 型题

1. B　凡不属于经、带、胎、产疾病范围，而又与妇女解剖、生理特点密切相关的各种疾病，称为“妇科杂病”。常见的妇科杂病有癥瘕、盆腔炎、不孕症、阴痒、阴疮、子宫脱垂、妇人脏躁。

细目二　癥　　瘕

一、习　　题

A1 型题

1. 下列各项，<u>不属</u>癥瘕主要表现的是
   A. 下腹有结块　B. 胀　C. 坠
   D. 满　E. 痛

2. 下列各项，<u>不属</u>癥瘕的常见病因是
   A. 气滞血瘀　B. 痰湿瘀结
   C. 湿热瘀阻　D. 热毒蕴结
   E. 肾虚血瘀

3. 下列各项，需与癥瘕相鉴别的病证是
   A. 痛经　B. 崩漏　C. 尿潴留
   D. 阴挺　E. 带下病

4. 治疗癥瘕气滞血瘀证，应首选的方剂是
   A. 血府逐瘀汤
   B. 佛手散
   C. 膈下逐瘀汤
   D. 桃红四物汤
   E. 香棱丸

A2 型题

1. 患者近 3 个月发现小腹有包块，触之有形，按之疼痛，精神抑郁，面色晦暗，舌质紫暗，有瘀点，脉沉弦涩。其治法是
   A. 清热利湿，破瘀消癥
   B. 行气导滞，活血消癥

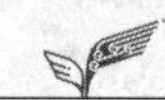

C. 行气活血，化瘀消癥
D. 理气化痰，破瘀消癥
E. 理气利湿，化瘀止痛

2. 患者下腹部有结块，触之不坚，固定难移，带下量多，胸脘痞闷，腰腹疼痛，舌体胖大、紫暗，苔白厚腻，脉弦滑。治疗应首选的方剂是
A. 膈下逐瘀汤合二陈汤
B. 苍附导痰丸合桂枝茯苓丸
C. 血府逐瘀汤合温胆汤
D. 香棱丸合佛手散
E. 启宫丸合桂枝茯苓丸

3. 患者小腹部积块，触之有形，按之无痛，小腹胀满，月经先后不定，经行难净，经色暗，胸闷不舒，肌肤甲错，舌质紫暗，脉沉弦涩。治疗应首选的方剂是
A. 桂枝茯苓丸
B. 香棱丸
C. 失笑散
D. 大黄牡丹汤
E. 膈下逐瘀汤

4. 患者小腹部包块，触痛，月经量多，经行腹痛较剧，经色紫暗有块，腰膝酸软，头晕耳鸣，舌暗，脉沉细。治疗应首选的方剂是
A. 桂枝茯苓丸
B. 补肾祛瘀方
C. 香棱丸
D. 大黄牡丹汤
E. 开郁二陈汤

5. 患者下腹部有包块，固定难移，经行量多，淋漓难净，带下较多，胸脘痞闷，舌体胖大，有瘀点，苔白厚腻，脉沉涩。其证候是
A. 痰湿瘀结证
B. 气滞血瘀证
C. 湿热瘀结证
D. 肾虚血瘀证
E. 肝郁脾虚证

6. 患者小腹部包块，触痛，月经量少，经行腹痛较剧，经色紫暗有块，结婚4年，曾3次自然流产，腰膝酸软，头晕耳鸣，舌暗，脉沉细。其治法是
A. 补肾活血，消癥散结
B. 补肾养血，活血散结
C. 补肾健脾，消癥止痛
D. 滋补肝肾，破血散结
E. 温阳补肾，消癥化瘀

7. 患者小腹部有包块，按之疼痛，小腹胀满，经血量多有块，经色暗，精神抑郁，面色晦暗，肌肤甲错，舌质紫暗，有瘀斑，脉沉弦涩。其证候是
A. 肾虚血瘀证 B. 气滞血瘀证
C. 痰湿血瘀证 D. 湿热血瘀证
E. 寒凝血瘀证

B1 型题

A. 银甲丸
B. 龙胆泻肝汤
C. 大黄牡丹汤
D. 五味消毒饮
E. 仙方活命饮

1. 治疗癥瘕湿热瘀阻证，应首选的方剂是
2. 治疗急性盆腔炎湿热瘀结证，应首选的方剂是

二、参考答案

A1 型题

1. C 2. D 3. C 4. E

A2 型题

1. C 2. B 3. B 4. B 5. A
6. A 7. B

B1 型题

1. C 2. E

三、重点解析

A1 型题

1. C 妇人下腹结块，伴有或胀、或痛、或满、或异常出血者，称为癥瘕。

2. D 癥瘕的发生，主要是由于机体正气不足，风寒湿热之邪内侵，或七情、房室、饮食内伤，脏腑功能失调，气机阻滞，瘀血、痰饮、湿浊等有形之邪凝结不散，停聚小腹，日积月累，逐渐而成。主要病因有气滞血瘀、痰湿瘀结、湿热瘀阻和肾虚血瘀。

A2 型题

2. B 题干描述的是癥瘕痰湿郁结证的主要证候，故其治法为化痰除湿，活血消癥，首选治疗方剂为苍附导痰汤合桂枝茯苓丸。

3. B 题干描述的是癥瘕气滞血瘀证的主要证候，故其治法为行气活血，化瘀消癥，首选治疗方剂为香棱丸或大黄虫丸。

4. B 题干描述的是癥瘕肾虚血瘀证的主要证候，故其治法为补肾活血，消癥散结，首选治疗方剂为大黄牡丹汤。

细目三 盆 腔 炎

一、习 题

A1 型题

1. 急性盆腔炎的常见病因是
   A. 气滞血瘀　B. 寒湿瘀滞
   C. 湿热瘀结　D. 气虚血瘀
   E. 肝经湿热

2. 下列各项，不属慢性盆腔炎的常见证候是
   A. 寒湿瘀滞证　B. 气虚血瘀证
   C. 湿热瘀结证　D. 气滞血瘀证
   E. 肝经湿热证

3. 治疗慢性盆腔炎寒湿凝滞证，应首选的方剂是
   A. 少腹逐瘀汤　B. 理冲汤
   C. 血府逐瘀汤　D. 桂枝茯苓丸
   E. 当归芍药散

4. 下列各项，不属盆腔炎范畴的病症是
   A. 输卵管积水　B. 输卵管卵巢炎
   C. 输卵管卵巢囊肿　D. 盆腔淤血综合征
   E. 盆腔结缔组织炎

A2 型题

1. 患者近日小腹疼痛拒按，热势起伏，寒热往来，带下量多，色黄、质稠，味臭秽，小便短赤，大便燥结，舌红，有瘀点，苔黄厚，脉弦滑。其治法是
   A. 利湿活血，散结止痛
   B. 清热利湿，化瘀止痛
   C. 清热活血，利湿止痛
   D. 行气活血，化瘀止痛
   E. 退热除湿，化瘀散结

2. 患者高热寒战，下腹部疼痛拒按，咽干口苦，大便秘结，小便短赤，带下量多，色黄，质黏稠，如脓血，味臭秽，月经量多，淋漓不净，舌红，苔黄厚，脉滑数。其证候是
   A. 气滞血瘀证　B. 湿热瘀结证
   C. 热毒炽盛证　D. 湿毒内盛证
   E. 肝经湿热证

3. 患者下腹部胀满，寒热往来，带下量多，色黄质稠，味臭秽，经量增多，经期延长，淋漓不止，大便溏，小便短赤，舌红有瘀点，苔黄厚，脉弦滑。治疗应首选的方剂是
   A. 大黄牡丹汤　B. 血府逐瘀汤
   C. 五味消毒饮　D. 仙方活命饮
   E. 龙胆泻肝汤

4. 患者少腹部隐痛，痛连腰骶，低热起伏，劳累时加重，带下量多，色黄，质黏稠，胸闷纳呆，口干不欲饮，大便秘结，小便黄赤，舌体胖大，色红，苔黄腻，脉弦数。其证候是
   A. 肾虚血瘀证　B. 湿热瘀结证
   C. 热毒炽盛证　D. 湿毒内盛证
   E. 气虚血瘀证

5. 患者少腹部疼痛拒按，痛连腰骶，低热起伏，经行加重，带下色黄，质黏稠，胸闷纳呆，口干不欲饮，大便溏，小便黄赤，舌体胖大，色红，苔黄腻，脉滑数。治疗应首选的方剂是
   A. 银甲丸　B. 少腹逐瘀汤
   C. 萆薢渗湿汤　D. 大黄牡丹汤
   E. 龙胆泻肝汤

6. 患者小腹冷痛，经行腹痛加重，喜热恶寒，得热痛缓，经行错后，经血量少，色暗，带下淋漓，神疲乏力，腰骶冷痛，小便频数，舌暗红，苔白腻，脉沉迟。治疗应首选的方剂是
   A. 银甲丸
   B. 当归芍药散
   C. 少腹逐瘀汤
   D. 血府逐瘀汤
   E. 补肾活血汤

7. 患者下腹部疼痛，缠绵日久，痛连腰骶，经行加重，经血量多有块，带下量多，精神不振，疲乏无力，食少纳呆，舌质暗红，有瘀点瘀斑，苔白，脉弦涩无力。其治法是
   A. 利湿活血，散结止痛
   B. 健脾利湿，化瘀止痛
   C. 养血活血，利湿止痛
   D. 行气活血，化瘀止痛
   E. 益气健脾，化瘀散结

B1 型题

A. 少腹逐瘀汤
B. 血府逐瘀汤
C. 银甲丸
D. 香棱丸
E. 膈下逐瘀汤

1. 治疗慢性盆腔炎气滞血瘀证，应首选的方剂是
2. 治疗癥瘕气滞血瘀证，应首选的方剂是

二、参考答案

A1 型题

1. C 2. E 3. A 4. D

A2 型题

1. B 2. C 3. D 4. B 5. A
6. C 7. E

B1 型题

1. E 2. D

三、重点解析

A1 型题

1. C 急性盆腔炎多在产后、流产后、宫腔内手术处置后，或经期卫生保健不当之际，邪毒乘虚侵袭，稽留于冲任及胞宫脉络，与气血相搏结，邪正交争，而发热疼痛，邪毒炽盛则腐肉酿脓，甚至泛发为急性腹膜炎、感染性休克。常见病因有热毒炽盛、湿热瘀结。

2. E 慢性盆腔炎病因病机主要是经行产后，胞门未闭，风寒湿热之邪，或虫毒乘虚入侵，与冲任气血相搏结，蕴积于胞宫，反复进退，耗伤气血，虚实错杂，缠绵难愈。常见病因有湿热瘀结、气滞血瘀、寒湿凝滞、气虚血瘀。

4. D 慢性盆腔炎在临床根据病变特点及部位的不同，分别称为慢性输卵管炎、输卵管积水、输卵管卵巢炎、输卵管卵巢囊肿、慢性盆腔结缔组织炎。

A2 型题

3. D 题干描述的是急性盆腔炎湿热瘀结证的主要证候，其治法为清热利湿，化瘀止痛，首选治疗方剂是仙方活命饮加薏苡仁、冬瓜仁。

5. A 题干描述的是慢性盆腔炎湿热瘀结证的主要证候，其治法为清热利湿，化瘀止痛，首选治疗方剂是银甲丸或当归芍药散加丹参、毛冬青、忍冬藤、田七片。

细目四 不 孕 症

一、习 题

A1 型题

1. 毓麟珠治疗不孕症的适应证候是
   A. 血瘀证 B. 肾气虚证
   C. 肝郁证 D. 肾阳虚证
   E. 痰湿证

2. 治疗不孕症痰湿内阻证，应首选的方剂是
   A. 启宫丸 B. 苍附导痰丸
   C. 当归芍药散 D. 二陈汤
   E. 温胞饮

3. 下列各项，<u>不属</u>不孕症的特殊检查是
   A. 卵巢功能检查 B. 输卵管通畅试验
   C. 免疫因素检查 D. 腹腔镜检查
   E. 宫颈巴氏涂片

4. 下列各项，<u>不属</u>不孕症的常见证候是
   A. 瘀滞胞宫证 B. 肾虚证
   C. 肝气郁结证 D. 气血两虚证
   E. 痰湿内阻证

5. 治疗不孕症肾阴虚证，应首选的方剂是
   A. 左归丸 B. 温胞饮
   C. 养精种玉汤 D. 开郁种玉汤
   E. 毓麟珠

A2 型题

1. 患者婚后夫妇同居4年，配偶身体正常。未避孕而未受孕。首先应考虑的诊断是
   A. 断绪 B. 断产 C. 不育
   D. 全不产 E. 难产

2. 患者结婚4年未孕，月经38～45天一行，量少色淡暗，性欲淡漠，带下量多，清稀如水，面部暗斑，腰酸腿软，头晕耳鸣，夜尿多，舌质淡暗，苔白，脉沉细尺弱。其治法是
   A. 补肾养血，化瘀调经
   B. 滋补肝肾，理气调经
   C. 补肾疏肝，养血理脾
   D. 滋肾养血，调冲益精
   E. 温肾暖宫，调补冲任

3. 患者结婚3年未孕，月经50～60天一行，量少色暗，头晕耳鸣，腰膝酸软，精神疲惫，小便清长，舌淡，苔薄，脉沉细，两尺尤甚。其证候是
   A. 肝气郁结证
   B. 肾气虚证
   C. 肾阳虚证
   D. 痰湿内阻证
   E. 瘀滞胞宫证

4. 患者流产后2年未孕，月经3～5个月一行，经量时多时少，色暗，头晕耳鸣，腰酸腿软，小便清长，舌淡，苔薄，脉沉细。治疗应首选的方剂是

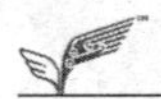

A. 开郁种玉汤
B. 养精种玉汤
C. 启宫丸
D. 毓麟珠
E. 少腹逐瘀汤

5. 患者引产后3年未再孕，月经20～23天一行，量少，色鲜红，形体消瘦，腰膝酸软，头晕眼花，心悸失眠，五心烦热，舌质稍红略干，少苔，脉细。治疗应首选的方剂是
A. 加减一阴煎
B. 毓麟珠
C. 开郁种玉汤
D. 两地汤
E. 养精种玉汤

B1 型题

A. 少腹逐瘀汤
B. 银甲丸
C. 血府逐瘀汤
D. 桂枝茯苓丸
E. 膈下逐瘀汤

1. 治疗不孕证瘀滞胞宫证，应首选的方剂是
2. 治疗慢性盆腔炎气滞血瘀证，应首选的方剂是

二、参考答案

A1 型题

1. B　2. B　3. E　4. D　5. C

A2 型题

1. D　2. E　3. B　4. D　5. E

B1 型题

1. A　2. E

三、重点解析

A1 型题

3. E　不孕症特殊检查包括：卵巢功能检查、输卵管通畅试验、免疫因素检查、子宫腔镜检查、腹腔镜检查，此外还需排除垂体病变。

A2 型题

2. E　题干描述的是不孕症肾阳虚证的主要证候，故其治法为温肾暖宫，调补冲任。

4. D　题干描述的是不孕症肾气虚证的主要证候，故其治法为滋肾养血，调补冲任，首选治疗方剂是毓麟珠。

细目五　阴　　痒

一、习　　题

A1 型题

1. 下列各项，属阴痒的常见病因是
A. 血虚生风　B. 肝火上炎
C. 脾虚湿盛　D. 心火内扰
E. 肝肾阴虚

2. 治疗阴痒肝经湿热证，应首选的方剂是
A. 知柏地黄丸
B. 萆薢渗湿汤
C. 易黄汤
D. 止带汤
E. 二妙丸

3. 阴痒肝肾阴虚证的治法是
A. 清热利湿，养阴止痒
B. 清肝泻火，利湿止痒
C. 补肾利湿，养阴止痒
D. 滋阴补肾，清肝止痒
E. 滋补肝肾，杀虫止痒

A2 型题

1. 患者阴部瘙痒难忍，干涩灼热，夜间加重，五心烦热，头晕目眩，耳鸣腰酸，舌红，少苔，脉细数无力。治疗应首选的方剂是
A. 二妙丸　B. 萆薢渗湿汤
C. 易黄汤　D. 止带汤
E. 知柏地黄汤

2. 患者阴部瘙痒难忍，坐卧不宁，外阴皮肤粗糙增厚，有抓痕，带下量多，色黄如脓，心烦易怒，胸胁胀痛，口苦口腻，舌体胖大，苔黄腻，脉弦滑。其治法是
A. 清热利湿，杀虫止痒　B. 滋肾降火，清热止痒
C. 清肝利湿，杀虫止痒　D. 清热解毒，除湿止带
E. 清热燥湿，解毒止痒

B1 型题

A. 二妙丸
B. 萆薢渗湿汤
C. 知柏地黄汤
D. 止带汤
E. 完带汤

 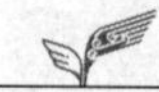

1. 治疗阴痒肝肾阴虚证，应首选的方剂是
2. 治疗带下过多阴虚夹湿证，应首选的方剂是

二、参考答案

A1 型题

1. E 2. B 3. D

A2 型题

1. E 2. A

B1 型题

1. C 2. C

三、重点解析

A1 型题

1. E 阴痒者，内因脏腑虚损，肝肾功能失常，外因多见会阴局部损伤，带下尿液停积，湿蕴而生热，湿热生虫，虫毒侵蚀，则致外阴痒痛难忍。常见病因有肝经湿热、肝肾阴虚。

A2 型题

1. E 题干描述的是阴痒肝肾阴虚证的主要证候，其治法是滋补肝肾，清肝止痒，首选治疗方剂是知柏地黄汤加当归、栀子、白鲜皮。

细目六 阴 疮

一、习 题

A1 型题

1. 阴疮的常见病因是
   A. 湿热、气滞
   B. 热毒、阳虚
   C. 湿毒、寒湿
   D. 阴虚、血虚
   E. 热毒、寒湿

A2 型题

1. 患者外阴皮肤红肿胀痛，破溃糜烂，脓水淋漓，身热心烦，口干纳少，便秘尿黄，舌红，苔黄腻，脉弦滑数。治疗应首选的方剂是
   A. 五味消毒饮
   B. 透脓散
   C. 仙方活命饮
   D. 龙胆泻肝汤
   E. 阳和汤
2. 患者阴部肌肤肿溃，触之坚硬，色晦暗不泽，日久不愈，脓水淋沥，精神不振，畏寒肢冷，舌质淡，苔白腻，脉沉细缓。治疗首选的方剂是
   A. 补中益气汤 B. 阳和汤
   C. 举元煎 D. 透脓散
   E. 仙方活命饮

B1 型题

A. 转胞
B. 阴蚀
C. 阴菌
D. 白沃
E. 阴吹

1. “阴挺”又称
2. “阴疮”又称

A. 补中益气汤
B. 当归芍药散
C. 托里消毒散
D. 少腹逐瘀汤
E. 内补丸

3. 治疗慢性盆腔炎寒湿凝滞证，应首选的方剂是
4. 治疗阴疮寒湿证，应首选的方剂是

二、参考答案

A1 型题

1. E

A2 型题

1. D 2. B

B1 型题

1. C 2. B 3. D 4. C

三、重点解析

A2 型题

1. D 题干描述的是阴疮热毒证的主要证候，其治法是清热利湿，解毒消疮，首选治疗方剂是龙胆泻肝汤。
2. B 题干描述的是阴疮寒湿证的主要证候，其治法是温经散寒，除湿消疮，首选治疗方剂是阳和汤或托里消毒散。

细目七 阴挺

一、习题

A1 型题

1. 阴挺的常见病因是
   A. 湿热、气虚　B. 肾虚、气虚
   C. 肾虚、肝郁　D. 肾虚、湿热
   E. 气虚、寒湿

2. 治疗阴挺气虚证，应首选的方剂是
   A. 六君子汤　B. 升陷汤
   C. 四君子汤　D. 补中益气汤
   E. 理中汤

3. 治疗阴挺肾虚证，应首选的方剂是
   A. 肾气丸　B. 大补元煎
   C. 归芍地黄丸　D. 内补丸
   E. 六味地黄丸

A2 型题

1. 患者子宫下脱 6 年，腰酸腿软，小腹下坠，小便频数，夜间尤甚，头晕耳鸣，舌淡红，脉沉弱。其治法是
   A. 补气升提，温阳固脱　B. 补益肝肾，固脱升提
   C. 疏肝解郁，益气固脱　D. 补肾固脱，益气升提
   E. 补肾健脾，升阳举陷

2. 患者阴中有物突出，劳则加剧，小腹下坠，四肢乏力，身倦懒言，面色少华，小便频数，带下量多，舌淡，苔薄，脉缓弱。治疗应首选的方剂是
   A. 四君子汤　B. 补中益气汤
   C. 大补元煎　D. 归脾汤
   E. 举元煎

3. 患者子宫脱出于阴道口外，日久不愈，头晕耳鸣，腰膝酸软冷痛，小腹下坠，小便频数，入夜尤甚，带下清稀，舌淡红，脉沉弱。治疗应首选的方剂是
   A. 右归丸　B. 十全大补丸
   C. 大补元煎　D. 肾气丸
   E. 固阴煎

B1 型题

A. 参苓白术散
B. 完带汤
C. 大补元煎
D. 补中益气汤
E. 圣愈汤

1. 治疗子宫脱垂气虚证，应首选的方剂是
2. 治疗带下过多脾虚证，应首选的方剂是

二、参考答案

A1 型题

1. B　2. D　3. B

A2 型题

1. D　2. B　3. C

B1 型题

1. D　2. B

三、重点解析

A2 型题

2. B　题干描述的是阴挺气虚证的主要证候，其治法是补中益气，升阳举陷，首选治疗方剂是补中益气汤加金樱子、杜仲、续断。

3. C　题干描述的是阴挺肾虚证的主要证候，其治法是补肾固脱，益气升提，首选治疗方剂是大补元煎加黄芪。

第十二单元 计划生育

一、习题

A1 型题

1. 下列各项，属放置宫内节育器的时间是
   A. 月经前 3～5 天　B. 月经期
   C. 月经干净 2 天内　D. 月经干净 3～7 天
   E. 排卵期

2. 下列各项，<u>不属</u>取出宫内节育器的指征是
   A. 宫内节育器变形
   B. 已绝经半年以上

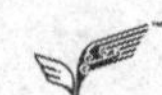

C. 念珠菌性阴道炎
D. 男方已做节育手术
E. 并发症较重，治疗无效

3. 下列各项，<u>不属</u>放置宫内节育器的禁忌证是
A. 重度痛经　B. 生殖器急性炎症
C. 正常产后3个月　D. 宫颈口过松
E. 重度宫颈糜烂

4. 下列各项，<u>不属</u>药物避孕禁忌证的是
A. 糖尿病　B. 血液病
C. 恶性肿瘤　D. 甲状腺功能亢进症
E. 阴道炎

5. 下列各项，<u>不属</u>人工流产禁忌证的是
A. 妊娠10周内
B. 妊娠剧吐，酸中毒未纠正
C. 阴道炎
D. 术前2次体温在37.5℃以上
E. 可疑宫外孕

6. 药物流产的适应证是
A. 宫内妊娠8周内　B. 宫内妊娠7周内
C. 带器妊娠　D. 可疑宫外孕
E. 妊娠剧吐

7. 下列各项，<u>不属</u>绝育手术禁忌证的是
A. 慢性盆腔感染
B. 全身情况不良不能耐受手术者
C. 腹壁皮肤感染
D. 严重的精神官能症者
E. 患有严重全身疾病不宜生育者

8. 下列关于人工流产的叙述，<u>错误</u>的是
A. 妊娠剧吐，酸中毒未纠正者属禁忌证
B. 妊娠10周以上者可用吸宫术
C. 急性宫颈炎属禁忌证
D. 体温两次>37.5℃为禁忌证
E. 急性生殖器炎症为手术禁忌

9. 下列各项，<u>不属</u>人工流产并发症的是
A. 人流不全
B. 子宫穿孔
C. 宫颈内口粘连
D. 术后感染
E. 羊水栓塞

A2 型题

1. 患者负压吸宫术后突然出现头晕、恶心、呕吐、面色苍白、出冷汗、心动过缓、血压下降。首先应考虑的诊断是
A. 产后血晕　B. 子宫穿孔
C. 人流综合征　D. 心衰
E. 休克

2. 患者人工流产术后2周，阴道出血时多时少，色暗红，夹血块，腰酸腹痛下坠感。盆腔B超提示：宫腔内异常回声。首先应考虑的诊断是
A. 子宫穿孔　B. 人流不全
C. 子宫收缩欠佳　D. 宫颈粘连
E. 宫腔粘连

3. 人工流产术后2个月余，月经一直未潮，每月中旬均出现周期性的下腹疼痛，伴肛门坠胀，尿妊娠试验阴性。首先应考虑的诊断是
A. 闭经
B. 痛经
C. 月经紊乱
D. 宫颈内口粘连
E. 子宫内膜异位症

B1 型题

A. 宫颈肥大
B. 心力衰竭
C. 甲状腺功能减低症
D. 轻度阴道前壁脱垂
E. 经行泄泻
1. 药物避孕的禁忌证是
2. 放置宫内节育器的禁忌证是

A. 妊娠剧吐，酸中毒未纠正
B. 妊娠10周内
C. 过敏体质
D. 带器妊娠12周
E. 妊娠7周内
3. 人工流产的适应证是
4. 药物流产的适应证是

A. 吸宫不全
B. 子宫穿孔
C. 人流综合征
D. 葡萄胎
E. 异位妊娠
5. 人工流产时，宫腔深度超过检查时子宫的大小，未吸出组织，患者腹痛剧烈，出冷汗，面色苍白。首先应考虑的诊断是
6. 人工流产术中，吸出大量的蜕膜组织，未见绒毛或胚胎组织。首先应考虑的诊断是

A. 内分泌紊乱
B. 人流术后感染
C. 子宫收缩不良

D. 胎漏
E. 吸宫不全

7. 人工流产术后1周，下腹疼痛，阴道少量出血，臭秽，发热，双合诊时子宫或双附件区压痛。首先应考虑的诊断是
8. 人工流产术后2周，下腹阵发性疼痛，阴道出血量时多时少，有血块，B超检查时宫腔内回声不均。首先应考虑的诊断是

二、参考答案

A1 型题

1. D　2. C　3. C　4. E　5. A
6. B　7. E　8. B　9. E

A2 型题

1. C　2. B　3. D

B1 型题

1. B　2. B　3. B　4. E　5. B
6. E　7. B　8. E

三、重点解析

A1 型题

2. C　宫内节育器的取器指征是：放置年限已到需更换者；计划再生育；宫内节育器并发症较重，治疗无效者；宫内节育器变形或异位者；要求改用其他避孕措施或节育者；已绝经半年以上，或丧偶、离婚者；有感染化脓、嵌顿等并发症。故选项C念珠菌性阴道炎不属于宫内节育器取出指征。

3. C　宫内节育器的禁忌证是：放置节育器前，必须排除妊娠的存在；生殖器官炎症；月经紊乱，重度痛经等；生殖器肿瘤、宫颈口过松、重度子宫脱垂等；严重的全身性疾患；严重的出血性疾患。故选项C正常产后3个月不属于宫内节育器的禁忌证。

4. E　药物避孕的禁忌证是：严重高血压、糖尿病、肝肾疾病及甲状腺功能亢进者不宜应用；血栓性疾病、充血性心力衰竭、血液病及哺乳期不宜应用；子宫肌瘤、恶性肿瘤或乳房内有肿块者不宜应用。故选项E阴道炎不属于药物避孕禁忌证。

5. A　人工流产的禁忌证是：生殖器官急性炎症；各种疾病的急性期，或严重的全身性疾病不能耐受手术者；妊娠剧吐酸中毒尚未纠正者；术前相隔4小时两次体温在37.5℃以上者。故选项A妊娠10周内不属于人工流产的禁忌证。

7. E　绝育手术的禁忌证是：急、慢性盆腔感染，腹壁皮肤感染等，应在感染治愈后再行手术；24小时内有两次间隔4小时的体温在37.5℃或以上者；全身情况不良不能耐受手术者；严重的精神官能症者。故选项E不属于绝育手术禁忌证。

A2 型题

1. C　人流综合征的诊断要点是：头晕、恶心、呕吐、面色苍白、出冷汗甚至晕厥，心率减慢小于60次/min，心律不齐，血压下降。故根据该题描述，考虑诊断为人流综合征。

2. B　人流不全的诊断要点是：人流术后阴道持续或间断出血超过10天，或出血量大于月经量，夹有黑色血块或烂肉样组织；人流术后腰酸腹痛，有下坠感，常在阵发性腹痛后阴道出血增加，或夹有血块。故根据该题描述，考虑诊断为人流不全。

3. D　宫颈内口粘连的诊断要点是：人流术后闭经或月经过少，伴周期性下腹胀痛，肛门坠胀感。故根据该题描述，考虑诊断为宫颈内口粘连。

第十三单元　女性生殖功能的调节与周期性变化

一、习　题

A1 型题

1. 卵巢主要合成及分泌的性激素是
　A. 雌激素和催乳素
　B. 雌激素和孕激素
　C. 雌激素和抗苗勒管激素
　D. 雌激素和黄体生成素
　E. 雌激素和促卵泡素
2. 下列各项，属于雌激素生理作用的是
　A. 使增殖期子宫内膜转化为分泌期内膜
　B. 抑制输卵管蠕动
　C. 促使乳腺腺泡发育
　D. 使阴道上皮细胞脱落
　E. 促进钠、水潴留

3. 下列各项，属于孕激素生理作用的是
   A. 促使子宫肌层变厚
   B. 使阴道上皮细胞增生、角化
   C. 促使乳腺腺管发育
   D. 使增殖期子宫内膜转化为分泌期内膜
   E. 促进钠、水潴留

4. 月经周期28天，且有排卵，月经周期第17天的子宫内膜属
   A. 增生期中期
   B. 增生期晚期
   C. 分泌期早期
   D. 分泌期中期
   E. 分泌期晚期

5. 下列关于月经周期中的激素变化的叙述，错误的是
   A. 排卵期24小时，FSH出现高峰
   B. 排卵期24小时，LH出现陡直高峰
   C. LH高峰出现24小时后剧降
   D. 雌激素在排卵前后各出现一个高峰
   E. 孕激素在排卵前后各出现一个高峰

6. 正常月经来潮是由于
   A. 体内雌孕激素撤退性出血
   B. 体内雌激素的撤退性出血
   C. 体内孕激素的撤退性出血
   D. 体内雌孕激素的突破性出血
   E. 体内孕激素的撤退性出血

7. 卵子排出后未受精，黄体开始萎缩是在排卵后
   A. 5～6日
   B. 7～8日
   C. 9～10日
   D. 11～12日
   E. 13～14日

B1型题

   A. 雌激素
   B. 孕激素
   C. 雄激素
   D. 促卵泡素
   E. 黄体生成素

1. 使子宫内膜增生的激素是
2. 使子宫内膜由增生期变为分泌期的激素是

二、参考答案

A1型题

1. B　2. E　3. D　4. C　5. E
6. A　7. C

B1型题

1. A　2. B

三、重点解析

A1型题

4. C　子宫内膜分增生期及分泌期，每个时期都有各自的时间段。月经周期的15～19天属分泌期早期，故此题选C。

5. E　此题考查的是月经周期中激素水平的变化。FSH、LH在排卵前1～2天水平最高，形成高峰。雌性激素激素在排卵前24小时达高峰，在黄体成熟时达二次高峰，而孕激素仅在排卵后出现高峰。故选项E是错误的。

B1型题

1. A　2. B　雌激素的生理功能是能使子宫发育，子宫内膜增生，肌层增厚；孕激素的生理功能是使子宫内膜由增生期转变为分泌期。

第十四单元　妇产科特殊检查与常用诊断技术

一、习　题

A1型题

1. 确诊宫颈癌的首选检查手段是
   A. 宫颈刮片细胞学检查
   B. 阴道镜检查
   C. 双合诊和阴道窥器检查
   D. B型超声检查
   E. 宫颈活组织检查

2. 宫颈刮片的检查目的是
   A. 了解卵巢的功能
   B. 早期发现宫颈癌
   C. 检测宫腔病变

D. 检测体内激素水平
E. 了解垂体功能

3. 下列各项，属阴道后穹隆穿刺的指征是
A. 患者处于休克期，临床怀疑腹腔内出血
B. 患者需进行 IVF
C. 超声提示巨大卵巢实性肿物
D. 超声提示后穹隆包裹性积脓
E. 怀疑陈旧性宫外孕，目前保守治疗中

4. 下列各项，<u>不属</u>女性激素的是
A. 甲状腺激素 B. 雌激素
C. 孕激素 D. 垂体促性腺激素
E. 垂体催乳激素

5. 下列各项，<u>不属</u>诊断性刮宫的适应证是
A. 功血 B. 不孕症
C. 痛经 D. 可疑子宫内膜结核
E. 可疑子宫内膜病变

6. 下列各项，<u>不属</u>子宫输卵管造影的适应证是
A. 了解输卵管是否通畅
B. 了解宫腔形态，有无畸形
C. 输卵管整复术后观察手术效果
D. 了解宫颈内口是否松弛及畸形
E. 妊娠期除外异位妊娠

A2 型题

1. 叶某，女，28 岁，已婚。平时月经规则，4～5 天/26～28 天，现停经 38 天，为明确诊断，应首选的检查是
A. 盆腔 B 超
B. 腹平片
C. 尿妊娠试验
D. 腹腔镜检查
E. 血液常规检查

2. 患者女，32 岁，已婚。停经 40 天，阴道少量流血 6 天，下腹痛 2 小时，妇科检查怀疑为输卵管妊娠，应首选的检查项目是
A. 基础体温测定
B. 尿妊娠试验
C. B 超
D. 诊断性刮宫
E. 阴道后穹隆穿刺

B1 型题

A. 宫颈刮片
B. 阴道镜检查
C. 宫颈碘试验
D. 宫颈锥形切除
E. 宫颈活组织检查

1. 普查宫颈癌最常用的方法是
2. 确诊宫颈癌最可靠的方法是

二、参考答案

A1 型题

1. E　2. B　3. A　4. A　5. C　6. E

A2 型题

1. C　2. C

B1 型题

1. A　2. E

三、重点解析

A1 型题

1. E　宫颈活组织检查适应证有：宫颈溃疡或有赘生物需明确诊断者；宫颈细胞学检查巴氏分级Ⅲ级以上者；有宫颈接触性出血或可疑宫颈癌者；宫颈特异性炎症。故须确诊宫颈癌应选宫颈活组织检查。

3. A　后穹隆穿刺的适应证有：明确子宫直肠凹陷积液性质，明确贴近阴道后穹隆的肿块性质。

4. A　女性内分泌激素有六项：垂体促性腺激素（卵泡刺激素、黄体生成素）、垂体催乳素、雌激素、孕激素、睾酮。故选项 A 甲状腺激素不属于女性激素。

5. C　诊断性刮宫的适应证有：子宫异常出血，需排除或证实子宫内膜癌、宫颈癌者；月经失调需了解内膜变化及对性激素反应者；不孕症，了解有无排卵；疑有子宫内膜结核者；因宫腔残留组织或子宫内膜脱落不全导致长时间多量出血者。故选项 C 痛经不属于诊断性刮宫的适应证。

A2 型题

1. C　根据该题描述的患者月经周期及停经史，应首选排除妊娠可能，故选 C。

2. C　根据该题描述情况，患者应考虑疑似异位妊娠，故须行血 hCG、B 超、诊断性刮宫、阴道后穹隆穿刺等检查，其中首选的检查是 B 超。而测定基础体温仅用于指导避孕和受孕，协助诊断月经失调和协助诊断妊娠。

B1 型题

1. A　2. E　对于宫颈检查，应首选宫颈刮片起普查作用，适用于广大妇女。而对普查中发现的疑似宫颈癌患者，则须行宫颈活组织检查。

中医儿科学

第一单元　儿科学基础

一、习　　题

A1 型题

1. 小儿望诊中望神的重点是
   A. 察口　B. 察舌　C. 察耳
   D. 察鼻　E. 察目

2. 孕期 28 周到生后 7 天是
   A. 胎儿期　B. 围生期　C. 新生儿期
   D. 婴儿期　E. 幼儿期

3. 小儿体格发育的第二个高峰是
   A. 新生儿期　B. 婴儿期　C. 幼儿期
   D. 学龄前期　E. 青春期

4. 按公式计算，4 岁小儿正常身高是
   A. 80cm　B. 85cm　C. 90cm
   D. 98cm　E. 100cm

5. 小儿前囟闭合的正常时间是
   A. 6～7 个月　B. 8～9 个月　C. 9～11 个月
   D. 12～18 个月　E. 19～20 个月

6. 小儿乳牙正常开始萌出的时间是
   A. 2～3 个月　B. 3～5 个月　C. 5～6 个月
   D. 4～10 个月　E. 10～12 个月

7. “脏腑娇嫩，形气未充”说明小儿体质特点是
   A. 纯阳　B. 阴亏　C. 稚阴
   D. 稚阴稚阳　E. 阳亢

8. 佝偻病的常见体征是
   A. 囟门隆起　B. 囟门凹陷
   C. 囟门宽大，骨缝裂开　D. 囟门早闭
   E. 囟门迟闭

9. 中医诊断小儿疾病最重要的诊法是
   A. 按诊　B. 闻诊　C. 望诊
   D. 问诊　E. 切诊

10. 下列各项中，<u>不属于</u>小儿体格生长发育规律的是
    A. 由上到下　B. 由远到近
    C. 由粗到细　D. 由初级到高级
    E. 由低级到高级

11. 新生儿牙龈上出现的白色斑点斑块是
    A. 鹅口疮　B. 口疮
    C. 乳牙　D. 马牙
    E. 螳螂子

12. 婴幼儿大便呈果酱色，伴阵发性哭闹，可能的疾病是
    A. 痢疾　B. 肠套叠
    C. 肠梗阻　D. 小儿腹泻
    E. 克罗恩病

13. 小儿应用脉诊的最早年龄是
    A. 1 周岁　B. 2 周岁　C. 3 周岁
    D. 4 周岁　E. 7 周岁

14. 小儿指纹深紫，多提示
    A. 外感风寒　B. 外感风热
    C. 邪热郁滞　D. 瘀热内结
    E. 瘀滞络闭

15. 乳婴儿服用中药汤剂的剂量是
    A. 成人量的 1/6　B. 成人量的 1/4

C. 成人量的 1/3　　D. 成人量的 1/2
E. 成人量的 2/3

A2 型题

1. 患儿腹部胀满，叩之有波动感，应首先考虑的是
A. 食积　B. 疳证　C. 虫症
D. 腹水　E. 气滞

2. 患儿男，3 岁，站立位测身高 92cm，体重 20kg，精神好，食欲佳。应首先考虑的诊断是
A. 营养不良　B. 侏儒症　C. 佝偻病
D. 肥胖症　E. 性早熟

3. 患儿男，5 个月。突然听到异声后，夜间哭闹不安 2 周，每夜均有发作，每次约持续 15 分钟。其可能的病因是
A. 感受外邪　B. 内伤饮食　C. 暴受惊恐
D. 环境污染　E. 禀赋不足

4. 患儿男，1 岁。轻咳流涕，伴有喷嚏，心肺正常，指纹淡紫于风关。其病情判断是
A. 邪浅病轻　B. 病邪入里　C. 邪入气营
D. 病情较重　E. 病情凶险

5. 患儿女，8 岁。皮肤出现瘀斑瘀点 2 周，双下肢对称分布，斑色淡红，压之不退色，伴神疲乏力，气短懒言，大便稀溏，舌淡苔薄白，脉细弱。其治法是
A. 疏风解表　B. 清热解毒　C. 活血化瘀
D. 养血活血　E. 健脾益气

B1 型题

A. 3 个月
B. 4 个月
C. 5 个月
D. 6～7 个月
E. 8～9 个月

1. 婴儿开始会爬的正常月龄一般是
2. 婴儿开始会用手撑起上半身的正常月龄一般是

二、参考答案

A1 型题

1. E	2. B	3. E	4. D	5. D
6. D	7. D	8. E	9. C	10. B
11. D	12. B	13. C	14. E	15. C

A2 型题

1. D	2. D	3. C	4. A	5. E

B1 型题

1. E　2. B

第二单元　儿童保健

一、习　　题

A1 型题

1. 孕妇在妊娠早期感染病毒后致胎儿畸形，此病毒最可能是
A. EB 病毒　B. 柯萨奇病毒　C. 麻疹病毒
D. 风疹病毒　E. 水痘病毒

2. 下列各项，<u>不属于</u>新生儿生理现象的是
A. 螳螂子
B. 马牙
C. 胎怯
D. 女婴生后 5～7 天阴道少量流血，1～3 天自止
E. 女婴生后 3～5 天乳房隆起如蚕豆到鸽蛋大小，2～3 周自行消退

3. 下列各项中，<u>不属于</u>胎毒常见并发症的是
A. 丹毒　B. 湿疹　C. 胎黄
D. 硬肿症　E. 口疮

4. 新生儿出生后开乳的时间是
A. 12 小时　B. 24 小时　C. 48 小时
D. 72 小时　E. 尽早开乳

5. 下列各项中，<u>不属于</u>添加辅食的原则的是
A. 由少到多　B. 由稀到稠
C. 由粗到细　D. 由一种到多种
E. 逐步添加

A2 型题

1. 患儿女，出生后 4 天。家长发现婴儿双侧乳房隆起如鸽蛋大小，活动性好。其诊断及治疗方法是
A. 乳房发育，立即手术
B. 乳房发育，用力挤压
C. 正常生理现象，挤压
D. 正常生理现象，服药治疗
E. 正常生理现象，不予处理

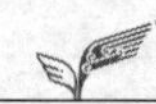

2. 患儿男，5个月。昨日添加蛋黄后出现腹胀腹泻，纳乳减少。正确的做法是
   A. 暂停添加辅食
   B. 继续添加辅食
   C. 改为人工喂养
   D. 改为混合喂养
   E. 停止母乳喂养

B1 型题

A. 3～4个月
B. 4～6个月
C. 6～8个月
D. 8～12个月
E. 10～12个月

1. 小儿开始逐步添加辅食的时间是
2. 小儿完全断乳的时间是

二、参考答案

A1 型题

1. D　2. C　3. D　4. E　5. C

A2 型题

1. E　2. A

B1 型题

1. B　2. D

第三单元　新生儿疾病

一、习　　题

A1 型题

1. 胎怯的病变脏腑是
   A. 心、脾　B. 脾、胃　C. 心、肾
   D. 脾、肾　E. 肝、肾

2. 胎怯诊断的客观指标是
   A. 出生体重低于2 000g
   B. 出生体重低于2 500g
   C. 出生身长不足46cm
   D. 胎龄不满37周
   E. 出生身长不足50cm

3. 下列各项中，<u>不属于</u>中度新生儿硬肿症临床表现的是
   A. 肛温<35℃
   B. 腋-肛温差为正值或0
   C. 硬肿范围20%～50%
   D. 各器官功能损害明显
   E. 腋-肛温差为负值

4. 新生儿寒冷损伤综合征应首先辨别的是
   A. 表与里　B. 寒与热　C. 气与血
   D. 虚与实　E. 阴与阳

5. 下列各项中，<u>不属于</u>生理性黄疸特征的是
   A. 黄疸出现时间晚
   B. 黄疸程度较轻
   C. 黄疸进展慢
   D. 无伴随症状
   E. 黄疸持续时间较长

6. 下列各项中，<u>不属于</u>胎黄病因病机的是
   A. 脾肾阳虚　B. 脾胃湿热
   C. 寒湿内蕴　D. 气滞血瘀
   E. 肝失疏泄

7. 下列属于早产儿生理性黄疸特点的是
   A. 生后5～6天出现，30～35天完全消退
   B. 生后2～5天出现，21～28天完全消退
   C. 生后3～4天出现，15～20天完全消退
   D. 生后2～3天出现，10～14天完全消退
   E. 生后1～2天出现，3～7天完全消退

A2 型题

1. 患儿女，出生4天。体重2 200g，身长44cm，头大囟张，头发稀黄，耳壳软，哭声低弱，肌肤欠温，指甲软短，骨弱肢柔，指纹淡。其治法是
   A. 健脾益肾，温运脾阳　B. 益气温阳，活血化瘀
   C. 益精充髓，补肾温阳　D. 健脾补肾，温阳散寒
   E. 温经散寒，活血通络

2. 患儿女，出生7天。全身冰冷，僵卧少动，反应极差，气息微弱，哭声低弱，口吐白沫，呼吸不匀，肌肤板硬而肿，范围波及全身，少尿，皮肤暗红，唇舌色淡，指纹淡红。治疗应首选的方剂是
   A. 四逆散　B. 理中汤　C. 阳和汤

D. 当归四逆汤 E. 参附汤

3. 患儿男，出生 7 天。面色皮肤发黄，色泽晦暗，精神差，吮乳少，四肢欠温，腹胀便溏，舌淡苔白腻，指纹色淡。其诊断应是
   A. 新生儿黄疸湿热熏蒸证
   B. 新生儿黄疸寒湿阻滞证
   C. 新生儿黄疸瘀积发黄证
   D. 新生儿生理性黄疸
   E. 新生儿寒冷损伤综合征

4. 患儿女，出生 5 小时即出现目黄、身黄，色泽晦暗，精神萎靡，四肢不温，大便灰白，小便短少，舌淡苔白腻。治疗首选的方剂是
   A. 茵陈蒿汤 B. 血府逐瘀汤
   C. 羚角钩藤汤 D. 茵陈理中汤
   E. 参附汤合生脉饮

B1 型题

A. ＜10％
B. ＜20％
C. 20％～30％
D. 20％～50％
E. ＞50％

1. 轻度硬肿症的硬肿范围是
2. 中度硬肿症的硬肿范围是

二、参考答案

A1 型题

1. D 2. B 3. E 4. D 5. E
6. A 7. B

A2 型题

1. C 2. E 3. B 4. D

B1 型题

1. B 2. D

三、重点解析

A1 型题

7. B 由于新生儿胆红素代谢的特点，约有 60％的足月儿及 80％的早产儿可于生后2～5 天出现黄疸，但一般情况良好，足月儿在 14 天内消退，早产儿延长到 3～4 周逐渐消退。

A2 型题

3. B 面目皮肤发黄，色泽晦暗是由于寒湿内阻，肝胆疏泄失常；吮乳少，四肢欠温，腹胀便溏，是因为寒湿中阻，脾阳不振；舌淡、苔白腻、指纹淡为寒湿之象。

第四单元 肺系病证

一、习 题

A1 型题

1. 小儿感冒的病机关键是
   A. 肺胃不和 B. 肺失宣降 C. 肺卫失宣
   D. 气机不畅 E. 肺失清肃

2. 治疗小儿暑邪感冒，应首选的方剂是
   A. 荆防败毒散 B. 新加香薷饮
   C. 银翘散 D. 三拗汤
   E. 桑菊饮

3. 时疫感冒的治法是
   A. 疏风解表 B. 辛凉解表
   C. 清暑解表 D. 辛温解表
   E. 清瘟解表消毒

4. 乳蛾肺胃阴虚证的治法是
   A. 清热解毒，软坚散结
   B. 清热解毒，利咽消肿
   C. 清热养阴，利咽消肿
   D. 养阴润肺，软坚利咽
   E. 养阴清热，软坚利咽

5. 小儿急性支气管炎风寒咳嗽证的临床特点是
   A. 喉间痰声辘辘，痰稀色白
   B. 干咳痰少不易咯出，痰中带有血丝
   C. 咳嗽不爽，吐黄色黏稠痰，不易咯出
   D. 咳嗽频作，咳声较急、重浊，有少量白色稀痰
   E. 音哑、口干、咽痛

6. 小儿风燥咳嗽的首选方剂是
   A. 桑杏汤 B. 桑菊饮 C. 杏苏散
   D. 清金化痰汤 E. 金沸草散

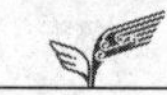

7. 小儿急性支气管炎在中医归属于
   A. 咳嗽　B. 肺炎喘嗽
   C. 风寒感冒　D. 哮喘
   E. 风热感冒

8. 小儿肺炎喘嗽的基本病机是
   A. 肺失宣肃　B. 肺卫失宣
   C. 肺气郁闭　D. 肺脾气虚
   E. 肺失宣降

9. 肺炎喘嗽痰热闭肺证的首选方剂是
   A. 麻杏石甘汤
   B. 麻杏石甘汤合葶苈大枣泻肺汤
   C. 华盖散
   D. 黄连解毒汤
   E. 银翘散合麻杏石甘汤

10. 下列各项中，<u>不属于</u>肺炎合并心力衰竭要点的是
   A. 心率突然超过 180 次/min
   B. 呼吸突然加快，超过 60 次/min
   C. 突然极度烦躁不安，发绀
   D. 心音低钝，颈静脉怒张
   E. 左肋缘下可扪及脾脏

11. 肺炎喘嗽邪陷厥阴证的治法是
   A. 清热涤痰，开肺定喘
   B. 清热解毒，泻肺开闭
   C. 补肺益气，健脾化痰
   D. 清心开窍，平肝息风
   E. 平肝息风，清热涤痰

12. 下列各项中，<u>不属于</u>哮喘诊断要点的是
   A. 常突然发作，发作时咳嗽阵作，喘促，气急，喉间痰鸣，甚至不能平卧
   B. 多有婴儿期湿疹史、过敏史、家族哮喘史
   C. 肺部听诊双肺可闻及哮鸣音，吸气时明显，吸气相延长
   D. 哮喘有继发感染时，可闻及湿啰音
   E. 有反复发作的病史

13. 哮喘的主要病变脏腑是
   A. 肺、脾、肾
   B. 心、肺、肾
   C. 肺、肝、肾
   D. 心、肝、肾
   E. 心、脾、肾

14. 哮喘发作期外寒内热证的首选方剂是
   A. 小青龙汤　B. 大青龙汤
   C. 三子养亲汤　D. 麻杏石甘汤
   E. 苏子降气汤

15. 0～2 岁的小儿，每年下呼吸道感染的次数不少于
   A. 2 次　B. 3 次　C. 5 次
   D. 6 次　E. 7 次

A2 型题

1. 患儿男，1 岁。发热有汗，鼻塞流涕，咽部充血，口渴，苔薄黄，兼见脘腹胀满，呕吐酸腐，大便酸臭。其诊断应是
   A. 感冒夹痰　B. 风寒感冒
   C. 感冒夹食滞　D. 感冒夹惊
   E. 时行感冒

2. 患儿女，3 岁。扁桃体肿大 4 天。现症见喉核红肿明显，溃烂化脓，吞咽困难，壮热不退，口干，大便干结，小便短黄，舌红苔黄，脉数。治疗首选方剂是
   A. 银翘散
   B. 银翘马勃散
   C. 黄连解毒汤
   D. 牛蒡甘桔汤
   E. 养阴清肺汤

3. 患儿女，3 岁 8 个月。症见口渴咽痛，鼻塞流涕，咳嗽不爽，痰稠难咯，汗出恶风，舌红苔薄黄，脉浮数。治疗首选方剂是
   A. 杏苏散
   B. 荆防败毒散
   C. 沙参麦冬汤
   D. 桑菊饮
   E. 二陈汤

4. 患儿女，5 岁。壮热 3 天，咳嗽剧烈，痰黄稠难咯，气急喘憋，鼻翼扇动，张口抬肩，鼻孔干燥，面红目赤，涕泪全无，烦躁不安，大便干结，小便黄少，舌红少津，苔黄腻，脉洪数。其诊断是
   A. 肺炎喘嗽，风热闭肺
   B. 肺炎喘嗽，痰热闭肺
   C. 肺炎喘嗽，阴虚肺热
   D. 肺炎喘嗽，风寒闭肺
   E. 肺炎喘嗽，毒热闭肺

5. 患儿女，2 岁。发热、咳嗽、气促 1 周。查体：精神不振，面色苍白，呼吸困难，皮肤可见荨麻疹样皮疹，双肺可闻及细湿啰音。X 线检查显示多发性小脓肿，易变。其最大可能性的诊断是
   A. 革兰氏阴性杆菌肺炎
   B. 肺炎支原体肺炎
   C. 腺病毒肺炎
   D. 呼吸道合胞病毒肺炎
   E. 葡萄球菌肺炎

6. 患儿男，7 岁。哮喘病史两年。两天前出现发热，鼻流浊涕。今日起咳喘哮鸣，痰稠色黄，胸闷膈满，声高息涌，呼气延长，面红口渴，大便干燥，小便黄赤，舌苔薄黄，脉滑数。治疗首选方剂是
   A. 定喘汤合猴枣散
   B. 麻杏石甘汤合苏葶丸
   C. 银翘散合礞石滚痰丸
   D. 清气化痰丸
   E. 清宁散

7. 患儿男，9 岁。哮喘病史 4 年。现喘促无力，动则气喘，心悸气短，形体消瘦，面白少华，腹胀纳差，夜尿多，便溏，舌淡苔薄白，脉细弱。其治法是
   A. 温补脾肾，固摄纳气
   B. 补肺固表，健脾益气
   C. 养阴清热，敛肺补肾
   D. 泻肺平喘，补肾纳气
   E. 解表清里，止咳定喘

8. 患儿男，10 岁。反复外感，恶风，面色少华，四肢不温，多汗，舌淡苔薄白，脉无力。治疗首选方剂是
   A. 玉屏风散　　B. 补中益气汤
   C. 黄芪桂枝五物汤　　D. 金匮肾气丸
   E. 沙参麦冬汤

B1 型题

A. 咳嗽频作、声重，咽痒，痰白清稀
B. 咳嗽不爽，痰黄黏稠，口渴咽痛
C. 咳嗽痰少，干咳无痰，鼻燥咽干
D. 咳嗽痰多，色黄黏稠，喉间痰鸣
E. 咳嗽重浊，痰多壅盛，色白清稀

1. 风寒咳嗽的证候特点是
2. 痰湿咳嗽的证候特点是

A. 人参五味子汤
B. 沙参麦冬汤
C. 小青龙汤
D. 麻杏石甘汤
E. 大青龙汤

3. 肺炎喘嗽风热郁肺证的治疗首选方剂是
4. 肺炎喘嗽阴虚肺热证的治疗首选方剂是

A. 肺部呼吸音粗糙或有不固定的干湿啰音
B. 双肺可闻及哮鸣音，呼吸相延长
C. 背部两肺底及脊柱两旁可听到较固定的中细湿啰音
D. 双肺可闻及支气管管状呼吸音
E. 双肺呼吸音减弱

5. 对诊断支气管肺炎最有价值的肺部体征是
6. 对诊断支气管哮喘最有价值的肺部体征是

二、参考答案

A1 型题

1. C	2. B	3. E	4. D	5. D
6. A	7. A	8. C	9. B	10. E
11. D	12. C	13. A	14. B	15. B

A2 型题

1. C	2. D	3. D	4. E	5. E
6. B	7. A	8. C		

B1 型题

1. A	2. E	3. D	4. B	5. C
6. B				

三、重点解析

A1 型题

2. B　小儿暑邪感冒，是暑邪夹湿，束表困脾，相应的治法为清暑解表，代表方剂是新加香薷饮加减。其中荆防败毒散为辛温解表、宣肺散寒剂；银翘散、桑菊饮辛凉解表；三拗汤辛温宣肺平喘。

5. D　小儿急性支气管炎风寒咳嗽症见咳嗽频作，咽痒声重，痰白清稀，鼻塞流涕，恶寒少汗，或有发热头痛，全身酸痛，舌苔薄白，脉浮紧，指纹浮红。A 是痰湿证的临床症状；B 是风热或肺阴不足证的临床症状；C 是痰热证的临床症状；E 是风热证的临床症状。

10. E　肺炎合并心衰的诊断标准：①心率突然加快，超过 180 次/min；②呼吸突然加快，超过 60 次/min；③突然极度烦躁不安，明显发绀，面色苍灰，指（趾）甲微循环再充盈时间延长；④肝脏迅速增大；⑤心音低钝，或奔马律，颈静脉怒张；⑥少尿或无尿，颜面、眼睑或下肢水肿。若出现前五项，即可诊断为心力衰竭。

A2 型题

5. E　革兰氏阴性杆菌肺炎 X 线基本改变为支气管肺炎征象，易见胸腔积液；肺炎支原体肺炎特征为刺激性咳嗽，肺部体征不明显；腺病毒肺炎 X 线特点为肺气肿多见；呼吸道合胞病毒肺炎以喘憋为突出表现；葡萄球菌肺炎以皮肤常见猩红热样或荨麻疹样皮疹为特征，选项 A、B、C、D 均不伴皮疹。

 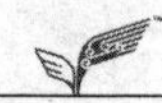

第五单元 脾系病证

一、习 题

A1 型题

1. 鹅口疮的好发年龄是
   A. 初生儿 B. 婴幼儿
   C. 学龄前儿童 D. 学龄儿童
   E. 青春期儿童

2. 小儿鹅口疮口腔局部的临床特征是
   A. 口腔黏膜出现单个或成簇的小疱疹
   B. 口腔黏膜充血，水肿，可有疱疹
   C. 口腔创面有纤维素渗出物形成的灰白色假膜，易擦去
   D. 口腔黏膜表面覆盖白色乳凝块样物，不易擦去
   E. 口腔黏膜出现大小不等的糜烂或溃疡

3. 口疮的病变脏腑是
   A. 心、肝、脾、肾 B. 心、肺、肝、肾
   C. 心、脾、胃、肾 D. 肺、脾、胃、肾
   E. 心、脾、肺、肝

4. 发生在口唇两侧的溃疡称为
   A. 鹅口疮 B. 口疮 C. 口糜
   D. 燕口疮 E. 乳垢

5. 小儿泄泻的病因中最重要的因素是
   A. 寒 B. 湿 C. 风
   D. 热 E. 虚

6. 对于婴幼儿腹泻，<u>错误</u>的处理措施是
   A. 禁食 B. 合理用药
   C. 预防并发症 D. 预防脱水
   E. 纠正脱水

7. 治疗小儿泄泻气阴两虚证的首选方剂是
   A. 生脉饮 B. 葛根黄芩黄连汤
   C. 藿香正气散 D. 参苓白术散
   E. 人参乌梅汤

8. 小儿腹泻重度脱水伴低血容量休克，应首选的液体是
   A. 2∶1 等张含钠液 B. 2/3 张含钠液
   C. 1/2 张含钠液 D. 1/3 张含钠液
   E. 1/4 张含钠液

9. 厌食的关键病机是
   A. 肝郁气滞，横逆犯胃 B. 脾失健运，运化无权
   C. 暑湿内伤，脾为湿困 D. 脾胃失和，纳化失职
   E. 脾胃虚弱，纳化失司

10. 治疗厌食脾失健运证的首选方剂是
    A. 保和丸 B. 六君子汤
    C. 异功散 D. 不换金正气散
    E. 参苓白术散

11. 积滞的好发人群是
    A. 足月儿 B. 母乳喂养儿
    C. 人工喂养儿 D. 混合喂养儿
    E. 学龄前儿童

12. 积滞的病变脏腑主要是
    A. 脾、小肠 B. 脾、胃
    C. 脾、大肠 D. 胃、小肠
    E. 胃、大肠

13. 下列各项，<u>不属于</u>疳积证临床表现的是
    A. 形体明显消瘦
    B. 面色萎黄
    C. 腹部膨胀，甚则青筋暴露
    D. 毛发稀疏结穗
    E. 腹凹如舟，杳不思食

14. 治疗眼疳证的首选方剂是
    A. 杞菊地黄丸 B. 石斛夜光丸
    C. 养肝明目丸 D. 泻心导赤散
    E. 防己黄芪汤

15. 中医认为小儿缺铁性贫血的主要病位是
    A. 脾、胃、心、肝 B. 心、肝、脾、肺
    C. 心、肝、脾、肾 D. 心、脾、肺、肾
    E. 肺、脾、肝、肾

16. 缺铁性贫血早期最可靠的实验室检查是
    A. 血清铁蛋白降低 B. 红细胞内原卟啉升高
    C. 血清铁减少 D. 运铁蛋白饱和度降低
    E. 血清总铁结合力增高

17. 治疗贫血肝肾阴虚证，首选方剂是
    A. 六味地黄丸 B. 知柏地黄丸
    C. 右归丸 D. 左归丸
    E. 归脾汤

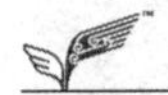

A2 型题

1. 患儿女，3 个月。腹泻时曾长期服用抗生素。现症见满口白屑，状如雪花。应首先考虑的诊断是
A. 正常 B. 乳垢
C. 口疮 D. 鹅口疮
E. 幼儿急疹

2. 患儿女，3 个月。口腔、舌面布满白屑，面赤唇红，烦躁不宁，吮乳啼哭，大便干结，小便短黄。治疗首选制霉菌素后加用的药物是
A. 清热泻脾散 B. 泻黄散
C. 六味地黄丸 D. 导赤散
E. 清胃散

3. 患儿女，2 岁。舌边溃疡 3 天。溃疡色赤疼痛，饮食困难，烦躁不安，小便短赤，舌尖红，苔薄黄，指纹紫。其治法是
A. 疏风清热，泻火解毒
B. 清心凉血，泻火解毒
C. 清热凉血，泻火解毒
D. 滋阴降火，引火归原
E. 清心泻脾，凉血解毒

4. 患儿女，2 岁。体重 11kg。盛夏就诊，腹泻 2 天，量多次频，泻下急迫，大便黄色蛋花汤样，有少许黏液，精神稍差，皮肤弹性尚可，哭时有泪，尿黄量少。舌红苔黄腻，指纹紫。大便常规：WBC 4～6 个/HP，RBC 1～2 个/HP。应首先考虑的诊断是
A. 轮状病毒性肠炎，轻度脱水
B. 轮状病毒性肠炎，中度脱水
C. 大肠杆菌肠炎，轻度脱水
D. 大肠杆菌肠炎，中度脱水
E. 急性细菌性痢疾，轻度脱水

5. 患儿男，4 个月。母乳喂养，腹泻两个半月，大便每日 6～7 次，便中夹有奶瓣，曾服多种消化剂均无效。查体：神志清，体重 6.3kg。化验：大便偶见脂肪滴。应首先考虑的诊断是
A. 过敏性肠炎
B. 大肠杆菌性肠炎
C. 生理性腹泻
D. 病毒性肠炎
E. 真菌性肠炎

6. 患儿男，4 岁。腹泻 1 天，大便清稀夹有泡沫，臭气不甚，肠鸣腹痛，伴发热，鼻流清涕，舌质淡，苔薄白，脉浮。其治疗首选方剂是
A. 葛根黄芩黄连汤 B. 平胃散
C. 保和丸 D. 不换金正气散
E. 藿香正气散

7. 患儿女，3 岁。近 2 个月来食欲不振，厌恶进食，食而乏味，嗳气无酸腐，大便不调，但无酸臭，形体尚可，精神正常，舌质淡红，苔薄白，脉尚无力。其证候是
A. 脾失健运 B. 脾胃气虚
C. 脾胃阴虚 D. 积滞化热
E. 脾胃虚寒

8. 患儿女，11 个月。体重 6.8kg，面色少华，毛发稀疏，不思乳食，精神烦躁，大便干稀不调，舌质淡，苔薄微腻，指纹淡。其治法是
A. 健脾和胃 B. 调脾健运
C. 消积理脾 D. 补益气血
E. 化食和中

9. 患儿男，4 岁。一向偏食，不吃鱼肉蛋，仅食蔬菜，近日面色渐苍白，不愿活动，时而腹泻，心肺正常，肝脏于肋下 3cm 可触及，脾未及，血红蛋白 60g/L，红细胞计数 2.90×10^{12}/L，血涂片示红细胞大小不等，以小细胞为主，中心淡染区扩大。最可能的诊断是
A. 溶血性贫血
B. 缺铁性贫血
C. 再生障碍性贫血
D. 巨幼红细胞性贫血
E. 营养性混合性贫血

10. 患儿男，4 岁。近 3 个月来食欲不振，神疲乏力，形体逐渐消瘦，面色苍黄，口唇色淡，大便干稀不调，舌淡苔白，脉细。其治疗首选方剂是
A. 健脾丸 B. 参苓白术散
C. 补中益气丸 D. 六君子汤
E. 异功散

B1 型题

A. 银翘散
B. 清热泻脾散
C. 泻心导赤散
D. 知柏地黄丸
E. 六味地黄丸加肉桂

1. 治疗鹅口疮心脾积热证的首选方剂是
2. 治疗心火上炎证的首选方剂是

A. 大便如蛋花汤洋，泻下急迫
B. 大便清稀，夹有泡沫，臭气不甚
C. 大便稀溏，夹有乳凝块或食物残渣
D. 大便稀溏，色淡不臭，多于进食后作泻
E. 久泻不止，大便清稀，澄澈清冷

3. 湿热泻的临床特点是
4. 脾肾阳虚泻的临床特点是

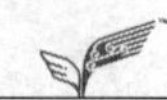

A. 调和脾胃，运脾开胃
B. 健脾益气，佐以助运
C. 滋脾养胃，佐以助运
D. 消乳化食，和中导滞
E. 健脾助运，消食化滞

5. 厌食脾失健运证的治法是
6. 积滞乳食内积证的治法是

A. 脾病及心，心火上炎
B. 脾病及肝，肝血亏虚
C. 脾病及肾，阴虚火旺
D. 脾病及肝，肝阳上亢
E. 脾病及肾，阳气虚衰

7. 眼疳证的中医病机是
8. 疳肿胀的中医病机是

二、参考答案

A1 型题

1. A 2. D 3. C 4. D 5. B
6. A 7. E 8. A 9. D 10. D
11. C 12. B 13. E 14. B 15. C
16. A 17. D

A2 型题

1. D 2. A 3. B 4. C 5. C
6. E 7. A 8. B 9. B 10. E

B1 型题

1. B 2. C 3. A 4. E 5. A
6. D 7. B 8. E

三、重点解析

A1 型题

2. D 小儿鹅口疮是口腔、颊黏膜、舌面上有白色如乳凝块样白屑，不易擦去。A为疱疹性口炎的临床表现，C是溃疡性口炎的临床表现，E是口疮的临床表现。

6. A 婴幼儿腹泻西医治疗以预防和纠正脱水、调整饮食、合理用药及预防并发症为原则。

8. A 对重度脱水伴低血容量性休克的患儿，扩容时首先用2∶1等张含钠液20ml/kg于30～60分钟静脉推注或快速滴注（总量不超过300ml）。

A2 型题

5. C 生理性腹泻常于出生后不久出现，大便次数多，余无其他症状，食欲好，体重照常增长。

7. A 近2个月来患儿食欲不振，厌恶进食是厌食病。食欲不振，厌恶进食，食而乏味，是因脾胃不和，运化失健；因脾失升清则大便清稀；胃失降浊则大便偏干；饮食数量虽少而质量常较高，所以一般精神如常，形体尚可。形体尚可，精神正常不是脾胃气虚的征象；嗳气无酸腐、大便无酸臭，舌质淡红，苔薄白不是脾胃阴虚、积滞化热的征象；无寒症并非脾胃虚寒。

第六单元 心肝病证

一、习题

A1 型题

1. 小儿夜啼的最常见病因是
A. 心热 B. 脾寒腹痛
C. 惊恐不安 D. 乳食积滞
E. 饥饿

2. 下列各项，不属于小儿汗证中医病机的是
A. 肺气不固 B. 营卫失调
C. 阴阳失衡 D. 湿热迫蒸
E. 气阴两虚

3. 诊断病毒性心肌炎最常做的检查是
A. 心脏彩色多普勒检查
B. 心电图
C. 心电向量
D. 胸部X线摄片
E. 螺旋CT

4. 治疗小儿病毒性心肌炎气阴亏虚证的首选方剂是
A. 银翘散
B. 葛根黄芩黄连汤
C. 桂枝甘草龙骨牡蛎汤
D. 真武汤
E. 炙甘草汤合生脉散

5. 治疗小儿病毒性心肌炎，主张大量使用的维生素是
A. 维生素A B. 维生素B
C. 维生素C D. 维生素D
E. 维生素E

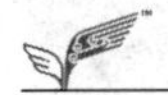

6. 小儿注意力缺陷多动障碍的治疗原则是
A. 调和阴阳 B. 滋肾平肝
C. 补益心肾 D. 养心安神
E. 清热宁心

7. 下列各项,<u>不属于</u>抽动障碍的抽动特征的是
A. 不自主 B. 无目的
C. 反复性 D. 固定性
E. 多部位

8. 治疗抽动障碍气郁化火证的首选方剂是
A. 黄连温胆汤 B. 丹栀逍遥丸
C. 清肝达郁汤 D. 知柏地黄丸
E. 甘麦大枣汤

9. 下列各项,<u>不属于</u>惊风八候的是
A. 搐 B. 引 C. 搦
D. 摇 E. 反

10. 急惊风惊厥时的首选药物是
A. 水合氯醛 B. 地西泮
C. 苯巴比妥 D. 丙戊酸钠
E. 苯妥英钠

11. 急惊风湿热疫毒证的治法是
A. 疏风清热,息风定惊
B. 清热凉营,息风开窍
C. 清心开窍,平肝息风
D. 镇静安神,平肝息风
E. 清热化湿,解毒息风

12. 下列各项中,属于慢惊风抽搐特点的是
A. 来势急骤 B. 抽搐有力
C. 时作时止 D. 病程较短
E. 无后遗症

13. 治疗慢惊风脾肾阳虚证的首选方剂是
A. 固真汤合逐寒荡惊汤 B. 缓肝理脾汤
C. 右归丸 D. 真武汤
E. 金匮肾气丸

14. 下列各项中,<u>不属于</u>痫证主要病理因素的是
A. 痰 B. 热 C. 风
D. 惊 E. 瘀

15. 痫证风痫证的治法是
A. 豁痰开窍 B. 镇惊息风 C. 镇静安神
D. 息风止痉 E. 平肝息风

A2 型题

1. 患儿,4 个月。近半个月夜间睡眠不安,时有啼哭,哭声响亮,哭时面红唇赤,身腹俱暖,大便秘结,小便短黄,舌尖红,苔黄,指纹紫。其治法是
A. 温脾散寒,行气止痛
B. 定惊安神,补气养心
C. 清心导赤,泻火安神
D. 平肝降火,清心安神
E. 调和肝脾,益气养心

2. 患儿,5 岁。易出汗,以额、心胸为甚,汗出肤热,汗渍色黄,口臭,口渴不欲饮,小便黄,舌红苔黄腻,脉滑。其证候是
A. 肺卫不固证 B. 营卫失调证
C. 气阴两虚证 D. 湿热迫蒸证
E. 肺脾气虚证

3. 患儿着凉感冒后,胸闷气短,恶心呕吐,心悸,乏力,低热,心率快,心音低钝,心肌酶升高,心电图示 ST 段抬高,低电压。下列处理<u>错误</u>的是
A. 安静卧床
B. 避免情绪激动
C. 易消化富营养饮食
D. 加强体育锻炼,增加运动量
E. 营养心肌,改善心肌代谢,稳定心功能

4. 患儿,8 岁。心悸不宁 3 周,胸闷憋气,心前区刺痛,脘闷恶心,唇色青紫,舌体胖,舌质紫暗,舌边瘀点,舌苔黄腻,脉结代。其治疗首选方剂是
A. 血府逐瘀汤
B. 失笑散合瓜蒌薤白半夏汤
C. 失笑散合瓜蒌薤白白酒汤
D. 膈下逐瘀汤
E. 少腹逐瘀汤

5. 患儿,10 岁。神思涣散,平素注意力难以集中,神疲乏力,多动不宁,做事有头无尾,睡眠不实,记忆力欠佳,伴纳少偏食,面色少华,舌淡苔薄白,脉弱。其治法是
A. 养心安神,健脾益气
B. 清热泻火,化痰宁心
C. 调和阴阳,滋阴降火
D. 滋养肝肾,平肝潜阳
E. 健脾益气,平肝潜阳

6. 患儿男,7 岁。平素挤眉眨眼,摇头耸肩,噘嘴,抽动有力,喉中时有发声,性情急躁,大便干结,小便黄,舌红苔黄,脉弦数。其可能的诊断是
A. 抽动障碍,阴虚风动证
B. 注意力缺陷多动障碍,痰火内扰证
C. 急惊风,风热动风证
D. 注意力缺陷多动障碍,肝肾阴虚证
E. 抽动障碍,气郁化火证

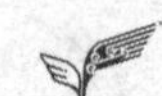

7. 患儿女，10个月。发热、咳嗽半天，突然痉厥昏迷，舌红，苔薄黄，指纹浮紫。其治法是
A. 疏风清热，息风定惊
B. 平肝息风，清心开窍
C. 清气凉营，息风开窍
D. 清热化湿，解毒息风
E. 镇静安神，平肝息风

8. 患儿女，4岁。精神萎靡，嗜睡，面色萎黄，不思饮食，大便稀溏，色带青绿，四肢欠温，时有抽搐，抽搐无力，舌淡苔白，脉沉弱。其治疗首选方剂是
A. 固真汤　B. 大定风珠
C. 缓肝理脾汤　D. 琥珀抱龙丸
E. 十味温胆汤

9. 患儿女，8岁。突然出现四肢抽搐，昏迷，持续约4分钟，自行缓解，体温正常。查大便常规：未见异常。脑电图示：棘慢波。其诊断最可能是
A. 疫毒痢　B. 急惊风
C. 慢惊风　D. 暑温
E. 痫证

10. 患儿女，3岁。突然惊叫大哭，神思恍惚，惊惕不安，四肢抽搐，抽搐有力。发作前曾闻及异声。舌红苔白，指纹青。其治法是
A. 镇静安神　B. 豁痰开窍
C. 息风止痉　D. 化瘀通窍
E. 健脾化痰

B1 型题

A. 自汗为主，以头颈、胸背部明显，动则尤甚
B. 自汗为主，汗出遍身而抚之不温
C. 盗汗为主，形体消瘦，汗出较多，手足心灼热
D. 额、心胸部汗出较多，汗出肤热，汗渍色黄
E. 不分寤寐皆汗出

1. 汗证营卫失调证的汗出特点是
2. 汗证气阴两虚证的汗出特点是

A. 疏风清热，宁心复脉
B. 清热解毒，宁心复脉
C. 清热化湿，宁心复脉
D. 温振心阳，宁心复脉
E. 豁痰化瘀，宁心通络

3. 病毒性心肌炎风热犯心证的治法是
4. 病毒性心肌炎心阳虚弱证的治法是

A. 柔肝
B. 平肝
C. 养肝
D. 泻肝
E. 清肝

5. 治疗小儿注意力缺陷多动障碍肝肾阴虚证除需滋养肝肾外，还应
6. 治疗小儿抽动障碍阴虚风动证除需滋阴潜阳息风外，还应

A. 安神定志丸
B. 菖蒲丸
C. 琥珀抱龙丸
D. 镇惊丸
E. 定痫丸

7. 治疗急惊风惊恐惊风证的首选方剂是
8. 治疗痫证惊痫证的首选方剂是

二、参考答案

A1 型题

1. B	2. C	3. B	4. E	5. C
6. A	7. D	8. C	9. D	10. B
11. E	12. C	13. A	14. B	15. D

A2 型题

1. C	2. D	3. D	4. B	5. A
6. E	7. A	8. C	9. E	10. A

B1 型题

1. B	2. C	3. B	4. D	5. B
6. A	7. C	8. D		

三、重点解析

A1 型题

3. B　心电图常见ST-T改变和各型心律失常，特别是室性心律失常和房室传导阻滞等，对诊断病毒性心肌炎有意义。

5. C　维生素C是一种强大的抗氧化剂，有清除氧自由基的作用，从而保护心肌，改善心肌功能。

9. D　惊风的症状，临床上可归纳为八候，即搐、搦、颤、掣、反、引、窜、视。

A2 型题

3. D　患儿的诊断是病毒性心肌炎。该病治疗后需休息3～6周，有心功能不全及心脏扩大者应强调绝对卧床休息，重症卧床6～12周。

第七单元 肾系病证

一、习 题

A1 型题

1. 阳水水肿最先出现的部位是
A. 面部 B. 眼睑
C. 腰部 D. 胫骨前
E. 踝部

2. 下列各项中，<u>不属于</u>急性肾小球肾炎临床特征的是
A. 多数患者都有血尿
B. 病程早期常有高血压
C. 部分病例可出现急性肾功能不全
D. 血压急剧升高时可出现高血压脑病
E. 浮肿为可凹性、上行性

3. 下列各项中，属于单纯型肾病诊断的必备条件的是
A. 水肿，大量蛋白尿
B. 水肿，低蛋白血症
C. 水肿，高脂血症
D. 大量蛋白尿，低蛋白血症
E. 大量蛋白尿，高脂血症

4. 水肿的病位主要是
A. 肺、脾、肾 B. 肺、肝、肾
C. 心、肝、肾 D. 心、肺、肾
E. 心、脾、肾

5. 水肿变证水毒内闭证的治法是
A. 疏风解表，利水消肿
B. 清热解毒，利水消肿
C. 辛开苦降，辟秽解毒
D. 温阳逐水，泻肺宁心
E. 温肾健脾，利水消肿

6. 治疗小儿水肿常证气阴两虚证的首选方剂是
A. 生脉饮
B. 参苓白术散合生脉饮
C. 玉屏风散合二至丸
D. 六味地黄丸加黄芪
E. 知柏地黄丸

7. 小儿白天尿频综合征的好发年龄是
A. 新生儿 B. 婴幼儿
C. 学龄前期儿童 D. 学龄期儿童
E. 青春期儿童

8. 小儿尿频的辨证要点关键在于辨
A. 寒热 B. 表里
C. 虚实 D. 阴阳
E. 病程长短

9. 小儿遗尿的病机主要是
A. 心肾失交，水火不济
B. 肝经湿热，疏泄失司
C. 肺脾气虚，水道失约
D. 脾肾阳虚，水湿不布
E. 肾气不足，膀胱虚寒

10. 治疗小儿遗尿肾气不足证的首选方剂是
A. 菟丝子散 B. 缩泉丸
C. 金匮地黄丸 D. 补中益气汤
E. 补肾丸

11. 下列各项中，<u>不属于</u>五迟的是
A. 立迟 B. 行迟
C. 坐迟 D. 发迟
E. 齿迟

12. 立迟和手足软的主要中医病机是
A. 心脾不足
B. 脾肝肾不足
C. 心肝肾不足
D. 心脾肾不足
E. 肝脾不足

13. 治疗五迟、五软心脾两虚证的首选方剂是
A. 归脾丸 B. 六味地黄丸
C. 补中益气丸 D. 调元散
E. 补肾地黄丸

A2 型题

1. 患儿男，6 岁。颜面眼睑浮肿，皮肤光亮，尿少，伴发热咽痛，舌红苔薄黄，脉浮数。实验室检查：尿蛋白(++)，镜下红细胞 20～30 个/HP，白细胞 5～6 个/HP，血清补体明显下降。治疗首选青霉素后应加用的药物是
A. 麻黄连翘赤小豆汤
B. 五味消毒饮
C. 五皮饮

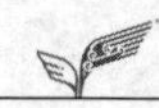

D. 真武汤
E. 导赤散

2. 患儿男，4岁。反复浮肿5个月，面色萎黄，神疲乏力，肢体浮肿，晚间腹胀，纳少便溏。查体：全身浮肿呈凹陷性，舌淡苔白滑，脉沉缓。实验室检查：尿蛋白明显增高，血浆蛋白降低，血清胆固醇5.97mmol/L。诊断为肾病综合征，其证型是
A. 风水相搏
B. 湿热内侵
C. 脾虚湿困
D. 肝肾阴虚
E. 脾肾阳虚

3. 患儿男，10岁。诊断为急性肾小球肾炎。病程已8天，症见肢体浮肿，尿少，咳嗽气急，胸闷，烦躁，口唇青紫，苔白腻，脉无力。其治法是
A. 疏风宣肺，利水消肿
B. 温阳逐水，泻肺宁心
C. 温阳散寒，止咳平喘
D. 益气健脾，宣肺利水
E. 温肾健脾，利水消肿

4. 患儿男，7岁。近2日突然出现小便频数，每日20余次，诉尿道灼痛，尿液混浊，小腹坠胀不舒，烦躁口渴，恶心呕吐，舌红苔黄腻，脉数。其治疗首选方剂是
A. 龙胆泻肝汤
B. 缩泉丸
C. 菟丝子散
D. 八正散
E. 二妙丸

5. 患儿男，5岁。常有夜间遗尿，日间尿频且尿量多，平素易感冒，面色少华，神疲乏力，食欲不振，大便稀溏，舌淡苔薄白，脉沉。其诊断是
A. 尿频，脾肾气虚证
B. 遗尿，肾气不足证
C. 遗尿，肺脾气虚证
D. 尿频，脾肾阳虚证
E. 遗尿，心肾失交证

6. 患儿男，5岁。现仅能说2字词语，不能连成句，智力较同龄儿童低下，四肢痿软，口角常流涎，发稀萎黄，纳食欠佳，大便秘结，舌淡胖，苔少，脉细缓无力。其治法是
A. 益气健脾，化痰开窍
B. 补肾填髓，养肝强筋
C. 补益肝肾，养血活血
D. 涤痰开窍，活血通络
E. 健脾养心，补益气血

B1型题

A. 浮肿、血尿、少尿、高血压
B. 浮肿、血尿、蛋白尿、低蛋白血症
C. 浮肿、血尿、少尿、高脂血症
D. 浮肿、蛋白尿、低蛋白血症、高血压
E. 浮肿、蛋白尿、低蛋白血症、高脂血症

1. 急性肾小球肾炎的临床特点是
2. 单纯型肾病的临床特点是

A. 补中益气丸
B. 缩泉丸
C. 菟丝子散
D. 交泰丸合导赤散
E. 补肾地黄丸

3. 治疗尿频脾肾气虚证的首选方剂是
4. 治疗遗尿肾气不足证的首选方剂是

A. 调元散
B. 肾气丸
C. 血府逐瘀汤
D. 加味六味地黄丸
E. 通窍活血汤合二陈汤

5. 治疗五迟五软肝肾亏损证的首选方剂是
6. 治疗五迟五软痰瘀阻滞证的首选方剂是

二、参考答案

A1型题

1. B	2. E	3. D	4. A	5. C
6. D	7. B	8. C	9. E	10. A
11. C	12. B	13. D		

A2型题

1. A	2. C	3. B	4. D	5. C
6. E				

B1型题

1. A	2. E	3. B	4. C	5. D
6. E				

三、重点解析

A1型题

2. E　急性肾小球肾炎的三个临床表现：①多呈非凹陷性水肿；②血尿；③30%～70%可有高血压。严重表现有循环充血、高血压脑病和急性肾功能不全。

12. B　五迟五软中，立迟、行迟、齿迟、头项软、手软、足软主要的病机是肝肾脾不足，而语迟、发迟、肌肉软、口软主要在于心脾不足。

第八单元 传 染 病

一、习 题

A1 型题

1. 下列关于麻疹的描述，正确的是
   A. 发热 1～2 天出疹　B. 疹出热退
   C. 发疹有一定顺序　D. 疹间无正常皮肤
   E. 疹退后皮肤有色素沉着及大片脱皮

2. 麻疹早期的特征性表现是
   A. 高热不退　B. 咳嗽频作
   C. 眼泪汪汪　D. 玫瑰色斑丘疹
   E. 麻疹黏膜斑

3. 下列各项中，<u>不属于</u>麻疹的正确治法的是
   A. 初热期，辛凉透表
   B. 见形期，清凉解毒透疹
   C. 恢复期，益气健脾
   D. 初热期，忌用攻下
   E. 见形期，忌用大苦大寒

4. 麻疹发热与出疹的关系是
   A. 发热数小时～1 天出疹
   B. 发热 1～2 天出疹
   C. 发热 3～4 天出疹，出疹时发热更高
   D. 发热 3～4 天出疹，疹出热退
   E. 发热与出疹无明显关系

5. 易并发喉炎的出疹性疾病是
   A. 麻疹　B. 风疹　C. 幼儿急疹
   D. 猩红热　E. 水痘

6. 奶麻的好发年龄是
   A. 2～3 个月　B. 3～6 个月
   C. 6～12 个月　D. 6～18 个月
   E. 3 岁以上

7. 奶麻最重要的临床特点是
   A. 发热 3～4 天出疹，出疹时热势更高，疹退后有糠麸样脱屑及色素沉着
   B. 发热 3～4 天出疹，热退疹出
   C. 发热 1～2 天出疹，伴耳后及枕部淋巴结肿大
   D. 发热数小时～1 天出疹，伴咽部溃烂，疹退后大片脱皮
   E. 发热 1～2 天出疹，疹出热退

8. 孕妇感染后可导致胎儿流产或畸形的传染病是
   A. 麻疹　B. 手足口病　C. 水痘
   D. 猩红热　E. 风痧

9. 治疗风痧邪入气营证的首选方剂是
   A. 清营汤　B. 银翘散　C. 透疹凉解汤
   D. 凉营清气汤　E. 清解透表汤

10. 丹痧主要的病变脏腑是
    A. 肺、胃　B. 肺、脾　C. 脾、胃
    D. 肺、肾　E. 脾肾

11. 下列各项中，<u>不属于</u>丹痧临床特点的是
    A. 发热数小时～1 天内出疹
    B. 病初高热，伴咽部红肿疼痛
    C. 皮疹鲜红细小，先于颈、胸、背部出现
    D. 疹退后无色素沉着及脱屑
    E. 病程中伴有环口苍白圈、帕氏线及杨梅舌

12. 丹痧邪侵肺卫证的治法是
    A. 辛凉透表，清宣肺卫
    B. 辛凉宣透，清热利咽
    C. 疏风清热，宣透邪毒
    D. 疏风清热，利湿解毒
    E. 宣肺解表，清热化湿

13. 下列各项中，<u>不属于</u>水痘临床表现的是
    A. 发热　B. 丘疹
    C. 细小玫瑰疹　D. 疱疹
    E. 结痂

14. 水痘的治疗原则是
    A. 疏风清热解毒　B. 疏风清热利湿
    C. 宣肺解毒利湿　D. 清热解毒利湿
    E. 健脾益气化湿

15. 手足口病的主要病位是
    A. 肺、脾　B. 肺、胃　C. 脾、胃
    D. 肺、肾　E. 脾、肾

16. 痄腮累及的经脉是
    A. 手太阴肺经　B. 手少阳三焦经
    C. 足厥阴肝经　D. 足阳明胃经
    E. 足少阳胆经

17. 下列各项中，属于痄腮常见变证的是
    A. 疫毒攻喉　B. 毒窜睾腹

 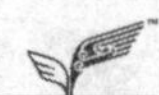

C. 邪毒闭肺　　D. 水气凌心
E. 阴竭阳脱

18. 下列各项中，不属于传染性单核细胞增多症临床表现的是
A. 不规则发热　　B. 咽峡炎
C. 肝脾肿大　　D. 杨梅舌
E. 淋巴结肿大

19. 治疗传染性单核细胞增多症气营两燔证的首选方剂是
A. 银翘散
B. 凉营清气汤
C. 普济消毒饮
D. 清瘟败毒饮
E. 清肝化痰丸

20. 小儿顿咳的中医病机是
A. 外感引动伏痰，肺气失宣
B. 感受疫疠之邪，肺气郁闭
C. 感受风热之邪，肺失宣发
D. 邪痰胶结于气道，肺失肃降
E. 热痰瘀互结

A2 型题

1. 患儿女，3岁。发热3天，鼻塞流涕，眼睑红赤，泪水汪汪，口腔颊黏膜见一细小白色疹点，周围红晕，舌苔薄黄。治疗应首选
A. 清解透表汤
B. 宣毒发表汤
C. 银翘散
D. 桑菊饮
E. 透疹发表汤

2. 患儿女，5岁。麻疹见疹3天，现仍壮热，烦躁不安，咳嗽气促，鼻翼扇动，疹点紫暗，口唇发绀，舌红苔黄腻，脉数。其治疗首选方剂是
A. 银翘散
B. 清解透表汤
C. 麻杏石甘汤
D. 葶苈大枣泻肺汤
E. 清咽下痰汤

3. 患儿女，2岁。发热1天，壮热口渴，烦躁哭闹，疹色鲜红，疹点稠密，小便短赤，大便秘结，舌红苔黄糙，指纹紫。其治法是
A. 疏风清热透疹
B. 疏风清热解毒
C. 清热解毒透疹
D. 清气凉营解毒
E. 清气凉营化湿

4. 患儿女，5岁。壮热不解1天，烦躁口渴，咽喉肿痛溃烂，皮疹密布，色红如丹，杨梅舌，舌红起刺，苔黄糙，脉数有力。其诊断是
A. 麻疹，邪热肺胃证
B. 风疹，邪入气营证
C. 丹痧，毒炽气营证
D. 丹痧，邪侵肺卫证
E. 水痘，邪炽气营证

5. 患儿女，3岁。低热恶寒，鼻塞流涕，全身皮肤成批出疹，为红色斑疹和斑丘疹，继有疱疹，疱浆清亮，头面、躯干多见，舌红，苔薄白，脉浮数。其诊断是
A. 风疹，邪郁肺卫证
B. 麻疹，见形期
C. 幼儿急疹，肺胃蕴热证
D. 猩红热，邪侵肺卫证
E. 水痘，风热轻证

6. 患儿女，7岁。患痄腮，双侧腮腺肿胀消退后出现一侧睾丸肿痛，伴少腹疼痛拒按，舌红苔黄，脉数。其治法除清肝泻火外，还应
A. 活血止痛　　B. 活血化瘀
C. 软坚散结　　D. 清热凉血
E. 消肿止痛

7. 患儿女，9岁。诊为传染性单核细胞增多症。壮热5天，缠绵不退，身热不扬，汗出不透，头身困重，呕恶纳呆，口渴不欲饮，皮疹色红，大便黏腻，小便短黄不利，舌红苔黄腻，脉濡数。其治疗首选方剂是
A. 清瘟败毒饮　　B. 甘露消毒丹
C. 普济消毒饮　　D. 清肝化痰丸
E. 银翘散

B1 型题

A. 宣毒发表汤
B. 银翘散
C. 解肌透痧汤
D. 清胃解毒汤
E. 透疹凉解汤
1. 治疗奶麻邪郁肌表证的首选方剂是
2. 治疗水痘邪伤肺卫证的首选方剂是

A. 急性肾小球肾炎
B. 风湿热
C. 喉炎
D. 睾丸炎
E. 心肌炎
3. 麻疹常见的并发症是
4. 痄腮常见的并发症是

A. 甘露消毒丹
B. 清瘟败毒饮
C. 清胃凉解汤
D. 普济消毒饮
E. 清营凉气汤

5. 治疗水痘邪炽气营证的首选方剂是
6. 治疗手足口病湿热壅盛证的首选方剂是

二、参考答案

A1 型题

1. C	2. E	3. C	4. C	5. A
6. D	7. B	8. E	9. C	10. A
11. D	12. B	13. C	14. D	15. A
16. E	17. B	18. D	19. C	20. D

A2 型题

1. B	2. C	3. D	4. C	5. E
6. A	7. B			

B1 型题

1. B	2. B	3. C	4. D	5. C
6. B				

三、重点解析

A1 型题

13. C　水痘是一种具有强传染性的出疹性疾病，以发热，皮肤黏膜分批出现瘙痒性皮疹、丘疹、疱疹、结痂同时存在为主要特征。

A2 型题

1. B　发热 3 天，口腔颊黏膜见一细小白色疹点，是麻疹的疹前期，鼻塞流涕，眼睑红赤，泪水汪汪，周围红晕，舌苔薄黄是疹前期顺证，方选宣毒发表汤。

5. E　风疹：发热后 1～2 日出疹，先见于面部，24 小时内波及全身，皮疹为淡红色斑丘疹。麻疹：发热 2～3 天出现"麻疹黏膜斑"，出疹自耳后延至躯干。幼儿急疹：多见于 6～18 个月，3 岁后少见。猩红热：发热 1～2 天出疹，皮肤弥漫充血，上有密集针尖大小丘疹，1 周后开始脱屑。水痘：发热，皮肤黏膜分批出现的斑疹、丘疹、疱疹和结痂同时出现，皮疹躯干头面较多，四肢少。

第九单元　虫　证

一、习　题

A1 型题

1. 蛔虫病的主要疼痛部位是
A. 左下腹
B. 右下腹
C. 脐周部
D. 胃脘部
E. 痛无定处

2. 蛔虫病肠虫证的治法是
A. 安蛔定痛，继则驱虫
B. 驱虫杀虫，调理脾胃
C. 行气通腑，散蛔驱虫
D. 暖中安蛔，定痛散结
E. 驱蛔杀虫，调气行血

3. 治疗蛔虫病虫瘕证的首选方剂是
A. 使君子散
B. 驱虫粉
C. 乌梅丸
D. 大承气汤
E. 驱蛔承气汤

4. 下列各项中，<u>不属于</u>蛲虫病临床表现的是
A. 夜间肛门奇痒
B. 夜间会阴部奇痒
C. 睡眠不安
D. 腹部按之有条索状物
E. 肛周可见 8～13mm 长的白色线虫

A2 型题

1. 患儿男，5 岁。腹部绞痛，辗转不宁，恶心呕吐，吐出胆汁及蛔虫 1 条。最可能的诊断是
A. 蛔厥证　　B. 虫瘕证
C. 肠虫证　　D. 蛲虫病
E. 腹痛

2. 患儿男，4 岁。肛门部瘙痒，夜间尤甚，睡眠不宁，烦躁难安，食欲不振，形体消瘦，面色苍黄，舌淡苔白，脉无力。其治疗首选方剂是

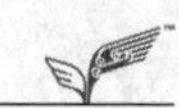

A. 使君子散　B. 乌梅丸
C. 驱虫粉　D. 追虫丸
E. 化虫丸

B1 型题

A. 安蛔定痛
B. 驱蛔杀虫
C. 行气通腑
D. 健脾和胃
E. 散结杀虫

1. 肠虫证的治法是
2. 蛔厥证的治法是

二、参考答案

A1 型题

1. C　2. B　3. E　4. D

A2 型题

1. A　2. C

B1 型题

1. B　2. A

第十单元 其他病证

一、习 题

A1 型题

1. 夏季热的好发年龄是
   A. 3～6 个月　B. 6 个月～1 岁
   C. 6 个月～2 岁　D. 6 个月～3 岁
   E. 5 岁以上
2. 下列各项中，不属于夏季热的临床特点的是
   A. 发热　B. 少汗
   C. 少尿　D. 多饮
   E. 食欲减退
3. 紫癜血热妄行证的治法是
   A. 清热解毒，凉血止血　B. 疏风散邪，清热凉血
   C. 健脾养心，益气摄血　D. 活血化瘀，理气止血
   E. 滋阴降火，凉血止血
4. 下列各项中，不属于过敏性紫癜临床特点的是
   A. 紫癜多见于下肢伸侧及臀部
   B. 紫癜不高出皮面
   C. 紫癜呈对称性
   D. 紫癜压之不退色
   E. 可伴腹痛、关节痛
5. 皮肤黏膜淋巴结综合征的发病早期，首选的治疗方法是
   A. 阿司匹林　B. 双嘧达莫
   C. 丙种球蛋白　D. 强的松
   E. 肾上腺素
6. 下列各项中，不属于皮肤黏膜淋巴结综合征临床表现的是
   A. 持续发热　B. 球结膜充血
   C. 口唇皲裂　D. 手足硬肿
   E. 蝶形红斑
7. 佝偻病中手镯、脚镯、鸡胸、漏斗胸等见于佝偻病的
   A. 早期　B. 活动期
   C. 恢复期　D. 后遗症期
   E. 各期均有
8. 治疗佝偻病肾精亏损证的首选方剂是
   A. 人参五味子汤　B. 六味地黄丸
   C. 知柏地黄丸　D. 金匮肾气丸
   E. 补肾地黄丸

A2 型题

1. 患儿，1 岁。入夏以来发热日久不退，朝盛暮轻，精神萎靡，面色苍白，小便清长，频数，大便稀溏，口渴多饮，舌淡苔薄黄，脉细数无力。其诊断是
   A. 消渴　B. 夏季热
   C. 暑瘟　D. 疰夏
   E. 暑邪感冒
2. 患儿，7 岁。双下肢及臀部出现瘀斑瘀点 2 天，色鲜红，瘙痒感明显，伴腹痛、呕吐、便血。实验室检查：血小板计数稍高，出凝血时间、血块收缩时间均正常。尿常规：尿蛋白(＋)，红细胞(＋＋)。其诊断为
   A. 急性肾小球肾炎
   B. 原发免疫性血小板减少症
   C. 风痧

D. 荨麻疹

E. 过敏性紫癜

3. 患儿男,3岁。壮热1周,昼轻夜重,咽红目赤,唇赤干裂,烦躁不宁,肌肤斑疹,手足硬肿,指(趾)端蜕皮,舌红绛,状如草莓,苔薄黄,脉数。其治法是

A. 辛凉透表,清热解毒　B. 疏风清热,解毒利湿

C. 清气凉营,解毒化瘀　D. 益气养阴,清解余热

E. 清热解毒,活血化瘀

4. 患儿男,6个月。夜惊多汗,烦躁不安,面色不华,纳食不佳,枕秃,舌淡苔白,指纹淡。实验室检查:血钙磷乘积稍低,血碱性磷酸酶升高。诊断为佝偻病,其分期及证型是

A. 活动早期,肾精亏损　B. 活动早期,肾虚骨弱

C. 活动早期,脾气虚弱　D. 活动期,肾精亏损

E. 活动期,肾虚骨弱

B1 型题

A. 沙参麦冬汤

B. 竹叶石膏汤

C. 温下清上汤

D. 王氏清暑益气汤

E. 真武汤

1. 治疗夏季热暑伤肺胃证的首选方剂是
2. 治疗夏季热上盛下虚证的首选方剂是

A. 颜面部

B. 颈项部

C. 双下肢及臀部

D. 腰背部

E. 四肢及头面部

3. 过敏性紫癜瘀斑瘀点常分布的部位是
4. 原发免疫性血小板减少症瘀斑瘀点常分布的部位是

A. 银翘散

B. 清瘟败毒饮

C. 甘露消毒丹

D. 沙参麦冬汤

E. 生脉饮

5. 治疗皮肤黏膜淋巴结综合征气营两燔证的首选方剂是
6. 治疗皮肤黏膜淋巴结综合征气阴两伤证的首选方剂是

A. 健脾助运,平肝息风

B. 益气健脾

C. 补肾壮骨

D. 补肾填精,佐以健脾

E. 健脾补肺

7. 佝偻病脾虚肝旺证的治法是
8. 佝偻病肾精亏损证的治法是

二、参考答案

A1 型题

1. D　2. C　3. A　4. B　5. C
6. E　7. B　8. E

A2 型题

1. B　2. E　3. C　4. C

B1 型题

1. D　2. C　3. C　4. E　5. B
6. D　7. A　8. D

三、重点解析

A1 型题

6. E　皮肤黏膜淋巴结综合征的诊断要点包括:持续发热,双侧球结合膜充血,口唇鲜红、皲裂、杨梅舌,手足硬肿、掌跖红斑,躯干部多形性红斑样皮疹,颈部淋巴结肿大。

针 灸 学

第一单元 经络系统

一、习 题

A1 型题

1. 下列经脉<u>不属于</u>表里关系的是
   A. 手太阴肺经、手阳明大肠经
   B. 手少阴心经、手太阳小肠经
   C. 手厥阴心包经、手少阳三焦经
   D. 足太阴脾经、足太阳膀胱经
   E. 足厥阴肝经、足少阳胆经

2. 足三阳经在下肢的分布规律是
   A. 阳明在前，太阳在中，少阳在后
   B. 阳明在前，少阳在中，太阳在后
   C. 太阳在前，阳明在中，少阳在后
   D. 太阳在前，少阳在中，阳明在后
   E. 少阳在前，阳明在中，太阳在后

3. 被称为“阳脉之海”的是
   A. 带脉　　B. 督脉
   C. 阳维脉　　D. 阳跷脉
   E. 冲脉

4. 足少阴肾经与手厥阴心包经的循行交接部位是
   A. 胸中　　B. 腹部
   C. 头面部　　D. 手足末端
   E. 下肢部

5. 手三阳经的循行规律是
   A. 从胸走足　　B. 从胸走手
   C. 从手走头　　D. 从头走足
   E. 从足走胸

6. 足三阴经在内踝上 8 寸以下的分布规律是
   A. 少阴经在前、厥阴经在中、太阴经在后
   B. 厥阴经在前、少阴经在中、太阴经在后
   C. 太阴经在前、厥阴经在中、少阴经在后
   D. 太阴经在前、少阴经在中、厥阴经在后
   E. 厥阴经在前、太阴经在中、少阴经在后

7. 下列各项中，被称为“一源三歧”的是
   A. 任脉、督脉、带脉
   B. 任脉、督脉、冲脉
   C. 任脉、带脉、冲脉
   D. 任脉、督脉、阴跷脉
   E. 任脉、督脉、阴维脉

8. 被称做“血海”的经脉是
   A. 足阳明胃经
   B. 冲脉
   C. 足厥阴肝经
   D. 任脉
   E. 带脉

9. 十五络脉指十二经脉之别络，加上
   A. 带脉之络、冲脉之络、脾之大络
   B. 带脉之络、冲脉之络、胃之大络
   C. 任脉络、督脉络、脾之大络
   D. 任脉络、督脉络、胃之大络
   E. 任脉络、督脉络、冲脉之络

10. 手三阴经的循行走向是
   A. 从胸走手
   B. 从腹走手
   C. 从手走头

D. 从头走足
E. 从足走腹

11. 被称为“十二经脉之海”的经脉是
A. 跷脉 B. 维脉 C. 冲脉
D. 任脉 E. 督脉

12. 下列各项，不是十五络脉的分布特点的是
A. 十二经的别络走向相表里的经脉
B. 十二经的别络从本经四肢肘膝关节以下的络穴分出
C. 向心性循环
D. 任脉别络从鸠尾分出后散布于腹部
E. 督脉别络从长强分出后散布于头

13. 十二经脉的循行交接中，阳经与阴经的循行交接部位是
A. 头面部
B. 手足末端
C. 下肢部
D. 胸部
E. 腹部

14. 联系舌根，分散于舌下的经脉是
A. 足厥阴肝经
B. 足太阴脾经
C. 足阳明胃经
D. 足少阴肾经
E. 足少阳胆经

15. 在经络系统中，具有离、入、出、合循行特点的是
A. 十二经别 B. 奇经八脉
C. 十二经筋 D. 十二皮部
E. 十五络脉

16. 下列各组经脉中，未按气血循行流注次序排列的是
A. 肺经、大肠经
B. 胃经、脾经
C. 心经、小肠经
D. 膀胱经、三焦经
E. 胆经、肝经

17. 下列有关奇经八脉的叙述，不正确的是
A. 任脉总任六阴经
B. 督脉总督六阳经
C. 带脉约束纵行躯干的诸条经脉
D. 阴维脉司眼睑开合
E. 冲脉涵蓄十二经气血

18. 十二经脉的别络从本经分出的部位是
A. 肘膝关节以上
B. 肘膝关节以下
C. 腕踝关节以下
D. 肩关节周围
E. 四肢末端

19. 以下有关经筋的叙述中，不正确的是
A. 循行均起始于四肢末端
B. 手三阴经筋起于赉
C. 足三阴经筋起于足趾
D. 手三阳经筋起于手指
E. 足三阳经筋起于足趾

20. 属于腑，循行分布于上肢外侧的是
A. 足三阳经 B. 足三阴经 C. 手三阳经
D. 手三阴经 E. 奇经八脉

B1 型题

A. 手食指端
B. 无名指端
C. 足小趾端
D. 足大趾内端
E. 足大趾外端

1. 足少阳胆经与足厥阴肝经的交接部位是
2. 足阳明胃经与足太阴脾经的交接部位是

A. 调节全身阴经经气
B. 调节六阴经经气
C. 调节肢体运动
D. 约束纵行躯干的诸条经脉
E. 涵蓄十二经气血

3. 带脉的功能是
4. 冲脉的功能是

A. 足少阳胆经
B. 足太阳膀胱经
C. 足阳明胃经
D. 手太阳小肠经
E. 手少阳三焦经

5. 至目外眦，转入耳中的经脉是
6. “起于目外眦……下行耳后”的经脉是

A. 从胸走足
B. 从胸走手
C. 从手走头
D. 从头走足
E. 从足走胸

7. 足三阳经的循行规律是
8. 足三阴经的循行规律是

A. 手太阴肺经
B. 督脉
C. 十二经筋

D. 十二经别
E. 十五络脉

9. 属于奇经八脉的是
10. 属于十二正经的是

A. 任脉
B. 督脉
C. 冲脉
D. 阳跷脉
E. 阳维脉

11. 具有调节全身阳经经气作用的是
12. 具有调节六阳经经气作用的是

A. 面
B. 腹
C. 头
D. 胸
E. 背

13. 足三阴经筋结于
14. 足三阳经筋结于

二、参考答案

A1 型题

1. D 2. B 3. B 4. A 5. C
6. E 7. B 8. B 9. C 10. A
11. C 12. C 13. B 14. B 15. A
16. D 17. D 18. B 19. B 20. C

B1 型题

1. E 2. D 3. D 4. E 5. D
6. A 7. D 8. E 9. B 10. A
11. B 12. E 13. B 14. A

三、重点解析

A1 型题

7. B 任脉、督脉、冲脉均起于胞中，下出会阴，故三者称之为“一源而三歧”。

11. C 冲脉与督脉、任脉及足阳明、足少阴等经均有联系，故有“十二经脉之海”、“血海”之称，有涵蓄十二经气血的作用。

B1 型题

5. D 6. A 足少阳胆经起于目锐眦，下耳后，入耳中，出耳前；足太阳膀胱经起于目内眦，至耳上角，入络脑；足阳明胃经起于鼻，入上齿，环口挟唇，循喉咙；手太阳小肠经沿颈部上行，至目锐眦，入耳中，抵鼻；手少阳三焦经系耳后，出耳上角，入耳中，至目锐眦。

第二单元 经络的作用和经络学说的临床应用

一、习 题

A1 型题

1. 以下不属经络生理作用的是
A. 联系脏腑
B. 沟通内外
C. 蓄积渗灌气血
D. 抗御病邪
E. 营养全身

2. 以下不属于《四总穴歌》内容的是
A. 腰背委中求
B. 胸胁内关谋
C. 面口合谷收
D. 头项寻列缺
E. 肚腹三里留

二、参考答案

A1 型题

1. C 2. B

三、重点解析

A1 型题

1. C 经络的生理功能包括运行气血、联系脏腑，沟通内外，抗御病邪，营养全身。而蓄积渗灌气血是奇经八脉的作用。

第三单元　腧穴的分类

一、习　　题

A1 型题

1. 腧穴总体上包括
   A. 十四经穴、奇穴、特定穴
   B. 十四经穴、奇穴、阿是穴
   C. 十二经穴、奇穴、特定穴
   D. 十二经穴、奇穴、五输穴
   E. 十二经穴、奇穴、阿是穴

2. 以下选项中，**不属于**奇穴特性的是
   A. 有固定的名称和位置
   B. 对某些病证有特殊疗效
   C. 是经验效穴
   D. 分布均不在十四经循行路线上
   E. 是在"阿是穴"基础上发展起来的

3. 最新国家标准规定的经穴数是
   A. 354
   B. 359
   C. 361
   D. 362
   E. 365

B1 型题

A. 无固定位置
B. 无固定名称
C. 又称为压痛点
D. 又称为天应穴
E. 多数对某些病证有特殊疗效

1. 有关阿是穴，叙述**不正确**的是
2. 有关奇穴，叙述正确的是

二、参考答案

A1 型题

1. B　　2. D　　3. D

B1 型题

1. E　　2. E

三、重点解析

B1 型题

1. E　2. E　阿是穴以病痛局部或与病痛有关的压痛或缓解点为腧穴，奇穴是指十四经穴以外具有固定位置和有较为特殊治疗作用的腧穴。故阿是穴和奇穴均对某些病证有特殊疗效。

第四单元　腧穴的主治特点和规律

一、习　　题

A1 型题

1. 腧穴的主治特点除近治作用、远治作用外，还包括的是
   A. 调和作用　　B. 平衡作用
   C. 疏通作用　　D. 扶正作用
   E. 特殊作用

2. 手厥阴心包经的主治特点是
   A. 心、胃病　　B. 心病
   C. 肝、脾胃病　　D. 肾、肺、咽喉病
   E. 肺、喉病

3. 足阳明胃经的主治特点是
   A. 后头、肩胛病，神志病
   B. 侧头、胁肋病
   C. 前头、口齿病，胃病
   D. 后头、背腰病，肠病
   E. 前头、鼻、口、齿病

4. 天枢穴既能治疗泄泻又能治疗便秘的特点属于腧穴的
   A. 近治作用　　B. 远治作用

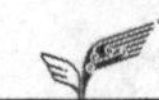

C. 间接作用 D. 直接作用
E. 特殊作用

5. 属于腧穴近治作用的是
A. 呕吐取公孙 B. 头痛取列缺
C. 腰痛取大肠俞 D. 大椎退热
E. 合谷治疗五官病

6. 属于腧穴特殊作用的是
A. 合谷治疗五官病 B. 中渚治疗耳鸣
C. 大椎退热 D. 足三里治疗胃痛
E. 睛明治疗眼病

B1 型题

A. 咽喉病、热病
B. 胸部病
C. 眼病、神志病、热病
D. 前阴病、妇科病
E. 神志病、脏腑病、妇科病

1. 手三阳经主治相同的是
2. 足三阳经主治相同的是

A. 心病
B. 肺、喉病
C. 心、胃病
D. 肾病、肺病、咽喉病
E. 前头、口齿、咽喉病，胃肠病

3. 手太阴肺经的主治特点是
4. 足少阴肾经的主治特点是

A. 肝、脾胃、肾病
B. 目病、咽喉病、热病
C. 后头、肩胛病、神志病
D. 前头、口齿、胃肠病
E. 中风、昏迷、热病、头面病

5. 任脉的主治特点是
6. 督脉的主治特点是

二、参考答案

A1 型题

1. E 2. A 3. C 4. E 5. C
6. C

B1 型题

1. A 2. C 3. B 4. D 5. A
6. E

第五单元 特 定 穴

一、习 题

A1 型题

1. 下列各项中，叙述不正确的是
A. 所根为井
B. 所溜为荥
C. 所注为输
D. 所行为经
E. 所入为合

2. 下列腧穴中，治疗急性胃痛应首选的是
A. 梁门 B. 梁丘
C. 内庭 D. 上巨虚
E. 下巨虚

3. 根据本经子母补泻取穴法，心经虚证应选用的腧穴是
A. 神门 B. 少冲 C. 太白
D. 太冲 E. 大敦

4. 以下不是足阳明胃经五输穴的是
A. 厉兑 B. 解溪 C. 内庭
D. 陷谷 E. 丰隆

5. 既属于输穴又属于八脉交会穴的是
A. 足临泣 B. 足窍阴 C. 照海
D. 申脉 E. 外关

6. 八脉交会穴中通于阳维脉的腧穴是
A. 后溪 B. 外关 C. 阳交
D. 申脉 E. 足临泣

7. 八脉交会穴中通于阴跷脉的是
A. 列缺 B. 照海 C. 公孙
D. 大钟 E. 太溪

8. 根据“子母补泻法”，肾经实证应取的腧穴是
A. 阴谷 B. 复溜 C. 然谷
D. 太溪 E. 涌泉

9. 脏腑之气汇聚于胸腹部的腧穴是
A. 原穴 B. 络穴 C. 八会穴

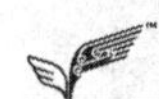

D. 背俞穴　E. 募穴

10. 下列特定穴中，**不位于**肘膝关节以下部位的是
A. 八会穴　B. 原穴
C. 十二经脉络穴　D. 五输穴
E. 下合穴

11. 合穴多位于
A. 肘膝关节附近
B. 腕踝关节附近
C. 掌指、跖趾关节附近
D. 肘膝关节以上
E. 肘膝关节以下

12. 六阴经中，与原穴为同一腧穴的是
A. 井穴　B. 荥穴
C. 输穴　D. 经穴
E. 合穴

13. 手太阴肺经的输土穴是
A. 尺泽　B. 经渠
C. 列缺　D. 太渊
E. 少商

14. 大肠的募穴是
A. 天枢　B. 关元
C. 中极　D. 气海
E. 中脘

15. 偏历穴的特定穴属性是
A. 原穴　B. 输穴
C. 经穴　D. 郄穴
E. 络穴

16. 下列各穴，**不属于**足太阴脾经五输穴的是
A. 隐白　B. 大都
C. 太白　D. 地机
E. 商丘

17. 手少阴心经的合穴是
A. 曲池　B. 曲泽
C. 少海　D. 尺泽
E. 小海

18. 手太阳小肠经的郄穴是
A. 中渚　B. 养老
C. 支正　D. 小海
E. 后溪

19. 足太阳膀胱经的输穴是
A. 飞扬
B. 委阳
C. 申脉
D. 束骨
E. 昆仑

20. 足少阴肾经的络穴是
A. 涌泉　B. 然谷
C. 太溪　D. 大钟
E. 阴谷

21. 手厥阴心包经的郄穴是
A. 郄门　B. 阴郄
C. 孔最　D. 间使
E. 内关

22. 手少阳三焦经的合穴是
A. 曲池　B. 曲泽
C. 天井　D. 小海
E. 外关

23. 胆的募穴是
A. 日月　B. 章门
C. 京门　D. 期门
E. 阳陵泉

24. 下列各穴中**不是**荥水穴的是
A. 内庭　B. 侠溪
C. 足通谷　D. 前谷
E. 少府

25. 根据本经子母补泻取穴法，大肠经实证应选用的是
A. 二间　B. 厉兑
C. 曲池　D. 商阳
E. 侠溪

26. 下列腧穴中**不属于**八会穴的是
A. 章门　B. 中脘
C. 膻中　D. 阳陵泉
E. 阴陵泉

27. 八会穴之腑会所在的经脉是
A. 任脉
B. 足太阴脾经
C. 手太阴肺经
D. 足厥阴肝经
E. 足少阳胆经

28. 八脉交会穴中通于督脉的是
A. 列缺
B. 后溪
C. 外关
D. 申脉
E. 足临泣

29. 治疗急症宜选用

A. 郄穴　　B. 原穴

C. 募穴　　D. 背俞穴

E. 络穴

B1型题

A. 井穴

B. 荥穴

C. 输穴

D. 经穴

E. 合穴

1. 多用于急救的是
2. 擅治疗热证的是

A. 行间、少府

B. 复溜、经渠

C. 大都、少府

D. 中冲、大敦

E. 少冲、大敦

3. 根据子母补泻取穴法，心经虚证可选的是
4. 根据子母补泻取穴法，肾经虚证可选的是

A. 太溪

B. 侠溪

C. 少府

D. 中府

E. 阴陵泉

5. 在五行属水，又为合穴的腧穴是
6. 在五行属火，又为荥穴的腧穴是

A. 募穴

B. 背俞穴

C. 五输穴

D. 原穴

E. 郄穴

7. 治疗腑病多选用
8. 治疗脏病多选用

A. 脏病

B. 腑病

C. 血证

D. 痛证

E. 经脉病

9. 阳经郄穴主要用于治疗
10. 阴经郄穴主要用于治疗

A. 小海

B. 支正

C. 养老

D. 后溪

E. 腕骨

11. 手太阳小肠经的原穴是
12. 手太阳小肠经的输穴是

A. 绝骨

B. 太白

C. 太渊

D. 外关

E. 申脉

13. 既是原穴又是八会穴的是
14. 既是络穴又是八脉交会穴的是

A. 中脘

B. 章门

C. 悬钟

D. 膈俞

E. 阳陵泉

15. 八会穴中的筋会是
16. 八会穴中的髓会是

二、参考答案

A1型题

1. A	2. B	3. B	4. E	5. A
6. B	7. B	8. E	9. E	10. A
11. A	12. C	13. D	14. A	15. E
16. D	17. C	18. B	19. D	20. D
21. A	22. C	23. A	24. E	25. A
26. E	27. A	28. B	29. A	

B1型题

1. A	2. B	3. E	4. B	5. E
6. C	7. A	8. B	9. D	10. C
11. E	12. D	13. C	14. D	15. E
16. C				

三、重点解析

A1型题

8. E　根据“子母补泻法”，肾经实证的取穴原则是实则泻其子，所以肾经实证应选取涌泉穴来进行治疗。

9. E　原穴是脏腑原气输注、经过和留止于十二经脉四肢部的腧穴；十五络脉从经脉分出的部位各有一腧穴，称为络穴；八会穴指十二正经与奇经八脉相通的八个腧穴；脏腑经气输注于背腰部的腧穴称为背俞穴；脏腑之气汇聚于胸腹部的腧穴为募穴。

第六单元 腧穴的定位方法

一、习 题

A1 型题

1. 横指同身寸法中，以人体何指何处横纹宽度作为 1 寸，将四指的宽度作为 3 寸
   A. 拇指第二节　　B. 小指中节
   C. 无名指中节　　D. 小指末节
   E. 中指中节

2. 前发际正中至后发际正中第 7 颈椎棘突下的骨度分寸是
   A. 12 寸　　B. 14 寸
   C. 15 寸　　D. 16 寸
   E. 18 寸

3. 耳后两乳突之间的骨度分寸是
   A. 6 寸　　B. 8 寸
   C. 9 寸　　D. 12 寸
   E. 3 寸

4. 以脐为标志，脐中即为神阙穴，属于何种腧穴定位法
   A. 活动标志定位法　　B. 固定标志定位法
   C. 骨度同身寸定位法　　D. 简便定位法
   E. 横指同身寸定位法

5. 根据骨度分寸法，脐中至耻骨联合上缘是
   A. 7 寸　　B. 8 寸
   C. 12 寸　　D. 5 寸
   E. 9 寸

6. 耻骨联合上缘至股骨内上髁上缘的骨度分寸是
   A. 13 寸　　B. 19 寸
   C. 12 寸　　D. 16 寸
   E. 18 寸

7. 前额两发角之间的骨度分寸(头维)是
   A. 6 寸　　B. 8 寸
   C. 9 寸　　D. 12 寸
   E. 13 寸

8. 肩胛骨内缘至后正中线的骨度分寸是
   A. 3 寸　　B. 4 寸
   C. 5 寸　　D. 6 寸
   E. 8 寸

B1 型题

A. 6 寸
B. 9 寸
C. 12 寸
D. 13 寸
E. 8 寸

1. 两乳头之间的骨度分寸是
2. 胸骨上窝(天突)至胸剑联合中点(歧骨)的骨度分寸是

A. 6 寸
B. 9 寸
C. 8 寸
D. 12 寸
E. 13 寸

3. 胫骨内侧髁下方至内踝尖的骨度分寸是
4. 肘横纹至腕掌侧横纹的骨度分寸是

A. 13 寸
B. 15 寸
C. 16 寸
D. 18 寸
E. 19 寸

5. 股骨大转子至腘横纹的骨度分寸是
6. 腘横纹至外踝尖的骨度分寸是

二、参考答案

A1 型题

1. E	2. C	3. C	4. B	5. D
6. E	7. C	8. A		

B1 型题

1. E	2. B	3. E	4. D	5. E
6. C				

三、重点解析

A1 型题

4. B　腧穴的定位方法有骨度分寸定位法、手指同身寸取穴法、简便定位法、自然标志取穴法四种，自然标志取穴法又包括“固定标志”和“活动标志”，肚脐属于固定标志。

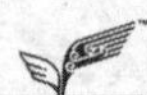

第七单元 手太阴肺经、腧穴

一、习　题

A1 型题

1. 肘横纹中，肱二头肌腱桡侧凹陷处的腧穴是
   A. 少海　B. 曲泽　C. 尺泽
   D. 曲池　E. 神门

2. 既可治疗咳嗽、气喘，又可治疗头项疾患的腧穴是
   A. 合谷　B. 太渊　C. 少商
   D. 尺泽　E. 列缺

3. 善于治疗无脉症的腧穴是
   A. 郄门　B. 列缺　C. 太渊
   D. 少商　E. 尺泽

4. 手太阴肺经在上肢的分布是
   A. 内侧前廉　B. 外侧前廉
   C. 内侧中行　D. 外侧后廉
   E. 内侧后廉

5. 患者因肺肾阴虚，虚火妄动，脉络受伤而致咯血，治疗应首选的腧穴是
   A. 梁丘　B. 太渊　C. 曲泽
   D. 尺泽　E. 孔最

6. 肺的募穴所属的经脉是
   A. 肺经　B. 任脉　C. 脾经
   D. 肝经　E. 胃经

7. 中府穴正确的操作方法是
   A. 点刺出血
   B. 浅刺 0.1～0.2 寸
   C. 向外平刺或斜刺 0.5～0.8 寸
   D. 直刺 0.5～0.8 寸
   E. 循经向上斜刺 0.3～0.5 寸

8. 应注意避开血管针刺的腧穴是
   A. 少商　B. 鱼际　C. 太渊
   D. 孔最　E. 经渠

9. 以下腧穴中，治疗头项强痛应首选的是
   A. 商阳　B. 曲池　C. 尺泽
   D. 列缺　E. 曲池

10. 以下腧穴中，既可治疗咳嗽，又可治疗中风昏迷的是
   A. 少商　B. 鱼际
   C. 太渊　D. 孔最
   E. 尺泽

B1 型题

A. 尺泽
B. 曲池
C. 少商
D. 列缺
E. 太渊

1. 治疗咽喉肿痛的首选腧穴是
2. 治疗头项强痛的首选腧穴是

A. 太渊
B. 孔最
C. 鱼际
D. 列缺
E. 偏历

3. 位于第 1 掌骨中点桡侧，赤白肉际处的腧穴是
4. 位于肱桡肌与拇长展肌腱之间，腕横纹上 1.5 寸处的腧穴是

A. 少商
B. 鱼际
C. 太渊
D. 孔最
E. 尺泽

5. 治疗咽痛、掌中热首选的腧穴是
6. 治疗咯血、鼻衄首选的腧穴是

二、参考答案

A1 型题

1. C	2. E	3. C	4. A	5. E
6. A	7. C	8. C	9. D	10. A

B1 型题

1. C	2. D	3. C	4. D	5. B
6. D				

三、重点解析

A1 型题

2. E　列缺在手太阴肺经上，经脉所过主治所及，故可治因肺失宣降所致的咳嗽、气喘，又“头项寻列缺”，故

本题选列缺。

4. A　经络分布四肢内侧为阴，外侧为阳，上肢内侧前缘及大指桡侧端为手太阴肺经，内侧面中间为手厥阴心包经，内侧面后缘为手少阴心经。

第八单元　手阳明大肠经、腧穴

一、习　题

A1 型题

1. 循行“入下齿中”的经脉是
   A. 手太阳小肠经
   B. 手阳明大肠经
   C. 足太阴脾经
   D. 足阳明胃经
   E. 足厥阴肝经

2. 下列腧穴归经**不正确**的是
   A. 外关属于手少阳三焦经
   B. 后溪属于手太阳小肠经
   C. 内庭属于手阳明大肠经
   D. 养老属于手太阳小肠经
   E. 听宫属于手太阳小肠经

3. 下列腧穴中，治疗高血压首选的是
   A. 曲池　B. 曲泽　C. 尺泽
   D. 委中　E. 合谷

4. 下列是手阳明大肠经起止穴的是
   A. 迎香、少商
   B. 少商、迎香
   C. 商阳、听宫
   D. 听宫、商阳
   E. 商阳、迎香

5. 在食指末节桡侧，指甲根角侧上方 0.1 寸的腧穴是
   A. 商阳　B. 少商　C. 二间
   D. 少泽　E. 少冲

6. 以下关于肩髃穴主治作用的叙述，正确的是
   A. 痢疾、便秘　B. 瘾疹、瘰疬
   C. 发热、咳嗽　D. 鼻塞、流涕
   E. 月经不调

7. 以下经脉循行中，**不与**目内眦或目外眦发生关系的是
   A. 大肠经　B. 小肠经
   C. 三焦经　D. 胃经
   E. 胆经

8. 手太阴肺经与手阳明大肠经的循行交接部位是
   A. 拇指　B. 食指　C. 中指
   D. 无名指　E. 小指

9. 以下腧穴中，可以治疗胆道蛔虫症的是
   A. 商阳　B. 合谷　C. 偏历
   D. 曲池　E. 迎香

10. 下列关于手阳明大肠经穴主治病证的叙述，**错误**的是
   A. 热病
   B. 皮肤病
   C. 头面五官疾患
   D. 胸胁病
   E. 神志病

11. 偏历穴位于阳溪穴与曲池穴连线上，腕背侧远端横纹上
   A. 1 寸　B. 2 寸　C. 3 寸
   D. 4 寸　E. 5 寸

12. 曲池穴主治的病证是
   A. 暴喑、瘰疬
   B. 瘾疹、湿疹
   C. 惊悸、怔忡
   D. 无汗、多汗
   E. 咳喘、口㖞

B1 型题

A. 血海
B. 太渊
C. 中极
D. 曲池
E. 合谷

1. 常用于治疗瘾疹、瘰疬的腧穴是
2. 常用于治疗经闭、滞产的腧穴是

A. 商阳
B. 合谷
C. 阳溪
D. 偏历
E. 曲池

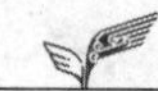

3. 手阳明大肠经的络穴是
4. 手阳明大肠经的合穴是

B1 型题

1. D 2. E 3. D 4. E

二、参考答案

A1 型题

1. B 2. C 3. A 4. E 5. A
6. B 7. A 8. B 9. E 10. D
11. C 12. B

三、重点解析

A1 型题

3. A 曲池穴为手阳明经合穴，阳明经多血多气，针刺曲池穴能摄纳阳明气血，使气血下降，平亢盛之肝阳，起平肝潜阳、降压的作用。

第九单元 足阳明胃经、腧穴

一、习 题

A1 型题

1. 以下<u>不属</u>足三里穴主治病证的是
A. 癫狂 B. 热病
C. 神志病 D. 虚劳诸证
E. 乳痈

2. 胃的募穴所属的经脉是
A. 足太阴脾经
B. 足厥阴肝经
C. 足阳明胃经
D. 任脉
E. 足少阴肾经

3. 在腹部，距前正中线2寸的经脉是
A. 胃经 B. 脾经
C. 肾经 D. 胆经
E. 膀胱经

4. 下列腧穴中，用于强壮保健的要穴是
A. 气海 B. 关元
C. 足三里 D. 肾俞
E. 百会

5. 下列各穴中可治疗肠痈、痢疾的是
A. 上巨虚 B. 阳陵泉
C. 足三里 D. 委中
E. 下巨虚

6. 足阳明胃经循行所过的部位<u>不包括</u>
A. 目 B. 鼻
C. 口 D. 下齿
E. 膈

7. 下关穴所属的经脉是
A. 大肠经 B. 小肠经
C. 三焦经 D. 胃经
E. 胆经

8. 足阳明胃经的起始穴是
A. 承泣 B. 迎香
C. 厉兑 D. 隐白
E. 内庭

9. 下列关于天枢穴主治病证的叙述，**<u>错误</u>**的是
A. 痛经 B. 月经不调
C. 疝气 D. 腹泻、便秘
E. 腹痛、腹胀

10. 以下关于解溪穴主治病证的叙述，**<u>错误</u>**的是
A. 下肢痿痹 B. 头痛、眩晕
C. 癫狂 D. 咽喉肿痛
E. 腹泻、便秘

11. 下列腧穴中，可治疗齿痛、颊肿、牙关不利、口角歪斜等病证的是
A. 承泣 B. 四白
C. 颊车 D. 头维
E. 人迎

12. 位于足背第2、3趾间，趾蹼缘后方赤白肉际处的腧穴是
A. 行间 B. 侠溪
C. 内庭 D. 然谷
E. 太冲

13. 位于股前区，髌底上2寸，股外侧肌与股直肌肌腱之间的腧穴是
A. 血海 B. 梁丘

C. 鹤顶　　D. 伏兔
E. 阴谷

14. 位于第 2 趾外侧趾甲根角旁约 0.1 寸的腧穴是
A. 隐白　　B. 大敦
C. 厉兑　　C. 足窍阴
E. 至阴

B1 型题

A. 2 寸
B. 3 寸
C. 4 寸
D. 5 寸
E. 6 寸

1. 下巨虚位于犊鼻穴下 9 寸，足三里穴下
2. 梁门穴位于前正中线旁开 2 寸，脐上

A. 妇科病证
B. 五官热证
C. 出血病证
D. 肝胆病证
E. 痰饮病证

3. 丰隆穴善于治疗的是
4. 内庭穴善于治疗的是

A. 上巨虚
B. 下巨虚
C. 丰隆
D. 条口
E. 承山

5. 位于小腿外侧，犊鼻穴下 6 寸，犊鼻与解溪连线上的腧穴是
6. 位于小腿外侧，犊鼻穴下 9 寸，犊鼻与解溪连线上的腧穴是

二、参考答案

A1 型题

1. B	2. D	3. A	4. C	5. A
6. D	7. D	8. A	9. C	10. D
11. C	12. C	13. B	14. C	

B1 型题

1. E	2. C	3. E	4. B	5. A
6. B				

第十单元　足太阴脾经、腧穴

一、习　　题

A1 型题

1. 足太阴脾经的井穴是
A. 隐白　　B. 大敦
C. 厉兑　　D. 至阴
E. 足临泣

2. 在内踝上 8 寸处相交叉的经脉是
A. 足太阴脾经与足少阴肾经
B. 足太阴脾经与足厥阴肝经
C. 足少阴肾经与足厥阴肝经
D. 足少阴肾经与足太阳膀胱经
E. 足少阴肾经与足少阳胆经

3. 在第 1 跖骨小头后缘，赤白肉际凹陷处的腧穴是
A. 太冲　　B. 公孙
C. 然谷　　D. 行间
E. 太白

4. 以下<u>不属</u>三阴交穴主治病证的是
A. 脾胃虚弱证
B. 妇产科病证
C. 阳虚证
D. 生殖泌尿系统病证
E. 心悸、失眠

5. 位于股前区，髌底内侧端上 2 寸，股内侧肌隆起处的腧穴是
A. 血海　　B. 梁丘
C. 阴陵泉　　D. 三阴交
E. 阳陵泉

6. 足太阴脾经的终止穴是
A. 隐白　　B. 大敦　　C. 大包
D. 章门　　E. 厉兑

7. 挟咽，连舌本，散舌下的经脉是
A. 肾经　　B. 脾经
C. 肝经　　C. 心经
E. 心包经

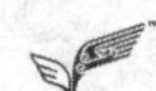

8. 常用公孙穴治疗的病证是
   A. 瘾疹
   B. 乳痈
   C. 四肢疼痛
   D. 逆气里急
   E. 脾胃虚弱证
9. 下列腧穴中，常用于治疗水湿病证的是
   A. 隐白　　B. 公孙
   C. 地机　　D. 三阴交
   E. 阴陵泉

B1 型题

A. 隐白
B. 血海
C. 地机
D. 三阴交
E. 太白

1. 上述腧穴中，治疗月经过多、崩漏的首选穴是
2. 上述腧穴中，治疗痛经的首选穴是

A. 2 寸
B. 3 寸
C. 4 寸
D. 5 寸
E. 1 寸

3. 三阴交穴位于内踝尖与阴陵泉穴的连线上，内踝尖上
4. 脾经在腹部的循行是前正中线旁开

A. 腹痛
B. 乳痈
C. 四肢疼痛
D. 胸胁痛
E. 瘾疹、湿疹、丹毒

5. 血海穴善于治疗的是
6. 大包穴善于治疗的是

A. 肓俞
B. 天枢
C. 大横
D. 归来
E. 水道

7. 位于腹部，脐中旁开 2 寸的腧穴是
8. 位于腹部，脐中旁开 4 寸的腧穴是

二、参考答案

A1 型题

1. A　2. B　3. E　4. C　5. A
6. C　7. B　8. D　9. E

B1 型题

1. A　2. C　3. B　4. C　5. E
6. D　7. B　8. C

三、重点解析

A1 型题

4. C　三阴交是肝、脾、肾三经的交会穴。该穴功用较多，其中，它可健脾益气，理中补虚，治疗脾胃虚弱；疏肝理气，活血化瘀，为治疗妇科病的要穴；补肝肾，益精血，运化水湿，对生殖、泌尿系统病证有较好的疗效；补气血，祛湿化痰，补肾益髓，常治疗神志疾病，如心烦、失眠。

第十一单元　手少阴心经、腧穴

一、习　　题

A1 型题

1. 手少阴心经的郄穴是
   A. 阴郄　　B. 少泽　　C. 神门
   D. 少海　　E. 通里
2. 腕横纹尺侧端，尺侧腕屈肌腱的桡侧凹陷中的腧穴是
   A. 太渊　　B. 大陵　　C. 神门
   D. 阳溪　　E. 养老
3. 治疗舌强不语、暴喑的首选穴是
   A. 内关　　B. 神门
   C. 通里　　D. 阴郄
   E. 少冲
4. 手少阴心经的原穴是
   A. 内关　　B. 神门
   C. 通里　　D. 阴郄
   E. 少冲

5. 以下腧穴中,**不属于**手少阴心经的是
   A. 少府　B. 少冲
   C. 少泽　D. 少海
   E. 神门

6. 在胸部**没有**穴位的经脉是
   A. 肺经　B. 心经
   C. 心包经　D. 脾经
   E. 肝经

7. 在肘前区,横平肘横纹,肱骨内上髁前缘的腧穴是
   A. 少海　B. 小海
   C. 尺泽　D. 曲泽
   E. 曲池

8. 以下腧穴中,常用于治疗吐血、衄血等血证的腧穴是
   A. 少冲　B. 神门
   C. 通里　D. 阴郄
   E. 少海

9. 手少阴心经除属、络的脏腑外,循行中联络的脏腑还有
   A. 肺　B. 脾
   C. 肾　D. 胃
   E. 胆

B1 型题

A. 灵道
B. 通里
C. 阴郄
D. 神门
E. 少冲

1. 仰掌,于尺侧腕屈肌腱桡侧缘,腕横纹上 1 寸处的腧穴是
2. 仰掌,于尺侧腕屈肌腱桡侧缘,腕横纹上 0.5 寸处的腧穴是

A. 天池
B. 极泉
C. 中府
D. 少冲
E. 中冲

3. 手少阴心经的起始穴是
4. 手少阴心经的终止穴是

二、参考答案

A1 型题

1. A　2. C　3. C　4. B　5. C
6. B　7. A　8. D　9. A

B1 型题

1. B　2. C　3. B　4. D

三、重点解析

A1 型题

3. C　通里穴为手少阴心经之络穴,心气通于舌,舌为心之苗,故舌络、舌窍之病变如暴喑、舌强不语常用通里。

第十二单元　手太阳小肠经、腧穴

一、习　题

A1 型题

1. 下列循行“出肩解,绕肩胛,交肩上”的经脉是
   A. 手阳明大肠经　B. 手太阳小肠经
   C. 手少阳三焦经　D. 足少阳胆经
   E. 足太阳膀胱经

2. 在肩胛区,肩胛冈中点与肩胛骨下角连线的上 1/3 与下 2/3 交点凹陷中的腧穴是
   A. 天宗　B. 秉风　C. 曲垣
   D. 肩贞　E. 臑俞

3. 耳屏前,下颌骨髁状突后缘的腧穴是
   A. 耳门　B. 听宫
   C. 听会　D. 下关
   E. 颧髎

4. 治疗乳汁不足的腧穴是
   A. 少泽　B. 少冲
   C. 隐白　D. 大敦
   E. 中冲

5. 手太阳小肠经除属、络的脏腑外,循行中联络的脏腑还有
   A. 肺　B. 脾　C. 肾
   D. 胃　E. 胆

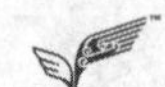

6. 循行既到目外眦又到目内眦的经脉是
   A. 膀胱经　B. 胆经　C. 大肠经
   D. 小肠经　E. 三焦经

7. 位于前臂后区，腕背横纹上 1 寸，尺骨头桡侧凹陷中的腧穴是
   A. 阳溪　B. 腕骨　C. 阳谷
   D. 养老　E. 阳池

8. 按对应顺序，耳门、听宫、听会所属的经脉是
   A. 三焦经、小肠经、胆经　B. 三焦经、胆经、小肠经
   C. 小肠经、三焦经、胆经　D. 小肠经、胆经、三焦经
   E. 胆经、小肠经、三焦经

B1 型题

   A. 少泽
   B. 养老
   C. 支正
   D. 小海
   E. 后溪

1. 以上各穴中治疗癫狂痫，首选
2. 以上各穴中治疗目视不明，首选

二、参考答案

A1 型题

1. B　2. A　3. B　4. A　5. D
6. D　7. D　8. A

B1 型题

1. E　2. B

三、重点解析

B1 型题

1. E　2. B　各穴虽在同一条经络上，但主治有各自的特异性。后溪为八脉交会穴，通督脉，督脉入络于脑，故后溪可治神志病如癫痫。养老为手太阳小肠经之郄穴，具有疏风清热明目之功，是治疗目疾的常用穴，《针灸大成》中云其“主肩臂酸疼……目视不明”。少泽常用于通乳。小海、支正分别为手太阳小肠经的合穴、络穴，太阳主一身之表，故此二穴可祛风解表，用治外感头痛、寒热。

第十三单元　足太阳膀胱经、腧穴

一、习　　题

A1 型题

1. 下列循行“从巅入络脑”的经脉是
   A. 足少阳胆经
   B. 手少阳三焦经
   C. 足阳明胃经
   D. 手太阳小肠经
   E. 足太阳膀胱经

2. 下列腧穴中，常用于治疗呃逆的是
   A. 睛明　B. 丝竹空　C. 天突
   D. 印堂　E. 攒竹

3. 下列腧穴中，平第 9 胸椎棘突下的是
   A. 心俞　B. 肺俞　C. 肝俞
   D. 厥阴俞　E. 膈俞

4. 申脉穴位于
   A. 腓骨小头前下方凹陷中
   B. 外踝尖与跟腱之间的凹陷处
   C. 内踝尖与跟腱之间的凹陷处
   D. 外踝高点上 3 寸，腓骨前缘
   E. 外踝直下方凹陷中

5. 下列腧穴中，治疗痔疾常取
   A. 天枢　B. 委中　C. 承山
   D. 申脉　E. 昆仑

6. 治疗胎位不正的常用腧穴是
   A. 至阴　B. 合谷　C. 太冲
   D. 三阴交　E. 昆仑

7. 治疗急性吐泻有速效的腧穴是
   A. 委中　B. 内关　C. 外关
   D. 承山　E. 昆仑

8. 下列腧穴中，可治疗虚劳诸疾的是
   A. 膏肓　B. 百会　C. 中脘
   D. 气海　E. 关元

9. 以下有关睛明穴针刺操作的叙述，<u>错误</u>的是
   A. 遇到阻力时，不宜强行进针
   B. 不捻转，不提插

C. 出针后按压针孔片刻
D. 针具宜细，消毒宜严
E. 宜灸

10. 与腰阳关穴在同一水平线上的腧穴是
A. 肾俞 B. 大肠俞
C. 膀胱俞 D. 小肠俞
E. 三焦俞

11. 以下有关委中穴主治病证的描述，**错误**的是
A. 腰背痛
B. 下肢痿痹
C. 急性吐泻
D. 丹毒
E. 咳嗽、气喘

12. 在脊柱区，第 2 腰椎棘突下，后正中线旁开 3 寸的腧穴是
A. 肾俞 B. 志室
C. 膏肓 D. 秩边
E. 次髎

B1 型题

A. 第 3 胸椎棘突下，旁开 1.5 寸
B. 第 5 胸椎棘突下，旁开 1.5 寸
C. 第 6 胸椎棘突下，旁开 1.5 寸
D. 第 7 胸椎棘突下，旁开 1.5 寸
E. 第 9 胸椎棘突下，旁开 1.5 寸

1. 膈俞穴位于
2. 肺俞穴位于

A. 手阳明大肠经
B. 足太阳膀胱经
C. 手太阳小肠经
D. 足少阳胆经
E. 足阳明胃经

3. 起于目内眦的经脉是
4. 起于目锐眦的经脉是

A. 痛经
B. 呃逆
C. 便秘
D. 丹毒
E. 滞产

5. 常用次髎穴主治的病证是
6. 常用委中穴主治的病证是

二、参考答案

A1 型题

1. E 2. E 3. C 4. E 5. C
6. A 7. A 8. A 9. E 10. B
11. E 12. B

B1 型题

1. D 2. A 3. B 4. D 5. A
6. D

三、重点解析

A1 型题

2. E 攒竹穴是治疗呃逆的经验效穴。

5. C 承山为足太阳膀胱经经穴，其经别“别入于腘中，其一道下尻五寸，别入于肛”，故承山为治疗痔疾之要穴。

第十四单元 足少阴肾经、腧穴

一、习 题

A1 型题

1. 在足内侧，内踝后方，当内踝尖与跟腱之间的凹陷处的腧穴是
A. 解溪 B. 昆仑 C. 太溪
D. 商丘 E. 照海

2. 在腹部，循行于距离前正中线 0.5 寸的经脉是
A. 足少阴肾经 B. 足阳明胃经
C. 足太阴脾经 D. 任脉
E. 足厥阴肝经

3. 以下**不属**照海穴主治病证的是
A. 呕吐涎沫、吐舌 B. 小便频数、癃闭
C. 月经不调、带下 D. 咽喉干痛、目赤肿痛
E. 失眠、癫痫

4. 在肾经的循行路线中，与以下脏腑**未**发生联系的是
A. 肺 B. 心 C. 膀胱
D. 心包 E. 肝

 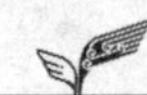

5. 在腹部，脐中旁开0.5寸的腧穴是
A. 神阙 B. 肓俞
C. 天枢 D. 大横
E. 带脉

6. 下列腧穴中，善于治疗痴呆的是
A. 涌泉
B. 然谷
C. 太溪
D. 大钟
E. 照海

B1 型题
A. 神门
B. 太溪
C. 阴谷
D. 肾俞
E. 复溜
1. 以上腧穴中，治疗汗证应首选的是
2. 以上腧穴中，治疗神志病应首选的是

A. 膀胱经
B. 胃经
C. 肾经
D. 督脉
E. 带脉
3. 循行中"贯脊"的经脉是
4. 循行中"从颠入络脑"的经脉是

A. 昆仑
B. 申脉
C. 太溪
D. 照海
E. 公孙
5. 外踝高点正下缘凹陷处的腧穴是
6. 内踝高点正下缘凹陷处的腧穴是

二、参考答案

A1 型题
1. C 2. A 3. A 4. D 5. B
6. D
B1 型题
1. E 2. A 3. C 4. A 5. B
6. D

三、重点解析

A1 型题
3. A 照海是肾经穴，又是八脉交会穴，通阴跷脉，可滋阴补肾，利咽安神，通调二便。

第十五单元 手厥阴心包经、腧穴

一、习 题

A1 型题
1. "下膈，历络三焦"的经脉是
A. 手少阴心经 B. 手太阴肺经
C. 手厥阴心包经 D. 手太阳小肠经
E. 手少阳三焦经

2. 在肘横纹中，肱二头肌腱尺侧凹陷处的腧穴是
A. 少海 B. 郄门
C. 曲池 D. 尺泽
E. 曲泽

3. 在腕横纹中，掌长肌腱与桡侧腕屈肌腱之间的腧穴是
A. 太渊 B. 郄门
C. 大陵 D. 神门
E. 腕骨

4. 下列腧穴中，可用于治疗呕血、咯血、疔疮的是
A. 郄门 B. 间使
C. 内关 D. 孔最
E. 大陵

5. 下列有关曲泽穴主治病证的叙述，错误的是
A. 心悸、善惊等心系病证
B. 胃痛、呕吐、呕血等热性胃疾
C. 暑热病
D. 肘臂挛痛
E. 咳嗽、胸满

6. 内关穴位于掌长肌腱与桡侧腕屈肌腱之间，腕横纹上
A. 0.5寸 B. 1寸 C. 1.5寸

D. 2寸　　E. 3寸

7. 手厥阴心包经穴除用于治疗心胸、神志病外，还可用于治疗
A. 肝病　　B. 胃病
C. 胆病　　D. 脾病
E. 肾病

B1 型题

A. 内关
B. 间使
C. 外关
D. 曲泽
E. 劳宫

1. 以上各穴中，善于治疗胃痛、呕血、呕吐、暑热病的腧穴是
2. 以上各穴中，善于治疗心痛、烦闷口疮、口臭的腧穴是

二、参考答案

A1 型题

1. C　2. E　3. C　4. A　5. E
6. D　7. B

B1 型题

1. D　2. E

三、重点解析

B1 型题

1. D　2. E　第1、2题考查穴位主治的特异性。曲泽为合穴，合主逆气而泄，能治胃气上逆之呕血、呕吐；劳宫为荥火，荥主身热，又心开窍于舌，故劳宫可治疗心火上炎之口疮、口臭等。

第十六单元　手少阳三焦经、腧穴

一、习　　题

A1 型题

1. 下列腧穴中，既是络穴又是八脉交会穴的是
A. 肩髎　　B. 肩贞　　C. 支沟
D. 外关　　E. 翳风

2. 翳风穴的定位是
A. 胸锁乳突肌后缘，平下颌角
B. 乳突后下方凹陷处
C. 乳突前下方与下颌角之间的凹陷中
D. 后发际正中直上0.5寸，旁开1.3寸，当斜方肌外缘凹陷中
E. 胸锁乳突肌与斜方肌上端之间的凹陷中

3. 下列腧穴中，属于手少阳三焦经的是
A. 肩髃　　B. 肩髎
C. 肩贞　　D. 肩前
E. 颧髎

4. 下列关于支沟穴主治病证的叙述，<u>不正确</u>的是
A. 便秘
B. 耳鸣、耳聋
C. 暴喑、瘰疬
D. 胁肋疼痛
E. 心悸、失眠

5. 手少阳经与足少阳经相交接的部位是
A. 目内眦　　B. 目外眦　　C. 鼻旁
D. 目上　　E. 目下

B1 型题

A. 外关
B. 中渚
C. 照海
D. 翳风
E. 支沟

1. 善于治疗侧身痛、便秘的腧穴是
2. 善于治疗耳鸣、耳聋、头痛目赤的腧穴是

二、参考答案

A1 型题

1. D　2. C　3. B　4. E　5. B

B1 型题

1. E　2. B

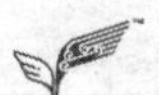

第十七单元 足少阳胆经、腧穴

一、习 题

A1 型题

1. 风池穴所属的经脉是
A. 足少阳胆经 B. 足太阳膀胱经
C. 手少阳三焦经 D. 手太阳小肠经
E. 手阳明大肠经

2. 胆经的募穴是
A. 京门 B. 章门 C. 期门
D. 日月 E. 风市

3. 针刺环跳穴的最佳体位是
A. 站位 B. 仰卧位 C. 俯卧位
D. 侧卧位 E. 坐位

4. 悬钟穴的定位是
A. 外踝高点上 3 寸，腓骨前缘
B. 外踝后缘中点上 3 寸，腓骨前缘
C. 外踝前缘中点上 3 寸，腓骨前缘
D. 外踝下缘中点上 3 寸，腓骨前缘
E. 外踝上缘中点上 3 寸，腓骨前缘

5. 在侧腹部，位于第 11 肋骨游离端垂线与脐水平线交点处的腧穴是
A. 大包 B. 章门 C. 期门
D. 带脉 E. 日月

6. 位于肩胛区，第 7 颈椎棘突与肩峰最外侧点连线的中点处的腧穴是
A. 天宗 B. 肩井 C. 大杼
D. 定喘 E. 大椎

7. 耳屏间切迹前，下颌骨髁状突后缘，张口凹陷处的腧穴是
A. 下关 B. 耳门 C. 听宫
D. 听会 E. 上关

8. 下列腧穴，<u>不属于</u>足少阳胆经的是
A. 风池 B. 风市 C. 风府
D. 头临泣 E. 足临泣

9. 下列有关阳陵泉穴主治病证的叙述，<u>不正确</u>的是
A. 小儿惊风 B. 下肢痿痹 C. 黄疸、胁痛
D. 呕吐、吞酸 E. 小便不利

10. 下列腧穴中，常用于治疗带下病的是
A. 带脉 B. 隐白 C. 太白
D. 大敦 E. 太冲

B1 型题

A. 手阳明、足太阳、足少阳经
B. 手太阴、手阳明、足少阳经
C. 手少阴、足厥阴、足少阴经
D. 手太阴、足厥阴、手太阳经
E. 手太阳、足少阳、手少阳经

1. 以上经脉皆通于耳的是
2. 以上经脉皆与肺相联系的是

A. 风门
B. 风池
C. 风市
D. 翳风
E. 八风

3. 以上腧穴中，常用于治疗感冒、胸背痛的是
4. 以上腧穴中，常用于治疗内、外风证的是

A. 足窍阴
B. 侠溪
C. 足临泣
D. 悬钟
E. 丘墟

5. 以上腧穴，常用于治疗痴呆、中风、半身不遂的是
6. 以上腧穴，常用于治疗目赤肿痛、足内翻的是

二、参考答案

A1 型题

1. A 2. D 3. D 4. A 5. D
6. B 7. D 8. C 9. E 10. A

B1 型题

1. E 2. C 3. A 4. B 5. D
6. E

三、重点解析

B1 型题

1. E 2. C 手太阳小肠经“却入耳中”；足少阳胆经“其支者，从耳后入耳中，出走耳前”；手少阳经“其

支者……系耳后，直上出耳上角”；手少阴心经“其直者，复从心系却上肺”；足厥阴肝经“其支者，复从肝别贯膈，上注肺”；足少阴肾经“其直者……入肺中，循喉咙”。

第十八单元　足厥阴肝经、腧穴

一、习　　题

A1 型题

1. 肝经在循行中，未联系的脏腑是
   A. 肝　B. 胆　C. 肺
   D. 心　E. 胃
2. 下列经脉循行“环阴器”的是
   A. 足厥阴肝经
   B. 足太阴脾经
   C. 足阳明胃经
   D. 足太阳膀胱经
   E. 足少阳胆经
3. 期门穴位于胸部，乳头之下，第6肋间隙，前正中线旁开
   A. 1寸　B. 2寸　C. 4寸
   D. 6寸　E. 8寸
4. 在侧腹部，第11肋游离端下际的腧穴是
   A. 章门　B. 期门　C. 日月
   D. 带脉　E. 大包
5. 下列有关期门穴主治病证的叙述，不正确的是
   A. 胸胁胀痛　B. 呕吐、吞酸　C. 奔豚气
   D. 癃闭、遗尿　E. 乳痈

B1 型题

A. 内庭
B. 大敦
C. 太溪
D. 行间
E. 隐白

1. 常用于治疗疝气的腧穴是
2. 常用于治疗崩漏的腧穴是

A. 光明
B. 蠡沟
C. 悬钟
D. 三阴交
E. 地机

3. 位于小腿外侧，外踝尖上5寸，腓骨前缘的腧穴是
4. 位于小腿内侧，内踝尖上5寸，胫骨内侧面中央的腧穴是

二、参考答案

A1 型题

1. D　2. A　3. C　4. A　5. D

B1 型题

1. B　2. E　3. A　4. B

第十九单元　督脉、腧穴

一、习　　题

A1 型题

1. 大椎穴的定位是
   A. 后正中线上，第7颈椎棘突下凹陷处
   B. 在顶部，当后发际正中直上1寸，枕外隆凸直下，两侧斜方肌之间的凹陷处
   C. 在头部，当前发际正中直上5寸，或两耳尖连线中点处
   D. 在腰部，当后正中线上，第2腰椎棘突下凹陷中
   E. 在背部，后正中线上，第1胸椎棘突下凹陷中
2. 常用于治疗神志病、热病的经脉是
   A. 手厥阴心包经　B. 阳维脉　C. 督脉
   D. 任脉　E. 手少阴心经

3. 以下腧穴属于督脉穴的是
A. 印堂 B. 合谷
C. 廉泉 D. 肾俞
E. 中脘

4. 下列有关百会穴的叙述，**错误**的是
A. 位于头部，前发际正中直上7寸
B. 可治疗气虚下陷病证
C. 可治疗神志病
D. 可治疗头面病
E. 可用灸法

5. 下列有关大椎穴主治病证的叙述，**不正确**的是
A. 热病、疟疾 B. 风疹、痤疮
C. 脱肛、痢疾 D. 项强、脊痛
E. 癫狂、惊风

6. 位于颈后区，后正中线上，第2颈椎棘突上际凹陷中的腧穴是
A. 大椎 B. 哑门 C. 风府
D. 天柱 E. 风池

7. 位于脊柱区，后正中线上，第7胸椎棘突下凹陷中的腧穴是
A. 至阳 B. 膈俞 C. 身柱
D. 陶道 E. 筋缩

B1 型题
A. 百会
B. 大椎
C. 水沟
D. 印堂
E. 素髎
1. 既治疗骨蒸潮热，又治疗癫狂痫等神志病证的是
2. 既治疗急危重症，又治疗闪挫腰痛的腧穴是
A. 大椎
B. 风府
C. 至阳
D. 陶道
E. 身柱
3. 以上腧穴中，治疗疔疮的要穴是
4. 以上腧穴中，善于退热的是

二、参考答案

A1 型题
1. A 2. C 3. A 4. A 5. C
6. B 7. A

B1 型题
1. B 2. C 3. E 4. A

三、重点解析

A1 型题
2. C 督脉入络于脑，行于头身正中，为“阳脉之海”，故督脉上的穴位可治疗神志病和热病。

第二十单元 任脉、腧穴

一、习 题

A1 型题
1. 下列各组腧穴中，两穴相距1寸的是
A. 神阙、气海
B. 中极、石门
C. 气海、关元
D. 中脘、建里
E. 中脘、下脘

2. 下列各项**不属**关元穴主治病证的是
A. 月经不调、痛经
B. 癫狂痫、失眠
C. 少腹疼痛、疝气
D. 遗精、阳痿、早泄
E. 中风脱证、虚劳冷惫

3. 任脉循行未至的部位是
A. 口唇 B. 咽喉 C. 目
D. 鼻 E. 面部

4. 气海穴位于下腹部，前正中线上，脐中下
A. 0.5寸 B. 1寸
C. 1.5寸 D. 2寸
E. 3寸

5. 下列腧穴中，**不属于**任脉的是
A. 印堂 B. 承浆

C. 廉泉　　D. 天突
E. 膻中

6. 下列有关神阙穴主治病证的叙述，**不正确**的是
A. 便秘、脱肛　　B. 食谷不化
C. 虚脱、中风脱证　　D. 水肿、小便不利
E. 保健灸常用穴

7. 下列腧穴中，治疗梅核气、噎膈首选的是
A. 承浆　　B. 廉泉　　C. 天突
D. 膻中　　E. 中脘

8. 下列腧穴中，善于治疗形体羸瘦、脏气衰惫、乏力等气虚病证的是
A. 中脘　　B. 神阙
C. 气海　　D. 关元
E. 中极

B1 型题

A. 中脘
B. 建里
C. 中极
D. 上脘
E. 关元

1. 位于前正中线上，脐上 4 寸的腧穴是
2. 位于前正中线上，脐下 3 寸的腧穴是

A. 中极
B. 廉泉
C. 大陵
D. 通里
E. 心俞

3. 善于治疗遗尿、小便不利、癃闭等病证的腧穴是
4. 善于治疗暴喑、吞咽困难等咽喉口舌病证的腧穴是

A. 膻中
B. 气海
C. 中脘
D. 关元
E. 腰阳关

5. 上述腧穴中，善于治疗阳虚病证的是
6. 上述腧穴中，善于治疗气虚病证的是

二、参考答案

A1 型题

1. D　2. B　3. D　4. C　5. A
6. B　7. C　8. C

B1 型题

1. A　2. E　3. A　4. B　5. D
6. B

三、重点解析

A1 型题

3. D 《灵枢·五音五味》："冲脉、任脉皆起于胞中，上循背里，为经络之海；其浮而外者，循腹(各)上行，会于咽喉，别而络唇口。"《素问·骨空论》："任脉者，起于中极之下，以上毛际，循腹里，上关元，至咽喉，上颐循面入目。"故任脉循行联系的脏腑器官主要有胞中、咽喉、唇口、目、面。

第二十一单元　奇　穴

一、习　题

A1 型题

1. 华佗夹脊穴位于脊柱区，第 1 胸椎棘突至第 5 腰椎棘突下两侧，后正中线旁开
A. 0.5 寸　　B. 1 寸
C. 2 寸　　D. 3 寸
E. 4 寸

2. 以下**不属**夹脊穴治疗病证的是
A. 心肺疾患　　B. 胃肠疾患
C. 腰腹疾患　　D. 肢体疾患
E. 虚劳羸瘦

3. 胆囊穴的定位是在小腿外侧上部，当腓骨小头前下方凹陷处直下
A. 1 寸　　B. 1.5 寸
C. 2 寸　　D. 2.5 寸
E. 3 寸

4. 放血治疗昏迷的腧穴是
A. 天枢　　B. 十宣
C. 大椎　　D. 血海
E. 委中

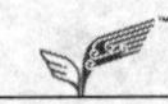

5. 善于治疗小儿疳积的腧穴是
A. 血海 B. 太白 C. 丰隆
D. 四缝 E. 十宣

6. 属于经外奇穴的是
A. 四缝 B. 四白 C. 委中
D. 合谷 E. 神庭

7. 治疗昏迷、高热应首选的腧穴是
A. 四缝 B. 十宣 C. 大椎
D. 曲池 E. 八邪

8. 下列腧穴中，不属于经外奇穴的是
A. 安眠 B. 太阳 C. 印堂
D. 八风 E. 十宣

9. 在面颊部，耳垂前0.5～1寸处的经外奇穴是
A. 太阳 B. 牵正 C. 颊车
D. 听宫 E. 下关

10. 位于头部，当眉梢与目外眦之间，向后约一横指凹陷处的腧穴是
A. 瞳子髎 B. 睛明 C. 太阳
D. 阳白 E. 丝竹空

11. 屈膝，在髌韧带两侧凹陷中的腧穴是
A. 膝眼 B. 足三里 C. 阳陵泉
D. 胆囊 E. 阑尾

12. 下列有关腰眼穴主治病证的叙述，不正确的是
A. 腰痛 B. 胃痛
C. 月经不调 D. 带下
E. 虚劳

13. 金津、玉液除治疗口疮、失语外，还常用于治疗的病证是
A. 呕吐、消渴 B. 舌体萎软
C. 齿龈肿痛 D. 咽喉肿痛
E. 烦热、口渴

14. 下列有关四神聪穴主治病证的叙述，不正确的是
A. 头痛、眩晕 B. 失眠、健忘
C. 目疾 D. 脱肛
E. 癫痫

B1型题

A. 阑尾
B. 胆囊
C. 下巨虚
D. 足三里
E. 阴陵泉

1. 位于小腿外侧上部，当腓骨小头前下方凹陷处（阳陵泉）直下2寸的腧穴是
2. 位于小腿前侧上部，当犊鼻下5寸，胫骨前缘旁开1横指的腧穴是

A. 合谷
B. 印堂
C. 关元
D. 四缝
E. 四神聪

3. 用来治疗头痛、眩晕的腧穴是
4. 用来治疗鼻渊、鼻衄的腧穴是

A. 当翳风与风池穴连线的中点
B. 乳突后下方凹陷处
C. 胸锁乳突肌与斜方肌上端之间的凹陷中
D. 乳突前下方与下颌角之间的凹陷中
E. 后发际正中直上0.5寸，旁开1.3寸，当斜方肌外缘凹陷中

5. 安眠穴的定位是
6. 天柱穴的定位是

A. 八风
B. 八邪
C. 十宣
D. 太阳
E. 四缝

7. 位于手背，第1～5指间，指蹼缘后方赤白肉际处的腧穴是
8. 位于足背，第1～5趾间，趾蹼缘后方赤白肉际处的腧穴是

A. 定喘
B. 哑门
C. 夹脊穴
D. 腰眼
E. 腰痛点

9. 横平第7颈椎棘突下，后正中线旁开0.5寸的腧穴是
10. 横平第4腰椎棘突下，后正中线旁开3.5寸凹陷中的腧穴是

A. 八邪
B. 四缝
C. 外劳宫
D. 腰痛点
E. 十宣

11. 位于手背，第2～3掌骨间，掌指关节后0.5寸凹陷中的腧穴是
12. 位于手指，第2～5指掌面的近侧指间关节横纹中央的腧穴是

二、参考答案

A1 型题

1. A 2. E 3. C 4. B 5. D
6. A 7. B 8. C 9. B 10. C
11. A 12. B 13. A 14. D

B1 型题

1. B 2. A 3. E 4. B 5. A
6. E 7. B 8. A 9. A 10. D
11. C 12. B

第二十二单元 毫针刺法

一、习 题

A1 型题

1. 针刺下列腧穴时，宜取俯卧位的是
   A. 天枢 B. 膈俞 C. 中脘
   D. 膻中 E. 期门

2. 适用于皮肉浅薄部位腧穴的进针方法是
   A. 爪切进针法
   B. 舒张进针法
   C. 夹持进针法
   D. 提捏进针法
   E. 单手进针法

3. 斜刺指进针时针身与皮肤表面所成的角度是
   A. 15°左右 B. 25°左右
   C. 30°左右 D. 45°左右
   E. 60°左右

4. 有关哑门穴针刺操作，叙述正确的是
   A. 正坐位，头微后倾，项部放松
   B. 向下颌方向缓慢刺入 0.5～1 寸
   C. 向鼻尖方向缓慢刺入 0.5～1 寸
   D. 向上缓慢刺入 0.5～1 寸
   E. 向上缓慢刺入 1～1.5 寸

5. 属于行针基本手法的是
   A. 飞法 B. 弹法
   C. 刮法 D. 提插法
   E. 震颤法

6. 适宜于大部分腧穴的进针角度是
   A. 直刺 B. 斜刺 C. 平刺
   D. 横刺 E. 沿皮刺

7. 下列腧穴可以直刺、深刺的是
   A. 足三里 B. 中府 C. 缺盆
   D. 期门 E. 肺俞

8. 以下关于针刺注意事项的叙述，**错误**的是
   A. 针刺颈部哑门、风府穴时可以向上斜刺
   B. 出现晕针时应立即停止针刺并拔针
   C. 胸背部穴一般不宜深刺
   D. 针刺前检查针具，针刺时轻刺激可以有效防止断针
   E. 针刺时应避免针刺到血管

9. 下列有关针刺深度的叙述，**不正确**的是
   A. 阳证宜浅刺
   B. 久病宜浅刺
   C. 胸背部的腧穴宜浅刺
   D. 年老体弱者宜浅刺
   E. 形瘦体弱者宜浅刺

10. 下列有关提插补泻中补法的叙述，**错误**的是
   A. 先浅后深
   B. 重插轻提
   C. 提插幅度小，频率快
   D. 操作时间短
   E. 以下插用力为主

11. 下列有关捻转补泻中泻法的叙述，**错误**的是
   A. 捻转角度大
   B. 用力重
   C. 频率快
   D. 操作时间长
   E. 拇指向前，食指向后(左转用力为主)

12. 针刺水沟、廉泉、天突、人迎，宜采取的体位是
   A. 仰卧位
   B. 俯卧位
   C. 侧卧位
   D. 仰靠坐位
   E. 俯伏坐位

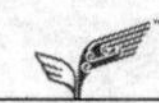

13. 下列有关出针法的叙述，不正确的是
A. 出针又称起针、退针
B. 出针时可以摇大针孔
C. 出针时都应采取“徐出”的方法
D. 出针后要核对针数是否有遗漏
E. 出针后应询问患者有无不适感

14. 下列各项中，不属于得气感觉或反应的是
A. 针刺部位有酸胀、麻重感
B. 针刺部位出现热、凉、痒、痛、抽搐、蚁行等感觉
C. 患者出现循经性肌肤瞤动、震颤
D. 医者刺手体会到针下空松、虚滑
E. 医者刺手体会到针体颤动

15. 下列有关妊娠妇女针刺注意事项的叙述，不正确的是
A. 孕期不可以针刺三阴交、合谷
B. 怀孕 3 个月以内者，不宜针刺小腹部腧穴
C. 可用昆仑、至阴保胎
D. 怀孕 3 个月以上者，不宜针刺腹部腧穴
E. 怀孕 3 个月以上者，不宜针刺腰骶部腧穴

16. 下列有关晕针处理方法的叙述，不正确的是
A. 立即停止针刺，将针全部取出
B. 使患者平卧，头部抬高
C. 宽衣解带，注意保暖
D. 予以饮温开水或糖水
E. 重者可针刺人中、素髎、内关等穴

A2 型题

1. 患者女，45 岁。在针刺中，突然出现头晕目眩，多汗，四肢发冷，脉沉细。应首选的处理方法是
A. 停止针刺，立即起针
B. 速饮糖水
C. 针刺百会
D. 针刺人中
E. 灸足三里、关元

B1 型题

A. 指切进针法
B. 夹持进针法
C. 提捏进针法
D. 舒张进针法
E. 单手进针法

1. 针刺上星时宜选
2. 针刺大巨时宜选

A. 短针的进针
B. 长针的进针
C. 皮肤松弛部位腧穴的进针
D. 皮肤紧张部位腧穴的进针
E. 皮肉浅薄部位腧穴的进针

3. 指切进针法适宜于
4. 舒张进针法适宜于

A. 单手进针法
B. 指切进针法
C. 夹持进针法
D. 提捏进针法
E. 舒张进针法

5. 针刺环跳穴常用的进针方法是
6. 针刺印堂穴常用的进针方法是

A. 吸气时进针，呼气时出针
B. 呼气时进针，吸气时出针
C. 出针时摇大针孔而不按
D. 进针时疾速刺入，多捻转，徐徐出针
E. 进针时徐徐刺入，少捻转，疾速出针

7. 属于呼吸补泻中补法操作的是
8. 属于疾徐补泻中泻法操作的是

A. 进针时针尖迎着经脉循行来的方向刺入
B. 进针时针尖随着经脉循行去的方向刺入
C. 出针时摇大针孔而不按
D. 出针后迅速按压针孔
E. 吸气时进针，呼气时出针

9. 属于迎随补泻中补法操作的是
10. 属于开阖补泻中泻法操作的是

二、参考答案

A1 型题

1. B	2. D	3. D	4. B	5. D
6. A	7. A	8. A	9. B	10. C
11. E	12. D	13. C	14. D	15. C
16. B				

A2 型题

1. A

B1 型题

1. C	2. D	3. A	4. C	5. C
6. D	7. B	8. D	9. B	10. C

三、重点解析

A1 型题

4. B 针刺哑门穴是要正坐位，头微前倾，项部放松，向下颌方向缓慢刺入 0.5～1 寸；不可向上深刺，以免刺入枕骨大孔，伤及延髓。

A2 型题

1. A 当在临床针刺过程中患者突然出现头晕目眩、多汗、四肢发冷、脉沉细等晕针现象时，医者应立即停止针刺，将针全部取出，使患者平卧，注意保暖。

第二十三单元 灸 法

一、习 题

A1 型题

1. 下列**不属**灸法治疗作用的是
   A. 温经散寒　B. 防病保健
   C. 开窍泻热　D. 消瘀散结
   E. 扶阳固脱

2. 下列各项，**不属于**艾灸的是
   A. 无瘢痕灸　B. 隔姜灸　C. 白芥子灸
   D. 雀啄灸　E. 雷火针灸

3. 属于直接灸的是
   A. 瘢痕灸　B. 蒜泥灸　C. 隔姜灸
   D. 实按灸　E. 温灸器灸

4. 选用神阙穴常用的操作方法是
   A. 灯草灸　B. 隔姜灸　C. 隔蒜灸
   D. 隔盐灸　E. 隔泥灸

5. 有关灸法的注意事项，叙述**不正确**的是
   A. 壮数应先少后多
   B. 先灸阴部，后灸阳部
   C. 先灸上部，后灸下部
   D. 艾炷应先小后大
   E. 施灸也应注意补泻的操作方法

6. 隔蒜灸治疗的病证是
   A. 疮疡久溃　B. 肿疡初起　C. 阳痿早泄
   D. 中风脱证　E. 伤寒阴证

7. 下列有关瘢痕灸的叙述，**不正确**的是
   A. 选用大小适宜的艾炷
   B. 施灸前先在所灸腧穴部位涂以少量大蒜汁
   C. 每壮艾炷不必燃尽，燃剩 1/4 时应易炷再灸
   D. 灸后 1 周左右，施灸部位化脓形成灸疮
   E. 常用于治疗哮喘、肺痨、瘰疬等慢性顽疾

8. 下列各项中，施灸的禁忌证是
   A. 泄泻　B. 实热证　C. 脱肛
   D. 瘿瘤　E. 腹痛

B1 型题

A. 瘢痕灸
B. 蒜泥灸
C. 温灸器灸
D. 太乙针灸
E. 温针灸

1. 属于艾炷灸的是
2. 属于艾条灸的是

A. 艾条灸
B. 艾炷灸
C. 温和灸
D. 温针灸
E. 天灸

3. 雷火针灸属
4. 隔姜灸属

A. 隔姜灸
B. 隔蒜灸
C. 隔盐灸
D. 灯草灸
E. 隔泥灸

5. 治疗阳气暴脱，可用神阙穴施用的灸法是
6. 治疗风寒痹痛常用的灸法是

A. 隔盐灸
B. 隔蒜灸
C. 隔姜灸
D. 白芥子灸
E. 隔附子饼灸

7. 有清热解毒、杀虫作用的灸法是
8. 有温补肾阳作用的灸法是

A. 瘰疬、初起的肿疡
B. 因寒而致的呕吐、腹痛
C. 吐泻并作、中风脱证
D. 疮疡久溃不敛
E. 命门火衰而致的阳痿、早泄

9. 隔盐灸的适应证是
10. 隔姜灸的适应证是

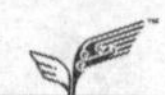

二、参考答案

A1 型题

1. C　2. C　3. A　4. D　5. B
6. B　7. C　8. B

B1 型题

1. A　2. D　3. A　4. B　5. C
6. A　7. B　8. E　9. C　10. B

三、重点解析

B1 型题

3. A　4. B　灸法可以分为艾灸和其他灸法。艾灸包括艾炷灸和艾条灸、温针灸。艾条灸包括悬起灸和实按灸，实按灸又分为太乙针灸和雷火针灸。隔姜灸属于艾炷灸。

第二十四单元　拔　罐　法

一、习　　题

A1 型题

1. 以下<u>不属于</u>常用拔罐方法的是
   A. 留罐法
   B. 走罐法
   C. 闪罐法
   D. 刺血拔罐法
   E. 火罐法

2. 常用于治疗痤疮、丹毒、扭伤的拔罐法是
   A. 留罐法　B. 走罐法
   C. 闪罐法　D. 刺血拔罐法
   E. 火罐法

3. 常用于面积较大部位、肌肉丰厚处的拔罐法是
   A. 留罐法
   B. 走罐法
   C. 闪罐法
   D. 刺血拔罐法
   E. 火罐法

4. 以下关于拔罐作用的叙述，<u>错误</u>的是
   A. 通经活络　B. 消肿止痛
   C. 行气活血　D. 祛风散寒
   E. 调和阴阳

5. 留罐法的留罐时间一般为
   A. 3～5 分钟
   B. 5～10 分钟
   C. 10～15 分钟
   D. 15～20 分钟
   E. 20～30 分钟

6. 下列病证，<u>不宜</u>进行拔罐的是
   A. 伤风感冒
   B. 体弱疲劳
   C. 溃疡患处
   D. 闪挫扭伤
   E. 瘀血痹阻

7. 下列有关拔罐操作的叙述，<u>不正确</u>的是
   A. 动作要稳准轻快
   B. 起罐时旋转罐具
   C. 拔罐起小疱无需处理
   D. 留针拔罐时应避免碰压针柄
   E. 留罐时出现疼痛可减压放气

B1 型题

A. 留罐法
B. 闪罐法
C. 走罐法
D. 刺血拔罐法
E. 留针拔罐法

1. 治疗热证、实证、瘀血证时宜选用的拔罐法是
2. 治疗局部皮肤麻木、疼痛或功能减退等疾患时宜选用的拔罐法是

二、参考答案

A1 型题

1. E　2. D　3. B　4. E　5. C
6. C　7. B

B1 型题

1. D　2. B

第二十五单元　其 他 针 法

一、习　题

A1 型题

1. 具有镇静、止痛、缓解肌肉痉挛作用的电针波型是
   A. 疏波
   B. 密波
   C. 疏密波
   D. 断续波
   E. 锯齿波

2. 下列<u>不属</u>三棱针常用操作方法的是
   A. 点刺法
   B. 散刺法
   C. 透刺法
   D. 刺络法
   E. 挑刺法

3. 三棱针散刺法常用于治疗的病证是
   A. 昏厥
   B. 中暑
   C. 发热
   D. 局部顽癣
   E. 急性吐泻

4. 治疗痿证、瘫痪常选用的电针波型是
   A. 密波　B. 疏波　C. 疏密波
   D. 断续波　E. 锯齿波

5. 下列有关皮肤针法的叙述，<u>不正确</u>的是
   A. 叩刺部位一般分为循经叩刺、穴位叩刺、局部叩刺
   B. 循经叩刺常取四肢末端部位
   C. 穴位叩刺常取华佗夹脊穴、阿是穴等
   D. 局部叩刺多用于局部瘀肿疼痛及顽癣等
   E. 刺激的强度应根据刺激部位而定

6. 下列有关穴位注射操作方法的叙述，<u>不正确</u>的是
   A. 穴位皮肤要严格消毒
   B. 选择适宜的消毒注射器和针头
   C. 将针快速刺入皮下，缓慢推进
   D. 产生得气感后方可将药液注入
   E. 刺入后无需检查回血即可将药液注入

B1 型题

A. 十宣、井穴
B. 曲泽、委中
C. 肺俞、胃俞
D. 合谷、太冲
E. 列缺、照海

1. 三棱针刺络法常取的腧穴是
2. 三棱针点刺法常取的腧穴是

A. 疏波
B. 密波
C. 疏密波
D. 断续波
E. 锯齿波

3. 能促进气血循环、改善组织营养、消除炎性水肿的电针波型是
4. 能提高肌肉组织的兴奋性，对横纹肌有良好的刺激收缩作用的电针波型是

二、参考答案

A1 型题

1. B　2. C　3. D　4. D　5. B
6. E

B1 型题

1. B　2. A　3. C　4. D

三、重点解析

A1 型题

1. B　密波抑制感觉神经和运动神经，用于镇静、止痛、缓解肌肉痉挛，疏波多用与治疗痿证和各种关节、韧带、肌腱的损伤及慢性疼痛。

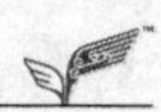

第二十六单元 头针、耳针

一、习 题

A1 型题

1. 额中线的定位是
   A. 在头前部，从神庭穴向前引一条长 1 寸的线
   B. 在头前部，从神庭穴向后引一条长 1 寸的线
   C. 在头前部，从眉冲穴向前引一条长 1 寸的线
   D. 在头前部，从眉冲穴向后引一条长 1 寸的线
   E. 在头前部，从头临泣穴向前引一条长 1 寸的线

2. 额旁 3 线的主治病症是
   A. 精神失常、心肺疾患
   B. 急慢性胃炎、肝胆疾患
   C. 功能失调性子宫出血
   D. 腰腿足病
   E. 肩、臂、手等病症

3. 治疗周围性面神经麻痹，应选择的头穴线是
   A. 顶颞前斜线 B. 顶颞后斜线
   C. 颞前线 D. 颞后线
   E. 顶旁 2 线

4. 治疗眼疾应选择的头穴线是
   A. 颞前线
   B. 颞后线
   C. 枕上旁线
   D. 枕上正中线
   E. 枕下旁线

5. 以下有关耳穴分布规律的叙述，<u>不正确</u>的是
   A. 与头面相应的穴位在耳垂
   B. 与头面相应的穴位在耳尖
   C. 与内脏相应的穴位在耳甲
   D. 与上肢相应的穴位在耳舟
   E. 与躯干和下肢相应的穴位在对耳轮体部和对耳轮上、下脚

6. 以下<u>不属于</u>耳针治疗选穴原则的是
   A. 按相应部位选穴
   B. 按经络辨证选穴
   C. 按脏腑辨证选穴
   D. 按标本根结理论选穴
   E. 按临床经验选穴

7. 治疗失眠、神经衰弱宜选用的耳穴是
   A. 角窝上 B. 角窝中
   C. 神门 D. 内分泌
   E. 肾上腺

8. 位于耳屏游离缘下部尖端，即耳屏 2 区后缘处的耳穴是
   A. 屏尖 B. 屏尖前 C. 肾上腺
   D. 下屏 E. 外耳

9. 位于对耳轮下脚下方后部，即耳甲 10 区的耳穴是
   A. 心 B. 肝 C. 脾
   D. 肺 E. 肾

10. 位于屏间切迹内，耳甲腔的前下部，即耳甲 18 区的耳穴是
    A. 内分泌 B. 三焦 C. 皮质下
    D. 肾上腺 E. 脾

11. 位于耳垂正面中央部，即耳垂 5 区的耳穴是
    A. 牙 B. 眼 C. 舌
    D. 面颊 E. 扁桃体

12. 在对耳轮下脚末端与耳轮内缘相交处，即对耳轮 6 区前端的耳穴是
    A. 跟 B. 膝
    C. 坐骨神经 D. 交感
    E. 腰骶椎

13. 治疗低血压，应选择的耳穴是
    A. 角窝上 B. 肾上腺
    C. 耳尖 D. 神门
    E. 皮质下

B1 型题

A. 额旁 1 线
B. 额旁 3 线
C. 额中线
D. 颞前线
E. 颞后线

1. 治疗生殖系统疾病，应选择
2. 治疗耳鸣、耳聋、眩晕，应选择

A. 额中线
B. 颞前线
C. 颞后线

D. 顶中线
E. 顶颞后斜线
3. 在头的颞部，从胆经颔厌穴至悬厘穴的连线是标准头穴线
4. 在头顶部，从督脉百会穴至前顶穴之段是标准头穴线

A. 盆腔
B. 内生殖器
C. 神门
D. 胰胆
E. 肝
5. 在三角窝前 1/3 的下部，即三角窝 2 区的耳穴是
6. 在耳甲艇的后下部，即耳甲 12 区的耳穴是

A. 失眠、高血压、戒断综合征
B. 休克、低血压、风湿性关节炎
C. 胃肠痉挛、心绞痛、胆绞痛
D. 盆腔炎、附件炎、痛经
E. 发热、高血压、急性结膜炎
7. 耳穴“神门”的主治病症是
8. 耳穴“交感”的主治病症是

二、参考答案

A1 型题

1. A	2. C	3. C	4. D	5. B
6. D	7. C	8. C	9. E	10. A
11. B	12. D	13. B		

B1 型题

1. B	2. E	3. B	4. D	5. B
6. E	7. A	8. C		

第二十七单元　针灸治疗总论

一、习　　题

A1 型题

1. 下列属于远部选穴的是
A. 巅部痛取百会
B. 鼻病取迎香
C. 咳嗽取列缺
D. 面瘫取颊车
E. 耳聋取听宫

2. 下列<u>不属于</u>表里经配穴的是
A. 咳嗽取列缺、合谷
B. 失眠取神门、后溪
C. 腰痛取昆仑、肾俞
D. 胃痛取公孙、足三里
E. 痛经取天枢、三阴交

3. 下列各组中，属于俞募配穴的是
A. 列缺、合谷　B. 后溪、申脉
C. 内关、公孙　D. 肺俞、中府
E. 外关、足临泣

4. 治疗急症时，宜选用的特定穴是
A. 原穴　B. 络穴
C. 郄穴　D. 募穴
E. 八会穴

5. 治疗肺系、咽喉、胸膈疾病宜选用的配穴是
A. 鱼际、曲池　B. 外关、足临泣
C. 照海、列缺　D. 后溪、申脉
E. 内关、公孙

6. 根据针灸治疗原则，热证应采取的治疗原则是
A. 补之　B. 泻之　C. 疾之
D. 留之　E. 除之

7. 以下<u>不属于</u>针灸选穴原则的是
A. 近部选穴　B. 远部选穴
C. 辨证选穴　D. 对症选穴
E. 前后选穴

8. 以下属于针灸治疗作用的是
A. 联系脏腑　B. 运行气血
C. 沟通内外　D. 抗御病邪
E. 调和阴阳

9. 以下<u>不属于</u>针灸治疗原则的是
A. 补虚泻实　B. 清热温寒
C. 治病求本　D. 三因制宜
E. 疏通经络

10. 下列各组中，<u>不属于</u>辨证取穴的是
A. 肾阴不足取肾俞、太溪
B. 胃火牙痛取内庭、二间
C. 肝阳化风取太冲、行间

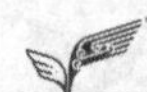

D. 落枕取外劳宫
E. 气血两虚取脾俞、胃俞

11. 下列各项，不属于对症选穴的是
A. 扭伤取阿是穴
B. 落枕取外劳宫
C. 发热取大椎
D. 风火牙痛取风池、地仓
E. 痛经取次髎

12. 以下各组取穴中，不属于上下配穴的是
A. 胃脘痛取内关、足三里
B. 阴挺取百会、三阴交
C. 咽喉肿痛取鱼际、太溪
D. 感冒取列缺、合谷
E. 牙痛取合谷、内庭

13. 下列各项，不属于同名经配穴的是
A. 耳鸣取中渚、足临泣
B. 牙痛取合谷、内庭
C. 便秘取天枢、曲池
D. 失眠取神门、三阴交
E. 头痛取外关、阳陵泉

B1 型题

A. 鼻病取迎香
B. 下牙痛取合谷
C. 肾虚牙痛取太溪
D. 腰痛取委中
E. 外踝扭伤取阳池
1. 属于辨证取穴的是
2. 属于近部取穴的是

A. 前后配穴
B. 表里配穴
C. 左右配穴
D. 上下配穴
E. 本经配穴
3. 胃脘痛取内关、足三里，其配穴方法是
4. 肺病取中府、肺俞，其配穴方法是

A. 牙痛取合谷、内庭
B. 感冒取列缺、合谷
C. 胃痛取双侧梁丘
D. 头痛取头临泣、足临泣
E. 耳鸣取耳门、中渚
5. 属于表里经配穴的是
6. 属于左右配穴的是

二、参考答案

A1 型题

1. C 2. C 3. D 4. C 5. C
6. C 7. E 8. E 9. E 10. D
11. D 12. D 13. D

B1 型题

1. C 2. A 3. D 4. A 5. B
6. C

三、重点解析

B1 型题

3. D 4. A 上下配穴法是指将腰部以上或上肢腧穴和腰部以下或下肢腧穴配合应用的方法。前后配穴法是指将人体的腧穴前后配合应用的方法。所以胃脘痛取内关、足三里，其配穴方法为上下配穴法。肺病取中府、肺俞，其配穴方法为前后配穴法。

第二十八单元 内科病证的针灸治疗

一、习 题

A1 型题

1. 肝阳上亢型头痛，应配合的穴位是
A. 三阴交、肝俞、脾俞
B. 太溪、肾俞、悬钟
C. 太冲、太溪、侠溪
D. 血海、膈俞、内关
E. 列缺、曲池、大椎

2. 治疗厥阴头痛，应配用的穴位是
A. 印堂、攒竹、合谷
B. 率谷、外关、足临泣
C. 天柱、后溪、申脉
D. 太冲、内关、四神聪
E. 血海、膈俞、内关

3. 治疗痰浊头痛，应配用的穴位是
A. 风门、列缺　B. 曲池、大椎
C. 头维、阴陵泉　D. 中脘、丰隆
E. 血海、膈俞

4. 治疗落枕的主穴**不包括**
A. 阿是穴　B. 外劳宫
C. 悬钟　D. 后溪
E. 合谷

5. 与腰痛关系**不密切**的经脉是
A. 足太阳膀胱经　B. 足少阳胆经
C. 足少阴肾经　D. 带脉
E. 督脉

6. 面瘫的恢复应加用的穴位是
A. 膏肓俞　B. 足三里
C. 命门　D. 关元
E. 气海

7. 治疗面瘫应选用的主要经脉**不包括**
A. 手阳明　B. 足阳明
C. 足少阳　D. 手太阳
E. 足太阳

8. 治疗眩晕实证的主穴是
A. 风池、百会、太阳、列缺
B. 风池、头维、太阳、百会
C. 风池、百会、内关、太冲
D. 风池、百会、肝俞、肾俞
E. 百会、内关、后溪、水沟

9. 治疗不寐心脾两虚者，除主穴外，应加用的腧穴是
A. 心俞、内关　B. 心俞、脾俞
C. 脾俞、足三里　D. 太白、公孙
E. 内庭、丰隆

10. 治疗感冒的主穴是
A. 列缺、合谷、肺俞、太渊、大椎
B. 太渊、肺俞、合谷、鱼际、三阴交
C. 列缺、合谷、大椎、太阳、风池
D. 鱼际、尺泽、膻中、肺俞、定喘
E. 尺泽、肺俞、膏肓、太溪、足三里

11. 治疗胃痛胃阴不足者，除主穴外，应加用的腧穴是
A. 下脘、梁门　B. 内庭、三阴交
C. 气海、关元　D. 脾俞、胃俞
E. 太冲、肝俞

12. 治疗便秘的主穴是
A. 天枢、神阙、足三里、公孙、合谷
B. 天枢、支沟、水道、归来、丰隆
C. 天枢、上巨虚、阴陵泉、水分、合谷
D. 天枢、支沟、下脘、关元、合谷
E. 天枢、支沟、足三里、中脘、太冲

13. 治疗面痛之外感风寒者，除主穴外，应加用
A. 风池、列缺　B. 外关、曲池
C. 内关、三阴交　D. 风池、太溪
E. 行间、内庭

14. 针灸治疗腰痛的主穴是
A. 大肠俞、阿是穴、委中
B. 肾俞、阿是穴、太溪
C. 背俞穴、阿是穴、太溪
D. 腰眼、委中、太溪
E. 肾俞、昆仑、委中

15. 治疗腰痛之肾虚者，除主穴外，应加用
A. 命门、腰阳关　B. 膈俞、次髎
C. 肾俞、太溪　D. 太冲、肝俞
E. 关元、后溪

16. 下列有关针灸治疗坐骨神经痛的叙述，**不正确**的是
A. 以通经止痛为法
B. 以足太阳、足少阳经穴为主
C. 腰部取腰夹脊
D. 属气血不足者，配足三里、三阴交
E. 向下肢的放射样针感以多次重复出现为佳

17. 辨证为着痹者，治疗应加用
A. 肝俞、太冲　B. 血海、膈俞
C. 阴陵泉、足三里　D. 肾俞、关元
E. 大椎、曲池

18. 中风的病因**不包括**
A. 风　B. 火　C. 湿
D. 痰　E. 瘀

19. 治疗中风中脏腑闭证，除十二井穴外，应主取的是
A. 任脉、手厥阴经穴
B. 督脉、手厥阴经穴
C. 任脉、足厥阴经穴
D. 督脉、足厥阴经穴
E. 任脉、督脉经穴

20. 治疗痿证湿热浸淫者，应加用
A. 尺泽、大椎
B. 阴陵泉、内庭
C. 脾俞、胃俞
D. 肝俞、肾俞
E. 血海、膈俞

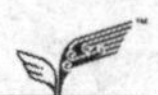

21. 与癃痹关系密切的经脉是
A. 阴维脉、阳维脉
B. 阴跷脉、阳跷脉
C. 心经、阴维脉
D. 心经、阳维脉
E. 心经、督脉

22. 治疗心悸之心脾两虚者，应加用
A. 胆俞
B. 脾俞、足三里
C. 太溪、肾俞
D. 气海、阴陵泉
E. 膻中、膈俞

23. 有关针灸治疗咳嗽的叙述，<u>**不正确**</u>的是
A. 内伤咳嗽取手、足太阴经穴为主
B. 外感咳嗽取手太阴、手阳明经穴为主
C. 内伤咳嗽用毫针补法
D. 外感咳嗽用毫针泻法
E. 风寒咳嗽可针灸并用

24. 呕吐的基本病机是
A. 肝胃不和
B. 胃气不和
C. 胃气上逆
D. 胃失濡养
E. 脾气不升

25. 治疗泄泻之食滞肠胃者，除主穴外，应加用
A. 中脘　B. 神阙
C. 内庭　D. 太冲
E. 脾俞

26. 治疗便秘兼阴伤津亏者，除主穴外，宜加用的腧穴是
A. 合谷、曲池
B. 太冲、中脘
C. 照海、太溪
D. 神阙、关元
E. 足三里、脾俞

27. 下列有关针灸治疗癃闭的叙述，<u>**错误**</u>的是
A. 取足太阳经穴
B. 虚证者，可用温针灸
C. 无论虚实均可取秩边
D. 可采用穴位敷贴疗法
E. 下腹部腧穴，应直刺，用泻法

28. 针灸治疗消渴，除相应脏腑背俞穴外，还包括
A. 手阳明、足阳明经穴
B. 手阳明、足太阴经穴
C. 手阳明、足少阴经穴
D. 足太阴、足少阴经穴
E. 足阳明、足少阴经穴

29. 治疗消渴之肺燥津伤者，除主穴外，宜加用的腧穴是
A. 太渊、少府
B. 内庭、地机
C. 复溜、太冲
D. 关元、命门
E. 阳陵泉、解溪

30. 针灸治疗痴呆的主穴，除百会、印堂、四神聪、内关外，还包括
A. 肝俞、脾俞　B. 肝俞、肾俞
C. 太溪、悬钟　D. 气海、足三里
E. 太冲、膈俞

A2 型题

1. 患者女，45 岁。头痛多年，后头部疼痛固定不移，痛如椎刺，舌暗，脉细涩。针灸治疗除百会、风池、足三里外，宜取的穴位是
A. 太阳、列缺、曲池
B. 后溪、申脉、悬钟
C. 三阴交、肝俞、脾俞
D. 太冲、太溪、侠溪
E. 阿是穴、血海、膈俞

2. 患者男，75 岁。牙痛隐隐，时作时止，牙齿浮动，口不臭，脉细。治疗除取主穴外，还应选用的是
A. 外关　B. 二间　C. 太冲
D. 太溪　E. 内庭

3. 患者女，38 岁。腰部冷痛重着，天气变化或阴雨风冷时加重。治疗除取主穴外，还应选用的穴位是
A. 腰阳关　B. 膈俞
C. 肾俞　D. 次髎
E. 足三里

4. 患者女，43 岁。关节疼痛，屈伸不利，痛处游走不定。治疗除取阿是穴及局部经穴外，还应选用的是
A. 膈俞、血海
B. 肾俞、关元
C. 足三里、阴陵泉
D. 大椎、曲池
E. 神阙、关元

5. 患者男，18 岁。左侧面瘫，口角㖞斜，继发于感冒发热，舌红，苔黄腻。治疗除针刺主穴外，还应选用的腧穴是
A. 下关　B. 曲池

C. 风池　　D. 水沟
E. 迎香

6. 患者男，72岁。突然昏倒，不省人事，手撒口开，二便失禁。治疗应首选的腧穴是
A. 内关、三阴交、极泉、尺泽、委中
B. 内关、水沟、十二井穴、太冲、合谷
C. 内关、水沟、气海、关元、神阙
D. 内关、水沟、三阴交、太冲、太溪
E. 合谷、水沟、三阴交、太冲、风池

7. 患者男，寐而易醒，头晕耳鸣，腰膝酸软，五心烦热，遗精盗汗，舌红，脉细数。除主穴外，还应选取的腧穴是
A. 丰隆、内庭、曲池
B. 丘墟、心俞、内关
C. 心俞、脾俞、足三里
D. 太溪、水泉、心俞、脾俞
E. 太白、公孙、内关、足三里

8. 患者女，20岁。2天前受风后出现左侧面部麻木，额纹消失，眼裂变大，鼻唇沟变浅，口角下垂歪向左侧，舌淡，苔薄白。针刺面部穴位应采用的针刺方法是
A. 直刺深刺
B. 多穴重刺
C. 轻刺浅刺
D. 提插泻法
E. 电针强刺激

9. 患者男，30岁。恶寒发热1天，恶寒重，发热轻，肢体酸楚，苔薄白，脉浮紧。取大椎穴宜用的刺灸法是
A. 刺络出血　　B. 捻转补法
C. 提插补法　　D. 温灸大椎
E. 毫针平补平泻

10. 患者男，68岁。咳喘反复发作多年，现喘促气短，动则喘甚，汗出肢冷，舌淡，脉沉细。治疗应选的主要经脉是
A. 手太阴、足太阴、任脉
B. 手太阴、足太阴、足少阴
C. 手太阴、足厥阴、督脉
D. 手太阴、足少阴、背俞穴
E. 手太阴、足少阴、督脉

11. 患者女，18岁。过食生冷后腹泻，腹痛肠鸣，大便恶臭，泻后痛减，伴有未消化食物，嗳腐吞酸，不思饮食。治疗除取主穴外，还应选用的腧穴是
A. 内庭　　B. 神阙
C. 支沟　　D. 中脘
E. 肾俞

12. 患者女，50岁。大便不通5天，伴腹中胀痛，胸胁痞满，苔薄腻，脉弦，治疗应选取的经脉是
A. 足阳明、足少阳经穴
B. 手阳明、足少阳经穴
C. 足阳明、手少阳经穴
D. 手阳明、足阳明经穴
E. 足阳明、足太阴经穴

13. 患者男，35岁。经常不易入睡，或寐而易醒，甚则彻夜不眠，伴见头晕耳鸣，腰膝酸软，五心烦热，舌红，脉细数。治疗除取主穴外，还应选取的腧穴是
A. 丰隆、内庭、曲池
B. 行间、侠溪
C. 丘墟、心俞、内关
D. 太白、公孙、内关、足三里
E. 太溪、涌泉、心俞、肾俞

14. 患者男，16岁。昨日起大便泄泻，发病势急，一日5次，小便减少。治疗应首选的是
A. 上巨虚、太溪、肾俞、命门
B. 足三里、公孙、脾俞、太白
C. 天枢、阴陵泉、水分、上巨虚
D. 关元、天枢、足三里、冲阳
E. 内庭、上巨虚、神阙、中脘

B1 型题

A. 督脉
B. 阴跷脉
C. 阳跷脉
D. 足少阳经
E. 足太阳经

1. 腰痛以腰脊中部为重者，所属经脉病证是
2. 腰痛以腰脊两侧为重者，所属经脉病证是

A. 攒竹、合谷、内庭
B. 率谷、外关、足临泣
C. 天柱、后溪、申脉
D. 四神聪、太冲、内关
E. 百会、脾俞、阴陵泉

3. 前额痛除主穴外，宜加用的腧穴是
4. 颠顶痛除主穴外，宜加用的腧穴是

A. 合谷
B. 阳陵泉
C. 外关
D. 三阴交
E. 后溪

5. 漏肩风患者，若出现肩后部压痛明显，应配用的腧穴是
6. 漏肩风患者，若出现肩外侧压痛明显，应配用的腧穴是

A. 血海
B. 足三里
C. 曲池
D. 列缺
E. 太溪

7. 风热型面瘫，宜加用的腧穴是
8. 面瘫恢复期，宜加用的腧穴是

A. 太溪、阳陵泉
B. 商丘、解溪
C. 丘墟透照海
D. 三阴交、外关
E. 中极、关元

9. 中风足内翻者，宜加用的腧穴是
10. 中风尿潴留者，宜加用的腧穴是

A. 内关、中脘、足三里、上脘、胃俞
B. 内关、中脘、足三里、合谷、金津
C. 内关、中脘、足三里、脾俞、胃俞
D. 内关、中脘、足三里、阳陵泉、太冲
E. 内关、中脘、足三里、膻中、丰隆

11. 治疗呕吐之寒吐者，应选用的腧穴是
12. 治疗呕吐脾胃虚寒证，应选用的腧穴是

A. 三阴交、内庭
B. 膈俞
C. 胃俞
D. 太冲
E. 气海、关元

13. 胃阴不足型胃痛，除主穴外，应加用的腧穴是
14. 气滞血瘀型胃痛，除主穴外，应加用的腧穴是

A. 阴陵泉
B. 太冲
C. 委中
D. 尺泽
E. 足三里

15. 感冒夹暑者，宜加用的腧穴是
16. 体虚感冒者，宜加用的腧穴是

A. 太冲、太溪
B. 丰隆、阴陵泉
C. 血海、膈俞
D. 脾俞、三阴交
E. 太溪、悬钟

17. 治疗瘀血头痛宜取的腧穴是
18. 治疗痰浊头痛宜取的腧穴是

A. 合谷、丰隆
B. 曲池、丰隆、内庭
C. 足三里、气海、血海
D. 太冲、太溪
E. 太溪、风池

19. 治疗中经络之痰热腑实证，应加用的腧穴是
20. 治疗中经络之阴虚风动证，应加用的腧穴是

A. 补法
B. 泻法
C. 平补平泻
D. 点刺出血
E. 温和灸

21. 不寐取照海穴，宜用的刺灸方法是
22. 不寐取申脉穴，宜用的刺灸方法是

A. 神阙
B. 内庭
C. 太冲
D. 肾俞
E. 中脘

23. 治疗泄泻之食滞者，宜加的腧穴是
24. 治疗泄泻之肝郁者，宜加的腧穴是

A. 脾俞、足三里
B. 太溪、肾俞
C. 胆俞
D. 气海、阴陵泉
E. 膻中、膈俞

25. 治疗心悸之心胆虚怯者，除主穴外，宜加用的腧穴是
26. 治疗心悸之心脾两虚者，除主穴外，宜加用的腧穴是

二、参考答案

A1 型题

1. C	2. D	3. D	4. E	5. B
6. B	7. C	8. C	9. B	10. C
11. B	12. B	13. A	14. A	15. C
16. E	17. C	18. C	19. B	20. B
21. B	22. B	23. C	24. C	25. A
26. C	27. E	28. D	29. A	30. C

A2 型题

1. E	2. D	3. A	4. A	5. D
6. C	7. D	8. C	9. D	10. D

11. D　12. C　13. E　14. C

B1 型题

1. A	2. E	3. A	4. D	5. E
6. C	7. C	8. B	9. C	10. E
11. A	12. C	13. A	14. B	15. C
16. E	17. C	18. B	19. B	20. E
21. A	22. B	23. E	24. C	25. C
26. A				

三、重点解析

A1 型题

5. B　与腰痛关系密切的经脉是足太阳膀胱经、足少阴肾经、带脉、督脉。腰痛以腰脊中部为重者，多是督脉病证；腰痛以腰脊两侧为重者，是足太阳膀胱经病证。

7. C　手足阳经均上头面部，当病邪阻滞面部经络，尤其是手足阳明、手足太阳经筋功能失调，可导致面瘫的发生。

A2 型题

4. A　患者关节疼痛，屈伸不利，痛处游走不定，此为痹证中的行痹，所以治疗除取阿是穴及局部经穴外，还应选用的是膈俞、血海以活血，是取"治风先治血，血行风自灭"之意。

11. D　过食生冷后腹泻，腹痛肠鸣，大便恶臭，泻后痛减，说明此症为泄泻病，又伴有未消化食物，嗳腐吞酸，不思饮食，所以此为饮食停滞。治疗除取主穴外，还应选用的是中脘穴。

13. E　患者经常不易入睡，或寐而易醒，甚则彻夜不眠，病属失眠。头晕耳鸣，腰膝酸软，五心烦热，舌红，脉细数，是心肾不交的临床表现。所以治疗时除取主穴外还应选取的穴位是太溪、涌泉、心俞、肾俞。

第二十九单元　妇儿科病证的针灸治疗

一、习　题

A1 型题

1. 针灸治疗痛经实证应取的经脉是
   A. 任脉、足太阴经
   B. 任脉、足厥阴经
   C. 任脉、冲脉
   D. 冲脉、足太阴经
   E. 足太阴经、足阳明经

2. 与崩漏的发生有主要关系的经脉是
   A. 肝经、肾经　B. 肝经、脾经
   C. 任脉、带脉　D. 任脉、冲脉
   E. 任脉、督脉

3. 针灸治疗缺乳的主穴是
   A. 乳根、膻中、少泽
   B. 乳根、太冲、足三里
   C. 乳根、内关、期门
   D. 膻中、少泽、太冲
   E. 肝俞、膻中、少泽

4. 针灸治疗遗尿的主穴是
   A. 关元、气海、肾俞、三阴交
   B. 关元、中极、膀胱俞、三阴交
   C. 肾俞、志室、气海、三阴交
   D. 关元、中极、三焦俞、三阴交
   E. 肝俞、肾俞、太冲、太溪

5. 实热型月经先期的治疗除主穴外还应加用的腧穴是
   A. 血海　B. 三阴交
   C. 关元　D. 行间
   E. 阴陵泉

6. 虚热型月经先期的治疗，除主穴外，应加用的腧穴是
   A. 行间　B. 太溪
   C. 足三里　D. 脾俞
   E. 隐白

7. 对于肾虚型月经先后不定期除主穴外还应选用的腧穴是
   A. 肾俞、太溪　B. 太冲、太溪
   C. 肾俞、命门　D. 太冲、命门
   E. 太溪、命门

8. 血虚型月经后期，除主穴外，应加用的腧穴是
   A. 足三里、血海　B. 命门、关元
   C. 命门、三阴交　D. 命门、肾俞
   E. 命门、太溪

9. 绝经前后诸证的针灸治疗应选用的主穴是
   A. 肾俞、肝俞、太溪、气海、三阴交
   B. 肾俞、肝俞、命门、太溪、气海
   C. 关元、命门、神门、气海、三阴交

 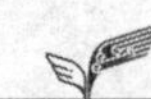

D. 足三里、曲池、血海、太溪、太冲
E. 大椎、命门、三阴交、关元、血海

10. 绝经前后诸证之肾阳虚者，除主穴外，还应加用的腧穴是
A. 关元、命门 B. 太溪、照海
C. 太冲、行间 D. 太冲、肾俞
E. 脾俞、肾俞

11. 对于绝经前后诸证出现烦热失眠症状应选用的腧穴是
A. 心俞、神门 B. 神门、大陵
C. 内关、神门 D. 气海、神门
E. 丰隆、神门

12. 绝经前后诸证之肝阳上亢者，除主穴外，还应加用的腧穴是
A. 中脘、阴陵泉 B. 关元、命门
C. 太冲、风池 D. 中脘、丰隆
E. 神门、心俞

13. 针灸治疗月经先后无定期应主取的经穴是
A. 任脉、冲脉穴 B. 任脉、督脉穴
C. 任脉、带脉穴 D. 任脉、足太阴经穴
E. 任脉、足厥阴经穴

14. 针灸治疗带下病，主选的经穴是
A. 任脉、足太阴、足少阳
B. 任脉、足太阴、足阳明
C. 任脉、足少阳、足阳明
D. 带脉、足太阴、足阳明
E. 带脉、足太阴、足少阳

A2 型题

1. 患者女，21 岁。经期下腹部疼痛剧烈，经色紫黑，有血块，经前伴乳房胀痛，舌有瘀斑，脉细弦。治疗宜选取的腧穴是
A. 三阴交、中极、次髎、太冲
B. 三阴交、归来、次髎、地机
C. 三阴交、中极、次髎、内关
D. 三阴交、气海、太溪、肝俞
E. 三阴交、气海、脾俞、胃俞

2. 患儿男，5 岁。白天小便频而量少，夜晚睡中遗尿，面白，气短，大便溏，舌淡苔白，脉细。治疗应取的腧穴是
A. 百会、神门
B. 气海、血海
C. 阳陵泉、行间
D. 脾俞、肾俞、足三里
E. 气海、肺俞、足三里

3. 患者女，24 岁。经血不止 10 天，下血量多，色红，气味臭秽，口干喜饮，舌红苔黄，脉滑数。治疗应取的腧穴是
A. 关元、公孙、三阴交、行间、阴陵泉
B. 关元、公孙、足三里、隐白、太冲
C. 关元、公孙、三阴交、隐白、血海
D. 关元、公孙、足三里、隐白、内庭
E. 气海、三阴交、足三里、然谷、太溪

4. 患者女，25 岁。产后泌乳量少质稀，乳房柔软无胀感，面色苍白，神疲乏力，舌淡，苔薄白，脉细。除乳根、膻中、少泽外，应加取的腧穴是
A. 太冲、内关 B. 足三里、脾俞
C. 肝俞、膈俞 D. 中脘、天枢
E. 期门、太冲

5. 患者女，27 岁。产后 2 个月，产后乳汁不行，乳房胀满疼痛，情志抑郁不乐。治疗除取主穴外，还应选用的腧穴是
A. 肝俞、膈俞 B. 中脘、期门
C. 太冲、内关 D. 足三里、脾俞、胃俞
E. 中脘、天枢、内关

6. 患者女，20 岁，痛经半年余，经行不畅，小腹胀痛，拒按，经色紫红，夹有血块，血块下后痛即缓解，脉沉涩。治疗应首选的腧穴是
A. 足三里、太冲、三阴交 B. 合谷、三阴交
C. 合谷、归来 D. 曲池、内庭
E. 中极、地机、次髎

7. 某女，22 岁。经期提前半年余，每次提前 10 天左右，月经量多，色深红，质黏稠，伴面红口干，心胸烦热，小便短赤，大便干燥，舌红，苔黄，脉数。治疗除主穴外，还应加用
A. 太溪、肾俞 B. 足三里、三阴交
C. 太冲、行间 D. 脾俞、足三里
E. 气海、关元

B1 型题

A. 肾俞
B. 三阴交
C. 四神聪
D. 百会、神门
E. 百会、命门

1. 遗尿肾阳虚者，宜加用的腧穴是
2. 遗尿夜梦多者，宜加用的腧穴是

A. 三阴交、足三里、气海
B. 足三里、血海、阴陵泉、关元
C. 三阴交、血海、气海

D. 关元、公孙、隐白、三阴交
E. 三阴交、足三里、气海、中极

3. 针灸治疗崩漏实证应选取的腧穴是
4. 针灸治疗崩漏虚证应选取的腧穴是

A. 中脘、天枢
B. 肝俞、膈俞
C. 足三里、三阴交
D. 中脘、足三里
E. 合谷、太冲

5. 缺乳伴食少便溏者，应配合的腧穴是
6. 缺乳因失血过多所致者，应配合的腧穴是

A. 足三里
B. 合谷
C. 三阴交
D. 地机
E. 阴陵泉

7. 血瘀型崩漏，宜加用的腧穴是
8. 湿热型崩漏，宜加用的腧穴是

A. 太溪
B. 行间
C. 足三里
D. 关元
E. 血海

9. 月经先期虚热证，宜加用的腧穴是
10. 月经后期寒凝证，宜加用的腧穴是

A. 脾俞、气海
B. 归来、地机
C. 肾俞、太溪
D. 血海、太冲
E. 太冲、太溪

11. 痛经之气血亏虚者，宜加用的腧穴是
12. 痛经之气滞血瘀者，宜加用的腧穴是

二、参考答案

A1 型题

1. A	2. D	3. A	4. B	5. D
6. B	7. A	8. A	9. A	10. A
11. A	12. C	13. D	14. A	

A2 型题

1. A	2. E	3. C	4. B	5. C
6. E	7. C			

B1 型题

1. A	2. D	3. D	4. A	5. A
6. B	7. D	8. E	9. A	10. D
11. A	12. D			

三、重点解析

A1 型题

1. A　针灸治疗痛经实证，以足太阴经和任脉穴为主，以行气散寒，通经止痛；崩漏病变涉及冲、任二脉及肝、脾、肾三脏，证候有虚有实。

A2 型题

5. C　患者产后乳汁不行，此为缺乳。兼有乳房胀满疼痛，情志抑郁不乐是为肝气郁滞。治疗除取主穴外，还应选取太冲、内关等穴位进行治疗。

B1 型题

3. D　4. A　针灸治疗崩漏实证应选取关元、公孙、隐白、三阴交通调冲任，驱邪固经；针灸治疗崩漏虚证应选取三阴交、足三里、气海调补冲任，益气固经。

第三十单元　皮外伤科病证的针灸治疗

一、习　题

A1 型题

1. 针灸治疗瘾疹，应取的主要经脉是
A. 足阳明、足厥阴经
B. 足阳明、手太阴经
C. 手阳明、足阳明经
D. 手阳明、足太阴经
E. 足太阴、足太阳经

2. 有关扭伤的针灸辨证论治，叙述<u>不正确</u>的是
A. 扭伤多为关节伤筋，属经筋病
B. 以受伤局部腧穴为主
C. 可配合循经远取

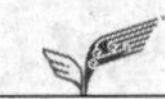

D. 可在扭伤部位上下循经邻近取穴
E. 陈旧性损伤不宜用灸法

3. 颈椎病伴有头晕、头痛，应选取的配穴是
A. 风池、曲池
B. 百会、四神聪
C. 风池、大椎
D. 百会、神庭
E. 百会、合谷

4. 颈椎病辨证病位在太阳经应加用的腧穴是
A. 照海 B. 申脉
C. 外关 D. 内关
E. 膈俞

5. 颈椎病伴恶心、呕吐，多选用的配穴是
A. 中脘、内关 B. 丰隆、内关
C. 足三里、内关 D. 百会、内关
E. 风池、内关

6. 针灸治疗瘾疹之血虚风燥者，宜加用的腧穴是
A. 外关、风池 B. 足三里、天枢
C. 阴陵泉、三阴交 D. 足三里、三阴交
E. 内关、足三里

7. 以下有关针灸治疗蛇串疮的叙述，<u>不正确</u>的是
A. 诸穴均用毫针泻法
B. 疱疹局部阿是穴用围刺法
C. 出现的疱疹不能用三棱针点刺
D. 取穴以局部阿是穴及相应夹脊穴为主
E. 后遗神经痛者可在局部用皮肤针叩刺

8. 与漏肩风密切相关的经脉是
A. 手三阳、手太阴
B. 手三阳、手少阴
C. 手三阳、手厥阴
D. 手三阴、手阳明
E. 手三阴、手太阳

9. 针灸治疗落枕之病在少阳经者，宜加用的腧穴是
A. 大椎、束骨 B. 风池、肩井
C. 风池、合谷 D. 内关、合谷
E. 尺泽、孔最

10. 针灸治疗神经性皮炎，除局部阿是穴外，应主选的经穴是
A. 手阳明、足太阳
B. 手阳明、足少阳
C. 手阳明、足太阴
D. 足太阴、足阳明
E. 足太阴、足厥阴

11. 针灸治疗乳癖之肝郁气滞者，除主穴外，宜加用的腧穴是
A. 期门、膻中
B. 肝俞、内关
C. 丰隆、中脘
D. 关元、肝俞
E. 足三里、太冲

12. 下列有关针灸治疗肘劳的叙述，<u>不正确</u>的是
A. 以局部阿是穴为主
B. 属于络脉病证
C. 治疗以舒筋通络为法
D. 病变局部可加温和灸或电针
E. 阿是穴采用多向透刺，或做多针齐刺

A2 型题

1. 患者男，25 岁。食海鲜后皮肤出现大小不等、形状不一的风团，高起皮肤，边界清楚，色红，瘙痒，伴恶心，肠鸣泄泻，舌红，苔黄腻，脉滑数。除曲池、合谷、血海、膈俞、委中外，应加取的腧穴是
A. 外关、风池 B. 足三里、天枢
C. 三阴交、天枢 D. 足三里、大横
E. 三阴交、风池

2. 患者胁肋部皮肤灼热疼痛，呈带状排列，出现簇集粟粒大小丘状疱疹。若选用针灸治疗，其刺灸方法应采用的是
A. 隔蒜灸 B. 隔姜灸
C. 毫针补法 D. 毫针泻法
E. 毫针平补平泻法

3. 患者肘关节内下方疼痛 2 周，肘关节活动时痛甚，局部怕凉。其辨证是
A. 手阳明经筋病
B. 手太阳经筋病
C. 手少阳经筋病
D. 手太阴经筋病
E. 手少阴经筋病

4. 患者女，56 岁。肩周疼痛，以肩后部为重，疼痛拒按，除肩部取穴外，还应加用
A. 合谷 B. 后溪 C. 外关
D. 内关 E. 曲池

B1 型题

A. 阳溪、阳池、阳谷
B. 膝眼、梁丘、膝阳关
C. 曲池、天井、小海
D. 申脉、丘墟、解溪
E. 环跳、秩边、承扶

1. 治疗肘部扭伤，除阿是穴外，宜选用的腧穴是
2. 治疗髋部扭伤，除阿是穴外，宜选用的腧穴是

A. 足阳明、足厥阴经
B. 足太阴、足太阳经
C. 手阳明、足阳明经
D. 手阳明、足太阴经
E. 局部穴、相应夹脊穴

3. 针灸治疗瘾疹，主穴应是
4. 针灸治疗蛇串疮，主穴应是

A. 太阳经
B. 少阳经
C. 阳明经
D. 督脉
E. 任脉

5. 颈椎病以后头部疼痛为主要表现辨属的经脉是
6. 颈椎病以侧头部疼痛为主要表现辨属的经脉是

A. 肩髃
B. 天宗
C. 后溪
D. 风池
E. 大椎

7. 落枕兼背痛者，宜加用的腧穴是
8. 落枕之肩痛者，宜加用的腧穴是

A. 合谷
B. 外关
C. 后溪
D. 列缺
E. 内关

9. 漏肩风肩后部压痛明显者，宜加用的腧穴是
10. 漏肩风肩前部压痛明显者，宜加用的腧穴是

二、参考答案

A1 型题

1. D　2. E　3. B　4. B　5. A
6. D　7. C　8. A　9. B　10. C
11. B　12. B

A2 型题

1. B　2. D　3. B　4. B

B1 型题

1. C　2. E　3. D　4. E　5. A
6. B　7. B　8. A　9. C　10. D

三、重点解析

A1 型题

2. E　针灸治疗扭伤多为关节伤筋，属经筋病，以受伤局部腧穴为主，同时可配合循经远取，以疏通经络，散除局部的气血壅滞，使通则不痛。

B1 型题

3. D　4. E　针灸治疗瘾疹以手阳明、足太阴经的经穴为主，以疏风和营；针灸治疗蛇串疮，应主选局部阿是穴及相应夹脊穴为主，以泻火解毒，清热利湿。

第三十一单元　五官科病证的针灸治疗

一、习　题

A1 型题

1. 治疗咽喉肿痛肺胃实热者，应加用的腧穴是
A. 中渚、风池
B. 风池、外关
C. 太渊、曲池
D. 列缺、照海
E. 厉兑、鱼际

2. 目赤肿痛属风热证者，可配用的腧穴是
A. 鱼腰、球后　B. 少商、上星
C. 行间、侠溪　D. 血海、膈俞
E. 列缺、照海

3. 治疗咽喉肿痛阴虚证，应取的主要经脉是
A. 手太阴经
B. 足厥阴经
C. 足少阴经
D. 手阳明经
E. 足阳明经

4. 治疗牙痛的主穴是
A. 合谷、地仓、上关
B. 合谷、颊车、上关
C. 太冲、地仓、下关

D. 合谷、颊车、下关
E. 外关、颊车、下关

5. 治疗耳鸣、耳聋实证，除局部取穴外，应主选的经穴是
A. 足少阳、足少阴经穴
B. 足少阳、足太阳经穴
C. 足少阳、手少阳经穴
D. 手少阳、手少阴经穴
E. 手少阳、手阳明经穴

6. 与上牙痛关系最密切的经脉是
A. 手阳明经 B. 手太阳经 C. 手少阳经
D. 足阳明经 E. 足少阳经

7. 以下治疗耳鸣的处方中，属于同名经配穴的是
A. 中渚、侠溪 B. 听宫、中渚 C. 外关、合谷
D. 翳风、中渚 E. 行间、丘墟

8. 针灸治疗近视的主穴，除睛明、承泣外，还包括
A. 风池、太冲 B. 风池、悬钟 C. 风池、光明
D. 风府、光明 E. 太阳、风池

A2 型题

1. 患者女，51岁。突然出现右耳听力下降，伴耳鸣，按之不减，伴头胀、面赤、咽干、烦躁善怒，舌红，脉弦。除翳风、听会、侠溪、中渚外，应加取的腧穴是
A. 太冲、丘墟
B. 外关、合谷
C. 曲池、大椎
D. 太溪、肾俞
E. 合谷、阳陵泉

2. 患者女，30岁。两眼红肿疼痛5天，眵多，畏光，流泪，口苦，烦热，便秘，舌红，苔黄腻，脉弦滑。除合谷、风池、睛明、太阳外，宜加取的腧穴是
A. 太冲、少商、上星
B. 太冲、行间、侠溪
C. 太冲、太溪、照海
D. 太阳、外关、中渚
E. 太阳、内庭、曲池

3. 患者女，53岁。右上齿痛半年，隐隐作痛，时作时止，脉沉。针灸治疗在合谷、颊车、下关的基础上，应加取的腧穴是
A. 外关、风池
B. 内庭、二间
C. 太溪、行间
D. 风池、侠溪
E. 风池、太冲

4. 治疗暴病耳聋，鸣声隆隆，伴畏寒，发热，脉浮，宜在翳风、听会、侠溪、中渚的基础上，加取的腧穴是
A. 太冲、丘墟 B. 外关、合谷
C. 风门、肺俞 D. 丰隆、脾俞
E. 足三里、三阴交

5. 患者男，75岁。咽喉微感疼痛，色暗红，入夜尤甚。针灸治疗应选取的腧穴是
A. 尺泽、合谷、少商 B. 关冲、合谷、少商
C. 关冲、厉兑、鱼际 D. 太溪、照海、鱼际
E. 太溪、曲池、鱼际

B1 型题

A. 照海、太溪
B. 太溪、行间
C. 内庭、二间
D. 合谷、风池
E. 大杼、束骨

1. 胃火牙痛，宜加用的腧穴是
2. 阴虚牙痛，宜加用的腧穴是

A. 合谷、球后
B. 合谷、照海
C. 上星、少商
D. 行间、侠溪
E. 血海、膈俞

3. 治疗目赤肿痛属风热证者，可配用的腧穴是
4. 治疗目赤肿痛属肝胆火盛者，可配用的腧穴是

A. 厉兑、鱼际
B. 列缺、照海
C. 风池、外关
D. 行间、侠溪
E. 太溪、鱼际

5. 治疗咽喉肿痛之外感风热者，宜加用的腧穴是
6. 治疗咽喉肿痛之肺胃实热者，宜加用的腧穴是

二、参考答案

A1 型题

1. E 2. B 3. C 4. D 5. C
6. D 7. A 8. C

A2 型题

1. A 2. B 3. C 4. B 5. D

B1 型题

1. C 2. B 3. C 4. D 5. C
6. A

第三十二单元　急症及其他病证的针灸治疗

一、习　题

A1 型题

1. 治疗虚证晕厥常选用的配穴是
   A. 气海、关元
   B. 气海、足三里
   C. 百会、足三里
   D. 关元、足三里
   E. 内关、足三里

2. 治疗实证晕厥常选用的配穴是
   A. 气海、关元
   B. 合谷、足三里
   C. 合谷、太冲
   D. 关元、足三里
   E. 内关、足三里

3. 治疗心绞痛常选用的腧穴是
   A. 内关、郄门、阴郄、膻中
   B. 内关、大陵、神门、足三里
   C. 血海、足三里、气海、三阴交
   D. 内关、合谷、中脘、太冲
   E. 血海、太冲、膈俞、心俞

4. 以下腧穴中，属于治疗心绞痛特效穴的是
   A. 足三里　B. 内关　C. 神门
   D. 大陵　E. 百会

5. 以下腧穴中，属于治疗胆绞痛特效穴的是
   A. 足三里　B. 内关
   C. 胆囊穴　D. 阴陵泉
   E. 血海

6. 治疗肝胆湿热型胆绞痛多选用的配穴是
   A. 阴陵泉、内庭　B. 合谷、内庭
   C. 丰隆、内庭　D. 阳陵泉、阴陵泉
   E. 合谷、太冲

7. 治疗下焦湿热型肾绞痛常选用的配穴是
   A. 合谷、太冲　B. 合谷、委阳
   C. 中极、阴陵泉　D. 三阴交、阴陵泉
   E. 肾俞、委阳

8. 治疗肾绞痛之肾气不足证，除主穴外，宜加用的腧穴是
   A. 肾俞、太溪
   B. 肾俞、命门
   C. 气海、关元
   D. 气海、足三里
   E. 血海、太冲

9. 治疗晕厥的主穴，<u>**不包括**</u>
   A. 水沟　B. 百会
   C. 太冲　D. 内关
   E. 足三里

10. 针灸治疗肥胖之脾胃虚弱者，宜加用的腧穴是
    A. 上巨虚、内庭　B. 脾俞、足三里
    C. 肾俞、关元　D. 神门、内关
    E. 内关、膻中

二、参考答案

A1 型题

1. A	2. C	3. A	4. B	5. C
6. A	7. B	8. C	9. C	10. B

诊断学基础

第一单元　症　状　学

一、习　　题

A1 型题

1. 急性肾盂肾炎患者常出现的热型是
   A. 回归热　B. 弛张热　C. 波状热
   D. 稽留热　E. 间歇热

2. 下列各项，**不属于**感染性发热疾病的是
   A. 疟疾　B. 猩红热
   C. 病毒性肝炎　D. 广泛性皮炎
   E. 伤寒

3. 下列各项，发热多**不伴有**寒战的是
   A. 败血症　B. 肺炎链球菌肺炎
   C. 急性肾盂肾炎　D. 伤寒
   E. 疟疾

4. 下列各项，常引起吸气性呼吸困难的是
   A. 支气管哮喘　B. 大面积肺不张
   C. 重症肺炎　D. 气管异物
   E. 阻塞性肺气肿

5. 心绞痛所致胸痛的性质是
   A. 刺痛　B. 酸痛
   C. 灼痛　D. 撕裂痛
   E. 压榨样痛

6. 下列疾病，常引起胸痛沿一侧肋间神经分布的是
   A. 急性胸膜炎　B. 纵隔肿瘤
   C. 心绞痛　D. 带状疱疹
   E. 自发性气胸

7. 下列疾病，常引起突发性胸部剧痛或绞痛伴呼吸困难与发绀的是
   A. 心绞痛
   B. 急性支气管炎
   C. 肺梗死
   D. 胸膜炎
   E. 肺淤血

8. 下列各项，常引起腹部剧烈绞痛的是
   A. 肝癌
   B. 慢性肝炎
   C. 泌尿道结石
   D. 消化性溃疡
   E. 急性弥漫性腹膜炎

9. 下列各项，**不符合**支气管扩张症患者咳嗽咳痰特点的是
   A. 长期慢性咳嗽
   B. 夜间平卧时加剧并咳痰
   C. 痰液静置后可出现分层
   D. 咳嗽呈金属音调
   E. 咳嗽多伴有咯血

10. 下列各项，常引起咳嗽、声音嘶哑的是
    A. 急性喉炎　B. 肺结核
    C. 百日咳　D. 胸膜炎
    E. 支气管扩张

11. 下列各项，常引起咳嗽带有鸡鸣样吼声的是
    A. 肺结核　B. 纵隔肿瘤
    C. 支气管肺癌　D. 声带炎
    E. 百日咳

12. 下列疾病,常引起明显吸气性“三凹征”的是
A. 支气管哮喘
B. 支气管肺癌
C. 急性喉炎
D. 自发性气胸
E. 重症肺炎

13. 慢性心功能不全患者引起发热的机制是
A. 自主神经功能紊乱
B. 无菌性坏死物质吸收
C. 皮肤散热减少
D. 抗原-抗体反应
E. 内分泌与代谢障碍

14. 下列疾病,常引起咯血伴脓痰的是
A. 肺梗死 B. 支气管肺癌
C. 肺结核 D. 支气管扩张
E. 肺炎链球菌肺炎

15. 关于胸痛性质的描述,**错误**的是
A. 反流性食管炎常呈灼痛
B. 心肌梗死常呈剧烈压榨样痛伴濒死感
C. 干性胸膜炎常呈尖锐刺痛或撕裂痛
D. 原发性肺癌常呈剧烈刺痛
E. 带状疱疹常呈阵发性灼痛

16. 下列各项,不属于中枢性呕吐病因的是
A. 甲状腺危象 B. 洋地黄中毒
C. 尿毒症 D. 胆囊炎
E. 早孕反应

17. 下列疾病,常引起喷射性呕吐的是
A. 晕动症 B. 急性胃炎
C. 肠梗阻 D. 尿毒症
E. 脑出血

18. 下列疾病,常引起呕吐伴黄疸的是
A. 急性胰腺炎 B. 急性肝炎
C. 急性胃肠炎 D. 急性阑尾炎
E. 急性肾盂肾炎

19. 常引起腹痛伴腹胀、呕吐隔夜宿食的是
A. 幽门梗阻 B. 急性胆囊炎
C. 急性胃炎 D. 肠梗阻
E. 胆石症

20. 下列疾病,常表现为慢性、周期性、节律性上腹痛的是
A. 慢性胃炎 B. 胆石症
C. 胃溃疡 D. 慢性肝炎
E. 胃癌

21. 下列疾病,常引起呕吐伴眩晕及眼球震颤的是
A. 青光眼 B. 迷路炎
C. 偏头痛 D. 脑出血
E. 脑炎

22. 下列疾病,常表现为转移性右下腹痛的是
A. 反流性食管炎 B. 肝癌
C. 急性胰腺炎 D. 胃癌
E. 急性阑尾炎

23. 关于腹痛部位,下列叙述正确的是
A. 胃、十二指肠溃疡疼痛多在脐周
B. 急性阑尾炎疼痛在右下腹
C. 小肠疾病疼痛多在右上腹
D. 胆囊炎疼痛多在左上腹
E. 肝脓肿疼痛多在中下腹

24. 血清总胆红素、结合胆红素、非结合胆红素均中度增加,可见于
A. 胆石症
B. 蚕豆病
C. 胰头癌
D. 急性黄疸性肝炎
E. 珠蛋白生成障碍性贫血

25. 下列关于溶血性黄疸的叙述,正确的是
A. 血清结合胆红素/总胆红素>30%
B. 血清非结合胆红素正常
C. 尿胆红素阴性
D. 尿中尿胆原阴性
E. 大便呈灰白色

26. 下列疾病,可引起血液中非结合胆红素明显升高的是
A. 蚕豆病
B. 急性黄疸性肝炎
C. 胆结石
D. 胰头癌
E. 肝硬化

27. 下列疾病,引起头痛伴剧烈眩晕的是
A. 脑膜炎
B. 小脑肿瘤
C. 蛛网膜下腔出血
D. 偏头痛
E. 鼻窦炎

28. 下列各项,不属全身性水肿病因的是
A. 尿毒症 B. 肝硬化
C. 低蛋白血症 D. 丝虫病
E. 右心衰竭

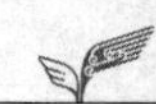

29. 肝源性水肿患者<u>不出现</u>的体征是
A. 肝-颈静脉反流征阳性
B. 双下肢水肿
C. 蜘蛛痣
D. 腹壁静脉曲张
E. 脾大

30. 可引起持续性广泛性剧烈腹痛的疾病是
A. 消化性溃疡
B. 胆道蛔虫症
C. 肾结石
D. 胆囊炎
E. 急性弥漫性腹膜炎

31. 下列疾病，常引起抽搐伴脑膜刺激征的是
A. 高血压脑病
B. 破伤风
C. 狂犬病
D. 脑出血
E. 蛛网膜下腔出血

32. 下列各项，意识障碍伴瞳孔扩大的是
A. 脑桥出血
B. 吗啡中毒
C. 巴比妥类中毒
D. 氰化物中毒
E. 有机磷杀虫剂中毒

33. 病理性的持续睡眠状态，可被唤醒，并能正确回答问题。此意识障碍程度是
A. 嗜睡
B. 昏睡
C. 昏迷
D. 意识模糊
E. 谵妄

34. 下列疾病引起抽搐，常<u>不伴有</u>意识障碍的是
A. 急性脑血管病
B. 脑外伤
C. 癫痫
D. 阿斯综合征
E. 破伤风

35. 患者意识全部丧失，对强刺激的反应减弱，角膜反射、瞳孔对光反射迟钝。意识障碍程度是
A. 嗜睡
B. 昏睡
C. 浅昏迷
D. 中度昏迷
E. 深昏迷

36. 反复发作的呼气性呼吸困难，主要见于
A. 气道异物
B. 支气管哮喘
C. 大叶性肺炎
D. 肺不张
E. 气胸

37. 患者双下肢水肿，颈静脉怒张，肝-颈静脉反流征阳性，其最可能的病因是
A. 重症肝炎
B. 丝虫病
C. 肾病综合征
D. 右心衰竭
E. 急性左心衰竭

38. 下列疾病，常有发热伴眼结膜充血的是
A. 败血症
B. 肺炎链球菌肺炎
C. 肾综合征出血热
D. 急性白血病
E. 再生障碍性贫血

B1 型题

A. 肠梗阻
B. 幽门梗阻
C. 消化性溃疡
D. 胆道蛔虫梗阻
E. 急性胃肠穿孔

1. 上述疾病，常表现为剑突下钻顶样疼痛的是
2. 上述疾病，常表现为突发刀割样剧烈腹痛的是

A. 支气管哮喘
B. 支气管扩张症
C. 支气管异物
D. 慢性支气管炎
E. 自发性气胸

3. 上述疾病，常表现为咳嗽伴咯血的是
4. 上述疾病，常表现为咳嗽伴胸痛的是

A. 急性左心衰竭
B. 支气管扩张症
C. 肺脓肿
D. 肺结核
E. 肺炎链球菌肺炎

5. 上述疾病，常表现为咯铁锈色痰的是
6. 上述疾病，常表现为咯粉红色泡沫痰的是

A. 肺梗死
B. 肺结核
C. 支气管扩张症

D. 钩端螺旋体病
E. 肺炎链球菌肺炎
7. 上述疾病，常表现为咯血伴脓痰的是
8. 上述疾病，常表现为咯血伴皮肤黏膜出血的是

A. 癔症
B. 左心衰竭
C. 喘息型慢性支气管炎
D. 气胸
E. 喉水肿
9. 上述疾病，常表现为呼气性呼吸困难的是
10. 上述疾病，常表现为混合性呼吸困难的是

A. 呕吐物为咖啡色
B. 呕吐物为有粪臭味
C. 呕吐物为隔餐食物，带腐臭味
D. 呕吐物为鲜红色
E. 吐出物含有胆汁
11. 幽门梗阻的呕吐物特点是
12. 低位肠梗阻的呕吐特点是

A. 5ml
B. 30ml
C. 60ml
D. 300ml
E. 400ml
13. 大便隐血试验阳性，提示上消化道出血量至少是
14. 出现柏油样便，提示上消化道出血量至少是

A. 直接胆红素增加，尿胆原增加，尿胆红素阳性
B. 直接胆红素正常，尿胆原增加，尿胆红素阴性
C. 直接胆红素正常，尿胆原阴性，尿胆红素阴性
D. 直接胆红素增加，尿胆原阴性，尿胆红素阳性
E. 直接胆红素正常，尿胆原增加，尿胆红素阳性
15. 肝细胞性黄疸的特点是
16. 溶血性黄疸的特点是

A. 肝癌
B. 肝硬化
C. 钩端螺旋体病
D. 蚕豆病
E. 胰头癌
17. 可见肝外梗阻性黄疸的是
18. 可见溶血性黄疸的是

A. 癔症
B. 破伤风
C. 脑血管疾病
D. 中毒性痢疾
E. 脑膜炎
19. 抽搐伴高血压、肢体瘫痪，见于
20. 抽搐伴苦笑面容，见于

A. 消化性溃疡
B. 肝硬化门静脉高压
C. 急性再生障碍性贫血
D. 急性梗阻性化脓性胆管炎
E. 急性传染病
21. 呕血伴慢性、周期性、节律性上腹痛的是
22. 呕血伴肝掌、蜘蛛痣、脾大的是

A. 气管异物
B. 喉癌
C. 百日咳
D. 慢性支气管炎
E. 支气管扩张症
23. 咳嗽伴大量脓痰常见于
24. 咳嗽伴声音嘶哑常见于

A. 烧灼样疼痛
B. 钻顶样疼痛
C. 持续性胀痛
D. 进行性锐痛
E. 剧烈绞痛
25. 胆石症患者腹痛的性质是
26. 肝癌患者腹痛的性质是

A. 吸气性呼吸困难
B. 呼气性呼吸困难
C. 混合性呼吸困难
D. 夜间阵发性呼吸困难
E. 库斯莫尔(Kussmaul)呼吸
27. 急性喉炎患者呼吸困难的特点是
28. 支气管哮喘患者呼吸困难的特点是

A. 鼻窦炎
B. 椎-基底动脉供血不足
C. 三叉神经痛
D. 青光眼
E. 偏头痛
29. 上述疾病，头痛多在在呕吐后减轻的是
30. 上述疾病，多出现急性头痛伴眩晕的是

二、参考答案

A1 型题

1. E	2. D	3. D	4. D	5. E
6. D	7. C	8. C	9. D	10. A
11. E	12. C	13. C	14. D	15. D

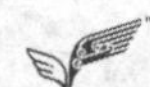

16. D	17. E	18. B	19. A	20. C
21. B	22. E	23. B	24. D	25. C
26. A	27. B	28. D	29. A	30. E
31. E	32. D	33. A	34. E	35. D
36. B	37. D	38. C		

B1 型题

1. D	2. E	3. B	4. E	5. E
6. A	7. C	8. D	9. C	10. D
11. C	12. B	13. A	14. C	15. A
16. B	17. E	18. D	19. C	20. B
21. A	22. B	23. E	24. B	25. E
26. D	27. A	28. B	29. E	30. B

三、重点解析

A1 型题

2. D　广泛性皮炎引起发热的原因为皮肤散热减少，属于非感染性发热。其余四项——疟疾、猩红热、病毒性疾病、伤寒均属于感染性疾病。

3. D　发热伴寒战常见于体温骤升型，体温上升期多有寒战，如肺炎链球菌性肺炎、败血症、急性肾盂肾炎、疟疾等。伤寒属体温缓升型，多不伴有寒战。

9. D　支气管扩张症患者多为长期慢性咳嗽，晨起或夜间平卧时(及体位改变时)咳嗽加剧伴咳痰，痰量多时，痰液静置后可出现分层，多伴有咯血。咳嗽呈金属音调为纵隔肿瘤或支气管肺癌压迫气管所致。

16. D　中枢性呕吐的病因有：①中枢神经系统疾病：颅内感染，脑血管疾病，颅脑损伤，等。②全身疾病，如尿毒症、肝性脑病、糖尿病酮症酸中毒、甲状腺危象及早孕反应等。③其他：如休克、缺氧、中暑等。胆囊炎为消化系统疾病，引起反射性呕吐。

24. D　血清总胆红素、非结合胆红素、结合胆红素均增高提示为肝细胞性黄疸。急性黄疸性肝炎为肝细胞性黄疸病因。而蚕豆病、珠蛋白生成障碍性贫血属于溶血性黄疸病因，胆石症、胰头癌引起胆汁淤积性黄疸。

25. C　溶血性黄疸血清总胆红素(TB)增加，以非结合胆红素(UCB)为主，结合胆红素(CB)基本正常。由于血中UCB增加，故CB形成也代偿性增加，从胆道排至肠道也增加，致尿胆原增加，粪胆原随之增加，粪色加深。肠内的尿胆原增加，重吸收至肝内者也增加。由于缺氧及毒素作用，肝脏处理增多尿胆原的能力降低，致血中尿胆原增加，并从肾排出，故尿中尿胆原增加，但无胆红素。

26. A　溶血性黄疸可引起血液中非结合胆红素明显升高，选项中只有蚕豆病为溶血性黄疸。

33. A　常见意识障碍类型有五种，嗜睡是最轻的意识障碍，是一种病理性的持续睡眠状态，可被唤醒，并能正确回答问题。

34. E　抽搐不伴有意识丧失，见于破伤风、狂犬病、低钙抽搐、癔症性抽搐等。而急性脑血管病、脑外伤、癫痫、阿斯综合征均可出现意识障碍。

35. D　昏迷分为浅昏迷、中度昏迷和深昏迷。浅昏迷为意识大部分丧失，强刺激也不能唤醒，但对疼痛刺激有痛苦表情及躲避反应，角膜反射、瞳孔对光反射、眼球运动等都存在；中度昏迷为意识全部丧失，对强刺激反应减弱，角膜反射、瞳孔对光反射迟钝。深昏迷为意识全部丧失，对各种刺激均无反应，角膜反射、瞳孔对光反射、眼球运动等都消失。

37. D　颈静脉怒张、肝-颈静脉反流征常提示肝淤血、体循环静脉回流受阻，可见于右心衰竭，其他几个选项不会出现。

B1 型题

9. C　10. D　吸气性呼吸困难常见于大气道的狭窄与阻塞，如喉水肿。呼气性呼吸困难常见于喘息型慢性支气管炎、慢性阻塞性肺气肿、支气管哮喘等。混合性呼吸困难常见于大面积肺部病变或肺组织受压，如肺炎链球菌肺炎、重症肺结核、自发性气胸、大量胸腔积液等。左心衰竭引起心源性呼吸困难，癔症引起为精神或心理性呼吸困难。

11. C　12. B　呕吐物为隔餐食物，带腐臭味提示有幽门梗阻；呕吐物带发酵、腐败气味提示胃潴留；带粪臭味提示低位肠梗阻；上消化道出血常呈咖啡色样呕吐物，大量呕血可呈鲜红色。呕吐物含有胆汁，多见于十二指肠乳头以下的十二指肠或空肠梗阻。

15. A　16. B　①肝细胞性黄疸：血中结合胆红素即直接胆红素升高，非结合胆红素即间接胆红素增加，尿中胆红素与尿胆原均呈阳性。②溶血性黄疸：间接胆红素增加，直接胆红素正常，尿胆红素阴性，尿胆原增加。③胆汁淤积性黄疸：直接胆红素升高，间接胆红素正常，尿胆红素阳性，尿胆原减少。

19. C　20. B　抽搐伴高血压、肢体瘫痪首先考虑高血压引起的脑梗死或者脑出血等脑血管疾病。牙关紧闭，面肌痉挛，呈苦笑状，见于破伤风。

第二单元　问　　诊

一、习　　题

A1 型题

1. 下列<u>不属于</u>“既往史”内容的是
   A. 预防接种情况
   B. 过去健康状况
   C. 过敏史
   D. 传染病史
   E. 是否到过传染病的流行地区

2. 下列关于“主诉”的描述，<u>错误</u>的是
   A. 一般不超过 20 个字
   B. 主诉是患者就诊的主要原因
   C. 确切的主诉常可作为诊断的向导
   D. 主诉尽量使用诊断术语
   E. 症状不突出者，就医的主要目的可作为主诉

3. 下列各项，<u>不属于</u>现病史的是
   A. 起病情况
   B. 主要症状特征
   C. 诊治经过
   D. 病因与诱因
   E. 习惯与嗜好

4. 下列问诊方法中，<u>不正确</u>的是
   A. 首先进行过渡性交谈
   B. 先问简单问题
   C. 由主诉开始，逐步深入
   D. 必要时可进行暗示性提问
   E. 避免重复提问

B1 型题

A. 月经情况
B. 生育情况
C. 冶游史
D. 家族遗传病史
E. 预防接种史

1. 上述各项，属于既往史的是
2. 上述各项，属于个人史的是

二、参考答案

A1 型题

1. E　　2. D　　3. E　　4. D

B1 型题

1. E　　2. C

三、重点解析

A1 型题

1. E　既往史是包括患者既往的健康状况和过去曾经患过的疾病(包括各种传染病)、外伤手术、预防注射、过敏，特别是与目前所患疾病有密切关系的情况。而是否到过传染病的流行地区属于个人史。

第三单元　检体诊断

一、习　　题

A1 型题

1. 适用于检查腹腔深部包块和胃肠病变的触诊方法是
   A. 双手触诊法　　B. 深压触诊法
   C. 冲击触诊法　　D. 深部滑行触诊法
   E. 浅部触诊法

2. 下列各项中，<u>不能</u>通过视诊观察到的体征是
   A. 营养　　B. 发育
   C. 肝大　　D. 表情
   E. 体位及步态

3. 大量腹腔积液而肝、脾难以触及时，适合的触诊方法是
   A. 双手触诊法　　B. 深压触诊法

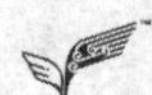

C. 冲击触诊法　　D. 深部滑行触诊法
E. 浅部触诊法

4. 叩击心脏或肝脏被肺的边缘所覆盖的部分所产生的叩诊音是
A. 清音　　B. 过清音
C. 浊音　　D. 实音
E. 鼓音

5. 下列各项，呼出气呈刺激性蒜味的是
A. 醉酒
B. 尿毒症
C. 肝性脑病
D. 有机磷农药中毒
E. 糖尿病酮症酸中毒

6. 下列各项，呼出气有烂苹果味的是
A. 糖尿病酮症酸中毒　　B. 尿毒症
C. 酒精中毒　　D. 肝性脑病
E. 有机磷农药中毒

7. 口测法测量体温，正常范围是
A. 36.0～37.0℃　　B. 36.3～37.2℃
C. 36.5～37.7℃　　D. 35.5～36.5℃
E. 36.7～37.3℃

8. 蜘蛛痣罕见的部位是
A. 面颊部　　B. 前胸　　C. 手背
D. 上臂　　E. 下肢

9. 下列各项，常出现皮肤黏膜色素沉着的是
A. 肢端肥大症
B. 巨人症
C. 慢性肾上腺皮质功能减退症
D. 甲状腺功能减退症
E. 库欣综合征

10. 正常人，肺部叩诊音是
A. 浊音　　B. 鼓音　　C. 实音
D. 清音　　E. 过清音

11. 下列各项，常引起全身性浅表淋巴结肿大的是
A. 淋巴结结核
B. 非特异性淋巴结炎
C. 肺癌淋巴结转移
D. 肝癌淋巴结转移
E. 系统性红斑狼疮

12. 乳腺癌时最易发生浅表淋巴结转移的部位是
A. 滑车上淋巴结
B. 右锁骨上淋巴结
C. 左锁骨上淋巴结
D. 腋窝淋巴结
E. 腹股沟淋巴结

13. 严重心肺功能不全患者常采取的体位是
A. 角弓反张位　　B. 强迫蹲位
C. 强迫卧位　　D. 强迫坐位
E. 辗转体位

14. 肾绞痛患者常采取的体位是
A. 强迫侧卧位　　B. 强迫俯卧位
C. 角弓反张位　　D. 强迫坐位
E. 辗转体位

15. 下列疾病，可出现强迫蹲位的是
A. 急性腹膜炎
B. 发绀型先天性心脏病
C. 破伤风
D. 大量胸腔积液
E. 急性左心衰竭

16. 下列疾病，可见匙状甲的是
A. 佝偻病　　B. 缺铁性贫血
C. 肝硬化　　D. 支气管扩张症
E. 发绀型先天性心脏病

17. 下列各项，易引起球结膜下水肿的是
A. 沙眼
B. 脑水肿
C. 高血压
D. 亚急性感染性心内膜炎
E. 急性肾小球肾炎

18. 双侧眼球突出常见于
A. 面神经麻痹
B. Horner 综合征
C. 动眼神经受损
D. 颅内占位病变
E. 甲状腺功能亢进症

19. 下列各项，常出现双侧瞳孔缩小的是
A. 青光眼　　B. 有机磷农药中毒
C. 视神经萎缩　　D. 脑肿瘤
E. 脑疝

20. 下列各项，常出现双侧上睑下垂的是
A. 重症肌无力　　B. 脑炎
C. 蛛网膜下腔出血　　D. 白喉
E. 脑脓肿

21. 面部蝶形红斑常见于
A. 库欣综合征
B. 甲状腺功能减退症

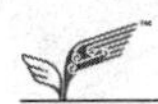

C. 系统性红斑狼疮
D. 风湿性心脏病
E. 先天性梅毒

22. 下列各项，可出现颈静脉搏动的是
A. 严重贫血 B. 高血压
C. 三尖瓣关闭不全 D. 甲状腺功能亢进症
E. 主动脉瓣关闭不全

23. 甲状腺Ⅱ度肿大是
A. 不能看出肿大，也不能触及
B. 不能看到肿大，但能触及
C. 能看到肿大又能触及，但在胸锁乳突肌内侧
D. 能看到肿大又能触及，并超过胸锁乳突肌外缘
E. 能看到肿大又能触及，且超过斜方肌外缘

24. 下列疾病，可出现肝-颈静脉回流征阳性的是
A. 缩窄性心包炎
B. 上腔静脉阻塞综合征
C. 主动脉瓣关闭不全
D. 急性前壁心肌梗死
E. 肝硬化

25. 严重肺气肿时可出现的异常胸廓改变是
A. 鸡胸 B. 扁平胸 C. 桶状胸
D. 漏斗胸 E. 胸廓不对称

26. 主动脉瓣关闭不全时，<u>不会</u>出现的体征是
A. 毛细血管搏动征
B. 主动脉瓣区第二心音亢进
C. 心浊音界呈靴形
D. 枪击音和杜氏双重杂音
E. 主动脉瓣区舒张期叹气样杂音

27. 下列各项，心腰部饱满或膨出，心浊音界叩诊呈梨形的是
A. 主动脉瓣狭窄
B. 主动脉瓣关闭不全
C. 二尖瓣狭窄
D. 二尖瓣关闭不全
E. 三尖瓣关闭不全

28. 下列各项，<u>不属于</u>正常支气管呼吸音听诊部位的是
A. 喉部
B. 胸骨上窝
C. 胸骨角附近
D. 背部第 6 颈椎附近
E. 背部第 2 胸椎附近

29. 正常肺下界移动度的范围是
A. 2～3cm B. 4～5cm C. 6～8cm
D. 9～11cm E. 12～15cm

30. 肺气肿时，心脏浊音界的改变是
A. 向右扩大 B. 缩小
C. 向左扩大 D. 向两侧扩大
E. 向左侧移位

31. 二尖瓣狭窄的杂音，听诊最明显的体位是
A. 坐位 B. 立位 C. 平卧位
D. 左侧卧位 E. 右侧卧位

32. 在胸骨左缘第 3、4 肋间触及收缩期震颤，提示是
A. 二尖瓣狭窄 B. 室间隔缺损
C. 三尖瓣狭窄 D. 主动脉瓣关闭不全
E. 肺动脉瓣狭窄

33. 高血压性心脏病左心室增大，其心浊音界叩诊是
A. 靴形 B. 普大型 C. 烧瓶形
D. 梨形 E. 心腰部饱满

34. 下列各项，为左心衰竭重要体征的是
A. 奇脉 B. 无脉
C. 重搏脉 D. 水冲脉
E. 交替脉

35. 风湿性二尖瓣狭窄杂音的特点是
A. 收缩期吹风样杂音
B. 舒张期隆隆样杂音
C. 舒张期叹气样杂音
D. 收缩期海鸥鸣样杂音
E. 连续性机器样杂音

36. 下列各种瓣膜病，表现为胸骨左缘 3、4 肋间舒张期叹气样杂音的是
A. 二尖瓣关闭不全 B. 二尖瓣狭窄
C. 主动脉瓣狭窄 D. 主动脉瓣关闭不全
E. 三尖瓣狭窄

37. 听诊心包摩擦音最清楚的部位是
A. 心底部
B. 心尖部
C. 胸骨左缘第 3、4 肋间
D. 胸骨右缘第 3、4 肋间
E. 左侧腋前线第 5、6 肋间

38. 下列各项，病变部位叩诊<u>不为</u>浊音的是
A. 肺不张 B. 肺空洞
C. 胸膜肥厚粘连 D. 胸腔积液
E. 胸壁水肿

39. 下列各项，肝脏进行性肿大且质地坚硬的是
A. 脂肪肝 B. 肝脓肿
C. 肝炎 D. 血吸虫病
E. 肝癌

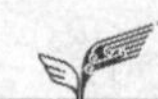

40. 下列各项，可出现板状腹的是
A. 肠结核
B. 急性胆囊炎
C. 急性阑尾炎
D. 急性胃肠穿孔
E. 大量腹腔积液

41. 下列各项，为急性腹膜炎的可靠体征的是
A. 腹部压痛
B. 腹部包块
C. 移动性浊音
D. 肠鸣音减弱
E. 腹部反跳痛

42. 对鉴别脾大与左肋下其他肿块，最有意义的是
A. 有无压痛
B. 质地硬度
C. 活动度
D. 有无切迹
E. 有无反跳痛

43. 下列各项，可闻及振水音的是
A. 急性肠炎
B. 大量腹腔积液
C. 机械性肠梗阻
D. 幽门梗阻
E. 麻痹性肠梗阻

44. 下列各项，可出现移动性浊音的是
A. 幽门梗阻 B. 尿潴留
C. 腹腔积液 D. 急性胃炎
E. 巨大卵巢囊肿

45. 下列各项，腹部触诊呈揉面感的是
A. 急性胃肠穿孔 B. 急性腹膜炎
C. 结核性腹膜炎 D. 巨大卵巢囊肿
E. 大量腹腔积液

46. 下列各项，<u>不属于</u>大量腹腔积液体征的是
A. 蛙腹 B. 移动性浊音
C. 振水音 D. 液波震颤
E. 全腹膨隆

47. 下列各项，<u>不属于</u>中枢性面神经麻痹特点的是
A. 鼻唇沟变浅 B. 鼓腮无力
C. 口角偏斜 D. 不能吹口哨
E. 额纹消失

48. 下列各项，<u>不属于</u>深反射的是
A. 提睾反射 B. 膝反射
C. 踝反射 D. 髌阵挛
E. 桡骨骨膜反射

49. 下列各项，出现扑翼性震颤的是
A. 小脑病变 B. 帕金森病
C. 梅尼埃病 D. 低钙血症
E. 肝性脑病

50. 强直性脊柱炎常引起的脊柱改变是
A. 脊柱颈段后凸 B. 脊柱胸段前凸
C. 脊柱胸段后凸 D. 脊柱腰段前凸
E. 脊柱腰段后凸

51. 出现"三偏"征，常提示病变部位是
A. 内囊 B. 脑皮质 C. 脑干
D. 脊髓 E. 基底节

52. 脊柱前凸多发生的部位是
A. 颈段 B. 胸段3～5节
C. 胸段7～10节 D. 腰段
E. 骶段

53. 下列各项，可出现杵状指的是
A. 佝偻病 B. 缺铁性贫血
C. 类风湿关节炎 D. 大骨节病
E. 慢性肺脓肿

54. 腓总神经损伤患者常采取的步态是
A. 醉酒步态 B. 剪刀步态
C. 跨阈步态 D. 慌张步态
E. 共济失调步态

55. 烟酸缺乏可引起的舌改变是
A. 牛肉舌 B. 镜面舌 C. 裂纹舌
D. 草莓舌 E. 地图舌

56. 深吸气时脾脏在左肋下1cm可及，脾大分度是
A. 正常 B. 轻度 C. 中度
D. 重度 E. 极重度

57. 下列部位病变，出现铅管样肌张力过高的是
A. 锥体系 B. 锥体外系 C. 小脑
D. 脊髓前角 E. 周围神经

58. 下列各项，可出现病变部位触觉语颤增强的是
A. 气胸 B. 胸膜肥厚
C. 肺气肿 D. 阻塞性肺不张
E. 肺空洞

59. 肢体可做水平移动但不能抬起，肌力是
A. 0级 B. 1级 C. 2级
D. 3级 E. 4级

60. 上腔静脉阻塞时，腹壁静脉曲张的血流方向是
A. 脐上脐下均向上
B. 脐上向上、脐下向下
C. 脐上向下、脐下向上

D. 脐上脐下均向下
E. 以脐为中心向四周放射

61. 肠鸣音亢进，呈金属音调的是
A. 低血钾 B. 急性肠炎
C. 麻痹性肠梗阻 D. 机械性肠梗阻
E. 上消化道出血

62. 肝浊音界消失，代之以鼓音的是
A. 肝淤血 B. 肝坏死
C. 肝脓肿 D. 多囊肝
E. 急性胃肠穿孔

63. 下列各项，出现库瓦济埃征阳性的是
A. 胆囊炎 B. 胆石症
C. 肝脓肿 D. 胰头癌
E. 急性胰腺炎

64. 可引起心尖搏动向左下移位的是
A. 左心室肥大 B. 右心室肥大
C. 纵隔肿瘤 D. 右侧胸腔积液
E. 左侧肺不张

65. 下列各项，可出现毛细血管搏动征阳性的是
A. 二尖瓣关闭不全
B. 主动脉瓣关闭不全
C. 三尖瓣关闭不全
D. 右心衰竭
E. 心包积液

66. 下列各项，出现单侧眼球下陷的是
A. 严重脱水
B. 动眼神经受损
C. Horner 征
D. 甲状腺功能减退症
E. 颅内病变

67. 下列各项，病变部位触觉语颤减弱的是
A. 压迫性肺不张 B. 气胸
C. 肺实变 D. 肺空洞
E. 肺梗死

68. 触诊胸膜摩擦感最清楚的部位是
A. 胸骨左缘第 4 肋间
B. 胸骨右缘第 4 肋间
C. 两侧锁骨中线上第 4～5 肋间
D. 两侧腋中线上第 5～7 肋间
E. 两侧肩胛下区

69. 下列各项，可出现手足搐搦的是
A. 碱中毒
B. 小脑疾患
C. 肝性脑病
D. 帕金森病
E. 儿童脑风湿病变

70. 下列各项，**不出现**杵状指(趾)的疾病是
A. 发绀型先天性心脏病
B. 支气管扩张症
C. 佝偻病
D. 肺间质纤维化
E. 支气管肺癌

71. 下列各项，可引起末梢型感觉障碍的是
A. 神经根炎
B. 颈椎病
C. 椎间盘突出症
D. 多发性神经炎
E. 髓外肿瘤

72. 下列各项，**不属于**病理反射的是
A. 巴宾斯基征
B. 布鲁津斯基征
C. 奥本海姆征
D. 戈登征
E. 查多克征

73. 下列各项，引起膝内翻、膝外翻的是
A. 脊髓灰质炎
B. 肢端肥大症
C. 风湿热
D. 佝偻病
E. 类风湿关节炎

B1 型题

A. 结膜散在出血点
B. 结膜苍白
C. 结膜滤泡
D. 结膜发黄
E. 结膜充血、发红
1. 亚急性感染性心内膜炎的结膜表现是
2. 贫血的结膜表现是

A. 肋脊点、肋腰点压痛
B. 上、中输尿管点压痛
C. 麦氏点压痛
D. 墨菲征阳性
E. 库瓦济埃征阳性
3. 急性胆囊炎时，可出现的体征是
4. 输尿管结石时，可出现的体征是

A. 水肿
B. 反甲

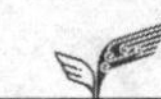

C. 杵状指
D. 梭状关节
E. 爪形手
5. 类风湿关节炎可出现的关节改变是
6. 缺铁性贫血时可出现的关节改变是

A. 直肠息肉
B. 肛裂
C. 直肠癌
D. 直肠周围脓肿
E. 直肠脱垂
7. 直肠触诊触及柔软光滑而有弹性的包块，应考虑的是
8. 直肠触诊触及质地坚硬，表面凸凹不平的包块，应考虑的是

A. 皮下气肿
B. 胸骨压痛
C. 肋骨串珠
D. 胸壁静脉曲张
E. 一侧胸廓膨隆
9. 大量胸腔积液时，可出现的是
10. 白血病时，可出现的是

A. 支气管扩张症
B. 支气管哮喘
C. 支气管肺癌
D. 慢性支气管炎
E. 肺炎链球菌肺炎
11. 上述疾病，表现为两肺散在性湿啰音的是
12. 上述疾病，表现为局限性干啰音的是

A. 气胸
B. 肺气肿
C. 肺不张
D. 肺实变
E. 胸腔积液
13. 上述疾病，叩诊为过清音的是
14. 上述疾病，叩诊为鼓音的是

A. 肺气肿
B. 大量胸腔积液
C. 自发性气胸
D. 干性胸膜炎
E. 肺内大空洞
15. 上述疾病，可闻及病理性支气管呼吸音的是
16. 上述疾病，可闻及胸膜摩擦音的是

A. 脉搏短绌
B. 水冲脉
C. 奇脉
D. 重搏脉
E. 交替脉
17. 主动脉瓣关闭不全，可出现的体征是
18. 缩窄性心包炎，可出现的体征是

A. 心尖部舒张期震颤
B. 胸骨左缘第2肋间收缩期震颤
C. 胸骨左缘第3、4肋间收缩期震颤
D. 胸骨右缘第2肋间收缩期震颤
E. 胸骨左缘第2肋间连续性震颤
19. 主动脉瓣狭窄，可出现的体征是
20. 室间隔缺损，可出现的体征是

二、参考答案

A1 型题

1. D	2. C	3. C	4. C	5. D
6. A	7. B	8. E	9. C	10. D
11. E	12. D	13. D	14. E	15. B
16. B	17. B	18. E	19. B	20. A
21. C	22. C	23. C	24. A	25. C
26. B	27. C	28. C	29. C	30. B
31. D	32. B	33. A	34. E	35. B
36. D	37. C	38. B	39. E	40. D
41. E	42. D	43. D	44. C	45. C
46. C	47. E	48. A	49. E	50. C
51. A	52. D	53. E	54. C	55. A
56. B	57. B	58. E	59. C	60. D
61. D	62. E	63. D	64. A	65. B
66. C	67. B	68. D	69. A	70. C
71. D	72. B	73. D		

B1 型题

1. A	2. B	3. D	4. B	5. D
6. B	7. A	8. C	9. E	10. B
11. D	12. C	13. B	14. A	15. E
16. D	17. B	18. C	19. D	20. C

三、重点解析

A1 型题

4. C　当叩击被少量含气组织覆盖的实质脏器时产生，如叩击心或肝被肺段边缘所覆盖的部分，为浊音。

8. E　蜘蛛痣多出现于上腔静脉分布的区域内，如面、颈、手背、上臂、前胸和肩部等处，下肢为下腔静脉回流区。

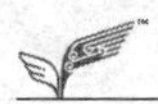

11. E　非特异性淋巴结炎、淋巴结结核、移性淋巴结肿大常表现为局部淋巴结肿大；全身淋巴结肿大常见于传染性单核细胞增多症、淋巴细胞白血病、淋巴瘤和系统性红斑狼疮。

17. B　球结膜透明而隆起为球结膜下水肿，见于脑水肿或输液过多。

19. B　病理情况下，瞳孔缩小常见于虹膜炎、有机磷农药中毒、毒蕈中毒以及吗啡、氯丙嗪、毛果芸香碱等药物影响。瞳孔扩大见于外伤、青光眼绝对期、视神经萎缩、完全失明、濒死状态、颈交感神经刺激和阿托品、可卡因等药物影响。

23. C　甲状腺肿大可分三度：不能看出肿大但能触及者为Ⅰ度；能看到肿大又能触及，但在胸锁乳突肌以内者为Ⅱ度；超过胸锁乳突肌外缘者为Ⅲ度。

24. A　肝颈静脉回流征见于右心衰竭、心包积液或缩窄性心包炎的患者，是因为肝淤血，压迫肝脏回流血量增加，但右心房淤血或右心室舒张受限，不能完全接受回流血量，血液淤滞在上腔静脉，而致颈静脉充盈更为明显。其余几项不会出现。

26. B　主动脉瓣关闭不全时，舒张期因主动脉内血液向左心室反流，主动脉内压力减小，所以主动脉瓣区第二心音减弱，闻及主动脉瓣区舒张期叹气样杂音。左心室明显增大，心界呈靴形；脉压增大，毛细血管搏动征阳性，可闻及枪击音和杜氏双重杂音。

27. C　二尖瓣狭窄时，左心房增大，肺动脉段突出，表现为心腰部饱满或膨出，心浊音界叩诊呈梨形。

33. A　靴形心见于高血压性心脏病、主动脉瓣关闭不全等；普大型心见于左、右心室增大，如扩张型心肌病等；梨形心见于二尖瓣狭窄等；心界呈三角形烧瓶心，见于大量心包积液。

34. E　交替脉为左室心肌衰竭的重要体征；奇脉见于心包积液、缩窄性心包炎；无脉常见于严重休克及多发性大动脉炎；水冲脉见于脉压明显增大时，如主动脉瓣关闭不全；重搏脉见于伤寒等。

39. E　急性肝炎时，肝脏轻度肿大，质稍韧。肝脓肿时呈囊性感，可能触到波动感。脂肪肝所致肝大，表面光滑，质软或稍韧。肝癌时肝脏逐渐肿大，质地坚硬如石。

41. E　反跳痛表示炎症已波及腹膜壁层，腹肌紧张伴压痛、反跳痛称为腹膜刺激征，是急性腹膜炎的可靠体征。

42. D　触到脾脏后除注意大小外，还要注意它的质地、边缘和表面情况，有无压痛及摩擦感等。这些常可提示引起脾大的某些病因。脾脏切迹为其形态特征，最有助于鉴别诊断。

43. D　在胃内有多量液体及气体存留时可出现振水音。正常人在餐后或饮进多量液体时可有上腹部振水音，但若在清晨空腹或餐后 6～8 小时以上仍有此音，则提示幽门梗阻或胃扩张。

44. C　注意当腹腔内游离腹腔积液在 1 000ml 以上时，才可查出移动性浊音，见于肝硬化门静脉高压症、右心衰竭、肾病综合征、严重营养不良以及渗出性腹膜炎(如结核性或自发性)等引起的腹腔积液。

45. C　腹膜慢性炎症时，触诊如揉面团一样，不易压陷称为揉面感，常见于结核性腹膜炎、癌性腹膜炎。

47. E　中枢性面神经麻痹表现为病灶对侧颜面下部肌肉麻痹，可见鼻唇沟变浅，露齿时口角下垂(或称口角歪向病灶侧)，不能吹口哨和鼓腮等。周围性面神经麻痹表现为病灶同侧全部面肌瘫痪，从上到下表现为不能皱额、皱眉、闭目，角膜反射消失，鼻唇沟变浅，不能露齿、鼓腮、吹口哨，口角下垂，还可出现舌前 2/3 味觉障碍等。

52. D　脊柱前凸多发生在腰椎部位，多由晚期妊娠、大量腹腔积液、腹腔巨大、肿瘤、第五腰椎向前滑脱、水平骶椎(腰骶角＞34°)、患者髋关节结核及先天性髋关节后脱位等所致。

65. B　毛细血管搏动征为周围血管征的一项，为脉压增大的体征，常见于主动脉瓣关闭不全等。其他几项不引起脉压增大。

71. D　感觉障碍可分为末梢型、神经根型、脊髓型、内囊型、脑干型和皮质型。多发性神经炎出现末梢型感觉障碍。神经根炎、颈椎病、椎间盘突出症、髓外肿瘤均引起神经根型感觉障碍。

72. B　病理反射包括巴宾斯基征、奥本海姆征、戈登征、查多克征等，布鲁津斯基征属于脑膜刺激征。

B1 型题

11. D　12. C　慢性支气管炎常表现为两肺散在性湿啰音，支气管扩张症表现为局限性湿啰音，支气管哮喘表现为两肺广泛性干啰音，支气管肺癌常因局部支气管狭窄表现为局限性干啰音，肺炎链球菌肺炎多表现为肺实变体征。

15. E　16. D　病理性支气管呼吸音主要见于肺组织实变、肺内大空洞、压迫性肺不张。干性胸膜炎时，胸膜脏层和壁层变得粗糙，相互摩擦，引起胸膜摩擦音。

17. B　18. C　主动脉瓣关闭不全，引起脉压增大，可出现水冲脉。缩窄性心包炎，心室舒张受限，可引起奇脉。重搏脉见于伤寒、败血症等。脉搏短细见于心房颤动。交替脉见于左室心肌衰竭。

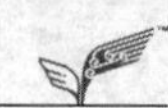

第四单元 实验室诊断

一、习 题

A1 型题

1. 下列各项，可引起血中性粒细胞增多的是
A. 伤寒杆菌感染 B. 再生障碍性贫血
C. 急性失血 D. 使用氯霉素
E. 脾功能亢进

2. 下列各项中，<u>不出现</u>血沉明显增快的是
A. 心绞痛 B. 感染性心内膜炎
C. 重度贫血 D. 心肌梗死
E. 多发性脊髓瘤

3. 下列关于内生肌酐清除率的叙述，<u>错误</u>的是
A. 51～80ml/min，为肾衰竭代偿期
B. <10ml/min，为肾衰竭终末期
C. 30～40ml/min，应限制蛋白质的摄入
D. <30ml/min，加用噻嗪类利尿剂
E. <10ml/min，应做透析治疗

4. 下列各项，易出现低钾血症的是
A. 慢性肾衰竭少尿期
B. 大面积烧伤
C. 严重溶血
D. 挤压综合征
E. 代谢性碱中毒

5. 对诊断急性胰腺炎最有价值的血清酶是
A. 天冬氨酸氨基转移酶（AST）
B. 淀粉酶（AMS）
C. 碱性磷酸酶（ALP）
D. 丙氨酸氨基转移酶（ALT）
E. 乳酸脱氢酶（LDH）

6. 对心肌缺血与心内膜下梗死的鉴别，最有意义的血清酶是
A. 丙氨酸氨基转移酶（ALT）
B. 天冬氨酸氨基转移酶（AST）
C. γ-谷氨酰基转肽酶（γ-GT）
D. 肌酸激酶（CK）
E. 碱性磷酸酶（ALP）

7. 下列检查，对诊断系统性红斑狼疮特异性最强的是
A. 抗双链DNA抗体 B. 抗Sm抗体
C. 抗核抗体 D. 抗SSA抗体
E. 免疫球蛋白

8. 以下有关类风湿因子（RF）的描述，<u>错误</u>的是
A. RF是变性IgG刺激机体产生的一种自身抗体
B. 未经治疗的类风湿关节炎患者，RF阳性率可达80％
C. 类风湿关节炎患者病变活动期，RF滴度较高
D. 可用于鉴别类风湿关节炎与其他自身免疫性疾病
E. 传染性单核细胞增多症患者，也可能出现RF阳性

9. 下列情况，可出现溢出性蛋白尿的是
A. 肾病综合征
B. 糖尿病
C. 系统性红斑狼疮
D. 多发性骨髓瘤
E. 肾盂肾炎

10. 提示肾小管病变严重，预后不良的管型是
A. 透明管型
B. 细胞管型
C. 蜡样管型
D. 颗粒管型
E. 脂肪管型

11. 粪便中查到巨噬细胞，多见于
A. 阿米巴痢疾
B. 细菌性痢疾
C. 霍乱
D. 血吸虫病
E. 急性胃肠炎

12. 显微镜检查痰液，见嗜酸性粒细胞增多，最常见于
A. 肺结核
B. 肺脓肿
C. 慢性支气管炎
D. 支气管哮喘
E. 支气管肺癌

13. 下列各项，<u>不符合</u>渗出液特点的是
A. 穿刺液自凝
B. 呈现不同颜色或混浊

C. 比重>1.018
D. Rivalta 试验阴性
E. 细胞数>500×10^6/L

14. 下列疾病，可出现外周血嗜酸粒性细胞减少的是
A. 支气管哮喘 B. 伤寒
C. 荨麻疹 D. 钩虫病
E. 慢性粒细胞白血病

15. 下列疾病，脑脊液静置 24 小时后有薄膜形成的是
A. 病毒性脑膜炎 B. 化脓性脑膜炎
C. 结核性脑膜炎 D. 脑脓肿
E. 脑肿瘤

16. 下列疾病引起胸腔积液，一般为漏出液的是
A. 结核性胸膜炎 B. 脓胸
C. 肺癌 D. 右心衰竭
E. 胸膜肿瘤

17. 阿米巴肺脓肿患者，痰液的颜色多是
A. 黄绿色痰 B. 咖啡色痰
C. 粉红色泡沫样痰 D. 黑色痰
E. 鲜红血丝痰

18. 急性病毒性肝炎时，升高最明显的血清酶是
A. 淀粉酶(AMS)
B. 丙氨酸氨基转移酶(ALT)
C. 天冬氨酸氨基转移酶(AST)
D. γ-谷氨酰转移酶(γ-GT)
E. 碱性磷酸酶(ALP)

19. 胆道阻塞性疾病时，常明显升高的血清酶是
A. 淀粉酶(AMS)
B. 碱性磷酸酶(ALP)
C. 天冬氨酸氨基转移酶(AST)
D. 丙氨酸氨基转移酶(ALT)
E. 肌酸激酶(CK)

20. 下列疾病，常引起血清总蛋白及白蛋白减少的是
A. 疟疾 B. 风湿热
C. 多发性骨髓瘤 D. 肾病综合征
E. 急性肝炎

21. 下列各项，属于保护性抗体的是
A. 抗 HAV-IgM B. 抗 HBc-IgM
C. 抗 HAV-IgG D. 抗 HBc-IgG
E. 抗 HCV-IgM

22. 下列各项，可引起血清总胆固醇增高的是
A. 严重贫血 B. 营养不良
C. 肾病综合征 D. 甲状腺功能亢进症
E. 肝硬化

23. 下各项，易引起高钾血症的是
A. 大量应用胰岛素
B. 原发性醛固酮增多症
C. 心功能不全
D. 挤压综合征
E. 代谢性碱中毒

B1 型题

A. HBsAg(+)
B. 抗HBs(+)
C. HBeAg(+)
D. 抗HBc(+)
E. 抗HBe(+)

1. 注射乙肝疫苗后，提示机体获得对 HBV 免疫力的指标是
2. 提示 HBV 复制有所减少，传染性降低，但并非保护性抗体的是

A. 红细胞管型
B. 白细胞管型
C. 上皮细胞管型
D. 透明管型
E. 蜡样管型

3. 正常人尿中可以偶见的管型是
4. 主要见于肾盂肾炎的管型是

A. 淡黄色尿
B. 淡红色尿
C. 酱油样尿
D. 深黄色尿
E. 乳白色尿

5. 急性肾小球肾炎可出现的尿色改变是
6. 溶血型黄疸可出现的尿色改变是

A. 脓血便
B. 鲜血便
C. 柏油样便
D. 白陶土样便
E. 稀糊状便

7. 胆道完全性梗阻时出现的大便性状是
8. 上消化道出血时常出现的大便性状是

A. 血清 AST
B. 血清 ALT
C. 血清 CK
D. 血清 AFP
E. 血清 ALP

9. 酒精性肝病时，常出现明显升高的是
10. 骨转移癌时，常出现明显升高的是

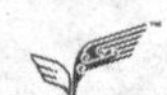

A. 中性粒细胞
B. 淋巴细胞
C. 嗜酸性粒细胞
D. 单核细胞
E. 嗜碱性粒细胞

11. 急性中毒时，外周血中常出现增多的细胞是
12. 寄生虫病时，外周血中常出现增多的细胞是

二、参考答案

A1 型题

1. C	2. A	3. D	4. E	5. B
6. D	7. B	8. D	9. D	10. C
11. B	12. D	13. D	14. B	15. C
16. D	17. B	18. B	19. B	20. D
21. C	22. C	23. D		

B1 型题

1. B	2. E	3. D	4. B	5. B
6. C	7. D	8. C	9. A	10. E
11. A	12. C			

三、重点解析

A1 型题

1. C　引起中性粒细胞增多的原因有：①急性感染；②严重的组织损伤及大量血细胞破坏；③急性大出血：在急性大出血后 1～2 小时内，周围血中的血红蛋白含量及红细胞数尚未下降，而白细胞计数及中性粒细胞却明显增多，特别是内出血时，白细胞计数可高达 20×10^9/L；④急性中毒。

2. A　各种炎症、组织损伤及坏死（如心肌梗死）、贫血、恶性肿瘤可见血沉增快。心绞痛血沉正常。

3. D　根据内生肌酐清除率（Ccr）可将肾功能分为 4 期：①肾衰竭代偿期：Ccr 51～80ml/min。②肾衰竭失代偿期：Ccr 50～20ml/min。③肾衰竭期：Ccr 19～10ml/min。④肾衰竭终末期（尿毒症期）：＜10ml/min。30～40ml/min，应限制蛋白质的摄入；Ccr ＜30 ml/min，用噻嗪类利尿剂无效，改用袢利尿剂；Ccr＜10ml/min，袢利尿剂无效，应做透析治疗。

4. E　代谢性碱中毒引起血钾降低。其他几项均引起血钾升高。血清钾升高见于：①肾脏排钾减少，如急慢性肾功能不全少尿期及肾上腺皮质功能减退等；②摄入或注射大量钾盐；③细胞内钾离子外移增多：严重溶血、大面积烧伤、挤压综合征、组织缺氧或代谢性酸中毒。

7. B　ANA 阳性多见于未经治疗的系统性红斑狼疮，阳性率可达 95%以上，但特异性较差。抗 Sm 抗体为 SLE 所特有，疾病特异性达 99%，但敏感性低。抗 SSA 抗体阳性，干燥综合征中阳性率最高，敏感性达 96%，在亚急性皮肤性狼疮、新生儿狼疮等疾病中也有很高的阳性率，还可见于类风湿关节炎、SLE 等。抗 dsDNA 抗体阳性见于 SLE 活动期，阳性率达 70%～90%，特异性达 95%。

8. D　类风湿因子（RF）是变性 IgG 刺激机体产生的一种自身抗体，主要存在于类风湿关节炎患者的血清和关节液内。未经治疗的类风湿关节炎患者，阳性率 80%，且滴度＞1∶160，临床上动态观察滴定度变化，可作为病变活动及药物治疗后疗效的评价；其他自身免疫性疾病如多发性肌炎、硬皮病、干燥综合征、系统性红斑狼疮等，RF 也可呈阳性；某些感染性疾病，如传染性单核细胞增多症、结核病、感染性心内膜炎等也可呈阳性。

9. D　溢出性蛋白尿为肾功能正常，血循环中出现大量低分子蛋白质如免疫球蛋白轻链、游离血红蛋白或肌红蛋白等，超过肾小球重吸收能力时而产生的蛋白尿，常见于多发性骨髓瘤、巨球蛋白血症、严重骨骼肌创伤、急性血管内溶血等。

11. B　巨噬细胞为一种吞噬较大异物的单核细胞，含有吞噬颗粒及细胞碎屑，若于粪便检查中见到，见于细菌性痢疾或/和溃疡性结肠炎。

13. D　渗出液多能自凝，颜色不定，多混浊，比重＞1.018，细胞计数＞500×10^6/L，可找到致病菌，黏蛋白定性（Rivalta 试验）阳性。漏出液多非炎症所致，淡黄，浆液性，透明或微混，比重＜1.018，不自凝，黏蛋白定量阴性，细胞计数常＜100×10^6/L。

15. C　正常脑脊液不含有纤维蛋白原，不会凝结。急性化脓性脑膜炎脑脊液静置 1～2 小时即可出现凝块；结核性脑膜炎的脑脊液静置 12～24 小时后，可见液面有纤细的薄膜形成。蛛网膜下腔阻塞时，远端脑脊液蛋白质含量常升高使脑脊液呈黄色胶冻状。

B1 型题

1. B　2. E　乙肝五项（“两对半”）是诊断乙肝感染的基本依据，HBsAg（＋）提示感染了乙肝病毒，但不提示病毒复制及传染性；抗 HBs（＋）表示有保护性抗体，对乙肝有免疫力，注射乙肝疫苗及自然感染痊愈后都可产生抗 HBs；HBeAg（＋）是乙肝病毒复制的指标，提示有传染性；抗 HBe（＋），一般情况下提示乙肝病毒低复制减少，传染性有所降低，但不是保护性抗体；抗 HBc 提示感染过乙肝；抗 HBc-IgM（＋）提示病毒复制。

5. B　6. C　淡红色尿为血尿，见于泌尿系统疾病；酱油样尿为血红蛋白尿，可见于溶血型黄疸；胆红素尿时尿色深黄，见于肝细胞性黄疸及阻塞性黄疸；乳糜尿常见于丝虫病。

第五单元　心电图诊断

一、习　题

A1 型题

1. 心电图上,反映左、右心房除极过程的是
A. P 波　B. PR 段　C. QRS 波群
D. ST 段　E. T 波

2. 前间壁心肌梗死时,出现特征性心电图改变的导联是
A. V_1、V_2、V_3　B. V_1、V_2、V_3、V_4、V_5
C. V_3、V_4、V_5　D. V_5、Ⅰ、aVL
E. Ⅱ、Ⅲ、aVF

3. 下列心电图改变,支持典型心绞痛发作的是
A. P 波高尖
B. 异常 Q 波
C. ST 段水平压低 0.1mV 以上
D. PR 间期延长
E. 完全性右束支传导阻滞

4. 下列各项,心电图常出现 U 波增高的是
A. 低血钙　B. 低血钾　C. 高血压
D. 冠心病　E. 高血钠

5. 下列心电图表现,提示慢性冠状动脉供血不足的是
A. 窦性心动过缓及期前收缩
B. ST 段水平或下垂型压低≥0.05mV
C. ST 段弓背向上型抬高
D. PR 间期明显延长
E. QT 间期明显延长

6. 下列关于右心室肥大的心电图表现,**错误**的是
A. $Rv_5 \geqslant 2.5mV$
B. V_1 呈 R、RS 及 qR 型
C. V_1 的 $R/S>1$
D. 心电轴右偏
E. $Rv_1+Sv_5>1.05mV$

7. 下列心房颤动心电图特征的描述,**错误**的是
A. P 波消失,代之以一系列大小、形态及间距均不等的 f 波
B. f 波频率为 250～350 次/min
C. QRS 波群形态通常正常
D. 心室律绝对不规则
E. RR 间距绝对不匀齐

8. 心电图上有完全代偿间歇的心律失常是
A. 房性期前收缩　B. 心房颤动
C. 室性期前收缩　D. 一度房室传导阻滞
E. 心室颤动

9. 下列**不属于**三度房室传导阻滞心电图表现的是
A. P 波与 QRS 波群无关
B. PP 间期可相等
C. RR 间期可相等
D. R 波频率大于 P 波频率
E. QRS 波群正常或宽大畸形

10. 正常成人心电图,P 波肯定倒置的导联是
A. Ⅰ　B. Ⅱ
C. Ⅲ　D. aVF
E. aVR

B1 型题

A. P 波
B. QRS 波群
C. ST 段
D. T 波
E. QT 间期

1. 心电图上,代表心室除极和复极总时间的是
2. 心电图上,代表心房除极的是

A. 0°～+90°
B. +30°～+90°
C. −30°～−90°
D. +120°～+180°
E. +90°～+120°

3. 心电轴显著右偏的是
4. 心电轴显著左偏的是

A. aVR
B. aVL
C. aVF
D. V_1
E. V_2

5. 正常 P 波一定倒置的导联是
6. 正常 P 波一定直立的导联是

A. ST 段下垂型压低
B. ST 段上斜型压低
C. ST 段水平延长

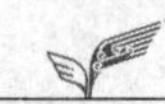

D. ST段弓背向上抬高
E. ST段弓背向下抬高

7. 典型心绞痛可见
8. 急性心肌梗死可见

A. V_1、V_2、V_3
B. Ⅰ、Ⅱ、Ⅲ
C. V_3、V_4、V_5
D. Ⅱ、Ⅲ、aVF
E. V_7、V_8、V_9

9. 反映前壁心肌梗死的导联是
10. 反映下壁心肌梗死的导联是

A. P波消失
B. P波增宽
C. P波高尖
D. P波倒置
E. P波双向

11. 可作为右心房肥大诊断依据的是
12. 可作为左心房肥大诊断依据的是

A. T波低平
B. T波平坦
C. T波高耸
D. T波倒置
E. T波双向

13. 高钾血症时，心电图可出现的T波表现是
14. 急性心肌梗死进展期时，心电图可出现的T波表现是

二、参考答案

A1型题

1. A 2. A 3. C 4. B 5. B
6. A 7. B 8. C 9. D 10. E

B1型题

1. E 2. A 3. D 4. C 5. A
6. C 7. A 8. D 9. C 10. D
11. C 12. B 13. C 14. C

三、重点解析

A1型题

2. A 前间壁心肌梗死特征性心电图改变，见于V_1、V_2、V_3；广泛前壁梗死见于B项；前壁梗死见于C项；侧壁梗死见于D项；下壁梗死见于E项。

3. C 典型心绞痛发作时，绝大多数患者心电图可出现暂时性心肌缺血引起的ST段缺血性压低0.1mV以上，发作缓解后恢复。变异型心绞痛发作时伴ST段抬高。

6. A 右心室肥大的心电图表现 ①QRS波群形态改变：V_1 R/S＞1，V_5 R/S＜1，V_1或V_{3R}的QRS波群呈RS、rSR′、R或qR型；②心电轴右偏≥+90°，重症可＞110°；③Rv_1+Sv_5＞1.05mV，AVR导联的R/Q或R/S＞1，R_{aVR}＞0.5mV；④V_1或V_{3R}等右胸导联ST段下移＞0.05mV，T波低平、双向或倒置；⑤V_1导联R峰时间＞0.03s。右心室肥大常见于慢性肺源性心脏病、风湿性心脏病二尖瓣狭窄、先天性心脏病等。

9. D 三度房室传导阻滞心电图表现：①P波与QRS波群无固定关系，PP与RR间距各有其固定的规律性。②心房率＞心室率，即P波频率高于QRS波群频率。③QRS波群形态正常或宽大畸形。

B1型题

1. E 2. A P波代表心房肌除极的电位变化，PR间期指从P波的起点至QRS波群的起点，代表心房开始除极至心室开始除极，QRS波群代表心室肌除极的电位变化。ST段指自QRS波群的终点至T波起点间的线段，代表心室缓慢复极过程。T波代表心室快速复极时的电位变化。QT间期指QRS波群的起点至T波终点的间距，代表心室肌除极和复极全过程所需的时间。

13. C 14. C 高钾血症时，早期出现QT时间缩短，T波高尖，双支对称。急性心肌梗死进展期，T波高耸，ST段斜形上抬或弓背向上抬高。

第六单元 影像诊断

一、习题

A1型题

1. 对腹部实质性脏器病变，最简便易行的检查方法是
A. X线摄片 B. 超声检查
C. 放射性核素扫描 D. CT扫描
E. 纤维内镜检查

2. 对二尖瓣狭窄程度的判定最有价值的是
A. 听诊
B. 心电图检查

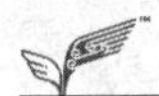

C. 胸部X线摄片
D. 胸部CT扫描
E. 超声心动图检查

3. 下列各项中，**不可**选择胸部X线检查进行鉴别的是
A. 胸腔积液是血性或脓性
B. 大叶性肺炎或支气管肺炎
C. 肺不张或肺实变
D. 气胸或肺大疱
E. 肺脓肿或肺肿瘤

4. 大叶性肺炎实变期，典型的X线表现是
A. 肺内大片致密阴影，其内可见液化空洞
B. 两肺大小、密度、分布都均匀一致的粟粒状阴影
C. 两肺门及两中下肺纹理增粗、模糊，可呈网状
D. 沿两肺纹理分布的、散在密度不均匀的小斑片状阴影
E. 均匀性密度增高的片状阴影，其内可见支气管充气征

5. 原发支气管肺癌中心型的直接征象是
A. 阻塞性肺炎　　B. 阻塞性肺不张
C. 局限性肺气肿　　D. 肺门肿块影
E. 胸腔积液

6. 胃溃疡上消化道钡剂造影检查的直接征象是
A. 充盈缺损　　B. 龛影
C. 皱襞消失、中断　　D. 黏膜水肿
E. 胃壁僵直

7. 立位腹平片显示两侧膈下半月形透亮气体影，最可能的诊断是
A. 胃溃疡　　B. 幽门梗阻
C. 肠梗阻　　D. 肝脓肿
E. 胃肠道穿孔

8. 对发现脑梗死灶最早、最敏感的检查是
A. 头颅X线平片　　B. 头部CT检查
C. 头颅MRI检查　　D. 经颅多普勒超声
E. 放射性核素检查

9. 下列各项，反映甲状腺功能最敏感的是
A. 血浆TT_3浓度　　B. 血浆TT_4浓度
C. 血浆FT_3浓度　　D. 血浆FT_4浓度
E. 甲状腺素B超

10. 考虑急性胃穿孔时，应首选用的检查方法是
A. 立位腹部平片和透视
B. 上消化道钡剂造影
C. 腹部B超
D. 腹部CT检查
E. 腹部MRI检查

11. 浸润型肺结核的好发部位是
A. 肺尖和锁骨下区　　B. 右肺下叶
C. 左肺下叶　　D. 肺门区
E. 肺中叶

12. 支气管肺炎的X线征象是
A. 肺内大片致密阴影，其内可见液化空洞
B. 两肺大小、密度、分布都均匀一致的粟粒状阴影
C. 两肺门及两中下肺纹理增粗、模糊，可呈网状
D. 沿两肺纹理分布的、散在密度不均匀的小斑片状阴影
E. 两肺大小不一、密度不均、分布不同的多种性质病灶

13. 心脏后前位X线片心脏可呈烧瓶状的是
A. 二尖瓣狭窄
B. 原发性心肌病
C. 心包积液
D. 高血压性心脏病
E. 肺源性心脏病

B1型题

A. 肺大疱
B. 肺脓肿
C. 大叶性肺炎
D. 慢性纤维空洞性肺结核
E. 原发支气管肺癌

1. X线下见右上肺有多发的厚壁空洞，周围有较广泛的纤维条索影。应首先考虑的是
2. X线下见右下肺大片致密阴影，内见一含有液平面的空洞。应首先考虑的是

A. X线检查
B. CT检查
C. MRI检查
D. 核素扫描
E. 超声检查

3. 诊断长骨骨折最常用、最基本的方法是
4. 诊断椎间盘突出最好的方法是

A. X线感光效应
B. X线荧光效应
C. X线的穿透性
D. X线电离效应
E. X线生物效应

5. X线成像的基础是
6. X线透视检查的基础是

A. 空腹血糖
B. 餐后血糖

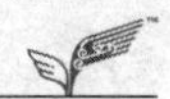

C. 糖化血红蛋白
D. C肽测定
E. 胰岛素测定

7. 有助于鉴别1型和2型糖尿病的检查是
8. 有助于鉴别糖尿病患者发生低血糖原因的检查是

A. 黏膜皱襞破坏
B. 黏膜皱襞中断
C. 胃蠕动消失
D. 形状不规则的充盈缺损
E. 龛影，位于胃轮廓之内

9. 溃疡型胃癌的主要X线表现是
10. 蕈伞型胃癌的主要X线表现是

二、参考答案

A1型题

1. B	2. E	3. A	4. E	5. D
6. B	7. E	8. C	9. C	10. A
11. A	12. D	13. C		

B1型题

1. D	2. B	3. A	4. C	5. C
6. B	7. E	8. D	9. E	10. D

三、重点解析

A1型题

3. A 胸部X线检查可以了解有无胸腔积液，但是不能了解胸腔积液的性质。可以了解肺实质炎症的侵犯范围，鉴别是大叶性肺炎或小叶性肺炎（支气管肺炎），了解有无气胸（肺被压缩，不见肺纹理）或者肺大疱（可见肺纹理）的情况，鉴别肺不张（肺容积缩小）或肺实变，鉴别肺脓肿（有无气液平）或肺肿瘤。

8. C MRI对脑梗死灶发现早，敏感性高，发病后1小时即可见局部脑回肿胀，脑沟变浅。

9. C FT_3、FT_4、TT_3、TT_4对甲状腺功能的诊断价值依次是$FT_3>FT_4>TT_3>TT_4$，甲状腺B超不能反映甲状腺功能改变。

B1型题

1. D 2. B 肺脓肿X线表现为胸部呈大片浓密阴影，其中可见含有液平的空洞。慢性纤维空洞性肺结核X线显示单侧或双侧、单发或多发的厚壁空洞，常伴有支气管播散型病灶和胸膜肥厚。

5. C 6. B X线的穿透性是X线成像的基础，X线荧光效应是X线透视检查的基础，X线感光效应是X线摄片的基础，X线电离效应（生物效应）是放射防护学和放射治疗学的基础。

第七单元 病历与诊断方法

一、习 题

A1型题

1. 关于病历的诊断内容，错误的是
   A. 包括病因诊断、病理解剖诊断和病理生理诊断
   B. 主要疾病在前，次要疾病按时间顺序依次后排
   C. 完整的诊断应能反映患者所患的全部疾病
   D. 一般本科疾病在前，他科疾病在后
   E. 并发症或伴发病应放于主要疾病之后

2. 关于门诊病历，下列描述错误的是
   A. 初诊病历病史内容可连贯书写，不必冠以“主诉”等字
   B. 每次诊疗均应写明年、月、日，必要时注明时刻
   C. 复诊病历不管诊断有无变更，均需再次写明诊断
   D. 门诊病历首页要逐项填写，注明科别
   E. 每次记录，医师均需签署全名

二、参考答案

A1型题

1. B 2. C

内 科 学

第一单元　呼吸系统疾病

一、习　题

A1 型题

1. 肺炎链球菌的 90 个血清型中毒力最强的是
   A. 第 1 型　B. 第 2 型
   C. 第 3 型　D. 第 4 型
   E. 第 5 型

2. 下列关于肺炎链球菌致病力的描述，正确的是
   A. 产生溶血素
   B. 荚膜对组织的侵袭力
   C. 释放含铁血黄素
   D. 产生内毒素
   E. 产生外毒素

3. 典型肺炎链球菌肺炎的痰液性状是
   A. 粉红色泡沫样痰　B. 脓性痰
   C. 铁锈色痰　D. 黄白黏痰
   E. 脓臭痰

4. 下列关于肺炎链球菌肺炎的典型体征的描述，**不正确**的是
   A. 急性热病容
   B. 口唇疱疹
   C. 患侧触觉语颤增强
   D. 患侧呼吸运动增强
   E. 叩诊可呈浊音或实音

5. 肺炎链球菌肺炎最易发生的并发症是
   A. 感染性休克　B. 胸膜炎　C. 脓胸
   D. 心肌炎　E. 脑膜炎

6. 肺炎链球菌肺炎患者出现胸痛的特点，正确的是
   A. 胸痛多对称出现
   B. 胸痛常呈压榨样
   C. 咳嗽后胸痛可有所减轻
   D. 胸痛可放射至肩部
   E. 胸痛休息后可缓解

7. 下列肺炎链球菌肺炎 X 线检查的表现，**不正确**的是
   A. 早期可见肺纹理增粗、紊乱
   B. 肺实变时在实变阴影中可见支气管气道征
   C. 消散期显示实变阴影密度逐渐减低，呈散在的、大小不等的片状阴影
   D. 多数病例起病 3～4 个月后才能完全消散
   E. 老年人病灶可呈机化性肺炎

8. 治疗肺炎链球菌肺炎首选的抗生素是
   A. 青霉素
   B. 红霉素
   C. 阿奇霉素
   D. 头孢菌素类
   E. 氟喹诺酮类

9. 下列关于肺炎链球菌肺炎的治疗中，**错误**的是
   A. 补充足够蛋白质
   B. 禁用抑制呼吸中枢的镇静药
   C. 不必等待细菌培养结果即给予抗生素治疗
   D. X 线检查炎症完全吸收后停用抗生素
   E. 补充血容量是抢救感染性休克的重要措施

10. 肺炎链球菌肺炎感染性休克时处理正确的是
    A. 保持半卧位
    B. 禁用糖皮质激素

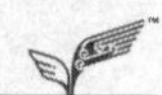

C. 及时补充血容量
D. 首选血管活性药
E. 主要纠正代谢性碱中毒

11. 社区获得性肺炎的主要致病菌是
A. 大肠埃希菌 B. 铜绿假单胞菌
C. 肺炎克雷伯杆菌 D. 肺炎链球菌
E. 肺炎支原体

12. 关于支原体肺炎的下列说法中，错误的是
A. 肺炎支原体肺炎占各种原因引起肺炎的20%
B. 肺炎支原体介于细菌和病毒之间
C. 主要通过呼吸道传播
D. 支原体肺炎以儿童及青年人居多
E. 肺炎支原体具有厌氧性

13. 支原体肺炎的潜伏期是
A. 5～7天 B. 7～10天
C. 1～2天 D. 2～3周
E. 3～4周

14. 支原体肺炎的咳嗽特点是
A. 刺激性干咳 B. 晨起咳嗽明显
C. 夜间阵发性咳嗽 D. 持续性干咳
E. 阵发性干咳

15. 下列支原体肺炎胸部X线检查的描述，正确的是
A. 显示肺部多种形态的浸润影
B. 浸润影呈片状分布
C. 上肺野多见
D. 2～3周后可自行消散
E. 大部分患者出现中等量胸腔积液

16. 可用于早期快速诊断支原体肺炎的检查是
A. 胸部X线
B. 血常规
C. 冷凝集试验
D. 痰培养
E. 呼吸道标本支原体抗体检测

17. 关于支原体肺炎治疗的描述，不正确的是
A. 具有自限性
B. 疗程一般2～3周
C. 氟喹诺酮类为首选
D. 对剧烈咳嗽者，应适当给予镇咳药
E. 多数病例不经治疗可自愈

18. 用于治疗支原体肺炎首选的抗生素是
A. 氟喹诺酮类 B. 大环内酯类
C. 青霉素类 D. 头孢菌素类
E. 氨基糖苷类

19. 关于支原体肺炎临床表现的描述，不正确的是
A. 起病缓慢
B. 干咳为最突出症状
C. 咳嗽一般持续6周左右
D. 肺外表现更为常见
E. 肺部体征明显

20. 支原体肺炎的鉴别主要依赖的是
A. 胸部X线片 B. 血常规
C. 病原学检查 D. 胸部CT
E. 纤维支气管镜

21. 下列不属于慢性阻塞性肺疾病主要病因的是
A. 长期吸烟
B. 高盐饮食
C. 职业粉尘和化学物质
D. 大气污染
E. 反复肺部感染

22. 下列疾病中，属于阻塞性肺疾病并可导致肺源性心脏病的是
A. 重症肌无力 B. 慢性支气管炎
C. 重症肺结核 D. 支气管扩张症
E. 弥漫性肺间质纤维化

23. 下列说法错误的是
A. COPD的发生与吸烟量和烟龄有关
B. 氧化应激与COPD的发生无关
C. 室内空气污染浓度过高、时间过长同样会产生与吸烟类似的COPD
D. 反复上呼吸道感染是COPD发生的重要因素
E. COPD实质是气道和肺实质的一种慢性炎症

24. COPD患者肺功能检查时出现的是
A. $FEV_1/FVC<80\%$ B. $FEV_1/FVC>80\%$
C. $FEV_1/FVC>70\%$ D. $FEV_1/FVC>70\%$
E. $FEV_1/FVC<60\%$

25. COPD患者肺功能显示 $FEV_1/FVC<70\%$，$FEV_1<30\%$，程度分级应是
A. 无法分级 B. 轻度 C. 中度
D. 重度 E. 极重度

26. COPD患者肺功能显示 $FEV_1/FVC<70\%$，$FEV_1\geq80\%$，程度分级应是
A. 无法分级 B. 轻度 C. 中度
D. 重度 E. 极重度

27. COPD患者肺功能显示 $FEV_1/FVC<70\%$，$50\%\leq FEV_1<80\%$，程度分级应是
A. 轻度 B. 中度 C. 重度
D. 极重度 E. 无法分级

28. COPD 患者肺功能显示 $FEV_1/FVC<70\%$，$30\%\leq FEV_1<50\%$，程度分级应是
A. 无法分级 B. 轻度 C. 中度
D. 重度 E. 极重度

29. COPD 患者临床最常见的症状是
A. 慢性咳嗽甚至终身不愈
B. 咳泡沫样痰
C. 气短及呼吸困难
D. 喘息和胸闷
E. 体重下降和食欲减退

30. 下列不属于 COPD 体征的是
A. 桶状胸 B. 缩唇呼吸
C. 语颤增强 D. 双肺叩诊为过清音
E. 肝浊音界下移

31. COPD 的并发症不包括
A. 慢性呼吸衰竭 B. 肺动脉高压
C. 自发性气胸 D. 慢性肺源性心脏病
E. 支气管扩张

32. 下列检查中，对 COPD 的诊断及严重分级更有意义的是
A. 肺功能检查 B. 胸部 X 线检查
C. 胸部 CT 检查 D. 血气检查
E. 痰培养

33. COPD 稳定期最主要的治疗是
A. 戒烟 B. 支气管扩张药
C. 糖皮质激素 D. 家庭氧疗
E. 积极应用抗生素

34. COPD 急性加重的最常见原因是
A. 先天遗传 B. 氧疗不充分
C. 过敏反应 D. 没有戒烟
E. 细菌或病毒感染

35. COPD 患者家庭氧疗时鼻导管吸氧的氧流量是
A. 根据患者意愿调整 B. 尽量大于 3L/min
C. 1～2L/min D. 不超过 1L/min
E. 最好在 2～3L/min

36. COPD 患者每天家庭氧疗时间最恰当的是
A. 5～10h B. 10～15h
C. 10～15h D. 15～20h
E. 24h 持续

37. 预防 COPD 最重要的措施是
A. 戒烟 B. 治理大气污染
C. 期使用抗生素 D. 锻炼身体
E. 注射疫苗

38. 关于 COPD 患者使用激素治疗，正确的说法是
A. 只在稳定期使用
B. 只在急性加重期使用
C. 稳定期和急性加重期均可使用
D. 尽量避免使用
E. 只可短期使用静脉制剂

39. 下列关于 COPD 患者急性加重期治疗的描述，错误的是
A. 控制感染是关键
B. 静脉应用支气管扩张剂
C. 应用支气管扩张剂的基础上应用糖皮质激素
D. 积极高浓度氧疗
E. 保证营养供给

40. 下列属于 COPD 典型症状的是
A. 慢性咳嗽 B. 咳痰
C. 气短及呼吸困难 D. 喘息和胸闷
E. 食欲减退

41. 慢性肺源性心脏病最常见的发病原因是
A. 慢性阻塞性肺疾病 B. 肺部感染
C. 重度哮喘 D. 慢性肺栓塞
E. 肺结核

42. 肺源性心脏病发病机制中最主要的是
A. 右心增大 B. 血容量增加
C. 缺氧 D. 肺动脉高压的形成
E. 高碳酸血症

43. 哮喘持续状态患者使用碱性药物是因为患者存在的酸碱失衡是
A. 呼吸性酸中毒
B. 呼吸性碱中毒
C. 代谢性酸中毒
D. 代谢性碱中毒
E. 呼吸性酸中毒合并代谢性碱中毒

44. 肺源性心脏病失代偿期不会出现的临床表现是
A. 呼吸困难 B. 表情淡漠
C. 皮肤潮红多汗 D. 腱反射亢进
E. 肝颈反流征阳性

45. 慢性肺心病肺动脉高压形成的最主要机制是
A. 长期慢性缺氧 B. 肺血管慢性炎症
C. 血流阻力增加 D. 血液黏滞度增加
E. 急性缺氧反复发作

46. 提示 COPD 患者出现肺动脉高压的体征是
A. 桶状胸
B. 肺下界下降
C. 心浊音界向左扩大

D. 三尖瓣区闻及收缩期杂音
E. 肺动脉瓣区 S_2 亢进

47. 在慢性肺源性心脏病的发病机制中，不属于造成肺动脉高压的相关因素是
A. 血流阻力增加　B. 血液黏稠度增加
C. 电解质紊乱　D. 肺血管慢性炎症
E. 缺氧

48. 慢性肺源性心脏病患者，下列不能提示右心室肥大的体征是
A. 剑突下可见心脏收缩期搏动
B. 叩诊心浊音界向左下扩大
C. 剑突下心音强于心尖部
D. 肺动脉瓣第二心音亢进
E. 三尖瓣区收缩期杂音

49. 慢性肺源性心脏病最常见的心律失常是
A. 心房扑动
B. 心房颤动
C. 室性期前收缩
D. 心室颤动
E. 阵发性室上性心动过速、房性期前收缩

50. 下列属于慢性肺心病的首要死亡原因的是
A. 肺性脑病　B. 酸碱失衡
C. 心室颤动　D. 上消化道出血
E. 弥散性血管内凝血

51. 慢性肺源性心脏病最常见的并发症是
A. 肺性脑病　B. 呼吸性酸中毒
C. 心律失常　D. 上消化道出血
E. 弥散性血管内凝血

52. 下列X线表现符合肺动脉高压征的是
A. 右侧心影扩大
B. 右下肺动脉干扩张，其横径≥15mm
C. 肺动脉段明显突出，其高度≥5mm
D. 左心房肥大
E. 双肺透亮度增加

53. 下列心电图表现符合右心室肥大的是
A. 额面平均电轴≥70°　B. 重度逆钟向转位
C. $RV_1+SV_5\geq1.05mV$　D. $RV_1\geq1.5mV$
E. P波双峰

54. 慢性肺源性心脏病早期诊断的主要依据是
A. 活动后的气促、乏力
B. 肺气肿体征
C. 慢性咳嗽、咳痰病史
D. 右心衰体征
E. 肺动脉高压征象

55. 下列不属于慢性肺心病失代偿期右心衰竭的体征是
A. 颈静脉怒张
B. 肝颈静脉反流征阳性
C. 下肢水肿
D. 舒张期奔马律
E. 三尖瓣区可闻及舒张期杂音

56. 慢性肺源性心脏病急性加重期应慎用的是
A. 强心剂　B. 利尿剂　C. 镇静剂
D. 呼吸兴奋剂　E. 抗生素

57. 治疗肺源性心脏病的关键是
A. 改善呼吸功能　B. 控制感染
C. 控制心律失常　D. 控制心衰
E. 处理并发症

58. 慢性肺心病首选的治疗措施是
A. 呼吸机辅助呼吸
B. 控制感染
C. 应用利尿剂
D. 洋地黄增加心肌收缩力
E. 血管扩张药减轻心脏负荷

59. 慢性肺心病急性加重期，应用利尿药不当可诱发情况的是
A. 呼吸性酸中毒　B. 代谢性碱中毒
C. 代谢性酸中毒　D. 房性期前收缩
E. 肺性脑病

60. 下列关于慢性肺心病患者强心药的应用原则中，正确的是
A. 应用常规剂量
B. 以心率快慢作为衡量强心疗效的指标
C. 选用作用快、排泄快的强心药
D. 易发生洋地黄中毒故禁忌使用
E. 一旦应用迅速达到洋地黄化

61. 肺性脑病患者不能吸入高浓度氧气的原因是
A. 缺氧不是主要问题
B. 诱发代谢性酸中毒
C. 容易导致氧中毒
D. 使二氧化碳排出过快
E. 解除了主动脉体和颈动脉体的兴奋性

62. 慢性肺心病患者的下列治疗措施中，正确的是
A. 联合抗生素应用可防止真菌感染
B. 大剂量利尿减轻心脏负荷
C. 应用β受体拮抗药控制心律失常
D. 应长期应用糖皮质激素控制呼吸衰竭及心力衰竭
E. 应用低分子肝素，防止肺微小动脉原位血栓形成

63. 导致原发性支气管肺癌最重要的病因是
A. 吸烟 B. 空气污染
C. 电离辐射 D. 职业致癌因子
E. 家族遗传

64. 原发性支气管肺癌中恶性程度最高的是
A. 鳞状上皮细胞癌 B. 腺癌
C. 大细胞癌 D. 小细胞癌
E. 类癌

65. 下列表现属于肺癌原发肿瘤引起的症状是
A. 发热 B. 胸痛
C. 吞咽困难 D. 淋巴结肿大
E. Cushing 综合征

66. 下列表现属于肺癌局部扩展引起的症状是
A. 咳嗽 B. 胸闷
C. 体重下降 D. Horner 综合征
E. 杵状指

67. 针对原发性支气管肺癌简单而有效的早期诊断方法是
A. 胸部 X 线 B. 痰脱落细胞
C. 纤维支气管镜 D. 肿瘤标志物
E. 胸部 CT

68. 确诊肺癌的重要检查方法是
A. 胸部 X 线 B. 痰脱落细胞
C. 纤维支气管镜 D. 肿瘤标志物
E. 淋巴结活检

69. 非小细胞肺癌的重要治疗方法是
A. 手术治疗 B. 化学药物治疗
C. 靶向治疗 D. 放射治疗
E. 生物反应调节剂

70. 对化疗最敏感的肺癌类型是
A. 大细胞癌 B. 小细胞癌 C. 鳞癌
D. 腺癌 E. 类癌

71. 对化疗敏感性最差的肺癌类型是
A. 大细胞癌 B. 小细胞癌 C. 鳞癌
D. 腺癌 E. 类癌

72. 中央型肺癌生长的解剖学部位是
A. 肺泡
B. 呼吸性细支气管
C. 远离肺门、靠近肺的边缘
D. 叶、段以下的支气管
E. 段以上的支气管

73. 下列关于周围型肺癌的描述，正确的是
A. 生长在段支气管以上
B. 约占肺癌的 3/4
C. 以腺癌较为常见
D. 位于肺门附近
E. 纤维支气管镜的确诊率可达 95%

74. 肺癌压迫喉返神经引起的表现是
A. 声音嘶哑
B. 持续性高音调金属音咳嗽
C. 吞咽困难
D. 阵发性心动过速
E. 胸闷、气急

75. 肺癌常见的淋巴结转移部位是
A. 耳前淋巴结 B. 腋窝淋巴结
C. 腹股沟淋巴结 D. 滑车上淋巴结
E. 锁骨上窝淋巴结

76. 下列**不属于**肺癌类癌综合征的表现是
A. 哮鸣样支气管痉挛 B. 重症肌无力
C. 阵发性心动过速 D. 水样腹泻
E. 皮肤潮红

77. 下列关于肺癌的副癌综合征表现的描述中，**不正确**的是
A. 肥大性骨关节病
B. 高钙血症
C. 男性乳房发育
D. 高钠血症
E. Cushing 综合征

78. 诊断肺癌主要依靠的是
A. 咳嗽，痰中带血
B. 消瘦，胸腔积液
C. 胸部 X 线检查
D. 胸部 CT 检查
E. 痰细胞学或纤维支气管镜检查

79. 肺部同一部位反复发生感染，应首先考虑的是
A. 肺脓肿 B. 肺结核
C. 肺癌 D. 迁延性肺炎
E. 肺不张

80. 下列**不属于**应进行排除肺癌检查的情况是
A. 长期慢性咳嗽
B. 同一部位反复出现肺炎
C. 无中毒症状的血性胸腔积液
D. 原因不明的四肢关节疼痛及杵状指
E. 原因不明的肺脓肿

81. 关于鳞状上皮细胞癌的描述，**错误**的是
A. 多见于老年男性
B. 与吸烟关系密切

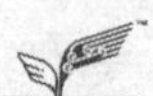

C. 癌组织易发生坏死、形成空洞
D. 对放疗、化疗的敏感性高于小细胞肺癌
E. 5年生存率较高

82. 关于腺癌的描述，**错误**的是
A. 女性多见
B. 与吸烟关系不密切
C. 对化疗不敏感
D. 对放疗不敏感
E. 多呈中央型肺癌

83. 关于原发性支气管肺癌患者淋巴结转移特点的描述，**不正确**的是
A. 锁骨上淋巴结是常见的转移部位
B. 多位于前斜角肌区
C. 肿大的淋巴结有压痛
D. 肿大的淋巴结固定而坚硬
E. 淋巴结逐渐增大、增多并融合

84. 哮喘发病机制中最重要的发病机制是
A. Ⅰ型变态反应
B. 气道炎症
C. 呼吸道病毒感染
D. 神经-受体失衡学说
E. 遗传因素

85. 支气管哮喘常见的激发因素是
A. 遗传因素 B. 吸入性致敏原
C. 食入性致敏原 D. 感染
E. 运动

86. 关于支气管哮喘发病机制的描述，正确的是
A. 主要为Ⅱ型变态反应
B. 胆碱能神经兴奋性减低
C. 肾上腺素能神经兴奋性增加
D. 气道阻塞
E. 胃-食管反流

87. 支气管哮喘典型发作的表现是
A. 发作性带有哮鸣音的呼气性呼吸困难
B. 发作性胸闷
C. 顽固性咳嗽
D. 伴有哮鸣音的混合性呼吸困难
E. 吸气性呼吸困难

88. 危重哮喘患者肺部哮鸣音减弱或消失的原因是
A. 合并气胸
B. 合并严重肺部感染
C. 支气管高度狭窄或痰栓阻塞
D. 支气管痉挛缓解
E. 支气管内痰液被清除

89. 重度支气管哮喘患者发作时可出现的血气分析结果是
A. PaO_2 和 $PaCO_2$ 轻度下降
B. PaO_2 下降，$PaCO_2$ 正常
C. PaO_2 明显下降，$PaCO_2$ 升高
D. PaO_2 和 $PaCO_2$ 正常
E. PaO_2 正常，$PaCO_2$ 升高

90. 支气管哮喘患者肺功能检查中最可靠的检查是
A. $FEV_1\%$ B. PEF
C. PEF% D. PEF昼夜变异率
E. FEV_1

91. 支气管哮喘患者肺功能检查中最方便的检查是
A. $FEV_1\%$ B. PEF
C. PEF% D. PEF昼夜变异率
E. FEV_1

92. 有助于鉴别心源性哮喘和支气管哮喘的临床表现是
A. 呼吸困难
B. 肺部可闻及湿性啰音
C. 奇脉
D. 发绀
E. 咳粉红色泡沫样痰

93. 防治支气管哮喘最有效的方法是
A. β_2 受体激动药 B. 茶碱类药物
C. 糖皮质激素 D. 抗胆碱能药
E. 脱离变应原

94. 缓解支气管哮喘症状首选的药物是
A. β_2 受体激动药 B. 茶碱类药物
C. 糖皮质激素 D. 抗胆碱能药
E. 抗生素

95. 长期治疗支气管哮喘的首选药物是
A. β_2 受体激动药
B. 茶碱类药物
C. 吸入型糖皮质激素
D. 抗胆碱能药
E. 抗生素

96. 主要用于哮喘预防的药物是
A. 曲尼司特
B. 血栓烷 A_2 受体拮抗药
C. 硝苯地平
D. 酮替芬
E. 维拉帕米

97. 对过敏性哮喘有效的药物是
A. 白三烯调节剂 B. 色甘酸钠

C. 钙拮抗药　　D. 酮替芬
E. 血栓烷 A_2

98. 支气管哮喘应用拟肾上腺素药物舒张支气管，其主要激动的受体是
A. α受体　　B. β受体
C. $β_1$ 受体　　D. $β_2$ 受体
E. α、β受体

99. 缓解支气管平滑肌痉挛最快的药物是
A. 糖皮质激素　　B. 沙丁胺醇
C. 氨茶碱　　D. 抗生素
E. 溴化异丙托品

100. 下列表现中提示哮喘病情危急的是
A. 口唇发绀
B. 肺部叩诊过清音
C. 奇脉
D. 两肺哮鸣音减弱或消失
E. 端坐呼吸

101. 下列关于危重哮喘的处理中，不恰当的是
A. 应用广谱抗生素
B. 应用糖皮质激素
C. 限制液体入量，避免加重心脏负荷
D. 积极氧疗，提高 $PaO_2 > 60mmHg$
E. 纠正酸中毒

102. Ⅱ型呼吸衰竭不宜吸高浓度氧的原因主要是
A. 缺氧不是主要因素
B. 引起氧中毒
C. 导致二氧化碳排出太快
D. 解除低氧对外周化学感受器的刺激，加重呼吸抑制
E. 使中枢化学感受器兴奋性增强

103. 下列各项中，不属于慢性呼吸衰竭发生缺氧和二氧化碳潴留的主要机制的是
A. 通气不足
B. 血红蛋白氧结合力下降
C. 通气/血流比例失调
D. 弥散障碍
E. 氧耗量增加

104. 对任何类型的呼吸衰竭，最基本、最重要的治疗措施是
A. 机械辅助通气
B. 保持呼吸道通畅
C. 糖皮质激素的使用
D. 抗生素的使用
E. 支气管扩张剂的使用

A2 型题

1. 患者男，25 岁。平素踢毽，2 天前淋雨受凉后出现寒颤、高热，自觉胸痛，咳黄白黏痰。肺部查体可见左肺下部呼吸音减低，可闻及支气管呼吸音，应考虑的诊断是
A. 肺结核
B. 急性肺脓肿
C. 支气管肺癌
D. 肺炎支原体肺炎
E. 肺炎链球菌肺炎

2. 患者女，77 岁。3 天前受凉后出现发热，体温最高 39.6℃，胸片示：左下肺大片密度均匀的实变影，1 天来少尿。查体：口唇干燥，四肢厥冷，血气分析：pH 7.42，$PaCO_2$ 35mmHg，PaO_2 85mmHg，BP 70/55mmHg。此患者目前最紧要的治疗措施是
A. 补充血容量
B. 血管活性药物使用
C. 控制感染
D. 糖皮质激素应用
E. 纠正水电解质紊乱

3. 患者女，32 岁。3 天前受凉后出现高热，伴寒战、胸痛，查体见口唇疱疹，左侧触觉语颤增强。胸片示：左下有大片密度均匀的实变影。考虑此患者一般抗菌药物的疗程是
A. 1～3 天
B. 5～7 天
C. 7～10 天
D. 1～2 周
E. 2～3 周

4. 患者男，75 岁，5 天前受凉后出现高热，伴咳嗽、咳痰，左侧胸痛明显，查体见：表情淡漠，口唇疱疹，右侧呼吸运动减弱，语音传导增强，血压 85/60mmHg，心率 120 次/min，血常规：WBC 16×10^9/L，N 92%，血气分析：pH 7.42，$PaCO_2$ 35mmHg，PaO_2 87mmHg，此患者下列治疗措施中，不恰当的是
A. 静脉滴注羟乙基淀粉 500ml
B. 静脉滴注三代头孢菌素
C. 静脉应用去甲肾上腺素
D. 静脉滴入 5%碳酸氢钠 100ml
E. 吸氧，畅通气道

5. 肺炎链球菌肺炎患者，出现心悸、气短，查体见心脏增大、奔马律、心脏收缩期杂音。应考虑出现的并发症是
A. 感染性休克　B. 脓胸　C. 心肌炎
D. 胸膜炎　E. 心包炎

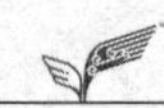

6. 患者男，22岁。阵发性干咳2周，自觉咽痛、头痛，可见少量黏液痰。查体：双肺呼吸音增粗，未闻及明显干湿啰音，上身可见散在斑丘疹。血常规：WBC 9×10^9/L，N 86%。胸片：下肺可见阶段性分布浸润影。冷凝集试验阳性。可能的诊断是
A. 肺炎球菌肺炎
B. 肺炎支原体肺炎
C. 肺结核
D. 军团菌肺炎
E. 病毒性肺炎

7. 患者女，62岁。慢性阻塞性肺疾病20年，今晨剧烈咳嗽后，突然出现呼吸困难，大汗、发绀，最有可能的诊断是
A. 急性肺水肿
B. 自发性气胸
C. 肺栓塞
D. 急性心肌梗死
E. 慢性肺源性心脏病

8. 患者男，68岁。有慢性咳嗽、咳痰病史30年，2天前患者受凉后出现咳嗽、咳痰加重，查体见：口唇发绀，胸廓呈桶状，叩诊呈过清音，呼吸音减弱。肺功能检查示：$FEV_1/FVC=50\%$，FEV 140%。患者的临床分级是
A. Ⅰ级
B. Ⅱ级
C. Ⅲ级
D. Ⅳ级
E. Ⅴ级

9. 患者女，75岁。有慢性咳嗽、咳痰病史15年，5天前患者受凉后出现咳嗽、咳痰加重伴发热，查体见：口唇发绀，胸廓呈桶状，呼吸动度减弱，叩诊呈过清音。肺功能检查示：$FEV_1/FVC=40\%$，FEV 120%。患者的临床分级是
A. Ⅰ级
B. Ⅱ级
C. Ⅲ级
D. Ⅳ级
E. Ⅴ级

10. 患者男，82岁。有慢性咳嗽、咳痰病史40年，4天前患者受凉后出现咳嗽、咳痰加重，伴喘憋、气促。查血常规示：WBC 11.0×10^9/L，N 77%；胸片示双肺透亮度增加，肺纹理增粗。肺功能示：FVC 160%，$FEV_1/FVC=60\%$。最适当的诊断是
A. 慢性支气管炎
B. 支气管哮喘
C. 支气管扩张
D. 慢性阻塞性肺疾病(COPD)
E. 心源性哮喘

11. 患者女，67岁。有慢性咳嗽、咳痰病史20年，3天前患者受凉后出现咳嗽、咳痰加重，伴喘憋、气促。查血常规示：WBC 15.0×10^9/L，N 92%；胸片示双肺透亮度增加，肺纹理增粗。肺功能示：FEV_1 45%，$FEV_1/FVC=50\%$。下列治疗<u>不正确</u>的是
A. 经验性选用抗生素
B. 静脉输注茶碱类药物
C. 立即应用糖皮质激素
D. 控制性氧疗
E. 积极治疗并发症

12. 患者女，62岁。有慢性咳嗽、咳痰病史25年，3天前患者受凉后出现咳嗽、咳痰加重，伴喘憋、气促。查血气分析示：$PaCO_2$ 50mmHg，PaO_2 60mmHg，经治疗患者病情平稳。出院回家后<u>不适宜</u>采取的治疗是
A. 应用支气管扩张剂
B. 间断应用止咳、化痰药物
C. 长期小剂量糖皮质激素应用
D. 长期家庭氧疗
E. 做腹式呼吸，加强膈肌运动

13. 患者女，78岁。慢性肺心病病史30余年，2天前感冒后原有症状、体征加重，因睡眠障碍服用镇静剂1天后，患者出现神志恍惚，烦躁不安。可能出现情况是
A. 镇静药物中毒
B. 急性脑血管病
C. 肺性脑病
D. 感染性休克
E. 呼吸性酸中毒

14. 患者女，50岁。体检及湿啰音，肝肋下3cm，双侧腱反射减弱，双下肢可凹性水肿。实验室检查：WBC 15.2×10^9/L，N 92%。此患者为明确诊断应尽快进行的检查是
A. 胸部X线片
B. 头颅CT
C. 血气分析
D. 腹部超声
E. 脑电图

15. 患者男，66岁。咳嗽、咳痰伴喘息10年，加重2天，痰黄量多，1天前患者出现嗜睡。查体：嗜睡，球结膜水肿，口唇发绀，BP 150/90mmHg，R 35

次/min,P 126 次/min,双肺可及干湿啰音,肝肋下3cm,双侧腱反射减弱,双下肢可凹性水肿。实验室检查:WBC 15.2×10^9/L,N 92%。针对此患者病情以下处理**不正确**的是

A. 抗感染治疗
B. 合理应用呼吸兴奋剂
C. 持续低浓度给氧
D. 抗凝治疗
E. 大剂量利尿药,减轻水肿

16. 患者女,68 岁。咳嗽、咳痰伴喘息约 15 年,近 1 年来间断加重,伴少尿,双下肢水肿,3 天前患者受凉后咳喘加重,出现意识障碍,遂来我院就诊。行化验室检查示:pH 7.25,PCO_2 70mmHg,PO_2 55mmHg,BE-b +5mmol/L。下列治疗**不恰当**的是

A. 给予 $NaHCO_3$ 纠正酸中毒
B. 应用呼吸兴奋剂
C. 纠正电解质紊乱
D. 控制感染
E. 利尿治疗

17. 患者男,64 岁。咳嗽,痰中带血 5 个月,伴有体重下降,X 线胸片显示左侧肺门可见1 个 3cm×4cm 肿块阴影,左肺上叶部分不张,多次痰查找癌细胞(—)。为确诊,应首选下列检查中的

A. 继续痰找癌细胞
B. 肿瘤标志物
C. 胸部 CT
D. 纤维支气管镜
E. MRI

18. 患者女,62 岁。长期吸烟,反复咳嗽 20 余年,近 3 个月来咳嗽加重,痰中带血,伴低热、乏力,抗生素治疗无效。查体:右上肺触觉语颤减弱,叩诊呈浊音,听诊可闻及局限性干鸣音。X 线胸片发现右肺上叶前段片状密度增高影,并出现反"S"征。最可能的诊断是

A. 慢性支气管炎急性发作
B. 肺结核
C. 肺脓肿
D. 原发性支气管肺癌
E. 支气管扩张症

19. 老年男性,既往有肺结核病史,近 2 个月咳嗽、咳痰、痰中带血,伴发热,消瘦。为排除肺癌,最有鉴别意义的是

A. 全身中毒症状
B. 家族遗传病史
C. 咳嗽、咳痰、咯血症状
D. 痰液检查
E. 吸烟史

20. 患者男,62 岁。干咳、胸痛、发热伴体重下降 2 个月,经检查诊断为非小细胞肺癌,其治疗应首选的措施是

A. 化疗
B. 手术治疗
C. 靶向治疗
D. 放疗
E. 生物反应调节剂

21. 患者男,43 岁。长期吸烟,5 天前患者出现高热,咳嗽,咳大量脓臭痰。血常规:WBC 16×10^9/L,N 88%。胸片:肺内可见薄壁空洞,内壁光整,内有液平。考虑可能的诊断是

A. 肺炎球菌性肺炎
B. 肺结核
C. 慢性支气管炎急性发作期
D. 肺脓肿
E. 原发性支气管肺癌

22. 患者男,42 岁。既往体健,近来反复出现阵发性呼吸困难,被迫坐起,坐起后呼吸困难减轻。查体:双肺满布哮鸣音。考虑最可能的诊断是

A. 慢性喘息型支气管炎
B. 支气管哮喘
C. 慢性阻塞性肺疾病
D. 支气管肺癌
E. 心源性哮喘

23. 患者女,26 岁。喘息发作 10 小时。对该疑似哮喘患者诊断最有意义的检查是

A. X 线胸片
B. 胸部 CT
C. 血气分析
D. 纤维支气管镜
E. 支气管舒张试验

24. 患者男,67 岁。反复发作喘息 20 余年,3 小时前劳累后出现严重呼吸困难,呼吸急促,汗出明显,不能平卧。下列治疗最合适的是

A. 沙丁胺醇
B. 糖皮质激素
C. 吗啡
D. 氨茶碱
E. 阿托品

25. 患者男,65 岁。多种药物过敏史,5 天前上呼吸道感染使用青霉素治疗。今日吃饭过程中突然喘

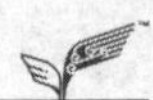

憋，端坐呼吸，大汗，两肺满布哮鸣音。其可能的诊断是

A. 心源性哮喘
B. 支气管哮喘
C. 急性喉炎
D. 气胸
E. 气道异物

26. 患者男，65岁。多种药物过敏史，5天前上呼吸道感染使用青霉素治疗。今日吃饭过程中突然喘憋，端坐呼吸，大汗，两肺满布哮鸣音。下列治疗**错误**的是

A. 静滴氨茶碱
B. 氢化可的松静滴
C. 立即吸氧
D. 沙丁胺醇吸入
E. 色甘酸二钠吸入

27. 患者男，70岁。慢性阻塞性肺疾病病史5年。2小时前突然神志欠清，血气分析：PaO_2 45mmHg，$PaCO_2$ 120mmHg，pH 7.30，BE +19mmol/L。应首选的治疗措施是

A. 呼吸机辅助通气
B. 补碱性药物
C. 给予抗感染药物
D. 使用镇静药物
E. 使用糖皮质激素

28. 患者男，75岁，慢性阻塞性肺疾病病史15年。1周来病情加重，咳嗽，心悸，气喘，夜间不能平卧。血气分析：PaO_2 45mmHg，$PaCO_2$ 70mmHg，pH 7.30。若进行氧疗，应给予的是

A. 持续高浓度给氧
B. 持续低浓度给氧
C. 持续文丘里面罩给氧
D. 间断高浓度给氧
E. 间断低浓度给氧

B1型题

A. 红霉素
B. 青霉素
C. 头孢他定
D. 庆大霉素
E. 万古霉素

1. 治疗链球菌肺炎的首选抗生素是
2. 治疗支原体肺炎的首选抗生素是

A. 间断咯血，咳大量脓痰
B. 低热、盗汗、咳嗽
C. 咽部发痒、干咳、无痰
D. 急起寒战、高热、咳嗽、咳痰、胸痛
E. 急起寒战、咳嗽、咳痰，痰量逐渐增多，有臭味

3. 急性肺脓肿的临床表现是
4. 链球菌肺炎的临床表现是

A. 血常规
B. 胸部X片
C. 血气分析
D. 肺功能
E. 胸部CT

5. 诊断慢性阻塞性肺疾病主要依靠的是
6. 诊断呼吸衰竭主要依靠的是

A. 吸烟
B. 环境污染
C. 感染因素
D. 气候
E. 应激

7. 慢性阻塞性肺疾病急性发作常见的诱因是
8. 影响慢性阻塞性肺疾病发病与病情发展的重要因素是

A. 拍击样第一心音
B. 心尖部第一心音增强
C. 肺动脉瓣区第二心音亢进
D. 主动脉瓣区第二心音亢进
E. 剑突下可见心脏搏动

9. 慢性肺心病右心室扩大的主要表现是
10. 慢性肺心病肺动脉高压的主要表现是

A. 呼吸性酸中毒
B. 代谢性酸中毒
C. 呼吸性碱中毒
D. 呼吸性酸中毒合并代谢性碱中毒
E. 呼吸性酸中毒合并代谢性酸中毒

11. 慢性肺心病患者合并感染时易出现的酸碱失衡是
12. 慢性肺心病大量应用利尿剂后易出现的酸碱失衡是

A. 吸烟
B. 大气污染
C. 内分泌失调
D. 感染
E. 家族遗传

13. 与肺癌发病关系最密切的是
14. 与肺癌发病无明显关系的是

A. 咳嗽、咳痰5年，两肺散在哮鸣音
B. 咳嗽，消瘦2个月，痰中带血
C. 端坐呼吸，两肺底湿啰音
D. 呼气性呼吸困难，两肺满布哮鸣音
E. 吸气性呼吸困难，烦躁不安

15. 符合支气管哮喘的临床表现是
16. 符合支气管肺癌的临床表现是

A. 青霉素
B. 吗啡
C. 去甲肾上腺素
D. β_2 受体激动药
E. 地塞米松

17. 支气管哮喘发作时禁用的药物是
18. 控制支气管哮喘发作首选的药物是

A. 色甘酸钠
B. 阿托品
C. 氢化可的松
D. 酮替芬
E. 沙丁胺醇

19. 属于 β_2 受体激动药的是
20. 属于肥大细胞膜稳定剂的药物是

A. 沙丁胺醇
B. 糖皮质激素
C. 阿托品
D. 吗啡
E. 氨茶碱

21. 危重哮喘禁用的药物是
22. 控制原因不明的哮喘宜用的药物是

A. 呼吸困难
B. 黄疸
C. 抽搐
D. 夜间失眠而白天嗜睡
E. 发绀

23. 慢性呼吸衰竭最早出现的症状是
24. 慢性呼吸衰竭二氧化碳潴留的神经症状是

二、参考答案

A1 型题

1. C　2. B　3. C　4. D　5. A
6. D　7. D　8. A　9. D　10. C
11. D　12. A　13. D　14. E　15. A
16. E　17. C　18. B　19. E　20. C
21. B　22. B　23. B　24. C　25. E
26. B　27. B　28. D　29. A　30. C
31. E　32. A　33. B　34. E　35. C
36. B　37. A　38. C　39. D　40. C
41. A　42. D　43. C　44. D　45. C
46. E　47. C　48. B　49. E　50. A
51. B　52. C　53. C　54. E　55. E
56. C　57. B　58. B　59. B　60. C
61. E　62. E　63. A　64. D　65. A
66. D　67. B　68. C　69. A　70. B
71. D　72. E　73. C　74. A　75. E
76. B　77. D　78. E　79. C　80. A
81. D　82. E　83. C　84. B　85. B
86. E　87. A　88. C　89. C　90. A
91. B　92. E　93. E　94. A　95. C
96. A　97. D　98. D　99. B　100. D
101. C　102. D　103. B　104. B

A2 型题

1. E　2. A　3. B　4. D　5. C
6. B　7. B　8. C　9. D　10. D
11. C　12. C　13. C　14. C　15. E
16. A　17. D　18. D　19. D　20. B
21. D　22. B　23. E　24. D　25. B
26. E　27. A　28. B

B1 型题

1. B　2. A　3. E　4. D　5. D
6. C　7. D　8. C　9. E　10. D
11. E　12. D　13. A　14. D　15. D
16. B　17. B　18. D　19. E　20. A
21. D　22. E　23. A　24. D

三、重点解析

A1 型题

1. C　肺炎链球菌为革兰氏染色阳性菌，有 90 个血清型，成人患病多因感染第 1～9 型和第 12 型，以第 3 型毒力最强。

2. B　肺炎链球菌不产生毒素，荚膜为其主要致病物质，具有抗吞噬及侵袭作用，引起组织水肿及炎症浸润。

3. C　红细胞在肺泡内破坏后释放出含铁血黄素，与痰液结合咳出，故呈铁锈色痰。

6. D　肺炎链球菌肺炎患者的胸痛随咳嗽或深呼吸而加剧，多位于患侧，呈针刺样。

9. D　抗生素疗程通常为 5～7 天，或在热退后 3 天由静脉用药改为口服，维持数日，不依赖于 X 线检查炎症完全吸收而停药。

10. C　感染性休克时，平卧位，应用糖皮质激素，补充血容量是抢救的重要措施，血管活性药一般不作为首选，应该主要纠正代谢性酸中毒。

15. A　胸部 X 线：显示肺部多种形态的浸润影，呈节段性分布，以下肺为多见，可从肺门向外伸展。病变常经 3～4 周后自行消散。部分患者出现少量胸腔积液。

21.B 吸烟是COPD最主要病因，感染是COPD发病与病情发展的重要因素。

22.B 肺心病病因：①支气管、肺疾病：a. 阻塞性疾病：慢支、阻塞性肺气肿、支气管哮喘等；b. 限制性肺疾病：重症肺结核、支扩肺纤维化等。②胸廓运动障碍性疾病：重症肌无力、胸廓畸形等。③肺血管疾病。

23.B 氧化应激参与COPD的发生发展。

30.C COPD患者肺内残气量增多，对声波传导能力下降，所以触觉语颤减弱。

32.A 肺功能检查是判断气流受阻的客观指标，对COPD诊断、严重程度评价、疾病进展、预后及治疗反应等有重要意义。

44.D 肺心病失代偿期表现为呼吸衰竭的体征：腱反射减弱或消失，出现病理反射。

47.C 电解质紊乱是导致心脏负荷加重、心功能发生改变的因素。

48.B 右心室肥大心界向左扩大，左心室肥大心界向左下扩大。

49.E 肺心病患者可出现各种心律失常，以室上性心律失常多见。

52.C 胸部X线：①肺动脉高压征：右下肺动脉干扩张，其横径≥15mm，肺动脉段明显突出或其高度≥3mm；②右心室肥大：心界向左扩大。

53.C 心电图：主要表现为右心室肥大，出现电轴右偏，额面平均电轴≥90°，重度顺钟向转位，RV_1+SV_5≥1.05mV，RV_1≥1mV及肺型P波。

56.C 镇静药容易出现呼吸抑制。

59.B 慢性肺心病酸碱平衡失调及电解质紊乱是最常见并发症，其中以呼吸性酸中毒常见，合并感染时并发代谢性酸中毒，大量应用利尿药可并发代谢性碱中毒。

60.C 强心药应用原则为：①剂量宜小，约为常规剂量的1/2～2/3；②选用作用快、排泄快的强心药；③低氧血症、感染等均可使心率增快，故不宜以心率减慢作为衡量强心药的疗效指征。

65.A 胸痛、吞咽困难为肿瘤局部扩展引起的表现，淋巴结肿大是肿瘤远处转移引起的表现，Cushing综合征是肿瘤肺外表现。

66.D 肺上沟瘤易压迫颈部交感神经引起Horner综合征，出现同侧眼睑下垂、眼球内陷、瞳孔缩小、额部少汗等。

73.C 周围型肺癌：生长在段支气管及其分支以下者，约占肺癌的1/4，以腺癌较为常见。纤维支气管镜是确诊肺癌的重要检查方法。中央型肺癌确诊率可达95%左右，周围型肺癌确诊率可达55%。

77.D 肺癌肺外表现：包括内分泌、神经肌肉、结缔组织、血液系统和血管的异常改变，又称副癌综合征。表现有：杵状指(趾)和肥大性骨关节病；高钙血症；分泌促性激素引起男性乳房发育；分泌促肾上腺糖皮质激素样物质可引起Cushing综合征；分泌抗利尿激素引起稀释性低钠血症；神经肌肉综合征包括小脑皮质变性、脊髓小脑变性、周围神经病变、重症肌无力和肌病等。此外，可有类癌综合征，表现为哮鸣样支气管痉挛、阵发性心动过速、水样腹泻、皮肤潮红等。

79.C 肺癌多引起阻塞性肺炎。

80.A 临床上对40岁以上，特别是男性，长期吸烟或有职业性致癌物质接触史者，出现下列情况应高度怀疑肺癌的可能性：①原因不明的刺激性干咳，治疗无效；②有慢性呼吸道疾病，咳嗽性质突然改变者；③原因不明的持续性胸痛及腰背痛；④无慢性呼吸道疾病，出现持续性痰中带血；⑤同一部位反复出现肺炎；⑥原因不明的肺脓肿；⑦原因不明的四肢关节痛、杵状指(趾)、声音嘶哑、上腔静脉压迫综合征等；⑧X线检查有局限性肺气肿、肺不张、孤立性圆形病灶和单侧肺门阴影增大；⑨原有肺结核已稳定，他处出现新病灶，或结核灶“恶化”，而抗结核治疗无效者。对以上可疑者应选择做痰检、支气管镜检、胸水和活组织检查等，以力求早期明确诊断。

82.E 腺癌的发病率有增加的趋势，女性多见，与吸烟关系不密切，多呈周围型肺癌，对化疗及放疗均不敏感。

86.E 支气管哮喘发病机制主要有以下几种学说：①变态反应学说：主要为Ⅰ型(速发型)变态反应；②气道炎症学说：是支气管哮喘最重要的发病机制，是导致气道高反应性及气道重构、阻塞的病理基础；③神经-受体失衡学说：肾上腺素能神经兴奋性降低，胆碱能神经兴奋性增加；④其他机制：如呼吸道病毒感染、服用某些解热镇痛药和应用含碘造影剂、运动过程中的过度换气、胃-食管反流、心理因素以及遗传因素等。

89.C 血气分析：①哮喘发作程度较轻，PaO_2和$PaCO_2$正常或轻度下降；②中度哮喘发作，PaO_2下降而$PaCO_2$正常；③重度哮喘发作，PaO_2明显下降而$PaCO_2$升高，并可出现呼吸性酸中毒和/或代谢性酸中毒。

93.E 立即使患者脱离与变应原的接触是防治哮喘最有效的办法。

96.A 钙拮抗药可用于治疗运动性哮喘，酮替芬对过敏性哮喘有效，曲尼司特、色甘酸钠主要用于哮喘的预防。

101.C 危重哮喘患者多伴有脱水，每天补液量一般为2 500～3 000ml。

A2型题

2.A 此患者为感染性休克，补充血容量是抢救感染性休克的重要措施。

3.B 此病例考虑诊断为肺炎链球菌肺炎，抗生素疗程通常为5～7天。

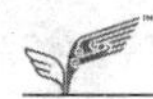

7. B　自发性气胸是慢性阻塞性肺疾病的急性并发症，多于剧烈咳嗽之后出现，胸腔内气体压缩肺组织，可引起患者呼吸困难、发绀，患侧肺部听诊呼吸音消失，胸部X线片可辅助诊断。

8. C　根据题干中病史描述，结合体格检查，可诊断慢性阻塞性肺疾病；根据 FEV_1/FVC、FEV，是否有慢性咳嗽、咳痰症状，可进行临床分级。

11. C　COPD患者宜在应用支气管扩张剂的基础上，口服或静滴糖皮质激素。

14. C　此患者考虑为肺性脑病，行血气分析以进一步明确诊断。

15. E　肺心病患者利尿药应用应小剂量、短疗程，以免造成血液浓缩、痰液干结不易咳出。

18. D　老年、吸烟史，抗生素治疗无效符合肺癌临床特点，另患者X线表现提示阻塞性肺炎，也应考虑支气管肺癌。

24. D　本题无法明确呼吸困难病因，所以选用氨茶碱解痉平喘。吗啡可导致呼吸抑制，沙丁胺醇可增加外周血管阻力，增加心脏负荷。

26. E　色甘酸二钠主要用于哮喘的预防。

27. A　此患者 PaO_2＜60mmHg，$PaCO_2$＞50mmHg，诊断为Ⅱ型呼吸衰竭。但 $PaCO_2$ 过高、PaO_2 过低已出现神志欠清，当首选呼吸机辅助通气。

B1 型题

1. B　2. A　肺炎链球菌肺炎一经确诊即应予抗生素治疗，不必等待细菌培养结果。首选青霉素G，对青霉素过敏者，可用红霉素或阿奇霉素等；重症患者可用氟喹诺酮类、头孢菌素类等。多重耐药菌株感染者可用万古霉素、替考拉宁。肺炎支原体肺炎具有自限性，多数病例不经治疗可自愈；大环内酯类抗菌药为首选，常用红霉素、罗红霉素和阿奇霉素等。其他如氟喹诺酮类(左氧氟沙星、莫西沙星等)及四环素类也用于肺炎支原体肺炎的治疗。疗程一般2～3周。

15. D　16. B　支气管哮喘肺内残气量增多，终末小气道塌陷，为呼吸性呼吸困难。支气管肺癌为恶性消耗性疾病，所以消瘦，癌肿侵蚀小血管可出现痰中带血。端坐呼吸、肺底湿性啰音多见于左心衰的患者。吸气性呼吸困难见于大气道阻塞患者。

21. D　22. E　吗啡有呼吸抑制作用，所以呼吸系统疾病禁用；氨茶碱解痉平喘，可适用于心源性、肺源性呼吸困难。

第二单元　循环系统疾病

一、习　　题

A1 型题

1. 高血压的诊断标准是
   A. 收缩压≥150mmHg或舒张压≥90mmHg
   B. 收缩压≥140mmHg或舒张压≥90mmHg
   C. 收缩压≥140mmHg和舒张压≥90mmHg
   D. 收缩压≥140mmHg和/或舒张压≥90mmHg
   E. 收缩压≥160mmHg或舒张压≥90mmHg

2. 高血压的流行病学调查中，以下因素<u>未确定</u>与高血压发病有关的是
   A. 年龄　　B. 体重
   C. 钠盐　　D. 血糖
   E. 饮酒

3. 以下疾病<u>不引起</u>血压升高的是
   A. 急性肾炎
   B. 急性肾盂肾炎
   C. 肾动脉狭窄
   D. 嗜铬细胞瘤
   E. 大动脉炎

4. 兼有α受体作用的β受体拮抗药是
   A. 美托洛尔
   B. 阿替洛尔
   C. 比索洛尔
   D. 普萘洛尔
   E. 卡维地洛

5. 确诊先天性肾动脉狭窄最有价值的是
   A. 患者年轻
   B. 起病急骤且血压增高显著
   C. 患侧肾区可闻及血管杂音
   D. 肾动脉造影
   E. 放射性核素肾图检查

6. 高血压的发病机制中，下列选项<u>不正确</u>的是
   A. 交感神经活性减低
   B. 水钠潴留

C. RAAS 系统激活
D. 胰岛素抵抗
E. 血管弹性减退

7. 下列关于慢性肾衰竭时高血压的发生机制的描述中，正确的是
A. 肾素-血管紧张素水平增高
B. 血容量扩张
C. 血容量与肾素-血管紧张素平衡失调
D. 激肽系统的作用
E. 肾动脉狭窄

8. 临床进行 24 小时动态血压监测，**不适用**于下列选项中的
A. 明确高血压诊断
B. 判断高血压的严重程度
C. 了解血压的昼夜节律
D. 指导降压治疗
E. 评价降压药物疗效

9. 高血压患者死亡原因最常见的是
A. 心肌梗死 B. 脑血管意外
C. 肾衰竭 D. 心功能不全
E. 心律失常

10. 下列符合原发性高血压高危组标准的是
A. 高血压 2 级伴 1 个危险因素
B. 高血压 2 级伴 2 个危险因素
C. 高血压 2 级伴靶器官损害
D. 高血压 1~2 级伴 3 个危险因素
E. 高血压 3 级

11. 关于老年性高血压的临床表现中，下列论述**不正确**的是
A. 压差大
B. 血压波动性大
C. 容易发生直立性低血压
D. 常合并心、脑、肾脏损害
E. 大部分为舒张期高血压

12. 高血压的治疗原则中，下列选项**错误**的是
A. 从小剂量开始，逐渐增加剂量，最终达标
B. 长效制剂价格较贵，故最好选择便宜的短效制剂
C. 联合用药可减少副作用应该提倡
D. 个体化方案治疗
E. 选择适合患者的药物而不是价格贵的

13. 治疗高血压危象，首选下列药物中的
A. 倍他乐克 B. 硝苯地平
C. 硝酸甘油 D. 卡托普利
E. 硝普钠

14. 对血压显著增高多年的患者，应用降压药短期内将血压骤降至正常时，可能出现的情况是
A. 明显改善症状
B. 改善心、脑、肾等主要脏器血供
C. 诱发脑出血
D. 诱发肾功能不全
E. 诱发心绞痛

15. 下列关于对高血压患者的描述中，正确的是
A. 40 岁。无合并疾病，血压降至 130/90mmHg
B. 60 岁。合并糖尿病，血压降至 140/90mmHg
C. 76 岁。血压降至 120/50mmHg
D. 72 岁，无合并疾病，血压 140/60mmHg
E. 55 岁。血压 150/80mmHg

16. 下列属于钙拮抗药的降压药是
A. 美托洛尔 B. 氯沙坦
C. 福辛普利 D. 硝普钠
E. 尼群地平

17. 下列属于 β 受体拮抗药的降压药是
A. 阿替洛尔 B. 依那普利
C. 硝苯地平 D. 特拉唑嗪
E. 硝普钠

18. 女性高血压患者妊娠期间**禁用**下列药物中的
A. 钙拮抗药
B. α 受体拮抗药
C. β 受体拮抗药
D. 利尿药
E. 血管紧张素转换酶抑制剂

19. 合并肾功能不全的高血压患者**不宜**选用下列降压药中的
A. 钙拮抗药
B. α 受体拮抗药
C. β 受体拮抗药
D. 血管紧张素转换酶抑制剂
E. 利尿药

20. 对于肾动脉狭窄患者，禁用下列药物中的
A. 血管紧张素转换酶抑制剂
B. β 受体拮抗药
C. 钙拮抗药
D. 利尿药
E. 中枢交感神经节抑制剂

21. 下列降压药中，易引起尿酸升高的是
A. 吲达帕胺 B. 倍他乐克
C. 缬沙坦 D. 硝苯地平
E. 福辛普利

22. 对于高钾血症的患者,下列降压药中<u>不宜</u>使用的是
A. 阿替洛尔　B. 卡托普利
C. 非洛地平　D. 吲达帕胺
E. 硝苯地平

23. 患者初诊血压为180/110mmHg,其合适的随诊处理时间是
A. 1周　B. 1个月
C. 3个月　D. 立即处理
E. 半年

24. 高血压患者引起心脏损害的早期表现是
A. 心力衰竭
B. 心绞痛
C. 心肌梗死
D. 心肌肥厚
E. 心脏扩大

25. 目前高血压的诊断标准依据是
A. 24小时动态血压监测
B. 患者家中自测血压
C. 医生在门诊诊室偶测的血压
D. 住院血压监护测定的血压
E. 以上都不是

26. 下列选项中,<u>不属于</u>冠心病危险因素的是
A. 高血压
B. 高脂血症
C. 糖尿病
D. 性别
E. 睡眠呼吸暂停综合征

27. 下列选项中,属于冠心病发病的次要危险因素是
A. 绝经后的妇女
B. 低密度脂蛋白-胆固醇增高
C. 脂蛋白-a增高
D. 肥胖者
E. 糖尿病

28. 下列选项中,<u>不属于</u>冠心病的临床分型是
A. 心房颤动　B. 心肌梗死
C. 心绞痛　D. 猝死型
E. 缺血性心肌病

29. 下列各项,符合典型心绞痛的是
A. 呼吸困难伴典型心电图T波改变
B. 劳累后心尖部针刺样疼痛
C. 劳力时持续数分钟的胸骨后压榨感
D. 心前区痛含硝酸甘油15分钟后缓解
E. 胸痛伴心电图胸导联ST段抬高而无演变

30. 典型心绞痛的疼痛部位在
A. 心尖部
B. 胸骨体上中段之后方
C. 左前胸
D. 剑突下
E. 整个前胸部

31. 下列对于冠心病心绞痛的临床表现的描述,<u>**错误**</u>的是
A. 胸骨上中段后方,放射至左臂内侧达无名指和小指
B. 胸骨后方压迫感
C. 发生于劳累或情绪激动后
D. 持续3～5分钟,停止活动后即可缓解
E. 发作时心率快,血压升高

32. 诊断心绞痛最常用的无创性检查方法是
A. 心电图
B. 放射性心肌核素
C. 冠状动脉造影
D. 超声心动图
E. 动态心电图

33. 心绞痛的临床表现中,与心肌梗死<u>不同</u>的是
A. 胸痛含服硝酸甘油可缓解
B. 常合并心律失常
C. 胸骨后疼痛剧烈,持续时间较长
D. 心电图无病理性Q波
E. 脉压增大

34. 治疗自发性心绞痛最有效的药物是
A. 硝苯地平缓释片
B. 倍他乐克
C. 硝酸甘油
D. 地高辛
E. 异搏定

35. 冠状动脉粥样硬化发生率最高的部位是
A. 左主干　B. 左回旋支
C. 左前降支　D. 右冠状动脉
E. 后降支

36. 心肌梗死时最先出现的症状是
A. 发热　B. 消化道症状
C. 心动过速　D. 室性期前收缩
E. 疼痛

37. 急性心肌梗死最早期的心电图改变是
A. ST段明显抬高,呈弓背向上的单向曲线
B. 出现异常Q波和ST段抬高
C. 出现异常Q波,ST段抬高或T波倒置

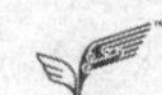

D. T 波高耸
E. ST 段呈水平型下降

38. 急性心梗时，下列酶学指标最先出现异常的是
A. 谷草转氨酶 B. 乳酸脱氢酶
C. α-羟丁酸脱氢酶 D. 谷丙转氨酶
E. 肌酸激酶同工酶

39. 对于急性心肌梗死的诊断，下列检查最有意义的是
A. 心电图出现病理性 Q 波
B. 心电图表现 ST 段上抬
C. 肌钙蛋白升高
D. 肌酸激酶升高
E. 肌酸激酶同工酶升高

40. 急性心肌梗死早期(24 小时内)患者死亡的主要原因是
A. 心力衰竭 B. 心源性休克
C. 心律失常 D. 心脏破裂
E. 栓塞

41. 急性心肌梗死时出现心源性休克的最主要原因是
A. 大量呕吐出汗导致有效循环血量降低
B. 室性期前收缩
C. 心肌收缩力减弱导致心排血量降低
D. 剧烈疼痛导致神经反射引起周围血管扩张
E. 乳头肌功能不全

42. 心肌梗死恢复期，有助于预测严重心律失常的检查项目是
A. 心电图 B. Holter
C. 超声心动图 D. 放射性核素
E. 心肌核素检查

43. 急性心肌梗死应用链激酶或尿激酶治疗，其作用是
A. 溶解冠状动脉的血栓
B. 调节心肌细胞膜电位
C. 改善心肌微循环
D. 促进心肌能量代谢
E. 抗血小板聚集后形成血栓

44. 急性心梗后血清 AST(GOT)的变化规律是
A. 起病 6 小时内升高，48～72 小时恢复正常
B. 起病 8～12 小时内升高，24～48 小时达高峰，3～6日后降至正常
C. 起病 8～10 小时内升高，2～3 日达高峰，1～2 周恢复正常
D. 高峰出现早，但恢复慢
E. 起病后持续升高

45. 与急性心包炎相鉴别，支持急性心肌梗死的诊断依据是
A. 心电图 ST 段弓背向上抬高
B. 心电图除 aVF 外，其余导联 ST 段弓背向下抬高
C. 胸痛与发热同时出现
D. 胸痛随呼吸和咳嗽而加重
E. 早期即可闻及心包摩擦音

46. 心肌梗死患者突然出现心前区收缩期喀喇音的原因是
A. 室间隔穿孔
B. 乳头肌断裂(二尖瓣脱垂)
C. 发生了再次心肌梗死
D. 出现了急性心力衰竭
E. 二尖瓣相对关闭不全

47. 冠心病患者为预防发生心肌梗死，应选用的是
A. 肝素
B. 尿激酶
C. 华法林
D. 利多卡因
E. 小剂量阿司匹林

48. 下列各项最适合用 β 受体拮抗药治疗的是
A. 高血压伴慢性心功能不全
B. 高血压伴急性肾功能损害
C. 高血压伴支气管哮喘
D. 高血压伴窦性心动过缓
E. 高血压合并心绞痛

49. 缓解急性心肌梗死剧烈疼痛效果最好的药物是
A. 硝酸甘油 B. 解热镇痛药
C. 罂粟碱 D. 吗啡
E. 可待因

50. 诊断急性纤维蛋白性心包炎最具特征性的是
A. 心前区剧烈疼痛
B. 心包摩擦音
C. 心界向两侧扩大呈烧瓶样
D. 心音减弱或消失
E. 心音遥远

51. 心电图对鉴别心肌梗死和心绞痛最有意义的改变是
A. ST 段弓背向上抬高
B. T 波呈冠状“T”倒置
C. ST 段弓背向下抬高
D. T 波高耸
E. 病理性 Q 波

52. 急性心肌梗死 4 小时,最适宜的治疗方案是
A. 吗啡止痛
B. 溶栓治疗
C. 地高辛增强心肌收缩力
D. 静滴硝酸甘油
E. 糖皮质激素

53. 急性心肌梗死发病后,下列指标最早恢复正常的是
A. 谷丙转氨酶　B. 肌酸激酶
C. 乳酸脱氢酶　D. 谷草转氨酶
E. 肌酸激酶同工酶

54. 心绞痛发作时可出现的是
A. 体温升高
B. 血沉增快
C. 血清心肌酶谱增高
D. 动脉血压增高
E. 下肢水肿

55. 心肌酶中对诊断急性心肌梗死特异性最高的是
A. CPK-MB 及 LDH_2
B. CPK-MM 及 LDH_1
C. CPK-MB 及 LDH_1
D. CPK-MB 及 LDH_3
E. CPK-BB 及 LDH_1

56. 对心肌损害诊断最具有特异性的血清酶是
A. 谷草转氨酶
B. 谷丙转氨酶
C. 乳酸脱氢酶
D. 磷酸激酶
E. 肌酸激酶同工酶

57. 关于急性心肌梗死并发症,下列描述正确的是
A. 乳头肌断裂可引起急性心功能不全
B. 心脏破裂多见于室间隔穿孔破裂
C. 心室壁瘤多发于心梗后 3 个月
D. 急性心梗早期即可伴发肺梗死
E. 心梗后综合征早期发生率高

58. 下列临床表现中,<u>不属于</u>慢性左心功能不全临床表现的是
A. 劳力性呼吸困难　B. 咳嗽
C. 乏力　D. 肝大
E. 急性肺水肿

59. 左心衰竭最早出现的临床症状是
A. 疲乏无力
B. 劳力性呼吸困难
C. 阵发性夜间呼吸困难
D. 夜间卧床时咳嗽
E. 失眠、尿少、头晕

60. 可延缓心衰进展,改善心室重塑的药物是
A. 血管紧张素转换酶抑制剂类
B. 正性肌力药
C. 利尿剂
D. β受体拮抗药类
E. 醛固酮受体拮抗药

61. 洋地黄药物中毒出现传导阻滞时,应选用的药物是
A. 阿托品　B. 苯妥英钠
C. 利多卡因　D. 维拉帕米
E. 肾上腺素

62. 心力衰竭治疗中,能控制体液潴留的药物是
A. 酚妥拉明　B. 肼肽嗪
C. 氢氯噻嗪　D. 氨茶碱
E. 洋地黄

63. 硝普钠治疗心功能不全的作用机制是
A. 减慢心率
B. 降低心肌耗氧量
C. 降低心脏的前负荷和后负荷
D. 增加心搏出量
E. 加强心肌收缩力

64. 心力衰竭最常见的诱因是
A. 感染　B. 乳头肌断裂
C. 心房颤动　D. 情绪激动
E. 治疗不当

65. 诊断心力衰竭最有价值的辅助检查是
A. 血浆脑钠肽(BNP)　B. 胸部 X 线
C. 心电图　D. 心脏超声
E. 心肌核素检查

66. 慢性心房颤动(房颤)伴快速心室率,首选治疗措施是
A. 药物复律,使之恢复窦性心律
B. 电复律
C. 导管消融治疗
D. 减慢心室率,使之控制在 60~80 次/min
E. 抗凝治疗

67. 可确诊室性心动过速的心电图表现是
A. P 波与 QRS 波无关
B. QRS 波群宽大畸形
C. R-R 间期相等
D. 可见心室夺获和室性融合波
E. 心室率在 160~240 次/min

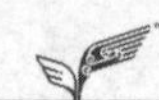

68. 室性心动过速伴严重血流动力学障碍时，欲终止发作应首选的办法是
A. 利多卡因 B. 胺碘酮
C. 美托洛尔 D. 同步电复律
E. 人工起搏超速抑制

69. 刺激迷走神经可纠正的心律失常是
A. 快速心房颤动
B. 窦性心律不齐
C. 阵发性室上性心动过速
D. 阵发性室性心动过速
E. 房性期前收缩

70. 典型的二尖瓣面容特点是
A. 面色晦暗，双颊紫红，口唇发绀
B. 表情淡漠，反应迟钝，呈无欲状态
C. 眼裂增大，眼球突出，目光闪烁，呈惊恐貌
D. 面色苍白，颜面浮肿
E. 面色潮红，兴奋不安，口唇干燥

71. 风湿性心脏瓣膜病并发栓塞，最常见于
A. 二尖瓣狭窄合并心力衰竭
B. 二尖瓣狭窄合并心房颤动
C. 二尖瓣关闭不全合并心力衰竭
D. 二尖瓣关闭不全合并主动脉瓣关闭不全
E. 二尖瓣狭窄合并关闭不全

72. 心脏骤停时，**没有**下述表现中的
A. 心音消失 B. 呼吸停止
C. 意识丧失 D. 瞳孔明显缩小
E. 瞳孔明显散大

73. 导致心脏骤停最常见的病因是
A. 急性心肌炎
B. 主动脉瓣狭窄
C. 二尖瓣脱垂
D. 频发室性期前收缩
E. 冠状动脉粥样硬化性心脏病

74. 临床上确诊心脏骤停的条件是
A. 心电示波呈直线 B. 呼吸消失
C. 大小便失禁 D. 意识突然丧失
E. 深度昏迷

75. 早期诊断心脏骤停的最佳指标是
A. 瞳孔明显散大 B. 测不到血压
C. 昏迷 D. 呼吸停止
E. 颈动脉和股动脉搏动消失

76. 迅速建立有效的人工循环包括
A. 使用呼吸机
B. 使用心肺复苏器
C. 吸氧
D. 气管切开
E. 人工呼吸

77. 传统的初级心肺复苏**不包括**下列选项中的
A. 畅通气道 B. 人工呼吸
C. 胸外按压 D. 体外自动电除颤
E. 注射肾上腺素

78. 心肺复苏的后期处理(院内处理)**不包括**的是
A. 接替人工呼吸、心脏按摩进行生理监测
B. 心律转复
C. 输血输液
D. 呼吸道管理
E. 立即对并发的创伤或病变进行外科治疗

79. 成人心肺复苏时，胸外心脏按压的频率应为
A. 50～60 次/min B. 60～70 次/min
C. 70～80 次/min D. 80～90 次/min
E. 100～150 次/min

80. 急性心梗患者心电监护示“室颤”，立即进行抢救，第一步应进行的是
A. 口对口人工呼吸 B. 气管插管
C. 心外按压 D. 非同步直流电除颤
E. 同步直流电除颤

81. 患者如果出现阿-斯综合征，最可能的诊断是
A. 室上性心动过速 B. 室性心动过速
C. 心房颤动 D. 心房扑动
E. 心室颤动

82. 有效心脏复苏的指征**不包括**
A. 意识恢复 B. 瞳孔回缩
C. 自主呼吸 D. 尿量恢复
E. 皮肤色泽恢复

83. 心脏性猝死是指心脏急症发作多久内出现的以意识丧失为特征的无法预测的死亡
A. 10 分钟 B. 20 分钟
C. 30 分钟 D. 60 分钟
E. 24 小时

A2 型题

1. 患者男，46 岁。高血压合并糖尿病，BP 180/100mmHg，心率 65 次/min，尿蛋白(+)，血肌酐正常。最适合选用的降压药物是
A. ACEI 制剂
B. β 受体拮抗药
C. 钙拮抗药
D. 利尿药
E. α 受体拮抗药

2. 患者男，56 岁。血压为 135/100mmHg，应考虑的诊断是
A. 正常血压
B. 1 级高血压
C. 2 级高血压
D. 3 级高血压
E. 临界高血压

3. 患者男，33 岁。高血压病史 2 年。突发剧烈头痛，恶心，呕吐，头晕，心悸，气短。查体：血压 170/135mmHg，眼底视网膜出血，心电图示左室肥厚伴心肌劳损。其诊断是
A. 高血压脑病
B. 良性高血压（缓进型高血压）
C. 高血压危象
D. 恶性高血压（急进型高血压）
E. 脑出血

4. 患者女，65 岁。有高血压病史 8 年。今日剧烈头痛，眩晕，呕吐。查体：无肢体活动障碍，血压 200/120mmHg，意识模糊。应首先考虑的诊断是
A. 急进型高血压
B. 脑血栓形成
C. 高血压性心脏病
D. 脑出血
E. 高血压脑病

5. 患者女，63 岁。高血压病史 3 年，血压 180/100mmHg，心率 56 次/min。心电图示窦性心律，一度房室传导阻滞。治疗宜选用
A. 地尔硫䓬
B. 维拉帕米
C. 美托洛尔
D. 卡托普利
E. 普萘洛尔

6. 患者女，67 岁。血压 160/96mmHg，伴气促及下肢水肿，心率 110 次/min。下列降压药物效果最好的是
A. 卡托普利
B. 美托洛尔
C. 硝苯地平
D. 呋塞米
E. 特拉唑嗪

7. 患者男，54 岁。高血压病史 5 年余，今日生气后血压突然升高，为 220/120mmHg，伴剧烈头痛，头晕，烦躁，恶心，呕吐。治疗首选
A. 硝苯地平缓释片
B. 尼群地平
C. 地尔硫䓬
D. 硝普钠
E. 哌唑嗪

8. 患者女，63 岁。高血压病史 3 年，血压 180/100mmHg，心率 56 次/min。心电图示二度房室传导阻滞。治疗宜选用的药物是
A. 地尔硫䓬
B. 硝苯地平片
C. 美托洛尔
D. 福辛普利
E. 普萘洛尔

9. 患者男，36 岁。血压 135/96mmHg，伴胸闷、心悸，心率 110 次/min。宜首选的药物是
A. 降压 0 号
B. 美托洛尔
C. 硝苯地平缓释片
D. 呋塞米
E. 特拉唑嗪

10. 患者男，58 岁。高血压病史十余年，间断自服降压药物，时常头晕、头痛，近来自觉心悸、气短。支持其心脏病病因为高血压的主要依据是
A. 主动脉瓣区第二心音亢进
B. 血压升高，第一心音亢进
C. 心尖区收缩期吹风样杂音
D. 左室肥大
E. 心尖区舒张期奔马律

11. 患者男，72 岁。患高血压、冠心病、慢性阻塞性肺疾病，心电图示一度房室传导阻滞，在降压治疗方面<u>不宜</u>选用下列药物中的
A. 卡托普利
B. 硝苯地平
C. 吲达帕胺
D. 氢氯噻嗪
E. 美托洛尔

12. 患者女，43 岁。1 年来常突然出现头痛、出汗、面色苍白、呼吸困难，发作时血压可达 200/120mmHg，一般 2 小时后症状自行消失，血压恢复正常。最可能的诊断是
A. 高血压
B. 肾动脉狭窄
C. 原发性醛固酮增多症
D. 嗜铬细胞瘤
E. 更年期综合征

13. 患者女，38 岁。2 年来血压持续升高至 160/100mmHg，常感头痛，四肢无力，有时下肢软弱不能行走，实验室检查血钾 2.6mmol/L，尿钾升高。最可能的诊断是
A. 低钾血症
B. 高血压
C. 嗜铬细胞瘤

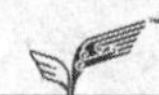

D. 原发性醛固酮增多症
E. 肌无力

14. 患者男，44岁。头晕10年，2天来头痛加重，伴恶心、呕吐急诊就诊。查体：神志模糊，血压220/120mmHg，尿蛋白(++)，尿糖(+)。最可能的诊断是
A. 糖尿病酮症酸中毒
B. 恶性高血压
C. 肾性高血压
D. 高血压危象
E. 高血压脑病

15. 患者男，48岁。高血压病史10余年，一周前突然出现头痛，血压200/130mmHg，诊断已明确，其发病机制是
A. 水钠潴留
B. 肾素活性增高
C. 交感或者过度增高
D. 周围血管痉挛
E. 脑血管自身调节紊乱

16. 患者男，51岁。冠心病史多年，突然剧烈胸痛，憋闷，大汗淋漓，烦躁不安，心电图下壁导联ST段弓背向上抬高，心肌酶CK-MB升高，止痛宜选用
A. 休息和吸氧 B. 硝酸甘油
C. 硝酸异山梨酯 D. 吗啡
E. 地尔硫䓬

17. 患者女，59岁。冠心病史8年，近1个月时感心悸、胸闷、气短，诊断为自发性心绞痛，治疗宜选用
A. 硝酸异山梨酯
B. 钙拮抗药
C. 阿司匹林
D. 硝酸甘油
E. 美托洛尔

18. 患者男，57岁。冠心病心绞痛病史10年，昨日突发剧烈胸痛、憋闷，大汗淋漓，烦躁不安。心电图上最支持急性心肌梗死的证据是
A. 宽而深的Q波
B. ST段抬高呈弓背向上型
C. T波倒置
D. ST段抬高呈弓背向下型
E. ST段下降

19. 患者男，37岁。1年来反复发作胸骨后疼痛，常于凌晨睡熟中发作，发作与劳力无关，发作时含硝酸甘油有效。发作时心电图示Ⅱ、Ⅲ、aVF导联ST段抬高，发作后抬高的ST段恢复正常。最可能的诊断是
A. 劳力型心绞痛
B. 急性心肌梗死早期
C. 心绞痛合并急性心包炎
D. 变异型心绞痛
E. 卧位型心绞痛

20. 患者男，39岁。1年来反复发作胸骨后疼痛，常于午休时发作，发作与劳力无关，发作时含硝酸甘油有效。发作时心电图示ST段抬高，发作后恢复正常。患者宜应用下列药物中的
A. 吗啡 B. 阿司匹林
C. 硝酸甘油 D. 美托洛尔
E. 地尔硫䓬

21. 患者男，62岁。突感心前区疼痛，含硝酸甘油不缓解，心电图检查示：V_1～V_2的ST段弓背向上抬高，且有宽而深的Q波。其心肌梗死的部位是
A. 急性非Q波心肌梗死
B. 急性心内膜下心肌梗死
C. 急性前壁心肌梗死
D. 急性广泛前壁心肌梗死
E. 急性前间壁心肌梗死

22. 患者男，56岁。突感心前区疼痛，含硝酸甘油不缓解，继之出现呼吸困难，不能平卧。心电图检查示：V_1～V_5的ST段弓背向上抬高，且有宽而深的Q波。心肌梗死的部位是
A. 无法确定
B. 急性心内膜下心肌梗死
C. 急性前壁心肌梗死
D. 急性广泛前壁心肌梗死
E. 急性前间壁心肌梗死

23. 患者男，54岁。心肌梗死后4个月复诊，血压145/90mmHg，心电图V_3～V_5导联ST段持续抬高，心尖区有反常搏动。可能的诊断为
A. 梗死后综合征
B. 心梗复发
C. 室壁瘤形成
D. 乳头肌功能不全
E. 心脏破裂先兆

24. 患者男，64岁。劳累后胸骨后疼痛1年余，每周发作2～3次，含服硝酸甘油后迅速缓解。4小时前剧烈胸痛伴大汗，含服硝酸甘油20分钟不缓解。下列心电图改变对其诊断最有帮助的是
A. ST段压低
B. 深而宽的Q波

C. 高耸T波
D. 频发室性期前收缩
E. 一度房室传导阻滞

25. 患者男，64岁。劳累后胸骨后疼痛1年余，每周2～3次，含硝酸甘油后迅速缓解。4小时前剧烈胸痛伴大汗，含服硝酸甘油20分钟不缓解。此时下列心肌酶升高最明显的可能是
A. 天冬氨酸转氨酶(AST)
B. 乳酸脱氢酶(LDH)
C. 乳酸脱氢酶同工酶1(LDH-1)
D. 肌酸激酶同工酶(CK-MB)
E. 羟丁酸脱氢酶(HBDH)

26. 患者男，55岁。劳累后胸骨后疼痛反复发作1年余，每次含硝酸甘油后可迅速缓解。2小时前剧烈胸痛伴大汗，含服硝酸甘油2次仍不缓解。心电图示Ⅱ、Ⅲ、aVF导联ST段呈弓背向上的单向曲线，伴深而宽的Q波，最有可能的诊断为
A. 急性前壁心肌梗死
B. 急性下壁心肌梗死
C. 急性前间壁心肌梗死
D. 急性右室梗死
E. 变异型心绞痛

27. 患者男，48岁。10天前因急性前壁心肌梗死入院，昨日胸痛再发，呈持续性，在吸气时及仰卧位时加重，坐位或前倾位时可减轻。查体：体温37.5℃，血压正常，右肺底叩诊浊音，呼吸音减弱，可闻及心包摩擦音，胸部X线片示右侧胸腔少量积液。WBC 11×10^9/L，血沉28mm/h。最可能的诊断是
A. 再次心肌梗死
B. 不稳定型心绞痛
C. 变异型心绞痛
D. 肺栓塞
E. 心肌梗死后综合征

28. 患者男，64岁，劳累后发生急性下壁心肌梗死，既往有高血压5年、糖尿病10年、吸烟40余年。该患者急性心肌梗死的直接原因是
A. 劳累及情绪激动
B. 高血压
C. 糖尿病
D. 动脉粥样硬化斑块不稳定
E. 吸烟过量

29. 患者男，50岁。1周来出现阵发性夜间心前区闷胀，伴出汗，每次持续约10分钟，能自行缓解，白天可正常工作。1小时前在熟睡中再发心前区胀痛，明显压迫感，自服速效救心丸无效，症状持续不缓解而来院。入院查心电图前壁导联ST段抬高。该患者最可能的诊断是
A. 劳力性心绞痛　　B. 初发性心绞痛
C. 恶化型心绞痛　　D. 变异型心绞痛
E. 梗死后心绞痛

30. 患者男，60岁。4小时前持续性胸痛，阵发性加重，伴出汗，自服速效救心丸稍有缓解。既往有冠心病、高血压病史8年，发现糖尿病2年。入院查体：血压130/85mmHg，痛苦病容，双肺(－)，心律整，心率60次/min，第一心音低钝，腹部(－)。ECG显示Ⅰ、aVL＋V_4导联ST段下移＞0.1mV，cTnT(＋)。下列治疗措施<u>不适宜</u>的是
A. 静脉应用硝酸甘油
B. 皮下注射低分子肝素
C. 口服小剂量β受体拮抗药
D. 口服阿司匹林或噻氯吡啶
E. 口服二氢吡啶类钙拮抗药

31. 患者男，56岁。2周来晨练时行走300米左右即出现胸部闷胀压抑感，放散到咽喉部，有紧缩感，持续5～10分钟，自行停止活动，休息约3～5分钟后缓解。近1周来自觉上一层楼即出现口含硝酸甘油有效。既往有高血压病25年，高脂血症8年，糖尿病6年。对该患者，下列药物可作为首选的是
A. 阿司匹林　　B. β受体拮抗药
C. 他汀类药物　　D. 低分子肝素
E. 速效救心丸

32. 患者男，70岁。因急性广泛前壁心肌梗死入院。查体：血压95/60mmHg，高枕卧位，双侧中下肺均可闻水泡音，心率108次/min，心律齐，可闻第三心音奔马律，四肢末梢皮温正常。胸片示：心脏不大，主动脉迂曲钙化，两肺门阴影增大、模糊。按Killip分级，该患者心功能应属于
A. 0级
B. Ⅰ级
C. Ⅱ级
D. Ⅲ级
E. Ⅳ级

33. 患者男，64岁。1个月前心前区出现压榨性疼痛，当时查心电图：下壁导联ST段抬高，cTnT(＋)。近3天来出现发热，胸痛，伴轻度呼吸困难。查体：胸骨左缘3、4肋间可闻及心包摩擦音，坐位前倾时明显。该患者出现了
A. 乳头肌断裂　　B. 心脏破裂
C. 室壁瘤　　D. 梗死后综合征
E. 胸膜炎

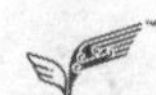

34. 患者女，71岁。冠心病病史20年，夜间突然憋醒，呈端坐呼吸，两肺满布哮鸣音和湿啰音。首选的治疗药物是
A. 地高辛口服
B. 硝酸甘油舌下含服
C. 氨茶碱口服
D. 呋塞米静脉注射
E. β受体拮抗药静脉注射

35. 患者男，44岁。冠心病病史5年。现在登三楼后出现心悸、气短、胸闷等不适。其心功能分级为
A. 心功能Ⅰ级 B. 心功能Ⅱ级
C. 心功能Ⅲ级 D. 心功能Ⅳ级
E. 心功能0级

36. 患者男，68岁。冠心病病史10余年，3天来出现夜间阵发性呼吸困难，咳嗽，咳痰，乏力，上腹部饱胀，食欲差。查体：颈静脉怒张，右肋缘下3cm处可触及肝脏，有压痛，肝颈静脉反流征阳性，双下肢水肿。应首先考虑的诊断是
A. 肝炎 B. 左心功能不全
C. 右心功能不全 D. 肾炎
E. 肝硬化

37. 患者女，44岁。风湿性心脏瓣膜病史10年，近3个月来，心悸、气短加重。查体：心界稍向左扩大，心率120次/min，律绝对不齐，心音强弱不等，伴脉搏短绌现象。其诊断是
A. 心房扑动
B. 心房颤动
C. 室上性心动过速
D. 室性心动过速
E. 窦性心动过速

38. 患者男，65岁。近来常感心慌。心电图可见提前出现的正常QRS波群，其前P波形态与窦性P波略不相同，代偿间歇不完全。应诊断为
A. 房性期前收缩
B. 室性期前收缩
C. 窦性心律不齐
D. 心房颤动
E. 一度房室传导阻滞

39. 患者女，42岁。患风湿性心脏瓣膜病二尖瓣狭窄伴关闭不全5年，3个月前骤发快速房颤，经洋地黄治疗，心率减慢。查体：心率75次/min（平均），心律仍绝对不规则。左室直径＜60mm，血沉与抗"O"滴度正常。应首选的治疗措施是
A. 继续用地高辛控制心室率
B. 停用洋地黄
C. 手术治疗
D. 胺碘酮或电击复律
E. 地高辛加糖皮质激素

40. 患者男，67岁。因冠状动脉粥样硬化性心脏病急性前壁心肌梗死8小时，入住心脏监护病房，心电监护突然出现心室颤动，随即患者意识丧失。最佳的抢救措施是
A. 畅通气道 B. 人工呼吸
C. 胸外按压 D. 注射胺碘酮
E. 电除颤

B1型题

A. 高血压危象
B. 高血压性心脏病
C. 脑血管病
D. 急性心肌梗死
E. 肾功能不全

1. 我国高血压患者最常见的死亡原因是
2. 急进型高血压患者最常见的死亡原因是

A. 120/70mmHg
B. 160/110mmHg
C. 150/95mmHg
D. 180/80mmHg
E. 140/100mmHg

3. 正常血压是
4. 2级高血压是

A. 脑血管意外
B. 心肌梗死
C. 心力衰竭
D. 尿毒症
E. 休克

5. 急进型高血压患者的死因多是
6. 我国高血压患者的死因多是

A. 心脏搏出量
B. 心率
C. 外周阻力
D. 静脉容量
E. 循环血量

7. 一般情况下，动脉收缩压主要反映的是
8. 一般情况下，动脉舒张压主要反映的是

A. 嗜铬细胞瘤
B. 原发性醛固酮增多症
C. 肾动脉狭窄
D. 皮质醇增多症
E. 慢性肾炎

9. 高血压伴有低血钾时应考虑的疾病是
10. 高血压发作时常伴头痛、心悸、汗出、面色苍白，血压波动性大，应考虑

A. β受体拮抗药
B. 钙拮抗药
C. 硝普钠
D. 哌唑嗪
E. 利血平

11. 高血压伴心率快时宜选用的药物是
12. 高血压危象时宜选用的药物是

A. 心慌
B. 干咳
C. 心动过缓
D. 头晕
E. 直立性低血压

13. 血管紧张素转换酶抑制剂可发生的副作用是
14. 钙拮抗药易出现的副作用是

A. 踝部水肿
B. 头痛
C. 心动过缓
D. 干咳
E. 直立性低血压

15. α受体拮抗药的常见副作用是
16. β受体拮抗药的常见副作用是

A. 140/85mmHg
B. 160/110mmHg
C. 220/100mmHg
D. 160/80mmHg
E. 140/100mmHg

17. 以上血压值，可暂时观察，不用服药的是
18. 以上血压值，需要立即处理的是

A. β受体拮抗药
B. 钙拮抗药
C. 血管紧张素酶抑制剂
D. 利尿药
E. α受体拮抗药

19. 高血压伴动脉粥样硬化时首选的药物是
20. 高血压伴冠心病心肌梗死、心率偏慢时首选的药物是

A. 硝酸酯类
B. 阿司匹林
C. 华法林
D. 硝苯地平
E. β受体拮抗药

21. 冠心病急性心力衰竭不宜使用的药物是
22. 冠心病合并急性消化性溃疡不宜使用的药物是

A. 无明显心肌需氧量增加的条件下发生的心绞痛
B. 心绞痛发作时心电图某些导联 ST 段抬高
C. 心尖部针刺样疼痛，发作时心电图无异常
D. 心前区压迫样疼痛 15 分钟以上，心电图有病理性 Q 波
E. 增加心肌需氧量的因素诱发的心绞痛

23. 劳力型心绞痛是
24. 变异型心绞痛是

A. 稳定型心绞痛
B. 心肌梗死
C. 变异型心绞痛
D. 急性心力衰竭
E. 自发性心绞痛

25. 无明显心肌需氧量增加的条件下发生的心绞痛是
26. 发作时心电图某些导联 ST 段抬高的心绞痛是

A. ST 段弓背向上抬高，无动态变化
B. ST 段弓背向下抬高
C. ST 段平直压低，伴 T 波动态变化
D. ST 段鱼钩样改变
E. ST 段一过性抬高

27. 变异型心绞痛的特点是
28. 洋地黄反应的心电图特点是

A. 房性期前收缩
B. 交界性期前收缩
C. 室性期前收缩
D. 房室传导阻滞
E. 心房颤动

29. 急性前壁心梗常见的心律失常是
30. 急性下壁心梗常见的心律失常是

A. 临时起搏器植入
B. 异丙基肾上腺素
C. 直流电转复心律
D. 药物控制心室率
E. 临床观察心律变化

31. 急性心肌梗死发生室颤时治疗首选
32. 急性下壁心肌梗死，心率 26 次/min，治疗首选的是

A. 超声心动图检查
B. X 线心脏三位相片检查
C. 冠状动脉造影检查
D. 心肌核素扫描
E. 心电图运动负荷试验

33. 对诊断冠心病最有价值的是
34. 对左心功能判断最有价值的是

A. 心室壁肥厚并发心力衰竭
B. 二尖瓣狭窄并发心力衰竭
C. 急性心肌梗死并发心力衰竭
D. 肺源性心脏病并发心力衰竭
E. 快速心房颤动并发心力衰竭

35. 治疗上述疾病时，应首选β受体拮抗药的是
36. 治疗上述疾病时，应首选洋地黄制剂的是

A. 心电图运动试验
B. 核素心肌灌注显像
C. 动态心电图监测
D. 心脏超声
E. 心肌酶谱

37. 患者发作性心悸伴头晕，为明确诊断，应选用的检查措施是
38. 心肌梗死后，为明确存活心肌状况，应选用的检查措施是

A. 心电图运动试验
B. 核素心肌灌注显像
C. 动态心电图监测
D. 心脏超声
E. 心肌酶谱

39. 为明确心肌梗死诊断，应选用的检查措施是
40. 为明确心律失常诊断，应选用的检查措施是

A. 非同步直流电除颤
B. 地塞米松
C. 心律平
D. 西地兰
E. ICD型起搏器植入

41. 反复发作性室性心动过速伴短阵意识丧失者，应首选的治疗是
42. 急性下壁心肌梗死伴二度房室传导阻滞者，应首选的治疗是

A. 缩窄性心包炎
B. 肺部感染
C. 二尖瓣狭窄
D. 主动脉瓣狭窄
E. 主动脉瓣关闭不全

43. 心力衰竭的基本病因中，属于增加心脏压力负荷的是
44. 心力衰竭的基本病因中，属于增加心脏容量负荷的是

A. 左心室前负荷加重
B. 右心室后负荷加重
C. 左心室后负荷加重
D. 心肌收缩力明显减弱
E. 肺循环阻力增高

45. 急性心肌梗死发生心功能不全的原因是
46. 高血压发生心功能不全的原因主要是

A. 氢氯噻嗪
B. 呋塞米
C. 螺内酯
D. 甘露醇
E. 氨苯蝶啶

47. 治疗急性肺水肿，首选的是
48. 治疗充血性心力衰竭时<u>不宜</u>应用

A. PR间期逐渐延长，直到P波受阻，QRS波群脱落
B. PR间期逐渐缩短，直到P波受阻，QRS波群脱落
C. P波与QRS波群无关，PP间期<RR间期
D. PR间期不变且大多正常，P波突然受阻，QRS波群脱落
E. PR间期>0.20s，每个P波后均有QRS波群

49. 诊断为一度房室传导阻滞的心电图表现是
50. 诊断为三度房室传导阻滞的心电图表现是

A. 心尖部舒张期震颤
B. 胸骨左缘第2肋间收缩期震颤
C. 胸骨左缘第3、4肋间收缩期震颤
D. 胸骨右缘第2肋间收缩期震颤
E. 胸骨左缘第2肋间连续性震颤

51. 主动脉瓣狭窄可出现的体征是
52. 室间隔缺损可出现的体征是

A. 意识丧失
B. 大动脉搏动减弱
C. 心房颤动
D. 瞳孔散大
E. 口唇苍白

53. 心脏骤停的主要诊断依据是
54. 心脏骤停的次要诊断依据是

二、参考答案

A1型题

1. A	2. D	3. B	4. E	5. D
6. A	7. C	8. A	9. B	10. D
11. E	12. B	13. E	14. D	15. D
16. E	17. A	18. E	19. D	20. A
21. A	22. B	23. D	24. D	25. C

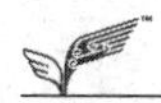

26. E	27. A	28. A	29. C	30. B
31. C	32. A	33. D	34. C	35. C
36. E	37. D	38. E	39. C	40. C
41. C	42. B	43. A	44. B	45. A
46. B	47. E	48. E	49. D	50. B
51. E	52. B	53. E	54. D	55. C
56. E	57. A	58. D	59. B	60. A
61. A	62. C	63. C	64. A	65. A
66. D	67. D	68. D	69. C	70. A
71. B	72. D	73. E	74. D	75. E
76. E	77. D	78. E	79. C	80. D
81. E	82. D	83. D		

A2 型题

1. A	2. C	3. D	4. E	5. D
6. D	7. D	8. D	9. B	10. D
11. E	12. D	13. D	14. E	15. E
16. D	17. B	18. A	19. D	20. E
21. E	22. D	23. C	24. B	25. D
26. B	27. E	28. D	29. D	30. E
31. B	32. C	33. D	34. D	35. B
36. C	37. B	38. A	39. D	40. E

B1 型题

1. C	2. E	3. A	4. E	5. D
6. A	7. A	8. C	9. B	10. A
11. A	12. C	13. B	14. A	15. E
16. C	17. A	18. C	19. B	20. A
21. E	22. B	23. E	24. B	25. E
26. C	27. E	28. D	29. C	30. D
31. C	32. A	33. C	34. A	35. A
36. E	37. C	38. B	39. E	40. C
41. E	42. B	43. D	44. E	45. D
46. C	47. B	48. D	49. E	50. C
51. D	52. C	53. A	54. D	

三、重点解析

A1 型题

5. D　肾动脉造影是确诊肾动脉狭窄的金标准。

6. A　交感神经活性的增强参与高血压的发病机制。

7. C　慢性肾衰竭患者水钠潴留，血容量增加，可导致血压升高；另外一方面 RAAS 系统功能失调也引起血压升高。

8. A　高血压的诊断主要依靠诊室血压测定。

11. E　老年性由于动脉硬化，其高血压的特点主要是收缩压升高，舒张压大多可正常，压差增大，易引起直立性低血压，血压波动大，常合并主要脏器损害。

12. B　高血压治疗中推荐平稳降压，故应选择长效缓释药物平稳降压治疗。

13. E　硝普钠可以扩张小动脉和小静脉，降压力度大，临床常用于高血压危象的治疗。

14. D　短期内过快降压，会导致重要脏器供血不足，肾脏对有效血容量的减少非常敏感，故常引起肾血流量的减少，严重时可诱发肾功能不全。

21. A　吲达帕胺属于利尿降压药，其常见的副作用为电解质紊乱，利尿可引起尿酸升高，诱发痛风发作。

22. B　卡托普利属于 ACEI 类药物，具有保钾作用。

23. D　本患者属于 3 级高血压，临床应立即给予处理。

24. D　高血压早期心脏出现结构性改变，心肌肥厚，逐渐出现心腔扩大、心肌劳损的表现，临床出现心绞痛、心肌梗死、心力衰竭。

26. E　冠心病的危险因素中包括高血压、糖尿病、高脂血症和年龄、性别等，睡眠呼吸暂停综合征是高血压的危险因素，不是冠心病的危险因素。

28. A　WHO 将冠心病分为以下五个类型：隐匿性冠心病、心绞痛、心肌梗死、缺血性心肌病和猝死型，冠心病分型中不包括心律失常。心房颤动属于心律失常中的常见类型，不属于冠心病的分型。

31. C　冠心病心绞痛特别是劳力型心绞痛，发作应在劳力或情绪激动当时，而不是发生于劳力或情绪激动之后，其余四项都是冠心病心绞痛的典型临床表现。

32. A　发作时心电图的 ST 段压低伴 T 波倒置对于诊断心绞痛有诊断意义，也是临床最常用的无创检查。

33. D　心绞痛是由于冠脉血管暂时性缺血所致，当致病因素去除后缺血可恢复；而病理性 Q 波的出现是由于缺血时间过长导致心肌坏死，在心电图上出现的典型表现。

39. C　肌钙蛋白是心肌特异性蛋白，心肌梗死时此酶会特异性升高，对诊断心肌梗死具有很高的特异性。

40. C　心肌梗死最初 24 小时，坏死的心肌出现心电不稳定，临床最易出现心律失常，尤其以室性期前收缩最为多见，是早期猝死的主要原因。

41. C　心肌梗死时，坏死心肌导致心肌收缩力明显减弱，影响心肌泵功能，导致心排血量降低，有效循环血量降低，引起心源性休克。

47. E　小剂量阿司匹林通过抑制血小板聚集形成血栓，从而达到预防心肌梗死发生的作用。

48. E　心绞痛的发生机制主要是由于心肌细胞缺血缺氧所致，β 受体拮抗药可减慢心率，减低心肌耗氧，从而改善心肌缺血。而严重心功能不全、支气管哮喘、心动过缓都不适合此类药物。

51. E　心电图中病理性 Q 波提示心肌已经发生了坏

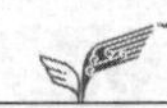

死，这正是心肌梗死和心绞痛的最大不同之处。

55. C 心绞痛发作时，常伴有交感神经兴奋，临床出现心率增快、血压升高、皮肤湿冷、出汗等表现。

56. E 肌酸激酶同工酶是心肌特异性的同工酶，诊断的特异性高。

63. C 硝普钠通过扩张小动脉和小静脉，既减轻心脏的压力负荷又减轻心脏的容量负荷。

66. D 慢性心房颤动患者的治疗，首要任务是控制心室率。

A2 型题

1. A 合并糖尿病的高血压患者首选治疗药物是 ACEI 类药物。

2. C 血压分级无论收缩压还是舒张压，按高的级别分级。舒张压 100mmHg 属于 2 级高血压，故该患者属于 2 级高血压。

9. B 伴心率增快的高血压患者首选 β 受体拮抗药。

12. D 嗜铬细胞瘤患者由于瘤体分泌过多儿茶酚胺，引起血压急剧升高，同时伴有头痛、出汗、面色苍白、呼吸困难等交感神经兴奋的表现，当体内儿茶酚胺浓度降低时，血压恢复正常。此患者发作特点符合嗜铬细胞瘤的特点。

13. D 由于原发性醛固酮增多症患者体内醛固酮含量升高，其保钠作用引起血压升高；排钾作用出现四肢乏力、下肢软弱及血压降低等低血钾表现。

16. D 题干所述患者突然出现剧烈胸痛，心电图 ST 段弓背向上抬高，以及心肌酶的升高，此三点符合急性心肌梗死的诊断，对于急性心肌梗死患者止痛首选吗啡或哌替啶。

17. B 自发性心绞痛发病机制由于冠状动脉痉挛所致，而钙拮抗药可以缓解冠状动脉痉挛。

18. A 心肌梗死是由于心肌长期缺血发生坏死所致，在心电图上会出现宽而深的 Q 波。

19. D 发作时出现一过性 ST 段抬高，发作后抬高的 ST 段恢复正常是变异型心绞痛的特点，其发作多与冠脉的痉挛有关，故常在睡熟中发作，与劳累无关。

20. E 此患者心绞痛多于休息时发作，与劳累无关，且发作时心电图示 ST 段抬高，发作后恢复正常，符合变异型心绞痛的特点，其发作机制是冠脉痉挛所致，故首选钙拮抗药，本题中地尔硫䓬属于钙拮抗药，可以缓解冠状动脉痉挛。

23. C 心肌梗死患者梗死后心电图出现持续抬高的 ST 段不回落，且心尖部出现反常搏动，符合室壁瘤的特点。

25. D 此患者属于心肌梗死早期(4 小时)，此时心肌酶中磷酸肌酸激酶-同工酶升高明显。

26. B 题中患者出现剧烈胸痛，含服硝酸甘油不缓解，以及心电图特异性改变(ST 段弓背向上抬高，病理性 Q 波的出现)符合急性心肌梗死的诊断，根据心绞痛改变的导联，Ⅱ、Ⅲ、aVF 导联属于下壁导联。

28. D 本题备选答案中高血压、糖尿病属于危险因素，劳累、情绪激动和过量吸烟属于诱发因素，只有动脉粥样硬化斑块不稳定才是其发病的直接原因。

29. D 胸痛时出现 ST 段抬高的只有心肌梗死和变异型心绞痛。

30. E 根据患者病史、临床表现以及心电图改变，心肌钙蛋白 T 阳性，诊断为急性心肌梗死，二氢吡啶类钙拮抗药的负性肌力作用不适用于急性心肌梗死患者。

31. B 此患者胸痛发作与体力活动明显相关，体力活动增加心脏耗氧，而 β 受体拮抗药可减慢心率，降低心肌氧耗，尤其可减少运动时的心肌氧耗，从而缓解胸痛症状，故选择 B。

33. D 根据患者 1 个月前的临床表现、心电图和 cTnT(+)可诊断为急性心肌梗死，3 天来患者的表现为并发了心包炎，为机体对坏死物质的过敏反应，称为梗死后综合征。

36. C 患者有冠心病史，出现夜间阵发性呼吸困难、咳嗽、咳痰、乏力、上腹部饱胀、食欲差等症状和颈静脉怒张、肝颈静脉反流征阳性、肝大、下肢水肿等体循环淤血的体征，符合右心功能不全的诊断。

37. B 风湿性心脏病患者出现心脏扩大，心率 128 次/min，心律绝对不齐，心音强弱不等，伴脉搏短绌现象，是心房颤动的典型表现。

B1 型题

15. E 16. C α 受体拮抗药由于直接扩张血管，临床易出现直立性低血压；β 受体拮抗药由于抗交感作用，降压同时易引起心率减慢。

33. C 34. A 目前冠状动脉造影是诊断冠心病的“金标准”，超声心动图检查除可了解心脏各腔的大小、血流情况外，更重要的是可以测定左心功能。

43. D 44. E 主动脉狭窄患者，收缩期左心室收缩向主动脉内射血，由于主动脉狭窄导致左心压力负荷增加。主动脉关闭不全患者，舒张期左心房血液回流入左心室，此外主动脉关闭不全导致主动脉内的部分血液反流回左心室，使得左心室容量负荷增加。

45. D 46. C 急性心肌梗死后心肌发生缺血坏死，心肌收缩力明显减弱，最终导致心功能不全。高血压患者，长期血压升高导致左心室压力负荷增加，左心室肥厚劳损，最终引起心功能不全。

47. B 48. D 急性肺水肿时宜选用利尿力量强的襻利尿剂，故选择 B。充血性心力衰竭时有效循环血量不足，甘露醇属于脱水剂，会进一步减低有效循环血量，使心功能进一步恶化。

第三单元 消化系统疾病

一、习 题

A1 型题

1. 关于原发性肝癌，下列描述不正确的是
   A. 病死率高于肺癌
   B. 男性多于女性
   C. 病毒性肝炎与原发性肝癌有明显相关性
   D. 黄曲霉毒素污染可导致肝癌
   E. 雄激素被疑为致癌因素

2. 原发性肝癌按大体形态分类最多见的是
   A. 结节型　B. 弥漫型
   C. 块状型　D. 小癌型
   E. 大癌型

3. 原发性肝癌最早的转移途径是
   A. 淋巴转移　B. 种植转移
   C. 直接蔓延　D. 肝内血行转移
   E. 肝外血行转移

4. 原发性肝癌最常见的转移途径是
   A. 淋巴转移　B. 种植转移
   C. 直接蔓延　D. 肝内血行转移
   E. 肝外血行转移

5. 原发性肝癌最常见的症状是
   A. 食欲减退　B. 腹泻
   C. 肝区疼痛　D. 发热
   E. 消瘦

6. 原发性肝癌特征性的体征是
   A. 黄疸　B. 血性腹水
   C. 体重下降　D. 发热
   E. 进行性肝脏肿大

7. 诊断肝细胞癌最特异性的标志物是
   A. 异常凝血酶原　B. 甲胎蛋白
   C. CA211　D. CA199
   E. CEA

8. 诊断小肝癌的最佳方法是
   A. 甲胎蛋白　B. 肝脏 B 超
   C. 肝动脉造影　D. 肝脏 MRI
   E. 肝脏 CT

9. 确诊直径 2cm 以下小肝癌的有效方法是
   A. 甲胎蛋白　B. 肝脏 B 超
   C. 肝组织活检　D. 肝脏 MRI
   E. 肝脏 CT

10. 治疗肝癌最有效的方法是
   A. 放射治疗　B. 分子靶向治疗
   C. 介入性治疗　D. 手术切除
   E. 全身化疗

11. 肝硬化患者常规检查有助于早期发现肝癌的是
   A. 腹水检查　B. 肝功能检查
   C. 肝脏 B 超　D. 肝脏 CT
   E. 肝穿刺活检

12. 原发性肝癌发生肝外血行转移最多见的脏器是
   A. 肺脏　B. 脾脏　C. 骨
   D. 脑　E. 肾脏

13. 动物肝癌最强的致癌剂是
   A. 肝炎病毒　B. 黄曲霉毒素 B_1
   C. 雄激素　D. 亚硝胺类物质
   E. 酒精

14. 下列不属于与原发性肝癌发生相关的致癌因素是
   A. 肝硬化
   B. 家族史
   C. 病毒性肝炎
   D. 黄曲霉素污染食物
   E. 刺激性食物

15. 慢性胃炎最主要的病因是
   A. 十二指肠反流　B. 遗传
   C. 饮酒　D. 自身免疫反应
   E. 幽门螺杆菌感染

16. 关于慢性胃炎的病理变化的描述，不正确的是
   A. 主要发生在黏膜层
   B. 病变从深部腺区逐步扩展至浅表
   C. 可形成不典型增生
   D. 可出现肠腺化生
   E. 中、重度不典型增生属癌前病变

17. 下列不符合胃体胃炎描述的是
   A. 症状多无特异性
   B. 主要由自身免疫反应引起

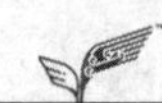

C. 可发生恶性贫血
D. 主要由HP感染引起
E. 可出现四肢感觉异常

18. 诊断慢性胃炎最可靠的方法是
A. 胃液分析 B. HP检测
C. 便常规 D. 血清胃泌素水平
E. 胃镜检查

19. 胃液分析显示胃酸缺乏，应考虑的诊断是
A. A型胃炎 B. B型胃炎
C. 消化性溃疡 D. 胃泌素瘤
E. 胃息肉

20. 下列关于幽门螺杆菌HP的描述中，**不正确**的是
A. HP感染是慢性胃炎最主要的病因
B. HP在慢性胃炎的检出率高
C. HP是一种革兰氏阴性菌
D. HP长期定居在胃体部
E. HP可分解尿素产生氨，分泌细胞毒素

21. 下列**不符合**萎缩性胃体胃炎描述的是
A. 血清胃泌素水平升高
B. 抗壁细胞抗体阳性
C. 胃镜显示黏膜红斑，粗糙不平
D. 胃酸分泌减少，甚至阙如
E. 可出现恶性贫血

22. 胃溃疡发病的主要因素是
A. 胃酸分泌增多
B. 黏膜自身防御能力下降
C. 幽门螺杆菌感染
D. 非甾体抗炎药
E. 长期精神紧张

23. 十二指肠溃疡发病的主要因素是
A. 胃酸分泌增多
B. 黏膜自身防御能力下降
C. 幽门螺杆菌感染
D. 非甾体抗炎药
E. 长期精神紧张

24. 消化性溃疡发病的主要原因是
A. 胃酸分泌增多
B. 胃蛋白酶分泌增多
C. 幽门螺杆菌感染
D. 药物因素
E. 精神神经因素

25. 胃溃疡的临床特点是
A. 多见于青壮年
B. 多发于球部
C. “O”型血者患病率比其他血型高
D. 餐后腹痛明显，至下次进餐前消失
E. 穿孔发生率高于十二指肠溃疡

26. 下列**不属于**十二指肠溃疡临床特点的是
A. 多见于青壮年
B. 多发于球部
C. “O”型血者患病率比其他血型高
D. 餐后腹痛明显，至下次进餐前消失
E. 穿孔发生率高于胃溃疡

27. 消化性溃疡最主要的症状是
A. 反酸
B. 恶心
C. 上腹部疼痛
D. 呕血、黑便
E. 上腹部胀满不适

28. 胃溃疡的好发部位是
A. 胃小弯 B. 胃体部
C. 胃窦部 D. 幽门
E. 贲门

29. 十二指肠溃疡的好发部位是
A. 乳头的近段降部 B. 乳头的远端降部
C. 十二指肠升段 D. 十二指肠水平段
E. 球部

30. 消化性溃疡腹痛的特征是
A. 背部放射痛
B. 转移性腹痛
C. 持续性腹痛
D. 周期性、节律性腹痛
E. 餐后立即剧烈腹痛，应用抗酸药可部分缓解

31. 下列关于球后溃疡的叙述，**错误**的是
A. 易并发出血
B. 发生于十二指肠球部以下
C. 餐后立即出现上腹部疼痛，向背部放射
D. 内科治疗效果差
E. 易漏诊

32. 下列关于幽门管溃疡的叙述，**错误**的是
A. 男性多见
B. 高胃酸分泌
C. 腹痛应用抗酸药可部分缓解
D. 发生于幽门孔1cm以内
E. 内科治疗效果差

33. 胃溃疡节律性疼痛的特点是
A. 空腹痛
B. 餐后3～4小时痛

C. 餐后1小时内痛
D. 夜间痛
E. 进食后立即剧烈腹痛

34. 十二指肠溃疡节律性疼痛的特点是
A. 空腹痛
B. 餐后3～4小时痛
C. 餐后1小时内痛
D. 夜间痛
E. 进食后立即剧烈腹痛

35. 上消化道出血最常见的病因是
A. 急性胃炎　B. 消化性溃疡
C. 胃癌　D. 食管胃底静脉曲张
E. 胃泌素瘤

36. 最有助于诊断消化性溃疡合并穿孔的辅助检查是
A. 血常规　B. 腹部B超
C. 腹腔穿刺　D. 胃镜
E. 立位腹平片

37. 下列**不属于**消化性溃疡常见并发症的是
A. 上消化道出血　B. 感染
C. 穿孔　D. 幽门梗阻
E. 癌变

38. 下列属于X线钡餐直接征象的是
A. 局部压痛
B. 胃大弯侧痉挛性切迹
C. 十二指肠球部激惹
D. 龛影
E. 十二指肠球部变形

39. 对诊断消化性溃疡最有价值的检查是
A. 胃镜及黏膜活检　B. X线钡餐
C. HP检测　D. 粪便潜血试验
E. 胃酸测定

40. 下列**不属于**消化性溃疡外科治疗适应证的是
A. 急性穿孔
B. 反复出血，内科治疗无效
C. 瘢痕性幽门梗阻
D. 胃溃疡癌变
E. 顽固性溃疡

41. 临床上检测HP最常用的方法是
A. 细菌培养
B. 快速尿素酶试验
C. ^{13}C尿素呼气试验
D. ^{14}C尿素呼气试验
E. X线钡餐检查

42. 临床上诊断HP感染最可靠的方法是
A. 细菌培养
B. 快速尿素酶试验
C. ^{13}C尿素呼气试验
D. ^{14}C尿素呼气试验
E. X线钡餐检查

43. 下列关于消化性溃疡的治疗，**不正确**的是
A. 慎用肾上腺糖皮质激素类药物
B. 胃溃疡的治疗重点在于根除HP和抑制胃酸分泌
C. 一般不单独应用碱性药物治疗溃疡
D. 四联疗法是指以铋剂为主的三联疗法加一种PPI
E. 抗胆碱能药能抑制胃酸分泌

44. 下列病因中，导致溃疡性结肠炎发生、发展和转归的直接病因是
A. 免疫因素　B. 遗传因素
C. 感染因素　D. 精神神经因素
E. 饮食因素

45. 溃疡性结肠炎主要病变部位是
A. 空肠　B. 回肠
C. 升结肠　D. 降结肠
E. 直肠、乙状结肠

46. 溃疡性结肠炎主要的病理改变是
A. 水肿　B. 充血
C. 溃疡糜烂　D. 肉芽组织
E. 纤维瘢痕

47. 溃疡性结肠炎最主要的症状是
A. 腹痛　B. 腹泻
C. 发热　D. 消瘦
E. 恶心、呕吐

48. 溃疡性结肠炎活动期重要的临床表现是
A. 发热　B. 腹痛
C. 黏液血便　D. 恶心、呕吐
E. 心律失常

49. 溃疡性结肠炎腹痛主要的部位是
A. 脐部　B. 左上腹
C. 右上腹　D. 右下腹
E. 左下腹

50. 溃疡性结肠炎分型中最常见的是
A. 初发型　B. 慢性复发型
C. 慢性持续型　D. 急性暴发型
E. 急性复发型

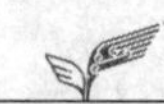

51. 溃疡性结肠炎患者最明显的电解质紊乱是
A. 低钠血症
B. 高钠血症
C. 低钾血症
D. 高钾血症
E. 低镁血症

52. 关于溃疡性结肠炎的叙述，不正确的是
A. 可发生在任何年龄
B. 女性明显比男性多见
C. 为多基因病
D. 免疫因素是发病的直接原因
E. 病因尚未完全明确

53. 下列诊断重型溃疡性结肠炎的要点，错误的是
A. 腹泻>5次/日
B. 体温>38℃持续2天以上
C. 血沉>30mm/h
D. 脉搏>100次/min
E. 血红蛋白≤70g/L

54. 诊断溃疡性结肠炎最重要的手段是
A. 血常规
B. 便常规
C. 便培养
D. 结肠镜检查
E. X线气钡双重对比造影

55. 可出现"倒灌性回肠炎"的慢性肠病是
A. 慢性细菌性痢疾
B. 克罗恩病
C. 溃疡性结肠炎
D. 肠易激惹综合征
E. 慢性阿米巴痢疾

56. 溃疡性结肠炎慢性持续型的症状持续时间是
A. 3个月以上
B. 半年以上
C. 9个月以上
D. 1年以上
E. 2年以上

57. 下列对于溃疡性结肠炎急性期结肠镜检查镜下特征的描述，正确的是
A. 肠黏膜充血水肿　B. 分泌减少
C. 皱襞增多　D. 肠腔扩张
E. 有假息肉形成

58. 关于胃癌的相关病因，下列选项不正确的是
A. HP感染是胃癌的致癌源
B. 胃癌与食物中缺乏抗癌物质相关
C. 低纬度居民胃癌发病率较高
D. "A"型血者比"O"型血者发病率高
E. 癌前病变和癌前状态均属于癌前变化

59. 下列对于溃疡性结肠炎的一般治疗措施中，错误的是
A. 贫血者可输血
B. 常规应用抗胆碱能药缓解腹痛
C. 给予流质少渣饮食
D. 严重者应禁食
E. 低蛋白血症者输注蛋白

60. 轻型溃疡性结肠炎患者首选的治疗药物是
A. 氨基水杨酸制剂
B. 糖皮质激素
C. 免疫抑制剂
D. 抗生素
E. 非甾体抗炎药

61. 重型溃疡性结肠炎患者首选的治疗药物是
A. 氨基水杨酸制剂　B. 糖皮质激素
C. 免疫抑制剂　D. 抗生素
E. 非甾体抗炎药

62. 临床应用柳氮磺吡啶治疗无效的中型溃疡性结肠炎患者的首选治疗是
A. 抗胆碱能药
B. 复方苯乙哌啶
C. 环孢素
D. 择期手术
E. 泼尼松

63. 下列对于溃疡性结肠炎腹痛特点的描述中，不正确的是
A. 病变缓解期可无腹痛
B. 腹痛可涉及全腹
C. 腹痛部位多在左下或下腹部
D. 有疼痛-便意-排便-缓解的规律
E. 餐后痛明显

64. 下列对于溃疡性结肠炎患者腹泻特点的描述中，不正确的是
A. 重者可大量便血
B. 病变局限在直肠者，鲜血附于粪便表面
C. 可有里急后重
D. 排便后腹痛无缓解
E. 黏液血便是活动期的重要表现

65. 下列选项不属于溃疡性结肠炎的肠外表现是
A. 结节性红斑
B. 虹膜炎

C. 强直性脊柱炎
D. 慢性肝炎
E. 心肌炎

66. 下列对于溃疡性结肠炎患者应用糖皮质激素的描述，正确的是
A. 适用于轻中型患者
B. 首选静脉注射
C. 长期维持用药
D. 可用于灌肠
E. 免疫抑制剂无效时应用

67. 我国肝硬化最常见的病因是
A. 病毒性肝炎　B. 慢性酒精中毒
C. 长期胆汁淤积　D. 肝脏循环障碍
E. 遗传

68. 欧美国家肝硬化患者最常见的病因是
A. 病毒性肝炎　B. 慢性酒精中毒
C. 长期胆汁淤积　D. 肝脏循环障碍
E. 免疫功能障碍

69. 肝硬化患者最常见的并发症是
A. 肝性脑病　B. 感染
C. 原发性肝癌　D. 肝肾综合征
E. 急性上消化道出血

70. 晚期肝硬化最严重的并发症是
A. 肝肾综合征　B. 感染
C. 原发性肝癌　D. 肝性脑病
E. 急性上消化道出血

71. 关于肝硬化辅助检查的下列描述中，不正确的是
A. 血清球蛋白降低
B. 血 IgG 升高
C. 腹水一般为漏出液
D. 腹部 B 超可见假小叶形成
E. 甲胎蛋白可增高

72. 确诊代偿期肝硬化的唯一方法是
A. 肝功能检查　B. 免疫学检查
C. 腹水检查　D. 内镜检查
E. 肝穿刺活检

73. 下列对于肝性脑病患者的治疗措施中，不正确的是
A. 高蛋白、足量维生素饮食
B. 口服抗生素
C. 应用精氨酸
D. 肝移植
E. 灌肠或导泻

74. 下列属于肝硬化内分泌失调引起的表现是
A. 舌炎　B. 皮肤黏膜出血
C. 不孕　D. 恶心、呕吐
E. 夜盲

75. 肝硬化患者需要定期复查有助于早期发现肝癌的检查是
A. 白蛋白　B. 血 IgG
C. 甲胎蛋白　D. 腹部 B 超
E. 肝穿刺活检

76. 关于肝硬化患者腹水的治疗措施中，错误的是
A. 限制钠的摄入
B. 输注血浆，提高胶体渗透压
C. 快速利尿
D. 可选择脾切除术治疗腹水
E. 利尿药无效时可选择放腹水

77. 下列对于晚期肝硬化体征的描述，不正确的是
A. 黄疸　B. 蜘蛛痣
C. 肝掌　D. 肝脏肿大
E. 移动性浊音阳性

78. 肝硬化并发自发性腹膜炎时腹水检查的特点是
A. 比重低
B. 黏蛋白定型试验阴性
C. 血性腹水
D. 淋巴细胞为主
E. 易凝固

79. 治疗肝硬化轻度腹水患者的首选药物是
A. 氢氯噻嗪　B. 呋塞米
C. 甘油果糖　D. 螺内酯
E. 甘露醇

80. 肝硬化腹水无下肢水肿患者，利尿后每天体重减轻的适宜水平是
A. 100g　B. 200g
C. 500g　D. 800g
E. 1 000g

81. 肝硬化腹水伴下肢水肿患者，利尿后每天体重减轻的适宜水平是
A. 100g　B. 200g
C. 500g　D. 800g
E. 1 000g

82. 肝硬化凝血功能障碍者可选择的药物是
A. 巴比妥类　B. 维生素 B
C. 维生素 C　D. 维生素 E
E. 维生素 K

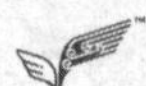

83. 肝硬化胆红素升高患者可应用的促进胆汁排泄的药物是
A. 熊去氧胆酸 B. 叶酸
C. 维生素 B D. 维生素 D
E. 氢氯噻嗪

84. 肝性脑病治疗中可降低血氨的药物是
A. 乳果糖 B. 谷氨酸钠
C. 甲硝唑 D. 支链氨基酸
E. 甘油灌肠剂

85. 若怀疑肝硬化患者合并肝癌，是其甲胎蛋白检查超过了
A. 50μg/L B. 100μg/L
C. 200μg/L D. 300μg/L
E. 500μg/L

86. 下列属于自身腹水浓缩回输术适应证的是
A. 感染性腹水
B. 严重心肺功能不全
C. 凝血功能明显障碍
D. 上消化道活动性出血
E. 利尿药无效的难治性腹水

87. 下列选项中，不属于肝性脑病的常见诱因的是
A. 感染 B. 电解质紊乱
C. 高蛋白饮食 D. 大量放腹水
E. 上消化道出血

88. 不属于减少肝性脑病患者肠道毒物生成及吸收的治疗措施是
A. 限制蛋白质摄入 B. 应用精氨酸
C. 乳果糖灌肠 D. 导泻清除肠内积食
E. 口服抗生素

89. 肝硬化腹水较多的患者，治疗腹水首选的利尿药联合方案是
A. 甘露醇＋呋塞米 B. 螺内酯＋甘露醇
C. 螺内酯＋呋塞米 D. 氢氯噻嗪＋呋塞米
E. 螺内酯＋氢氯噻嗪

90. 下列对于肝硬化失代偿期患者的检查结果的描述，不正确的是
A. 凝血时间延长
B. 雌激素减少
C. A/G 比值倒置
D. 甲胎蛋白增高
E. ALT、AST 增高

91. 下列属于肝硬化肝功能减退的表现是
A. 面部黝黑
B. 食管胃底静脉曲张
C. 腹水
D. 男性乳房发育
E. 脾大

92. 下列属于肝硬化门静脉高压的表现是
A. 肝掌 B. 腹壁静脉曲张
C. 脾大 D. 腹水
E. 痔静脉曲张

93. 下列不属于癌前状态的是
A. 萎缩性胃炎
B. 慢性十二指肠溃疡
C. 残胃
D. 腺瘤型息肉
E. 胃黏膜巨大皱襞症

94. 胃癌最常见的部位是
A. 胃窦 B. 胃小弯
C. 贲门 D. 胃体
E. 胃底

95. 胃癌最早最常见的转移方式是
A. 淋巴转移 B. 直接蔓延
C. 血行转移 D. 种植转移
E. 局部转移

96. 胃癌筛选的首选方法是
A. 血沉 B. 血清癌胚抗原检测
C. 胃镜检查 D. 粪便潜血试验
E. X 线钡餐检查

97. 诊断早期胃癌最重要的检查是
A. 血沉 B. 血清癌胚抗原检测
C. 胃镜检查 D. 粪便潜血试验
E. X 线钡餐检查

98. 治疗早期胃癌最好的方法是
A. 放射治疗 B. 化疗
C. 手术治疗 D. 免疫疗法
E. 综合治疗

99. 进展期胃癌最多见的病理类型是
A. 隆起型 B. 局限溃疡型
C. 弥漫浸润型 D. 息肉型
E. 胃炎型

100. 胃癌的好发部位依次是
A. 胃小弯、贲门、胃窦、胃体及胃底
B. 胃窦、胃体、胃底、胃小弯及贲门
C. 胃窦、胃小弯、贲门、胃体及胃底
D. 贲门、胃体、胃小弯、胃底及胃窦
E. 胃小弯、胃窦、胃底、贲门及胃小弯

101. 下列属于癌前病变的是
A. 萎缩性胃炎 B. 残胃
C. 慢性胃溃疡 D. 异型增生
E. 腺瘤型息肉

102. 胃癌最常见的症状是
A. 上腹疼痛 B. 食欲减退
C. 恶心呕吐 D. 呕血、黑便
E. 体重下降

103. 胃癌的主要体征是
A. 淋巴结肿大 B. 血性腹水
C. 伴癌综合征 D. 腹部肿块
E. 贫血

104. 胃癌患者淋巴结转移最常见的转移部位是
A. 左锁骨上窝淋巴结
B. 右锁骨上窝淋巴结
C. 左腹股沟淋巴结
D. 右腹股沟淋巴结
E. 腋下淋巴结

105. 急性胰腺炎的病因,**不包括**
A. 胆石症与胆道疾病
B. 大量饮酒和暴食
C. 高钙血症
D. 高甘油三酯血症
E. 遗传因素

106. 下列关于胰腺炎的并发症,**错误**的是
A. 胰腺脓肿 B. 胰腺假性囊肿
C. 急性呼吸衰竭 D. 慢性呼吸衰竭
E. 脓毒症

107. 提示急性胰腺炎预后不良的是
A. 血脂肪酶升高 B. 血淀粉酶升高
C. 血钙降低 D. 血脂升高
E. 血胆红素升高

A2 型题

1. 患者男,56 岁。肝硬化病史 10 年,近期出现右上腹疼痛,肝脏进行性肿大,腹部 B 超发现肝占位性病变。最有助于诊断或排除原发性肝癌的检查是
A. AST B. ALT
C. AFP D. LDH
E. TBIL

2. 患者男,78 岁。肝硬化病史 20 年,近 3 个月出现右上腹疼痛,肝脏进行性肿大,体重下降明显,无发热。AFP 700μg/L。考虑最可能的诊断是
A. 肝脓肿
B. 肝硬化活动期
C. 原发性肝癌
D. 继发性肝癌
E. 肝血管瘤

3. 患者女,48 岁。近 3 个月来出现餐后饱胀不适,伴有反酸、恶心,四肢感觉异常。查体:上腹部轻压痛。实验室检查:HGB 82g/L,胃泌素水平增高。胃镜示黏膜苍白,呈颗粒状,黏膜血管显露,皱襞细小。最可能的诊断是
A. 慢性萎缩性胃体胃炎
B. 慢性萎缩性胃窦胃炎
C. 慢性非萎缩性胃体胃炎
D. 慢性非萎缩性胃窦胃炎
E. 胃泌素瘤

4. 患者男,56 岁。间断上腹部疼痛 2 年,进食后腹痛可有所缓解。1 天前患者活动中突发上腹部疼痛,迅速弥漫至全腹。查体:全腹肌紧张,肠鸣音未及。考虑可能的诊断是
A. 急性胰腺炎 B. 心肌梗死
C. 急性胆囊炎 D. 消化性溃疡穿孔
E. 胃癌

5. 患者女,43 岁。间断上腹部疼痛 5 年,餐后腹痛明显。今日患者活动中突发上腹部疼痛,迅速弥漫至全腹。查体:全腹肌紧张,肠鸣音未及。为明确诊断不宜进行的检查是
A. 电子胃镜 B. 腹部 X 线透视
C. 腹部 B 超 D. 心电图
E. X 线钡餐

6. 患者男,53 岁。间断上腹痛 3 年,伴反酸、嗳气,行胃镜检查诊断为胃溃疡,提示处于活动期的内镜下表现是
A. 溃疡黏膜皱襞向溃疡集中
B. 基底部呈现红色瘢痕
C. 溃疡基底部覆有白色厚苔,周围黏膜充血、水肿
D. 溃疡表浅苔变薄
E. 基底部白苔消失

7. 患者女,58 岁。消化性溃疡病史 5 年,近3 个月来出现持续腹痛,经 6 周内科治疗症状无明显缓解,伴体重下降,粪便潜血试验持续阳性。最可能的诊断是
A. 消化性溃疡慢性穿孔
B. 溃疡活动期
C. 溃疡消化道出血
D. 顽固性溃疡
E. 消化性溃疡癌变

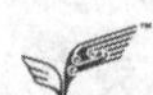

8. 患者男，53岁。间断上腹部疼痛2年，餐后腹痛明显。昨日患者突发上腹部疼痛，迅速弥漫至全腹。查体：全腹肌紧张，肠鸣音减弱。欲确诊，最主要的检查是
A. 血常规 B. 心电图
C. HP检测 D. 立位腹平片
E. X线钡餐

9. 患者女，68岁。胃溃疡病史10余年，近2个月来出现持续上腹部疼痛伴体重下降，便潜血阳性，行胃镜确诊为胃溃疡癌变。最好的治疗方法是
A. 内镜下治疗 B. 放射治疗
C. 化疗 D. 手术治疗
E. 免疫疗法

10. 患者女，45岁。慢性节律性上腹痛3年，2天前患者出现腹痛、呕吐，呕吐物为隔夜的宿食，查体可闻及振水音。考虑可能的诊断是
A. 球后溃疡 B. 肠梗阻
C. 难治性溃疡 D. 溃疡幽门梗阻
E. 溃疡穿孔

11. 患者男，32岁。慢性腹泻3年，近来出现排便频繁，呈脓血便，伴里急后重，排便后腹痛有所缓解。查体：左下腹压痛。行结肠镜检查示：乙状结肠、直肠黏膜充血，散在浅溃疡。考虑可能的诊断是
A. 胃肠炎
B. 溃疡性结肠炎
C. 炎性肠病
D. 阿米巴痢疾
E. 肠易激惹综合征

12. 患者女，40岁。半年来出现腹泻，4～6次/日，呈脓血便，伴里急后重，排便后腹痛有所缓解。查体：左下腹压痛。行结肠镜检查示：乙状结肠、直肠黏膜充血，散在浅溃疡。目前治疗首选的药物是
A. 柳氮磺吡啶 B. 泼尼松
C. 甲硝唑 D. 庆大霉素
E. 免疫抑制剂

13. 患者女，26岁。溃疡性结肠炎病史2年，近1个月来腹泻次数增多，呈黏液脓血便，伴发热，今晨患者突发明显腹痛，查体可见腹肌紧张，全腹压痛，肝浊音界消失，肠鸣音减弱。考虑最可能出现的情况是
A. 肠穿孔 B. 机械性肠梗阻
C. 消化道大出血 D. 低钾血症
E. 自发性腹膜炎

14. 患者男，30岁。溃疡性结肠炎病史3年，近1个月来腹泻次数增多，呈黏液脓血便，伴发热，今晨患者突发明显腹痛，查体可见腹肌紧张，全腹压痛，肝浊音界消失，肠鸣音减弱。为明确诊断，首选的检查是
A. 血常规 B. 腹部超声
C. 结肠镜 D. 立位腹平片
E. 腹腔穿刺

15. 患者男，29岁。慢性腹泻5年，大便3～5次/日，近日劳累后病情加重，大便7～9次/日，呈黏液脓血便，伴发热39℃及腹痛，已应用柳氮磺吡啶治疗，症状缓解不明显。应给予的进一步治疗是
A. 环磷酰胺 B. 甲硝唑
C. 洛赛克 D. 环孢素A
E. 泼尼松

16. 患者女，39岁。半年前劳累后出现腹泻、腹痛，大便3～5次/日，呈黏液脓血便，便后腹痛有所缓解，多次大便培养阴性。对明确诊断最有意义的检查是
A. 便常规＋潜血 B. 腹部B超
C. 血常规 D. X线钡剂灌肠
E. 结肠镜检查

17. 患者男，42岁。慢性乙型肝炎病史10年，近2个月来自觉乏力，食欲减退，恶心、呕吐。查体可见面色黝黑，颈部可见蜘蛛痣，皮肤散在出血点，肝脏肿大，双下肢不肿。最可能的诊断是
A. 原发性肝癌
B. 慢性粒细胞性白血病
C. 肝硬化早期
D. 肝硬化晚期
E. 脂肪肝

18. 患者男，52岁。慢性乙型肝炎病史10年，近1年来自觉恶心、呕吐，腹胀、消瘦。查体可见巩膜黄染，右上腹部可及一包块，质硬。最可能的诊断是
A. 原发性肝癌
B. 慢性活动性肝炎
C. 脂肪肝
D. 肝硬化
E. 肝脓肿

19. 患者男，52岁。乙肝病史8年，肝硬化病史2年，近日出现发热、腹痛、腹胀，腹水增长明显。可能的诊断是
A. 肝肾综合征
B. 门静脉血栓形成
C. 自发性腹膜炎

D. 肝破裂
E. 肝癌

20. 患者男，56岁。长期饮酒，肝硬化病史5年。因2天前进食坚硬食物后出现大量呕血就诊，目前意识障碍，皮肤黄染，肝(脾)大，移动性浊音(+)。头颅CT未见明显异常。下列治疗**错误**的是
A. 限制蛋白摄入
B. 放腹水
C. 应用精氨酸
D. 应用乳果糖
E. 口服抗生素

21. 患者男，86岁。既往体健，2个月前无明显诱因出现食欲减退、体重下降，无口干多饮，无咳嗽咳痰，大便质稀、色黑。查体：贫血貌，上腹部可触及包块。考虑最可能的诊断是
A. 胃溃疡
B. 十二指肠溃疡
C. 胃癌
D. 慢性胃炎
E. 肝硬化

22. 患者女，62岁。既往体健，2个月前无明显诱因出现食欲减退、恶心呕吐，今日出现呕血，量约200ml，遂来我院就诊。查体：消瘦，贫血貌，上腹部可触及包块。为明确诊断，首选的检查是
A. 血常规
B. X线钡餐
C. 胃镜检查
D. 腹部B超
E. 粪便潜血试验

23. 患者男，46岁。慢性上腹痛5个月，腹痛逐步加重，与饮食无明显关系，行X线钡餐检查可见皮革胃。患者最合适的治疗方案是
A. 手术治疗
B. 放射治疗
C. 化疗
D. 免疫治疗
E. 综合治疗

24. 患者男，50岁。既往有胆石症病史。1天前食入油腻食物后出现中上腹疼痛，疼痛呈持续性，逐渐加重，伴恶心呕吐，呕吐频繁，呕吐物为食物，伴发热。查体：上腹部轻压痛，无腹肌紧张及反跳痛，肠鸣音减弱。查尿淀粉酶32U/L，腹部平片见肠管轻度扩张。患者首先考虑的诊断是
A. 急性胆囊炎
B. 急性胰腺炎
C. 急性胃炎
D. 急性肠炎
E. 急性肠梗阻

25. 患者女，36岁。餐后1小时突然出现腹痛、恶心、呕吐，伴发热。查体：中上腹压痛，肠鸣音减少，轻度脱水貌。查血淀粉酶大于上限3倍。以下处理措施**错误**的是
A. 使用生长抑素　B. 镇痛
C. 监护　D. 预防和抗感染
E. 正常饮食

B1型题

A. AFP
B. 腹部B超
C. 腹部CT
D. 血CEA测定
E. 肝功能检查

1. 有助于原发性肝癌与肝脓肿鉴别的检查是
2. 有助于原发性肝癌与继发性肝癌鉴别的检查是

A. 块状型
B. 小癌型
C. 弥漫型
D. 结节型
E. 巨块型

3. 原发性肝癌最常见的形态学类型是
4. 继发性肝癌最常见的形态学类型是

A. 胃窦部
B. 胃小弯
C. 胃大弯
D. 十二指肠球部
E. 十二指肠乳头近端

5. 球后溃疡的好发部位是
6. 胃溃疡的好发部位是

A. H_2受体拮抗药
B. 硫糖铝
C. 手术治疗
D. 抗胆碱药
E. 质子泵抑制药

7. 侧重治疗胃溃疡的药物是
8. 侧重治疗十二指肠溃疡的药物是

A. 腹泻
B. 里急后重
C. 腹痛，排便后缓解
D. 发热
E. 黏液脓血便

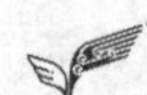

9. 溃疡性结肠炎患者最主要的症状是
10. 溃疡性结肠炎患者活动期的主要表现是

A. 泼尼松
B. 甲硝唑
C. 环孢素 A
D. 柳氮磺吡啶
E. 择期手术

11. 轻、中型溃疡性结肠炎患者首选的治疗方案是
12. 暴发型溃疡性结肠炎患者首选的治疗方案是

A. 泼尼松
B. 柳氮磺吡啶
C. 环孢素 A
D. 紧急手术
E. 择期手术

13. 溃疡性结肠炎合并反复严重出血者首选的治疗是
14. 溃疡性结肠炎合并癌变者首选的治疗是

A. 龛影
B. 痉挛性切迹
C. 虫蚀样充盈缺损
D. 菊花样充盈缺损
E. 皮革状

15. 肝硬化胃底静脉曲张X线钡餐检查的表现是
16. 肝硬化食管静脉曲张X线钡餐检查的表现是

A. 黄色渗出液
B. 淡黄色漏出液
C. 血性腹水
D. 脓性腹水
E. 乳糜液

17. 肝硬化癌变时腹水的特征是
18. 肝硬化腹水检查的一般表现是

A. 血行转移
B. 淋巴转移
C. 直接蔓延
D. 上行转移
E. 种植转移

19. 胃癌最早、最常见的转移方式是
20. 肝癌最早、最常见的转移方式是

A. 亚硝基化合物
B. 饮酒
C. 四氯化碳
D. 甲基多巴
E. 黄曲霉毒素

21. 与原发性肝癌发病密切相关的致癌因素是
22. 与胃癌发病关系密切的致癌因素是

A. 急性腹痛
B. 恶心、呕吐
C. 发热
D. 低血压、休克
E. Cullen 征

23. 急性胰腺炎首发症状是
24. 胰腺坏死的典型临床表现是

二、参考答案

A1 型题

1. A	2. C	3. D	4. D	5. C
6. E	7. B	8. C	9. C	10. D
11. C	12. A	13. B	14. E	15. E
16. B	17. D	18. E	19. A	20. D
21. C	22. B	23. A	24. C	25. D
26. D	27. C	28. A	29. E	30. D
31. C	32. D	33. B	34. C	35. B
36. E	37. B	38. D	39. A	40. E
41. B	42. A	43. B	44. A	45. E
46. C	47. B	48. C	49. E	50. B
51. C	52. B	53. A	54. D	55. C
56. B	57. A	58. C	59. B	60. A
61. B	62. E	63. E	64. D	65. E
66. D	67. A	68. B	69. E	70. D
71. A	72. E	73. A	74. C	75. C
76. C	77. D	78. E	79. D	80. C
81. E	82. E	83. A	84. B	85. E
86. E	87. C	88. B	89. C	90. B
91. D	92. A	93. B	94. A	95. A
96. D	97. C	98. C	99. B	100. C
101. D	102. A	103. D	104. A	105. E
106. D	107. C			

A2 型题

1. C	2. C	3. A	4. D	5. E
6. C	7. E	8. D	9. D	10. D
11. B	12. A	13. A	14. D	15. E
16. E	17. C	18. D	19. C	20. B
21. C	22. C	23. E	24. B	25. E

B1 型题

1. B	2. A	3. A	4. C	5. E
6. B	7. B	8. E	9. A	10. E
11. D	12. A	13. D	14. E	15. D
16. C	17. C	18. B	19. B	20. A

21. E　22. A　23. A　24. E

三、重点解析

A1 型题

1. A　原发性肝癌病死率仅次于肺癌。

17. D　胃体胃炎，即 A 型胃炎，主要由自身免疫反应引起，症状上①慢性胃炎起病隐匿，症状多无特异性；②常出现上腹痛、饱胀不适，以进餐后明显，可伴嗳气、反酸、恶心等，少数患者伴有上消化道出血；③慢性胃体炎可有纳差、体重减轻及贫血表现；④发生恶性贫血的患者，可有舌炎、四肢感觉异常等表现。

19. A　A 型胃炎黏膜萎缩严重者，壁细胞损伤，数目减少，胃酸分泌减少，严重者胃酸阙如。

20. D　Hp 能长期稳定地定居于胃窦部。

25. D　胃溃疡多见于中老年，多发于胃小弯，O 型血者 DU 的发生率比其他血型高，餐后痛明显，穿孔发生率 DU 多于 GU。

26. D　十二指肠溃疡为饥饿痛，进食后腹痛有所缓解。

31. C　发生于十二指肠球部以下，多位于十二指肠乳头近端的溃疡，称为球后溃疡，夜间痛及背部放射痛常见，易并发出血，内科治疗效果差。X 线及胃镜检查易漏诊。

32. D　幽门管溃疡发生于幽门孔 2cm 以内的溃疡称为幽门管溃疡，男性多见，一般呈高胃酸分泌，常缺乏典型的周期性和节律性疼痛而表现为餐后立即出现的中上腹剧烈疼痛，应用抗酸药可部分缓解，易并发幽门痉挛、幽门狭窄及出血，内科治疗效果较差。

36. E　穿孔时立位腹平片可见膈下游离气体。

40. E　外科治疗适用于：①大量或反复出血，内科治疗无效者；②急性穿孔；③瘢痕性幽门梗阻；④GU 癌变或癌变不能除外者；⑤内科治疗无效的顽固性溃疡。

43. B　消化性溃疡治疗：①慎用 NSAID、肾上腺糖皮质激素等药物。②DU 的治疗重点在于根除 Hp 与抑制胃酸分泌，GU 的治疗侧重于保护胃黏膜。③根除 Hp 的四联疗法：以铋剂为主的三联疗法加一种 PPI 组成。④抑制胃酸分泌：a. 碱性药：氢氧化铝、碳酸氢钠等可中和胃酸，对缓解溃疡的疼痛症状有较好效果；b. 抗胃酸分泌药：H_2 受体拮抗药如西咪替丁、法莫替丁等，PPI 如奥美拉唑、泮托拉唑等，通过抑制 H^+-K^+-ATP 酶（质子泵）使壁细胞内的 H^+ 不能转移至胃腔；c. 其他药物：抗胆碱能药物如山莨菪碱、阿托品以及胃泌素受体拮抗药等。

49. E　溃疡性结肠炎病变部位在直肠和乙状结肠，所以疼痛部位多在左下和下腹部。

52. B　溃疡性结肠炎是一种病因不明的直肠和结肠的慢性非特异性炎症性疾病，可发生在任何年龄，以青壮年多见，男性稍多于女性。

53. A　重型腹泻每天＞6 次，多为肉眼脓血便，体温＞38℃至少持续 2 天以上，脉搏＞100 次/min，血红蛋白≤70g/L，血沉＞30mm/h，血清白蛋白＜30g/L，体重短期内明显减轻。常有严重的腹痛、腹泻、全腹压痛，严重者可出现失水和虚脱等毒血症征象。

55. C　溃疡性结肠炎主要病变在直肠和乙状结肠，向上蔓延可累及降结肠，甚至整个结肠。偶见涉及回肠末端，称为“倒灌性回肠炎”。

59. B　一般治疗措施包括强调休息、饮食及营养。及时纠正水、电解质平衡紊乱，贫血者可输血，低蛋白血症者输入血清蛋白。病情严重者应禁食，给予完全胃肠外营养治疗。腹痛患者可酌情用抗胆碱能药物，但不宜多用，以免促发急性结肠扩张。

62. E　糖皮质激素对溃疡性结肠炎急性发作期疗效好。适用于重型或暴发型，以及柳氮磺吡啶治疗无效的轻型、中型患者，常用泼尼松口服，病情控制后逐渐减量维持至停药。亦可用于灌肠。并发癌变以及长期内科治疗无效者。

64. D　溃疡性结肠炎患者有疼痛-便意-排便-缓解的规律。

71. A　肝硬化患者白蛋白下降，球蛋白升高。

73. A　肝性脑病患者应限制蛋白摄入，减少氨的生成与吸收。

76. C　过快利尿可导致电解质紊乱，诱发肝性脑病、肝肾综合征等。

77. D　肝硬化患者肝脏早期肿大，晚期缩小坚硬，可伴有中重度脾肿大。

78. E　并发自发性腹膜炎时是渗出液，若腹水呈血性，则高度怀疑癌变。

84. B　肝性脑病的治疗：①去除诱因：如上消化道出血，感染，水、电解质和酸碱平衡失调，大量放腹水等。②减少肠道毒物的生成和吸收：a. 限制蛋白质摄入；b. 灌肠或导泻，清除肠内积食、积血或其他含氮物质，减少氨的产生和吸收，乳果糖对急性门体分流性脑病特别有效；c. 抗生素口服可抑制肠道细菌生长，抑制血氨的生成，和乳果糖合用有协同作用。③降低血氨药物：应用谷氨酸钠、精氨酸等。④支链氨基酸：可纠正氨基酸的不平衡，抑制性神经递质竞争进入脑内。⑤肝移植：对于各种不可逆的终末期肝病，肝移植是一种公认有效的治疗措施。⑥其他对症治疗：纠正水、电解质和酸碱平衡失调，抗感染，防治脑水肿，保持呼吸道通畅等。

88. B　应用谷氨酸钠、精氨酸等可降低血氨药物。

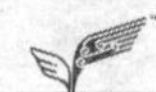

91.D 肝功能减退，雌激素灭活减低，所以会出现男性乳房发育。

93.B 癌前状态包括：①萎缩性胃炎（伴或不伴肠化及恶性贫血）；②腺瘤型息肉尤其直径>2cm者；③慢性胃溃疡；④残胃：毕Ⅱ式胃切除术后并发胆汁反流性残胃炎；⑤胃黏膜巨大皱襞症。

101.D 癌前变化包括癌前病变与癌前状态。癌前病变包括异型增生及上皮内瘤变。

A2 型题

5.E 此患者考虑为胃溃疡穿孔，禁行X线钡餐检查。

7.E GD患者年龄在45岁以上、疼痛的节律性消失、食欲减退、体重明显减轻、粪便隐血试验持续阳性、内科治疗效果较差者，应考虑癌变的可能。

12.A 该患者诊断为中型溃疡性结肠炎，所以首选治疗药物为氨基水杨酸制剂。

14.D 考虑患者出现肠穿孔，所以首选立位腹平片。

15.E 糖皮质激素对急性发作期疗效好。适用于重型或暴发型，以及柳氮磺吡啶治疗无效的轻型、中型患者，常用泼尼松口服，病情控制后逐渐减量维持至停药。

20.B 患者考虑为肝硬化消化道出血后出现并发症——肝性脑病，放腹水是肝性脑病诱因，所以不正确。

23.E 胃癌早期选择手术治疗，中晚期采用综合疗法。

B1 型题

7.B 8.E 十二指肠溃疡主要是因为胃酸侵蚀作用，所以首选抑酸药；胃溃疡主要发病机制是胃黏膜保护能力下降，首选胃黏膜保护药。

11.D 12.A 溃疡性结肠炎的药物治疗：①氨基水杨酸制剂：常用柳氮磺吡啶（SASP），适用于轻、中型患者及重型经糖皮质激素治疗病情缓解者，病情缓解后改为维持量维持治疗，服用SASP的同时应补充叶酸。②糖皮质激素：对急性发作期疗效好。适用于重型或暴发型，以及柳氮磺吡啶治疗无效的轻型、中型患者，常用泼尼松口服，病情控制后逐渐减量维持至停药。亦可用于灌肠。③免疫抑制药：上述两类药物治疗无效者可试用环孢素，大多数患者可取得暂时缓解而避免急症手术。

17.C 18.B 血性腹水多考虑结核以及癌性疾病，肝硬化腹水一般为漏出液，合并感染时多为渗出液。

第四单元 泌尿系统疾病

一、习 题

A1 型题

1. 下列选项中，引起慢性肾小球肾炎的主要病因是
   A. 高血压 B. 糖尿病
   C. 链球菌感染 D. 病毒感染
   E. 自身免疫反应

2. 下列各项，慢性肾炎临床表现<u>不包括</u>
   A. 血尿 B. 蛋白尿 C. 水肿
   D. 管型尿 E. 高血压

3. 尿蛋白≥1g/d时，理想血压的控制目标是
   A. <125/75mmHg B. <130/80mmHg
   C. <135/85mmHg D. <140/90mmHg
   E. <150/95mmHg

4. 慢性肾炎患者的首选降压药是
   A. β受体拮抗药 B. 利尿药
   C. ACEI D. 钙拮抗药
   E. α受体拮抗药

5. 下列各项，慢性肾炎治疗措施<u>不包括</u>的是
   A. 优质低蛋白、低磷饮食
   B. 积极控制血压
   C. 抗凝、抗血小板聚集
   D. 糖皮质激素和细胞毒药物
   E. 避免有损肾功能的因素

6. 下列各项，急性膀胱炎的临床表现<u>不包括</u>的是
   A. 尿频 B. 尿急
   C. 尿痛 D. 血尿
   E. 蛋白尿

7. 尿路感染最常见的感染途径是
   A. 上行感染 B. 直接感染
   C. 血行感染 D. 淋巴道感染
   E. 局部浸润

8. 尿路感染最常见的致病菌是
   A. 产气杆菌 B. 铜绿假单胞菌
   C. 大肠埃希菌 D. 粪链球菌
   E. 葡萄球菌

9. 最有助于鉴别慢性肾炎与高血压肾损害的检查是
A. 血压监测　B. 尿常规
C. 肾功能　D. 肾穿刺检查
E. 尿培养

10. 下列各项，急性肾盂肾炎的临床表现**不包括**的是
A. 尿频、尿急、尿痛　B. 发热、恶寒
C. 肉眼血尿　D. 腰痛
E. 贫血

11. 可确诊尿路感染的尿细菌学培养菌落计数是
A. $\geqslant 10^4$/ml　B. $\geqslant 10^5$/ml
C. $\geqslant 10^3$/ml　D. $10^4 \sim 10^5$/ml
E. $<10^4$/ml

12. 引起尿路感染最重要的易感因素是
A. 导尿术　B. 糖尿病
C. 长期卧床　D. 尿路梗阻
E. 尿路畸形、结构异常

13. 下列各项，对尿道综合征的描述**错误**的是
A. 仅有膀胱刺激症状
B. 无脓尿及细菌尿
C. 中年女性多见
D. 抗生素治疗有效
E. 地西泮治疗有效

14. 我国目前引起慢性肾衰竭的最常见病因是
A. 高血压　B. 原发性肾小球肾炎
C. 糖尿病　D. 狼疮肾炎
E. 尿路感染

15. 导致肾性骨病最主要的原因是
A. 营养不良
B. 铅中毒
C. 铁负荷减少
D. 继发甲状旁腺功能亢进
E. 维生素 D_3 缺乏

16. 慢性肾衰竭时发生肾性贫血的主要原因是
A. EPO 分泌减少
B. 血尿丧失过多
C. 叶酸与维生素 B_{12} 缺乏
D. 铁利用障碍
E. 水钠潴留，血液稀释

17. 慢性肾衰竭常见的水、电解质、酸碱失衡类型为
A. 代谢性酸中毒、低钙、低钾血症
B. 代谢性酸中毒、低钙、低磷血症
C. 代谢性碱中毒、高磷、低钾血症
D. 代谢性酸中毒、低钙、高磷血症
E. 代谢性酸中毒、低磷、低钾血症

18. 下列各项，**不是**慢性肾衰竭透析指征的是
A. 血肌酐≥707.2μmol/L
B. 血尿素氮≥28.6mmol/L
C. 并发贫血，血细胞比容＜15%
D. 水潴留致高容量性心力衰竭
E. 低钙血症

19. 下列各项，慢性肾衰竭诱发心力衰竭的主要原因**不包括**
A. 肾性高血压加重左心室负荷
B. 水潴留容量负荷加重
C. 肾性贫血
D. 冠状动脉痉挛致心肌缺血
E. 肾性高血压引起心肌重构

20. 慢性肾衰竭最常见的死亡原因是
A. 消化道大出血
B. 代谢性酸中毒
C. 尿毒症性脑病
D. 心血管并发症
E. 继发甲状旁腺功能亢进

21. 慢性肾盂肾炎早期肾功能减退的主要表现是
A. 血尿素氮升高
B. 血肌酐升高
C. 代谢性酸中毒
D. 内生肌酐清除率下降
E. 尿浓缩功能减低

22. 下列各项，慢性肾衰竭高钾血症的治疗**不包括**
A. 应用利尿药增加排钾
B. 10%葡萄糖酸钙静脉注射
C. 5%～10%葡萄糖液中加入普通胰岛素静脉滴注
D. 口服降血钾树脂
E. 口服 20%甘露醇

23. 慢性肾衰竭患者发生感染时应避免应用的抗生素是
A. β-内酰胺酶类　B. 头孢类
C. 氨基糖苷类　D. 碳青霉烯类
E. 喹诺酮类

24. 慢性肾炎与慢性肾盂肾炎最主要的鉴别点是
A. 血尿　B. 蛋白尿
C. 水肿　D. 尿细菌培养阳性
E. 肾功能减退

25. 慢性肾衰竭患者最常见的就诊原因是
A. 高血压
B. 恶心、纳差

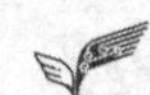

C. 血尿
D. 蛋白尿
E. 贫血

26. 膀胱炎最易发生于
A. 女性婴幼儿　B. 50岁以上男性
C. 育龄妇女　D. 老年妇女
E. 青年男性

27. 慢性肾炎与狼疮肾炎最主要的鉴别点是
A. 水肿
B. 蛋白尿
C. 血尿
D. 肾功能减退
E. 特异性自身抗体阳性

28. 下列各项，引起尿路感染最重要的易感因素是
A. 尿路畸形和结构异常
B. 妊娠
C. 尿路梗阻
D. 晚期肿瘤
E. 长期卧床

29. 对反复发作尿路感染患者，可除外易感因素的检查是
A. 血常规
B. 尿常规
C. 亚硝酸还原试验
D. 尿培养
E. 影像学检查(腹部平片和静脉肾盂造影)

30. 慢性肾衰竭出现心血管系统疾病，**不包括**以下选项中的
A. 高血压
B. 心力衰竭
C. 冠状动脉粥样硬化性心脏病
D. 尿毒症性心肌病
E. 病毒性心肌病

31. 根据慢性肾功能不全按GFR的CRF分期，GFR在15～29ml/(min·1.73m^2)属于的分期是
A. 1期，肾损伤GFR正常或增加
B. 2期，肾损伤GFR轻度下降
C. 3期，GFR中度下降
D. 4期，GFR重度下降
E. 5期，肾衰竭

32. 根据慢性肾功能不全按GFR的CRF分期，GFR在30～59ml/(min·1.73m^2)属于的分期是
A. 1期，肾损伤GFR正常或增加
B. 2期，肾损伤GFR轻度下降
C. 3期，GFR中度下降
D. 4期，GFR重度下降
E. 5期，肾衰竭

33. 根据慢性肾功能不全按GFR的CRF分期，GFR<15ml/(min·1.73m^2)属于的分期是
A. 1期，肾损伤GFR正常或增加
B. 2期，肾损伤GFR轻度下降
C. 3期，GFR中度下降
D. 4期，GFR重度下降
E. 5期，肾衰竭

34. 慢性肾功能不全积极治疗，控制蛋白尿的目标值是
A. <2g/24h　B. <1.5g/24h
C. <1g/24h　D. <0.5g/24h
E. <0.8g/24h

A2型题

1. 患者女，30岁。尿频、尿痛2天，检查：T 38℃，右肾区叩击痛(+)，尿蛋白(±)，尿中红细胞2～4个/HP，白细胞20～30个/HP。应首先考虑的诊断是
A. 急性膀胱炎　B. 急性肾炎
C. 急性肾盂肾炎　D. 尿道综合征
E. 右肾结石

2. 患者女，40岁。近2年间断发生尿路刺激症状，无发热，尿常规检查有白细胞和白细胞管型，尿细胞培养阳性，其诊断是
A. 急性肾盂肾炎　B. 慢性肾炎
C. 慢性肾盂肾炎　D. 急性膀胱炎
E. 肾结核

3. 患者女，26岁。已婚，突发尿痛、尿频、尿急、腹痛半天。检查：肾区无叩击痛，尿常规：白细胞(++)，尿培养：大肠杆菌。其诊断为
A. 急性肾盂肾炎　B. 肾结核
C. 急性膀胱炎　D. 肾结石
E. 慢性肾炎

4. 患者女，30岁。尿频、尿急、尿痛3天就诊，无发热。查体：肾区叩击痛(-)，临床诊断：急性膀胱炎。应首选的抗生素是
A. 青霉素　B. 阿奇霉素
C. 克拉霉素　D. 依替米星
E. 氧氟沙星

5. 患者男，50岁。慢性肾炎病史10年，血压160～180/85～95mmHg，双下肢明显水肿，否认糖尿病史。控制血压首选药物为
A. 贝那普利　B. 硝苯地平

C. 美托洛尔　　D. 利血平
E. 降压 0 号

6. 患者男，30 岁。慢性肾小球肾炎病史 10 年，近 1 年病情加重，实验室检查示：GFR 10ml/(min·1.73m^2)，分期诊断是
A. 肾损伤 GFR 正常　　B. GFR 轻度下降
C. GFR 中度下降　　D. GFR 重度下降
E. 肾衰竭

7. 患者男，全身高度浮肿半年余，检查：血压正常，腹部移动性浊音(+)，尿蛋白(++++)，尿中红细胞 1～8 个/HP，血白蛋白/球蛋白为 2.1/2.0，酚红排泄率 45%，首先考虑的诊断是
A. 肝硬化　　B. 急性肾小球肾炎
C. 慢性肾炎肾病型　　D. 慢性肾炎普通型
E. 慢性肾盂肾炎

8. 患者男，30 岁。慢性肾炎病史多年，近 1 个月来气喘、呕吐。查体：BP 170/90mmHg，颈静脉怒张，双肺可闻及湿啰音，双下肢水肿。检查：血 BUN 32mmol/L，血 Cr 800μmol/L，血 K^+ 7.0mmol/L。最应采用的治疗
A. 血液透析
B. 葡萄糖酸钙静滴
C. 高糖液加胰岛素静滴
D. 硝普钠静滴
E. 5%碳酸氢钠静滴

9. 患者女，50 岁。慢性肾炎，肾功能正常范围，尿常规可见大量蛋白尿，饮食治疗每日适宜的蛋白质摄入量是
A. 0.5g/kg　　B. 1.5g/kg
C. 1.0g/kg　　D. 2.5g/kg
E. 2.0g/kg

10. 患者男，20 岁。3 天前曾有上呼吸道感染病史，现尿少，浮肿，恶心，血压 160/90mmHg，检查：Hgb 62g/L，血 BUN 20mmol/L，血 Cr 810mmol/L，血 Ca 1.3mmol/L；尿常规：尿蛋白(++)，红细胞(+++)。可能的诊断是
A. 急性肾炎　　B. 急性肾小球肾炎
C. 高血压肾病　　D. 慢性肾炎急性发作
E. 肾病综合征

11. 患者女，25 岁。婚后 1 周，高热，尿频、尿急、尿痛，尿中白细胞 40 个/HP，可见白细胞管型。其诊断是
A. 急性肾炎
B. 慢性肾炎急性发作
C. 急性肾盂肾炎
D. 慢性肾盂肾炎
E. 膀胱炎

B1 型题

A. 红细胞
B. 白细胞
C. 血小板
D. 小圆上皮细胞
E. 扁平上皮细胞

1. 慢性肾炎尿中最多见的细胞是
2. 急性肾盂肾炎尿中最多见的细胞是

A. 轻度水肿
B. 大量蛋白尿
C. 中度以上高血压
D. 肾衰竭
E. 贫血

3. 慢性肾小球肾炎高血压型的主要特点是
4. 慢性肾小球肾炎肾病型的主要特点是

A. 红细胞管型
B. 白细胞管型
C. 蜡样管型
D. 颗粒管型
E. 透明管型

5. 慢性肾小球肾炎常出现的尿管型是
6. 急性肾盂肾炎常出现的尿管型是

A. 感染
B. 尿路梗阻
C. 妊娠
D. 重症肝病
E. 糖尿病

7. 尿路感染最重要的易患因素是
8. 慢性肾炎急性发作的最常见诱因是

A. 3 天
B. 7 天
C. 7～14 天
D. 6 个月
E. 半年～1 年

9. 治疗急性膀胱炎目前推荐的疗程是
10. 治疗急性肾盂肾炎的一般疗程是

A. 强的松
B. 雄激素
C. EPO
D. 叶酸及维生素 B_{12}
E. 琥珀酸亚铁

11. 治疗慢性肾衰竭贫血最有效的药物是
12. 治疗慢性再生障碍性贫血最有效的药物是

A. 狼疮肾炎
B. 急性肾小球肾炎
C. 肾结核
D. 急性肾盂肾炎
E. 糖尿病肾病

13. 与慢性肾炎应首先鉴别的继发性肾小球疾病是
14. 与慢性肾盂肾炎应鉴别的是

二、参考答案

A1 型题

1. C　2. D　3. A　4. C　5. D
6. E　7. A　8. C　9. D　10. E
11. B　12. D　13. D　14. B　15. D
16. A　17. D　18. E　19. D　20. D
21. E　22. E　23. C　24. D　25. B
26. C　27. E　28. C　29. E　30. E
31. D　32. C　33. E　34. D

A2 型题

1. C　2. C　3. C　4. E　5. A
6. E　7. C　8. A　9. C　10. D
11. C

B1 型题

1. A　2. B　3. C　4. B　5. D
6. B　7. B　8. A　9. A　10. C
11. C　12. B　13. A　14. C

三、重点解析

A1 型题

1. C　慢性肾小球肾炎绝大多数病因尚不明确，部分与溶血性链球菌、乙型肝炎病毒等感染有关。仅有少数慢性肾炎是由急性肾炎发展所致。

2. D　慢性肾小球肾炎临床表现呈多样性，以血尿、蛋白尿、高血压和水肿为基本临床表现。

3. A　尿蛋白<1g/d 时，血压应控制在<130/80mmHg，尿蛋白≥1g/d 者，血压应控制在<125/75mmHg。

4. C　慢性肾小球肾炎控制高血压首选具有肾脏保护作用的降压药如 ACEI 或 ARB。

5. D　主要治疗目的是防止或延缓肾功能进行性恶化、改善临床症状及防治严重并发症，包括：①饮食治疗；②控制高血压；③抗凝和抗血小板聚集；④积极防治各种感染，禁用或慎用具有肾毒性的药物；⑤积极纠正高脂血症、高血糖、高尿酸血症等。皮质激素和细胞毒药物不做常规应用。

6. E　主要表现为膀胱刺激征，即尿频、尿急、尿痛，尿液常混浊，并有异味，约 30% 患者出现血尿。一般无明显的全身感染症状，少数患者可有腰痛、低热等。

7. A　尿路感染常见感染途径有：①上行感染：最主要感染途径，病原菌由尿道经膀胱、输尿管上行至肾脏；②血行感染：多呈现双侧感染；③直接感染：邻近组织脏器感染蔓延所致；④淋巴道感染：极少见。

8. C　尿路感染最常见致病菌为革兰氏阴性杆菌，其中大肠埃希菌约占门诊患者的 90%，其次为副大肠杆菌、变形杆菌、克雷伯杆菌、产气杆菌、产碱杆菌和铜绿假单胞菌等。

9. D　高血压肾损害先有高血压后出现蛋白尿，尿蛋白定量多<1.5g/d，肾小管功能损害一般早于肾小球损害。肾穿刺病理检查有助鉴别。

14. B　我国慢性肾衰竭的病因，目前仍以原发性肾小球肾炎多见，其中以 IgA 肾病最常见，其次有高血压性肾硬化、糖尿病肾病、狼疮肾炎等。

15. D　慢性肾功能不全钙、磷代谢异常及肾脏合成 1，$25(OH)_2D_3$ 减少，导致甲状旁腺功能亢进，引起肾性骨病，表现为骨痛、近端肌无力、骨折等；骨外钙化导致皮肤瘙痒；淀粉样物质沉着引起腕管综合征等。

16. A　慢性肾衰竭肾脏分泌促红素减少，为贫血的主要原因，同时血浆中出现红细胞生长抑制因子、红细胞寿命缩短、营养不良等也可加重贫血。

A2 型题

1. C　患者存在尿频、尿痛等膀胱刺激症状及肾区叩击痛、发热症状，尿常规示白细胞>5 个/HP，可有红细胞，即可确诊。

2. C　患者间歇出现尿路刺激症状，但无全身感染症状，尿常规可见白细胞管型，即可确诊。

5. A　慢性肾炎控制高血压首选具有肾脏保护作用的降压药如 ACEI 或 ARB，一般需联合用药，血压控制不达标时联合应用钙拮抗药、β 受体拮抗药和利尿药等。

B1 型题

1. A　慢性肾炎临床表现为血尿、蛋白尿、水肿和高血压，故尿常规最多见红细胞。

2. B　急性肾盂肾炎临床表现有泌尿系统症状和全身感染症状，尿常规白细胞>5 个/HP，出现白细胞管型诊断意义较大。

3. C　慢性肾小球肾炎引起高血压是加速病情进展的危险因素，多表现为中度以上高血压。

4. B　慢性肾小球肾炎肾病型多表现为大量蛋白尿，晚期可进展为肾衰竭。

11. C 慢性肾衰竭纠正贫血可用促红细胞生成素(EPO),每周80～120U/kg皮下注射。纠正贫血的靶目标值为Hb达110g/L,应经常检查血常规和网织红细胞。EPO疗效不佳时,应排除缺铁、感染、慢性失血、纤维性骨炎、铝中毒等因素存在。

12. B 雄激素为治疗非重型再障的首选药物:①增加红细胞生成素(EPO)的产生,并加强造血干细胞对EPO的敏感性;②促进多能干细胞增殖和分化。常用制剂有丙酸睾酮、司坦唑(康力龙)及达那唑、十一酸睾酮(安雄)等。

第五单元 血液系统疾病

一、习 题

A1型题

1. 成年人引起缺铁性贫血的最常见病因是
   A. 铁丢失过多
   B. 慢性失血
   C. 铁需求量增加
   D. 铁吸收不良
   E. 铁摄入不足

2. 下列各项,<u>不属于</u>缺铁性贫血的临床表现的是
   A. 头晕,乏力
   B. 注意力不集中,异食癖
   C. 口炎,舌炎
   D. 皮肤干燥,指甲扁平和反甲
   E. 恶心,呕吐

3. 缺铁性贫血予铁剂治疗后首先出现的反应是
   A. 网织红细胞计数升高
   B. 血红蛋白升高
   C. 血清铁饱和度增加
   D. 血清铁增加
   E. 红细胞计数升高

4. 关于缺铁性贫血的实验室检查的描述,<u>错误</u>的是
   A. 骨髓增生活跃,幼红细胞增生
   B. 骨髓铁染色阴性
   C. 符合小细胞低色素性贫血
   D. 血清铁蛋白减少
   E. 血清总铁结合力降低

5. 下列各项,<u>不符合</u>缺铁性贫血的体征是
   A. 皮肤瘀斑
   B. 皮肤黏膜苍白
   C. 心率增快
   D. 心尖部收缩期杂音
   E. 匙状甲

6. 缺铁性贫血早期诊断最有价值的检查是
   A. 血红蛋白减少
   B. 红细胞计数减少
   C. 血清铁减少
   D. 总铁结合力增高
   E. 血清铁蛋白减少

7. 注射铁剂治疗的适应证<u>不包括</u>
   A. 口服铁剂消化道反应严重不能耐受
   B. 严重消化道疾病如消化道溃疡
   C. 胃肠道吸收障碍,口服治疗无效
   D. 不易控制的慢性出血患者
   E. 妊娠早期

8. 口服铁剂治疗缺铁性贫血有效者,血红蛋白恢复正常后仍需继续治疗的时间是
   A. 3个月　B. 1个月　C. 半个月
   D. 1周　E. 6个月

9. 口服铁剂治疗时应忌以下食物中的
   A. 茶　B. 牛奶　C. 肉类
   D. 菠菜　E. 海鲜

10. 缺铁性贫血服用铁剂治疗后网织红细胞升到高峰的时间为
    A. 5～10天　B. 2周
    C. 2个月　D. 6个月
    E. 3个月

11. 最常引起再生障碍性贫血的药物是
    A. 青霉素
    B. 雷尼替丁
    C. 卡马西平
    D. 氯霉素
    E. 阿司匹林

12. 下列各项,<u>不会</u>致再生障碍性贫血的诱因是
    A. 某些药物及化学物质
    B. 放射线

C. 病毒性肝炎
D. 病毒性呼吸道感染
E. 急性失血

13. 下列各项，不是再生障碍性贫血发病机制的是
A. 造血干细胞缺乏 B. 造血微环境缺陷
C. 遗传因素 D. 免疫功能紊乱
E. 造血原料缺乏

14. 再生障碍性贫血的临床表现不包括
A. 出血 B. 感染 C. 贫血
D. 发热 E. 脾大

15. 再生障碍性贫血的实验室检查表现不包括
A. 全血细胞减少
B. 为正细胞正色素性贫血
C. 网织红细胞显著减少
D. 中心粒细胞减少
E. 成熟红细胞苍白区扩大，大小不一

16. 再生障碍性贫血的骨髓象检查不包括
A. 骨髓小粒很少
B. 脂肪滴减少
C. 骨髓有核细胞量少
D. 幼红细胞、粒系细胞明显减少或无
E. 浆细胞相对增多

17. 下列疾病中，表现为全血细胞减少，骨髓三系增生低下的疾病是
A. 巨幼红细胞性贫血
B. 缺铁性贫血
C. 再生障碍性贫血
D. 阵发性睡眠性血红蛋白尿
E. 原发免疫性血小板减少症

18. 非重型再障的首选治疗药物为
A. 促红细胞生成素
B. 强的松龙
C. 免疫球蛋白
D. 丙酸睾酮
E. 一叶萩碱

19. 成年人最多见的急性白血病类型是
A. 急性白血病
B. 急性淋巴细胞白血病
C. 急性单核细胞白血病
D. 急性巨核细胞白血病
E. 急性红白血病

20. 儿童最常见的急性白血病类型是
A. 急性淋巴细胞白血病
B. 急性粒细胞白血病
C. 急性单核细胞白血病
D. 急性红白血病
E. 急性巨核细胞白血病

21. 下列疾病中不会发展成急性白血病的是
A. 真性红细胞增多症
B. 原发性血小板增多症
C. 淋巴瘤
D. 骨髓增生异常综合征
E. 再生障碍性贫血

22. 急性白血病常见的首发表现是
A. 贫血，出血
B. 关节疼痛
C. 脾大
D. 发热，感染
E. 淋巴结肿大

23. 最易发生中枢神经系统白血病的急性白血病类型是
A. 急性淋巴细胞白血病
B. 急性红白血病
C. 急性粒细胞白血病
D. 急性巨核细胞白血病
E. 急性单核细胞白血病

24. 齿龈肿胀多见于急性白血病类型中的
A. 急性单核细胞白血病
B. 急性粒细胞白血病
C. 急性淋巴细胞白血病
D. 急性巨核细胞白血病
E. 急性红白血病

25. 急性白血病最常见的死亡原因是
A. 严重贫血
B. 大出血
C. 中枢神经系统浸润
D. 严重感染
E. 肝功能衰竭

26. 急性白血病出血的主要原因是
A. 凝血因子减少
B. 小血管浸润破坏
C. 血小板减少
D. 纤维蛋白溶解
E. 弥散性血管内凝血

27. 急性白血病特异性体征为
A. 淋巴结肿大 B. 脾大
C. 胸骨中下段压痛 D. 贫血貌
E. 齿龈肿胀

28. 诊断白血病的主要实验室依据是
A. 白细胞计数增高
B. 外周血见大量原始细胞
C. 骨髓象中原始细胞≥30%
D. 细胞遗传学检查
E. 细胞化学染色

29. 急性白血病最常见的感染类型是
A. 咽峡炎，口腔炎 B. 皮肤感染
C. 泌尿道感染 D. 肺部感染
E. 肛周炎

30. 下列各项，**不属于**白血病细胞增多表现的是
A. 胸骨中下段压痛 B. 齿龈肿胀
C. 睾丸浸润 D. 绿色瘤
E. 出血

31. 下列各项，**不是**急性白血病完全缓解的指标的是
A. Hgb≥100g/L(男性)或≥90g/L(女性、儿童)
B. 中心粒细胞绝对值≥1.5×10^9/L
C. 血小板≥100×10^9/L
D. 外周血中仅见少量白血病细胞
E. 白血病的症状体征完全消失

32. 用于诱导急性淋巴细胞白血病的基本治疗方案是
A. VP 方案
B. HOAP 方案
C. DA(3+7)方案
D. HA 方案
E. VAP 方案

33. 完全治愈白血病最有效的治疗方法是
A. 放射治疗
B. 营养及药物支持治疗
C. 免疫治疗
D. 骨髓移植
E. 化学药物治疗

34. 诊断白细胞减少症的标准是
A. 外周血白细胞持续低于 4×10^9/L
B. 外周血白细胞持续低于 4.5×10^9/L
C. 外周血白细胞持续低于 5×10^9/L
D. 外周血白细胞持续低于 3×10^9/L
E. 外周血白细胞持续低于 3.5×10^9/L

35. 引起白细胞减少症的病因**不包括**
A. 放射线物质
B. 化学毒物(苯)
C. 严重败血症
D. 结缔组织疾病
E. 慢性肾功能不全

36. 白细胞减少症控制感染时，抗菌效力不依赖粒细胞数量的抗生素是
A. 阿奇霉素
B. 羧苄西林
C. 阿米卡星
D. 氧氟沙星
E. 红霉素

37. 下列描述糖皮质激素在白细胞减少症的治疗中的作用，**错误**的是
A. 可使粒细胞释放增加
B. 缺陷为可抑制免疫反应，掩盖感染现象
C. 对全身衰竭或中毒性休克可长期使用
D. 对合并感染患者，应合并应用足量广谱抗生素
E. 待白细胞回升，体温下降后，应逐渐减量至停药

38. 下列药物，对白细胞减少症治疗**无效**的是
A. 糖皮质激素
B. 碳酸锂
C. 利血生
D. 雄激素
E. 重组人粒细胞集落刺激因子

39. 原发免疫性血小板减少症的主要病因是
A. 肝脾作用
B. 免疫因素
C. 感染
D. 骨髓巨细胞成熟障碍
E. 脾功能亢进

40. 急性原发免疫性血小板减少症的特点是
A. 以儿童多见
B. 骨髓颗粒型巨核细胞比例增加
C. 多见于成人
D. 无感染病史
E. 多数病程迁延

41. 下列**不属于**急性型原发免疫性血小板减少症常见临床表现的是
A. 发病前常有上呼吸道感染史
B. 起病急，可有发热、畏寒
C. 严重的皮肤黏膜出血或水肿
D. 往往呈自限性
E. 感染是本病致死的主要原因

42. 下列**不属于**慢性型原发免疫性血小板减少症临床表现的是
A. 多见于青年女性
B. 起病缓慢，出血症状较轻
C. 脾脏可有轻度肿大

 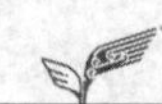

D. 可引起贫血
E. 可自发缓解

43. 下列关于原发免疫性血小板减少症的实验室检查描述，错误的是
A. 出血时间延长
B. 血块退缩不良
C. 毛细血管脆性试验阳性
D. 凝血时间延长
E. 血小板寿命缩短

44. 原发免疫性血小板减少症的诊断依据不包括
A. 广泛皮肤、黏膜及内脏出血
B. 血小板计数减少
C. 骨髓巨核细胞成熟障碍
D. 脾脏正常或轻度肿大
E. 泼尼松治疗无效

45. 慢性型原发免疫性血小板减少症的首要治疗是
A. 输浓缩血小板 B. 糖皮质激素
C. 脾脏切除术 D. 输免疫球蛋白
E. 免疫抑制剂

46. 下列各项，可出现骨髓巨核细胞增多的是
A. 再生障碍性贫血
B. 白细胞减少症
C. 原发免疫性血小板减少症
D. 急性白血病
E. 骨髓增生异常综合征

47. 脾切除治疗原发免疫性血小板减少症的主要机制是
A. 延长血小板寿命
B. 抑制抗原抗体反应
C. 降低毛细血管通透性
D. 降低单核-吞噬细胞系统活性
E. 减少血小板抗体的产生

48. 原发免疫性血小板减少症血小板破坏的主要场所是
A. 肝脏 B. 骨髓
C. 脾脏 D. 血管内
E. 外周血

49. 慢性髓细胞性白血病慢性期的血象及骨髓象特点是
A. 嗜酸及嗜碱性粒细胞均增多
B. 中性粒细胞碱性磷酸酶活性增高
C. 全血细胞减少，骨髓增生低下
D. 骨髓增生明显活跃，分类以原始和早幼细胞为主
E. 红系增生活跃，粒系和巨核细胞系多正常

50. 骨髓增生异常综合征的常见骨髓病态造血表现不包括
A. 红系核多分叶
B. Auer 小体
C. 小巨核细胞
D. Howell-Jolly 小体
E. 粒系核分叶减少

51. 关于骨髓增生异常综合征的描述不正确的是
A. MDS 是一组获得性疾病
B. MDS 是一组造血功能严重紊乱的造血干细胞克隆性疾病
C. MDS 主要发生于老年人
D. 1/3 以上的患者发展为急性髓细胞性白血病
E. 造血干细胞异常分化，导致血细胞数量增多，功能及形态异常

A2 型题

1. 患者女，30 岁。因疲乏、无力、烦躁、易激动、注意力不集中等就诊，诊断为缺铁性贫血，支持该诊断的检查结果是
A. 血红蛋白降低
B. 骨髓铁染色弱阳性
C. 血清铁蛋白降低
D. 转铁蛋白饱和度升高
E. 总铁结合力降低

2. 患者女，30 岁。因月经量多 1 年，出现贫血表现就诊，拟诊断为缺铁性贫血，可作为缺铁依据的检查结果是
A. 总铁结合力＞64.4μmmol/L
B. 血清铁蛋白＜12μg/L
C. 转铁蛋白饱和度＜15％
D. 血清铁＜8.9μmmol/L
E. FEP＞4.5μg/g Hb

3. 患者女，因月经量多 2 年，出现贫血表现，经检查诊断为缺铁性贫血，其首选的治疗方法是
A. 注射铁剂
B. 口服铁剂
C. 输血
D. 增加营养支持
E. 口服叶酸

4. 患者女，32 岁。因缺铁性贫血给予口服铁剂治疗，用药 2 个月后检查血常规恢复正常，下一步的治疗措施是
A. 继续治疗 3～6 个月
B. 逐渐减量停药
C. 继续用药治疗 2～3 个月

D. 继续用药治疗 3～4 个月
E. 停止服用铁剂

5. 患者因皮肤黏膜出血、发热 1 个月就诊，诊断为急性型再障，支持诊断的血小板检查结果是
A. $<100\times10^9/L$
B. $<10\times10^9/L$
C. $<60\times10^9/L$
D. $<30\times10^9/L$
E. $<50\times10^9/L$

6. 患者因贫血、发热、反复皮肤黏膜出血 1 个月就诊，经检查拟诊为再障，支持诊断的血液一般检查结果是
A. 全血细胞减少
B. 红细胞减少
C. 网织红细胞减少
D. 白细胞减少
E. 血小板减少

7. 患者因贫血、长期低热、反复牙龈出血半年就诊，经检查诊断为慢性型再障，首选的治疗药物是
A. EPO
B. 一叶萩碱
C. 输血治疗
D. 强的松
E. 丙酸睾酮

8. 患者男，30 岁。反复发热、上呼吸道感染、周身乏力 2 个月，拟诊为急性白血病，行骨髓检查有核细胞显著增生，有助于确诊的结果是
A. 原始细胞≥全部骨髓有核细胞 15%
B. 原始细胞≥全部骨髓有核细胞 30%
C. 原始细胞≥全部骨髓有核细胞 25%
D. 原始细胞≥全部骨髓有核细胞 20%
E. 原始细胞≥全部骨髓有核细胞 10%

9. 患者女，25 岁。发热、反复感染、周身乏力 5 个月，骨髓检查确诊为急性白血病，有助于白血病分类鉴别的检查是
A. 全身 MRI 检查
B. 细胞化学染色
C. 聚合酶链反应
D. 血液一般检查
E. 骨髓象

10. 患者男，10 岁。发热、反复感染、周身乏力、头痛、恶心呕吐、视力模糊 1 个月，拟诊为急性白血病伴脑膜浸润。该患者最可能的白血病类型是
A. 急性粒细胞白血病
B. 急性单核细胞白血病
C. 急性红白血病
D. 急性巨细胞白血病
E. 急性淋巴细胞白血病

11. 患者女，22 岁。近 3 个月余出现发热、咽痛、牙龈出血，自服阿莫西林后咽痛缓解，仍有发热、乏力，并胸骨压痛，就诊检查示血红蛋白 72g/L，血小板 $57\times10^9/L$，骨髓原始细胞 37%，确诊为急性白血病，分类诊断应首选的检查是
A. 骨髓象
B. 血象
C. 细胞遗传学检查
D. 细胞化学染色
E. 免疫学检查

12. 患者男，30 岁。确诊为急性粒细胞白血病，近 1 周高热，大面积皮肤瘀斑，反复鼻腔、牙龈出血且止血困难，查血红蛋白 50g/L，白细胞 $20\times10^9/L$，血小板 $50\times10^9/L$。有效的止血措施是
A. 口服云南白药
B. 静脉应用止血药物如凝血酶
C. 输悬浮红细胞
D. 输注浓集血小板悬液
E. 应用促凝药物

13. 患者男，40 岁。确诊为急性粒细胞白血病，近 2 周出现发热，坐位站立时黑蒙、头晕、极度乏力，急查血常规血红蛋白 47g/L。纠正贫血快速有效的方法是
A. 输注全血
B. 应用促红细胞生成素
C. 补充铁剂
D. 补充叶酸及维生素 B_{12}
E. 输用悬浮红细胞

14. 患者男，30 岁。大面积深度烧伤后出现高热，查血红蛋白 102g/L，白细胞 $31\times10^9/L$，血小板 $147\times10^9/L$，骨髓象检查各系细胞比例无异常，各系细胞形态无异常，白细胞碱性磷酸酶活力显著升高。该患者最可能的诊断是
A. 急性单核细胞白血病
B. 急性粒细胞白血病
C. 急性巨核细胞白血病
D. 急性淋巴细胞白血病
E. 类白血病反应

15. 患者男，40 岁。确诊为急性粒细胞白血病，经综合治疗后病情好转，复查血象及骨髓象，检查结果中提示未达到完全缓解的指标是
A. 外周血中偶见少量白血病细胞
B. 中性粒细胞绝对值 $4.5\times10^9/L$

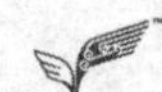

C. 血红蛋白 115g/L
D. 血小板 200×10^9/L
E. 无任何症状及体征

16. 患者男，48岁。因头晕、乏力、食欲减退、低热、失眠3个月就诊，经检查拟诊为白细胞减少症。支持诊断的检查结果是
A. 外周血白细胞＜4×10^9/L
B. 外周血白细胞＜5.5×10^9/L
C. 外周血白细胞＜6×10^9/L
D. 外周血白细胞＜4.5×10^9/L
E. 外周血白细胞＜5×10^9/L

17. 患者女，58岁。反复皮肤瘀斑、月经量多于正常3个月，诊断为慢性型原发免疫性血小板减少症，行骨髓检查支持该诊断的结果是
A. 骨髓巨核细胞数减少
B. 骨髓幼稚型巨核细胞比例增加
C. 骨髓幼稚型巨核细胞减少
D. 骨髓颗粒型巨核细胞比例增加
E. 骨髓颗粒型巨核细胞比例减少

18. 患者女，35岁。因反复皮肤瘀点、牙龈出血、月经量多就诊，诊断为原发免疫性血小板减少症急性型，治疗首选的药物是
A. 达那唑 B. 司坦唑
C. 硫唑嘌呤 D. 甲泼尼龙
E. 环磷酰胺

19. 患者男，56岁。因乏力、纳差，腹胀，脾大5个月就诊。经查白细胞 415×10^9/L，血小板 291×10^9/L，骨髓象检查，髓象增生活跃，粒系增生明显，白细胞明显增高，嗜碱性粒细胞未见增多。诊为慢性髓细胞性白血病的必备条件是
A. 血象白细胞计数明显增多
B. 骨髓核细胞显著增多，以粒系为主
C. 中性粒细胞碱性磷酸酶缺如或降低
D. Ph染色体或BCR-ABL融合基因阳性
E. 中性粒细胞碱性磷酸酶活性增强

20. 患者女，46岁。因左上肢肿块伴乏力半年就诊，查白细胞 219×10^9/L，血红蛋白 105g/L，血小板 $1\,140\times10^9$/L。后急性加重，诊断为慢性髓细胞性白血病急变期。以下骨髓象检查中支持该诊断结果的是
A. 骨髓中原始粒细胞加早幼粒细胞≥50%
B. 骨髓中原始粒细胞加早幼粒细胞≥30%
C. 骨髓中中性杆状核粒细胞≥10%
D. 骨髓中中性杆状核粒细胞≥25%
E. 骨髓中红系细胞少，粒红比例正常

21. 患者男，62岁。主因头昏，面色苍白半年，发热伴鼻出血1周就诊。查体：体温39℃，贫血貌，胸骨压痛（－）。辅助检查：血红蛋白 50g/L，白细胞 3×10^9/L，血小板 20×10^9/L。骨髓象增生明显活跃，红系出现有核细胞和巨大红细胞，粒系分叶过多，见巨大血小板。该患者可能的诊断是
A. 再生障碍性贫血
B. 骨髓增生异常综合征
C. 急性单核细胞白血病
D. 急性红白血病
E. 急性淋巴细胞白血病

22. 患者女，65岁。头昏伴面色苍白半年，贫血貌，胸骨压痛（－），肝脾不大。血红蛋白 79g/L，白细胞 4.1×10^9/L，血小板 89×10^9/L。骨髓象增生明显活跃，红系出现有核细胞和巨大红细胞及环形铁粒幼细胞＞15%。诊断为骨髓增生异常综合征，可治愈该疾病的方法是
A. 干扰素 B. 美法仑
C. 维A酸 D. 帕米磷酸二钠
E. 造血干细胞移植

B1型题

A. 正细胞正色素性贫血
B. 靶形红细胞性贫血
C. 高色素性贫血
D. 大细胞性贫血
E. 小细胞低色素性贫血

1. 缺铁性贫血红细胞的形态分类是
2. 再生障碍性贫血红细胞的形态分类是

A. 转铁蛋白饱和度＜15%
B. 总铁结合力＞64.4μmmol/L
C. 血清铁＜8.9μmmol/L
D. 血清铁蛋白＜12μg/L
E. 骨髓铁染色可见典型环状铁粒幼细胞

3. 诊断缺铁性贫血的检查是
4. 诊断铁粒幼细胞性贫血的检查结果是

A. 叶酸
B. 维生素 B_{12}
C. 琥珀酸亚铁
D. 白消安
E. 丙酸睾酮

5. 治疗非重型再生障碍性贫血应首选的药物是
6. 治疗缺铁性贫血应选用的药物是

A. 5～10天
B. 2周
C. 3～6个月

D. 2个月
E. 3个月
7. 缺铁性贫血患者应用铁剂治疗后网织红细胞开始升高的时间是
8. 缺铁性贫血患者应用铁剂治疗后血红蛋白恢复正常后仍需继续治疗的时间是

A. 糖皮质激素
B. 输新鲜全血
C. 丙酸睾酮
D. 抗胸腺球蛋白
E. 一叶萩碱
9. 治疗再障可作用于造血干细胞的药物是
10. 治疗再障可改善骨髓微循环的药物是

A. 白消安
B. 丙酸睾酮
C. VP方案
D. HOAP方案
E. 糖皮质激素
11. 急性粒细胞白血病治疗时选用的是
12. 急性淋巴细胞白血病治疗时选用的是

A. 淋巴结肿大
B. 感染
C. 发热
D. 出血
E. 贫血
13. 急性白血病最早出现的表现是
14. 急性白血病最常见的死亡原因是

A. 牙龈、鼻出血
B. 消化道出血
C. 泌尿道出血
D. 眼底出血
E. 颅内出血
15. 急性白血病最早出现的出血部位多为
16. 急性白血病晚期出现的出血部位多为

A. 急性红白血病
B. 急性单核细胞白血病
C. 急性巨细胞白血病
D. 急性粒细胞白血病
E. 急性淋巴细胞白血病
17. 成人见的急性白血病是
18. 多见齿龈肿胀的急性白血病是

A. 细胞化学染色
B. 细胞遗传学检查
C. 免疫学检查
D. 血象
E. 骨髓象
19. 用于确诊急性白血病的检查是
20. 用于急性白血病分类鉴别的检查是

A. 周围血白细胞计数持续低于 $4\times10^9/L$
B. 红细胞大小不等、中心淡染
C. 异型淋巴细胞增多
D. 原始粒细胞增多
E. 白细胞碱性磷酸酶活力显著增高
21. 白细胞减少症血液一般检查的特点是
22. 类白血病反应血液一般检查的特点是

A. 出血时间延长
B. 凝血时间延长
C. 白细胞显著增高
D. 血小板计数正常
E. 正细胞正色素性贫血
23. 再生障碍性贫血检验结果表现为
24. 原发免疫性血小板减少症检验结果表现为

A. 幼稚淋巴细胞增加
B. 血小板形成型巨核细胞增加
C. 幼稚红细胞增加
D. 幼稚型巨核细胞增加
E. 颗粒型巨核细胞增加
25. 原发免疫性血小板减少症急性型骨髓象出现的是
26. 原发免疫性血小板减少症慢性型出现的是

A. 丙酸睾酮
B. 硫酸亚铁
C. 阿糖胞苷
D. 维生素K
E. 甲泼尼龙
27. 再生障碍性贫血选用的药物是
28. 原发免疫性血小板减少症选用的药物是

A. 脾大
B. 淋巴结肿大
C. 胸骨中下段压痛
D. 睾丸浸润
E. 中枢神经系统浸润
29. 慢性髓细胞性白血病的最主要的体征是
30. 急性白血病最常见的髓外浸润部位是

二、参考答案

A1型题

1. B　2. E　3. A　4. E　5. A
6. E　7. E　8. A　9. A　10. A

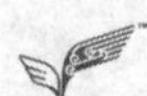

11. D	12. E	13. E	14. E	15. E
16. B	17. C	18. D	19. A	20. A
21. E	22. A	23. A	24. A	25. D
26. C	27. C	28. C	29. A	30. E
31. D	32. A	33. D	34. A	35. E
36. B	37. C	38. D	39. B	40. A
41. E	42. E	43. D	44. E	45. B
46. C	47. B	48. D	49. A	50. D
51. E				

A2 型题

1. C	2. B	3. B	4. A	5. B
6. A	7. E	8. B	9. B	10. E
11. D	12. D	13. E	14. E	15. A
16. A	17. D	18. D	19. D	20. A
21. B	22. E			

B1 型题

1. E	2. A	3. D	4. E	5. E
6. C	7. A	8. C	9. C	10. E
11. D	12. C	13. C	14. D	15. A
16. E	17. D	18. B	19. E	20. A
21. A	22. E	23. E	24. A	25. D
26. E	27. A	28. E	29. A	30. D

三、重点解析

A1 型题

1. B　缺铁性贫血是因体内铁储备耗竭，影响血红蛋白合成所引起的贫血，铁的丢失过多如慢性失血是成年人引起缺铁性贫血的最常见原因，见于溃疡病、胃肠道恶性肿瘤、溃疡性结肠炎、痔等引起的消化道出血；女性可见于月经过多。

2. E　缺铁性贫血的临床表现包括头晕，乏力，注意力不集中，异食癖，口炎，舌炎，皮肤干燥，指甲扁平和反甲，无恶心、呕吐表现。

3. A　缺铁性贫血患者服用铁剂后，短时期网织红细胞计数明显升高。2 周后血红蛋白开始上升，一般 2 个月可恢复正常。贫血纠正后仍需继续治疗 3～6 个月以补充体内应有的贮存铁，待铁蛋白正常后停药。

11. D　药物及化学物质是继发性再障的首位病因。最常见的药物是氯霉素。

12. E　半数以上的再障患者原因不明，称为原发性再障；能查明原因者称为继发性再障，其发病与下列因素有关：①药物及化学物质；②电离辐射；③感染如病毒性肝炎、病毒性呼吸道感染病等。

13. E　发病机制尚不完全清楚，目前有以下几种学说：①造血干细胞缺陷；②造血微环境缺陷；③免疫功能紊乱；④遗传因素。

14. E　再生障碍性贫血主要临床表现为进行性贫血、出血及感染，重型再障起病急，进展迅速，常以出血、感染和发热为主要首发表现。非重型再障起病和进展缓慢，主要表现为乏力、心悸、头晕、面色苍白等贫血症状。一般无脾肿大。

19. A　成人患者中急性粒细胞白血病最多见。

20. A　儿童患者中急性淋巴细胞白血病多见。

21. E　某些血液病的部分患者最终发展成为急性白血病，如真性红细胞增多症、淋巴瘤、原发性血小板增多症、骨髓增生异常综合征、多发性骨髓瘤等。

34. A　白细胞减少症是由多种原因引起的一组综合征，周围血白细胞持续低于 4×10^9/L，称为白细胞减少症。

35. E　各种放射线物质、化学毒物(苯)、抗肿瘤药及其他化学药物，某些细菌及病毒(肝炎)等均可导致幼粒细胞 DNA 或 RNA 合成障碍，直接抑制粒细胞增殖，严重败血症、慢性炎症、脾功能亢进、结缔组织疾病和药物可致免疫性粒细胞减少。慢性肾功能不全不引起白细胞减少。

36. B　如有感染，应尽早使用抗菌药物，并争取在用药前留取感染灶分泌物、痰、血、大小便进行培养和药敏试验，以指导治疗。一般以广谱抗生素为宜。应多采用抗菌效力不依赖粒细胞数的抗生素如羧苄西林与氨基糖苷类抗生素如阿米卡星、妥布霉素或氧氟沙星联合使用。

39. B　免疫因素是 ITP 发病的主要原因。多数患者可测到血小板相关抗体(PAIg)。PAIg 与血小板结合，使血小板破坏增多。同时此种抗体也有抗巨核细胞的作用，致使巨核细胞成熟障碍，血小板生成减少。

40. A　急性型原发免疫性血小板减少症：①以儿童为多见，男女发病率相近。②多在发病前 1～2 周有上呼吸道感染史。③广泛、严重的皮肤黏膜出血或血肿。④胃肠道与泌尿道出血亦多见，偶因视网膜出血而失明。颅内出血是本病致死的主要原因。

42. E　慢性型原发免疫性血小板减少症：①多见于青年女性，起病缓慢，出血症状亦轻。②多数患者有皮肤瘀点和瘀斑，也可出现鼻出血，齿龈、口腔黏膜出血等。③女性患者多以月经过多为主要表现。④患者脾脏可有轻度肿大。⑤出血量多或持续时间较长常引起贫血。⑥该型患者自发缓解较少。

49. A　慢性髓细胞性白血病的骨髓象表现为骨髓增生明显至极度活跃，以粒细胞为主，粒红比例明显增高，其中中性中幼、晚幼及杆状核粒细胞明显增多，原始细胞<10%。嗜酸性、嗜碱性粒细胞增多。红细胞相对减少。巨核细胞正常或增多，晚期减少。

51. E　MDS是起源于造血干细胞的克隆性疾病。异常克隆细胞在骨髓中分化、成熟障碍，出现病态造血，在骨髓原位或释放入血后不久被破坏，导致无效造血。

A2 型题

1. C　缺铁性贫血血清铁浓度常＜8.9μmol/L，总铁结合力＞64.4μmol/L，转铁蛋白饱和度常降至15%以下；血清铁蛋白测定：血清铁蛋白＜12μg/L可作为缺铁依据。由于血清铁蛋白浓度稳定，与体内贮铁量的相关性好，可用于早期诊断和人群铁缺乏症的筛检。

5. B　急性型再障血小板计数减少，常＜10×10^9/L。

8. B　骨髓象是确诊白血病的依据。多数病例骨髓增生明显活跃或极度活跃，原始细胞等于或大于全部骨髓有核细胞的30%。

16. A　白细胞减少症是由多种原因引起的一组综合征，周围血白细胞持续低于4×10^9/L，称为白细胞减少症。患者支持诊断的检查结果应低于4×10^9/L。

17. D　慢性型ITP颗粒型巨核细胞比例增加，但急性与慢性均呈现血小板形成型巨核细胞减少。

19. D　95%以上患者的慢性髓细胞性白血病细胞中可检出Ph染色体、BCR-ABL融合基因及BCR-ABL融合蛋白(P210蛋白)。

B1 型题

1. E　缺铁性贫血为小细胞低色素性贫血。

2. A　呈全血细胞减少，但发病早期可先有一个或两个血细胞系列减少。为正细胞正色素性贫血。

7. A　口服铁剂是治疗缺铁性贫血的首选方法。缺铁性贫血患者服用铁剂后，短时期网织红细胞计数明显升高，常于5～10天达到高峰，平均达0.06～0.08，以后又下降，2周后血红蛋白开始上升，一般2个月可恢复正常。

8. C　贫血纠正后仍需继续治疗3～6个月以补充体内应有的贮存铁，待铁蛋白正常后停药。

9. C　为治疗非重型再障的首选药物：①增加红细胞生成素(EPO)的产生，并加强造血干细胞对EPO的敏感性；②促进多能干细胞增殖和分化。常用制剂有丙酸睾酮。

10. E　一叶萩碱治疗非重型再障有效，疗程6个月以上。其机制是通过兴奋自主神经系统改善骨髓微循环。

11. D　急性非淋巴细胞白血病常用DA(3+7)方案、HOAP方案、HA方案。

12. C　急性淋巴细胞性白血病VP方案是基本方案。

13. C　急性白血病约半数以上患者以发热起病。

14. D　急性白血病晚期可出现颅内出血，引起头痛、昏迷或突然死亡。消化道及泌尿道等内脏出血亦多见。

21. A　白细胞减少症是由多种原因引起的一组综合征，周围血白细胞持续低于4×10^9/L，称为白细胞减少症。

22. E　类白血病反应骨髓各系细胞形态及比例无明显异常；白细胞碱性磷酸酶活力显著增高。

25. D　原发免疫性血小板减少症的骨髓巨核细胞数增多或正常，急性型幼稚型巨核细胞比例增加。

26. E　原发免疫性血小板减少症，慢性型颗粒型巨核细胞比例增加。

第六单元　内分泌与代谢疾病

一、习　题

A1 型题

1. 下列各项，不属于淡漠型甲状腺功能亢进症的特点的是
   A. T_3、T_4明显增高
   B. 全身症状明显，纳差、乏力、消瘦、淡漠为主要表现
   C. 甲状腺肿大不明显
   D. 突眼明显
   E. 多见于老年人，起病隐匿

2. 下列各项，不属于甲状腺功能亢进症高代谢综合征表现的是
   A. 怕热、多汗　B. 多食善饥
   C. 体重锐减　D. 糖耐量增高
   E. 血胆固醇降低

3. 诊断甲状腺功能亢进症最有临床意义的指标是
   A. FT_3、FT_4测定　B. TT_3、TT_4测定
   C. TSH测定　D. 甲状腺摄^{131}I率
   E. 基础代谢率

4. 下列关于^{131}I治疗甲状腺功能亢进症的描述，**错误**的是
   A. 妊娠、哺乳期妇女禁用
   B. 并发症可发生甲状腺功能减退

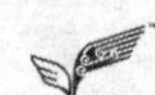

C. 临床治愈率高，复发率低
D. 释放γ射线，抑制甲状腺内淋巴细胞的抗体生成
E. 释放β射线破坏甲状腺滤泡上皮而减少 TH 分泌

5. 诊断甲状腺功能亢进症最有意义的体征是
A. 浸润性突眼
B. 双手震颤(＋)
C. 弥漫性甲状腺肿大伴血管杂音
D. 脉压增大，周围血管征阳性
E. 心率增快，第一心音亢进

6. 下列各项，**不属于**甲状腺功能亢进症手术治疗禁忌证的是
A. 妊娠前 3 个月的甲状腺功能亢进症患者
B. 年龄小于 18 岁的甲状腺功能亢进症患者
C. 合并严重肝肾疾病的甲状腺功能亢进症患者
D. 伴有严重 GD 眶病的甲状腺功能亢进症患者
E. 妊娠第 6 个月后的甲状腺功能亢进症患者

7. 下列各项，与 Graves 病发病**无关**的因素是
A. 慢性淋巴细胞性甲状腺炎
B. 遗传易感性
C. 细胞免疫
D. 环境因素
E. 体液免疫

8. 甲状腺功能亢进症最严重的临床表现是
A. 心动过速 B. 浸润性突眼
C. 甲状腺危象 D. 重症肌无力
E. 糖耐量减低

9. 甲状腺功能亢进症患者由甲状腺素分泌过多引起的临床表现是
A. 怕热，多汗，多食而消瘦
B. 女性月经减少，男性阳痿
C. 突眼
D. 心悸，胸闷
E. 肌无力

10. 抗甲状腺药物最常见的不良反应是
A. 肝功能损害 B. 胃肠道反应
C. 药疹 D. 过敏性休克
E. 粒细胞减少

11. 甲状腺功能亢进症患者抗甲状腺药物治疗前必须检查的项目是
A. 血白细胞计数 B. 肾功能
C. 甲状腺 B 超 D. 心电图
E. 肝功能

12. 甲状腺危象常见诱因**不包括**
A. 感染 B. 手术
C. 精神刺激 D. 放射性碘治疗
E. 肾功能不全

13. 抗甲状腺药物治疗甲状腺功能亢进症有效后停药指征**不包括**
A. 肿大的甲状腺明显缩小
B. 所需的治疗药物维持量小
C. 血 T_3、T_4、TSH 长期维持在正常范围内
D. TSAb 或 TRAb 转阴
E. 无心悸、胸闷、怕热、多汗不适

14. 临床用于甲状腺功能亢进症治疗疗效判断的指标是
A. T_3、T_4
B. 甲状腺肿大程度
C. 突眼程度
D. 基础代谢率
E. 甲状腺摄 ^{131}I 率

15. 治疗甲状腺危象抑制 TH 合成的首选药物是
A. 碘化钠 B. 糖皮质激素
C. 卡比马唑 D. 丙硫氧嘧啶
E. 普萘洛尔

16. 甲状腺危象治疗时，抑制 TH 释放的药物是
A. 普萘洛尔 B. 糖皮质激素
C. 复方碘溶液 D. 卡比马唑
E. 甲巯咪唑

17. 甲亢危象治疗时，能阻滞儿茶酚胺释放、降低组织对甲状腺素反应的药物是
A. 普萘洛尔 B. 卡比马唑
C. 丙硫氧嘧啶 D. 碘化钠
E. 甲巯咪唑

18. 甲状腺危象的临床表现**不包括**
A. 高热 B. 心动过速
C. 恶心，呕吐 D. 烦躁，意识障碍
E. 出血

19. 妊娠及哺乳期甲状腺功能亢进症患者**禁止**应用的治疗措施是
A. 放射性碘治疗 B. 普萘洛尔
C. 甲状腺次全切除 D. 硫脲类
E. 甲巯咪唑

20. 1 型糖尿病最常见、最严重的急性并发症是
A. 酮症酸中毒昏迷 B. 心血管病变
C. 肺结核 D. 感染
E. 糖尿病肾脏病变

21. 早期诊断糖尿病的重要指标是
A. 空腹血糖升高 B. 尿糖阳性

C. 多食、消瘦　D. 多饮、多尿
E. 皮肤瘙痒

22. 1型糖尿病的病因**不包括**
A. 遗传因素　B. 饮食因素
C. 病毒感染　D. 化学物质
E. 缺乏体力活动

23. 糖尿病并发神经系统病变最常见的是
A. 中枢神经病变
B. 多发性周围神经病变
C. 神经根病变
D. 自主神经病变
E. 运动神经病变

24. 糖尿病并发感染最常见的是
A. 肺部感染
B. 皮肤疖、痈等化脓感染
C. 败血症
D. 泌尿系感染
E. 消化道感染

25. 糖尿病引起失明的主要原因是
A. 白内障
B. 青光眼
C. 视网膜微血管病变
D. 角膜炎
E. 结膜炎

26. 2型糖尿病的主要病因及发病机制是
A. 遗传因素
B. 自身免疫反应
C. 化学物质
D. 病毒感染
E. 胰岛素抵抗及胰岛β细胞功能缺陷

27. 糖尿病最基础的治疗措施是
A. 饮食治疗　B. 一般治疗
C. 口服降糖药物　D. 支持治疗
E. 胰岛素治疗

28. 下列关于糖尿病患者胰岛素用量的依据，**错误**的是
A. 年龄与性别　B. 血糖水平
C. 胰岛素抵抗程度　D. 饮食情况
E. 运动情况

29. 胰岛素治疗糖尿病最常见的不良反应是
A. 过敏反应　B. 低血糖反应
C. 肝功能损害　D. 皮疹
E. 肾功能损害

30. 糖尿病酮症酸中毒的病因**不包括**
A. 感染
B. 胰岛素停用或减用
C. 饮食失调
D. 手术、麻醉
E. 缺乏体力活动

31. 磺脲类药物的主要作用机制是
A. 提高外周组织对糖的利用
B. 抑制肠道糖吸收
C. 促进胰岛素分泌
D. 抑制肝糖异生
E. 促使胰岛素受体亲和力增强

32. 下列关于糖尿病酮症酸中毒治疗的描述，**错误**的是
A. 立即补液为关键性措施
B. 纠正酸碱平衡失调
C. 充分补钾
D. 短效胰岛素0.1U/(kg·h)静滴
E. 鱼精蛋白锌胰岛素5U/h静滴

33. 可疑糖尿病患者明确诊断时最有意义的检查是
A. 血浆胰岛素测定　B. 糖耐量试验
C. 餐后血糖　D. 空腹血糖
E. 尿糖

34. 监控糖尿病患者血糖控制水平的最佳指标是
A. 餐后血糖　B. 空腹血糖
C. 糖化血红蛋白　D. 口服糖耐量试验
E. 血浆胰岛素水平

35. 下列关于二甲双胍的药理作用的描述，**错误**的是
A. 减少肝糖异生
B. 增加外周组织对葡萄糖的摄取和利用
C. 调节血脂
D. 单独应用不引起低血糖反应
E. 刺激胰岛β细胞分泌胰岛素

36. 糖尿病酮症酸中毒的实验室检查具有诊断意义的是
A. 尿糖及尿酮强阳性，CO_2结合力降低
B. 糖化血红蛋白高于正常
C. 随机血糖17～35mmol/L
D. 白细胞计数升高
E. 电解质紊乱

37. HbA1c可反映平均血糖水平的时间是
A. 1～2周　B. 2～4周
C. 3～6周　D. 8～12周
E. 6～8周

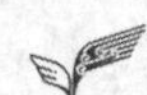

38. 下列关于糖尿病酮症酸中毒的临床表现的描述，<u>错误</u>的是
A. 恶心，呕吐
B. 早期口渴，尿量增多
C. 呼吸深快，呼气烂苹果味
D. 重症晚期可有意识障碍
E. 高热

39. 血糖高于正常范围而未达糖尿病诊断标准应做如下检查中的
A. 空腹血糖测定
B. 糖化血红蛋白测定
C. 尿糖测定
D. 血胰岛素水平测定
E. OGTT

40. 诊断糖尿病的主要依据是
A. 空腹血糖测定
B. 糖化血红蛋白测定
C. 尿糖测定
D. 血胰岛素水平测定
E. OGTT

41. 对1型与2型糖尿病的鉴别最有意义的是
A. 有无自发性酮症倾向
B. 体重
C. 年龄
D. 并发症的多少与严重程度
E. 有无明显“三多一少”症状

42. 下列<u>不会</u>发展为继发性糖尿病的疾病是
A. 库欣综合征 B. 肢端肥大症
C. 嗜铬细胞瘤 D. 妊娠继发糖尿病
E. 严重营养不良

43. 磺脲类降糖药的主要适应证是
A. 单用饮食治疗不能满意控制的非肥胖型2型糖尿病
B. 餐后高血糖为主者
C. 2型糖尿病肥胖，胰岛素抵抗者
D. 糖尿病合并感染
E. 糖尿病合并妊娠

44. 口服阿卡波糖降低餐后血糖的机制是
A. 抑制小肠上皮细胞α-葡萄糖苷酶，延缓葡萄糖在小肠的吸收
B. 减少肝糖异生和肝糖输出
C. 增加外周组织对胰岛素的敏感性
D. 增加胰岛素分泌
E. 增加外周细胞对葡萄糖的摄入

45. 需在进餐时服用的口服降糖药是
A. 阿卡波糖
B. 瑞格列奈
C. 二甲双胍
D. 罗格列酮
E. 格列本脲

46. 降糖药物中，具有减轻胰岛素抵抗作用的药物是
A. 罗格列酮 B. 瑞格列奈 C. 阿卡波糖
D. 二甲双胍 E. 格列本脲

47. 下列各项指标对诊断原发性甲状腺功能减退症最敏感的是
A. TT_3 B. FT_3 C. TT_4
D. FT_4 E. TSH

48. 原发性甲状腺功能减退症与继发性甲状腺功能减退症鉴别要点是
A. T_3、T_4降低
B. FT_3、FT_4降低
C. 甲状腺肿大
D. 甲状腺结节病史
E. TSH增高

49. 甲状腺功能减退症的替代治疗首选药物是
A. 左甲状腺素 B. 甲状腺片
C. 甲巯咪唑(他巴唑) D. 泼尼松
E. 雌激素

50. 血脂异常的主要表现<u>不包括</u>
A. 黄色瘤
B. 早发性角膜环
C. 游走性多关节炎
D. 脂血症眼底改变
E. 各种动脉粥样硬化性心血管疾病的临床表现

51. 检查脂蛋白应注意的是
A. 禁食12～14小时后抽血
B. 禁食4小时后抽血
C. 禁食6～8小时后抽血
D. 禁食10～12小时后抽血
E. 禁食6小时后抽血

52. 关于高尿酸血症和痛风的叙述，下列说法正确的是
A. 高尿酸血症患者都会出现症状
B. 急性关节炎通常是痛风的首发症状
C. 痛风通常发作在凌晨
D. 痛风发作的最常见部位是肘关节
E. 只有继发性痛风，没有原发性痛风

53. 下列关于高尿酸血症和痛风的关系，正确的是
A. 有高尿酸血症必然有痛风

B. 有痛风必然有高尿酸血症
C. 高尿酸血症是痛风的重要生化基础
D. 痛风是高尿酸血症的唯一危害
E. 维持尿酸水平正常就不会出现痛风

A2 型题

1. 患者女，21 岁。因甲状腺肿大就诊，检查甲状腺Ⅲ度肿大，触之坚硬并有触痛，无震颤，^{131}I吸收率下降。最可能的诊断是
A. 甲状腺功能亢进症
B. 慢性甲状腺炎
C. 甲状腺癌
D. 甲状腺囊肿
E. 亚急性甲状腺炎

2. 患者男，38 岁。甲状腺功能亢进症复发。查体：轻度突眼，甲状腺弥漫性肿大，心率 110 次/min。实验室检查：FT_3↑，FT_4↑，TSH↓，AST 中度升高，血 WBC 3.7×10^9/L。适宜的治疗措施是
A. 抗甲状腺药物治疗
B. 复方碘溶液
C. 甲状腺手术治疗
D. 抗甲状腺药物＋糖皮质激素
E. 放射性^{131}I 治疗

3. 患者女，28 岁。妊娠 6 个月，确诊为甲状腺功能亢进症，最适当的治疗是
A. 甲状腺次全切除
B. 甲巯咪唑
C. 放射性碘治疗
D. 普萘洛尔
E. 最小有效剂量硫脲类药物治疗

4. 患者女，60 岁。甲状腺Ⅰ度肿大，反应迟钝，厌食，腹泻。实验室检查：FT_3↑，TT_4 正常，TSH↓，甲状腺摄^{131}I 率正常。诊断是
A. 亚急性甲状腺炎
B. 亚临床型甲状腺功能亢进症
C. 甲状腺危象
D. T_3 型甲状腺功能亢进症
E. 淡漠型甲状腺功能亢进症

5. 患者女，18 岁。轻度甲状腺功能亢进症表现，血清 TT_4 正常。有助于诊断的检查是
A. 基础代谢率测定
B. 血清 TT_3
C. 甲状腺摄^{131}I 率
D. TSH 测定
E. 血清 rT_3 测定

6. 患者女，27 岁。妊娠 5 个月，确诊为甲状腺功能亢进症。治疗宜选择
A. 首选手术治疗
B. 待分娩后治疗甲状腺功能亢进症
C. 首选碘剂治疗
D. 首选放射性^{131}I 治疗
E. 首选药物治疗

7. 患者女，35 岁。确诊为 Graves 病，PTU 治疗症状控制，甲状腺缩小，维持治疗 25mg/d 已近 2 年。准备停药，有助于判断是否停药的检查是
A. T_3 抑制试验
B. 甲状腺摄^{131}I 率
C. TSAb 测定
D. 放射性核素扫描
E. 基础代谢率测定

8. 患者女，30 岁。确诊为 Graves 病，对抗甲状腺药物过敏，适宜的治疗是
A. 放射性^{131}I 治疗
B. 甲状腺次全切除术
C. 抗甲状腺药联合糖皮质激素
D. 复方碘液
E. 普萘洛尔

9. 患者男，45 岁。心悸、消瘦 2 年。体格检查：结节性甲状腺肿伴血管杂音，心脏增大，房颤律，心尖部Ⅱ级收缩期杂音。最可能的诊断是
A. 甲状腺功能亢进症性心脏病
B. 心脏瓣膜病
C. 冠心病
D. 先天性心脏病
E. 心肌病

10. 患者女，48 岁。甲状腺功能亢进症患者。抗甲状腺药物治疗 8 个月，外周血白细胞降至 3.2×10^9/L，中性粒细胞 1.3×10^9/L。应采取的治疗是
A. 停用抗甲状腺药，严密观察，加用促进白细胞增生药
B. 减少抗甲状腺药物剂量，加用促进白细胞增生药
C. 停用抗甲状腺药
D. 停用抗甲状腺药，严密观察
E. 减少抗甲状腺药物剂量

11. 患者女，45 岁。因怕热、多汗、心悸、甲状腺肿大等诊断为甲状腺功能亢进症，心电图检查为心律失常。其最可能出现的心律失常是
A. 室性期前收缩
B. 交界性期前收缩
C. 阵发性室上性，心动过速

D. 房颤

E. 房室传导阻滞

12. 患者女，40岁。胸骨后甲状腺肿伴甲状腺功能亢进症，拟行手术治疗。术前准备是

A. 无须做术前准备

B. 使用抗甲状腺药及复方碘液

C. 使用抗甲状腺药

D. 使用复方碘液

E. 使用β受体拮抗药

13. 甲状腺功能亢进症患者应用卡比马唑治疗6个月，病情基本控制，药物减量后进入维持阶段，维持期时间一般是

A. 1个月　B. 2个月　C. 3个月

D. 6个月　E. 1～1.5年或更长

14. 患者男，55岁。身高175cm，体重70kg，因2个月内体重下降5kg而就诊，查空腹血糖7.8mmol/L，下列选项正确的是

A. 可诊断继发性糖尿病

B. 应进行口服葡萄糖耐量试验

C. 可诊断糖尿病

D. 可诊断糖耐量减低

E. 应进行100g口服葡萄糖耐量试验

15. 患者女，50岁。身高155cm，体重55kg，体检发现空腹血糖6.4mmol/L，下列选项正确的是

A. 可诊断糖尿病

B. 应进行口服葡萄糖耐量试验

C. 可排除糖尿病

D. 应进行100g口服葡萄糖耐量试验

E. 应做24小时尿糖定量

16. 患者女，50岁。身高155cm，体重55kg，体检发现空腹血糖6.4mmol/L，做口服葡萄糖耐量试验，空腹血糖6.6mmol/L，餐后2小时血糖8.4mmol/L。正确的选项是

A. 可诊断糖尿病

B. 应重复口服葡萄糖耐量试验

C. 可排除糖尿病

D. 空腹血糖过高

E. 糖耐量降低

17. 患者女，65岁。糖尿病病史10余年，近2个月感双足趾端麻木、下肢皮肤针刺样疼痛伴尿失禁、无汗就诊。体检：消瘦，营养欠佳，双手骨间肌萎缩，肌力4级，空腹血糖14mmol/L，血酮(－)。下列最可能的诊断是

A. 糖尿病并发脑血管意外

B. 糖尿病微血管病变

C. 糖尿病神经病变

D. 糖尿病肾病

E. 糖尿病并发酮症酸中毒

18. 1型糖尿病患者，由于肺部感染，原有症状明显加重，诊断为并发酮症酸中毒，其首要的治疗措施是

A. 纠正电解质紊乱

B. 纠正酸中毒

C. 控制感染

D. 补液

E. 应用胰岛素

19. 患者因多饮、多食、多尿、体重减轻就诊，有助于确诊糖尿病的检查是

A. 空腹血糖测定

B. 尿糖

C. 葡萄糖耐量试验

D. 血浆胰岛素

E. 血酮测定

20. 患者男，47岁。1年前行放射碘治疗甲状腺功能亢进症。近半年来疲倦，纳差，嗓音低粗，体检除面色苍白、痛觉及腱反射迟钝外，余无异常。初步诊断是

A. 白细胞减少症

B. 甲状腺功能减退症

C. 治疗后营养不良

D. 放射治疗后损伤喉返神经

E. 淡漠型甲状腺功能亢进症

21. 患者女，70岁。近2年来自觉记忆力减退，乏力、表情淡漠，体重增加，肌肉萎缩，双下肢非凹陷性浮肿，使用镇静药后出现意识丧失，呼之不应，体温下降为35℃，血压70/50mmHg，呼吸12次/min，心率51次/min，四肢肌肉松弛，反射减弱，可能的诊断为

A. 休克

B. 镇静药过量

C. 急性脑血管疾病

D. 黏液性水肿昏迷

E. 低血糖昏迷

22. 患者男，38岁。既往有高血压病史，长期口服降压药治疗，冠状动脉CT发现右冠状动脉有中等程度钙化，但无临床症状。查血脂TC 6.83mmol/L，TG 2.34mmol/L，LDL-C 4.62mmol/L，HDL-C 0.98mmol/L。该患者首选调脂药物是

A. 他汀类　B. 贝特类

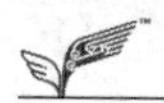

C. 胆酸螯合树脂类　　D. 烟酸及其衍生物
E. 高纯度鱼油制剂

23. 患者男，38 岁。既往有高血压病史，长期口服降压药治疗，冠状动脉 CT 发现右冠状动脉有中等程度钙化，但无临床症状。查血脂 TC 6.83mmol/L，TG 2.34mmol/L，LDL-C 4.62mmol/L，HDL-C 0.98mmol/L。该患者调脂治疗的目标值是
A. TC ＜ 5.2mmol/L（200mg/dl）；LDL-C ＜ 3.12mmol/L(120mg/dl)
B. TC ＜ 5.72mmol/L（220mg/dl）；LDL-C ＜ 3.64mmol/L(140mg/dl)
C. TC ＜ 4.68mmol/L（180mg/dl）；LDL-C ＜ 2.60mmol/L(100mg/dl)
D. LDL-C＜2.08mmol/L(80mg/dl)
E. LDL C＜1.80mmol/L(70mg/dl)

24. 患者男，34 岁。因踇趾疼痛 1 小时来就诊。患者 1 小时前在睡眠时突然觉得踇趾疼痛难忍，无法入睡。体检：体温 36.8℃，左侧踇趾红肿，皮温升高，未见皮损。6 小时前患者因聚会大量饮酒。初步诊断是
A. 类风湿关节炎　　B. 风湿性关节炎
C. 化脓性关节炎　　D. 痛风急性发作
E. 创伤性关节炎

25. 患者男，60 岁。反复膝关节、踝关节、足背关节疼痛半年，自诉有高尿酸血症病史，未服药控制。现腹部剧烈绞痛，伴肾区叩击痛，疼痛难忍。实验室检查：血尿酸 552μmol/L，怀疑为痛风，确诊仍需进一步的检查是
A. 尿尿酸测定，每日尿酸排出量超过 3.57mmol/L
B. X 线检查显示关节面粗糙，间隙狭窄，甚至关节面融合
C. 在滑囊液及痛风石中找到尿酸盐结晶
D. 血沉加快，抗链“O”增高
E. 白细胞计数显著增高

B1 型题

A. 甲状腺素
B. 放射性^{131}I 治疗
C. 抗甲状腺药物治疗
D. β受体拮抗药
E. 甲状腺次全切除

1. 妊娠期甲状腺功能亢进症患者应选用的是
2. 甲状腺Ⅲ度肿大、有吞咽困难者应选用的是

A. 大量抗甲状腺药物
B. 氢化可的松
C. 普萘洛尔
D. 无机碘溶液
E. 地西泮

3. 治疗甲状腺危象时，降低周围组织对甲状腺激素的反应性应选用的药物是
4. 治疗甲状腺危象时，迅速抑制甲状腺素的合成应选用的药物是

A. FT_3、FT_4
B. TSH
C. TRAb
D. 甲状腺摄^{131}I 率
E. 超声检查

5. 诊断甲状腺功能亢进症的首选指标是
6. 反映甲状腺功能最敏感的指标是

A. 甲状腺摄^{131}I 率
B. FT_3、FT_4
C. TSH
D. 基础代谢率
E. TRAb

7. 主要用于甲状腺毒症病因鉴别的指标是
8. 用于鉴别甲状腺功能亢进症病因、诊断 GD 的指标是

A. 糖化血红蛋白测定
B. 血酮体、尿酮体检查
C. 血脂测定
D. OGTT
E. 空腹血糖测定

9. 监测糖尿病病情的重要指标是
10. 空腹或餐后血糖未达到诊断标准，应进一步检查的是

A 格列本脲
B. 二甲双胍
C. 阿卡波糖
D. 瑞格列奈
E. 吡格列酮

11. 伴有超重的 2 型糖尿病应首选的口服降糖药是
12. 显著胰岛素抵抗的 2 型糖尿病应选用的口服降糖药是

A. 格列本脲
B. 二甲双胍
C. 阿卡波糖
D. 瑞格列奈
E. 吡格列酮

13. 应于进餐时服用的降糖药是
14. 应于餐前半小时服用的降糖药是

A. 饮食治疗＋胰岛素

 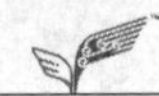

B. 口服降糖药
C. 单纯饮食控制
D. 饮食治疗+胰岛素+口服降糖药
E. 胰岛素治疗

15. 1型糖尿病患者应选用的是
16. 无并发症的轻型2型糖尿病患者初始选用的是

A. 多为单侧第一跖趾关节刀割样疼痛
B. 关节局部红肿、疼痛
C. 小关节受累，伴明显晨僵
D. 大关节游走性、对称性红、肿、热、痛
E. 全身发热伴白细胞增高

17. 痛风急性发作的主要表现是
18. 风湿性关节炎的主要表现是

二、参考答案

A1型题

1. D	2. D	3. A	4. D	5. C
6. B	7. A	8. D	9. A	10. D
11. A	12. E	13. E	14. A	15. D
16. C	17. A	18. E	19. A	20. A
21. A	22. E	23. B	24. B	25. C
26. E	27. A	28. A	29. B	30. E
31. C	32. E	33. D	34. C	35. E
36. A	37. D	38. E	39. E	40. A
41. A	42. E	43. A	44. A	45. A
46. A	47. E	48. E	49. A	50. C
51. A	52. B	53. C		

A2型题

1. E	2. E	3. E	4. D	5. D
6. E	7. C	8. A	9. A	10. A
11. D	12. B	13. E	14. C	15. B
16. E	17. C	18. D	19. A	20. B
21. D	22. A	23. C	24. D	25. C

B1型题

1. C	2. E	3. C	4. A	5. A
6. B	7. A	8. E	9. A	10. D
11. B	12. E	13. C	14. A	15. A
16. C	17. A	18. D		

三、重点解析

A1型题

1. D 淡漠型甲状腺功能亢进症多见于老年人，起病隐匿，全身症状明显，以纳差、乏力、消瘦、淡漠为主要表现，易发生心绞痛、心力衰竭、房颤等，高代谢表现、甲状腺肿大及眼征不明显。

2. D 甲状腺功能亢进症高代谢综合征包括怕热多汗、皮肤潮湿、低热、多食善饥、体重锐减和疲乏无力；糖耐量减低或加重糖尿病；血总胆固醇降低。

3. A FT_3 和 FT_4（游离甲状腺激素）是实现甲状腺激素生物效应的主要部分，且不受血中甲状腺结合球蛋白浓度和结合力的影响，是诊断甲状腺功能亢进症的首选指标。

4. D ^{131}I 衰减时释出大量β射线，可破坏甲状腺滤泡上皮而减少TH分泌，并可抑制甲状腺内淋巴细胞的抗体生成。此法安全简便，费用低廉，临床治愈率高，复发率低，禁忌证：妊娠和哺乳期妇女。

5. C 甲状腺肿大为弥漫性、对称性肿大，质地表现不同，多柔软，无压痛，肿大的甲状腺随吞咽而上下移动。甲状腺上下极可触及震颤，闻及血管杂音，为甲状腺功能亢进症的特异性体征。

6. B 甲状腺功能亢进症手术禁忌证：①伴严重Graves眶病；②合并较重心、肝、肾疾病，不能耐受手术；③妊娠初3个月和第6个月以后。无明确年龄限制。

7. A Graves病（GD）为器官特异性自身免疫病。以遗传易感为背景，在环境因素的作用下，产生自身免疫反应，出现针对甲状腺细胞TSH受体的特异性自身抗体，不断刺激甲状腺细胞增生和甲状腺激素合成、分泌增加而致Graves病。与慢性甲状腺炎无关。

20. A 急性并发症有酮症酸中毒、高血糖高渗状态、乳酸性酸中毒等。慢性并发症主要有糖尿病肾脏病变、糖尿病视网膜病变、糖尿病性心脏病变、糖尿病性脑血管病变、糖尿病性神经病变（周围神经病变、自主神经病变）、糖尿病足和其他（如白内障、青光眼、视网膜黄斑病和虹膜睫状体病变、皮肤病变等）。

21. A 血糖是诊断糖尿病的主要依据，也是长期监控病情和判断疗效的主要指标。

22. E 1型糖尿病病因为某些环境因素如病毒感染、化学物质、饮食因素等作用于遗传易感性个体，激活T淋巴细胞介导的一系列自身免疫反应，选择性引起胰岛β细胞破坏和功能衰竭，胰岛素分泌绝对缺乏导致1型糖尿病。

23. B 糖尿病性神经病变多为周围神经病变，非中枢神经或神经根病变，偶见自主神经病变。

24. B 糖尿病并发感染多为化脓性细菌感染、肺结核和真菌感染等，以皮肤疖、痈、蜂窝织炎等最常见。

30. E 糖尿病酮症酸中毒多发生在1型糖尿病，在一定诱因下2型糖尿病也可发生。常见的诱因有感染、停用或减用胰岛素、饮食失调、外伤、手术、麻醉、急性脑血管病、精神因素、妊娠与分娩等。

31. C 磺脲类药物刺激胰岛β细胞分泌胰岛素，餐前半小时服用，主要不良反应为低血糖反应。主要有格列本脲、格列吡嗪、格列美脲等。

48. E 原发性甲状腺功能减退症表现为有甲状腺功能减退症的症状和体征，血清 TSH 增高，TT_4、FT_4 均降低；血清 TSH 正常或降低，TT_4、FT_4 降低，应考虑为继发性甲状腺功能减退症。

51. A 测定空腹(禁食 12 小时以上)血浆或血清血脂四项是诊断高脂血症的主要方法，包括 TC、TG、LDL-C、HDL-C。

A2 型题

1. E 亚急性甲状腺炎发病与病毒感染有关。多有发热，短期内甲状腺肿大，触之坚硬而疼痛。^{131}I 摄取率下降，TGAb、TPOAb 正常或轻度升高。发病与自身免疫有关。多见于中年女性，甲状腺弥漫肿大，尤其是峡部肿大更为明显，质较坚实，TGAb、TPOAb 阳性，且滴度较高。B 超显示甲状腺内部不均匀低密度回声，核素扫描显示甲状腺功能减低。甲状腺功能亢进类型的甲状腺毒症^{131}I 摄取率增高。放射性核素扫描有助于诊断甲状腺自主高功能腺瘤。

2. E 放射性^{131}I 治疗适用于：成人 GD 伴甲状腺肿大Ⅱ度以上；甲状腺功能亢进症复发；甲状腺功能亢进症合并白细胞和/或血小板减少或全血细胞减少。故患者最佳选择为放射性^{131}I 治疗。

3. E 患者妊娠 6 个月，为手术及放射性碘治疗禁忌证，仅适用于小剂量抗甲状腺药物治疗，故应选择最小有效剂量硫脲类药物。β 受体拮抗药适用于各类甲状腺功能亢进症，但主要在药物治疗的初治期使用，可控制心动过速等临床症状。不单独应用治疗甲状腺功能亢进症。

14. C 某些内分泌疾病、药物或化学物质引起者为继发性糖尿病，但患者无此诱因，且患者空腹血糖 7.8mmol/L，≥7mmol/L，故可诊断糖尿病。FPG≥7mmol/L(126mg/ml)，或者 OGTT 2hPG 或随机血糖≥11.1mmol/L(200mg/ml)可诊断糖尿病。

15. B FPG 6.1～7mmol/L(110～126mg/ml)，应行 OGTT 检查，如 OGTT 2hPG＜7.8mmol/L (140mg/ml)，则诊为空腹血糖受损(IFG)。

16. E 患者空腹血糖 6.4mmol/L，做口服葡萄糖耐量试验，空腹血糖 6.6mmol/L，餐后 2 小时血糖 8.4mmol/L，符合 FPG＜7mmol/L，且 OGTT 7.8～11.1mmol/L，故诊为糖耐量减低。

21. D 黏液性水肿昏迷是一种罕见的危及生命的重症，多见于年龄超过 65 岁的甲状腺功能减退症患者。临床表现为昏迷，查体可见皮肤苍白、低体温、心动过缓，严重者出现呼吸衰竭和心力衰竭。

B1 型题

1. C 孕妇甲状腺功能亢进症患者禁用放射性治疗，适宜选用小剂量抗甲状腺药物治疗。

2. E 甲状腺手术适应证：①中、重度甲状腺功能亢进症，长期服药无效，停药后复发，或不愿长期服药者；②甲状腺显著肿大，压迫邻近器官；③胸骨后甲状腺肿伴甲状腺功能亢进症者；④结节性甲状腺肿伴甲状腺功能亢进症者。患者符合手术指征。

9. A 血糖是诊断的主要依据，也是长期监控病情和判断疗效的主要指标。

10. D 当血糖高于正常范围而又未达到糖尿病诊断标准，须在清晨空腹做 OG。

11. B 双胍类减少肝糖异生和肝糖输出，增加肌肉等外周组织对葡萄糖的摄取和利用，调节血脂，单独应用不引起低血糖反应。常用二甲双胍，尤其是无明显消瘦以及伴血脂异常、高血压或高胰岛素血症的患者，作为一线用药，可单用或联合应用其他药物。

12. E 噻唑烷二酮增强胰岛素在外周组织的敏感性，减轻胰岛素抵抗。主要有罗格列酮、吡格列酮等。适应证：2 型糖尿病，尤其是肥胖、胰岛素抵抗明显者。可单独使用，也可与磺脲类或胰岛素等联合应用。

第七单元 结缔组织病

一、习 题

A1 型题

1. 下列各项，不属于类风湿关节炎临床特点的是
   A. 男性多见
   B. 起病隐匿
   C. 好发年龄 35～50 岁
   D. 可致关节畸形与功能障碍
   E. 早期小关节受累

2. 下列各项，不属于类风湿关节炎关节外表现的是
   A. 周围神经病变　　B. 心脏瓣膜病变

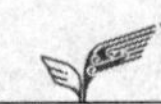

C. 肺间质病变 D. 类风湿结节
E. 贫血

3. 诊断类风湿关节炎的最常用实验室检查是
A. C反应蛋白 B. 类风湿因子
C. 抗核抗体 D. 血沉
E. 血象检查

4. 下列各项，**不是**类风湿关节炎的治疗药物是
A. 糖皮质激素
B. 长效青霉素
C. 非甾体抗炎药
D. 免疫抑制剂
E. 植物药制剂雷公藤多苷

5. **除**关节肿痛**外**，对诊断类风湿关节炎最有意义的关节外表现是
A. 贫血
B. 肢端坏疽
C. 出血性皮疹
D. 弥漫性肺间质病变
E. 关节无痛性皮下结节

6. 类风湿关节炎最早出现的关节表现是
A. 晨僵 B. 活动障碍
C. 肿胀 D. 畸形
E. 疼痛

7. 下列关于非甾体抗炎药治疗类风湿关节炎的叙述，**错误**的是
A. 长期应用 B. 口服用药
C. 不能控制病情进展 D. 不单独使用
E. 有效缓解症状

8. 下列描述类风湿关节炎关节疼痛的临床特征，**错误**的是
A. 持续性但时轻时重
B. 腕、掌指关节最常见
C. 关节间游走性疼痛
D. 双侧对称性
E. 趾、膝、踝关节也可出现

9. **不属于**诊断类风湿关节炎诊断标准中必备的关节表现是
A. 关节畸形 B. 晨僵
C. 关节肿痛≥6周 D. 类风湿皮下结节
E. 类风湿因子阳性

10. 下列类风湿关节炎关节表现的特点，**错误**的是
A. 关节功能障碍 B. 游走性疼痛
C. 晨僵 D. 关节畸形
E. 累及小关节

11. 能阻止类风湿关节炎关节破坏的药物是
A. 抗风湿药物及免疫抑制药
B. 非甾体抗炎药
C. 雷公藤多苷
D. 生物制剂
E. 糖皮质激素

12. 下列关于类风湿因子的叙述，**错误**的是
A. 常规检测IgM型
B. 诊断特异性高
C. 阳性率约70%～80%
D. 与疾病活动性有关
E. 与疾病严重性成正比

13. 关于类风湿关节炎的临床特点，**错误**的是
A. 多由腕、掌指关节、近端指间关节开始
B. 晨僵见于95%以上患者
C. 类风湿结节多位于关节隆突部位皮下
D. 晚期出现手指关节鹅颈样畸形
E. 活动期可见血小板减少

14. 类风湿关节炎最早出现的表现是
A. 晨僵 B. 肺间质病变
C. 关节畸形 D. 关节肿痛
E. 类风湿血管炎

15. 下列类风湿关节炎晨僵的特点，**错误**的是
A. 出现于95%的患者
B. 为最早出现的表现
C. 一般持续1小时以上
D. 晨起后最明显
E. 活动后减轻

16. 与类风湿关节炎活动期无关的表现是
A. 血小板增多 B. 类风湿结节
C. 血沉增快 D. 晨僵加重
E. 关节畸形

17. 诊断类风湿关节炎，X线检查最有价值的部位是
A. 双侧肘关节 B. 双侧膝关节
C. 双侧踝关节 D. 双侧肩关节
E. 双手指及腕关节

18. 关于系统性红斑狼疮的临床特点，**错误**的是
A. 好发于女性
B. 多见于20～40岁青壮年
C. 出现多系统损害
D. 关节疼痛但X线可无异常
E. 首选细胞毒性药物治疗

19. 诊断系统性红斑狼疮的最佳筛选试验是
A. ANA B. ESR

C. 抗双链 DNA 抗体　　D. 抗 Sm 抗体
E. 抗磷脂抗体

20. 可作为系统性红斑狼疮回顾性诊断的检查是
A. 抗 Sm 抗体　　B. 抗 ds-DNA 抗体
C. 抗 SS-A 抗体　　D. 抗磷脂抗体
E. 抗 RNP 抗体

21. 与系统性红斑狼疮患者双链 DNA 抗体升高密切相关的受累脏器系统是
A. 肾　　B. 心　　C. 肺
D. 脑　　E. 血液

22. **不属于**系统性红斑狼疮活动性指标的是
A. 活动性炎症损害如皮疹、关节炎
B. 全身症状如发热
C. 抗双链 DNA 抗体效价升高
D. C_3、C_4 水平升高
E. 可有贫血、血小板减少

23. 系统性红斑狼疮的有关病因，**错误**的是
A. 遗传因素　　B. 雌激素水平升高
C. 输血　　D. 微生物病原体
E. 紫外线

24. 临床怀疑系统性红斑狼疮，对诊断最为关键的检查是
A. 血沉　　B. C 反应蛋白
C. 类风湿因子　　D. 抗核抗体谱检查
E. 抗 Sm 抗体

25. 诊断系统性红斑狼疮常用而有价值的病理检查是
A. 肾穿刺
B. 骨髓穿刺
C. 肺穿刺
D. 淋巴结活检
E. 皮肤狼疮带试验

26. 目前治疗系统性红斑狼疮的主要药物是
A. 氯酚酸酯
B. 硫唑嘌呤
C. 环磷酰胺
D. 糖皮质激素
E. 环孢素

27. 系统性红斑狼疮患者最典型的面部表现是
A. 瘀斑
B. 蝶形红斑
C. 痤疮
D. 色素沉着
E. 慢性湿疹

28. 系统性红斑狼疮患者抗体阳性易形成动、静脉血栓的是
A. 抗磷脂抗体
B. 抗双链 DNA 抗体
C. ANA
D. 抗 Sm 抗体
E. 抗核糖体 RNP 抗体

29. 女性系统性红斑狼疮患者抗体阳性易形成习惯性流产的是
A. 抗磷脂抗体
B. 抗双链 DNA 抗体
C. 抗 Sm 抗体
D. ANA
E. 抗核糖体 P 蛋白抗体

30. 类风湿关节炎较晚期患者常见的临床表现为
A. 关节疼痛　　B. 晨僵
C. 关节肿胀　　D. 关节畸形
E. 低热

31. 类风湿关节炎的基本病理改变为
A. 关节细菌性炎症
B. 滑膜炎
C. 关节退行性变
D. 骨质增生
E. 关节软骨炎

32. 可有效缓解类风湿关节炎症状，但不能控制病情进展，**不单独**使用的药物为
A. 免疫抑制剂　　B. 非甾体抗炎药
C. 糖皮质激素　　D. 植物药制剂
E. 生物制剂

A2 型题

1. 患者女，30 岁。四肢关节痛 5 个月，近 2 个月出现面颊部对称性蝶形红斑，口腔溃疡反复发作，检查白细胞 2.5×10^9/L，血沉80mm/h。该患者最可能的诊断是
A. 系统性红斑狼疮　　B. 类风湿关节炎
C. 白塞病　　D. 干燥综合征
E. 风湿性关节炎

2. 患者女，50 岁。反复低热 1 年，伴四肢大小关节肿痛。血白细胞 8.4×10^9/L 血红蛋白 97g/L，ANA(－)，RF(＋)。经多种抗生素正规治疗无效。最可能的诊断是
A. 风湿关节炎
B. 类风湿关节炎
C. 结核菌感染引起的关节炎

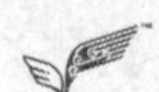

D. 系统性红斑狼疮
E. 骨关节炎

3. 患者女，54岁。类风湿关节炎病史10年，生活不能自理，其关节功能障碍的分级是
A. Ⅰ级　　B. Ⅱ级　　C. Ⅲ级
D. Ⅳ级　　E. Ⅴ级

4. 患者女，30岁。因手部关节疼痛、肿胀就诊。发病前有病毒性呼吸道感染史，慢性起病，逐渐加重。下列检查结果中，有助于鉴别类风湿关节炎与系统性红斑狼疮的是
A. 手部X线检查未见骨质改变
B. 心脏超声示少量心包积液
C. C反应蛋白升高
D. 血沉增快
E. 轻度贫血

5. 患者女，57岁。类风湿关节炎病史5年，能生活自理，并参加一定工作，其关节功能障碍的分级是
A. Ⅰ级　　B. Ⅱ级　　C. Ⅲ级
D. Ⅳ级　　E. Ⅴ级

6. 患者女，50岁。低热伴双手关节肿胀疼痛半年就诊，查血白细胞 8.3×10^9/L，血红蛋白99g/L，ANA（－），RF（＋），进一步检查关节X线明确诊断，应首选的检查部位是
A. 双手指及腕关节　　B. 双侧膝关节
C. 双侧踝关节　　D. 双侧肩关节
E. 双侧肘关节

7. 患者女，57岁。反复低热3个月余，伴四肢大小关节肿痛。血白细胞 8.6×10^9/L，血红蛋白79g/L，ANA（－），RF（＋），拟诊为类风湿关节炎，提示疾病处于活动期最有价值的表现是
A. 类风湿结节
B. 贫血
C. 晨僵
D. 关节肿胀
E. 外周神经系统病变

8. 患者女，60岁。反复低热半年，伴双手小关节肿痛。血白细胞 9.8×10^9/L，血红蛋白87g/L，血沉90mm/h，ANA（－），RF（＋），经多种抗生素正规治疗无效，拟诊为类风湿关节炎。应给予的治疗措施是
A. 单独应用非甾体抗炎药
B. 长期大剂量糖皮质激素
C. 服用甲氨蝶呤
D. 生物制剂
E. 雷公藤多苷

9. 患者女，60岁。反复低热1年余，伴双手腕关节及掌指关节肿痛，晨起关节有胶黏着样感觉，症状加重时脚踝部可见大小不一、无压痛的皮下结节，伴口干，查血白细胞 9.3×10^9/L，血红蛋白83g/L，血沉90mm/h，ANA（－），RF（＋）。应首先考虑的诊断是
A. 系统性红斑狼疮　　B. 风湿关节炎
C. 干燥综合征　　D. 痛风性关节炎
E. 类风湿关节炎

10. 患者女，45岁。反复低热4年余，伴双手腕关节及掌指关节肿痛，晨起关节有胶黏着样感觉，近日症状加重脚踝部可见大小不一、无压痛的皮下结节，伴心包炎及肺间质病变，查血白细胞 8.6×10^9/L，血红蛋白88g/L，血沉88mm/h，ANA（－），RF（＋），已应用布洛芬、甲氨蝶呤、雷公藤多苷等药物规范治疗，进一步的治疗措施是
A. 关节置换术　　B. 增加甲氨蝶呤用量
C. 加用环磷酰胺　　D. 加用糖皮质激素
E. 增加布洛芬用量

11. 患者女，40岁。反复发热1年余伴面部蝶形红斑，出现蛋白尿3个月，24小时尿蛋白总量为35g。为明确诊断，最需要做的检查是
A. 抗核抗体谱检查　　B. 肾功能检查
C. 抗“O”检查　　D. 类风湿因子
E. C反应蛋白

12. 患者女，35岁。2周来发热，四肢关节酸痛，无皮疹，胸透示两侧少量胸腔积液。体检：体温39℃，心率128次/min，两下肺呼吸音降低，肝脾未触及，两手掌指关节及膝关节轻度肿胀。血常规：血红蛋白100g/L，白细胞 3×10^9/L，血小板 5×10^9/L；尿常规：蛋白（＋＋＋）。最可能的诊断是
A. 病毒感染　　B. 再生障碍性贫血
C. 结核性胸膜炎　　D. 类风湿关节炎
E. 系统性红斑狼疮

13. 患者女，29岁。反复发热10天，伴两面颊部出现对称性、水肿性红斑，指端及甲周有红斑。血常规：血红蛋白92g/L，白细胞 4.4×10^9/L；尿常规：蛋白（＋＋＋），管型0～2个/HP，ANA（＋）。首选的治疗是
A. 血浆置换　　B. 氯喹
C. 泼尼松　　D. 环磷酰胺
E. 环孢素

B1型题

A. 关节肿胀
B. 晨僵

C. 关节疼痛
D. 关节功能障碍
E. 类风湿结节
1. 提示类风湿关节炎处于活动期的表现是
2. 类风湿关节炎最多见的表现是
A. 雷公藤多苷
B. 泼尼松
C. 布洛芬
D. 干扰素
E. 甲氨蝶呤
3. 能有效缓解类风湿关节炎症状但不能控制病情进展的药物是
4. 对类风湿关节炎疼痛缓解作用较差但能阻止关节破坏的药物是
A. 类风湿因子
B. 血沉
C. 抗角蛋白抗体
D. 抗核抗体
E. C反应蛋白
5. 与类风湿关节炎活动性及严重性成正比的指标是
6. 对类风湿关节炎诊断特异性较高有助于早期诊断的指标是
A. 对称性多关节疼痛
B. 皮肤光敏感
C. 蝶形红斑
D. 贫血
E. 肾衰竭
7. 系统性红斑狼疮特征性的表现是
8. 系统性红斑狼疮的主要死亡原因是
A. 抗核糖体 RNP 抗体
B. ANA
C. 抗双链 DNA 抗体
D. 抗 Sm 抗体
E. 抗磷脂抗体
9. 系统性红斑狼疮阳性易形成动、静脉血栓的抗体是
10. 系统性红斑狼疮滴度升高提示有肾脏损害的抗体是
A. 口服甲氨蝶呤
B. 口服布洛芬
C. 口服雷公藤多苷
D. 皮下注射干扰素
E. 大剂量甲泼尼松冲击治疗
11. 轻型系统性红斑狼疮一般用药是
12. 狼疮危象需应用

二、参考答案

A1 型题

1. A	2. B	3. B	4. B	5. E
6. E	7. A	8. C	9. A	10. B
11. A	12. B	13. E	14. D	15. B
16. E	17. E	18. E	19. A	20. A
21. A	22. D	23. C	24. D	25. E
26. D	27. B	28. A	29. A	30. D
31. B	32. B			

A2 型题

1. A	2. B	3. D	4. A	5. B
6. A	7. C	8. C	9. E	10. D
11. A	12. E	13. C		

B1 型题

1. D	2. B	3. C	4. E	5. A
6. C	7. C	8. E	9. E	10. C
11. B	12. E			

三、重点解析

A1 型题

1. A　类风湿关节炎可发生于任何年龄，80%发生于35～50岁。多以缓慢、隐匿方式发病。

2. B　类风湿关节炎关节外表现有周围神经病变、肺间质病变、类风湿结节、贫血及心肌炎、心包炎，但不累及心脏瓣膜。

3. B　类风湿因子(RF)常规检测为 IgM 型，阳性率约70%～80%，且其滴度与疾病的活动性和严重性成正比。抗角蛋白抗体(AKA)、抗核周因子(APF)和抗环瓜氨酸肽抗体(CCP)等自身抗体，对 RF 的诊断有较高的特异性，有助于早期诊断。但敏感性不如 RF。

4. B　类风湿关节炎治疗药物有：非甾体抗炎药、改善病情的抗风湿药及免疫抑制剂、糖皮质激素、植物药制剂(雷公藤多苷)、生物制剂(TNF-α 拮抗药、IL-1 和 IL-6 拮抗药)。

5. E　类风湿结节是较特异的皮肤表现，出现在约15%～30%的患者，多出现在关节的隆突部位及皮肤的受压部位，如上肢的鹰嘴突、腕部及下肢的踝部出现皮下小结，大小不一、质硬、无压痛、对称性分布。常提示疾病处于活动阶段。

18. E　系统性红斑狼疮其发病与遗传因素、内分泌因素和环境因素有关。可出现多系统损害，关节疼痛但X线无异常，可使用非甾体抗炎药、抗疟药、小剂量激

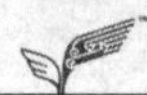

素如泼尼松，也可短期局部应用激素治疗。

19. A 约95% SLE患者呈阳性，特异性较差，不能作为SLE和其他结缔组织疾病的鉴别依据。(dsDNA)抗体标记性抗体之一。活动期患者阳性率可达95%，特异性强，对确诊SLE和判断其活动性有较大参考价值。抗体滴度高，常提示有肾损害。抗Sm抗体为标志性抗体之一。阳性率约25%，特异性强，阳性患者病情缓解后继续呈阳性，故可作为回顾性诊断的依据。抗磷脂抗体阳性率约为30%～40%，阳性患者容易发生动、静脉血栓，习惯性流产，血小板减少等，称为抗磷脂综合征。故筛选试验最佳为ANA。

20. A 抗Sm抗体是系统性红斑狼疮标志性抗体之一。阳性率约25%，特异性强，阳性患者病情缓解后继续呈阳性，故可作为回顾性诊断的依据。

21. A 抗双链DNA：活动期患者阳性率可达95%，特异性强，对确诊SLE和判断其活动性有较大参考价值。抗体滴度高，常提示有肾损害。

22. D 系统性红斑狼疮可有活动性炎症损害如皮疹、关节炎及发热，贫血、血小板减少，抗双链DNA抗体效价升高，血清补体C3、C4水平低下有助于SLE的诊断，并提示狼疮处于活动期。

A2 型题

1. A 患者女性，关节痛，面部蝶形红斑，口腔溃疡，血常规白细胞减少，血沉增快，故考虑诊断系统性红斑狼疮。

2. B 患者低热，关节肿痛，实验室检查RF阳性，抗生素治疗无效，故诊断类风湿关节炎。

3. D 患者类风湿关节炎病史明确，生活不能自理，关节功能障碍分级属Ⅳ级。

11. A 抗双链DNA活动期患者阳性率可达95%，特异性强，对确诊SLE和判断其活动性有较大参考价值。抗体滴度高，常提示有肾损害。患者蛋白尿提示肾损害，故应行抗核抗体谱检查明确是否系统性红斑狼疮。C反应蛋白、类风湿因子、抗"O"检查特异性差，不能作为诊断依据。

13. C 患者发热伴颊部出现对称性、水肿性红斑，指端及甲周有红斑，伴肾损害，抗核抗体阳性，诊断为系统性红斑狼疮，首选治疗为糖皮质激素。

B1 型题

1. D 关节功能障碍分为4级：Ⅰ级：能照常进行日常生活和工作；Ⅱ级：能生活自理，并参加一定工作，但活动受限；Ⅲ级：仅能生活自理，不能参加工作和其他活动；Ⅳ级：生活不能自理。不同分期表现不同。

2. B 见于95%以上患者，经夜间休息后，晨起时受累关节出现较长时间的僵硬、胶黏着样感觉，一般持续1小时以上。

3. C 非甾体抗炎药能有效缓解症状，但不能控制病情进展，不单独使用。常用布洛芬。

4. E 改善病情的抗风湿药及免疫抑制剂起效缓慢，对疼痛的缓解作用较差，但能延缓或阻止关节的侵蚀及破坏。常用甲氨蝶呤。

7. C 系统性红斑狼疮特征性的改变为鼻梁和双颧颊部呈蝶形分布的红斑。

8. E 50%～70%的患者会出现临床肾脏受累，肾衰竭是SLE的主要死亡原因之一。

第八单元 神经系统疾病

一、习 题

A1 型题

1. 下列关于癫痫的描述，<u>不正确</u>的是
   A. 按病因癫痫可分为特发性癫痫和症状性癫痫
   B. 遗传因素和环境因素均可影响其发作
   C. 每一个癫痫患者只有一种发作类型
   D. 女性在月经期和排卵期发作频繁
   E. 癫痫的临床表现可分为部分性发作和全面发作

2. 下列代谢性疾病在临床上不易引起癫痫发作的是
   A. 佝偻病 B. 糖尿病
   C. 甲状腺功能亢进症 D. 甲状腺功能减退
   E. 维生素B_6缺乏症

3. 一次癫痫发作，或虽有间歇期，但意识不能恢复，癫痫持续状态者反复发作持续的时间是
   A. ＞3分钟 B. ＞5分钟
   C. ＞15分钟 D. ＞30分钟
   E. ＞60分钟

4. 诊断癫痫最有效的检查项目是
   A. 头颅CT
   B. 头颅MRI
   C. 腰椎穿刺

D. 脑血管造影
E. 脑电图

5. 治疗癫痫持续状态的首选药物是
A. 水合氯醛
B. 苯巴比妥钠
C. 地西泮
D. 甘露醇
E. 苯妥英钠

6. 对于癫痫特发性全面强直-阵挛发作，首选的治疗药物是
A. 丙戊酸钠
B. 卡马西平
C. 苯妥英钠
D. 乙琥胺
E. 苯巴比妥

7. 癫痫有多种发作类型，其发作的症状不具有以下选项中的
A. 周期性
B. 发作性
C. 短暂性
D. 重复性
E. 刻板性

8. 症状性癫痫的定义是指
A. 临床上不能分类的癫痫
B. 抗癫痫药物无法控制的癫痫
C. 从婴儿起始的癫痫
D. 脑部无病损或代谢异常的癫痫
E. 脑部有病损或代谢异常的癫痫

9. 下列关于特发性癫痫的描述中，**错误**的是
A. 脑部无病损或代谢异常
B. 多见于幼儿和青少年
C. 与遗传因素有关
D. 抗癫痫药物反应较好
E. 抗癫痫药物疗效较差

10. 下列关于全面性强直-阵挛发作临床表现的描述中，**错误**的是
A. 阵挛期双侧瞳孔散大，对光反射消失
B. 发作时经常咬破舌
C. 大小便可失禁
D. 发作后对抽搐过程可以回忆
E. 少数患者发作前有上腹不适、感觉异常等先兆

11. 关于全面性强直-阵挛发作的特征描述中，**错误**的是
A. 全身骨骼肌持续性收缩
B. 四肢对称性节律性抽动
C. 意识丧失
D. 对抽搐无记忆
E. 发作性偏瘫

12. 常见的癫痫持续状态系指
A. 连续小发作
B. 精神运动性发作持续数日
C. 抽搐频繁发作，发作间期意识不清
D. 长期用药仍不时发作
E. 一侧肢体抽搐不止

13. 诊断癫痫主要依靠下列选项中的
A. 神经系统体格检查
B. 病史和脑电图
C. 颅骨 X 线片
D. 脑脊液检查
E. 头颅 CT 或 MRI

14. 抗癫痫药物治疗用药的原则是
A. 大剂量、突击、静脉用药
B. 数种药物同时使用
C. 定期停药查脑电图
D. 按发作类型长期规则用药
E. 控制发作后即可停药

15. 治疗全面性强直-阵挛发作，如突然停药可引起
A. 失眠
B. 精神萎靡
C. 失神发作
D. 癫痫持续状态
E. 抗癫痫药用量增加

16. 与癫痫大发作相比，下列选项<u>不是</u>癔症性痉挛发作患者的发病特点是
A. 发作前多有明显情绪因素
B. 发作时意识完全丧失
C. 发作时瞳孔对光反射存在
D. 无舌咬伤及大小便失禁
E. 发作时脑电图正常

17. 下列对全面性强直-阵挛发作时的处理<u>不当</u>的是
A. 将外裹纱布的压舌板塞入齿间，以防舌咬伤
B. 抽搐时用力按压患者肢体，制止抽搐
C. 将头部转向一侧，以防呕吐物窒息
D. 解松衣领及裤带，保持呼吸道通畅
E. 将患者置于安全位置，防止跌伤

18. 脑出血最主要的病因是
A. 高血压性动脉硬化
B. 风湿性心脏病伴房颤
C. 脑动脉炎

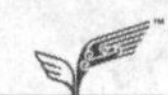

D. 先天性动脉瘤
E. 脑血管畸形

19. 下列关于高血压脑出血的发病机制的叙述中，不正确的是
A. 长期高血压导致脑内小动脉壁坏死或透明变性
B. 微动脉夹层动脉瘤在血压突然升高时破裂造成脑出血
C. 出血的血肿压迫周围脑组织引起临床症状
D. 脑出血常继发脑水肿和脑缺血发生
E. 脑出血后的血肿一般都很快吸收，不会引起颅内压的升高

20. 下列选项不属于急性脑血管疾病的是
A. 短暂性脑缺血发作
B. 动脉血栓性脑梗死
C. 脑栓塞
D. 脑肿瘤
E. 脑出血

21. 关于短暂性脑缺血发作，下列说法不正确的是
A. 多发于中老年人
B. 发作突然，历时短暂，可反复发作
C. 椎-基底动脉系统 TIA 以跌倒发作为特征性症状
D. 颈动脉系统 TIA 以发作性偏瘫或单肢轻瘫最常见
E. 常遗留神经功能障碍

22. 动脉血栓性脑梗死最常见的病因是
A. 血管炎
B. 风湿性心脏病伴房颤
C. 动脉粥样硬化
D. 先天性动脉瘤
E. 长骨骨折

23. 脑栓塞最常见的病因是
A. 高血压性小动脉硬化
B. 风湿性心脏病伴房颤
C. 动脉粥样硬化
D. 先天性动脉瘤
E. 长骨骨折

24. 脑梗死患者不会出现的临床表现是
A. 脑膜刺激征　　B. 意识不清
C. 肢体瘫痪　　D. 抽搐
E. 头痛

25. 椎-基底动脉主干闭塞不出现以下症状中的
A. 眩晕　　B. 偏瘫
C. 共济失调　　D. 交叉性瘫痪
E. 高热

26. 交叉性感觉障碍的病变部位在
A. 脊髓　　B. 脑干　　C. 丘脑
D. 内囊　　E. 皮质

27. 患者出现“三偏”综合征，其病变部位在
A. 脊髓　　B. 脑干
C. 丘脑　　D. 内囊
E. 皮质

28. 下列急性脑血管疾病中起病相对较缓的是
A. 动脉血栓性脑梗死
B. 脑栓塞
C. 脑出血
D. 蛛网膜下腔出血
E. 短暂性脑缺血发作

29. 蛛网膜下腔出血最常见的病因是
A. 高血压性动脉硬化　B. 风湿性心脏病伴房颤
C. 动脉粥样硬化　　D. 先天性动脉瘤
E. 脑血管畸形

30. 下列疾病中脑脊液检查呈均匀血性的是
A. 动脉血栓性脑梗死
B. 脑栓塞
C. 脑肿瘤
D. 蛛网膜下腔出血
E. TIA

31. 下列关于蛛网膜下腔出血患者的治疗措施中，不正确的是
A. 甘露醇降颅压
B. 保持大便通畅，避免用力
C. 脑室引流术
D. 止血药物
E. 2 周后患者可床上活动

A2 型题

1. 患者女，30 岁。近年来有多次强直、阵挛发作，随后昏睡，一般数分钟内意识恢复，发作前多出现情绪异常。属于癫痫发作类型中的
A. 局限性发作　　B. 失神小发作
C. 精神性发作　　D. 大发作
E. 癫痫持续状态

2. 患者男，14 岁。突然尖叫一声后倒地，意识丧失，全身肌肉强直，抽搐，双目上视，1 分钟后进入昏睡，意识逐渐恢复。既往体健，实验室及 CT 检查无异常。应首先考虑的诊断是
A. 癔症　　B. 晕厥

C. 癫痫　　D. 急性脑血管疾病
E. 低血糖反应

3. 患者男,45 岁。近年来反复发作全身强直-阵挛,随后昏睡,醒后对发作无记忆。本次发作强直-阵挛持续时间达 40 分钟。应首先考虑的诊断是
A. 癔症性发作
B. 癫痫合并低钙血症
C. 急性脑出血
D. 急性脑栓塞
E. 癫痫持续状态

4. 患者男,28 岁。近 3 年来,常反复发生精神兴奋,冲动,奔走高歌,无理吵闹,每次发作持续数分钟自行缓解,发作间歇期一如常人,对发作时的情况毫无记忆。其癫痫的发作类型是
A. 局限性发作
B. 失神小发作
C. 大发作
D. 癫痫持续状态
E. 精神运动性发作

5. 患者男,52 岁。突发脑出血,头痛,呕吐,昏迷,血压 190/110mmHg,应迅速给予的治疗是
A. 止血治疗　　B. 降压治疗
C. 降颅压治疗　　D. 维持生命体征
E. 防治脑血管痉挛

6. 患者男,59 岁。高血压病史,聚会时突然出现剧烈头痛,呕吐,右侧偏瘫,急送往急诊室,查体:患者昏迷,左侧瞳孔大,光反射消失。诊断为
A. 脑出血,左侧颞叶沟回疝
B. 脑出血,右侧颞叶沟回疝
C. 脑出血,小脑疝
D. 蛛网膜下腔出血
E. 颈内动脉血栓形成

7. 患者女,27 岁。跑步时突然出现剧烈头痛,呕吐。查体时脑膜刺激征阳性,无肢体瘫痪。首选的辅助检查是
A. 脑血流图
B. 脑动脉造影
C. 腰穿
D. 脑电图
E. 头颅 CT

8. 8cm×3cm×4cm 高密度影,最可能的诊断是
A. 晕厥
B. 脑出血
C. 脑栓塞
D. 脑血栓形成
E. 高血压脑病

9. 患者男,78 岁。突然出现头痛、呕吐、意识不清,血压 200/110mmHg,右侧瞳孔大,左侧偏瘫。此时,最重要的治疗是
A. 外科手术
B. 降压治疗
C. 激素治疗
D. 脱水治疗
E. 应用止血药物

10. 患者男,59 岁。晨起出现右侧肢体活动不利、言语不清,持续 20 分钟左右自行恢复正常,头颅 CT 检查未见异常。其最可能的诊断是
A. 腔隙性脑梗死
B. 高血压脑病
C. 短暂性脑缺血发作
D. 壳核出血
E. 脑栓塞

11. 患者女,54 岁。半年内出现 3 次突然无法言语,每次持续 30 分钟左右,第 3 次还出现右侧肢体的麻木。患者既往有慢性房颤病史,此次入院神经系统查体未见异常,最可能的诊断是
A. 癫痫小发作
B. 癔症发作
C. 颈椎病
D. 短暂性脑缺血发作
E. 脑肿瘤

12. 患者女,54 岁。脑梗死第 3 天,意识不清,血压 170/100mmHg,左侧偏瘫,颅压高。最适宜的治疗是
A. 降压治疗
B. 扩血管治疗
C. 尿激酶溶栓
D. 甘露醇静滴
E. 低分子肝素

13. 患者男,64 岁。既往有糖尿病病史 20 余年。今晨起发现左侧肢体不能活动,且进行性加重,急来医院,头颅 CT 未见明显异常。下列处理<u>错误</u>的是
A. 抗凝治疗
B. 脱水降颅压
C. 静脉滴注止血药物
D. 保持呼吸道通畅
E. 溶栓治疗

14. 患者男,65 岁。有高血压及糖尿病多年。1 天前发现左侧肢体活动受限,吐字不清,神志清楚。无

明显头痛、呕吐，检查发现左侧上、下肢肌力均为 3 级，左侧半身痛觉减退，头颅 CT 未见异常。临床上考虑最可能的疾病是

A. 脑梗死
B. 动脉血栓性脑栓塞
C. 脑出血
D. 短暂性脑缺血发作
E. 蛛网膜下腔出血

15. 患者男，23 岁。在登山时突感剧烈头痛、恶心、呕吐。查体：脑膜刺激征阳性，脑脊液检查为均匀血性，压力升高。最可能诊断是

A. 动脉血栓性脑梗死
B. 脑栓塞
C. 脑出血
D. 高血压脑病
E. 蛛网膜下腔出血

16. 患者男，32 岁。爬山时突感剧烈头痛，一度意识不清，醒后颈枕部疼痛，右侧眼睑下垂，右侧瞳孔大，颈强，克氏征阳性，最可能的诊断是

A. 急性脑膜炎
B. 脑出血、脑疝
C. 小脑出血
D. 脑干出血
E. 蛛网膜下腔出血

B1 型题

A. 1 年
B. 2 年
C. 3 年
D. 4 年
E. 5 年

1. 失神发作在症状完全控制后仍需继续治疗的时间是
2. 强直性发作在症状完全控制后仍需继续治疗的时间是

A. 苯妥英钠
B. 乙琥胺
C. 卡马西平
D. 泼尼松
E. 维生素 B_6

3. 癫痫失神发作治疗药物首选
4. 癫痫部分复杂发作治疗药物首选

A. 头颅 CT
B. MRI
C. 脑脊液检查
D. TCD
E. 脑血管造影

5. 诊断脑出血的首选辅助检查是
6. 诊断蛛网膜下腔出血的首选辅助检查是

A. 内囊和基底节区
B. 大脑中动脉
C. Willis 环前部
D. 脑干
E. 椎-基底动脉系统

7. 脑出血的好发部位是
8. 动脉血栓性脑梗死的好发部位是

A. 壳核出血
B. 丘脑出血
C. 脑桥出血
D. 小脑出血
E. 脑叶出血

9. 临床出现典型三偏征即对侧偏瘫、对侧偏身感觉障碍和对侧同向偏盲的疾病是
10. 常伴眩晕、呕吐、枕部剧痛的脑出血部位是

A. 典型“三偏”征
B. 三偏征以感觉障碍明显
C. 交叉性瘫
D. 眩晕、呕吐、步履不稳、共济失调
E. 头痛、呕吐、脑膜刺激征

11. 脑桥出血表现为
12. 丘脑出血表现为

A. 脑实质内低密度灶
B. 脑实质内高密度灶
C. 蛛网膜下腔高密度影
D. 蛛网膜下腔低密度影
E. 无明显变化

13. 脑梗死患者起病 24 小时后头颅 CT 显示为
14. 脑出血患者头颅 CT 显示为

A. 脑实质内低密度灶
B. 脑实质内高密度灶
C. 蛛网膜下腔高密度影
D. 蛛网膜下腔低密度影
E. 无明显变化

15. 脑梗死患者起病 6 小时内头颅 CT 显示为
16. 蛛网膜下腔出血患者头颅 CT 显示为

A. 动脉粥样硬化
B. 骨折
C. 风湿性心脏病二尖瓣狭窄
D. 寄生虫
E. 胸部手术

17. 脑梗死最常见的病因是
18. 脑栓塞最常见的病因是

二、参考答案

A1 型题

1. C	2. B	3. D	4. E	5. C
6. A	7. A	8. E	9. E	10. D
11. E	12. C	13. B	14. D	15. D
16. B	17. B	18. A	19. E	20. D
21. E	22. C	23. B	24. A	25. B
26. B	27. D	28. A	29. D	30. D
31. E				

A2 型题

1. D	2. C	3. E	4. E	5. C
6. A	7. E	8. B	9. B	10. C
11. D	12. D	13. C	14. A	15. E
16. E				

B1 型题

1. A	2. C	3. B	4. C	5. A
6. A	7. A	8. B	9. A	10. D
11. C	12. B	13. A	14. B	15. E
16. C	17. A	18. C		

三、重点解析

A1 型题

2. B　营养代谢性疾病中的佝偻病、胰岛细胞瘤所致低血糖、甲状腺功能亢进症、甲状腺功能减退和维生素 B_6 缺乏症等易引起癫痫发作，没有糖尿病，故选 B。

4. E　癫痫的根本病因是大脑神经元过度放电所致，上述检查只有脑电图才能检查到大脑异常放电的波形，故选 E。

7. A　癫痫发作的共性有四个：发作性、短暂性、重复性和刻板性，不具有周期性的特点。

10. D　全面强直-阵挛发作时患者意识丧失，故对发作过程没有记忆。

13. B　典型发作时的病史表现和脑电图异常放电等特异性改变是诊断癫痫的主要依据。

14. D　癫痫的诊断一经确立，均应及时服用抗癫痫药物控制发作。按癫痫的类型选用抗癫痫药物，优选单药个体化治疗，逐渐增大剂量，直至完全控制癫痫发作。

16. B　癔症性痉挛发作时患者意识清楚。

19. E　高血压脑出血后的血肿量较大时会压迫周围组织，引起周围组织水肿，继发脑水肿使颅内压不断升高，脑组织移位，发生脑疝而致死。

21. E　短暂性脑缺血表现为发作性半身乏力、麻木，自主运动神经功能丧失或眩晕伴共济失调，持续数分钟至数小时，一般不超过 24 小时，可完全恢复不留任何后遗症。

22. C　动脉血栓性脑梗死最常见的病因是脑动脉粥样硬化，斑块破溃致可穿通或破坏血管内膜，破溃处血小板聚集而形成血栓，加重管腔狭窄甚至闭塞，导致血管供血区的脑组织缺血、软化或坏死，产生脑局灶性症状。

23. B　脑栓塞是指身体各部位的栓子随血流进入脑动脉引起脑动脉阻塞，导致脑组织缺血、坏死。最常见的病因是心源性脑栓塞，以二尖瓣狭窄伴房颤所形成的附壁血栓脱落及瓣膜病并发感染性心内膜炎的赘生物脱落多见。

31. E　蛛网膜下腔出血患者应绝对卧床 4～6 周，避免运动，以免造成病情恶化。

A2 型题

3. E　该患者为强直-阵挛发作，随后昏睡，醒后对发作当时情况无记忆，且本次发作持续时间大于 30 分钟，符合癫痫持续状态的诊断。

7. E　头颅 CT 可显示出血的部位和形态以及是否破入脑室，血肿早期即可显影，表现为高密度影。

10. C　患者突然出现肢体活动不利、语言不清，症状在 20 分钟后自行恢复，未留有后遗症，符合短暂性脑缺血发作的特点。

13. C　此患者出现肢体不能活动，且进行性加重，头颅 CT 未见异常，已基本排除急性脑出血的可能，故治疗时静滴止血药物是错误的。

15. E　蛛网膜下腔出血易发于年轻人，多突然起病，病情进展快，脑膜刺激征阳性，脑脊液检查压力升高，为均匀血性，以上表现支持此诊断。

B1 型题

5. A　6. A　无论什么部位的脑出血，早期诊断均依赖头颅 CT，病灶显示为高密度影。

11. C　12. B　丘脑出血表现的"三偏征"，以感觉障碍明显，上下肢瘫痪程度基本均等；脑桥出血如果为一侧少量出血时表现为交叉线瘫痪，两眼向病灶侧凝视麻痹。

13. A　14. B　急性脑梗死在 24 小时后头颅 CT 检查可显示脑实质区的低密度影；而脑出血患者早期头颅 CT 即可显示脑实质内高密度灶。

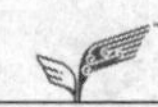

第九单元 常见急危重症

一、习 题

A1 型题

1. 有机磷农药中毒时使用解磷定治疗的目的是
 A. 恢复胆碱酯酶活性
 B. 减少乙酰胆碱聚集
 C. 对抗胆碱酯酶
 D. 对抗乙酰胆碱
 E. 协助阿托品而起作用

2. 下列各项，<u>不属</u>有机磷农药中毒毒蕈碱样症状的是
 A. 多汗
 B. 流泪、流涎
 C. 腹泻
 D. 尿频
 E. 肌束颤动

3. 下列各项，<u>不属</u>有机磷农药中毒临床表现的是
 A. 瞳孔缩小
 B. 皮肤干燥
 C. 肌束颤动
 D. 肺水肿
 E. 尿失禁

4. 下列关于有机磷农药中毒的描述，<u>错误</u>的是
 A. 中毒机制主要是抑制了胆碱酯酶的活性
 B. 呼出的气味为大蒜味
 C. 阿托品主要是解除烟蕈碱样症状
 D. 敌百虫中毒不可用碱性溶液洗胃
 E. 瞳孔缩小、呈针尖样

5. 有机磷中毒所致急性肺水肿，抢救首选的药物是
 A. 呋塞米
 B. 西地兰
 C. 阿托品
 D. 解磷定
 E. 吗啡

6. 有机磷中毒引起的毒蕈碱样症状是
 A. 肌束颤动 B. 流涎 C. 血压升高
 D. 尿潴留 E. 休克

7. 与有机磷中毒<u>无关</u>的症状是
 A. 肌肉颤动 B. 多汗
 C. 瞳孔缩小 D. 呕吐物有酸酵味
 E. 流涎

8. 服毒后洗胃应在
 A. 6 小时内
 B. 8 小时内
 C. 10 小时内
 D. 12 小时内
 E. 24 小时内

9. 对已经昏迷的急性中毒患者，下列治疗<u>错误</u>的是
 A. 催吐 B. 洗胃 C. 导泻
 D. 灌肠 E. 应用解毒剂

10. 有机磷中毒烟碱样症状是
 A. 流涎、多汗 B. 恶心、呕吐
 C. 腹痛、腹泻 D. 肌纤维颤动
 E. 肺水肿

11. 确诊一氧化碳中毒最主要的依据是
 A. 与一氧化碳接触的时间
 B. 空气中一氧化碳的浓度
 C. 血液中碳氧血红蛋白的存在
 D. 缺氧的时间
 E. 昏迷的程度

12. 下列关于急性一氧化碳中毒的治疗，<u>错误</u>的是
 A. 立即将患者移离中毒现场至空气新鲜处
 B. 保持呼吸道通畅
 C. 确诊一氧化碳中毒患者立即及早用高压氧(2～3 个大气压)治疗
 D. 重度中毒者应积极防治脑水肿
 E. 对迟发脑病者，可给予糖皮质激素、血管扩张药、神经细胞营养药等支持治疗

13. 消化道大出血是指短期失血量超过
 A. 300ml B. 400ml
 C. 800ml D. 1 000ml
 E. 1 500ml

14. 消化道出血最常见的病因是
 A. 急性糜烂性胃炎
 B. 消化性溃疡
 C. 肝硬化失代偿期
 D. 糜烂性食管炎
 E. 食管癌

15. 上消化道出血的特征性表现是
A. 呕血和黑便　　B. 休克
C. 发热　　D. 贫血
E. 氮质血症

16. 大出血的征象中**不包括**下列选项中的
A. 收缩压小于 90mmHg
B. 收缩压小于 80mmHg
C. 收缩压较基础降低 25%以上
D. 心率大于 120 次/min
E. 血红蛋白小于 70g/L

17. 下列选项中，表示上消化道出血仍在继续的是
A. 呕吐次数减少
B. 黑便次数减少
C. 血红蛋白浓度下降
D. 网织红细胞计数下降
E. 氮质血症减轻

18. 诊断上消化道出血首选的检查方法是
A. X线钡餐
B. 胃镜
C. B超
D. 选择性腹腔动脉造影
E. 腹部 CT

19. 上消化道出血行 X 线钡餐检查的最佳时机是
A. 发现出血尽早检查
B. 出血停止 24 小时以上
C. 出血停止 72 小时以上
D. 出血停止 1 周以上
E. 出血停止 2 周以上

20. 以下选项符合紧急输血指征的是
A. 血压下降
B. 头晕
C. 血红蛋白小于 70g/L
D. 血细胞比容 30%
E. 心率 90 次/min

21. 休克的最主要特点是
A. 收缩压低于 90mmHg
B. 意识不清
C. 尿量减少
D. 有效循环血量显著下降
E. 心率加快

22. 下列选项属于血管功能失常所致休克的是
A. 失血性休克　　B. 创伤性休克
C. 心源性休克　　D. 感染性休克
E. 心脏压塞性休克

23. 下列选项属于休克早期临床表现的是
A. 皮肤青紫
B. 烦躁不安
C. 表情淡漠
D. 体温升高
E. 无尿

24. 下列选项属于休克期临床表现的是
A. 四肢冰凉
B. 呼吸深快
C. 消化道出血
D. 反应迟钝
E. 无尿

25. 下列选项属于休克晚期临床表现的是
A. 皮肤青紫
B. 意识不清
C. 呼吸衰竭
D. 无尿
E. 体温升高

26. 休克治疗中最重要的观察指标是
A. 血压
B. 体温
C. 尿量
D. 肺小动脉楔压
E. 中心静脉压

27. 提示血容量不足的中心静脉压数值是
A. $3mmH_2O$
B. $6mmH_2O$
C. $9mmH_2O$
D. $10mmH_2O$
E. $15mmH_2O$

28. 休克治疗过程中需严密监测尿量，表示休克已纠正时，尿量需稳定在
A. 10ml/h　　B. 20ml/h
C. 30ml/h　　D. 40ml/h
E. 50ml/h

29. 紧急抢救休克患者时最佳的体位是
A. 头胸抬高 20°～30°
B. 头胸抬高 15°
C. 头胸和下肢抬高 20°～30°
D. 下肢抬高 15°
E. 下肢抬高 20°～30°

30. 休克患者补充血容量时，晶体液和胶体液的比例为
A. 3∶1　　B. 2∶1

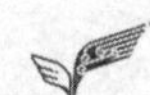

C. 1∶1　　D. 1∶2
E. 1∶3

31. 休克治疗中，判断患者补液量充足的下列指标中，不正确的是
A. 收缩压恢复正常
B. 脉压大于 20mmHg
C. 中心静脉压大于 12cmH_2O
D. 尿量每小时 30ml 以上
E. 皮肤黏膜红润温暖

32. 休克患者尿量较少可选用下列药物中的
A. 多巴胺
B. 多巴酚丁胺
C. 肾上腺素
D. 去甲肾上腺素
E. 异丙肾上腺素

33. 感染性休克首选的血管活性药物是
A. 多巴胺　　B. 多巴酚丁胺
C. 肾上腺素　　D. 去甲肾上腺素
E. 异丙肾上腺素

34. 休克抢救时抗胆碱类药物主要用于下列类型中的
A. 失血性休克
B. 心源性休克
C. 感染性休克
D. 过敏性休克
E. 神经源性休克

35. 发生中暑的病因中，下列选项不正确的是
A. 干燥环境温度超过 35℃
B. 甲状腺功能亢进
C. 过度肥胖
D. 汗腺缺乏症
E. 过度疲劳

36. 下列不是轻症中暑表现的是
A. 面色潮红　　B. 大量出汗
C. 脉搏加速　　D. 体温 40℃
E. 肌肉痉挛疼痛

37. 治疗热射病的关键性措施是
A. 口服冰盐水
B. 补充电解质
C. 降温治疗
D. 保持呼吸道通畅
E. 糖皮质激素

38. 下列不属于酒精的急性中毒机制的是
A. 中枢神经系统抑制作用
B. 代谢异常
C. 耐受性、依赖性
D. 胆碱能神经过度兴奋
E. 戒断综合征

A2 型题

1. 患者女，22 岁。昏迷，病史不详，血压 100/60mmHg，瞳孔小如针尖，全身肌肉阵发性震颤，多汗、流涎，两肺满布湿啰音，呼气有大蒜气味应首先考虑的诊断是
A. 糖尿病昏迷
B. 尿毒症昏迷
C. 肝性昏迷
D. 有机磷中毒
E. 感染中毒性休克

2. 患者女，28 岁。昏迷，病史不详，血压 90/60mmHg，瞳孔小如针尖，全身肌肉阵发性震颤，多汗、流涎，两肺满布湿啰音。应首选的检查是
A. 肾功能检查
B. 肝功能检查
C. 血氨检查
D. 头颅 CT
E. 胆碱酯酶活力测定

3. 患者突然昏迷、抽搐、瞳孔缩小、皮肤湿冷、多汗、呼吸困难，呼出气有大蒜气味。应首先考虑的诊断是
A. CO 中毒
B. 巴比妥类药物中毒
C. 吗啡中毒
D. 阿托品中毒
E. 有机磷农药中毒

4. 患者女，20 岁。被人发现昏迷且休克，屋内有火炉。查体：体温 36℃，BP 80/50mmHg，四肢厥冷、腱反射消失，尿糖(+)、尿蛋白(+)、COHb 为 60%。应首先考虑的诊断是
A. 急性 CO 中毒
B. 急性有机磷农药中毒
C. 急性脑血管病
D. 糖尿病酸中毒
E. 尿毒症

5. 患者女，20 岁。被人发现昏迷且休克，屋内有火炉。查体：体温 36℃，BP 80/50mmHg，四肢厥冷、腱反射消失，尿糖(+)、尿蛋白(+)、COHb 为 60%。目前患者最主要的治疗措施是
A. 鼻导管吸氧
B. 血液透析
C. 小剂量胰岛素治疗
D. 胆碱酯酶复能剂
E. 高压氧治疗

6. 患者男，20 岁。患者于 3 小时前饮半斤白酒后逐渐出现胡言乱语，昏睡，呕吐 2 次，呕吐物为胃内容物。首先考虑的诊断是

A. 酒精中毒　B. 癫痫　C. 脑血管疾病
D. 低血糖　E. 一氧化碳中毒

B1 型题

A. 盐酸
B. 亚硝酸盐
C. 四氯化碳
D. 阿托品
E. 吗啡

1. 可引起瞳孔扩大的毒物是
2. 可引起瞳孔缩小的毒物是

A. 温水
B. 茶水
C. 1∶5 000 高锰酸钾
D. 2%碳酸氢钠
E. 5%鞣酸

3. 对原因不明的急性中毒者，宜选用的洗胃液是
4. 敌百虫中毒患者洗胃禁用

A. 局部刺激腐蚀
B. 缺氧
C. 抑制体内酶的活性
D. 干扰细胞功能
E. 麻醉作用

5. 四氯化碳中毒的机制是
6. 有机磷中毒的机制是

A. 依地酸二钠钙
B. 亚甲蓝
C. 亚硝酸盐-硫代硫酸钠疗法
D. 纳洛酮
E. 阿托品

7. 亚硝酸盐中毒的特效解毒剂是
8. 铅中毒的特效解毒剂是

A. 依地酸二钠钙
B. 亚甲蓝
C. 亚硝酸盐-硫代硫酸钠疗法
D. 纳洛酮
E. 阿托品

9. 氰化物中毒的特效解毒剂是
10. 吗啡中毒的特效解毒剂是

A. 温水
B. 米汤
C. 1∶5 000 高锰酸钾
D. 2%碳酸氢
E. 氢氧化铝凝胶

11. 对硫磷急性中毒者，禁用的洗胃液是
12. 强酸中毒时，禁用

A. 一氧化碳
B. 亚硝酸盐
C. 四氯化碳
D. 阿托品
E. 吗啡

13. 可引起患者皮肤发绀的毒物是
14. 可引起患者出现黄疸的毒物是

A. 甲醇
B. 亚硝酸盐
C. 地高辛
D. 阿托品
E. 吗啡

15. 可引起患者出现视神经炎的毒物是
16. 可引起患者出现黄视的毒物是

A. 5～10ml
B. 50ml
C. 300ml
D. 400ml
E. 1 000ml

17. 上消化道出血引起呕血时，其出血量已达
18. 上消化道出血引起黑便时，其出血量已达

A. 垂体后叶素止血
B. 冰盐水止血
C. 内镜下止血
D. 气囊压迫止血
E. 外科手术

19. 治疗食管静脉曲张破裂出血首选的方法是
20. 治疗消化道溃疡出血的最佳方法是

A. 动作不协调，步态不稳
B. 精神错乱、躁动
C. 瞳孔散大
D. 言语增多，面色潮红或苍白
E. 眼球震颤、复视

21. 急性酒精中毒兴奋期的表现为
22. 急性酒精中毒昏迷期的表现为

A. 肾上腺素
B. 小剂量多巴胺
C. 异丙肾上腺素
D. 多巴酚丁胺
E. 去甲肾上腺素

23. 过敏性休克首选的血管活性药物是
24. 心源性休克首选的血管活性药物是

A. 神志淡漠
B. 皮肤青紫
C. 呼吸浅快
D. 呼吸深快
E. 颈静脉塌陷

25. 休克早期的表现是
26. 休克晚期的表现是

A. 体内热量蓄积过多不能散热
B. 环境温度过高
C. 高温环境大量出汗失水失钠
D. 周围血管扩张，循环血量不足
E. 汗腺功能障碍

27. 热痉挛的发病机制是
28. 热衰竭的发病机制是

二、参考答案

A1 型题

1. A	2. E	3. B	4. C	5. C
6. B	7. D	8. A	9. A	10. D
11. C	12. C	13. D	14. B	15. A
16. C	17. C	18. B	19. E	20. C
21. D	22. D	23. B	24. D	25. B
26. A	27. A	28. C	29. C	30. A
31. B	32. A	33. D	34. C	35. A
36. E	37. C	38. D		

A2 型题

1. D	2. E	3. E	4. A	5. E
6. A				

B1 型题

1. D	2. E	3. A	4. D	5. D
6. C	7. B	8. A	9. C	10. D
11. C	12. D	13. B	14. C	15. A
16. C	17. C	18. B	19. D	20. C
21. D	22. C	23. A	24. D	25. D
26. B	27. C	28. D		

三、重点解析

A1 型题

2. E　肌束颤动属于有机磷中毒的烟碱样症状。

3. B　有机磷中毒时腺体分泌增加，故皮肤多汗。

5. C　有机磷中毒所致的肺水肿是由于呼吸道分泌物增多，腺体分泌过多导致，使用阿托品可抑制腺体的分泌，达到治疗作用。

6. B　有机磷中毒引起的毒蕈碱样症状表现为腺体分泌增加，故表现为流涎、大汗。

12. C　确诊一氧化碳中毒应立即给予纯氧吸入，可加速一氧化碳的解离。

13. D　消化道大出血是指短期失血量超过 1 000ml 或循环血容量的 20%。

20. C　紧急输血的指征是：患者改变体位时出现晕厥、血压下降和心率加快；收缩压小于 90mmHg，或血细胞比容小于 25%。

21. D　无论哪种类型的休克，总的特点是有效循环血量的显著下降，不能维持机体脏器和组织的正常灌注，继而发生全身微循环障碍的一种危急重症。

23. B　休克早期患者表现为神志清楚，烦躁不安等兴奋的表现，随之出现淡漠，并逐渐陷入昏迷，皮肤青紫和无尿出现在休克晚期，体温升高是休克期的表现。

25. B　休克晚期患者神志不清甚至出现昏迷。

29. C　头胸和下肢抬高 20°～30°，可以保证有足够的回心血量。

31. B　应保证脉压大于 30mmHg。

32. A　多巴胺小剂量应用时扩张肾动脉，可以使尿量增加。

38. D　酒精的急性中毒机制包括中枢神经系统抑制作用，代谢异常，耐受性、依赖性和戒断综合征。

A2 型题

2. E　根据此年轻患者，突然出现昏迷，血压下降，典型的瞳孔针尖样缩小和全身出现肌颤，高度怀疑有机磷农药中毒，全血胆碱酯酶活力测定，为诊断有机磷杀虫剂中毒的特异性指标，故应选此项检查。

3. E　此患者突然出现昏迷，瞳孔缩小，多汗、呼吸困难，呼出气有大蒜气味，这些表现都是典型有机磷农药中毒的表现。

4. A　根据患者有吸入高浓度一氧化碳的接触史，突然性发生的昏迷、四肢厥冷等中枢神经损害的临床表现，结合血碳氧血红蛋白浓度测定＞10%，可确定一氧化碳的诊断。

5. E　根据患者有吸入高浓度一氧化碳的接触史，突然性发生的昏迷、四肢厥冷等中枢神经损害的临床表现，结合血碳氧血红蛋白浓度测定＞10%，可确定一氧化碳的诊断。高压氧舱治疗能增加血液中物理溶解的氧，提高血氧分压，促进氧释放，加速一氧化碳排出，可迅速纠正组织缺氧，缩短昏迷的时间和病程。为一氧化碳中毒最有效的治疗方法。

传染病学

第一单元 传染病学总论

一、习 题

A1 型题

1. 传染病的基本特征为
   A. 有传染性、感染后免疫性和病原体
   B. 有传染性、流行性、地方性和季节性
   C. 有传染性、病原体、感染后免疫性和流行性
   D. 有传染性、传播途径和感染后免疫性
   E. 有传染性、感染后免疫性和流行性

2. 确定传染病隔离期的依据是
   A. 潜伏期 B. 传染期
   C. 发热期 D. 极期
   E. 后遗症期

3. 下列关于感染的描述，不正确的是
   A. 病原体与人体相互作用，相互斗争的过程为感染过程
   B. 感染后是否发病取决于病原体的致病力和人体的抗病能力
   C. 病原体侵入人体，临床上出现相应的症状、体征则意味着感染过程的开始
   D. 病原体侵入的数量越大，出现显性感染的危险也越大
   E. 病原体的致病力包括毒力、侵袭力、病原体数量和变异性

4. 机体免疫系统将入侵的病原体局限化而不能将其清除，待机体免疫功能下降时发病。此种表现属于
   A. 机会性感染 B. 显性感染
   C. 隐性感染 D. 潜伏性感染
   E. 病原携带状态

5. 检疫期的确定是根据该传染病的
   A. 最长潜伏期 B. 最短潜伏期
   C. 隔离期 D. 传染期
   E. 平均潜伏期

6. 潜伏期是指
   A. 自病原体侵入机体至排出体外
   B. 自病原体侵入机体至典型症状出现
   C. 自接触传染源至典型症状出现
   D. 自接触传染源至患者开始出现症状
   E. 自病原体侵入机体至临床症状开始出现

7. 根据传染病防治法，下列疾病不属于按甲类传染病管理的是
   A. 肺炭疽 B. 鼠疫
   C. SARS D. AIDS
   E. 霍乱

8. 目前对传染病预防起关键作用的是
   A. 预防接种 B. 锻炼身体
   C. 注射丙种球蛋白 D. 预防服药
   E. 加强营养

9. 下列制剂，不属于主动免疫的是
   A. 抗毒素
   B. 灭活死疫苗
   C. 菌苗
   D. 减毒活疫苗
   E. 类毒素

10. 病原体侵入人体后能否引起疾病，主要取决于
A. 机体的保护性免疫
B. 机体的天然屏障作用
C. 病原体的毒力与数量
D. 病原体的侵入途径与特异性定位
E. 病原体的致病力与机体的免疫功能

11. 传染病流行过程的基本环节是
A. 病原体、人体、外环境
B. 传染源、传播途径、易感人群
C. 自然因素、社会因素
D. 散发、流行、暴发流行
E. 患者、病原携带者、受感染的动物

12. 人群对某种传染病易感性增高的原因是
A. 抗生素的广泛应用
B. 该传染病流行过后
C. 人群中主动免疫的推广
D. 病原体的变异
E. 人群中一般抵抗力的提高

13. 下列病原携带状态，属健康病原携带的是
A. 发生于显性感染之后
B. 发生于临床症状出现之前
C. 发生于隐性感染之后
D. 发生于潜伏性感染之后
E. 发生于潜伏期之后

A2 型题

1. 在同班同学患甲型肝炎后，对一名10岁小儿检查发现，血清抗 HAV-IgM 阳性，肝功能正常。此种情况属
A. 显性感染　　B. 隐性感染
C. 潜伏性感染　　D. 易感者
E. 病原携带

2. 肺癌患者化疗后出现带状疱疹。此种情况属
A. 显性感染
B. 隐性感染
C. 病原携带
D. 潜伏性感染
E. 易感者

B1 型题

A. IgD
B. IgA
C. IgE
D. IgM
E. IgG

1. 感染过程中首先出现，常为近期感染标志的抗体是
2. 常在传染病恢复期出现，持续时间较长的抗体是

A. 病原体被清除
B. 病原体携带状态
C. 隐性感染
D. 显性感染
E. 潜伏性感染

3. 机体感染病原体后不出现临床症状，但产生了特异性免疫。此种情况属
4. 人体与病原体处于相持状态，不出现临床症状，不排出病原体。此种情况属

A. 消化道传播
B. 吸血节肢动物传播
C. 体液传播
D. 呼吸道传播
E. 土壤传播

5. 艾滋病的传播途径是
6. 乙型肝炎的传播途径是

二、参考答案

A1 型题

1. C	2. B	3. C	4. D	5. A
6. E	7. D	8. A	9. A	10. E
11. B	12. B	13. C		

A2 型题

1. B　2. D

B1 型题

1. D	2. E	3. C	4. E	5. C
6. C				

三、重点解析

A1 型题

3. C　感染是指病原体入侵机体并引起一系列临床表现的过程。病原体被清除和隐性感染都属于感染过程，但都没有临床表现，这个过程应该是从病原体入侵机体开始的。

第二单元 病毒感染

一、习 题

A1 型题

1. 急性乙型肝炎最早出现的血清学标志是
   A. HBsAg
   B. 抗 HBs
   C. HBeAg
   D. 抗 HBc
   E. 抗 HBe

2. HBV 现症感染者传染性强的标志是
   A. HBsAg　B. HBeAg
   C. 抗 HBc　D. 抗 HBe
   E. 抗 HBs

3. 下列各项，不属于淤胆型肝炎临床表现的是
   A. 黄疸深
   B. 自觉症状重
   C. 皮肤瘙痒
   D. 大便颜色变浅
   E. 血清胆红素升高

4. 下列有关病毒性肝炎的描述，不正确的是
   A. 丙肝病毒感染易致重型肝炎
   B. 急性丙肝如不及时抗病毒治疗易转为慢性肝炎
   C. 妊娠后期合并戊肝病死率高
   D. 甲型肝炎不转为慢性
   E. 慢性丙型肝炎可演变为肝硬化

5. 下列各项，不属于急性重型肝炎典型表现的是
   A. 黄疸迅速加深
   B. 出血倾向明显
   C. 肝大
   D. 出现烦躁、谵妄等神经系统症状
   E. 急性肾功能不全

6. 下列有关重型肝炎的描述，正确的是
   A. 急性重型肝炎和亚急性重型肝炎的主要区别是后者肝性脑病出现较早
   B. 急性重型肝炎的病程一般不超过 14 天
   C. 重型肝炎的病死率一般不高
   D. 在我国以 HBV 感染所致重型肝炎最常见
   E. 慢性重型肝炎是指重型肝炎的病程超过 24 周

7. 下列有关肝炎病毒血清学标志物的叙述，不正确的是
   A. 慢性 HBV 感染抗 HBc - IgM 也可阳性
   B. 抗 HBs 是保护性抗体
   C. HBsAg 阳性表明患者有传染性
   D. 抗 HAV- IgM 阳性可诊断为急性 HAV 感染
   E. 抗 HCV 阳性为 HCV 既往感染

8. 有明显出血倾向的肝炎是
   A. 急性黄疸型肝炎
   B. 慢性肝炎
   C. 急性无黄疸型肝炎
   D. 淤胆型肝炎
   E. 重型肝炎

9. 诊断重型病毒性肝炎，下列指标最有意义的是
   A. 血清转肽酶活性明显升高
   B. 酶胆分离
   C. A/G 比值倒置
   D. 凝血酶原活动度明显降低
   E. 血清胆红素明显升高

10. 急性病毒性肝炎的黄疸最早出现的部位是
    A. 手掌脚掌皮肤
    B. 巩膜
    C. 口腔黏膜
    D. 面部皮肤
    E. 四肢皮肤

11. 下列关于急性甲型肝炎的治疗，最主要的是
    A. 调节免疫　B. 保肝　C. 抗病毒
    D. 降酶　E. 休息

12. 预防 HBeAg 阳性母亲所生的新生儿感染 HBV 最有效的措施是
    A. 注射丙种球蛋白
    B. 注射高效价乙肝免疫球蛋白加乙肝疫苗
    C. 注射乙肝疫苗
    D. 注射高效价乙肝免疫球蛋白
    E. 注射乙肝疫苗加丙种球蛋白

13. 丙型肝炎的主要传播途径是
    A. 输血　B. 粪-口途径
    C. 性交　D. 母婴传播
    E. 日常生活接触

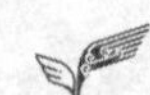

14. 下列各项，<u>不属于</u>流感特点的是
A. 飞沫传播 B. 潜伏期短
C. 传染性强 D. 传播迅速
E. 夏秋季多见

15. 多表现为散发的流感类型是
A. 甲型 H1N1 B. 甲型 H2N2
C. 甲型 H3N2 D. 乙型
E. 丙型

16. 流感传染性最强的时期是
A. 潜伏期 B. 恢复期
C. 发病3天内 D. 发病3天后
E. 发病1周内

17. 下列各项，属于流感的传染源是
A. 猪 B. 马
C. 禽类 D. 隐性感染者
E. 未接种流感疫苗者

18. 流感大流行的季节是
A. 春季
B. 夏季
C. 秋季
D. 冬季
E. 任何季节

19. 下列各项，<u>不属于</u>流感病毒性肺炎病理特征的是
A. 肺充血
B. 肺水肿
C. 肺透明膜形成
D. 上呼吸道黏膜充血
E. 支气管黏膜坏死

20. 流感的潜伏期是
A. 24小时 B. 1～3天
C. 3～5天 D. 1周
E. 2周

21. 下列关于流感临床表现的叙述，<u>不正确</u>的是
A. 起病急骤
B. 体温可高达39～40℃
C. 以全身中毒症状为主
D. 咳嗽、咽痛等呼吸道症状严重
E. 少数有呕吐、腹泻等消化道症状

22. 流感患者发病后24小时内出现高热、烦躁、呼吸困难、咳血痰和明显发绀，并进行性加重，应考虑的流感类型是
A. 单纯型 B. 肺炎型
C. 中毒型 D. 胃肠型
E. 脑炎型

23. 抗流感病毒药奥司他韦属于
A. 血凝素抑制剂
B. RNA聚合酶抑制剂
C. 神经氨酸酶激活剂
D. 神经氨酸酶抑制剂
E. M_2 通道阻滞药

24. 下列关于流感与普通感冒相鉴别的叙述，<u>不正确</u>的是
A. 流感多为流行，普通感冒多为散发
B. 流感起病急，普通感冒起病缓
C. 流感表现为高热，普通感冒不发热或低热
D. 流感咳嗽、咽痛等症突出，普通感冒流涕、鼻塞等症突出
E. 流感全身症状明显，普通感冒全身症状不明显

25. 下列关于抗流感病毒药物的叙述，<u>不正确</u>的是
A. 目前尚无确切有效的抗病毒药物
B. 多用于流感患者的全程治疗
C. 流感发病初期使用
D. 奥司他韦成人每日用量为150mg
E. 甲、乙型流感均可使用神经氨酸酶抑制剂

26. 人感染高致病性禽流感主要是指
A. H5N1感染 B. H1N1感染
C. H9N2感染 D. H3N2感染
E. H7N3感染

27. 下列关于禽流感病毒的叙述，<u>不正确</u>的是
A. 属正黏病毒科
B. 包括甲型流感病毒的部分亚型
C. 加热可灭活
D. 依据致病性分为高致病性、低致病性和非致病性三类
E. 人对其不易感

28. 人禽流感的主要传播途径是
A. 呼吸道 B. 消化道
C. 血液 D. 虫媒
E. 密切接触人禽流感患者

29. 下列关于人禽流感的叙述，<u>不正确</u>的是
A. 由甲型禽流感病毒引起
B. 属人、禽、畜共患传染病
C. 病禽及带毒健康禽为传染源
D. 一年四季均可发生
E. 青壮年发病率较高

30. 下列各项，考虑为人禽流感疑似病例的是
A. 1周内有流行病学接触史，出现流感样症状
B. 有流行病学史和临床表现，呼吸道分泌物标本

采用甲型流感病毒和H5型单克隆抗体抗原检测阳性者

C. 有流行病学史和临床表现，呼吸道分泌物标本中分离出特定病毒

D. 无流行病学史，有临床表现，急性期和恢复期双份血清抗禽流感病毒抗体滴度4倍以上升高

E. 有流行病学史和临床表现，呼吸道分泌物标本检测到禽流感病毒基因

31. 下列各项检查，属人禽流感确诊依据的是

A. 血常规　B. 肝功能
C. 胸部X线检查　D. 病毒分离
E. 骨髓穿刺

32. 鉴别人禽流感与传染性非典型肺炎的主要依据是

A. 流行病学史
B. 高热、咳嗽等临床表现
C. 血常规检查
D. X线胸片
E. 病原学检查

33. 下列药物，对预防人禽流感病情恶化有较高价值的是

A. 干扰素　B. 奥司他韦
C. 利巴韦林　D. 阿司匹林
E. 金刚烷胺

34. 根据传染病防治法，SARS的管理应

A. 按甲类管理
B. 按乙类管理
C. 按丙类管理
D. 各级医疗机构自行决定
E. 各省级卫生管理机构自行决定

35. SARS的首发症状是

A. 咳嗽
B. 发热
C. 鼻塞
D. 腹泻
E. 胸闷

36. 有关SARS肺病理特点的描述，**错误**的是

A. 早期可见肺水肿
B. 肺透明膜形成
C. 肺间质淋巴细胞浸润
D. 早期常可见到肺泡内渗出物的机化
E. 肺泡腔中肺细胞脱屑性改变

37. 有关SARS的传播途径正确的是

A. 隐性感染者也是重要的传染源
B. 间接接触不易传播
C. 呼吸道症状显著的患者传染性低
D. 患者的粪便一般没有传染性
E. 近距离呼吸道飞沫传播是最重要的传播途径

38. 对SARS密切接触者的检疫期一般为

A. 14天　B. 7天　C. 5天
D. 21天　E. 3天

39. 关于SARS的临床表现，**错误**的是

A. 常以发热为首发和主要症状
B. 常伴有呼吸道卡他症状
C. 肺部体征不明显
D. 严重者出现呼吸窘迫
E. 部分患者有腹泻

40. 下列关于治疗SARS使用糖皮质激素的叙述，**不正确**的是

A. X线胸片示大片阴影并在48小时之内病灶面积增大＞50%且在正位胸片上病灶面积占双肺总面积的1/4以上
B. 中毒症状重，持续发热，经对症治疗3天以上，体温仍超过38℃
C. 目的在于抑制异常的免疫病理反应，减轻肺的渗出及损伤
D. 达到急性肺损伤的诊断标准
E. 出现ARDS

41. 对于疑似SARS者正确的处理方法是

A. 按正常诊疗程序就医
B. 安排家庭医学隔离观察，由CDC随访
C. 收入单人观察室隔离观察
D. 收入双人或多人观察室隔离观察
E. 安排家庭医学隔离观察，并随诊

42. 下列有关SARS病原学检查**不正确**的是

A. 血清SARS-CoV抗体阳性提示为近期感染
B. 急性期到恢复期血清SARS-CoV抗体滴度升高4倍及以上，提示为SARS或病毒感染者
C. SARS-CoV PCR测定结果阳性可协助确诊SARS
D. SARS-CoV PCR测定结果阴性不能除外SARS
E. SARS-CoV分离培养阳性结果可协助确诊SARS

43. 下列有关SARS患者外周血象的描述，**不正确**的是

A. 血小板可减少
B. 常有淋巴细胞计数减少
C. CD4、CD8细胞计数均降低

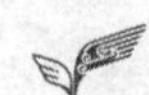

D. 白细胞总数正常或偏低
E. 常可见到异型淋巴细胞

44. 下列各项不属于艾滋病传播途径的是
A. 性接触 B. 输血
C. 器官移植 D. 母婴传播
E. 蚊虫叮咬

45. 下列消毒措施，HIV 不敏感的是
A. 高压蒸汽消毒法
B. 75%乙醇
C. 0.2%次氯酸钠
D. 焚烧
E. 紫外线

46. 下列抗病毒药物不属于艾滋病治疗的是
A. 齐多夫定 B. 双脱氧胞苷
C. 双脱氧肌苷 D. 阿糖胞苷
E. 拉米夫定

47. 下列关于 HIV 无症状感染期的叙述，正确的是
A. 持续时间较长，可达数年或更长
B. 血中一般检测不出 HIV
C. 抗-HIV 阴性
D. 无传染性
E. 常出现口腔毛状白斑

48. 下列各项中，不支持艾滋病诊断的是
A. 口咽念珠菌感染
B. 持续发热
C. 头痛，进行性痴呆
D. 皮肤黏膜出血
E. 慢性腹泻

49. 下列有关感染 HIV 后临床分期的叙述，正确的是
A. 窗口期、艾滋病前期、典型艾滋病期
B. 急性感染期、慢性感染期、机会性感染期
C. 潜伏期、前驱期、艾滋病期、恢复期
D. 急性感染期、慢性感染期、机会性感染期、恶性肿瘤期
E. 急性感染期、无症状感染期、艾滋病期

50. 下列有关艾滋病期的描述，不正确的是
A. 可有持续性发热
B. 常有浅表淋巴结肿大
C. 卡氏肺孢子菌肺炎多见
D. 可出现脾肿大
E. 无传染性

51. AIDS 患者常见的恶性肿瘤为
A. 结肠癌
B. 直肠癌
C. 鼻咽癌
D. 卡波西肉瘤
E. 淋巴瘤

52. 下述几项中，不是艾滋病传播途径的是
A. 注射及输血和血制品 B. 消化道
C. 母婴传播 D. 性接触
E. 器官移植

53. 感染 HIV 后，下列几项中不是导致机体免疫功能受损的主要机制是
A. 对 $CD4^+$ 淋巴细胞的直接破坏
B. 被感染的 $CD4^+$ 淋巴细胞表面表达 gp120，可与其他 $CD4^+$ 细胞相互融合，细胞被破坏
C. 骨髓干细胞感染 HIV，使免疫细胞生成减少
D. HIV 感染 B 细胞，能使其大量破坏，抗体生成减少
E. 感染 HIV 后诱发机体的免疫反应，使受感染细胞受到攻击而被破坏

54. 下列 AIDS 患者抗病毒治疗的时机正确的是
A. 一旦确诊 HIV 感染，无论 CD_4^+ T 淋巴细胞水平的高低，均建议立即开始治疗
B. $CD4^+$ 细胞数>550/μl
C. HIV-RNA 水平>1 000copies/ml
D. HIV-RNA 水平>1 0000/ml
E. 1 年内 $CD4^+$ 细胞数下降速率>10%

55. 下列有关 HIV 的描述不正确的是
A. 为人类免疫缺陷病毒
B. 有包膜
C. 有两个抗原型（HIV-Ⅰ和 HIV-Ⅱ）
D. 加热 56℃ 30 分钟不能灭活
E. 为 RNA 病毒

56. 确诊肾综合征出血热的依据是
A. 鼠类接触史
B. 全身感染和中毒症状
C. “三痛”和“三红”征
D. 特异性 IgM 抗体滴度升高
E. 异型淋巴细胞增多

57. 肾综合征出血热患者全身各组织器官都可有充血、出血、变性、坏死，表现最为明显的器官是
A. 肺 B. 心 C. 肾
D. 脑垂体 E. 胃肠

58. 下列关于肾综合征出血热少尿期治疗原则不正确的是
A. 饮食宜高糖、高维生素、高蛋白
B. 促进利尿

C. 腹膜或血液透析
D. 无消化道出血时可进行导泻疗法
E. 每日输液量为尿量加排泄量加 500ml

59. 肾综合征出血热的"三痛"是
A. 头痛、全身痛和腰痛
B. 头痛、眼眶痛和腰痛
C. 头痛、腹痛和腰痛
D. 头痛、关节痛和腰痛
E. 头痛、腓肠肌痛和腰痛

60. 下列有关肾综合征出血热的叙述，正确的是
A. 发病以青少年为主
B. 一般不经呼吸道传播
C. 无明显季节性
D. 所有患者均有五期经过
E. 可有母婴传播

61. 肾综合征出血热临床上的五期经过顺序，以下介绍正确的是
A. 发热期、出血期、低血压期、少尿期、恢复期
B. 发热期、多尿期、低血压期、少尿期、恢复期
C. 发热期、低血压期、多尿期、少尿期、恢复期
D. 发热期、低血压期、少尿期、多尿期、恢复期
E. 发热期、出血期、少尿期、多尿期、恢复期

62. 下列几项中，<u>不是</u>肾综合征出血热大出血主要原因的是
A. DIC 和继发性纤维蛋白溶解
B. 凝血因子产生障碍
C. 血管壁损伤
D. 类肝素物质增加
E. 血小板减少、形态异常和功能障碍

63. 肾综合征出血热早期低血压的主要原因是
A. 继发细菌感染
B. 小血管通透性增加，大量血浆外渗
C. 高热、汗出、呕吐所致血容量下降
D. 严重腔道出血
E. 小动脉痉挛

64. 下列几项中，<u>不是</u>肾综合征出血热临床特点的是
A. 出血性皮疹
B. 眼眶痛
C. 杨梅舌
D. 热退症状加重
E. 腰痛

65. 下列肾综合征出血热发热期的治疗，<u>不正确</u>的是
A. 纠正酸中毒
B. 解热镇痛剂
C. 补液
D. 纠正电解质紊乱
E. 高热中毒症状重者可用糖皮质激素

66. 下列关于肾综合征出血热低血压期血象变化情况的描述，<u>不正确</u>的是
A. 红细胞数减少
B. 血小板减少
C. 白细胞总数增高
D. 出现异型淋巴细胞
E. 中性粒细胞增多

67. 下列有关肾综合征出血热多尿期的描述，<u>不正确</u>的是
A. 一般出现在病程的 9～14 日
B. 每日尿量可多达 15 000ml
C. 可发生休克
D. 移行期血中 BUN 和 Cr 即开始下降
E. 多尿早期尿毒症症状加重

68. 下列关于肾综合征出血热的叙述，<u>不正确</u>的是
A. 鼠类是主要传染源
B. 皮疹多为出血性
C. 病原体是 RNA 病毒
D. 具有季节性和周期性
E. 都具有典型的五期经过

69. 下列病毒感染性传染病，血常规示白细胞增高的是
A. 乙型流感 B. SARS
C. 艾滋病 D. 狂犬病
E. 人禽流感

70. 下列关于狂犬病的叙述，<u>不正确</u>的是
A. 为病毒感染性疾病
B. 为人畜共患
C. 主要侵犯肌肉组织
D. 主要表现为恐水、怕风、狂躁等症
E. 病死率几乎为 100%

71. 下列关于狂犬病毒抵抗力的叙述，正确的是
A. 耐热
B. 不耐寒
C. 易被紫外线灭活
D. 40℃ 1 小时可灭活
E. 甲醛不易将其灭活

72. 下列各项，<u>不属于</u>狂犬病传染源的是
A. 带狂犬病毒的犬
B. 隐性感染的猫
C. 隐性感染的犬

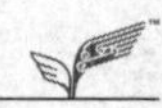

D. 带狂犬病毒的蝙蝠
E. 狂犬病患者

73. 下列关于被狂犬病兽咬伤后是否发病的叙述，不正确的是
A. 手指被咬伤后发病机会少
B. 创口深而大者发病率高
C. 咬伤后迅速彻底清洗者发病机会少
D. 及时、全程、足量注射疫苗和免疫球蛋白者发病率低
E. 免疫功能低下者被咬伤发病机会多

74. 狂犬病毒主要侵犯的部位是
A. 呼吸系统 B. 循环系统
C. 消化系统 D. 神经系统
E. 运动系统

75. 下列因素中，不属于与狂犬病潜伏期长短密切相关的是
A. 患者年龄
B. 病犬年龄
C. 伤口深浅
D. 入侵病毒的数量
E. 咬伤部位

76. 下列病理变化，为狂犬病特有的且有诊断价值的是
A. 急性弥漫性脑脊髓炎
B. 脑实质和脊髓充血
C. 脑实质和脊髓水肿
D. 脑实质和脊髓微小出血灶
E. 脑神经细胞浆中见内基小体

77. 下列关于狂犬病病理变化的叙述，不正确的是
A. 急性弥漫性脑脊髓炎
B. 脑实质和脊髓充血
C. 脑实质和脊髓微小出血灶
D. 脑实质和脊髓水肿
E. 脑膜病变

78. 下列关于狂犬病临床分期的叙述，正确的是
A. 潜伏期、兴奋期、麻痹期
B. 潜伏期、前驱期、兴奋期
C. 前驱期、兴奋期、恢复期
D. 前驱期、兴奋期、麻痹期
E. 兴奋期、麻痹期、恢复期

79. 下列关于狂犬病疫苗接种的叙述，正确的是
A. 只能用于暴露后预防
B. 兽医工作者需定期接种
C. 被犬咬伤后共需接种3次
D. 严重咬伤者接种疫苗无效
E. 家庭饲养宠物犬者需定期接种

80. 下列关于乙脑流行病学的叙述，不正确的是
A. 为自然疫源性疾病
B. 患者为主要传染源
C. 主要通过蚊虫叮咬传播
D. 猪的感染率高
E. 蝙蝠为储存宿主

81. 乙脑患者死亡的主要原因是
A. 高热 B. 脑水肿
C. 颅压增高 D. 呼吸衰竭
E. 休克

82. 下列有关乙脑人群易感性的叙述，正确的是
A. 家庭聚集发病的现象多见
B. 多为隐性感染
C. 感染后免疫力不持久
D. 母亲传递的抗体对婴儿不具有保护作用
E. 防蚊、灭蚊是保护易感人群的关键措施

83. 感染乙脑病毒后是否发病，起决定性作用的因素是
A. 感染病毒的数量 B. 感染病毒的毒力
C. 机体的免疫力 D. 年龄
E. 当地医疗条件

84. 乙脑的主要病变部位是
A. 脑实质 B. 脑膜
C. 脊髓 D. 脊髓膜
E. 脑血管

85. 下列各项，不属于典型乙脑临床分期的是
A. 初期 B. 极期
C. 并发症期 D. 恢复期
E. 后遗症期

86. 乙脑最常见和最早出现的症状是
A. 瘫痪 B. 抽搐
C. 呕吐 D. 头痛
E. 颈项强直

87. 下列几项中，不属于乙脑后遗症的是
A. 意识障碍 B. 肢体瘫痪
C. 癫痫 D. 痴呆
E. 痛风

88. 乙脑最常见的并发症是
A. 支气管肺炎 B. 肺不张
C. 败血症 D. 尿路感染
E. 褥疮

89. 下列关于乙脑脑脊液检查的叙述，<u>不正确</u>的是
A. 压力增高
B. 外观清亮
C. 白细胞计数略增高
D. 糖明显减少
E. 蛋白质轻度升高

90. 下列治疗乙脑的措施中，<u>不正确</u>的是
A. 高热者积极使用发汗药降温
B. 缺氧者鼻导管或面罩给氧
C. 脑水肿者应用脱水剂降颅压
D. 抽搐者使用地西泮镇静
E. 微循环障碍者用东莨菪碱扩张血管

91. 保护乙脑易感人群的关键措施是
A. 隔离患者至体温正常
B. 加强对幼猪的管理
C. 人畜居住地分开
D. 防蚊、灭蚊
E. 接种乙脑疫苗

A2 型题

1. 患者女，38 岁。因食欲不振、黄疸进行性加深半个月入院。实验室检查：ALT 412U/L，PTA 72%，ALP 324U/L，血清总胆红素 412μmol/L，直接胆红素 338μmol/L。最可能的临床诊断是
A. 急性黄疸型肝炎
B. 淤胆型肝炎
C. 急性重型肝炎
D. 慢性重型肝炎
E. 肝炎肝硬化

2. 患者男，30 岁。因发热、乏力、恶心、食欲减退 10 天来诊。查体：皮肤、巩膜黄染，肝右肋下 1cm，脾左肋下可及。WBC 5.0×10^9/L，N 0.48，L 0.50，Hb 130g/L，血清总胆红素 102μmol/L，直接胆红素 70.4μmol/L，ALT 1320U/L，ALP 102U/L。最可能的诊断是
A. 淤胆型肝炎　　B. 伤寒
C. 急性黄疸型肝炎　　D. 急性重型肝炎
E. 慢性肝炎

3. 患者男，40 岁。体检发现 HBsAg 阳性七年余，近 2 周来感乏力、食欲不振，近 1 周出现皮肤发黄。查体：精神萎靡，皮肤、巩膜深度黄染，腹部膨隆，肝脾未扪及，腹水征阳性。实验室检查：HBsAg(+)，ALT 380U/L，白蛋白 30g/L，球蛋白 35g/L，总胆红素 455μmol/L，凝血酶原活动度 30%。最可能的临床诊断是
A. 急性重型肝炎　　B. 亚急性重型肝炎
C. 慢性重型肝炎　　D. 淤胆型肝炎
E. 急性黄疸型肝炎

4. 患者女，31 岁。既往体健，食欲不振，尿黄，皮肤及巩膜发黄进行性加重 1 个月。查体：精神萎靡，皮肤、巩膜深度黄染，未见肝掌、蜘蛛痣，腹部膨隆，肝脾未扪及，腹水征阳性，血清总胆红素 360μmol/L，ALT 850U/L，白蛋白 30g/L，凝血酶原活动度 30%。最可能的诊断是
A. 急性黄疸型肝炎
B. 急性重型肝炎
C. 亚急性重型肝炎
D. 慢性重型肝炎
E. 淤胆型肝炎

5. 患者男，55 岁。2 周来感乏力，食欲不振，血清 ALT 750U/L，血清总胆红素 53μmol/L，抗 HAV-IgM、HBsAg、抗 HBc、抗 HCV 均阴性，抗 HEV-IgM 阳性。诊断应考虑
A. 急性病毒性肝炎，甲型
B. 急性病毒性肝炎，丙型
C. 急性病毒性肝炎，丁型
D. 急性病毒性肝炎，乙型
E. 急性病毒性肝炎，戊型

6. 某小学饮用水污染造成“肝炎”暴发，最可能的诊断是
A. 甲型肝炎　　B. 乙型肝炎
C. 丙型肝炎　　D. 庚型肝炎
E. 丁型肝炎

7. 患儿女，2 岁。入托体检发现 HBsAg 阳性，HBeAg 阳性，抗 HBc 阳性，肝功能正常。母亲 HBsAg 阳性。最可能的诊断是
A. 慢性乙肝病毒携带者
B. 慢性乙型肝炎轻度
C. 慢性乙型肝炎中度
D. 急性乙型肝炎
E. 乙肝病毒既往感染者

8. 患者女，30 岁。北京某医院急诊室护士。2003 年 4 月初在救治不明原因肺炎患者 3 日后出现发热，体温 38.4℃，周身酸痛，实验室检查血 WBC 4.5×10^9/L。对患者的处理下列哪项是正确的
A. 门诊随诊，进一步观察变化
B. 住院隔离治疗
C. 住院治疗
D. 应用糖皮质激素以防病情进一步进展
E. 回家休养

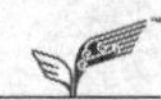

9. 患者男，45 岁，北京某医院呼吸科医生。2003 年 4 月初在救治不明原因肺炎患者 4 日后出现发热，体温 38.8℃，周身酸痛，实验室检查血 WBC 4.5×10^9/L，胸片示两肺无明显异常。最适合的诊断是

A. SARS 疑似病例

B. SARS 临床诊断病例

C. SARS 医学观察病例

D. SARS 确定诊断病例

E. 上呼吸道感染

10. 患者男，38 岁。因发热、咳嗽、咳白痰 1 周，胸闷、气促 2 天，于 2001 年 5 月来诊。有同性恋史。查体：T 38.7℃，R 36 次/min，口唇发绀，两肺底可闻及少量湿啰音。实验室检查：血 WBC 4.1×10^9/L，N 0.72，L 0.21，PaO_2 25mmHg，X 线胸片示两下肺不规则条索状阴影。首先应考虑的诊断是

A. 支原体肺炎　B. 支气管肺癌

C. AIDS　D. SARS

E. 大叶性肺炎

11. 患者男，45 岁。因发热、消瘦、乏力半年余，腹胀、腹泻 2 周来诊。曾旅居美国 10 年，于半年前回国，有严重脚癣，肝于右肋下 1cm 可及。为确定诊断首先应做的检查是

A. 全消化道钡餐造影

B. 粪便培养痢疾杆菌

C. 血清抗 HIV

D. 伤寒血清凝集反应

E. 肝功能及肝炎病毒病原学检查

12. 患者女，30 岁。农民。突起畏寒、发热、周身酸痛 5 日，于春节期间来诊，伴恶心、呕吐，近 2 日解小便时泡沫很多。查体：体温 39.6℃，眼睑浮肿，左腋下可见搔抓样出血痕，右腋下有少许点状出血。血象：WBC 34×10^9/L，Hb 160/L，异型淋巴细胞 0.16，N 0.60，L 0.20，PLT 90×10^9/L。ALT 112U/L。最可能的诊断是

A. 原发免疫性血小板减少症

B. 急性肾小球肾炎

C. 肾综合征出血热

D. 传染性单核细胞增多症

E. 急性病毒性肝炎

13. 28 岁的肾综合征出血热患者，出现烦躁，浮肿，脉洪大，体表静脉充盈，血压 180/100mmHg，心率 129 次/min，应考虑为

A. 肺实质弥漫性出血早期

B. 高血容量综合征

C. 高钠血症、高钾血症

D. 高血压脑病

E. 尿毒症

14. 患者女，38 岁。发热、头痛 4 天，无尿 2 天，以肾综合征出血热入院。现患者躁动不安，体表静脉充盈，心率 120 次/min，血压 140/100mmHg，曾解少量柏油样大便 1 次。目前最有效的治疗措施是

A. 退热　B. 扩充血容量

C. 血液透析　D. 止血

E. 抗感染

15. 肾综合征出血热患者病程第 6 天，无尿 2 天，血压 160/120mmHg，脉洪大，颜面浮肿，体表静脉充盈，两肺底散在湿啰音。目前最有效的治疗措施是

A. 静滴 50%葡萄糖液、降压及利尿

B. 20%甘露醇降压及利尿

C. 纠正酸中毒，降压及利尿

D. 严格控制入液量，利尿及透析疗法

E. 输注平衡盐液，降血压，利尿及导泻

16. 患者女，30 岁，农民。高热、周身疼痛起病，病后第 7 天死于顽固性休克，经尸体解剖发现垂体前叶明显充血、出血、坏死，肾脏肿大，间质极度水肿、充血，全身小血管内皮细胞肿胀，以后腹膜、纵隔水肿为主要损害。根据尸解所见诊断为

A. 败血症

B. 肾综合征出血热

C. 暴发型流脑

D. 中毒型菌痢

E. 急性重型肝炎

17. 患者男，28 岁，农民。发热伴头痛、全身疼痛 3 天，尿量减少 1 天，于 12 月 24 日来诊。体检：T 39.9℃，P 125 次/min，R 36 次/min，BP 80/55mmHg，面部潮红，左下肢皮肤可见皮下出血点，肺部听诊闻少许啰音。血 WBC 15.3×10^9/L，N 0.82，L 0.15，PLT 66.5×10^9/L；尿常规尿蛋白（+++）。为明确诊断，最有意义的检查是

A. 血液细菌培养

B. 血清甲肝病毒的特异性 IgM 抗体

C. 血清肾综合征出血热病毒的特异性 IgM 抗体

D. 粪便细菌培养

E. 肥达反应

B1 型题

A. 血液传播

B. 飞沫传播

C. 唾液传播

D. 食物传播
E. 蚊虫传播
1. 乙型肝炎的传播途径是
2. 戊型肝炎的传播途径是

A. 抗 HBe
B. HBeAg
C. 抗 HBs
D. HBsAg
E. 抗 HBc
3. 注射乙肝疫苗后产生的保护性抗体是
4. HBV 处于复制状态,有传染性的标志是

A. 单股正链 RNA 病毒
B. 微小 RNA 病毒
C. 缺陷病毒
D. 黄病毒
E. 嗜肝 DNA 病毒
5. 甲肝病毒属
6. 戊肝病毒属

A. 隔离患者
B. 隔离密切接触者
C. 开窗通风
D. 搞好“三管一灭”
E. 注射疫苗
7. 流感的最佳预防措施是
8. 细菌性痢疾的最佳预防措施是

A. 干扰素
B. 利巴韦林
C. 奥司他韦
D. 拉米夫定
E. 沙奎那韦
9. 流感抗病毒治疗首选的药物是
10. 肾综合征出血热抗病毒治疗首选的药物是

A. 血常规
B. 血培养
C. 病毒分离
D. 特异性抗体检测
E. 影像学检查
11. 上述检查方法,可确诊流感的是
12. 上述检查方法,可确诊流脑的是

A. 心
B. 肝
C. 脾
D. 肺
E. 肾
13. 人禽流感病理改变最明显的脏器是
14. 肾综合征出血热病理改变最明显的脏器是

A. 高热、咳嗽、呼吸困难
B. 高热、腹痛、脓血便
C. 高热、抽搐、意识障碍
D. 高热、头痛、皮下出血
E. 高热、表情淡漠、相对缓脉
15. 上述各临床表现,最可能诊断为伤寒的是
16. 上述各临床表现,最可能诊断为人禽流感的是

A. 虫媒传播
B. 疫水传播
C. 飞沫传播
D. 食物传播
E. 直接接触传播
17. 细菌性痢疾主要经
18. SARS 主要经

A. 母婴
B. 蚊虫
C. 水、食物
D. 土壤
E. 飞沫
19. SARS 的传播途径是
20. 流脑的传播途径是

A. 眼红、腿痛、淋巴结肿大
B. 头痛、腰痛、眼眶痛
C. 相对缓脉
D. 玫瑰疹
E. 高热、休克、惊厥、呼吸衰竭
21. 中毒型菌痢表现为
22. 肾综合征出血热表现为

A. 伤寒
B. 中毒型菌痢
C. 流行性乙型脑炎
D. 肾综合征出血热
E. 急性病毒性肝炎
23. 血白细胞增多、异型淋巴细胞比例常高于 10%见于
24. 血白细胞增多、血小板明显减少见于

A. 数小时
B. 1～3 天
C. 不超过 6 天
D. 1～3 个月
E. 10 年
25. 狂犬病的潜伏期通常是

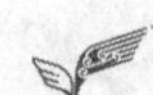

26. 狂犬病的兴奋期通常是
    A. 伤口部位有麻木、刺痛或虫爬感
    B. 恐水、怕风
    C. 大汗、流涎
    D. 肢体软瘫
    E. 头痛、乏力、纳差
27. 上述各项狂犬病临床表现，属病毒刺激周围神经元引起的是
28. 上述各项狂犬病临床表现，属自主神经功能亢进的是

    A. 蚊
    B. 猪
    C. 犬
    D. 蜱
    E. 鼠
29. 我国流行性乙型脑炎的主要传染源是
30. 我国肾综合征出血热的主要传染源是

    A. 流脑
    B. 乙脑
    C. 狂犬病
    D. 中毒型痢疾
    E. SARS
31. 患儿8月来诊，发病数小时即见高热、抽搐和呼吸衰竭，可能的诊断是
32. 患儿8月来诊，发病3天后出现高热、抽搐和呼吸衰竭，可能的诊断是

    A. 伤寒
    B. 乙脑
    C. 流脑
    D. SARS
    E. 人禽流感
33. 上述各传染病，属细菌感染，血常规检查白细胞减少的是
34. 上述各传染病，属病毒感染，血常规检查白细胞增高的是

二、参考答案

A1 型题

1. A	2. B	3. B	4. A	5. C
6. D	7. E	8. E	9. D	10. B
11. E	12. B	13. A	14. E	15. E
16. C	17. D	18. E	19. D	20. B
21. D	22. B	23. D	24. D	25. B
26. A	27. B	28. A	29. E	30. B
31. D	32. E	33. B	34. A	35. B
36. D	37. E	38. A	39. B	40. B
41. C	42. A	43. E	44. E	45. E
46. D	47. A	48. D	49. E	50. E
51. D	52. B	53. D	54. A	55. D
56. D	57. C	58. A	59. B	60. E
61. D	62. A	63. B	64. C	65. B
66. A	67. D	68. E	69. D	70. C
71. C	72. E	73. A	74. D	75. B
76. E	77. E	78. D	79. B	80. B
81. D	82. B	83. C	84. A	85. C
86. D	87. E	88. A	89. D	90. A
91. E				

A2 型题

1. B	2. C	3. C	4. C	5. E
6. A	7. A	8. B	9. A	10. C
11. C	12. C	13. B	14. C	15. D
16. B	17. C			

B1 型题

1. A	2. D	3. C	4. B	5. B
6. A	7. E	8. D	9. C	10. B
11. C	12. B	13. D	14. E	15. E
16. A	17. D	18. C	19. E	20. E
21. E	22. B	23. D	24. D	25. D
26. B	27. A	28. C	29. B	30. E
31. D	32. B	33. A	34. B	

三、重点解析

A1 型题

1. A　HBsAg是乙肝病毒外壳上的抗原物质，所以在血清中最先出现。B、D、E均为抗体，抗体都是需要免疫应答的过程，所以出现较晚。而C是存在于病毒细胞核中的抗原物质，只有当病毒复制或是被破坏后血清中才能检测到。

5. C　急性重型肝炎者短时间内会出现肝细胞的大片坏死，且不增生，所以肝会急速缩小而不是增大。

17. D　流感的传染源是患者和隐性感染者。猪、禽类等动物为贮存宿主或中间宿主。

19. D　流感病毒性肺炎病变主要在下呼吸道，主要病理特征为肺充血、水肿，支气管黏膜坏死等；严重时，有透明膜形成。

25. B　流感抗病毒治疗须早期(起病1～2日内)使用才能取得最佳疗效，疗程5天，不需疾病全程使用。

26. A　根据致病性，禽流感病毒可分为高致病性、低致病性和非致病性三大类，其中H5和H7亚型为高致病型，又以 H5N1 亚型致病性最强。目前感染人类的禽流感病毒亚型主要有 H5N1、H9N2、H7N7，其中感染 H5N1 亚型患者病情重，病死率高。

30. B　人禽流感疑似病例诊断标准是有流行病学史和临床表现，呼吸道分泌物标本检出甲型流感病毒和 H5 型单克隆抗体抗原检测阳性者。因病原学检查仅是抗原阳性而非特定甲型 H5N1 病毒阳性，故诊断为人禽流感疑似病例。

32. E　人禽流感和 SARS 均表现为发热、咳嗽、呼吸困难，且实验室检查均血象不高，X 线胸片为大片肺炎等，故鉴别需病原学检查结果来确诊。

34. A　甲类管理的传染病主要有鼠疫和霍乱。按甲类防控的有非典（SARS）和人感染高致病性禽流感（H5N1 等）。

46. D　抗艾滋病毒的药物主要有核苷类和非核苷类逆转录酶抑制剂等。阿糖胞苷为 DNA 合成酶抑制剂，而艾滋病毒为 RNA 病毒，复制过程不需要 DNA 酶的参与，故对其不起作用。

48. D　艾滋病的临床表现主要有 5 种：体质性疾病，神经系统症状，严重的细胞免疫缺陷，出现的各种机会性感染，免疫缺陷继发的肿瘤和免疫缺陷并发的其他疾病。并且艾滋病毒只侵犯免疫细胞，对血小板无影响，因此可以不出现皮肤黏膜出血。

56. D　这种传染性疾病的诊断都以病原体检测为确诊依据。其中包括直接法和间接法。特异性 IgM 抗体就是间接的病原体诊断法，其他都仅具有辅助诊断的作用。

57. C　肾综合征出血热的病理改变以小血管壁水肿、充血和坏死为主要特点，主要的病理变化以小血管和肾脏最显著。

60. E　肾综合征出血热的主要传播途径是直接接触或经皮入血途径、呼吸道传播、消化道传播、垂直传播。发病以青壮年男性农民为主，流行季节多为秋末冬初，典型病例可有五期表现，不典型的有重叠或越期现象。

69. D　通常病毒感染性疾病血常规检查白细胞正常或减少，但也有特殊情况，如狂犬病，一般白细胞总数在（10～20）$\times 10^9$/L 不等，中性粒细胞多在 80% 以上。

72. E　带狂犬病毒的动物是本病的传染源，一般来说狂犬病患者不是传染源，因其唾液所含病毒量较少。

79. B　狂犬病疫苗可用于暴露后预防，也可用于暴露前预防，故 A 错误。暴露前预防主要用于高危人群，即兽医、山洞探险者、从事狂犬病毒研究人员和动物管理人员。故兽医需定期注射，B 为正确选项。暴露后预防：共接种 5 次，每次 2ml 肌注，在 0、3、7、14、30 日各注射一次，严重咬伤者，可于 0～6 日，每日注射疫苗一针，以后分别于 10、14、30、90 日各注射 1 次，常可取得防治效果。暴露前预防：共接种 3 次，每次 2ml 肌注，于 10、7、21 日进行，2～3 年加强注射一次，C、D、E 为错误选项。

80. B　人感染后病毒血症期短暂，血中病毒含量少，故人不是主要的传染源。猪的感染率高，感染后血中病毒含量多，病毒血症期长，且猪的饲养范围广，更新快，故猪是本病主要的传染源。

83. C　如机体免疫功能强时，即使病毒量多，感染后只发生短暂的病毒血症，病毒迅速被清除，不侵入中枢神经系统，仅表现为隐性感染或轻型病例，并可获得持久免疫力。若机体免疫功能低下，侵入机体的病毒数量多且毒力强时，则乙脑病毒可侵入中枢神经系统引起脑实质损害。脑寄生虫感染、癫痫、高血压、脑外伤及脑血管病等仅可使乙脑病毒较易侵入中枢神经系统，但并不起决定作用。

90. A　对高热患者以物理降温为主，药物降温为辅，同时降低室温，使肛温控制在 38℃左右。若使用过量退热药物易致大量出汗而引起虚脱，加重病情。

A2 型题

1. B　实验室检查：ALT 412U/L 和 ALP 324U/L，血清总胆红素 412μmol/L，结合胆红素 338μmol/L，均显著升高提示有淤胆的表现，PTA 72%＞40%可排除重型肝炎的诊断。

2. C　发病 10 天，在急性期内，故可除外慢性肝炎的诊断，血清总胆红素 102μmol/L，直接胆红素 70.4μmol/L，ALT 1 320U/L，均显著升高提示为黄疸性肝炎。由于 ALP 102U/L 正常，故可除外淤胆型肝炎的诊断。

9. A　分析本题的主要临床表现及实验室检查，对于有流行病学依据，有临床症状，但尚无肺部 X 线影像学变化者，也应作为疑似病例。对此类病例，需动态复查 X 线胸片或胸部 CT，一旦肺部病变出现，在排除其他疾病的前提下，可以作出临床诊断。

B1 型题

1. A　2. D　甲型和戊型肝炎都是粪-口传播；乙型和丁型肝炎经血液和垂直传播，丙型肝炎以血液传播为主。

3. C　4. B　乙肝疫苗的成分主要为 HBsAg，抗 HBs 抗体具有中和作用，属于保护性抗体，是免疫保护的主要成分，也是免疫接种的主要目的。

第三单元 细菌感染

一、习 题

A1型题

1. 治疗普通型流行性脑脊髓膜炎（简称流脑）的首选抗菌药物是
   A. 青霉素
   B. 磺胺药
   C. 氨苄西林
   D. 庆大霉素
   E. 红霉素
2. 流脑的主要传播途径是
   A. 生活密切接触
   B. 蚊虫叮咬
   C. 消化道
   D. 呼吸道
   E. 输血或血液制品
3. 下列关于流脑的叙述，<u>不正确</u>的是
   A. 皮肤瘀点主要是由于休克或DIC所致
   B. 病原菌由鼻咽部侵入
   C. 病原菌侵入体内仅个别发展为流脑
   D. 病原菌为革兰氏染色阴性
   E. 属于化脓性脑膜炎的一种
4. <u>不支持</u>流行性脑脊髓膜炎诊断的脑脊液检查是
   A. 外观混浊呈脓性
   B. 蛋白质含量高
   C. 细胞数＜0.5×10^6/L，以单核细胞为主
   D. 糖含量明显减少
   E. 氯化物含量减少
5. 流脑典型的脑脊液外观是
   A. 混浊
   B. 清亮
   C. 绿色脓样
   D. 血水样
   E. 毛玻璃样
6. 高热、头痛、呕吐，全身皮肤散在瘀点，颈项强直，最可能的诊断是
   A. 结核性脑膜炎
   B. 流行性脑脊髓膜炎
   C. 流行性乙型脑炎
   D. 伤寒
   E. 中毒性细菌性痢疾
7. 普通型流脑的典型临床表现是
   A. 高热、循环衰竭、皮肤黏膜大片瘀斑
   B. 低热、头痛、皮肤黏膜瘀点
   C. 高热、头痛、皮肤黏膜瘀斑、脑膜刺激征阳性
   D. 高热、皮肤黏膜瘀斑、昏迷、呼吸衰竭
   E. 间歇性发热、反复皮肤瘀点、血培养可阳性
8. 暴发型流脑脑膜脑炎型颅内高压治疗的关键是
   A. 退热、止惊
   B. 使用糖皮质激素
   C. 补充血容量
   D. 吸氧
   E. 脱水降低颅内压
9. 下列<u>不属于</u>普通型流脑典型表现的是
   A. 出血点　　B. 头痛
   C. 呕吐　　D. 巴宾斯基征阳性
   E. 抽搐
10. 鉴别流脑与其他化脓性脑膜炎最有意义的是
    A. 皮肤黏膜瘀点瘀斑
    B. 发病季节
    C. 脑膜刺激征阳性
    D. 脑脊液的细菌学检查
    E. 脑脊液结果呈化脓性改变
11. 普通型流脑败血症期特征性的表现是
    A. 脑膜刺激征　　B. 剧烈头痛
    C. 皮肤黏膜瘀斑　　D. 全身中毒症状
    E. 高热
12. 下列有关暴发型流脑败血症休克型的描述，<u>不正确</u>的是
    A. 皮肤瘀点瘀斑迅速扩大并融合成片
    B. 脑膜刺激征明显、脑脊液呈化脓性改变
    C. 口唇发绀、低血压
    D. 精神萎靡、意识障碍
    E. 突发高热、头痛、呕吐
13. 下列哪项<u>不是</u>伤寒的典型表现
    A. 发热　　B. 皮疹　　C. 腹泻
    D. 脾肿大　　E. 表情淡漠

14. 下列伤寒各期，可见玫瑰疹的是
A. 潜伏期 B. 发热初期
C. 极期 D. 缓解期
E. 恢复期

15. 长期发热的患者，诊断伤寒最可靠的依据是
A. 肥达反应阳性
B. 玫瑰疹
C. 脾肿大
D. 血培养阳性
E. 血嗜酸性粒细胞减少

16. 下列有关伤寒肥达反应的描述，正确的是
A. 只要阳性就有明确诊断价值
B. 阴性结果即可除外伤寒
C. 可根据 O 抗体效价的不同区别伤寒或副伤寒
D. H 抗体出现较早，消失快，更有利于诊断
E. 只有 O 抗体效价的升高可能是早期

17. 目前诊断伤寒，血象检查最有价值的是
A. 嗜碱性粒细胞计数
B. 嗜酸性粒细胞计数
C. 红细胞计数
D. 血小板计数
E. 血白细胞计数

18. 伤寒患者皮疹开始出现的时间是
A. 热退以后
B. 病程的第 1 天
C. 病程的第 3 天
D. 病程的第 6 天
E. 日期不定

19. 伤寒第一次菌血症相当于临床上的哪一期
A. 潜伏期 B. 初期
C. 极期 D. 恢复期
E. 缓解期

20. 伤寒肠穿孔多发生于
A. 病程的第 3 周，在回肠
B. 病程的第 4 周，在结肠
C. 病程的第 1 周，在小肠
D. 病程的第 2 周，在十二指肠
E. 恢复期，部位不定

21. 伤寒的典型临床表现是
A. 长期弛张热，肝脾不大，外周血白细胞、中性粒细胞升高，肥达反应阳性
B. 长期低热，肝脾肿大，周围血象不高，肥达反应阳性
C. 长期稽留高热，肝脾肿大，外周血白细胞不高，肥达反应阳性
D. 长期间歇寒战、高热，肝脾肿大，外周血白细胞正常，贫血，肥达反应阳性
E. 长期间歇高热，肝脾肿大，全血细胞减少，消化道出血，肥达反应阳性

22. 治疗伤寒应首选的药物是
A. 头孢唑林 B. 链霉素
C. 氯霉素 D. 环丙沙星
E. 庆大霉素

23. 伤寒患者解除隔离的标志是
A. 体温下降至正常
B. 临床症状消失 2 周后粪便培养连续 2 次阴性
C. 血嗜酸性粒细胞恢复正常
D. 临床症状消失后 2 周
E. 自发病之日起已隔离满 2 周

24. 痢疾杆菌的主要致病因素是
A. 侵入的细菌数量
B. 外毒素
C. 神经毒素
D. 侵袭力和内毒素
E. 肠毒素

25. 腹痛、腹泻、黏液脓血便，伴发热恶寒，最可能的诊断是
A. 细菌性痢疾
B. 阿米巴痢疾
C. 急性胃肠炎
D. 流行性脑脊髓炎
E. 霍乱

26. 下列中毒型细菌性痢疾的治疗措施，<u>错误</u>的是
A. 扩充血容量
B. 抗菌治疗
C. 纠正代谢性酸中毒
D. 血管活性药物的应用
E. 纠正代谢性碱中毒

27. 慢性菌痢的病程时限是
A. 超过 1 年 B. 超过 2 个月
C. 超过 6 个月 D. 超过 2 周
E. 时限不定，反复发作

28. 菌痢急性期的基本病变是
A. 全身小血管内皮细胞肿胀，血浆渗出
B. 肠黏膜水肿、增厚、溃疡形成
C. 肠黏膜弥漫性纤维蛋白渗出性炎症
D. 嗜酸性肉芽肿的形成
E. 肠壁形成口小底大的烧瓶样溃疡

29. 对于中毒型菌痢脑型和乙脑的鉴别最有意义的是
A. 起病急骤
B. 高热、昏迷、抽搐
C. 大便检查有无白细胞
D. 早期休克
E. 呼吸衰竭

30. 菌痢的确诊依据是
A. 粪检有巨噬细胞
B. 粪便培养阳性
C. 粪便镜检有大量脓细胞
D. 粪便免疫学检查抗原阳性
E. 典型菌痢临床症状

31. 细菌性痢疾的主要病变部位是
A. 回肠末端 B. 升结肠
C. 小肠 D. 降结肠
E. 乙状结肠与直肠

32. 中毒型菌痢的基本病理生理改变是
A. 严重腹泻导致脱水
B. 微循环障碍
C. 电解质严重紊乱
D. 代谢性酸中毒
E. 脑水肿、颅内高压

33. 诊断急性菌痢必做的检查是
A. 血常规 B. 直肠镜
C. 粪便常规 D. 血培养
E. 悬滴检查

34. 细菌性痢疾暴发流行的主要传播途径是
A. 集体食堂食物被污染
B. 手或蔬菜、瓜果等被污染
C. 供水系统被污染
D. 接触患者的分泌物
E. 接触患者的血液

35. 下列各项，<u>不属于</u>急性菌痢典型表现的是
A. 里急后重 B. 发热
C. 黏液便 D. 腹痛
E. 呕吐

36. 重型霍乱患者治疗的关键是
A. 大量口服补液
B. 禁食
C. 短期应用糖皮质激素
D. 有效抗菌治疗
E. 快速静脉补液

37. 发生霍乱时，对疫区接触者的检疫期是
A. 3天 B. 5天 C. 7天
D. 9天 E. 12天

38. 关于霍乱弧菌的描述，正确的是
A. O_{139}霍乱弧菌属于O_1群的一个新血清型
B. 古典生物型属于O_1群
C. 埃尔托生物型属于非O_1群
D. 我国目前流行的以古典生物型为主
E. 古典生物型和埃尔托生物型均属于不凝集弧菌

39. 霍乱最主要的病理生理改变是
A. 急性肾衰竭
B. 急性心功能不全
C. 微循环障碍
D. 大量水及电解质丧失
E. 脑功能障碍

40. 下列关于霍乱患者静脉补液的说法，<u>**不正确**</u>的是
A. 早期，快速，足量 B. 先快后慢
C. 先盐后糖 D. 积极补钾
E. 及时补碱

41. 以下几项临床检查中，对判断霍乱脱水程度最有意义的是
A. 皮肤黏膜弹性 B. 血细胞比容
C. 血浆比重 D. 血钠
E. 血压

42. 霍乱的典型临床表现是
A. 只泻不吐 B. 先吐后泻
C. 先泻后吐 D. 吐泻同时发生
E. 腹泻伴腹痛

43. 引起霍乱泻吐的原因是
A. 内毒素 B. 细菌的侵袭力
C. 肠毒素 D. 菌群失调
E. 细菌的直接作用

44. 可减少霍乱腹泻量及缩短排菌时间的治疗是
A. 抗菌治疗
B. 糖皮质激素的使用
C. 补液治疗
D. 血管活性药物的使用
E. 强心治疗

45. 霍乱最重要的治疗措施是
A. 降温 B. 镇静
C. 补液 D. 止泻
E. 止痛

46. 关于霍乱弧菌的描述，正确的是
A. 需氧，耐酸不耐碱
B. 革兰氏染色阴性，有鞭毛，运动极为活跃

C. 革兰氏染色阳性，有芽孢、荚膜和鞭毛
D. 古典生物型比埃尔托生物型的抵抗力强
E. 产生的内毒素是重要的致病因子

A2 型题

1. 流脑患儿，昏迷，一侧瞳孔扩大。其紧急处理措施应是
A. 大剂量青霉素注射
B. 注射糖皮质激素
C. 气管切开
D. 快速静脉滴注甘露醇
E. 吸氧

2. 患儿男，4 岁。7 月 15 日因突发高热、抽搐 6 小时。体检：体温 40℃，血压低。最可能的诊断是
A. 流行性乙型脑炎
B. 病毒性脑炎
C. 结核性脑膜炎
D. 流行性脑脊髓膜炎
E. 中毒型菌痢

3. 患儿，8 岁。春节期间因“上感”，注射青霉素 40 万 U，5 小时后出现高热，头痛，前胸有出血点，血压低。下列哪项诊断的可能性最大
A. 青霉素过敏　　B. 菌痢
C. 流感　　D. 流脑
E. 伤寒

4. 患儿男，4 岁。因发热、头痛 2 天于春节期间来诊。查体：全身皮肤可见散在出血点，颈部有抵抗感。脑脊液查呈化脓性改变。最可能的诊断是
A. 散发性病毒性脑膜炎
B. 流行性乙型脑炎
C. 流行性脑脊髓膜炎
D. 结核性脑膜炎
E. 中毒型菌痢

5. 患儿男，3 岁。突起发热 2 日，于 3 月 18 日来诊，伴全身不适，精神萎靡。查体：全身皮肤黏膜可见散在大小不等的瘀点瘀斑，脑膜刺激征阴性。血 WBC 15.2×10^9/L，N 0.92，L 0.08。由于当地正流行流脑而拟诊为流脑。患者的病程应属于
A. 败血症期
B. 上呼吸道感染期
C. 恢复期
D. 前驱期
E. 脑膜炎期

6. 患者男，20 岁。突起畏寒、发热，伴头痛、呕吐 4 天，于 4 月 20 日来诊。查体：T 39.5℃，全身皮肤黏膜散在出血点，脑膜刺激征阳性。脑脊液检查呈化脓性改变。临床诊断为流脑普通型。下列哪项治疗措施<u>不正确</u>
A. 用物理降温或药物退热
B. 大剂量青霉素注射
C. 快速静脉滴注 20%甘露醇脱水
D. 应用低分子右旋糖酐预防休克
E. 注意补充水及电解质

7. 患者持续性发热 7 天后，前胸出现少量皮疹，最可能是
A. 伤寒　　B. 流脑
C. 药物疹　　D. 上呼吸道感染
E. 猩红热

8. 患者男，农民。持续发热 9 天，伴疲乏，食欲不振，腹胀，腹泻，大便每天 3 次左右。查体：体温 39.1℃，脉搏 96 次/min，肝右肋下 2cm，脾左肋下 1.5cm。血象：WBC 4.0×10^9/L，N 0.60，L 0.35。粪便镜检：WBC 0～2 个/HP。最可能的诊断是
A. 细菌性痢疾　　B. 肝硬化
C. 急性病毒性肝炎　　D. 霍乱
E. 伤寒

9. 患者男，21 岁。持续发热 12 日，体温 38～40℃，无明显畏寒、寒战，伴食欲不振，腹胀，近日出现听力下降，曾不规则使用过青霉素、氨苄西林等治疗。查体：体温 39.8℃，脉搏 90 次/min，肝右肋下 1.0cm，脾左肋下 1cm 可及。血 WBC 3.5×10^9/L。为确定诊断，应首选
A. 肥达反应　　B. 骨髓培养
C. 血培养　　D. 小便培养
E. 大便培养

10. 患者男，30 岁。持续性发热 10 天，伴腹胀、腹泻入院，次日突然出现剧烈腹痛。查体：体温正常，血压 90/60mmHg，腹部压痛、反跳痛明显，肝浊音界消失。血 WBC 3.50×10^9/L，N 0.86，L 0.18，肥达反应“O”抗体效价 1∶160，“H”抗体效价 1∶320。其诊断是
A. 中毒型菌痢
B. 伤寒并发肠穿孔
C. 肠结核并发结核性腹膜炎
D. 胃溃疡穿孔
E. 胆囊炎胆囊穿孔

11. 患者男，27 岁。发热 1 周，高热 3 天，体温 39.5℃，血培养伤寒杆菌(＋)，肥达反应“O”、“H”抗体均(－)，诊断是
A. 伤寒迁延型　　B. 伤寒普通型

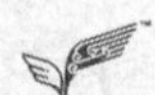

C. 伤寒暴发型　　D. 伤寒慢性带菌者
E. 伤寒逍遥型

12. 患儿女，4岁。因突起高热8小时、惊厥2小时就诊。体温40℃，呼吸32次/min，面色苍白，四肢发凉，皮肤有"花纹"。下列各项检查，最有助于迅速诊断的是
A. 生理盐水灌肠取便镜检
B. 胸部放射线检查
C. 粪便培养
D. 血培养
E. 脑脊液检查

13. 患儿男，5岁。8月中旬高热、抽搐2小时来诊，应先查
A. 血常规　　B. 脑脊液
C. 尿常规　　D. 粪便常规
E. 颅脑CT

14. 患者女，28岁，农民。反复发作性腹痛、腹泻两年，发作时每天大便五六次，有黏液，间歇期有时有便秘，伴全身乏力，失眠。查体：轻度贫血貌，左下腹可扪及条索状物。大便镜检：RBC 2～5个/HP，WBC 20～25个/HP。最可能的诊断是
A. 急性菌痢　　B. 直肠癌
C. 结肠癌　　D. 肠结核
E. 慢性菌痢

15. 患儿男，5岁。8月中旬来诊。高热10小时，抽搐2小时，呕吐1次，体温40℃，血压50/20mmHg，昏睡状，面色苍白，四肢紧张，肢冷，腱反射亢进，皮肤有"花纹"。血WBC 16×10^9/L，N 0.90，L 0.10，粪便镜检：WBC 2～8个/HP。应首先考虑
A. 中毒型菌痢
B. 流行性乙型脑炎
C. 中毒型肺炎
D. 流行性脑脊髓膜炎
E. 中暑

16. 患者男，21岁。腹泻2天，黏液便，每日十余次，伴腹痛及里急后重感。查体：体温38.5℃，血压110/75mmHg。粪便常规：外观为黄色黏液便，镜检RBC 2～4个/HP，WBC 16～22个/HP。其诊断是
A. 细菌性痢疾
B. 细菌性食物中毒
C. 阿米巴痢疾
D. 霍乱
E. 伤寒

17. 患者男，22岁。暑假到海边旅游，返校后当日，突起腹泻20余次，继之呕吐，无明显腹痛。查体：体温36.5℃，血压70/50mmHg。大便镜检：水样便，未发现红白细胞。首先应想到的诊断是
A. 细菌性痢疾
B. 霍乱
C. 伤寒
D. 胃肠型感冒
E. 细菌性食物中毒

18. 患者男，18岁。暑假到海边旅游，返校后次日，突起腹泻，一天20余次，无明显腹痛。查体：体温36.5℃，血压75/50mmHg。大便镜检：水样便，未发现红白细胞。首先应做哪项检查以协助诊断
A. 大便涂片染色检查
B. 大便悬滴及培养检查
C. 血培养
D. 大便培养
E. 血常规检查

19. 患者男，25岁。8月底来诊。突起腹泻1天，大便20余次，初为稀便，后为水样，无发热，无腹痛，无里急后重。查体：体温37℃，血压100/70mmHg。大便镜检：水样便，红白细胞偶见。首先应想到的诊断是
A. 阿米巴痢疾　　B. 伤寒
C. 霍乱　　D. 急性胃肠炎
E. 急性菌痢

20. 患者突起腹泻1天，腹泻20余次，呈水样便，腹泻十余次后出现呕吐。查体：血压85/55mmHg。大便镜检：WBC 0～1个/HP。粪便培养结果未出。当地正流行霍乱。问下列哪项诊断正确
A. 霍乱临床诊断病例
B. 急性典型菌痢
C. 中毒型菌痢
D. 急性轻型菌痢
E. 霍乱疑似病例

21. 救治伴有休克的霍乱患者最关键的措施是
A. 根据脱水程度快速静脉输注生理盐水等液体
B. 静脉输注低分子右旋糖酐以扩充血容量
C. 使用升压药提升血压纠正休克
D. 使用利尿药防止肾功能不全
E. 应用糖皮质激素及抗生素治疗

B1型题

A. 2月～4月
B. 7月～9月
C. 5、6月
D. 12月～1月
E. 10月～12月

1. 流脑好发于
2. 菌痢多见于

A. 眼红、腿痛、淋巴结肿大
B. 休克、惊厥、呼吸衰竭
C. 相对缓慢
D. 发热、剧烈头痛、皮肤瘀斑
E. 发热、出血、肾损害

3. 流行性脑脊髓膜炎表现为
4. 肾综合征出血热表现为

A. 粪便培养
B. 血培养
C. 玫瑰疹刮取物培养
D. 尿培养
E. 骨髓培养

5. 伤寒病程中阳性率高且受抗菌药影响小的是
6. 伤寒病程第一周阳性率高且操作简便的是

A. 慢性菌痢
B. 伤寒
C. 流脑
D. AIDS
E. 伤寒带菌者

7. 持续发热，脾大，嗜酸粒细胞减少，应考虑的诊断是
8. 慢性腹泻患者大便检出志贺菌，应考虑的诊断是

A. 青霉素
B. 阿奇霉素
C. 氯霉素
D. 环丙沙星
E. 复方磺胺甲噁唑

9. 流行性脑脊髓膜炎的抗菌治疗，应首选的药物是
10. 细菌性痢疾的抗菌治疗，应首选的药物是

A. 中毒型菌痢
B. 慢性菌痢急性发作型
C. 急性菌痢轻型
D. 急性菌痢普通型
E. 慢性菌痢隐匿型

11. 急起发热，腹痛，腹泻，脓血便，可诊断为
12. 幼儿夏季突起高热，面色青灰，出冷汗及脉细数，尿少，可诊断为

A. 黏液脓血便
B. 米泔水样便
C. 酒醉貌
D. 皮肤、巩膜黄染
E. 皮肤黏膜出血点

13. 霍乱的典型表现是
14. 流行性脑脊髓膜炎的典型表现是

A. <3 000ml/d
B. 3 000～4 000ml/d
C. 4 000～8 000ml/d
D. 8 000～12 000ml/d
E. >15 000ml/d

15. 霍乱重型患者补液量
16. 霍乱中型患者补液量

A. 水样便
B. 脓血便
C. 果酱样便
D. 柏油样便
E. 蛋花样便

17. 菌痢患者的便质为
18. 霍乱患者的便质为

二、参考答案

A1 型题

1. A	2. D	3. A	4. C	5. A
6. B	7. C	8. E	9. D	10. D
11. C	12. B	13. C	14. C	15. D
16. E	17. B	18. D	19. A	20. A
21. C	22. D	23. B	24. D	25. A
26. E	27. B	28. C	29. C	30. B
31. E	32. B	33. C	34. C	35. E
36. E	37. B	38. B	39. D	40. D
41. C	42. C	43. C	44. A	45. C
46. B				

A2 型题

1. D	2. E	3. D	4. C	5. A
6. D	7. A	8. E	9. B	10. B
11. B	12. A	13. D	14. E	15. A
16. A	17. B	18. B	19. C	20. A
21. A				

B1 型题

1. A	2. B	3. D	4. E	5. E
6. B	7. B	8. A	9. A	10. D
11. D	12. A	13. B	14. E	15. D
16. C	17. B	18. A		

三、重点解析

A1 型题

4. C　流脑属化脓性炎症，所以感染灶中炎症细胞数

量大于正常值，且以中性粒细胞为主。

6.B 高热、头痛、呕吐和颈项强直都是脑膜炎的表现，瘀点瘀斑是流脑的特异性临床表现。伤寒的特异性体征为玫瑰疹。其他几种病一般不伴有皮疹。

13.C 因伤寒的病理改变以单核-巨噬细胞系统增生性改变为主，主要病变的部位为回肠末端，以局部的增生溃疡为主，所以可以不出现腹泻。

16.E 伤寒的肥达反应使用的抗原为伤寒菌体(O)抗原、鞭毛(H)抗原和甲、乙副伤寒H抗原，不包含Vi抗原。需注意：①某些非伤寒性疾病如败血症可呈假阳性；②早期用抗菌药或有免疫缺陷，抗体效价可能不高。③仅O抗体效价高可能是伤寒早期反应。故本题选E。

22.D 治疗伤寒的首选抗菌药物是氟喹诺酮类。

24.D 病原体感染人体并且引起发病的条件有侵袭力(包括黏附因子、定植因子和菌毛)、毒力、病原体数量和变异性。但其中侵袭力是必备条件，它是病原体入侵人体并定居在靶器官，并通过直接侵害组织细胞和释放毒素等引起发病的前提条件。

25.A 黏液脓血便是细菌性痢疾的特征性临床表现。阿米巴痢疾患者的大便为果酱样便。

26.E 中毒型菌痢伴有的酸碱平衡失调类型为代谢性或伴有呼吸性酸中毒，所以需纠正酸中毒。

36.E 重型霍乱患者的体液丢失量大于体重的10%，多伴有不同程度的低血容量性休克，所以及时补充血容量是治疗的关键。其他可在补液的基础上按需使用。

40.D 霍乱补液原则是早期、快速、足量，先盐后糖，先快后慢，纠酸补钙，见尿补钾。

第四单元　消毒与隔离

一、习　题

A1 型题

1. 有关医院感染的概念，**错误**的是
   A. 在医院内获得的感染
   B. 出院之后的感染有可能是医院感染
   C. 入院时处于潜伏期的感染一定不是医院感染
   D. 与上次住院有关的感染是医院感染
   E. 婴幼儿经胎盘获得的感染属医院感染

2. 下列哪项**不属于**医院感染
   A. 肿瘤患者住院化疗期间出现带状疱疹
   B. 本次感染直接与上次住院有关
   C. 无明显潜伏期的感染，在入院48小时后发生的感染
   D. 新生儿经产道时获得的感染
   E. 有明确潜伏期的感染，自入院时算起没有超过其平均潜伏期的感染

3. 有关消毒的描述，**错误**的是
   A. 是切断传播途径，防止传染发生的重要措施
   B. 可保护医护人员免受感染
   C. 对不同的传染病消毒效果相似
   D. 即使有了强有力的消毒措施，医护人员也必须采取防护措施
   E. 可防止患者再被其他病原体感染

4. 有关消毒方法的描述，**错误**的是
   A. 过氧化氢属低效消毒法
   B. 异丙醇属中效消毒法
   C. 通风换气属低效消毒法
   D. 高效消毒可杀灭一切微生物
   E. 微波消毒属高效消毒法

5. 有关标准预防下列哪项是**错误**的
   A. 强调双向防护
   B. 要防止血源性疾病的传播也要防止非血源性疾病的传播
   C. 所有的患者均被视为具有潜在传染性
   D. 要根据疾病的主要传播途径，采取相应的隔离措施
   E. 脱去手套后可以不洗手

6. 有关消毒的描述，正确的是
   A. 对传染病死亡患者的尸体按规定的处理也属消毒
   B. 消毒是针对有确定传染源存在的场所进行的
   C. 对传染病住院患者污染过的物品可待其出院后集中消毒
   D. 对有病原体携带者(没有发病)存在的场所可以不消毒
   E. 饭前便后的洗手不属于消毒的范畴

7. 有关医院感染的描述，**错误**的是
   A. 有部分医院感染的发生与消毒隔离缺陷有关
   B. 标准预防是防控医院感染的重要措施
   C. 洗手是预防医院感染的重要措施

D. 所有医院感染是可以预防的
E. 新生儿经产道获得的感染属医院感染

8. 有关隔离的描述,**错误**的是
A. 是控制传染病流行的重要措施
B. 根据传染病的平均传染期来确定隔离期限
C. 便于管理传染源
D. 可防止病原体向外扩散给他人
E. 某些传染病患者解除隔离后尚应进行追踪观察

B1 型题

A. 搞好环境卫生,灭蚊蝇
B. 搞好“三管一灭”及个人卫生
C. 保持空气流通
D. 严格执行标准预防的原则
E. 保持洁身自好

1. 医院感染的预防重点是
2. 消化道传染病的预防重点是

二、参考答案

A1 型题

1. E	2. E	3. C	4. A	5. E
6. A	7. D	8. B		

B1 型题

1. D　2. B

医学伦理学

第一单元　医学伦理学与医学目的、医学模式

一、习　　题

A1 型题

1. 医学道德的作用<u>不包括</u>
   A. 对经济效益的保障作用
   B. 对社会文明的推动作用
   C. 对医疗质量的保证作用
   D. 对医院人际关系的调节作用
   E. 对医学科学发展的促进作用

2. 下列符合医学伦理学研究对象的是
   A. 研究人与社会之间关系的科学
   B. 研究人与人之间关系的科学
   C. 研究医学活动中的道德现象和道德关系的科学
   D. 研究道德科学或道德哲学
   E. 研究道德的形成、本质及其发展规律的科学

3. 医学道德是一种职业道德，对此下列叙述<u>不正确</u>的是
   A. 在形式上比较具体、生动
   B. 在内容上具有稳定性、连续性
   C. 人道主义精神的集中体现
   D. 只存在于从事医生职业活动的人们中间
   E. 它是社会一般道德在医学领域中的具体表达

4. <u>不属于</u>医学模式的类型的是
   A. 神灵主义医学模式
   B. 自然哲学医学模式
   C. 机械论医学模式
   D. 生物医学模式
   E. 社会医学模式

5. 医学伦理学的核心问题是
   A. 医务人员与患者之间的关系
   B. 医务人员之间的关系
   C. 医务人员与社会之间的关系
   D. 医务人员与科学发展之间的关系
   E. 医务人员与家属之间的关系

B1 型题

A. 评价和调整医务人员行为的准则
B. 医德修养
C. 医德教育
D. 医德观念、医德情感、医德意志、医德信念、医德理论
E. 医德评价

1. 属于医学道德意识现象的是
2. 属于医学道德规范现象的是

二、参考答案

A1 型题

1. A　2. C　3. D　4. E　5. A

B1 型题

1. D　2. A

三、重点解析

A1 型题

3. D　医学道德是一种职业道德，是医务人员自身的道德品质和调节医务人员和患者、他人、集体及社会之间关系的行为原则和规范的总和。

第二单元 中国医学的道德传统

一、习　题

A1 型题

1. 确立了我国古代的医学理论体系，而且标志着我国传统医德已具雏形的著作是
   A.《黄帝内经》
   B. 宋国宾《医业伦理学》
   C. 孙思邈《备急千金要方》
   D.《希波克拉底誓言》
   E. 帕茨瓦尔《医学伦理学》
2. 被尊称为"坐堂大夫"的汉代著名医学家是
   A. 吴鞠通　B. 华佗　C. 张仲景
   D. 扁鹊　E. 叶天士
3. 被尊为"协和"泰斗、"湘雅"轩辕的中国现代医学家是
   A. 林巧稚　B. 张孝骞　C. 吕炳奎
   D. 吴咸中　E. 施今墨
4. 共和国勋章、诺贝尔生理学或医学奖、联合国教科文组织生命科学研究金奖获得者是
   A. 屠呦呦　B. 张金哲　C. 王琦
   D. 裘法祖　E. 吴阶平
5. 我国"公共卫生事件应急体系建设的重要推动者"的当代医家是
   A. 吴孟超　B. 王振义　C. 钟南山
   D. 吴英恺　E. 陈实功

B1 型题

A.《本草纲目》
B.《省心录·论医》
C.《迈蒙尼提斯祷文》
D.《外科正宗》
E.《备急千金要方》

1. "凡大医治病，必当安神定志，无欲无求，先发大慈恻隐之心，誓愿普救含灵之苦。若有疾厄来求救者，不得问其贵贱贫富，长幼妍蚩，怨亲善友，华夷愚智，普同一等，皆如至亲之想"出自
2. "无恒德者，不可以作医，人命死生之系"出自

二、参考答案

A1 型题

1. A　2. C　3. B　4. A　5. C

B1 型题

1. E　2. B

第三单元 医学伦理学的理论基础

一、习　题

A1 型题

1. 生命神圣论的积极意义<u>不包括</u>的是
   A. 对人的生命的尊重
   B. 推行医学人道主义，反对非人道的医疗行为
   C. 反对不平等的医疗制度
   D. 合理公正地分配卫生资源
   E. 实行一视同仁的医德规范
2. 医学道义论要求医生
   A. 从医学自身规律和治疗疾病的内在要求出发，尽到一切医者应尽的职责
   B. 尽到法律法规所要求的职责
   C. 从良心出发尽职尽责
   D. 从规则出发尽职尽责
   E. 重视行为的后果
3. 下列<u>不属于</u>公益论原则的是
   A. 人人享有最基本的医疗权利
   B. 当个体利益与群体利益发生矛盾时，以群体利益为重
   C. 当局部利益与整体利益发生矛盾时，以整体利益为重

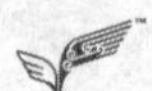

D. 当眼前利益与长远利益发生矛盾时，以长远利益为重
E. 当个人与社会之间发生矛盾时，以社会利益为重

4. 生命价值论是指
A. 生命质量与生命价值论的统一
B. 义务论与公益论的统一
C. 美德论与义务论的统一
D. 生命神圣与生命质量的统一
E. 生命神圣与人道论的统一

5. 下面不属于医德品质内容的是
A. 诚挚 B. 幸福 C. 公正
D. 严谨 E. 仁慈

B1 型题

A. 尊重患者的生命
B. 尊重患者的人格与尊严
C. 尊重患者平等的医疗与健康权利
D. 注重对社会利益及人类健康利益的维护
E. 患者的法律地位

1. 医学人道主义的核心内容中不包括的是
2. 医学人道主义的根本思想是

二、参考答案

A1 型题

1. D 2. A 3. A 4. D 5. B

B1 型题

1. E 2. A

三、重点解析

A1 型题

1. D 道义论又称义务论，认为道德上应采取的具体行动或行动准则的正确性不是由行为的后果决定的，而是由这一行为或这种行为准则的自身固有特点所决定的。

第四单元 医学道德的规范体系

一、习 题

A1 型题

1. 作为医学伦理学基本范畴的良心是指
A. 医学关系中的主体在道义上应享有的权力和利益
B. 医学关系中的主体在道义上应履行的职责和使命
C. 医学关系中的主体在道义上对周围人、事以及自身的内心体验和感受
D. 医学关系中的主体在对自己应尽义务的自我认知和评价
E. 医学关系中的主体在表现出行为前的周密思考和行为中的谨慎负责

2. 不属于我国社会主义医德基本原则内容的一项是
A. 中西医并重
B. 防病治病
C. 救死扶伤
D. 实行社会主义人道主义
E. 全心全意为人民身心健康服务

3. 患者下列义务中应该经其知情同意后才能合理履行的是
A. 如实提供病情信息
B. 尊重医务人员的劳动
C. 避免将疾病传播给他人
D. 遵守住院规章
E. 支持医学生实习和发展医学

4. 当患者的利与害共存时，要求临床医生保证最大善果和最小恶果的医学伦理学原则是
A. 为社会主义现代化建设服务
B. 患者自主
C. 严谨审慎
D. 双方协商解决
E. 有利患者

5. 在临床医学研究中要求对资料保密，以下选项不属于该范畴的是
A. 对研究成果严加保密
B. 对研究资料严加保密
C. 医师与患者之间的保密
D. 研究者与双盲对象之间的保密
E. 研究者与受试者之间的保密

B1 型题

A. 体现了患者对医务人员的无比信任
B. 体现了医务人员对患者人格和权利的尊重
C. 有利于保护医务人员个人的权利

D. 有利于医护工作的开展和医护质量的提高
E. 可以避免因泄密而给患者带来危害和发生医患纠纷
1. 医学道德保密的作用最核心的是
2. 医学道德保密的作用中，提法不正确的是

二、参考答案

A1 型题

1. D　2. A　3. E　4. E　5. C

B1 型题

1. B　2. C

三、重点解析

A1 型题

1. D　医务人员的医德良心，就是医务人员在对患者和对社会的关系上，对自己的职业行为所负的道德责任感和自我评价能力。医德良心是医德信念和情感的深化，是医务人员在履行医德义务过程中形成的一种内心深处的自觉意识。医德良心是医务人员据医德要求而对自己的行为作出的自我评价。从这个意义上讲，医德良心是一种推动和促进医务人员思想进步的巨大精神力量。

B1 型题

1. B　2. C　医德保密，是指保守医疗秘密。保守医疗秘密，是医德规范中的一种要求，是医务人员的一种要为患者保守只能对医生讲述的个人隐私和为实行保护性医疗制度而不能告知患者的医疗秘密。保密在医务人员行为中的作用：保密可以使患者保持良好的精神状态；保密道德有助于医患双方的情感交流；注意保密道德，可以不断提高医务人员的道德品质。

第五单元　处理与患者关系的道德要求

一、习　题

A1 型题

1. 1976 年美国学者提出的医患关系基本模式是
A. 主动-被动型，指导-合作型，共同参与型
B. 主动-被动型，互相-合作型，平等参与型
C. 主动-配合型，指导-合作型，共同参与型
D. 主动-被动型，共同参与型，父权主义型
E. 主动-合作型，相互-指导型，共同参与型

2. 患者的权利中不包括的是
A. 法律诉讼权　B. 疾病认知权
C. 平等医疗权　D. 知情同意权
E. 经济免责权

3. 医患沟通的意义中不包括
A. 是医学诊断的需要
B. 是医学人文精神的需要
C. 是提高医生技术水平的需要
D. 是医学目的的需要
E. 是临床治疗的需要

4. 医患关系道德的实质是
A. 加强医患沟通
B. 加强医患之间的配合
C. 提高医护人员的道德水平
D. 提高医疗质量和全民健康水平
E. 协调医患双方的关系

5. 下列关于患者享有平等医疗权利的表述中，不正确的是
A. 公民享有生命健康权
B. 患者的需求应得到完全满足
C. 应满足患者的合理需求
D. 对所有患者都应一视同仁
E. 患者享有的医疗保健权在实现时是受条件限制的

B1 型题

A. 它是以社会主义人道主义为原则建立起来的平等关系
B. 它是以社会主义法制为保证建立起来的信赖关系
C. 它是以利益为基础的经济关系
D. 它是与救死扶伤相关联、以医疗技术为保证的委托关系
E. 它是与经济有一定关系的福利关系
1. 社会主义医患关系不包括上述内容中的
2. 社会主义医患关系最核心的体现是

二、参考答案

A1 型题

1. A 2. E 3. C 4. D 5. B

B1 型题

1. C 2. A

三、重点解析

A1 型题

2. E 医患关系中患者的权利包括：基本的医疗权、对疾病的认知权、知情同意权、保护隐私权、获得休息和免除社会责任权。

第六单元 处理医务人员之间关系的道德要求

一、习 题

A1 型题

1. 正确处理医务人员之间关系的道德原则不包括
   A. 互相尊重
   B. 互相学习
   C. 互相监督
   D. 互相支持
   E. 互相竞争

2. 下列属于医际关系特点的是
   A. 权威性与配合性的统一
   B. 主导性与妥协性的统一
   C. 差异性与多样性的统一
   D. 主导性与平等性的统一
   E. 竞争性与自主性的统一

3. 对过度医疗的特征表述错误的是
   A. 诊疗手段超过疾病的实际需要
   B. 未能符合疾病的特点和诊疗规范
   C. 医疗服务超出个人及家庭的承受能力
   D. 诊疗手段未经沟通，患者不知情
   E. 医疗服务不利于患者生理和心理健康，甚至造成伤害

4. 依照公正原则，进行医疗资源公正分配的首要标准是
   A. 根据医学需要
   B. 根据对社会的贡献
   C. 根据个人的地位
   D. 根据科研价值
   E. 根据个人的经济能力

5. 下列对医院竞争的描述，不合乎伦理的是
   A. 在市场经济环境中，医院之间必然开展竞争
   B. 医院竞争与企业竞争没有本质区别，就是“弱肉强食”
   C. 医院竞争应该树立善的竞争目的
   D. 医院竞争应该采取善的竞争手段
   E. 良好的医院形象和医院品牌是医院的无形资产，必然使医院在竞争中处于优势

B1 型题

A. 以服务对象为中心
B. 以疾病为中心
C. 以人为本
D. 经济收益适度
E. 服务质量至上

1. 处理医院管理者与管理对象之间关系的伦理原则是
2. 处理服务质量管理与其他事务管理之间关系的伦理原则是

二、参考答案

A1 型题

1. E 2. D 3. D 4. A 5. B

B1 型题

1. C 2. E

第七单元　临床诊疗的道德要求

一、习　　题

A1 型题

1. 在使用辅助检查手段时，不适宜的是
   A. 有利于提高医生诊治疾病的能力
   B. 认真严格地掌握适应证
   C. 应从患者的利益出发决定该做的项目
   D. 可以广泛积极地依赖各种辅助检查
   E. 必要检查能尽早确定诊断和进行治疗
2. 中医四诊的道德要求是
   A. 知情同意　B. 认真负责　C. 安神定志
   D. 尊重患者　E. 保守医密
3. 临床诊疗道德的最基本原则是
   A. 患者健康利益第一的原则
   B. 最优化原则
   C. 身心统一原则
   D. 密切协作原则
   E. 科学对照原则
4. 人类辅助生殖技术的医学伦理原则不包括
   A. 有利于患者的原则　B. 知情同意和保密原则
   C. 商品化的原则　D. 社会公益的原则
   E. 保护后代的原则

B1 型题

A. 有效原则
B. 知情同意原则
C. 公正原则
D. 互助原则
E. 非商业化原则

1. “提倡捐赠者发扬人道主义精神，无偿捐献自己的身体器官”是基于
2. “器官移植前将有关信息详尽地告知患者及其家属”是基于

A. 对症下药、剂量安全
B. 合理配伍、细致观察
C. 知情同意、保守医密
D. 节约费用、公正分配
E. 关心体贴、细致入微

3. 根据病情的轻重缓急，进行全面考虑，合理使用药物，符合上述道德原则中的是
4. 明确疾病的诊断和药物的性能，选择治本或标本兼治的药物符合上述选项中的是

二、参考答案

A1 型题

1. D　2. C　3. A　4. C

B1 型题

1. E　2. B　3. D　4. A

三、重点解析

A1 型题

3. A　临床诊疗道德的最基本原则：①以患者为中心的原则：这是临床诊疗工作中的最基本原则；②最优化原则：是指在诊治过程中以最小的代价获得最大效果的原则；③身心统一原则：是指医务人员在诊疗过程中要把患者作为一个身心统一的整体，即生理、病理和心理的统一。

第八单元　医学研究的道德要求

一、习　　题

A1 型题

1. 科学对照原则的重要性不包括
   A. 为了消除偏见符合心理要求
   B. 正确判定试验结果的客观性
   C. 减少对受试者肉体的冲击
   D. 符合医学科学的需要
   E. 减少对受试者精神及人格上的冲击
2. 下列选项不属于人体试验必须坚持的原则是
   A. 科学对照原则
   B. 知情同意原则

C. 维护患者利益原则
D. 经济利益原则
E. 医学目的原则

3. 世界上最早的关于人体试验的国际性医德文献是
A. 1964 年的《赫尔辛基宣言》
B. 1803 年的《医学伦理学》
C. 1948 年的《日内瓦宣言》
D. 1981 年的《人体生物医学研究的国际标准》
E. 1946 年的《纽伦堡法典》

4. 下列<u>不属于</u>人体试验中科学对照原则作用的是
A. 为了消除偏见符合试验者心理要求
B. 正确判定试验结果的客观性
C. 减少对受试者心理和人格的冲击
D. 符合医学科学研究的需要
E. 减少对受试者肉体的冲击

B1 型题

A. 天然试验
B. 自我试验
C. 动物试验
D. 强迫试验
E. 志愿试验

1. 医务人员为了验证某种药物的疗效和不良反应在自己身上所进行的试验称
2. 为了某些政治和军事目的所进行的人体试验称

二、参考答案

A1 型题

1. A　2. D　3. E　4. A

B1 型题

1. B　2. D

三、重点解析

A1 型题

2. D　根据国际上通行的《纽伦堡法典》和《赫尔辛基宣言》，人体试验必须遵循以下道德原则：有利于医学和社会的发展；试者知情同意；维护受试者利益；严谨的科学态度。

第九单元　医学道德的评价与良好医德的养成

一、习　　题

A1 型题

1. 下列<u>不属于</u>内心信念特点的是
A. 深刻性
B. 稳定性
C. 他律性
D. 监督性
E. 约束性

2. 医德修养的意义直接体现为
A. 医德修养为医务人员完善医德人格所必需
B. 医德修养为妥善处理医患关系所必需
C. 医德修养为妥善处理医护关系所必需
D. 医德修养为转变不良医风所必需
E. 医德修养为有效保护自己所必需

3. 医德理论修养直接解决的矛盾是
A. 有没有坚定的医德信念
B. 有没有克服困难的医德意志
C. 是否情愿去做合乎医德要求的事
D. 德知与行能否统一
E. 对医德善恶由不知到知，由知之不多到知之较多

4. 医学道德评价中的自身评价是指医务人员
A. 对自己的职业行为所作的评价
B. 对行业内的不正之风所进行的评价
C. 对自己的心理感受所进行的反思
D. 对所发生的医疗差错事故进行的分析
E. 对周围同事的错误行为进行的批评

5. 下面关于医德教育的意义<u>不包括</u>
A. 形成良好的医德行为和习惯
B. 培养全面合格的医学人才
C. 形成稳定的人格倾向
D. 形成良好的医德医风
E. 树立正确的人生观价值观

B1 型题

A. 疗效标准
B. 经济标准
C. 行为标准

D. 社会标准
E. 科学标准

1. 上述医学道德评价的标准中，医疗行为善恶的基本出发点和根本标准是
2. 上述医学道德评价的标准中，有利于人类生存，有利于人类健康的是

二、参考答案

A1 型题

1. C　2. A　3. E　4. A　5. C

B1 型题

1. A　2. D

三、重点解析

A1 型题

5. C　医德教育的作用体现在：医德教育在提高医务人员的道德认识、陶冶道德情感、培育优秀的道德品质中具有重要的作用；医德教育是培育良好的医学道德风尚的基础性工作；医德教育是医务人员形成内在品质的重要方法；医德教育是培养医学人才的重要途径，关系到医学发展、科技发展的明天。

B1 型题

1. A　2. D　医学道德评价的依据是将评价对象提供给评价主体用以与评价标准作比较和对照的依据。概括起来说，医学道德评价的依据涉及动机和效果、目的和手段。所谓医学动机，是指医务人员在选择一定的医学行为时的主观愿望和意图。医学道德评价的客观标准主要有以下几点：①疗效标准：即根据医疗行为是否有利于患者疾病的缓解、康复和长寿而进行评价的标准。这是评价医务人员医疗行为善恶的根本标准和基本出发点。②社会标准：即要看医疗行为是否有利于人类生活环境的保护和改善，是否有利于人类的健康、长寿和优生。③科学标准：也就是说要看医疗行为是否有利于医学科学的进步和社会的发展。

第十单元　医学伦理学文献

一、习　　题

A1 型题

1. 《赫尔辛基宣言》最后修订的时间是
A. 1979 年
B. 1980 年
C. 1986 年
D. 2000 年
E. 2005 年

2. 关于人体实验的国际性著名文件是
A.《夏威夷宣言》
B.《赫尔辛基宣言》
C.《希波克拉底誓言》
D.《东京宣言》
E.《悉尼宣言》

3. 下列不必熟悉和严格遵守《赫尔辛基宣言》的人员是
A. 临床试验实验室人员
B. 临床试验研究者
C. 非临床试验人员
D. 临床试验药品管理者
E. 护士

4. 明确了人胚胎干细胞的来源定义等，并再次申明中国禁止进行生殖性克隆人的任何研究，禁止买卖人类配子、受精卵、胚胎或胎儿组织的文件是
A.《突发公共卫生事件应急条例》
B.《人胚胎干细胞研究伦理指导原则》
C.《人类辅助生殖技术和人类精子库伦理原则》
D.《吉汉宣言》
E.《人体生物医学研究国际道德指南》

5. 对在中药临床研究中尊重受试者权益、保护受试者安全做出了具体要求的文件是
A.《吉汉宣言》
B.《人体生物医学研究国际道德指南》
C.《中医药临床研究伦理审查管理规范》
D.《悉尼宣言》
E.《人类辅助生殖技术和人类精子库伦理原则》

B1 型题

A. 人类基因组数据库是全球的公共财产
B. 严防商业化的原则

 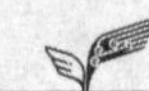

C. 在国际性临床试验中确保保护研究参加者
D. 必须经受试者知情同意准则
E. 必须符合医学目的准则

1. 国际基因组组织伦理委员会关于人类基因组数据库的声明（2002年）中的建议是
2. 中国《人类辅助生殖技术和人类精子库伦理原则》（2003年）中包括的原则是

二、参考答案

A1 型题

1. D　2. B　3. C　4. B　5. C

B1 型题

1. A　2. B

卫生法规

第一单元　卫生法概述

一、习　　题

A1 型题

1. 我国卫生立法活动的依据是
   A.《中华人民共和国刑法》
   B.《中华人民共和国宪法》
   C.《中华人民共和国民事诉讼法》
   D.《中华人民共和国民法通则》
   E.《中华人民共和国行政诉讼法》

2. 下列各项属于卫生法律的是
   A.《中华人民共和国传染病防治法》
   B.《麻醉药品和精神药品管理条例》
   C.《医疗机构管理条例实施办法》
   D.《医疗事故处理条例》
   E.《突发公共卫生事件与传染病疫情监测信息报告管理办法》

3. 下列各项中仅在某一特定行政区域发生法律效力的是
   A.《药品管理法》
   B.《食品安全法》
   C.《医疗机构管理条例》
   D.《天津市献血条例》
   E.《传染性非典型肺炎防治管理办法》

4. 已公布的卫生行政法规是由哪一级机构制定和颁布的
   A. 卫生部
   B. 国务院
   C. 最高人民法院
   D. 地方人民政府
   E. 人民代表大会

5. 下列各项由国务院颁布的是
   A.《中华人民共和国食品安全法》
   B.《医疗机构管理条例实施办法》
   C.《麻醉药品和精神药品管理条例》
   D.《中华人民共和国人口与计划生育法》
   E.《中华人民共和国传染病防治法》

6. 下列规范性法律文件中具有最高法律效力的是
   A. 宪法　　B. 卫生基本法律
   C. 卫生行政法规　　D. 卫生规章
   E. 卫生标准

7. 以技术标准形式发布的与卫生相关的规范性文件是
   A. 卫生行政法规　　B. 卫生规章
   C. 卫生标准　　D. 自治条例
   E. 单行条例

8. 由全国人民代表大会常务委员会通过和颁布的卫生规范性文件称为
   A. 卫生法律　　B. 卫生基本法律
   C. 卫生行政法规　　D. 卫生行政规章
   E. 地方卫生法规

9. 国务院卫生行政部门依法制定的规范性文件称为
   A. 卫生法律　　B. 卫生基本法律
   C. 卫生行政法规　　D. 卫生行政规章
   E. 行政法规

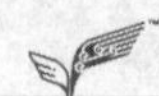

10. 由省、自治区、直辖市人民代表大会及其常委会制定的医疗卫生方面的规范性文件称做
A. 地方卫生规章 B. 卫生行政规章
C. 地方卫生法规 D. 卫生法律
E. 行政法

11. 下述内容中属于卫生法律的是
A.《医疗机构管理条例实施办法》
B.《中外合资、合作医疗机构暂行管理办法》
C.《中华人民共和国中医药条例》
D.《中华人民共和国红十字会法》
E.《麻醉药品与精神药品管理条例》

12. 下述规范性文件中属于卫生行政法规的是
A.《中华人民共和国母婴保健法》
B.《中华人民共和国职业病防治法》
C.《中华人民共和国食品安全法》
D.《中华人民共和国药品管理法》
E.《医疗机构管理条例》

13. 卫生法体系中效力等级仅次于宪法之下的是
A. 卫生行政法规 B. 卫生法律
C. 行业标准 D. 部门规章
E. 卫生基本法律

14. 下列原则中<u>不属于</u>卫生法基本原则的是
A. 保护社会健康的原则
B. 公平的原则
C. 预防为主的原则
D. 卫生保护原则
E. 患者权绝对自主原则

15. 其本质是协调个人利益与社会健康利益的关系，是世界各国卫生法公认的目标这一卫生法基本原则指的是
A. 卫生保护原则 B. 预防为主原则
C. 公平原则 D. 保护社会健康原则
E. 患者自主原则

16. 下列各项中由全国人民代表大会常委会制定并颁布的是
A.《医疗机构管理条例》
B.《中华人民共和国人口与计划生育法》
C.《突发公共卫生事件应急条例》
D.《传染性非典型肺炎防治管理办法》
E.《医疗事故分级标准》

B1 型题

A. 卫生法律
B. 卫生行政法规
C. 地方性卫生法规
D. 卫生基本法律
E. 卫生行政规章

1. 全国人民代表大会制定颁布的卫生规范性文件是
2. 全国人民代表大会常委会制定颁布的卫生规范性文件是

A. 地方性卫生法规
B. 卫生基本法律
C. 卫生法律
D. 卫生行政规章
E. 卫生行政法规

3. 国务院制定颁布的卫生规范性文件是
4. 国务院卫生行政部门颁布的卫生规范性文件是

A. 卫生法律
B. 卫生行政法规
C. 卫生行政规章
D. 地方行政法规
E. 行业标准

5.《麻醉药品和精神药品管理条例》属于何种层级的法律规范
6.《药品管理法》属于何种层级的法律规范

二、参考答案

A1 型题

1. B 2. A 3. D 4. B 5. C
6. A 7. C 8. A 9. D 10. C
11. D 12. E 13. E 14. E 15. D
16. B

B1 型题

1. D 2. A 3. E 4. D 5. B
6. A

三、重点解析

A1 型题

2. A 不同的立法机关制定的法律规范性文件的名称不同，可以通过规范性文件的文种名称进行判断，卫生法律文种名称为“法”，卫生行政法规为“条例”，卫生部门规章一般为“办法”。

4. B 全国人民代表大会、全国人民代表大会常务委员会、国务院、国务院卫生行政部门均为我国立法机关，制定的卫生法律规范性文件依次为卫生基本法律、卫生法律、卫生行政法规、卫生部门规章。

6. A 卫生法律体系中宪法效力等级最高，其次是法律、卫生行政法规。

第二单元　卫生法律责任

一、习　　题

A1 型题

1. 下列哪条不是构成损害赔偿民事责任的条件
   A. 存在损害事实
   B. 行为违法
   C. 行为人有过错
   D. 损害责任人无认错态度
   E. 损害事实与行为人过错有直接因果关系

2. “非法行医罪”是依据哪部法律定罪
   A.《中华人民共和国宪法》
   B.《中华人民共和国刑法》
   C.《中华人民共和国民法通则》
   D.《中华人民共和国国境卫生检疫法》
   E.《中华人民共和国传染病防治法》

3. 卫生行政责任的形式包括
   A. 卫生行政处分和卫生行政处理
   B. 卫生行政赔偿和卫生行政处分
   C. 卫生行政处罚和卫生行政赔偿
   D. 卫生行政处理和卫生行政处罚
   E. 卫生行政处罚和卫生行政处分

4. 根据违法行为的性质和危害程度的不同，卫生法中的法律责任分为
   A. 赔偿责任、补偿责任、刑事责任
   B. 经济责任、民事责任、刑事责任
   C. 行政处分、经济补偿、刑事责任
   D. 行政处罚、经济赔偿、刑事责任
   E. 民事责任、行政责任、刑事责任

5. 行政处分和行政处罚共同的方式是
   A. 罚款　B. 记过
   C. 降级　D. 没收非法所得
   E. 警告

6. 下列方式中属于承担民事责任的方式是
   A. 警告　B. 赔偿损失
   C. 留用察看　D. 降级
   E. 罚款

7. 下列方式中不属于承担民事责任的方式是
   A. 恢复名誉　B. 赔礼道歉
   C. 赔偿损失　D. 返还财产
   E. 留用察看

8. 目前，我国卫生法涉及的民事责任主要承担方式是
   A. 恢复原状　B. 赔偿损失
   C. 停止侵害　D. 消除危险
   E. 支付违约金

9. 依照法律规定实现刑事责任的方式是
   A. 刑罚　B. 行政处罚
   C. 民事处罚　D. 行政处分
   E. 治安处罚

10. 违反卫生法中有关行政管理方面的法律规定尚未构成犯罪的行为应承担的法律责任称为
    A. 赔偿责任　B. 行政责任
    C. 刑事责任　D. 民事责任
    E. 道德责任

11. 下列各项不属于行政处罚的是
    A. 罚款　B. 没收非法财物
    C. 暂扣许可证　D. 责令停产
    E. 撤职

12. 下列各项不属于行政处分的是
    A. 罚款　B. 撤职
    C. 开除　D. 记过
    E. 降级

13. 下列不是我国刑法规定的刑罚是
    A. 有期徒刑　B. 撤职
    C. 管制　D. 罚金
    E. 没收财产

14. 下列各项属于刑事责任的实现方式的是
    A. 赔偿损失　B. 开除
    C. 责令停产　D. 有期徒刑
    E. 恢复名誉

15. 下列各项属于行政处分方式的是
    A. 罚款　B. 开除
    C. 赔偿损失　D. 没收违法所得
    E. 责令停产

16. 下列各项属于行政处罚方式的是
    A. 降级　B. 赔偿损失

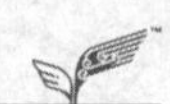

C. 吊销许可证 D. 开除
E. 罚金

17. 下列各项属于承担行政责任的方式是
A. 管制 B. 赔偿损失
C. 赔礼道歉 D. 罚款
E. 罚金

B1 型题

A. 刑事责任
B. 行政处理
C. 民事责任
D. 行政责任
E. 财产赔偿

1. 由当事人协商解决的是
2. 由国家行政管理机关依法追究的是

A. 行政处罚
B. 行政处分
C. 行政责任
D. 行政复议
E. 行政行为

3. 依据国家行政管理法规产生的是
4. 由国家主管机关对所属一般违法失职人员给予的行政制裁是

A. 民事责任
B. 赔偿责任
C. 行政责任
D. 刑事责任
E. 法律责任

5. 伤害《刑法》保护的社会关系，构成犯罪的应承担的后果是
6. 伤害公民健康，对受害人承担的损害赔偿责任是

A. 没收非法所得
B. 赔偿损失
C. 罚金
D. 拘役
E. 没收财产

7. 以上各项中属于承担民事责任方式的是
8. 以上各项中属于承担行政责任方式的是

二、参考答案

A1 型题

1. D 2. B 3. E 4. E 5. E
6. B 7. E 8. B 9. A 10. B
11. E 12. A 13. B 14. D 15. B
16. C 17. D

B1 型题

1. C 2. D 3. C 4. B 5. D
6. A 7. B 8. A

三、重点解析

A1 型题

2. B 与犯罪行为相关的一定是刑事责任，一定与刑法相关。我国刑法规定了十余个与违反卫生法有关的罪名。如生产、销售假药罪，生产、销售劣药罪，生产销售不符合卫生标准食品罪，生产、销售不符合标准的医疗器械、医用卫生材料罪，违反《传染病防治法》规定引起甲类传染病传播或者有传播严重危险罪，违反规定造成病菌种、毒种扩散罪，违反国境卫生检疫罪，医疗事故罪，非法行医罪，非法采集、供应血液罪或者制作血液制品罪，破坏节育手术罪，传播性病罪等。

5. E 行政处分指国家机关、企事业单位对所属的国家工作人员违法失职行为尚不构成犯罪，依据法律、法规所规定的权限而给予的一种惩戒，包括警告、记过、记大过、降级、撤职和开除等。行政处罚方式包括行政拘留、劳动教养、责令停产、停业、暂扣或者吊销许可证和营业执照、罚款、没收财物、警告、通报批评。所以行政处分和行政处罚共同的方式是警告。

7. E 我国《民法通则》规定的承担民事责任的方式包括停止侵害，排除妨碍，消除危险，返还财产，恢复原状，修理、重作、更换，赔偿损失，支付违约金，消除影响、恢复名誉，赔礼道歉。卫生法所涉及的民事责任以赔偿损失为主要形式。

11. E 行政处罚与行政处分是承担行政责任的两种形式，行政处罚是外部行为，与违反卫生管理规定行为有关。五个备选答案中E选项明显是与失职行为有关，属于行政处分。

12. A 行政处分是内部行为，与失职行为有关。五个备选答案中A选项属于行政处罚，是由卫生行政机关依法实施的。

13. B 我国《刑法》规定的刑罚主刑有管制、拘役、有期徒刑、无期徒刑、死刑附加刑、罚金、剥夺政治权利、没收财产、驱逐出境。所以撤职不是我国《刑法》规定的刑罚。

第三单元 《中华人民共和国执业医师法》

一、习　　题

A1 型题

1.《中华人民共和国执业医师法》第二条中规定的医师包括
A. 住院医师和主任医师
B. 全科医师和住院医师
C. 执业医师和执业助理医师
D. 副主任医师和主治医师
E. 中医医师和全科医师

2. 受理申请医师执业注册的卫生行政部门，应当在多少日内给予申请人书面答复
A. 十五日　B. 二十日
C. 三十日　D. 四十日
E. 四十五日

3. 已经通过执业医师考核，但未经注册取得执业证书的
A. 不得从事医师执业活动
B. 可在预防机构从事医师执业活动
C. 可在保健机构从事医师执业活动
D. 可在执业医师指导下，在预防、保健机构从事医师执业活动
E. 可在执业医师指导下，从事医师执业活动

4. 以不正当手段取得医师执业证书，由发给证书的卫生行政部门给予的行政处罚是
A. 停职整顿　B. 吊销执业证书
C. 批评教育　D. 降级
E. 警告

5. 非医师行医构成犯罪的应
A. 停产停业整顿
B. 吊销执业证书
C. 给予行政处分
D. 没收违法所得并罚款
E. 追究刑事责任

6. 医师签署有关医学证明文件，必须亲自诊查、调查，并按照规定及时填写医学文书，对医学文书及有关资料，<u>不得</u>
A. 与同行讨论　B. 用电脑打印
C. 随身携带　D. 向主管医生报告
E. 隐匿、伪造或者销毁

7. 参加执业医师资格考试要求，以师承方式学习传统医学满
A. 1 年　B. 2 年
C. 3 年　D. 4 年
E. 5 年

8. 医师经注册后从事相应的医疗、预防、保健业务应按照注册的执业地点、执业类别和
A. 执业方向　B. 执业专业
C. 执业范围　D. 执业证书
E. 执业规范

9. 受刑事处罚者申请执业医师注册时要求，自刑罚执行完毕之日至申请注册之日满
A. 1 年　B. 2 年
C. 3 年　D. 4 年
E. 5 年

10. 医师执业活动中隐匿、伪造医学文书的应
A. 批评教育
B. 吊销医师执业证书
C. 暂停执业活动 6 个月至 1 年
D. 行政处分
E. 不予处罚

11. 执业助理医师在医疗预防保健机构从业应
A. 在执业医师指导下进行
B. 在住院医师指导下进行
C. 在主任医师指导下进行
D. 在主治医师指导下进行
E. 独立开展

12. 医师执业活动中造成医疗责任事故的由县级以上卫生行政部门给予警告并责令
A. 吊销执业证书
B. 暂停 6 个月至 1 年执业活动
C. 重新进行执业资格考试
D. 批评教育
E. 暂扣执业证书

13. 下列各项属于医师执业规则禁止的行为是
A. 不出具与自己执业范围不相符的医学证明文件

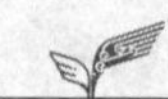

B. 向家属介绍真实病情
C. 征求患者或家属同意开展实验性临床医疗
D. 不拒绝诊治急危患者
E. 除正当诊断治疗外，使用精神药品

14. 取得执业资格后经注册取得
A. 执业证书　B. 执业资格
C. 执业准入　D. 执业条件
E. 执业许可

15. 医师在执业中造成事故的，根据具体情况承担民事责任，给予
A. 一次性经济补偿　B. 终身补偿
C. 随时补偿　D. 赔礼道歉
E. 精神补偿

B1 型题

A. 一年
B. 二年
C. 三年
D. 四年
E. 五年

1. 具有高等学校医学专业本科以上学历，在执业医师指导下，在医疗、预防、保健机构试用期满（　）可参加执业医师资格考试

2. 取得助理医师资格后，具有高等学校医学专科学历，在医疗、预防、保健机构中工作满（　）可参加执业医师资格考试

二、参考答案

A1 型题

1. C	2. C	3. A	4. B	5. E
6. E	7. C	8. C	9. B	10. C
11. A	12. B	13. E	14. A	15. A

B1 型题

1. A　2. B

三、重点解析

A1 型题

2. C　卫生行政部门收到注册申请后，按有关规定审核，于申请之日三十日内应当作出准予注册或者依法不予注册的答复。

6. E　《执业医师法》第二十三条规定：医师实施医疗、预防、保健措施，签署有关医学证明文件，必须亲自诊查、调查，并按照规定及时填写医学文书，不得隐匿、伪造或者销毁医学文书及有关资料。

第四单元《中华人民共和国药品管理法》

一、习　题

A1 型题

1. 制定《中华人民共和国药品管理法》的目的<u>不包括</u>
A. 保证药品质量
B. 增进药品疗效
C. 维护用药者的合法权益
D. 保障用药安全
E. 维护人体健康

2. 按《药品管理法规定》，下列情形中属于假药的是
A. 未标明有效期或者更改有效期的
B. 超过有效期的
C. 不注明或者更改生产批号的
D. 擅自添加着色剂、矫味剂及辅料的
E. 变质的

3.《中华人民共和国药品管理法》第102条规定的药品是指用于
A. 预防、治疗人的疾病的物质
B. 防病、治病的特殊商品
C. 预防、诊断人及动物的疾病的物质
D. 预防、治疗、诊断人及动物疾病的物质
E. 预防、治疗、诊断人的疾病的物质

4. 依据《中华人民共和国药品管理法》规定，合法的药品生产企业必须持有
A. 药品生产许可证、药品经营许可证
B. 药品经营许可证、制剂许可证、营业执照
C. 药品生产许可证、制剂许可证
D. 药品生产许可证、营业执照
E. 制剂许可证、营业执照、药品生产许可证

5. 依据《中华人民共和国药品管理法》规定，合法的药品经营企业必须持有

A. 药品经营许可证、营业执照
B. 药品经营许可证、营业执照、药品生产许可证
C. 药品经营许可证、制剂许可证
D. 制剂许可证、营业执照
E. 药品经营许可证、药品生产许可证、制剂许可证

6. 下列药品中不可以零售的是
A. 中成药　B. 化学药品
C. 饮片　D. 麻醉药品
E. 二类精神药品

7. 依据《麻醉药品管理办法》，麻醉药品注射剂每张处方不得超过
A. 4 日常用量
B. 3 日常用量
C. 2 日常用量
D. 1 日常用量
E. 1 次常用量

8. 药品必须符合
A. 国家推荐标准
B. 国际先进药品标准
C. 发达国家药品标准
D. 地方药品标准
E. 国家药品标准

9. 有下列哪一种情形的即为劣药
A. 药品所含成分的名称与国家药品标准规定不符合的
B. 超过有效期的
C. 以非药品冒充药品的
D. 变质不能药用的
E. 药品标明适应证超出规定范围的

10. 下列各项中不属于特殊管理药品的是
A. 麻醉药品　B. 仿制药品
C. 精神药品　D. 放射性药品
E. 医疗用毒性药品

11. 普通处方的保存期限是
A. 1 年　B. 2 年　C. 3 年
D. 4 年　E. 5 年

12. 一般急诊处方的用量是
A. 1 日用量　B. 2 日用量
C. 3 日用量　D. 4 日用量
E. 5 日用量

13. 下列药品中不得在市场销售的是
A. 仿制药品
B. 中药饮片
C. 中成药
D. 医疗机构配制的制剂
E. 化学药品

14. 除特殊需要外，第一类精神药品的处方，每次不得超过多少日常用量
A. 1 日　B. 3 日
C. 5 日　D. 7 日
E. 14 日

15. 药品的每张处方不得超过
A. 1 日常用量
B. 2 日常用量
C. 3 日常用量
D. 5 日常用量
E. 7 日常用量

16. 变质的药品属于
A. 假药　B. 劣药
C. 不合格药品　D. 可回收药品
E. 召回药品

17. 更改有效期的药品属于
A. 劣药　B. 应召回药品
C. 合格药品　D. 等外药品
E. 假药

18. 医疗用毒性药品处方保存期限为
A. 5 年　B. 4 年　C. 3 年
D. 2 年　E. 1 年

19. 一般处方的有效期为
A. 当日　B. 2 日　C. 3 日
D. 4 日　E. 5 日

20. 特殊情况下延长处方有效期最长为
A. 3 日　B. 5 日　C. 7 日
D. 14 日　E. 28 日

B1 型题

A. 7 日常用量
B. 4 日极量
C. 2 日常用量
D. 1 次常用量
E. 2 日极量

1. 毒性药品每次每张处方不超过
2. 第一类精神药品注射剂每次每张处方不超过

A. 1 年　B. 2 年
C. 3 年　D. 4 年
E. 5 年

3. 第一类精神药品处方保存期限为
4. 儿科处方的保存期限为

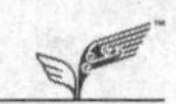

A. 劣药
B. 假药
C. 残次药品
D. 仿制药品
E. 特殊药品

5. 药品成分含量不符合国家药品标准的是
6. 药品所含成分与国家药品标准规定的成分不符合的是

A. 6个月
B. 1年
C. 2年
D. 3年
E. 4年

7. 急诊处方的保存期是
8. 麻醉药品处方的保存期是

A. 第一类精神药品
B. 第二类精神药品
C. 中成药
D. 化学药品
E. 医疗机构配制的制剂

9. 以上各项中不能零售的是
10. 以上各项中只能在本医疗机构使用，不可上市销售的是

二、参考答案

A1型题

1.B　2.E　3.E　4.D　5.A
6.D　7.E　8.E　9.B　10.B
11.A　12.C　13.D　14.B　15.E
16.A　17.A　18.D　19.A　20.A

B1型题

1.E　2.D　3.C　4.A　5.A
6.B　7.B　8.D　9.A　10.E

三、重点解析

A1型题

1.B　2001年2月28日第九届全国人大常委会第20次会议修订的《药品管理法》第一章:总则提出制定药品管理法的目的:“为加强药品监督管理,保证药品质量,保障人体用药安全,维护人民身体健康和用药的合法权益,特制定本法。”所以制定药品管理法的目的不包括增进药品疗效。

7.E　《处方管理办法》第二十三条规定:第一类精神药品注射剂,每张处方为一次常用量;控缓释制剂,每张处方不得超过七日常用量;其他剂型每张处方不得超过三日常用量。

15.E　处方一般不得超过7日用量;急诊处方一般不得超过3日用量,对于某些慢性病、老年病或特殊情况,处方用量可适当延长,但医师应当注明理由。

B1型题

5.A　6.B　假药是成分不符国家药品标准,劣药是含量不符国家药品标准。

7.B　8.D　普通处方、急诊处方、儿科处方保存期限为1年,医疗用毒性药品、第二类精神药品处方保存期限为2年,麻醉药品处方和第一类精神药品处方保存期限为3年。

第五单元　《中华人民共和国传染病防治法》

一、习　　题

A1型题

1. 我国传染病防治工作的方针是
A. 分类管理　B. 防治结合
C. 预防为主　D. 依靠科学
E. 依靠群众

2. 国家建立传染病疫情信息公布制度规定定期公布全国传染病疫情信息的是
A. 医疗机构
B. 各地政府
C. 县以上政府卫生行政部门
D. 省级政府卫生行政部门
E. 国务院卫生行政部门

3. 下列的乙类传染病中依法采取甲类传染病预防控制措施的是
A. 肺炭疽　B. 伤寒
C. 猩红热　D. 艾滋病
E. 病毒性肝炎

4. 《中华人民共和国传染病防治法》列入分类管理的传染病共计
A. 36种　B. 37种
C. 38种　D. 39种
E. 40种

5. 国家实行预防接种制度的对象是
A. 在校学生 B. 儿童
C. 未成年人 D. 社会公民
E. 成年人

6. 下列各项实行甲类传染病预防、控制措施的是
A. 流行性感冒
B. 新型冠状病毒肺炎
C. 百日咳
D. 麻风病
E. 乙肝

7. 下列传染病中**不必须**实行甲类传染病预防、控制措施的是
A. 传染性非典型肺炎 B. 肺炭疽
C. 病毒性肝炎 D. 霍乱
E. 鼠疫

8. 医疗机构发现甲类传染病时，对疑似患者应依法及时采取的措施是
A. 确诊前在指定场所进行单独隔离治疗
B. 进行医学观察
C. 予以隔离治疗
D. 公安机关协助采取强制措施
E. 采取预防措施

9. 何种情况下，县级以上人民政府报经上一级人民政府决定，可以采取紧急控制措施
A. 发现流行病时
B. 传染病暴发、流行时
C. 发现疑似患者时
D. 发现传染病患者时
E. 对传染病患者隔离时

10. 我国传染病实行分类管理，分为
A. 三类
B. 四类
C. 六类
D. 八类
E. 十类

11. 下列各项属于甲类传染病的是
A. 艾滋病
B. 乙肝
C. 非典型性肺炎
D. 霍乱
E. 伤寒

12. 根据情况增加或减少乙类、丙类传染病病种的机构是
A. 国务院
B. 国务院卫生行政部门
C. 省级卫生行政机关
D. 地方政府
E. 中国疾病预防控制中心

13. 负责传染病疫情信息公布的机构是
A. 人大常委会
B. 国务院
C. 国务院卫生行政部门
D. 地方政府
E. 中国疾病预防控制中心

B1 型题

A. 鼠疫
B. 流行性感冒
C. 传染性非典型肺炎
D. 麻风病
E. 流行性腮腺炎

1. 属于甲类传染病的是
2. 属于乙类传染病的是

A. 流感
B. 霍乱
C. 传染性非典型肺炎
D. 梅毒
E. 脊髓灰质炎

3. 以上各项中按甲类传染病强制措施进行管理的乙类传染病是
4. 以上各项中属于丙类传染病的是

二、参考答案

A1 型题

1. C 2. E 3. A 4. E 5. B
6. B 7. C 8. B 9. B 10. A
11. D 12. B 13. C

B1 型题

1. A 2. C 3. C 4. A

三、重点解析

B1 型题

1. A 2. C 应掌握三类传染病病名。甲类传染病为强制管理类传染病，包括鼠疫和霍乱。乙类传染病为严格管理类传染病，包括传染性非典型肺炎、艾滋病、病毒性肝炎、脊髓灰质炎、人感染高致病性禽流感、麻疹、流行性出血热、狂犬病、流行性乙型脑炎、登革热、炭疽、细菌性和阿米巴性痢疾、肺结核、伤寒和副伤寒、流行性脑脊髓膜炎、百日咳、白喉、

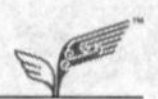

新生儿破伤风、猩红热、布鲁菌病、淋病、梅毒、钩端螺旋体病、血吸虫病、疟疾。**对其中传染性非典型肺炎、新型冠状病毒肺炎、肺炭疽患者采取甲类传染强制管理。** 丙类传染病为监测管理类传染病，包括流行性感冒、流行性腮腺炎、风疹、急性出血性结膜炎、麻风病、流行性和地方性斑疹伤寒、黑热病、包虫病、丝虫病，除霍乱、细菌性和阿米巴性痢疾、伤寒和副伤寒以外的感染性腹泻病。

第六单元 《突发公共卫生事件应急条例》

一、习 题

A1 型题

1. 突发公共卫生事件是指突然发生，造成或者可能造成社会公众健康严重损害的重大
   A. 传染病疫情事件
   B. 社会治安事件
   C. 群体不明原因疾病的事件
   D. 食物中毒事件
   E. 影响公众健康事件

2. 《突发公共卫生事件应急条例》规定，突发事件工作应遵循的方针是
   A. 完善并建立监测与预警手段
   B. 预防为主，常备不懈
   C. 积极预防，认真报告
   D. 及时调查，认真处理
   E. 监测分析，综合评价

3. 国家建立突发事件信息发布制度，负责向社会发布突发事件信息的是
   A. 国务院卫生行政主管部门
   B. 国务院
   C. 医疗卫生机构
   D. 县级人民政府
   E. 省级人民政府卫生行政部门

4. 《突发公共卫生事件应急条例》规定，医疗卫生机构应当对传染病做到
   A. 早发现、早观察、早隔离、早治疗
   B. 早报告、早观察、早治疗、早康复
   C. 早发现、早报告、早隔离、早治疗
   D. 早发现、早报告、早隔离、早康复
   E. 早预防、早发现、早治疗、早康复

5. 医疗卫生机构和有关单位发现发生或者可能发生传染病暴发、流行的，向所在地县级人民政府卫生行政主管部门报告的时限要求是
   A. 2 小时内
   B. 4 小时内
   C. 6 小时内
   D. 8 小时内
   E. 12 小时内

6. 下列情形中<u>不属于</u>突发事件的报告情形的是
   A. 发生或者可能发生传染病暴发、流行的
   B. 发生或者发现不明原因的群体性疾病的
   C. 发生传染病菌种、毒种丢失的
   D. 发生或者可能发生重大食物和职业中毒事件的
   E. 发生重大医疗事故的

7. 负责向社会发布突发事件信息的机构是
   A. 人大常委会
   B. 国务院
   C. 国务院卫生行政部门
   D. 地方政府
   E. 地方卫生行政机关

B1 型题

A. 调查、控制和医疗救治
B. 统一领导、分级负责
C. 统一领导、统一指挥
D. 预防为主、常备不懈
E. 预防为主

1. 传染病防治的方针是
2. 突发事件应急工作应当遵循的方针是

A. 开展突发事件日常监测
B. 监测、预警系统
C. 制定行政区域应急预案
D. 预防控制体系
E. 全国突发事件应急预案

3. 国家建立统一的突发事件
4. 国务院卫生行政主管部门按照分类指导、快速反应的要求，制定并报请国务院批准的是

A. 制定行政区域应急预案
B. 监测、预警系统
C. 预防控制体系
D. 信息报告系统
E. 制定全国突发事件应急预案

5. 省级人民政府根据全国应急预案，应结合本地实际情况
6. 国务院卫生行政部门建立重大、紧急疫情的

二、参考答案

A1 型题

1. E 2. B 3. A 4. C 5. A
6. E 7. C

B1 型题

1. E 2. D 3. D 4. E 5. A
6. D

三、重点解析

B1 型题

1. E 2. D 国家对传染病实行预防为主的方针，管理原则是防治结合，分类管理，依靠科学，依靠群众。突发事件应急工作，应当遵循预防为主、常备不懈的方针，贯彻统一领导、分级负责、反应及时、措施果断、依靠科学、加强合作的原则。

第七单元 《医疗纠纷预防和处理条例》

一、习 题

A1 型题

1. 医疗事故分为
A. 二级
B. 三级
C. 四级
D. 六级
E. 十级

2. 医疗事故分为四级是根据
A. 医疗事故的责任
B. 患者病情严重程度
C. 患者患病的病种情况
D. 医疗事故的定性
E. 对患者人身造成的损害程度

3. 造成患者死亡、重度残疾的医疗事故属于
A. 一级医疗事故
B. 二级医疗事故
C. 三级医疗事故
D. 四级医疗事故
E. 不属于医疗事故

4. 行为主体导致发生医疗事故的直接原因是
A. 技术上缺乏经验
B. 违反医疗卫生管理法律、法规
C. 在现有科技条件下无法预料
D. 临床诊疗中患者病情异常
E. 无法预料或防范

5. 医患双方申请医疗纠纷行政调解的，卫生主管部门应当自收到申请之日起作出是否受理的决定，其时限是
A. 5 日内
B. 7 日内
C. 10 日内
D. 30 日内
E. 3 个月内

6. 造成患者轻度残疾，器官组织损伤导致一般功能障碍的医疗事故属于
A. 一级医疗事故
B. 二级医疗事故
C. 三级医疗事故
D. 四级医疗事故
E. 五级医疗事故

7. 下列材料中<u>不是</u>由医疗机构提交的有关医疗事故鉴定的材料是
A. 住院患者病程记录
B. 住院患者手术同意书
C. 封存保留的输液、注射用物品等实物
D. 抢救急危患者补记的病历资料原件
E. 门诊患者门诊手册

8. 因抢救急危患者，未能及时书写病历的有关医务人员应当在抢救结束后规定的时限内据实补记病历，

该时限要求是
A. 12 小时
B. 10 小时
C. 8 小时
D. 6 小时
E. 6 小时内

9. 对于发生医疗事故的医务人员，卫生行政部门可对其实施
A. 批评教育
B. 责令赔偿损失
C. 吊销执业证书
D. 责令暂停执业活动 6 个月至 1 年
E. 追究刑事责任

10. 下列资料中<u>不属于</u>可供患者复印或复制的病历资料的是
A. 门诊病历
B. 住院志
C. 体温单
D. 化验单
E. 科室内部疑难病例讨论记录

11. 当事人自知道身体伤害之日起可向卫生行政部门提出医疗事故争议处理申请的期限是
A. 1 年 B. 2 年
C. 3 年 D. 4 年
E. 5 年

12. 医疗事故赔偿费用实行
A. 随时结算
B. 一次性结算
C. 精神补偿
D. 赔礼道歉
E. 终身赔偿

B1 型题

A. 造成患者明显人身损害的其他后果的
B. 造成患者轻度残疾、器官组织损伤导致一般功能障碍的
C. 造成患者中度残疾、器官组织损伤导致严重功能障碍的
D. 造成患者死亡、重度残疾的
E. 造成患者死亡的

1. 构成二级医疗事故的情形是
2. 构成四级医疗事故的情形是

A. 首次医疗事故技术鉴定工作
B. 再次医疗事故技术鉴定工作
C. 申请再次鉴定
D. 医疗事故赔偿
E. 处理医疗事故工作

3. 市级地方医学会负责组织
4. 省级地方医学会负责组织

A. 造成患者死亡
B. 造成患者中度残疾、器官组织损伤导致严重功能障碍
C. 造成患者重度残疾
D. 紧急情况下为抢救垂危患者生命而采取紧急医学措施造成不良后果的
E. 造成患者轻度残疾、器官组织损伤导致一般功能障碍

5. 以上各项中<u>不属于</u>医疗事故的是
6. 以上各项中属于三级医疗事故的是

二、参考答案

A1 型题

1. C 2. E 3. A 4. B 5. A
6. C 7. E 8. E 9. D 10. E
11. A 12. B

B1 型题

1. C 2. A 3. A 4. B 5. D
6. E

三、重点解析

A1 型题

3. A 医疗事故分级是按照对患者造成的身体损害进行的，要掌握四级医疗事故的定义。

7. E 由医疗机构提交的有关医疗事故技术鉴定的材料包括：①住院患者的病程记录、死亡病例讨论记录、疑难病例讨论记录、会诊意见、上级医师查房记录等病历资料原件；②住院患者的住院志、体温单、医嘱单、化验单（检验报告）、医学影像检查资料、特殊检查同意书、手术同意书、手术及麻醉记录单、病理资料、护理记录等病历资料原件；③抢救急危患者，在规定时间内补记的病历资料原件；④封存保留的输液、注射用物品和血液、药物等实物，或者依法具有检验资格的检验机构对这些物品、实物作出的检验报告；⑤与医疗事故技术鉴定有关的其他材料。本题中 E 选项门诊患者门诊手册应由患者自行保管，不在医疗机构提交材料范围之内。

第八单元 《中华人民共和国中医药法》

一、习　　题

A1 型题

1. 制定《中华人民共和国中医药法》的核心目的是
   A. 保护人体健康　　B. 保护传统医药学
   C. 发展传统医药学　　D. 继承创新中医药
   E. 保持中医药特色

2.《中华人民共和国中医药法》规定，国家大力发展中医药事业，实行的方针是
   A. 西医为主　　B. 中医为主
   C. 中西医并重　　D. 中医为辅
   E. 西医为辅

3. 为全面发展中医药事业，国家鼓励中西医
   A. 相互支持、相互帮助、共同发展
   B. 相互学习、相互补充、协调发展
   C. 相互交流、相互学习、共同提高
   D. 相互发展、相互交流
   E. 相互学习、保持中医优势

4.《中华人民共和国中医药法》规定，政府举办的综合医院、妇幼保健机构和有条件的专科医院、社区卫生服务中心、乡镇卫生院，应当
   A. 开展各项中医药业务活动
   B. 设置中医药科室
   C. 提供康复服务活动
   D. 进行现代设备诊断服务
   E. 提供保健咨询业务

5. 中医医疗机构从事中医医疗活动，应按规定办理审批手续，取得
   A. 医疗机构制剂许可证
   B. 医疗机构开业证书
   C. 医疗机构执业许可证
   D. 医疗机构设置批准书
   E. 医疗机构营业执照

6. 违反《中华人民共和国中医药法》规定，中医诊所被责令停止执业活动的，其直接负责的主管人员自处罚决定作出之日起，不得在医疗机构内从事管理工作的时限是
   A. 1 年　　B. 2 年
   C. 3 年　　D. 4 年
   E. 5 年

7.《中华人民共和国中医药法》规定，以师承方式学习中医或者经多年实践，医术确有专长的人员，考取中医医师资格，须有几名中医医师推荐
   A. 一名　　B. 两名
   C. 至少两名　　D. 三名
   E. 五名

8. 违反《中华人民共和国中医药法》规定，经考核取得医师资格的中医医师超出注册的执业范围从事医疗活动情节严重的，应当
   A. 罚款　　B. 批评教育
   C. 没收财产　　D. 吊销执业证书
   E. 责令暂停执业

B1 型题

A. 获得定点资格的中医医疗机构
B. 中医药人员培训规划
C. 中医药专业技术职务任职资格评审
D. 非营利性中医医疗机构
E. 与中医药有关的评审或者鉴定活动

1. 依照国家有关规定享受财政补贴、税收减免等优惠政策的是
2. 应当按照规定向参保人员提供基本医疗服务的是

A. 中药技术人才
B. 中医从业人员
C. 中医医疗机构
D. 中医药教育机构
E. 重点中医药科研机构

3. 应当符合国家规定的设置标准，并建立符合国家标准的临床教学基地的是
4. 国家发展中医药科学技术，将其纳入科学技术发展规划，加强建设的机构是

二、参考答案

A1 型题

1. A　2. C　3. B　4. B　5. C
6. E　7. C　8. D

B1 型题

1. D　2. A　3. D　4. E

三、重点解析

A1 型题

1. A 所有卫生法律规范的立法宗旨和核心目的都表述为保护人体健康。

3. B 国家保护、扶持、发展中医药事业，实行中西医并重的方针，鼓励中西医相互学习、相互补充、共同提高，推动中医、西医两种医学体系的有机结合，全面发展我国中医药事业。

B1 型题

3. D 4. E 《中华人民共和国中医药条例》规定：设立各类中医药教育机构应当符合国家规定的设置标准，并建立符合国家标准的临床教学基地。《中华人民共和国中医药条例》规定：国家发展中医药科学技术，将其纳入科学技术发展规划，加强重点中医药科研机构建设。

第九单元 《医疗机构从业人员行为规范》

一、习　题

A1 型题

1. 《医疗机构从业人员行为规范》适用人群包括
   A. 医疗机构管理人员
   B. 医师与护士
   C. 药学技术人员与医技人员
   D. 医疗机构其他从业人员
   E. 以上均包括
2. 规范行医，严格遵循临床诊疗规范和技术操作规范是对以下哪类人员提出的行为规范的要求
   A. 医师　　B. 医疗机构管理人员
   C. 护士　　D. 医技人员
   E. 药学技术人员
3. 严格执行药品管理法律法规，科学指导合理用药这一行为规范的对象是
   A. 管理人员
   B. 医师
   C. 护士
   D. 药学技术人员
   E. 医技人员

B1 型题

A. 优质服务，医患和谐
B. 遵纪守法，依法执业
C. 尊重患者，关爱生命
D. 以人为本，践行宗旨
E. 廉洁自律，恪守医德

1. 坚持救死扶伤、防病治病的宗旨，以患者为中心，全心全意为人民健康服务，解释的是
2. 遵守医学伦理道德，尊重患者的知情同意权和隐私权，为患者保守医疗秘密，维护患者合法权益；尊重患者被救治的权利，不因种族、宗教、地域、贫富、地位、残疾、疾病等歧视患者，解释的是

A. 医师
B. 管理人员
C. 护士
D. 药学技术人员
E. 医技人员

3. 在医疗机构及其内设各部门、科室从事计划、组织、协调、控制等管理工作的人员是
4. 医疗机构内部除医师、护士、药学技术人员之外从事其他技术服务的卫生技术人员是

二、参考答案

A1 型题

1. E　2. A　3. D

B1 型题

1. D　2. C　3. B　4. E